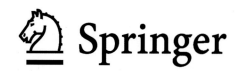
Springer

欧洲骨科和创伤
European Surgical Orthopaedics and Traumatology

欧洲骨科学与创伤学
联合会教材

The EFORT Textbook

3

主编：［英］GEORGE BENTLEY
主译：张英泽

中华医学电子音像出版社
CHINESE MEDICAL MULTIMEDIA PRESS
北 京

图书在版编目（CIP）数据

欧洲骨科和创伤. 第 3 卷 /（英）乔治·本特利（George Bentley）主编；张英泽译. —北京：中华医学电子音像出版社，2020. 7

欧洲骨科学与创伤学联合会教材

ISBN 978-7-83005-065-8

Ⅰ. ①欧… Ⅱ. ①乔… ②张… Ⅲ. ①骨科学—教材 ②创伤—教材 Ⅳ. ①R68 ②R641

中国版本图书馆 CIP 数据核字（2020）第 089582 号

北京市版权局著作权合同登记章图字：01-2020-2544 号

Translation from the English language edition:European Surgical Orthopaedics and Traumatology. The *EFORT Textbook* by George Bentley（ed）.Copyright© EFORT 2014. Springer Berlin Heidelberg is a part of Springer Science + Business Media, All Rights Reserved by the Publisher.

欧洲骨科和创伤（第 3 卷）

OUZHOU GUKE HE CHUANGSHANG Ⅲ

主　　译：张英泽

策划编辑：裴　燕

责任编辑：赵文羽

校　　对：龚利霞

责任印刷：李振坤

出版发行：中华医学电子音像出版社

通信地址：北京市西城区东河沿街 69 号中华医学会 610 室

邮　　编：100052

E - mail：cma-cmc@cma.org.cn

购书热线：010-51322675

经　　销：新华书店

印　　刷：北京顶佳世纪印刷有限公司

开　　本：787mm×1092mm　1/16

印　　张：47.25

字　　数：1187 千字

版　　次：2020 年 7 月第 1 版　2020 年 7 月第 1 次印刷

定　　价：400.00 元

欧洲骨科和创伤译者名单

主　　译　张英泽

副 主 译　邵新中　侯志勇

译　　者　(按姓氏汉语拼音排序)

陈　伟　程方岩　　冯　琛　韩园园　邵　艺
王　娟　邢　欣　　许娅莉　闫晓丽　杨　娜
杨淑红　宇文培之　张　兵　张　奇　张　宁

欧洲骨科学与创伤学联合会

委员会和团队

欧洲骨科学与创伤学联合会执行委员会

执行委员会

会　　　长　Manuel Cassiano Neves 博士

秘　书　长　Per Kjaersgaard-Andersen 美国科学院副教授，博士

前 任 会 长　Pierre Hoffmeyer 教授，博士

第一副会长　Stephen R.Cannon 先生

第二副会长　Enric Cáceres Palou 教授，博士

财务负责人　Maurilio Marcacci 教授，博士

普 通 委 员　Klaus-Peter Günther 教授，博士

普 通 委 员　George Macheras 博士

普 通 委 员　Philippe Neyret 教授，博士

增选委员

John Albert 先生

Michael Benson 先生

Thierry Bégué 教授，博士

前任会长George Bentley 教授，博士

前任会长Nikolaus Böhler 教授，博士

Matteo Denti 博士

Karsten Dreinhöfer 教授，博士

Pavel Dungl 教授，博士

Norbert Haas 教授，博士

Karl Knahr 教授，博士

前任会长Wolfhart Puhl 教授，博士

Nejat Hakki Sur 教授，博士

前任会长Karl-Göran Thorngren 教授，博士

第15届欧洲骨科学与创伤学联合会科学协调会，伦敦，2014年

主席

Stephen Cannon 先生

常务委员会

欧洲放射学协会

Nikolaus Böhler 教授，博士

教育委员会

Klaus-Peter Günther 教授，博士

伦理委员会

Michael Benson 先生

行政立法委员会

Wolfhart Puhl 教授，博士

财务委员会

Maurilio Marcacci 教授，博士

健康服务研究委员会

Karsten Dreinhöfer 教授，博士

门户指导委员会

Elke Viehweger 教授

出版委员会

George Bentley 教授，博士

学术委员会
Enric Cáceres Palou 教授，博士

专业协会常务委员会
Matteo Denti 博士

团队和特设委员会

奖励委员会
George Bentley 教授，博士

论坛
Thierry Bégué 教授，博士

旅行和参观奖学金
Philippe Neyret 教授，博士

肌肉骨骼创伤专案组
Norbert Haas 教授，博士

欧洲骨科学与创伤学联合会基金委员会
Karl-Göran Thorngren 教授，博士

主译前言

《欧洲骨科和创伤》教程共 7 卷,分为 10 部分,由欧洲骨科学与创伤学联合会(EFORT)科学出版物委员会主席、世界著名骨科专家 George Bentley 教授组织了欧洲各国骨科和相关专业的精英,历时十年编写而成。这套教程对欧洲骨科与创伤学科的发展,特别是对欧洲年轻骨科医师的培训与教育起到了巨大的推动作用。其内容涵盖骨科基础、解剖、生理、病理、伦理、人文、健康教育等多方面内容,是当前整个欧洲年轻骨科医师规范化培训最新的、权威的综合教材。

我国住院医师规范化培训刚刚起步时,华西医院裴福兴教授牵头编写的第 1 版《骨科学》教材,对推动我国年轻骨科医师规范化培训起到了积极作用。欧洲医师规范化培训已有几十年的历史,积累了大量的经验,《欧洲骨科和创伤》教程内容丰富、翔实可靠,其最大的优点是标准统一、易记易懂,对年轻骨科医师的临床、科研、教学等能力的培养具有重大指导价值;其最大的亮点是深入浅出、生动活泼地呈现原本枯燥的知识内容,对于低年资骨科医师及想要从事骨科工作的实习生、硕士研究生、博士研究生都有着重要的参考价值。本书对我国住院医师规范化培训而言,不仅仅是弥补和参考,更应该是骨科住院医师规范化培训的必读教材!

我们的翻译团队,也是我国住院医师规范化培训教材《骨科学》(第 2 版)的主编团队,都是工作在临床一线的资深临床医师,临床工作极为繁重,本书是在占用了他们大量宝贵的业余时间的情况下才得以出版,在此为他们的辛勤付出表示深深的感谢和敬意!

在翻译过程中,我们始终力求做到"信、达、雅",但由于篇幅有限、译者的时间和精力有限,文中难免存在疏漏,恳请广大读者批评指正。谢谢大家!

张英泽

2017 年 10 月

i

原著序

近年来,我们看到欧洲在不同的领域经历着重大的变化,教育领域也不例外。为了满足患者日益增长的期望,寻求最好的治疗方法成为我们日常工作的职责所在,而教育在实现这一目标中起着主要作用。

欧洲骨科和创伤:欧洲骨科学与创伤学联合会(EFORT)也意识到即使通过欧洲成熟的骨科住院医师培训项目,医师的临床水平也参差不齐。同时,在培训结束后的评估方面也有广泛的差异。

十年前,Jacques Duparc 通过出版《骨科及创伤的外科手术》,第一次提出了一个骨科专业的欧洲观点。目前在欧洲,我们见证着许多方面,特别是骨科学和创伤学方面不断地变化。在过去几年,已经看到该领域的重大进展;所以我们认为现在正是出版这套当前最新的综合教材的时候。这套书不仅为所有准备参加训练考试的学员提供了主要的参考资料,也对所有其他参与我们专业实践的学员提供了参考。这套《欧洲骨科和创伤》教材的发行为骨科教育提供了一个新的视角,将有助于缩小欧洲的整体差异。

这些欧洲观点由来自不同国家最杰出的骨科和创伤学医师提供,可使欧洲发展并形成最好的医疗实践,促进骨科学教育协调过程的发展。对骨科和创伤学培训最低要求进行标准化一直是 EFORT 的主要目标之一,本书对此具有重要的指导意义。

若没有大量幕后工作者的无私贡献,启动这套教材/百科全书是不可能的,但我必须尤其感谢的是主编 George Bentley 做的大量工作。若没有他的毅力、献身精神、想象力,以及最重要的是其专业知识和努力的工作,这本书是不可能出版的。也特别感谢我们的出版商——施普林格和他们的专业团队。

作为 EFORT 的会长,对这一重大成就我感到非常骄傲,我相信这本书对受训人员和专家们的临床实践,以及扩充他们的知识和手术眼界非常有用。

Manuel Cassiano Neves,于里斯本,2014 年

EFORT 会长(2013—2014)

原著前言

这套 EFORT 教材是继十年前 Jacques Duparc 教授主编的优秀专著《骨科及创伤的外科手术》之后,由执行委员会编写而成。

经过与两个主要出版商讨论,我们确信此版精装教材/百科全书将为外科文献方面填补一个重要的空白。

我们的目的是出版一套作为外科技术指导的课本,并且包含现在意识到的对患者整体管理的相关内容,这将对达到最好的外科实践和患者最好的临床结局关系重大。

我之所以对本书的编撰很热情,是因为作为一个受欧洲文化和习俗影响的英国人,我意识到对于不太欣赏欧洲文化的英语世界来说,这套汇集欧洲丰富、多样的临床实践、研究和文献的图书,将为他们了解欧洲提供一个激动人心的机会。

这套书的设计在某些方面是传统的,我担心所有的作者们用他们的个人风格提出其观点。因此这本书被分为 10 部分,章节具有通用的整体格式。每一章内都有简单的目录部分以便于检索,同时还有关键词,但各章作者对主题的专业性阐述各具特色。

因此,这套书的章节汇集了我们在骨科及创伤学处理各个方面的主要内容,以一种活泼的形式呈现,包含了许多经过验证的技术和方法。

所有的目标是创作一套将来对所有参与教育和培训的实习生,以及低年资医师有同等价值的资料(主要参考书)。因此每一章都有小结、文献、相关的基础科学、临床评价、手术指征、术前计划、手术技巧、术后处理、康复、并发症和结局。

我必须对一直都很优秀的章节编辑致以敬意,没有他们这套书就不会启动,更不用说完成编写。在这里我必须要特殊地提到 Franz Langlais,他在早期就不幸地离开了我们。他们的专业知识和热情是无价的。然而,因为需要采用一种共同的方法和主题,考虑到许多编者不是讲英文的,我想我有必要对整体文本进行编辑和复查。因此,所有错误都是我一个人的。

从始至终,执行委员会的所有同事们都给予了我无条件的支持,尤其是监督会长,Karl-Göran Thorngren、Miklos Szendroi、Pierre Hoffmeyer 和 Manuel Cassiano Neves,同时还提供了大量有用的建议。Per Kjaersgaard-Anderson 是我中流砥柱的顾问,特别是在我们最后的准备和磋商中。

实际出版这套书的过程有时是具有挑战性的。我的秘书 Rosemary Radband 不可或缺。

她和一些作者快速和专业处理数据的方式为本套书的出版提供了巨大的帮助。施普林格团队（Gabriele Schroeder、Sylvia Blago，特别是 Simone Giesler）一直是卓越的、绝对专业的专家，能够与之共事实为荣幸。最近 EFORT 的 Susan Davenport 也给予了大力的支持。

这项任务对我来说是莫大的荣幸和快乐。我可以欣赏到他们令人惊叹的作品。我的感谢不足以表达我的感激之情。

这套书的精装版可能永远不会再重印发表，但是电子版将在未来很容易地更新。现在我们有了这套权威的、欧洲独有的教材，可以用于今后的教育项目，我希望借此可以丰富我们的手术生活。

George Bentley
写于伦敦，2014 年

主译简介

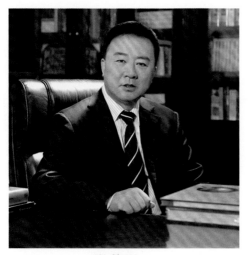

张英泽

张英泽,中国工程院院士,河北医科大学教授、博士生导师,美国 University of Colorado、陆军军医大学、华南理工大学等国内外 6 所大学的客座教授。曾任河北医科大学副校长、河北医科大学附属第三医院院长。现任河北医科大学第三医院名誉院长、河北省骨科研究所所长。兼任中国医师协会副会长、中华医学会骨科学分会主任委员、中国医师协会骨科分会副会长、中国修复重建外科专业委员会副主任委员、河北省医师协会会长;《中华老年骨科与康复电子杂志》总编辑,*Journal of Bone and Joint Surgery*(JBJS)中文版主编,《中华外科杂志》《中国矫形外科杂志》《中国临床医生杂志》《中国骨与关节杂志》《临床外科杂志》和 *Orthopedics* 副总编辑。

张英泽院士一直致力于复杂骨折闭合复位微创固定的相关研究。主持、参与省部级以上课题 30 余项。培养博士、硕士研究生 150 余名。原创提出了骨折顺势复位固定理论、骨折仿生固定理论、不均匀沉降理论等十几项创新理论,研发了系列微创复位固定技术、器械和内固定物;完成了我国首次骨折发病率的流行病学调查,创建了世界上样本量最大的骨折流行病学数据库,文章以论著形式发表在 *Lancet* 子刊 *Lancet Global Health*(IF=17.686)。以通讯作者和第一作者发表 SCI 收录论文 160 余篇。获得授权专利 170 余项,其中发明专利 65 项、美国发明专利 1 项、日本专利 1 项,3 项在美国 FDA 注册。作为第一完成人荣获国家技术发明奖二等奖 1 项、国家科技进步奖二等奖 2 项、中华医学科技奖一等奖 2 项。2015 年荣获何梁何利基金科学与技术进步奖,2016 年入选国家高层次人才特殊支持计划领军人才("万人计划")。主编、主译学术专著 30 部,在德国 Thieme 出版社和美国 Springer 出版社出版英文专著 3 部。担任全国住院医师规范化培训教材《骨科学》主编,全国高等医学院校五年制本科规划教材《外科学》、长学制规划教材《外科学》和研究生规划教材《骨科学》副主编。

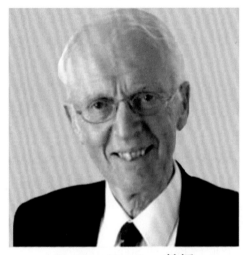

George Bentley 教授

Bentley 教授是伦敦大学学院骨科学院的名誉教授和英国皇家国立骨科医院基金会的骨科医师名誉顾问。

从 1991 年他在斯坦莫尔担任骨科学和肌肉骨骼科学学会和英国伦敦大学学院（UCL）的骨科主任和教授，以及英国皇家国立骨科医院的临床研究主任。

在利物浦大学和皇家利物浦儿童医院担任 6 年的骨科和事故外科教授之前，他在谢菲尔德、伯明翰、曼彻斯特、匹兹堡（USA）和牛津的大学医院进行骨科和创伤学的培训。

从 1982 年他担任伦敦大学唯一的骨科主席，于英国皇家国立骨科和米德尔塞克斯医院工作。

他在细胞工程学方面的开创性研究，即关节和生长板的软骨细胞在正常膝关节和存在关节炎的膝关节的成功移植，于 1971 年发表在《自然》杂志上，为当今全球临床领域的人类细胞工程奠定了基础。

临床上，他创建了髋关节和膝关节置换的主要术式和英国的第一个软骨细胞移植单位。他完成了 10 个关于脊柱侧凸、髋关节和膝关节置换及软骨细胞移植的随机对照临床试验。

他是一位著名的外科学教育家，曾在牛津大学被授予"黄金听诊器"奖（即"最佳临床教师"称号）。在伦敦皇家国立骨科医院，他建立了英国最大的研究生培训项目，训练了英国 25% 的骨科和创伤学医师。期间他当选英格兰皇家外科学院委员会的研究员和副校长，担任培训委员会的主席，负责监督英格兰和威尔士的所有外科手术培训。同时于 1996—1999 年，他还担任英国 F. R. C. S. 皇家外科医师协会会员（创伤学和骨科学）资格证书校际考试委员会的主席。

他在皇家国立骨科医院和相关医院创立了一个为期 3 年以上的骨科教育项目，包括骨科和创伤学的各个方面，并在伦敦大学创立了一个理科硕士学位课程。

在谢菲尔德、伯明翰、曼彻斯特、牛津、利物浦和伦敦大学医学院进行本科教学及考试一直是他的人生追求。

骨科学和肌肉骨骼科学学会聘请了 100 余位科研和临床工作人员,并由研究委员会和慈善机构资助。Bentley 教授和他的同事们已经出版了超过 500 篇同行评议的科学论文,并在世界各地的大学和专业中心进行了超过 500 次的讲座。

他写了 3 本主要的教材,贡献了许多骨科学和创伤学的章节。

1985 年他当选英国骨科研究学会会长,1990 年当选英国骨科协会的副会长和会长。1005 年他当选 EFORT 科学委员会的主席,负责发展巴塞罗那大会和后续大会的科学项目,以及整个欧洲的指导课程。

2002 年至 2005 年他担任 EFORT 的副会长和会长。

目前,作为 EFORT 科学出版物委员会主席,他为实习生[尤其是那些想参加欧洲骨科学及创伤学(EBOT)考试的实习生]开发了教育项目和一项课程。此外,过去 5 年他主编了 EFORT 教学课程用书。

作为众多科学期刊的成员和审稿人(JBJS,BJJ,BJr,《骨科研究杂志》《英国医学杂志》《柳叶刀》《风湿病学杂志》《生物材料》《膝关节》等),自 2001 年起他一直担任《关节成形术》杂志的欧洲主编。

1999 年他被选为 Société Francaise de Chirurgie Orthopédique et Traumatologique (SOFCOT)和英国爱丁堡皇家外科学院的"荣誉会员"。他是第一位荣获著名的"伦敦医学科学院奖学金"的骨科医师,并在 2009 年,成为第一位荣获"英国皇家医学会荣誉奖学金"的骨科医师。

他与 Ann 结婚,并育有一个女儿 Sarah,以及两个儿子(Paul 和 Stephen)。

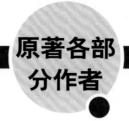

原著各部
分作者

● **General Orthopaedics and Traumatology**

George Bentley University College London，London，UK
Royal National Orthopaedic Hospital，Stanmore，Middlesex，UK
Karl-Göran Thorngren Department of Orthopaedics，Lund University
Hospital，Lund，Sweden

● **Spine**

George Bentley University College London，London，UK
Royal National Orthopaedic Hospital，Stanmore，Middlesex，UK
Björn Strömqvist Department of Orthopedics，Skåne University Hospital，
Malmö，Sweden

● **Shoulder**

Pierre Hoffmeyer University Hospitals of Geneva，Geneva，Switzerland
George Bentley University College London，London，UK
Royal National Orthopaedic Hospital，Stanmore，Middlesex，UK

● **Arm，Elbow and Forearm**

Konrad Mader Section Trauma Surgery，Hand and Upper Extremity
Reconstructive Surgery，Department of Orthopaedic Surgery，Førde
Sentralsjukehus，Førde，Norway
George Bentley University College London，London，UK
Royal National Orthopaedic Hospital，Stanmore，Middlesex，UK

● **Hand and Wrist**

Frank Burke The Pulvertaft Hand Centre，Derbyshire Royal Hospital，
Derby，UK

George Bentley University College London，London，UK

Royal National Orthopaedic Hospital，Stanmore，Middlesex，UK

● **Pelvis and Hip**

Klaus-Peter Günther Department of Orthopaedic Surgery，University Hospital Carl Gustav Carus Dresden，Medical Faculty of the Technical University Dresden，Dresden，Germany

George Bentley University College London，London，UK

Royal National Orthopaedic Hospital，Stanmore，Middlesex，UK

● **Thigh，Knee and Shin**

Nikolaus Böhler Orthopädische Abteilung，Allgemeines Krankhaus Linz，Linz，Austria

George Bentley University College London，London，UK

Royal National Orthopaedic Hospital，Stanmore，Middlesex，UK

● **Ankle and Foot**

Dishan Singh Royal National Orthopaedic Hospital，Stanmore，Middlesex，UK

George Bentley University College London，London，UK

Royal National Orthopaedic Hospital，Stanmore，Middlesex，UK

● **Musculo-Skeletal Tumours**

Stephen Cannon Clementine Churchill Hospital，Harrow，Middlesex，UK Sarcoma Unit，Royal National Orthopaedic Hospital，Stanmore，Middlesex，UK

George Bentley Royal National Orthopaedic Hospital，Stanmore，Middlesex，UK

● **Paediatric Orthopaedics and Traumatology**

Aresh Hashemi-Nejad Royal National Orthopaedic Hospital，Stanmore，Middlesex，UK

George Bentley University College London，London，UK

Royal National Orthopaedic Hospital，Stanmore，Middlesex，UK

Manuel Cassiano Neves Orthopaedic Department，Hospital Cuf Descobertas，Parque das Nações，Lisboa，Portugal

目 录

第4部分　上臂、肘和前臂

第 5 部分　手 和 腕

Tim Hems

Tracy Horton

Frank Burke，A. Barnard

David Elliot，H. van Dam

Mary O'Brien，Frank Burke

Mikko Larsen，Caroline Bijnen-Girardot，Marco J. P. F. Ritt

Frank Burke

Zoe H. Dailiana，Nikolaos Rigopoulos

Michael Alan Tonkin

Alberto Lluch

Panayotis N. Soucacos

第4部分

上臂、肘和前臂

第1章 肘关节的生物力学

第 1 章

肘关节的生物力学

David Limb

摘要 肘关节是连接前臂与上臂之间的纽带,同时可辅助前臂旋转。若没有肘关节的配合,肩关节活动范围将受限,仅允许与手部之间定距活动,且手部的旋转功能也会受限。肘关节的纽带作用同时还体现在:可显著增加手部活动空间,允许手运动到任意位置,有助于实现抓、握功能。肘关节中侧副韧带的主要功能是调整合适的角度以适应前臂的旋转,使关节更加稳定,但有时也会受到不稳定因素的影响。由于经肘关节传递的力量是身体重量的倍数,故给骨折后重建及关节置换术带来了巨大挑战。

关键词 解剖·生物力学·肘关节·力·运动学·稳定性

第 1 节　解剖学特征

　　肘关节由肱骨、尺骨和桡骨组成。肱骨属于管状长骨,其远端前后面扁平,内外侧呈柱状。内上髁至外上髁之间的宽度最大,于髁间的关节面形成的肱骨小头(外侧)和滑车(内侧)分别与桡骨和尺骨关节相连(图 4-1-1)。肱骨内上髁是肘关节侧副韧带的附着点。

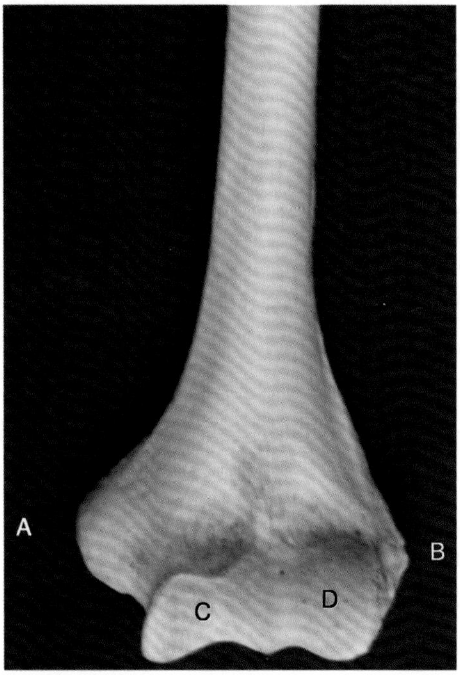

图 4-1-1　肱骨远端前面观
A. 内上髁;B. 外上髁;C. 滑车;D. 肱骨小头

　　外上髁及紧邻其上的外侧柱是腕指伸肌、旋后肌的起点,这些肌肉由桡神经提供营养。内上髁与紧邻其上的内侧柱是屈肌、旋前肌群的起点,这些肌肉由正中神经和尺神经提供营养。肘前屈肌由肌皮神经营养,后方的肱三头肌即肘部伸肌由桡神经提供营养,止于尺骨鹰嘴。值得注意的是,肱肌外 1/3 由桡神经支配。肱尺关节通过屈曲圆弧(屈戌关节)进行铰链运动。肱桡关节

D. Limb
Chapel Allerton Hospital, Leeds, UK
e-mail: d.limb@leeds.ac.uk

G. Bentley (ed.), *European Surgical Orthopaedics and Traumatology*,
DOI 10.1007/978-3-642-34746-7_61,© EFORT 2014

可使前臂做轴向旋转运动(滑车关节)和屈曲运动。桡尺近侧关节由桡骨内侧与尺骨近端组成。上述3个关节由一个共同的滑膜腔形成肘关节,又被称为滑车-屈戌关节。

肱尺关节是肘关节重要的组成部分,即使在肱桡关节缺失的情况下,前臂仍可沿桡尺侧关节和骨间膜做旋转运动。肱尺关节由尺骨滑车切迹和肱骨滑车构成。尺骨滑车切迹绕肱骨远端滑车转动。肱骨滑车由于鹰嘴窝和冠突窝的存在,活动弧度高达300°,表面覆有关节软骨。尺骨滑车切迹的活动弧度约为190°,关节屈曲范围至少为140°。滑车沟稍倾斜而非垂直于肘关节屈曲轴(图4-1-2)。桡骨与尺骨滑车切迹形成关节,后者位于尺骨外侧面,冠突远端,弧度较小,约为70°。

前臂的旋转功能并不取决于肱桡关节。若桡骨头和肱桡关节受损,会对旋转功能产生不利的影响。通常,关节内旋活动度为75°~90°,旋后为85°~90°。并非所有的桡骨头都要与桡尺关节近端的尺骨接合,因此,植入物可以固定于桡骨头而不影响旋转。植入物应小心放置,在置入植入物时前臂应处于中立位,采用外侧入路,沿桡骨头做一约120°的弧形切口,放置接骨板或螺钉帽,尽量避免对桡尺侧关节造成机械性的撞击(图4-1-3)。但需注意的是,即使精确放置接骨板,植入物仍会滑至关节囊,导致产生骨擦感和骨擦音。

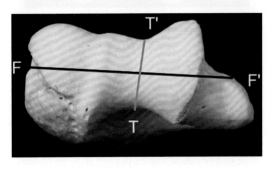

图4-1-2 肘部屈曲轴(F-F′)走行于外上髁和内上髁的前下面,滑车凹陷(T-T′)斜穿此轴

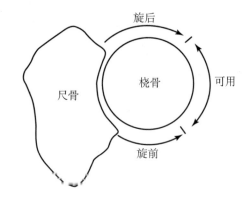

图4-1-3 桡骨近端与尺骨滑车切迹相连,在旋前或旋后时,桡骨头边界(120°的弧线)并不会触及尺骨滑车切迹。因此,在此处放置内置物,在近侧桡尺关节运动时不会引起机械性的骨块移动

前臂旋转轴穿行于桡尺近侧关节,故其与尺骨或桡骨纵轴不平行,并且前臂旋转与肱尺关节屈曲无关[8]*。旋转轴与骨间膜附着于尺骨近端3/4和远端1/4交界处,这就是此节段尺骨骨折后更易发生旋转功能丧失的原因[12]。肱桡关节和桡尺近侧关节对前臂旋转起关键作用,当肘部受压时,肱桡关节可稳定肘关节,防止外翻。

尺骨的长轴与肱骨的长轴不在一条直线上,两者形成一开向外侧的角度,即提携角。男性提携角为11°~14°,女性为13°~16°[1]。当肱骨屈曲时,尺骨滑车的倾斜轴与肱骨纵轴平行,使提携角消失。

侧面观显示,尺骨近端滑车切迹为椭圆形,而非圆形。因此,滑车切迹与滑车并不完全服帖,而是通过冠突[22]和鹰嘴上的分离面进行关节活动,其中关节软骨之间的非关节区是可变的(图4-1-4)。尺骨鹰嘴骨折通常发生于此区域,这意味着鹰嘴骨折后不易发生肘关节炎。滑车切迹的开口线并不垂直于尺骨干,而是后倾约30°(图4-1-5),刚好与肱骨远端肱骨小头和滑车前倾的角度相吻合(图4-1-6)。该解剖结构有助于肘

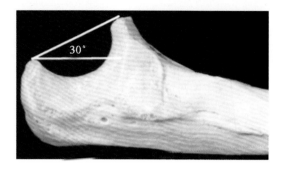

图 4-1-5　尺骨滑车切迹的开口与尺骨后方呈 30°

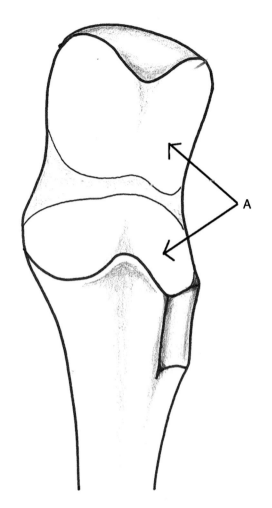

图 4-1-4　尺骨远端的滑车切迹有 2 个关节面(A 处),分别位于冠突和鹰嘴处

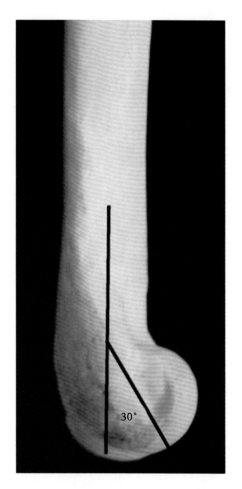

图 4-1-6　肱骨小头和滑车投射于滑车切迹开口,与肱骨轴约呈 30°

关节全伸,在进行肱骨远端或尺骨近端重建时,若不进行相关的倾斜,则会导致肘关节不能全伸。滑车切迹相对于尺骨纵轴呈 4° 外翻,考虑可能由于提携角的原因。

　　肱尺关节类似于身体其他铰链关节,具有内、外侧尺副韧带。桡骨绕桡尺关节旋转时,环状韧带将桡骨固定于近侧桡尺关节。外侧尺副韧带绕过桡骨头后方止于尺骨旋后肌嵴[15],从后方稳定桡骨头,防止其向后方脱位。此外,其与环状韧带相邻,两者共同组成肘关节囊的一部分。外上髁与环状韧带之间为桡侧副韧带。但值得注意的是,肘关节的真正组成部分是外侧尺侧副韧带,而非桡侧副韧带(图 4-1-7)。关节囊向后附着于尺骨鹰嘴的上方,向前延伸至滑车切迹边缘。关节囊较薄,在屈曲和伸直肘关节时,前方关节囊处于拉伸状态,后方关节囊

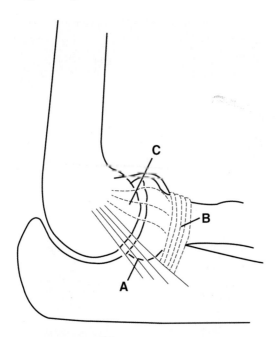

图 4-1-7　肘关节外侧副韧带复合体
A. 外侧尺副韧带；B. 环形韧带；C. 桡侧副韧带

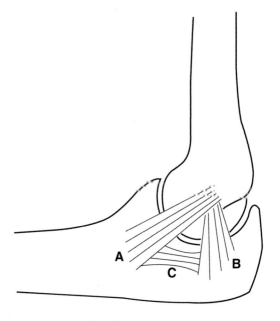

图 4-1-8　内侧副韧带
A. 前束；B. 后束；C. 横束

则相反。屈曲 80° 时关节囊容量最大，此时，可注射 25～30 ml 液体，将血管神经束与关节表面分离，便于行关节镜手术[20]。

　　内侧副韧带包括前束、后束和横束 3 部分（图 4-1-8）。从功能和临床方面考虑，其中前束最为重要[19]。当前束后方的关节囊增厚时，肘关节屈曲超过 90°，可暴露后束。前束穿行于肘关节内侧滑车切迹的中部，源于肱骨内上髁前下表面的后外侧。尺神经穿过上髁，与副韧带并无接触。韧带向前延伸，止于冠突内侧缘。横束是 Cooper 韧带的一部分，位于前束止点和后束止点之间，其功能目前尚不明确。下文内容将详细描述内、外侧韧带及纤维束的解剖学结构，但由于个体间的差异性，可能对于治疗和诊断的意义较小。

第 2 节　肘关节运动

　　肘关节是一种屈戌关节，可做屈伸运动，也可参与前臂的旋前、旋后运动。肱尺

关节也可认为是一种铰链关节，但从严格意义上来讲，关节运动弧线并不在一个平面上，屈曲轴线也不固定，所以这一阐述不太准确[9,18]。电磁跟踪装置显示，屈曲弧线有 3° 或 4° 的内翻/外翻和轴向旋转，而老年人的肘关节是一种固定铰链关节，没有这种偏移运动[23]。沿屈曲轴画一直线，连接外上髁中点与内上髁前下面（图 4-1-2）。在测量时逐渐增加屈曲角度，旋转中心也存在不规则的偏移。尽管如此，在创伤后修复重建过程中，此偏移的变动几乎可以忽略不计，髁上表面的旋转轴位于几毫米的相对区域内[11]。例如，在此区域内钻孔用以传递材料可避免损伤侧副韧带。立体影像学研究结果显示，在肘关节屈曲时，由于个体的差异，冠状面中心轴为 12.7°，水平面为 4.6°，这种差异在肘关节置换假体的设计中表现得更大[4]。

　　肘关节屈曲范围因个体差异而不同，有时过伸可达 10°。肘关节正常运动范围为屈伸 150°，旋前和旋后 90°。大部分活动在这一范围内均可完成。通常，屈曲范围为

30°～130°，旋前和旋后为 50°，在此范围内足够进行无障碍活动[17]。然而，随着科学技术的发展及智能手机的应用，人们对肘关节的屈曲和旋后要求更高，敲击键盘则需肘关节旋前 80°[21]。

限制肘伸展的因素主要包括鹰嘴和鹰嘴窝的接触，以及内侧尺副韧带前束的张力[5,10]。创伤后，前关节囊瘢痕和挛缩可限制肘部伸展。对于原发性肘关节炎患者，鹰嘴窝内可见骨赘形成，滑车切迹及滑车边缘同样可见骨赘形成，最终导致屈曲挛缩。相关尸体解剖研究结果显示，肘关节屈曲可达 150°～155°，受限于桡骨头、冠突和肱骨远端鹰嘴窝。在活体中，肱三头肌的张力及前臂、上臂间肌肉的挤压可限制屈曲的活动范围，通常可维持在 140°～145°。

第 3 节　肘关节的稳定性

影响肘关节稳定的因素包括静态和动态 2 个方面。静态因素是指骨和关节囊韧带结构。动态因素是指通过关节作用力压缩联锁表面，约束静态因素以增强稳定性。肘关节是全身最协调的关节之一，也是最稳定的关节之一。

一、静态稳定因素

（一）骨稳定

肘关节在整个运动范围内可保持高度一致，滑车切迹与滑车，以及桡骨头凹陷与肱骨小头凸起衔接紧密，具有高度的稳定性。然而，这仅仅是相对直观的观察结果，很难进行考究和量化。

如今，临床有多项技术可用于研究关节接触面[22]。一致认为，桡骨头的中部凹陷处与肱骨小头紧密接触，而尺骨则通过前、后关节面与肱骨连接。当肘关节伸展时，接触点沿着滑车切迹内侧的鹰嘴和冠突进一

步分离。当肘关节屈曲时，接触点向滑车切迹底部的空白区集中。肘关节在进行任何屈曲活动时，受力均增加，从而进一步增加关节接触面积[3]。

关节接触面主要受肘关节内外翻负荷的影响，这一点对临床意义重大，尤其是对投掷运动员中内侧副韧带前束松弛的患者。通过进一步研究肘关节内翻和外翻的受力情况，发现滑车外侧有一个明显的支点。例如，外翻力即向外侧压缩此点而受力，内翻力则反之。投掷运动员拉伸内侧副韧带前束，使得尺骨在外翻力的影响下产生投掷运动。从而导致鹰嘴的内侧缘撞击鹰嘴窝，产生典型的外翻-伸展受力过度综合征疼痛症状。

内部作用力经肘关节直接作用于肱骨远端后方。在临床上，多数肘关节脱位为变异型的后方移位。冠突是防止肘关节向后方半脱位或全脱位的重要结构（图 4-1-9），累及冠突的骨折常伴有肘关节不稳定。事实上，肘关节作为一种铰链关节，即使鹰嘴有明显的骨折移位，仍能保持稳定状态。因此，肘关节骨折脱位后恢复前后方的稳定主要依赖于冠突的重建。

冠突骨折后发生不稳定主要与冠突（滑

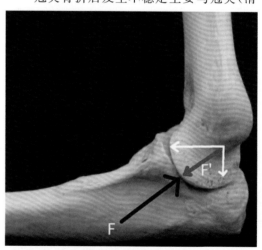

图 4-1-9　作用于肱骨的合力 F 与关节反作用力 F′。F′分解为作用于滑车切迹的压缩力与肱骨远端的向前直接力，由冠突支撑，以防尺骨后脱位

车切迹前方的凸起也包含在内)骨折所占比例有关。但需要注意的是,在关节镜下冠突尖骨折是一种关节内骨折,并无关节囊、韧带和肌腱附着。关节囊附着点位于冠突尖远端 6 mm 处,因此,骨折比例较大时,需要进行手术修补,以助于肘关节的稳定。常见的冠突尖骨折属于一种撕裂损伤,是由肘关节半脱位时被肱骨远端被挤压所致。若伴有韧带损伤,冠突的骨性基底起重要的作用。当内侧副韧带前束松弛时,25%的冠突缺损可引起尺骨后方脱位[13]。

(二)软组织稳定

侧副韧带对于维持肱尺关节的稳定性至关重要。然而其解剖结构复杂,具有多种束状结构。内侧尺副韧带前束附着于内上髁前下方的等距点是内侧韧带的主要组成部分。后束并不等距,在屈曲时处于张力状态。在临床上,内侧尺副韧带的缺损可通过重建前束矫正。

外侧韧带复合体包含桡骨头,具有稳定近侧尺侧的功能,允许桡尺近侧关节在环状韧带内旋转。外侧尺副韧带位于桡骨头后方,稳定肱尺关节的内翻受力。还可从后方对桡骨头提供支撑,防止桡骨头向后方半脱位。

肱尺关节侧副韧带主要包含 2 部分:内侧副韧带复合体的前束和外侧副韧带复合体的外侧尺副韧带。环状韧带是稳定桡尺近侧关节的关键,需要注意的是,桡骨和尺骨通过远侧和近侧桡尺关节囊与前臂骨间膜相连,即使单独切除环状韧带也不会引起桡骨头不稳定。如果创伤后软组织广泛撕裂造成桡骨头不稳定,仅予以单纯修复或重建环状韧带往往效果欠佳。

韧带稳定性不能简单归因于对称的侧副韧带复合体。解剖学研究表明,侧副韧带具有个体差异。韧带本身贴附于关节囊,对关节的稳定具有一定的意义。肘关节抵抗反常运动(由内翻和外翻引起)的应力取决于骨的接合、侧副韧带和关节囊的完整性,

在此过程中所发挥的作用不尽相同。

(三)骨-韧带相互作用

现今,多数学者已着手研究骨和韧带结构对肘关节稳定的作用机制,在切除或去除部分组织结构前后测量肘关节的稳定性。通常,将尸体关节置于检测机器上,应用外力使关节脱位并进行测量。在切除前方关节囊、桡骨头及内侧副韧带前束前后测量肘关节抵抗外翻阻力的应力大小。在调查时,可适当调整病变的序列,以探讨桡骨头切除与内侧尺副韧带断裂的效果是否相似。此研究结果对于临床的价值和指导意义较大,随着研究的不断深入会发现其在活体中的作用机制十分复杂。

Morrey 和 An 的研究结果显示,当肘关节屈曲 90°时,内侧副韧带是稳定外翻张力的主要因素,而当肘关节伸直时,内侧韧带、桡骨头和关节对于稳定外翻张力起到同样的效果。Morrey 通过进一步观察得出一些结论(表 4-1-1),表明关节囊、侧副韧带和关节是抵抗内/外翻移位的重要影响因素。关节囊和韧带的张力,以及关节面的接触面积随着肘关节的屈曲而发生变化,但是在此过程中并未考虑到肌肉收缩产生的影响。应用电磁跟踪设备有助于提炼数据,但数据结果应与临床中的损伤相结合,以更安全有效地治疗肘关节损伤,此部分内容详见肘关节损伤的诊治章节,在此不做赘述。

表 4-1-1 当肘关节屈曲和伸展时,侧副韧带和关节囊是稳定肘关节内翻/外翻的因素[13]

肘关节状态	结构	内翻移位	外翻移位
伸展	内侧副韧带	—	30%
	外侧副韧带	15%	
	关节囊	30%	40%
	关节表面	55%	30%
屈曲	内侧副韧带	—	55%
	外侧副韧带	10%	
	关节表面	75%	35%

关节间的作用力。

二、动态稳定因素

通过对关节施加压力进一步稳定肱骨和尺骨的交锁关面。众所周知，肱三头肌和肱二头肌同时收缩会促使鹰嘴和冠突牵拉滑车切迹。虽然此过程很容易观察到，但是很难量化评估。这些控制运动的肌腱靠近肱骨远端，是防止脱位的被动因素，同时又可促使滑车切迹与滑车紧密衔接。可以明确的是，在肘关节屈曲时，肱肌的横断面积最大，但此时机械效率最低，原因在于肌腱紧邻肘关节前方的关节囊。然而，此位置的理想状态是抵抗后方肘关节半脱位。此外，维持肘关节稳定的动态因素还需考虑肘

第 4 节　肘关节的应力传导

临床可采用简单的离体受力图评估肘关节的反作用力，但无法体现动态因素。肘关节是一个铰链，其旋转中心位于肱骨两上髁的连线处，以此评估肘关节的活动度，有助于分析矢状面的作用力。其工作模型图（图 4-1-10）提示：即使手部握持适度的重量，经过肘关节面的力量也是相当大的。通过这种简单的试验可以看出，搬运一把椅子可产生 2～3 倍身体的重量，这可为置换的假体关节的承重提供参考[2]。

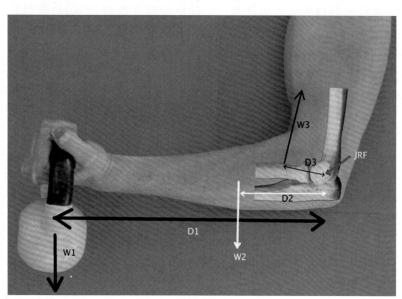

图 4-1-10　肘部作用力分离体。顺时针和逆时针的作用力是均等的。当肘关节屈曲时，测量屈曲轴与向下的重力之间的距离 D1。前臂承受的重量可通过前臂重心（W2）计算。当肘关节屈曲时，测量肘部与重心之间的距离（D2）。同样，屈肌的重心与屈曲肘之间的距离为 D3。此时，屈肌产生的作用力可通过公式（W1 × D1）+（W2 × D2）=（W3 × D3）计算。例如，1 kg 可产生 10 N 直接重力，此时 W1 ＝ 0 kg，D1 ＝ 0.3 m，W2 ＝ 0.2 kg（20 N），D2 ＝ 0.12 m，D3 ＝ 0.04 m，代入公式计算得出 W3 ＝ 60 N。在此情况下，由于 W1 为 0 kg，所以向上的力（肌肉力量）和向下的力（前臂、握持重量和关节反作用力）是平衡的。因此 60 ＝ 20 ＋ 0 ＋ JRF。JRF ＝ 40 N。假设 W1 为 1 kg（10 N），代入公式 W3 ＝ 135 N，135 ＝ 20 ＋ 10 ＋ JRF，JRF ＝ 105 N。因此，手持 1 kg 的重量可增加近 100 N 的肘关节反作用力

使用简单的方法分析肘关节屈曲时不同位置的等长收缩，计算矢状面的作用力，并进一步证实在多数肘关节活动中，肘关节作用于肱骨远端的作用力均是向后方的。只有在肘关节全伸时，才能观察到向前方的作用力。

然而，这些计算方法都是基于一个简单的铰链系统，铰链顺时针或逆时针方向运动，由 1 块或 2 块肌肉收缩发力，以此来抵抗施加在前臂的重力和握于手部的重物产生的作用力。但事实上肘关节有 3 块屈肌：肱二头肌、肱肌和肱桡肌。其中肱二头肌对于前臂旋前的作用大于屈肘的作用。屈曲力量主要由肱肌、外侧的长短桡伸肌、尺侧腕屈肌和内侧的旋前圆肌产生。肱桡肌和其他附着于内外侧柱的肌肉的力线远于肱二头肌，具有更好的机械优势。这些肌肉均有单独的力线，不仅能产生屈曲力，还能产生内外翻运动及旋转运动。然而，其他肌肉群的协同收缩增加了分析的复杂性，Morrey 对此进行了相关研究[14]。在纳入这些肌肉的影响后，每块肌肉的收缩、尺骨的内/外翻运动、桡骨尺骨旋转轴线的位置、外力方向的变化均会对关节屈曲角度产生影响，由此得出的任何一种计算都仅仅是一种猜测，仅有助于评估关节作用力的大小和方向。

在构建肘关节活动模型时，可辅助应用肌肉分析。在当前的试验中，主要根据单一肌肉的力线来计算作用力。这种方法可以变换关节的各个角度和外力，对每块关节肌肉进行分析。最终获得大量的数据，以此来分析相关因素并获得最终结果，实际上这是一种多肌肉分析方法。但是这种方法存在不确定性，由于在肌肉中的受力不均，需运用肌电图结合横截面分析方法评估肌肉中的作用力。

Morrey 的研究中对肱肌和肱二头肌肌腱施加屈曲作用力，用传感器分析从桡骨头到桡骨颈的传导力[16]。结果发现，当肘关节伸展 0°～30°时，通过桡骨头的作用力最大，旋前作用力比旋后大。

第 5 节　临床应用

完全理解肘臂生物力学机制可帮助医生和植入物设计者更好地进行关节重建，并使内固定物更耐用。但必须承认的是本研究人员资历尚浅，部分研究数据有待今后进一步证实。这也导致当前的治疗结果低于预期结果。

前文已经介绍了桡骨头的生物力学机制和功能，接下来重点介绍预防肘关节外翻的稳定因素，并证实桡骨头缺如会引起内侧韧带负荷过重，从而引起外侧滑车面磨损这一结论。桡骨头置换术适用于年轻患者，这是因为该术式可供选择的假体较多。然而，相关尸体研究发现，当肘关节伸展时，实施单平面实验高估了桡骨头的重要性。

一项前瞻性研究针对桡骨头置换术进行分析，发现并非所有的手术都顺利完成，但多数结果还是令人满意的[6]。有研究指出，按大小合适的尺寸正确植入假体对于恢复肘关节生物力学相当重要[24]。然而，可用的假体直径与桡骨头的尺寸并不完全匹配，假体干有时不能恢复自然长度和肱骨头的对线，导致许多假体植入失败或出现术后疼痛。有些假体类似于"雨刮器"，与肱骨小头衔接，但实际结果不如预想的好。此外，从远期效果来看，对于严重骨折和骨折移位的患者行股骨头切除术后数十年（未行置换），其肘关节功能相对而言并不差[7]。股骨头置换术适用于 Essex-Lopresti 损伤患者。Essex-Lopresti 损伤往往不可修复，行股骨头切除术的效果较差，但对于其他患者行股骨头切除术是否有益尚未得到证明。今后，学者们将继续扩展研究。

当前,有许多参考文献可帮助更好地理解肘关节生物力学。冠突可防止后方半脱位或全脱位,尤其是对于伴有内侧韧带损伤的患者,起着重要的作用,这提示冠突骨折累及 25％以上,尤其是桡骨头损伤,均需进行固定。基于此,出现了一种特殊内固定物——将特殊形状的钢板置于冠突内侧的下方。

肘关节脱位后往往会出现疼痛和骨擦音,其继发于外侧尺副韧带损伤后引发的旋转不稳定。临床可通过轴移试验辅助诊断。其治疗方法为行外侧尺副韧带重建术。既往认为是桡骨头不稳定,需行环状韧带重建术。在外上髁等距点和尺骨旋后肌嵴之间放置一肌腱带(如掌长肌腱)来代替侧副韧带,防止内翻时外侧关节分离。同时,其能更好地保护桡骨头,防止外翻作用力下向后外侧脱位。

临床早期用固定的铰链式假体代替肘关节,但由于术后会发生早期松动而以失败告终。非铰链式假体可允许尺骨做内/外翻活动,但在早期并未引起关注。若肘关节韧带完好,非铰链式假体在术后早期可获得非常好的效果。对于骨质较差或韧带缺如的患者,非铰链式假体在术后的稳定性往往较差。为此,临床研发了一种比较稳定的"松弛铰链"式假体,这种假体不会将倾斜力和扭动力传导到骨水泥界面,是一种新型的手术方案,即便如此,也未获得理想的治疗效果。膝关节置换术需要至少 6 mm 厚度的聚乙烯来防止早期失败,髋关节置换术也有类似的报道。据了解,肘关节的作用力是身体承重的数倍,而肘关节中聚乙烯的厚度仅有 2～3 mm,除了维持正常的活动外,还需承受摇摆和扭动力。但对于需求较低的患者,可维持 10 年或更久。对于年轻患者,今后在行肘关节置换术时,会进一步加强假体设计及材料的研究,以使假体更加耐用和持久。

第 6 节　总　结

肘关节可确保手部大范围活动。此外,前臂的旋转如肘关节的肱桡关节可促使手部做任何运动。即使肘关节运动功能部分丧失,如屈曲范围 30°～130°,仍可进行大部分日常活动,对于活动度大的敲击键盘和操作移动电话也是没有影响的。影响肘关节稳定的主要因素在于其一致性及侧副韧带,特别是外侧尺副韧带和内侧副韧带前束。虽然肘关节是一种简单的铰链关节,但在早期肘关节置换术中容易失败。正常的肘关节除了做铰链式运动外,还可做尺骨内/外翻及沿尺骨长轴轴向旋转。此外,肘关节还可承受数倍体重的作用力。

参考文献

[1] Amis AA, Dowson D, Unsworth A, et al. An examination of the elbow articulation with particular reference to variation of the carrying angle. Eng Med,1977,6:76.

[2] Amis AA, Dowson D, Wright V. Elbow joint force predictions for some strenuous isometric actions. J Biomech, 1980, 13:765-775.

[3] Eckstein F, Lohe F, Muller-Gerbl M,et al. Stress distribution in the trochlear notch. A model of bicentric load transmission through joints. J Bone Joint Surg Br, 1994, 76:647-653.

[4] Ericson A, Arndt A, Stark A,et al. Variation in the position and orientation of the elbow flexion axis. J Bone Joint Surg Br, 2003,85:538-544.

[5] Guttierez LF. A contribution to the study of the limiting factors of elbow flexion. Acta Anat,1964,56:146.

[6] Harrington IJ, Sekyi-Out A, Barrington TW,et al. The functional outcome of metal-

lic radial head implants in the treatment of unstable elbow fractures-a long term review. J Trauma Inj Crit Care,2001,50:46-52.

[7] Herbertsson P, Hasserius R, Josefsson PO, et al. Mason type IV fractures of the elbow. A 14 to 46 year follow up study. J Bone Joint Surg Br,2009,91:1499-1504.

[8] Hollister AM, Gellman H, Waters R. The relationship of the interosseous membrane to the axis of rotation of the forearm. Clin Orthop,1994,298:272.

[9] Ishizuki M. Functional anatomy of the elbow joint and three dimensional quantitative motion analysis of the elbow joint. J Jpn Orthop Assoc,1979,53:989.

[10] Kapandji IA. The physiology of the joints: the elbow,flexion and extension, vol. 1. 2nd ed. London: Living-stone,1970.

[11] London JT. Kinematics of the elbow. J Bone Joint Surg Am,1981,63:529.

[12] Mori K. Experimental study on rotation of the forearm-functional anatomy of the interosseous membrane. J Jpn Orthop Assoc, 1985,59:611.

[13] Morrey BF. The elbow and its disorders. Philadelphia: W B Saunders,2009.

[14] Morrey BF, An KN. Articular and ligamentous contributions to stability of the elbow joint. Am J Sports Med,1983,11:315-319.

[15] Morrey BF, An KN. Functional anatomy of the elbow ligaments. Clin Orthop, 1985, 201:84-90.

[16] Morrey BF, An KN, Stormont TJ. Force transmission through the radial head. J Bone Joint Surg Am,1988,70:250-256.

[17] Morrey BF, Askew LJ, An KN, et al. A biomechanical study of normal functional elbow motion. J Bone Joint Surg Am,1981, 63:872-877.

[18] Morrey BF, Chao EY. Passive motion of the elbow joint. J Bone Joint Surg Am,1976,58: 501-508.

[19] Ochi N, Ogura T, Hashizume H,et al. Anatomic relation between the medial collateral ligament of the elbow and the humero-ulnar joint axis. J Shoulder Elbow Surg,1999,8:6-10.

[20] O'Driscoll SW, Morrey BF, An KN. Intraarticular pressure and capacity of the elbow. Arthroscopy,1990,6:100-103.

[21] Sardelli M, Tashian RZ, MacWilliams BA. Functional elbow range of motion for contemporary tasks. J Bone Joint Surg Am, 2011,93:471-477.

[22] Stormont TJ, An KN, Morrey BF,et al. Elbow joint contact study: comparison of techniques. J Biomech,1985,18:329-336.

[23] Tanaka S, An KN, Morrey BF. Kinematics and laxity of the ulnohumeral joint under valgus-varus stress. J Musculoskelet Res,1998, 2:45.

[24] Van Glabbeek F, Van Riet RP, Baumfield JA,et al. Detrimental effects of overstudffing or understuffing with a radial head replacement in the medial collateral ligament defi-cient elbow. J Bone Joint Surg Am, 2004,86:2629.

第 2 章　肘关节的解剖学特征、手术入路和生物力学

第 2 章

肘关节的解剖学特征、手术入路和生物力学

Raúl Barco, José Ballesteros, Manuel Llusá, Samuel A. Antuña

摘要 肘关节的解剖结构比较复杂,邻近有许多神经血管、肌腱、韧带和骨性结构。为了避免发生相关并发症,需对肘关节的解剖学特征及手术入路进行深入的了解。掌握肘关节生物力学知识,有助于外科医生理解肘关节损伤的病因学、病理学和治疗原理。本章主要阐述肘关节的手术入路和生物力学。

关键词 解剖·外侧入路·内侧入路·后方入路·前方入路·生物力学·肘关节·手术方法

第 1 节　概　　述

随着肘关节镜在临床的普及,术中所需暴露范围较小。术者在术中应小心谨慎,以免损伤浅层神经,造成疼痛性神经瘤。当遇到比较复杂的情况时,可能需要延长手术切口。经后方延长皮肤切口是通用入路,可使术者探查到肘关节的后侧、内侧和外侧间隙。

肘关节不仅是连接前臂和手臂的枢纽,还是承重的支点,可促使手和前臂移动来完成日常活动。韧带和骨性结构对于维持肘关节的稳定和协调运动有深远的影响,而对肘关节的生物力学研究对于重建韧带和骨性结构至关重要。

第 2 节　解剖学特征

肘关节由 3 个独立的关节组成。肱尺关节是一种改良的铰链关节,可做屈伸运动。肱桡关节是铰链及车轴关节的组合,可做屈伸运动,也可确保桡骨头绕肱骨小头旋转。肘关节在旋前和旋后时,桡尺近侧关节有助于促进前臂旋转(图 4-2-1)。

内侧副韧带复合体和外侧韧带复合体有助于增强骨质的稳定。内侧副韧带复合体包括前束、后束和横束,尤其是前束对于维持外翻稳定非常重要。当肘关节损伤后,后束易收缩,故在治疗时需对肘关节进行减压(图 4-2-2)。外侧韧带复合体,尤其是外

R. Barco · S. A. Antuña(✉)
Shoulder and Elbow Unit, La Paz University Hospital,
Universidad Autónoma de Madrid, Madrid, Spain
e-mail: santuna@asturias.com

J. Ballesteros
Orthopedic Department, Hospital Clínico Barcelona,
Barcelona, Spain

M. Llusá
Orthopedic Department, Valle Hebrón Hospital,
University of Barcelona, Barcelona, Spain

G. Bentley (ed.),*European Surgical Orthopaedics and Traumatology*,
DOI 10.1007/978-3-642-34746-7_62,© EFORT 2014

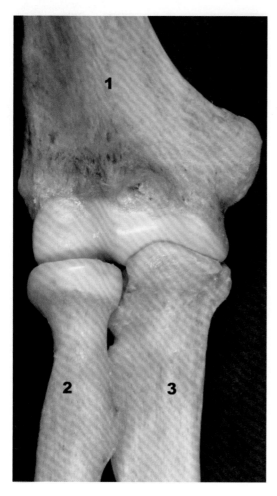

图 4-2-1　肘关节前面观

肱骨远端（1）；桡骨近端（2）；尺骨近端（3）（此图转载经 Llusá 等[1]允许）

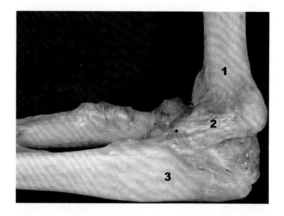

图 4-2-2　肘关节外侧观

肱骨远端（1）；内侧副韧带前束（2）；尺骨近端（3）；＊为小结节（此图转载经 Llusá 等[1]允许）

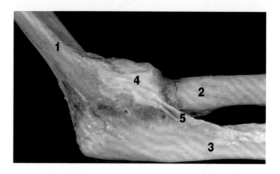

图 4-2-3　肘关节外侧观

肱骨远端（1）；桡骨近端（2）；尺骨近端（3）；环状韧带（4）；外侧尺副韧带（5）

侧尺副韧带，有利于维持旋转及内翻稳定（图 4-2-3）。

控制肘关节运动的肌肉有 4 组。屈肌主要包括肱二头肌（肘关节屈曲时还可使前臂旋后）、肱桡肌和肱肌。伸肌主要包括肱三头肌和肘肌。旋后肌群包括旋后肌和肱二头肌。旋前肌群包括旋前方肌、旋前圆肌和桡侧腕屈肌。

肘关节的神经支配比较复杂，手术对所有穿过肘部的神经均存在损伤的潜在风险。正中神经走行于肘部中间，贯穿旋前圆肌两头之间，此处易产生卡压（图 4-2-4）。尺神经走行于前臂内侧，经内上髁后方进入肘管，此处易产生卡压（图 4-2-5）。肘管底部的浅层即为内侧副韧带前束，在处理肘部内侧间室异常状态时，需考虑其解剖结构。桡神经沿臂外侧下行，分为浅支（感觉）和深支（骨间后神经，运动）（图 4-2-6）。深支穿行于旋后肌腱弓，肌腱弓是旋后肌浅头前缘的腱性弓状组织，此处极易受损，尤其是行肘外侧入路时。近侧桡神经自后筋膜室走行至前筋膜室，位置在外上髁上方 1.5 倍的髁间距处。在行肘后入路时，详细了解解剖学结构可避免术中并发症的发生。

在日常活动中，肘关节的活动范围为

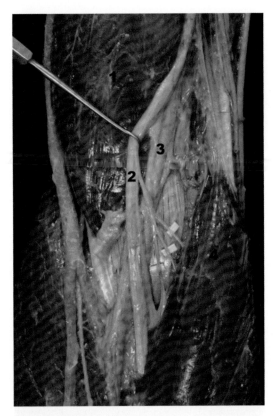

图 4-2-4　肘关节前面观

肱二头肌(1)；正中神经和旋前圆肌(2)；肱动脉(3)；屈曲-旋前肌群(4)

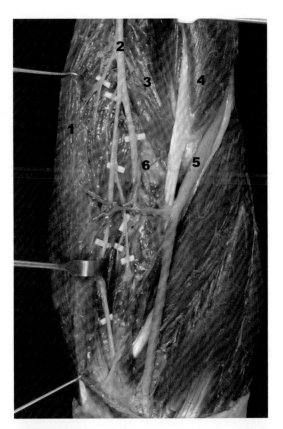

图 4-2-6　肘关节前面观

肱桡肌(1)；桡神经(2)；肱肌(3)；肱二头肌(4)；肱动脉(5)；桡侧返动脉(6)；桡神经向上的分支(2)

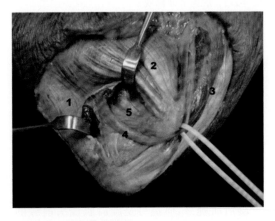

图 4-2-5　肘关节内侧观

尺侧腕屈肌(1)；屈曲-旋前肌群(2)；肱三头肌(3)；尺神经(4)；内侧副韧带前束(5)

屈曲 30°～130°，旋前旋后 50°。此范围可满足大部分的功能，但也会限制一些特定活动。

一、入路

术前需识别鹰嘴、桡骨头和内外上髁的体表标志。此外，还需辨认既往手术切口，特别是对于挛缩或粘连的皮下组织。如有可能，最好通过原切口进行手术，这样可减少皮肤坏死的发生风险。任何入路均需通过解剖学特征进行剖析(图 4-2-7)。若不存在禁忌证，肘关节手术可在条件允许的范围内运用止血带严格按照常规实施手术。

以下是临床常用的手术入路。这些手术入路适用于大部分肘关节疾病。

(一)外侧入路

肘关节外侧入路是最常用的手术入路，适用于关节内骨折固定、骨赘清除、游离体

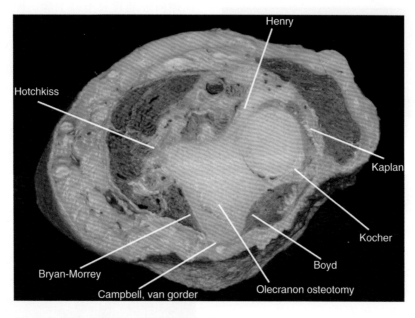

图 4-2-7　肘关节冠状面常用的手术入路

清除、桡骨小头切除、关节囊切除及外侧韧带重建术等。

如需行延伸手术，建议在皮肤后方做一直线切口。此外，可根据病情的需要在外上髁远端或近端做一切口。

关于肌间隙入路的选择较多，其中 Kocher 和 Kaplan 入路是临床最常采用的。Kocher 入路位于肘肌和尺侧腕伸肌肌间隙，可向远侧及近端延长（图 4-2-8）[2]。Kaplan 入路位于伸指总肌和桡侧腕长、短伸肌之间[3]。

肘关节外侧入路最主要的并发症是桡神经损伤，尤其是经 Kaplan 入路进行手术时，须准确识别桡神经，避免损伤桡神经。在处理创伤性肘关节损伤时，须识别外侧尺副韧带，避免损伤该韧带造成肘关节不稳定。

1. Kocher 入路　Kocher 入路位于肘肌与尺侧腕伸肌间隙（图 4-2-9），可达外侧肘关节，桡神经受尺侧腕伸肌保护，相对安全。

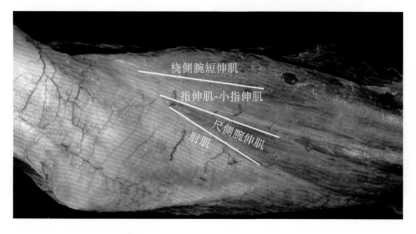

图 4-2-8　前臂表浅肌肉侧面观

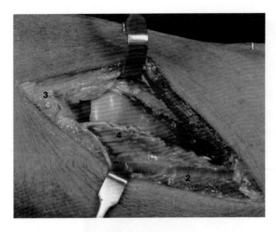

图 4-2-9　Kocher 入路
尺侧腕伸肌(1)；肘肌(2)；外上髁(3)；环状韧带(4)

(1)适应证：髁骨折固定、桡骨头骨折固定及修复、外侧韧带重建。

(2)步骤：沿皮肤后方做一直线切口，切开外侧全层皮瓣。如有需要还可在皮肤外侧远端做一切口。经触诊扪及肘肌和尺侧腕伸肌间隙。在肌间隙可观察到一脂肪条带。随着肘肌与尺侧腕伸肌纤维趋于融合并相互嵌入，使其在远端形成间隙，并逐渐向近端进展。切开深筋膜，进一步从后方解剖肘肌，暴露间隙，可观察到外侧肘关节囊与环状韧带，沿此向前切直达外侧尺副韧带。

(3)改良：该入路沿肱三头肌和肱桡肌

间隙向近端延长至外上髁。伸肌群可从外上髁锐性切除，同时保留外侧尺副韧带的附着物。向远端延伸切口，为充分暴露旋后肌嵴，可沿肱三头肌肌腱外侧向后方牵拉肘肌[4]。Mansat 和 Morreyt 提出的柱状入路，是一种适用于肘关节僵硬关节囊松解术的有限近端外侧入路（图 4-2-10）[5]。行 Kocher 入路或近侧入路，向近侧延伸显露切口。沿肱骨远端外侧缘（柱状结构）向前和向后方剥离，使其充分暴露。向前沿肱肌剥离，抬高肱桡肌远端和桡侧腕长伸肌，暴露肱肌与关节囊间隙。后方肱三头肌自肱骨远端剥离后，可充分暴露关节囊。

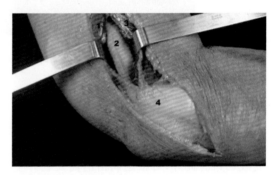

图 4-2-10　柱状手术
将肱三头肌(1)从外侧柱状后方部分分离，向前伸缩肱桡肌(3)，暴露关节囊和肱骨远端(2)，屈曲-旋前肌群(4)

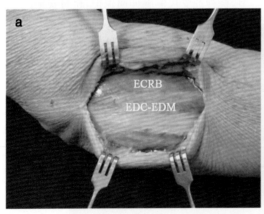

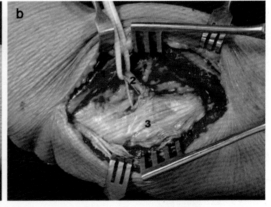

图 4-2-11　Kaplan 入路
a. 在桡侧腕短伸肌(1)和指伸肌(4)间隙做一切口；b. 部分分离肌肉上缘，显露旋后肌(3)，骨间神经(2)位于旋后肌内，随着前臂的内旋，后方的骨间神经从术野向中间移动；ECRB. 桡侧腕短伸肌；EDC-EDM. 指总伸肌-小指伸肌

2. Kaplan 入路

(1)适应证:桡骨头骨折,尤其是前部骨折(图 4-2-11)。

(2)步骤:皮肤切口起自外上髁,沿外上髁至尺骨茎突连线向远端延长 4 cm。在指伸肌和腕短伸肌、腕长伸肌间隙暴露深部关节囊,纵向切开,暴露桡骨头。此入路最大风险是损伤桡神经。术中确保前臂处于旋前位,小心使用牵拉器可降低损伤桡神经的风险[6]。

3. Kocher 后外侧延长保留肱三头肌入路

(1)适应证:肘关节骨折切开复位内固定术、关节表面置换术和关节镜手术。

(2)步骤:在上述手术中充分暴露切口(图 4-2-12)。沿皮肤切口后方画一垂直中线,以免损伤鹰嘴尖部。自肱骨后侧掀起肱三头肌,向前侧剥离肱桡肌和腕长伸肌。识别 Kocher 间隙,按上述方法暴露关节囊。从尺骨抬高肘肌,暴露附着于外上髁的肱三头肌,同样向后掀起,暴露鹰嘴。此时,从肱骨起点切除外侧副韧带,通过施加内翻应力使关节脱位。

(3)改良:Mayo 临床中心对该入路进行了改良,包括自鹰嘴完全切开肱三头肌,自外向内侧切开 Sharpey 纤维,掀起肘肌[7]。

(二)内侧入路

肘关节内侧入路临床应用较少,因为术中损伤尺神经的概率较高。内侧入路适用于尺神经病变、内侧副韧带损伤、冠突骨折及挛缩松解等。在进行内侧副韧带重建时,行微创术可不用剥离屈肌群,损伤尺神经的概率更小[8]。

延长内侧入路

(1)适应证:延长内侧入路由 Hotchkiss 提出,适用于肘关节挛缩减压,可充分暴露内侧关节,并到达前后侧关节囊[9]。此入路还适用于尺神经病变、冠突和肱骨内上髁手术。其缺点是难以到达外侧关节。

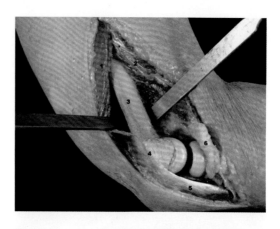

图 4-2-12　Kocher 后外侧延伸肱三头肌松解术

骨膜下分离肱三头肌(1)、肱桡肌及肱骨远端外侧(3)的桡侧腕长伸肌(2)。从尺骨远端将肘肌(5)分离,暴露肌肉与尺骨腕伸肌间隔。为充分暴露肘关节外侧半部分,可将外侧副韧带(6)从外侧髁(4)分离

(2)步骤:在行延长内侧入路时,使用内侧皮肤切口,推荐沿皮肤后方做一直线切口(图 4-2-13)。在邻近切口近端须小心,避免损伤前臂内侧皮神经(图 4-2-14)。该神经位于筋膜浅层,若损伤可能导致神经瘤。自切口近端向远游离尺神经,必要时可将其制动。内侧肌间隔应向近端切开 5 cm,以免造成卡压。在靠近内上髁 5 cm 处做一切口,向旋前肌和屈肌腱远侧延伸。用 Cobb 剥离器将前方组织结构从肱骨远端剥离,直至能放入合适的拉钩。继续向外侧、远侧分离,自关节囊浅层分离肱肌。在切开关节囊之前,建议完全剥离肱肌。另一种方法是沿冠突远侧做一切口,向近端延长。平行于切口切除屈肌腱,直达内上髁顶点远端。此方法可暴露内侧副韧带与屈肌群间的界面,保护韧带免于被切除,向近端延伸切口。将尺神经前移可安全暴露关节囊的后侧。使用骨膜剥离子自关节囊剥离肱三头肌。该方法可暴露内侧副韧带后束,有利于对僵硬的肘关节行松解术。

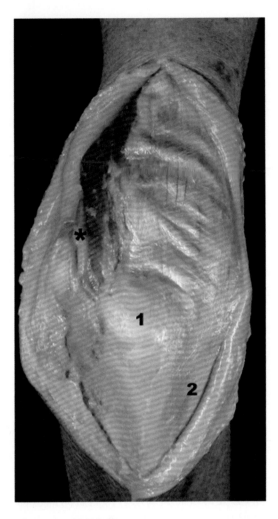

图 4-2-13　通用入路
向内外侧剥离全层筋膜皮瓣,保护皮下动脉血管和神经。尺神经(＊)位于肱三头肌内侧头(深部)内侧。鹰嘴(1);肘肌(2)

二、后侧入路

由于手术切口很容易向内外侧延伸,多数肘部手术可充分暴露后侧皮肤。关键是切开全层筋膜皮瓣,以免发生伤口感染或坏死。后侧入路手术的适应证包括退变性疾病、肿瘤切除术后重建、肱骨远端骨折及肘关节僵硬等。

(一)皮肤切口

相对于"S"形切口,推荐采用直线切口,以防鹰嘴突损伤。有学者建议切口稍偏向外侧,这样既能避免屈肘时瘢痕过紧,又能避免尺神经的损伤。另外,还有学者认为内侧切口较外侧切口的愈合效果更好[7]。为了保护皮下肱动脉和皮神经,可切开全层皮瓣筋膜,并向内外侧剥离(图 4-2-13)。由于后侧入路的并发症为术后血肿,术后应加压包扎。

(二)尺神经

目前,对于尺骨神经损伤的最佳治疗方法是在术中通过减压术对其保护还是移位,仍存有争议。最终还需取决于术前临床症状、病理症状和手术入路。当行肱骨远端内固定术或肘关节置换术时,应注意保护尺神经,并在术后将其移位。在对于严重挛缩的肘关节行松解术时,尤其是肘关节无法屈曲的情况,应系统性地进行移位术。在松解和活动肘关节时,术中注意保护尺神经,避免牵拉。向前行移位术时应从近端切开内侧肌间隔,并从尺侧腕屈肌筋膜纵向切开肘管支持带,以防卡压。术中注意保护尺神经,维持血管供应。在进行肌下移位时,神经应置于旋前圆肌肌肉下方,缝合肌肉层。当进行皮下移位时,将神经置于皮袋内。2种术式均应在闭合切口前检查神经在屈伸状态下是否卡压。

(三)肱三头肌

如何处理肱三头肌肌腱目前仍存在争议。应基于患者的临床表现选择手术入路。多数学者认为,肱三头肌的破坏可能增加伸肘并发症的发生率。可供选择的入路包括肱三头肌保留入路(Alonso-Llames、Patterson、Morrey 和 Adams 入路)[10-12]、从内侧向外侧(Bryan 和 Morrey 入路)入路[13]、从外侧向内侧(Kocher 后外侧延长入路)入路、中间纵行切口入路(Campbell、Gschwend、Van Gorder 入路)[14-16]和肱三头肌分离入路(Cambell、Van Gorder、Wadsworth)[14,17-18]等。充分暴露手术区域有助于降低术后肱三头肌功能不全的发生风险。伸肌损伤可能会增加肱三头肌功能障碍风险,在术后可能需行肌腱修复术。术后如果

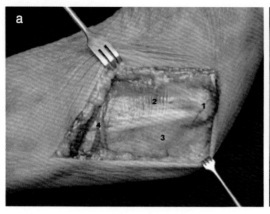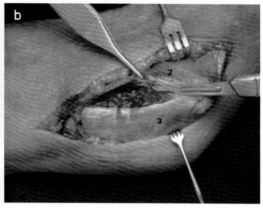

图 4-2-14　Hotchkiss 提出内侧延长入路

a. 浅层手术分离：内上髁（1），屈曲-旋前肌群（2）和尺侧腕屈肌（3），前臂内侧皮神经（4）定位和保护是有必要的；b. 定位于指浅屈肌（2）和尺侧腕伸肌（3）间隙

肱三头肌受损，应尽量保护肘关节，积极进行屈肘锻炼，促进伸肌的愈合。

1. 保留肱三头肌入路：Alonso-Llames

（1）适应证：该手术入路适用于儿童髁上骨折、成人肱骨远端骨折、骨不连、肿瘤、全肘关节置换和肱骨远端粉碎骨折行半肘关节置换[10]。其主要优点在于保留了伸肌的完整性，缺点是切口暴露有限，增加了手术的难度。

（2）步骤：从鹰嘴的内侧或外侧即皮肤后方做一切口，切开全层筋膜皮瓣，分离肱三头肌内外侧缘，用骨膜剥离子从肱骨远端后侧将其剥离。识别尺神经，将其剥离至肱三头肌肌腱内侧。若有需要可在肱骨远端内外侧打孔，以达到前臂近端（图 4-2-15）。

（3）改良：Morrey 提出了一系列该入路的改良方法，主要适用于肱骨远端骨不连肘关节置换术。伸肌群起点和外侧副韧带复合体自外上髁处剥离。屈肌群和肌腱沿内侧副韧带向内侧剥离。行肱骨远端骨不连切除术后，旋转前臂，暴露近侧尺骨[7]。由 Patterson 提出的改良术有利于充分暴露肱骨远端[12]。向外侧进入尺侧腕伸肌和肘肌间隙，向内侧自骨膜下剥离尺侧腕屈肌。

2. 切除肱三头肌后方入路：Campbell

（1）适应证：全肘关节置换术、肱骨远端骨折、败血症、滑膜切除术、肱尺关节置换术、关节僵硬及无法手法复位的肘关节脱位[14]。该入路方法简单，近端延伸至桡神经，远端至尺骨。术中由于肱三头肌肌腱缺损，适当的闭合技术对于预防鹰嘴畸形至关重要。

（2）步骤：纵向切开肱三头肌及肌腱，向近侧暴露肱骨远端，向远端外侧可暴露肘肌，内侧暴露尺侧腕屈肌（图 4-2-16）。在鹰嘴连接处行骨膜下剥离。内侧可见尺神经，注意加以保护。边对边缝合腱膜。经骨缝合肱三头肌肌腱，加强修复效果。

（3）改良：由 Gschwend 报道了一种改良方法，即使用骨凿打开骨膜瓣，暴露尺骨近端，促进伸肌的愈合[15]。

3. 切开肱三头肌肌腱即 V-Y 翻转入路

此入路由 Campbell 提出，Gorder 和 Wadsworth[17-18]对此术进行了改良，用以治疗肘关节挛缩伴肱三头肌瘢痕粘连缩短。

（1）适应证：适应证与切除肱三头肌后方入路相同，但临床常被用于慢性肘关节脱位。此入路的优点在于可充分暴露肘关节，同时可运用V-Y入路延长伸肌。其缺点在

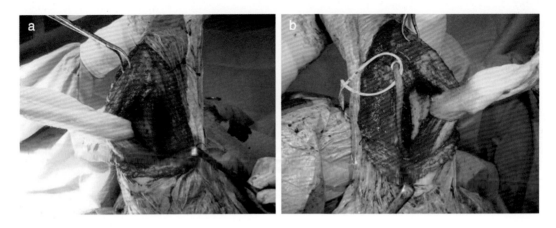

图 4-2-15　保留肱三头肌（Alonso-Llames）入路

a. 侧面观，向内侧剥离肱三头肌，暴露侧柱和肱骨远端的后方；b. 内侧观，分离尺神经，向外侧剥离肱三头肌，暴露内侧柱和肱骨远端后方

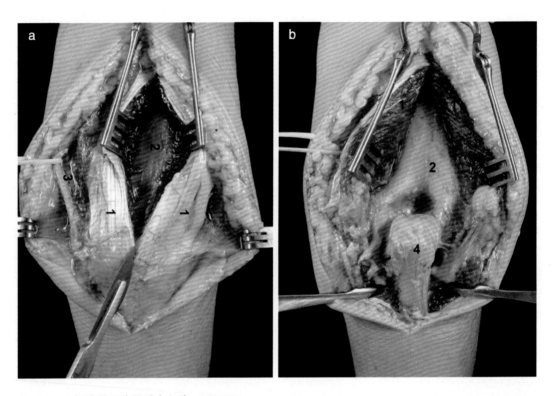

图 4-2-16　切除肱三头肌后方入路

a. 沿肱三头肌肌腱膜（1）做一皮肤切口，识别尺神经（3）；b. 为了更好地暴露肱骨远端的后方（2），从鹰嘴（4）处分离肱三头肌，远端延长入路即骨膜下向内侧分离尺侧腕屈肌，向外侧分离肘肌

于使肱三头肌肌力变弱，且由于远侧皮瓣的血运较差，感染率一般高于其他入路。因此，对此入路进行改良，尽量避免肱三头肌被完全切除。

（2）步骤：沿肱三头肌深头中线处切一长 8 cm 的切口。沿远侧皮瓣，并向肱骨外侧髁延伸，充分暴露（图 4-2-17）。保留皮瓣两侧的肌腱组织，便于更好地修复。缝合肱三头肌，直至靠近中线，聚拢皮瓣，并运用间接缝合术缝合皮瓣的外侧缘。该入路容易引起肱三头肌功能障碍、感染等并发症。从浅层肱三头肌肌腱膜剥离皮瓣，通过无血管区域纵向进入肱三头肌肌腱，避免肱三头肌断裂（图 4-2-18）。该改良入路有效保留了末梢皮瓣的血运，有利于更好地修复。

（3）改良：Van Gorder[17]对此入路进行改良，即沿肱三头肌内侧头斜行切开，注意不要切断肱三头肌近端。此切口自远端前侧斜向近端后侧，将全层肌肉附着于皮瓣基底部。Wadsworth[18]的改良切口能充分暴露。剥离皮瓣后，切口沿 Kocher 间隙向远端延长，将肘肌向内侧牵拉，暴露关节外侧面。

4. 后内侧延长切口即 Bryan-Morrey 入路

（1）适应证：肘关节置换术、肱骨远端骨折、肘关节僵硬[13]。该入路的优点是在充分暴露切口的同时，可暴露尺神经和内侧副韧带。尺神经前置是术中关键的步骤。其缺点在于若肌腱修复失败或组织功能较差，可能会导致术后三角肌功能障碍。在闭合时应小心谨慎，尽量减少并发症的发生。

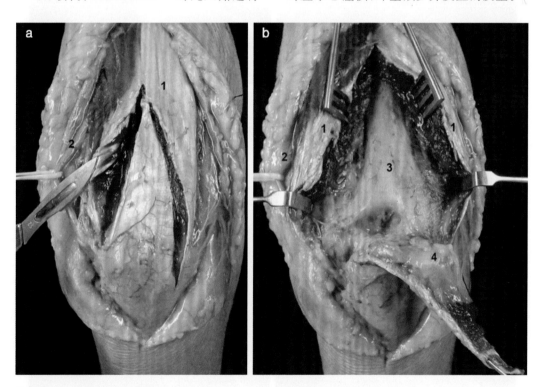

图 4-2-17　切开肱三头肌肌腱：V-Y 入路

a. 剥离尺神经（2），做一 V-Y 切口分离肱三头肌肌腱膜（1）和内侧头；b. 沿皮瓣远端延伸至肱骨髁外侧，暴露脂肪垫和肱骨远端后方（3）

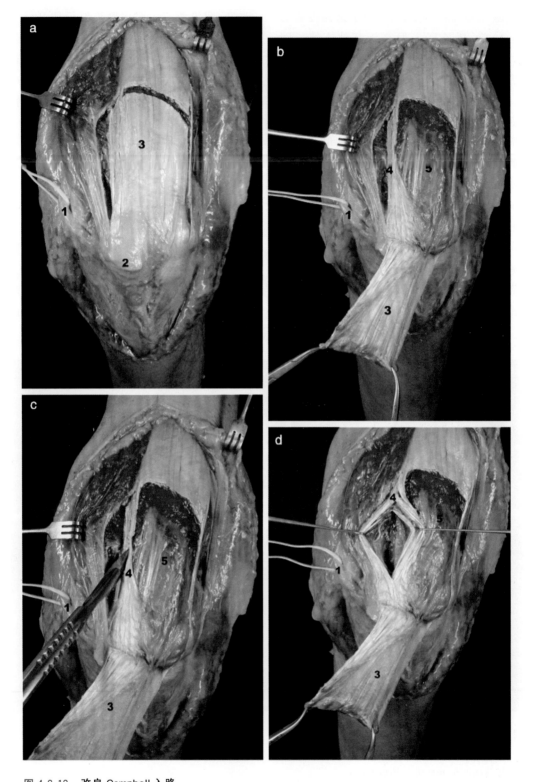

图 4-2-18 改良 Campbell 入路

a. 剥离尺神经(1),小心切开肱三头肌肌腱膜(3);b. 暴露真正的肌间隙和肱三头肌(5)的矢状肌腱(4);c. 沿肱三头肌肌腱做一纵行切口;d. 做一"Z"形切口(4)

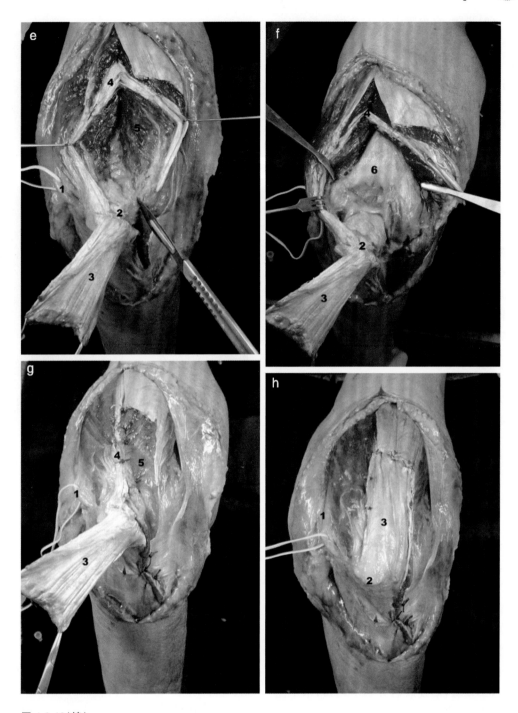

图 4-2-18(续)

e. 向远端分离肘肌;f. 暴露肱骨远端后方(6);g. 闭合切口,缝合肌腱;h. 缝合肱三头肌肌腱膜,减少粘连

（2）步骤：自鹰嘴上下方各做一长 8 cm 的肘后中线切口。尺神经位于肱三头肌内侧，向近侧剥离，随后向远侧剥离至运动支分出点。术中须注意保护神经，术后将其前置（较常用）或保留原处。自肱骨远端后方剥离肱三头肌。自尺骨内侧缘剥离前臂筋膜和尺骨骨膜。自鹰嘴尖端分离肱三头肌肌腱，并锐性分离 Sharpey 纤维（图 4-2-19）。辨认尺骨近端外侧缘，剥离肘肌。最后自外上髁边缘向外侧分离伸肌。

（3）改良：Wolfe 和 Ranawat[19] 对此入路进行了改良，暴露尺神经但不移位，通过对尺骨鹰嘴进行截骨，即骨薄片来分离肱三头肌，以促进愈合。Shahane 和 Stanley[20] 也报道了一种改良方法，可减少尺神经病变的发生。对尺神经进行减压后，切开肱三头肌，将其 1/4 留于尺侧，其余部分剥离至内侧。无论哪种方法，伸肌重建术通过在鹰嘴处以十字交叉的方式钻孔，经骨缝合进行修复。

5. 鹰嘴截骨术　经骨暴露肘关节是治疗肱骨远端骨折最常用的入路，其愈合率较高，但是一些内固定物如克氏针、环扎术与钢板常易引起炎性反应，必要时需行二次手术。"V"形截骨术较横形、斜形截骨术更常用，原因在于其稳定性较好，会加速骨折愈合[21]。

（1）适应证：早期该入路被用于治疗关节僵硬。现今，其适应证为肱骨远端骨折切开复位内固定术。MacAusland 提出"V"形截骨的优点在于增加骨折接触面积，愈合快，稳定性好。

（2）步骤：沿皮肤后方做一切口，术中注意识别并保护尺神经。截骨处用直径为 3.2 mm 钻孔或 2 根平行克氏针固定，以使术后复位骨折更加精准。在滑车处暴露关节，在关节内放置海绵可更好地保护关节面。鹰嘴近端用骨锯和骨凿做一"V"形截骨，使裂缝形成，有利于骨碎片的重新定位。骨折碎片和肌腱向近侧伸缩（图 4-2-20）。

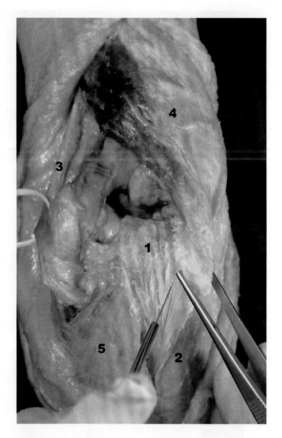

图 4-2-19　后内侧延长切口即 Bryan-Morrey 入路
鹰嘴(1)；肘肌(2)；尺神经(3)；肱三头肌(4)；尺侧腕屈肌(5)

分离关节囊附着物及侧副韧带后方结构，暴露关节。在手术完成后，复位截骨碎片，使用加压螺钉、克氏针或钢板进行固定。

（3）改良：Mayo 诊所对截骨术后切开肱三头肌方法进行了改良，即向远侧锐性分离肘肌，暴露肱三头肌筋膜附着物。这种方法可保留肘肌与肱三头肌，为后续的重建术做准备。

（四）前方入路

肘关节前方入路使用较少，其原因在于切口距离神经、血管较近，但在行肱二头肌肌腱重建术时仍使用此入路。前方入路最早由 Henry 提出[22]。

肘关节前方延长入路

（1）适应证：探查神经、血管术以防局部神

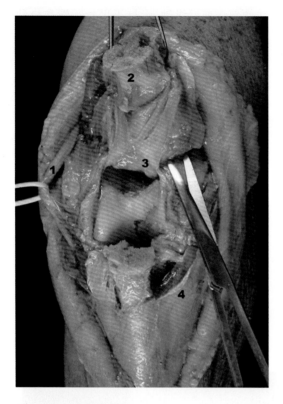

图 4-2-20 鹰嘴截骨术

识别尺神经(1),在滑车切迹处切开鹰嘴(2),注意应切断肘肌(3 和 4),充分暴露切口

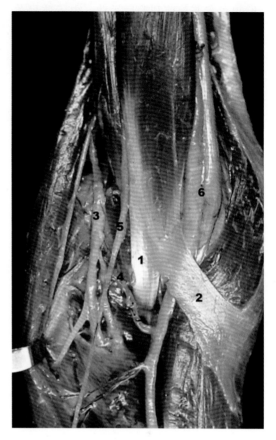

图 4-2-21 肘关节前方入路解剖结构

肱二头肌肌腱(1);肱二头肌肌腱膜(2);桡神经(3);桡侧返动脉(4);前臂外侧皮神经(5);肱动脉和正中神经(6)(此图转载经 Llusá 等[1]许可)

经卡压,远侧肱二头肌重建术,前方骨折脱位的复位固定和缝骨术,肿瘤切除。在行前方入路时,注意识别重要的神经血管结构并予以保护,包括浅层的前臂外侧皮神经和深层的正中神经、肱动脉。肱肌位于关节与正中神经之间,桡神经位于肱肌和肱桡肌间隙。这些解剖结构必须牢记,避免损伤(图 4-2-21)。

(2)步骤:"S"形切口横向平行于肘横纹,近侧始于肱二头肌内侧缘,远侧止于肱桡肌内侧缘。切开界面的近端位于肱桡肌和肱肌之间,远端位于肱桡肌和旋前圆肌之间。浅层分离时,找到前臂外侧皮神经并予以保护。其位于肱二头肌肌腱和肱肌之间。小心切开腱膜,以免损伤下方的桡动脉。此外,结扎血管并烧灼止血。桡神经位于肱肌与肱桡肌之间,即关节前方。向外侧剥离桡神经和肱桡肌,向内侧屈曲旋前圆肌,暴露

桡动脉、肌支和桡侧返动脉。

(3)改良:Henry 入路可根据需要向远、近端延长。相比而言,肱二头肌远端断裂重建术暴露的切口更有限。

第 3 节 生物力学

肘关节生物力学较为复杂,通过运动、稳定和力的传导进行阐述,以便于更好地理解。

一、运动

肘关节为滑车关节,可做屈曲、后伸运

动,也可参与旋前和旋后运动。由于肱尺关节的协调及周围软组织的约束,肘关节又被称为铰链关节。实际上,其是一种松弛的铰链,因为在整个运动过程中会有 4°的内外翻。

当肘关节伸直时,其长轴会出现一外翻角,即提携角,男性约 5°,女性约 10°。当肘关节屈曲时,因肘关节轴线倾斜,外翻角消失。肘关节屈伸-旋转轴线为肱骨近端外上髁与内上髁前方的连线,该线可从肘部侧面观中识别,穿过此弧线的中心,暴露肱骨小头和滑车沟。肘关节正常的屈伸活动范围为 0°~150°。屈曲受前方肌肉、肱三头肌收缩、桡骨头和冠突与桡骨窝和冠突窝的撞击影响。伸展受鹰嘴与鹰嘴窝、前方肌肉、关节囊及韧带的影响。前臂旋转运动独立于肘关节屈伸运动,桡骨绕尺骨轴旋转,此轴

线倾斜于前臂纵轴,走行于尺骨远端和桡骨头的中点。旋前或旋后运动包括肱桡关节和桡尺近侧、远侧关节。旋转运动范围约为160°,旋后范围稍大于旋前。

二、稳定性（约束性）

如今,已使用生物力学和电磁试验方法深入研究与肘关节稳定相关的韧带和骨关节结构。内翻稳定性主要由关节协调性和肱骨-尺骨接触决定,有助于增加肘关节屈曲程度。当肘关节伸直时,关节囊和外侧副韧带提供了将近 1/2 的阻力对抗外翻。抵抗外翻应力的因素包括关节、关节囊和内侧副韧带。伴随肘关节屈曲角度的增加,内侧副韧带尤其是前束的长度也随之增加(图 4-2-22)。滑车切迹的近侧半是对抗外翻力的

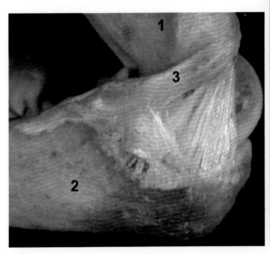

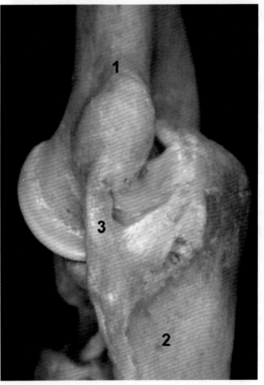

图 4-2-22　当肘部屈曲施加外翻力时,内侧副韧带前束起主要作用

肱骨远端(1);尺骨近端(2);内侧副韧带前束(3)

骨质结构,冠突和滑车切迹的远侧半是对抗内翻力的骨质结构。Morrey 等[23]研究总结了对抗外翻力的解剖结构,认为内侧副韧带起主要作用,桡骨头起次要作用。这意味着内侧副韧带损伤后要尽可能保留桡骨头。对于桡骨头切除术并伴有完整的内侧副韧带,肘关节稳定性稍受影响,此情况在较长时间内是可以耐受的[24]。前臂旋转可影响内外翻松弛。旋前可导致外翻松弛,尤其是投掷运动员进行临床检查时要引起注意。同样,对于肘关节不稳定的患者行桡骨头假体置换术时,选择合适的假体非常重要。假体过大或过小,即使仅相差 2.5 mm,也会影响肘关节的稳定性,并增加并发症的发生率[25]。

三、力的传导

肘关节属于承重关节。经过肘关节的力是作用于手和前臂力的合力。平衡这些受力的结构包括肌肉、肌腱、韧带和关节。肘关节为一个铰链,肌肉产生的力随着运动的变化而变化。肘关节的受力可分解为垂直于屈伸轴的力及平行于结合线中心的力。对于肘关节的受力,进行单纯肌肉分析可能过于简单,但却非常有益。在这种模式中,关节位置的改变会引起肌肉力矩的改变,并且被肌肉力量所平衡。关节力和肌肉力关系密切,靠作用于手部的特殊外部负荷维持。增加肌肉的运动会降低关节的反作用力,此时则需通过肌肉力平衡。作用于前臂或手的外力的位置和方向,以及关节的屈曲角度会改变力的力矩及运动的肌肉线。当肘关节屈曲 90°时,肘部的力量最大,此时肌肉的横断面积也最大。随着肘关节伸展,力量减小到 1/3～1/2。当肘关节屈曲 30°时,经过肘关节的力量最大能达到体质量的 3 倍。共 6 组肌肉参与屈曲-伸展,包括肱肌、肱二头肌、肱桡肌、桡侧腕长伸肌、肱三头肌和肘肌[26]。前臂肌肉对于屈伸运动的作用有限。表面电极的分析有助于分析手臂肌肉功能。当前臂处于旋转中立位或旋前位时,肱肌是肘关节屈曲的主要动力,当前臂处于旋后位时,肱二头肌是肘关节屈曲的主要动力。肘关节在屈曲 90°和 120°时,肱三头肌内侧头起主要作用,因此,断定其也是肘关节伸展的主要动力。肱三头肌的外侧头和长头为辅助肌肉。肘肌在肘关节运动全程中起主要作用,是稳定肘关节的动态因素。尽管前臂肌肉有助于稳定肘关节外侧韧带,但肌电图显示无脑电活动[27]。当肘关节屈曲时,40％的关节压缩力由肱尺关节传导,60％由肱桡关节传导;当发生内外翻时,可将这些应力分别转移至尺骨近端或肱桡关节[28]。关节受力分布均匀,可将其看作是一个坚硬的弹簧模型,所有的力线都集中于关节面中央。若力线发生前后偏移,受力面积将减小,导致压力增加,使关节受力不均匀。

第 4 节　总　结

从解剖学和生物力学的角度来看,肘关节是一个复杂的关节。掌握肘关节动力学有助于医生处理肘关节疾病。选择合适的手术入路,须考虑邻近的神经、血管结构。任何一种肘关节手术入路都必须确保安全、可行。临床常需扩展术野来处理意外的情况。为此,推荐使用后方入路,尤其是创伤患者。此外,可通过神经或肌肉界面选择合适的入路。肘关节手术的关键是保护肱三头肌肌腱止点。尺神经损伤是一种常见的并发症,术中操作应尽量轻柔。在创伤和重建术中,恰当地处理肘关节韧带有助于降低术后不稳的发生风险。

总之,进行任何一种肘关节手术入路,都应掌握基本的解剖学特征和生物力学相关知识,以提高手术技术和疗效。

参考文献

[1] Llusá M, Ballesteros JR, Forcada P, et al. Atlas de disección anatomoquirúrgica del codo. Barcelona: Elsevier-Masson, 2009.

[2] Kocher T. Text-book of operative surgery. 3rd ed. London: Adam and Charles Black, 1911:313-318.

[3] Kaplan EB. Surgical approaches to the proximal end of the radius and its use in fractures of the head and neck of the radius. J Bone Joint Surg, 1941, 23:86.

[4] Nestor BJ, O'Driscoll SW, Morrey BF. Ligamentous reconstruction for posterolateral rotator instability of the elbow. J Bone Joint Surg Am, 1992, 74A:1235-1241.

[5] Mansat P, Morrey BF. The column procedure: a limited lateral approach for extrinsic contracture of the elbow. J Bone Joint Surg Am, 1998, 80:1603-1615.

[6] Strachan JH, Ellis BW. Vulnerability of the posterior interosseous nerve during radial head resection. J Bone Joint Surg Br, 1971, 53B:320-323.

[7] Morrey BF. Surgical exposures. In: The Shoulder and its disorders. 3rd ed. Saunders.

[8] Dines JS, ElAttrache NS, Conway JE, et al. Clinical outcomes of the DANE TJ technique to treat ulnar collateral ligament insufficiency of the elbow. Am J Sports Med, 2007, 35(12):2039-2044.

[9] Kasparyan NG, Hotchkiss RN. Dynamic skeletal fixation in the upper extremity. Hand Clin, 1997, 13:643-663.

[10] Alonso-Llames M. Bilaterotricipital approach to the elbow. Acta Orthop Scand, 1972, 43:479-490.

[11] Morrey BF, Adams RA. J Bone Joint Surg, 1999, 88A.

[12] Patterson SD, Bain GI, Mehta JA. Surgical approaches to the elbow. Clin Orthop Relat Res, 2000, 370:19-33.

[13] Bryan RS, Morrey BF. Extensive posterior exposure of the elbow: a triceps sparing approach. Clin Orthop Relat Res, 1982, 166:188-192.

[14] Campbell WC. Incision for exposure of the elbow joint. Am J Surg, 1932, 15:65-67.

[15] Gschwend N. Our operative approach to the elbow joint. Arch Orthop Trauma Surg, 1981, 98:143-146.

[16] Van Gorder GW. Surgical approach in supracondylar "T" fractures of the humerus requiring open reduction. J Bone Joint Surg Am, 1940, 22:278-292.

[17] Van Gorder GW. Surgical approach in old posterior dislocation of the elbow. J Bone Joint Surg Am, 1932, 14:127-143.

[18] Wadsworth TG. A modified posterolateral approach to the elbow and proximal radioulnar joints. Clin Orthop, 1979, 144:151-153.

[19] Wolfe SW, Ranawat CS. The osteo-anconeus flap. An approach for total elbow arthroplasty. J Bone Joint Surg Am, 1990, 72:684-688.

[20] Shahane SA, Stanley D. A posterior approach to the elbow joint. J Bone Joint Surg Br, 2000, 81:1020-1022.

[21] MacAusland WR. Ankylosis of the elbow, with report of four cases treated by arthroplasty. JAMA, 1915, 64:312-318.

[22] Henry AK. Extensile exposure. 2nd ed. Edinburgh and London: E & S Livingstone, 1966:113-115.

[23] Morrey BF, Tanaka S, An KN. Valgus stability of the elbow. A definition of primary and secondary constraints. Clin Orthop Relat Res, 1991, 265:187-195.

[24] Antuña SA, Sánchez-Márquez JM, Barco R. Long-term results of radial head resection following isolated radial head fractures in patients younger than forty years old. J Bone Joint Surg Am, 2010, 92(3):558-566.

[25] Van Glabbeek F, Van Riet RP, Baumfeld JA, et al. Detrimental effects of overstuffing or understuffing with a radial head replace-

ment in the medial collateral-ligament deficient elbow. J Bone Joint Surg Am,2004,86-A (12):2629-2635.

[26] An KN, Hui FC, Morrey BF,et al. Muscles across the elbow joint: a biomechanical analysis. J Biomech,1981,14:659.

[27] Funk DA, An KN, Morrey BF, Daube JR. Electromyographic analysis of muscles across the elbow joint. J Orthop Res,1987,5:529.

[28] Amis AA, Dowson D, Wright V. Elbow joint force predictions for some strenuous isometric actions. J Biomech,1980,13:765.

[29] Harty M, Joyce III JJ. Surgical approaches to the elbow. J Bone Joint Surg Am,1964,46:1598-1606.

[30] Sales JM, Llusá M, Forcada P, et al. Orozco. Atlas de osteosíntesis. Fracturas de los huesos largos. Vías de acceso quirúrgico. 2rd ed. Barcelona: Elsevier-Masson,2009.

第3章 肘关节镜技术

第 3 章

肘关节镜技术

Izaak F. Kodde，Frank T. G. Rahusen，Denise Eygendaal

摘要 在过去的 15 年里,肘关节镜技术迅速发展,适用于治疗剥脱性骨软骨炎、撞击、活动受限、外上髁炎、不稳定、创伤和创伤后畸形等。目前关于肘关节镜适应证的诊断和治疗已相对成熟。关节镜手术较切开手术更有利于患者术后康复。为了避免并发症,术者应充分掌握肘关节的解剖学特征及特殊肘部疾病的适应证和禁忌证。

关键词 解剖·并发症·肘关节镜·骨折治疗·适应证和病理诊断·康复·技术和方法

第 1 节 概 述

相较于膝、肩、髋、踝关节而言,肘关节镜技术不易被接受。肘关节镜于 1932 年由 Burman 首次提出。但之后很长时间里,肘关节镜的适应证仅限于辅助诊断和游离体去除。近十年,随着手术入路的进一步改进,越来越多的骨科医生尝试使用关节镜治

疗肘部疾病。近 15 年来,关节镜技术在临床广泛开展,适用于治疗剥脱性骨软骨炎、撞击综合征、活动受限、外上髁炎、不稳定、创伤和创伤后畸形。由于肘部神经血管丰富,解剖结构较为复杂,故关节镜手术的成功与否与医生的专业技术密切相关。

第 2 节 解剖和病理

肘关节可做前屈、后伸运动,同时参与前臂的旋前、旋后运动。还可参与轻度的内外侧运动(额状面的外展和内收)和内外侧旋转(水平面尺骨运动)。肘关节由肱骨、尺骨和桡骨构成了肱桡关节、肱尺关节和桡尺近侧关节 3 个关节。

肘关节的稳定主要依靠内侧副韧带和外侧副韧带。前侧韧带和后侧韧带是关节囊中最厚的部分。内侧/尺侧韧带复合体包含内侧副韧带前束、后束和横束。外侧/桡侧肱尺副韧带复合体包含桡侧副韧带、外侧尺副韧带和环状韧带 3 部分。

共 4 组肌肉包绕肘关节:①前方,屈肘由肌皮神经支配。②后方,伸肘由桡神经支配。③内侧,屈曲-旋前由正中神经和尺神经支配。④外侧,伸直-旋后由桡神经和骨间后神经支配。

关节镜术中应注意保护正中神经、桡神

I. F. Kodde · D. Eygendaal(✉)
Department of Orthopaedics, Upper Limb Unit, Amphia
Hospital，Breda，The Netherlands
e-mail：denise@eygendaal.nl

F. T. G. Rahusen
Department of Orthopaedics, St. Jans Gasthuis, Weert,
The Netherlands

G. Bentley (ed.), *European Surgical Orthopaedics and Traumatology*,
DOI 10.1007/978-3-642-34746-7_67,ⓒ EFORT 2014

经和尺神经。正中神经走行于肘窝前方中央,桡神经走行于肘关节前方即肱肌和肱桡肌间隙。尺神经走行于关节位于内上髁的后方(图 4-3-1)。

肘关节的营养动脉共有 3 条。肱动脉外侧连接正中神经,位于肱肌表面。在肘关节水平,肱动脉分为桡动脉和尺动脉。桡动脉位于肱二头肌肌腱内侧缘,尺动脉在旋前圆肌深头水平向下走行。深静脉伴随动脉。浅静脉为头静脉和贵要静脉[1]。

肘关节的稳定主要依靠关节、完整的关节囊、韧带和平衡的肌肉维持。当肘屈曲<20°或>120°时,主要由鹰嘴和鹰嘴窝连接的

关节维持稳定。当肘屈曲 20°~120°时,主要由 2 组韧带复合体维持稳定。关节囊和肌肉组织对于维持动态和静态稳定起次要作用。关节囊的容积约 23 cm³(图 4-3-2)。

肘关节屈曲范围为 0°~145°。部分关节松弛患者被认为是一种生理性过伸。肘关节旋前范围为 85°,旋后范围为 80°。对于大部分日常活动而言,肘部的活动度并不是必需的。屈曲-后伸 30°~130°,旋前-旋后各 50°即可满足日常活动。屈曲受软组织限制,后伸受骨结构限制。肘部发生创伤后,关节内积液也会限制运动。当肘关节伸直时,轴向受力经2个关节由前臂向肱骨传递。

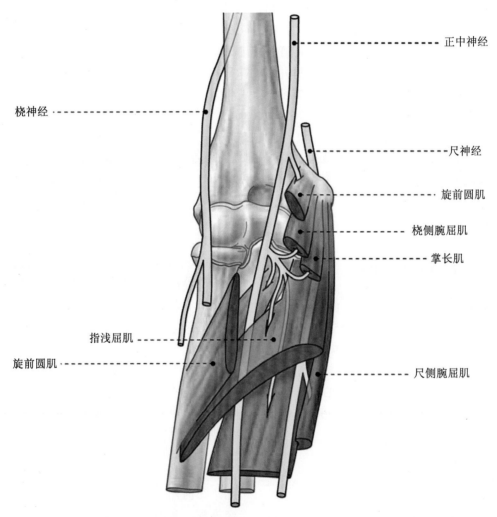

正中神经

桡神经

尺神经

旋前圆肌

桡侧腕屈肌

掌长肌

指浅屈肌

旋前圆肌

尺侧腕屈肌

图 4-3-1 肘关节桡神经、正中神经、尺神经解剖

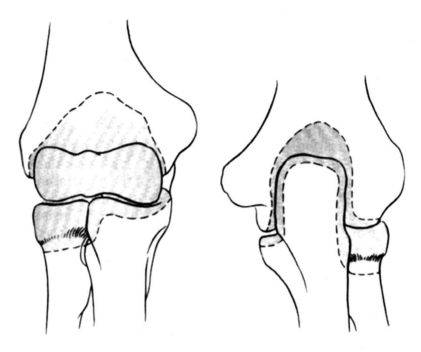

图 4-3-2 肘关节囊附着物

肱桡关节承载 57% 的作用力,剩余 43% 的作用力由肱尺关节承载。在关节屈伸过程中,伴随着外翻向内翻的改变,轴心也随之改变,受力承载的百分比也随之改变[2]。

在体育活动中做高举过头的动作时,其速度快,受力大且重复,导致肘关节承受的负荷大。常见的损伤包括内侧副韧带撕裂、屈曲-旋前肌腱炎或撕裂、尺神经炎、肘后方撞击综合征、肱骨小头剥脱性骨软骨炎及伸肌肌腱病[3]。

第 3 节 诊 断

肘部疾病的诊断应从采集详细的病史开始。问诊内容包括疼痛程度、僵硬状况、肿胀情况、交锁症状、创伤时间、重复性轻伤、不稳定情况及尺神经症状。随后进行全面临床检查,主要检查有无内外翻畸形和肿胀。滑膜炎和关节肿胀最常见于肘关节后外侧。内上髁后方可触及尺神经。记录前屈、后伸、旋前、旋后角度并与健侧进行对比。肘关节的稳定性可通过外翻应力测试(肩关节外旋,一手置于肘关节外上髁,另一手于手腕处施加外翻力)、"挤奶动作"(肘关节由完全屈曲位到伸展位,检查者一手抓住肘部,一手实施抵抗伸展的力)、轴移试验(患者取仰卧位,前臂掌心向上,检查者握住患者手腕,缓慢伸直肘关节,同时做外翻和旋后运动,并施加轴向压力)及桌面试验确认。肘关节相关检查完成后还需检查颈、肩及手部情况。

游离体、退变、创伤后畸形、关节液渗出时可用 X 线辅助检查,软组织可用超声检查,但超声检查仅可辅助诊断,若需更清晰地显示软组织的情况,需进一步行 MRI 检查。骨折程度和关节内骨折分型或畸形可行 CT 检查[2]。

肘关节镜技术对于肘部疾病的诊断和评估意义重大,尤其是对于关节不稳定和急性创伤的诊治。之后的内容将详细描述肘关节镜手术。

第4节　关节镜手术适应证

一、剥脱性骨软骨炎

剥脱性骨软骨炎是一种局限性疾病,部分关节软骨从软骨下分离。肘部剥脱性骨软骨炎发病最常见部位是肱骨小头。普通人群较少见,好发于过度使用肘关节的特殊运动人群。剥脱性骨软骨炎的好发年龄为11~23岁,多数因为投掷运动所致。目前,导致该疾病的病因学尚不明确。常见的假说是作用于肘关节重复的外翻力及肱骨小头血运不佳。剥脱性骨软骨炎分3个阶段:第1阶段即骨充血及关节周围软组织水肿;第2阶段即骨骺畸形伴骨碎片;第3阶段即肉芽组织代替坏死骨。随着骨愈合、变平和部分分离、脱落,形成游离体,而关节面可能没有变化。症状与关节面损伤程度相关[2]。

关节镜下剥脱性骨软骨炎的分级标准如下[4]。①一级:光滑但松软,可触及关节软骨;②二级:关节软骨纤维化或裂缝;③三级:骨外露,有固定骨软骨碎块;④四级:游离但未移位的碎块;⑤五级:碎块脱落,形成游离体。

治疗方法的选择取决于软骨的完整性,累及的碎块是否稳定,是否脱落成为游离体。若碎块稳定,主要采取非手术治疗。若休息、物理治疗、口服非甾体抗炎药等非手术治疗无效,则可采取手术治疗。其他手术适应证包括游离体或关节不稳定。

对于较大的骨折碎块,可在关节镜下重新固定。对于骨折碎块较小,无法进行固定时可行清创术。关节镜手术入路包括2个前方和2个后方切口。重新固定碎块仍属于非手术治疗。固定技术包括螺钉固定、缝合、克氏针和生物可吸收固定物。据文献报道,与单纯切除和清创术相比,关节镜下重

新固定并未获得明显改善。清除术通常使用直径为3.5 mm的电刀。术中应清除所有的游离碎块和软骨,直至可见软骨下骨为止。还可使用抓钳清除游离体[5-6]。

二、肘后方撞击综合征

肘后方撞击综合征在普通年轻人群中较少见,主要发生于过度使用肘关节的运动员,如足球运动员、板球快速投球手、体操运动员、骑手、举重运动员及快速垒球投手等人群。在投掷运动中存在外翻作用力和快速伸展,导致肘关节内侧产生张力,外侧产生挤压,后方产生剪切力,综合起来被称为"外翻-伸展-过载综合征",这也是肘后方撞击综合征的病理学模型。后方撞击综合征是由后腔室骨或软组织导致机械性撞击及伸展时后腔室的疼痛(图4-3-3)。鹰嘴和鹰嘴窝的衔接对于最大伸展范围至关重要,做此运动即高举过头有助于降低肘后方撞击综合征。一般在完全过伸位时,对肘关节进行全面深入的检查。如果CT检查结果显示后内侧或后外侧骨赘形成,提示可能合并外翻或内翻畸形。若理疗、休息、冰敷或口服非甾体抗炎药、激素封闭等非手术治疗无效时,可行肘关节镜手术,效果显著。

肘后方撞击综合征的关节镜手术入路包括前方2个和后方2~3个切口。术后应用直径为3.5 mm的电刀行后窝清创术,彻底清除引起撞击的软组织和(或)骨赘。对于存在较大骨赘的病例,必要时可使用高速电钻切除。此外,可使用抓钳切除游离体[7]。

三、肘关节僵硬

肘关节活动受限最常见的原因包括关节囊原发性挛缩或僵硬、骨关节炎、剥脱性

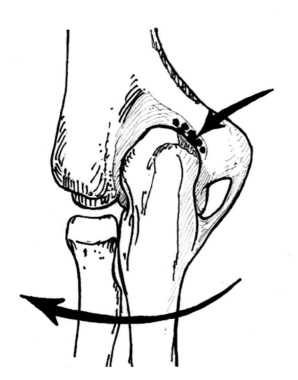

图 4-3-3　鹰嘴与鹰嘴窝的精确匹配对于肘关节的最大伸展功能至关重要

向下的箭头是指下臂外翻运动；向上的箭头是指鹰嘴窝的后内侧边界与鹰嘴衔接，导致撞击

骨软骨炎、滑膜炎、陈旧性创伤或骨折。造成肘关节挛缩的原因分为关节内和关节外。在多数情况下，创伤后挛缩中两者共同存在，但具体的发病原因尚未明确。因制动引起的粘连是一个重要原因。

使用物理治疗和牵伸式支具治疗的时间为 6～12 个月。若非手术治疗无效，患者可接受严格的术后康复训练，则可考虑行手术治疗。近年来，肘关节镜治疗运动受限取得了较大的进展，与开放性手术相比其优势在于瘢痕小、改善关节外观、减少疼痛、促进康复及缩短住院时间等。但是，由于切口靠近神经、血管结构及术中暴露关节及关节囊有限，使得实施关节镜手术的医生需具备娴熟的技术。术者学习曲线在经历 15 例患者手术后，手术时间会明显缩短[8]。当然，切开手术或关节镜手术的本质是一样的。

肘关节僵硬行关节镜术治疗的入路包括

3 个后方切口和 2 个前方切口。在手术过程中，需探查关节内的具体情况。在前方间隙，可切除增厚的瘢痕和肥大的滑膜。使用椭圆形磨钻切除骨赘、冠突或肱骨远端产生骨撞击综合征的组织。使用握钳切除游离体。挛缩的前方关节囊使用电刀在关节囊近 1/3 水平从内向外切除，直至暴露肱肌近端的后方纤维。完全的关节囊切除术需将骨间后神经从关节囊小心剥离。但术中需残留一部分关节囊以保护骨间后神经。此外，术中将关节囊剥离至双侧侧副韧带，以便完全暴露。在后方间隙，切除鹰嘴窝和后侧关节囊周围的增生瘢痕。使用摆锯或椭圆形磨钻切除鹰嘴和鹰嘴窝处引起骨撞击综合征的骨赘。将关节囊小心剥离至内外侧沟内[9-10]。

四、肱骨外上髁炎

网球肘或肘关节外侧疼痛的发生率为 1%～3%。其中网球运动员仅占 5%～10%。其病因为过度使用或反复受力于伸指肌腱，尤其是桡侧腕短伸肌。肘外侧疼痛是由于环状韧带、外侧关节囊、桡神经或指伸肌的若干肌束病变所致。然而，有证据显示是由于桡侧腕短伸肌肌腱重复受力所致。临床可根据患者的病史及临床查体确诊。触诊外上髁，或者稍前或远端部位显示有压痛。当腕关节伸展或被动伸展、腕关节屈曲及肘部屈曲时，可诱发疼痛，握力减小。影像学检查对于诊断并无太大意义，但其目的是在于排除其他并发症。通常 MRI 检查结果与手术和组织学有关，因此，可作为治疗肱骨外上髁炎的决策工具。首选口服非甾体抗炎药、理疗、封闭治疗和注射富血小板血浆或自体输血等非手术治疗方法治疗该疾病。约 90% 的患者对非手术治疗有效，在 1 年内即可恢复。当非手术治疗无效时，可行关节镜手术，手术成功率约为 80%[2]。

外上髁炎的关节镜手术入路为前外内侧近端切口和外侧直切口。行关节内镜检查后,使用电刀切除部分关节囊,暴露桡侧腕短伸肌肌腱。桡侧腕短伸肌与桡侧腕长伸肌可较好地识别,因为后者肌肉颜色较深(更红/粉红),且筋膜纤维较少。由内向外小心切除桡侧腕短伸肌病变部位,避免损伤外侧副韧带。随后,应用电刀切除桡侧腕短伸肌病变部位直至仅存留健康肌腱。病变肌腱纤维很好识别,肌腱炎性病变外观呈雪花状,质地松软,而健康肌腱组织质地坚韧,不易切除。通常术中只需切除病变的桡侧腕短伸肌肌腱,而非整个肌腱。若发生重度关节滑膜炎时,往往难以识别病变肌腱,此时应辅助使用关节内牵开器。最后,清理外上髁前方部分。据报道,约30%外上髁炎患者存在关节内病变,予以关节镜技术有助于评估具体病变情况[11-12]。

五、肘关节不稳定

不稳定常被认为是一种非生理性运动,常伴有一定症状。肘关节不稳定可根据肘部扭转时的受力方向进行分类,包括内翻和外翻运动,分别评估内侧和外侧韧带。

外侧副韧带是稳定肘关节内翻和外旋的主要结构。外侧副韧带是防止肘关节向后外侧和后方脱位的最关键的软组织。后外侧脱位是最常见的,超过95%的脱位为后外侧方。后外侧不稳定常由跌倒时手伸展致肩关节外展所致。当身体接触地面时,肘关节屈曲受到纵向作用力。外旋和外翻可导致后外侧不稳定,尤其是外侧副韧带的尺侧部分易损伤。简单的肘关节脱位可通过功能治疗或短期石膏固定。肘关节外侧轴移试验可用于诊断后外侧不稳定。在进行试验时,肘关节纵向受力、外翻或旋后,导致患者疼痛和(或)恐惧。由于慢性肘关节不稳定的临床表现和体征往往不明显,导致其诊断比较困难。对比健侧,可更好地区分生理性或病理性关节松弛。对于意识清楚的患者,存在低估其关节松弛程度的可能。

对于慢性且伴有症状的外侧副韧带复合体损伤,当非手术治疗无效时,需行手术重建。重建术可切开或在关节镜下进行[2]。

肘关节内翻时,关节镜下可见桡骨头后方半脱位。关节镜手术入路可由近侧前内切口进入,观察到外侧韧带不稳定及桡骨头移位。慢性肘关节不稳定可继发关节囊皱襞、游离体和慢性软骨软化,均可在关节镜下治疗。术者可行关节镜折叠术治疗肘关节不稳定。使用腰椎穿刺针取组织器技术,将多根缝合线从内侧穿过外侧副韧带复合体,在肘肌上、下方打结,然后用锚钉缝合至肱骨[13]。

内侧副韧带是肘部对抗外翻最重要的软组织结构,其中前内侧副韧带最坚固。内侧副韧带损伤最常见的3个原因分别为肘关节脱位、运动员慢性劳损及急性外翻损伤。完全脱位和内侧副韧带损伤常伴有冠突骨折。内侧副韧带损伤的治疗方法取决于冠突骨折块的大小,通常需采取手术治疗。诊断内侧不稳定基于投掷运动时并发内侧疼痛病史。在体格检查时,需评估伸展丢失的范围。在关节屈曲30°和90°时测量外翻不稳定。与健侧进行对比,以区分生理性和病理性松弛。对于内侧副韧带损伤的患者,当进行挤奶动作或改良外翻应力试验时,可引发疼痛。肘关节从完全屈曲到伸展,检查者抓住患者肘部,施加外翻力抵抗患者伸展。上述检查需在麻醉下实施,但多数内侧副韧带损伤患者会表现出恐惧与拒绝。即使对于经验丰富的临床医生,评估肘关节不稳定也是较为困难的,因为即使存在内侧副韧带前斜韧带完全撕裂的情况,外翻也仅发生于较小范围内。

麻醉下行肘关节镜检查对于确诊关节不稳定的类型及程度是非常有效的。在关节镜检查下难以直视内侧副韧带,但通过关节镜外翻不稳定试验能间接证实内侧副韧带是否损伤。在试验中可见肱尺关节内侧面,外翻力下,肱尺关节间隙开放达到2 mm,提示内侧副韧带前斜束完全撕裂。直至韧带完全撕裂,才可暴露关节间隙[14]。

急性单纯内侧副韧带损伤的非手术治疗方法包括短期制动及功能锻炼。若在非手术治疗 3～6 个月后仍持续不稳定,则考虑行重建术。目前手术均在关节外进行,在关节镜下无法实施该手术。但是,在行切开重建术后,许多医生通过关节镜手术评估和治疗由于内侧不稳定引起的关节内损伤[2]。

六、创伤和创伤后畸形

肘关节创伤常见于跌倒时手掌朝下或对肘部直接撞击,轻则骨裂,重则脱位。韧带损伤和相关骨折会导致肘关节不稳定及长期创伤后关节炎。关节镜技术不仅有助于诊断、治疗急性肘关节创伤,而且还有助于治疗创伤后后遗症。关节镜辅助下行骨折复位及内固定术最为常见。此外,空心螺钉和克氏针能有效固定肘部骨折,但需关节镜辅助治疗。

桡骨头骨折是肘关节骨折中最常见的骨折,占所有肘关节骨折的 30%,占全身骨折的 5%。桡骨头骨折 Mason 分型为:1型,骨折无移位;2 型,骨折移位＞2 mm;3型,粉碎性骨折伴移位骨折块。

1 型患者需非手术治疗;3 型患者需切除桡骨头,同时予以假体植入;多数 2 型患者需行手术治疗。在关节镜下可确定桡骨头骨折的分型。但是目前尚无证据表明关节镜技术效果优于切开手术。在关节镜下,从近端前内侧入口可更好地显示桡骨小头,评估骨折块大小、关节完整性及软骨损伤程度。清除关节内骨折碎块和血肿。做一直的外侧或前外侧切口,当旋转前臂辅助骨折复位时,使用 1 枚克氏针进行固定。后外侧切口常规置入内固定物,如空心螺钉或复位导丝。对于桡骨头骨折非手术治疗后仍持续疼痛的患者,则需在关节镜下评估和治疗关节软骨不平和游离体[14]。

鹰嘴突骨折是另一种常见的肘部骨折。肱三头肌肌腱在外力作用下,可使鹰嘴突自

尺骨近端撕脱骨折。此外,直接撞击也可致鹰嘴骨折。鹰嘴骨折通常需手术治疗,术中使用克氏针和张力带固定。此手术不适合在关节镜下进行。但是,鹰嘴骨折愈合后患者仍持续疼痛及运动功能丧失是行关节镜手术的最好时机,有助于评估肘关节创伤后改变。行清除术和粘连松解术可改善肘关节功能和疼痛症状。

冠突骨折可在关节镜下固定,评估骨折块大小及粉碎程度。Regan 和 Morrey 将冠突骨折分为 3 型:1 型,仅累及冠突尖;2 型,骨折块＜冠突 50%;3 型,骨折块＞冠突 50%。

1 型骨折在关节镜下清除,以防止形成游离体及损伤关节软骨。2 型为非粉碎性骨折,在关节镜技术进行复位和固定,并在骨折碎片的后方置入 1～2 枚空心螺钉[2]。

肱骨远端骨折常由高能量创伤所致,有时骨质疏松患者跌倒也可导致。区分关节内和关节外骨折至关重要。对于无移位且稳定的骨折可采用非手术治疗。其他骨折通常则需手术治疗。尤其是对于非粉碎性肱骨远端骨折,可在关节镜下评估和辅助骨折固定。Milch 将此类骨折分为 2 型:1 型,滑车外侧壁附着于肱骨;2 型,滑车外侧壁附着于骨折块。

1 型骨折块较小,对肘关节稳定性影响不大。因此,肱骨远端 1 型骨折可在关节镜下行复位及内固定术。同时,清除骨折周围的淤血和碎块。然后,使用克氏针对骨折块进行复位。骨折块复位后钻入空心导丝,随后置入空心螺钉。总之,对于 1 型肱骨远端骨折,复位及内固定术具有手术切口小、有助于解剖学复位、固定稳定、可有效清除碎块及淤血等优势[15]。

肘关节穿刺伤后可出现红肿反应。为了预防化脓性关节炎,需行关节镜检查并对感染的肘关节进行冲洗。冲洗后可进行详细的关节评估。

肘关节脱位的内容将在"肘关节骨折脱位"一章中详述。

第5节 手术技术

肘关节不同于其他关节,其关节间隙狭小,操作较困难。肘关节平均容积为10～30 ml。有时需辅以数个切口。越是邻近神经、血管,肘关节镜检查的危险性就越高。肘关节镜的适应证依赖于关节镜操作者的经验水平。

关节镜检查技术

在进行关节镜检查时,嘱患者取合适体位。对于肘关节镜而言,患者可取仰卧位、俯卧位或侧卧位(图4-3-4)。患者取仰卧位时,可容易暴露前间隔及气道,便于麻醉。若关节镜可能转为切开手术,则推荐取仰卧位。俯卧位和侧卧位可暴露后间隙。因此,患者体位主要取决于术者的喜好。

肘关节镜手术的切口最多达7个。在定位切口前,术者应标记出重要的肘关节体表标志(图4-3-5),伸展肘关节。内侧为内上髁和尺神经,外侧为桡骨头和外上髁,后方为鹰嘴。但应注意创伤及尺神经移位后体表标志是否改变。

注入10～30 ml生理盐水扩张关节,使神经、血管结构移位,进而使进行手术切口时更加安全(图4-3-6)。于外上髁、鹰嘴尖和桡骨头连线的三角中心放置一针头,注入生理盐水扩张肘关节后方间隙(图4-3-7)。肘关节扩张后伸展并旋后。前间隙常用的切口有5个,其中近端内侧和近端外侧口最为安全;前内侧和前外侧口可更直接地暴露关节,但易损伤神经、血管;外侧口可用于扩张关节,可直观观察桡骨头下方区域。后间隙有2个主要切口,即直接后方切口和后外侧口。后间隙相对安全,对神经、血管损伤较小。

上述切口的位置具体见表4-3-1。

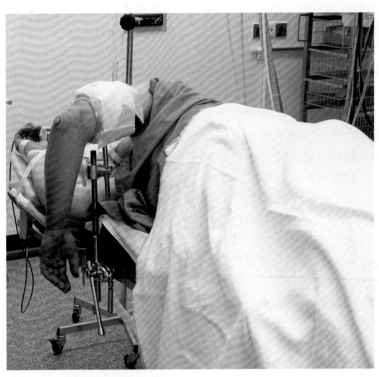

图4-3-4 患者取侧卧位行关节镜检查

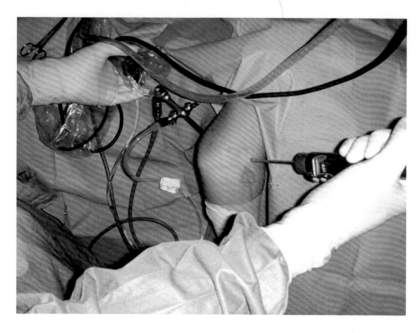

图 4-3-5　根据术前标记,在入口处放置手术器械。左手操作关节镜,右手为电刀

表 4-3-1　不同切口的位置

切口	位置
近端内侧口	内上髁近端 2 cm,前方 1 cm。此处恰位于内侧肌间隔前方。距离前臂内侧皮神经约 6 mm,距正中神经 1 cm
近端外侧口	外上髁近端 2 cm,前方 1 cm。距桡神经约 1 cm
前内侧口	内上髁远端 2 cm,前方 2 cm。距正中神经 7~14 mm,距前臂内侧皮神经 0~5 mm
前外侧口	外上髁远端 3 cm,前方 2 cm。距桡神经约 7 mm
直接外侧口	位于外上髁、鹰嘴尖和桡骨头连线的三角中央,与扩张注射点位置相同。距前臂外侧皮神经后支约 7 mm
直接后侧口	鹰嘴尖近端 3 cm,穿过肱三头肌肌腱中线。距前臂后侧皮神经和尺神经均为 2.5 cm
后外侧口	鹰嘴尖近端 3 cm,肱三头肌肌腱外侧缘上。位于直接后侧口外侧约 2 cm。距前臂内侧皮神经、前臂后侧皮神经及尺神经均约 2.5 cm

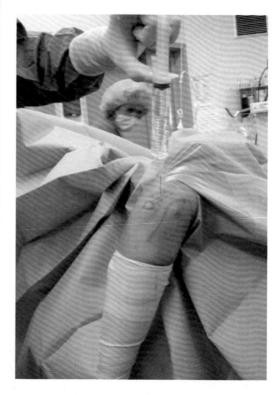

图 4-3-6　肘关节扩张

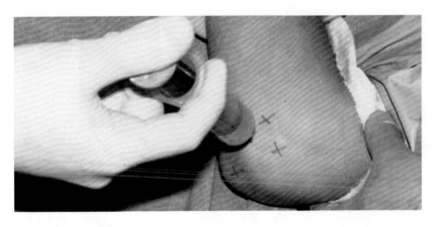

图 4-3-7　于外上髁、鹰嘴尖和桡骨头连线的三角中心放置一针头,注入生理盐水扩张肘关节后间隙

肘关节屈曲 20°~30°行后侧切口。

通常使用 4 mm 关节镜;对于较小或僵硬的肘关节,使用 2.7 mm 关节镜最佳。通过管道和泵驱动,肘关节镜检查有助于生理盐水循环,在此过程中,医生可使用多种仪器辅助检查。探针和抓钳应用于操作组织结构。毛刷和剃刀用于清创术和(或)去除组织。电刀用于清创术和止血。克氏针、导针和空心螺钉应用于骨折复位和固定。利用这些设备,充分暴露术野。关节镜手术最重要的仍是选择最佳的切口。7 个切口均有各自的优点。

1. 近端内侧口　此切口较为安全,扩张需少量的液体,能充分暴露前间隙,包括前关节囊、滑车、肱骨小头、冠突、桡骨头、内侧沟和外侧沟。还可暴露肱桡关节,适合前方操作。

2. 近端外侧口　此切口也较为安全,扩张需少量的液体,可充分暴露前间隙,包括桡骨头前方和外侧,肱骨小头和外侧沟。适合前方操作。

3. 前内侧口　注射口。可观察前外侧结构。适合前方操作。

4. 前外侧口　可观察冠突、滑车、冠突窝和内侧桡骨头,适合关节内侧前方操作。在前方内外侧口之间交替,放置设备,调整视野。

5. 直接外侧口　最初的关节扩张口,可观察桡骨头下方区域、肱骨小头、桡尺关节。可操作肱骨小头后方及桡尺关节。

6. 直接后侧口　可观察整个后间隙。适合后间隙内操作。

7. 后外侧口　可观察后间隙,包括鹰嘴尖、后方鹰嘴窝,内侧沟和外侧沟。

关节镜术后仅需缝合皮肤组织。松止血带后无须放置引流管。术后数小时应加压包扎和悬吊肢体。术后即刻观察尺、桡动脉搏动情况。待患者意识清醒后进行神经状况评估[16-17]。

第 6 节　术后护理和康复

外科治疗结束后,需进行系统的术后护理。评估神经、血管状况和关节及肢体活动范围。检查伤口愈合情况,有无感染、肿胀或血栓。肘关节镜与切开手术的主要区别是是否在手术当天或第 2 天开始康复。术后 24 小时内开始功能锻炼。24 小时后可去除弹力绷带,在疼痛耐受范围内逐渐活动。冰敷可减轻肿胀和疼痛[16]。

肘关节的解剖结构和位置决定了其术

后容易僵硬。长期制动可导致关节挛缩。因此,早期运动有助于加速康复。关节镜对肘关节软组织结构创伤小,稳定性较好,因此,进行早期锻炼是安全的,但应在理疗师的指导下进行主动和被动锻炼。许多学者推荐术后使用持续被动运动机。但是,在随机对照试验中,持续被动运动机的治疗效果并没有被证实。持续被动运动机可持续应用,直至恢复正常活动度[18]。

关节镜下行肘关节僵硬松解术后有助于恢复正常活动度。关节囊松解术后康复锻炼可分为以下 4 个阶段[9]。

1. 急性期

(1)目标:减轻疼痛和肿胀,增加关节活动度,无痛下进行等长力量练习。

(2)康复计划:动力链活动,肩胛骨协调和稳定活动,非体育性活动,被动活动,无痛活动,冷冻练习,应用非甾体抗炎药。

2. 中间期

(1)目标:休息时无痛,无肿胀,有限活动,增加关节活动度。

(2)康复计划:在第 1 阶段的基础上开始肘部肌肉屈曲训练,心血管系统调节训练。

3. 力量加强期

(1)目标:达到全关节活动度,日常活动无疼痛、无限制,可以进行某种特殊的体育运动。

(2)康复计划:在第 1、2 阶段的基础上,进行最大程度主动、被动无痛活动,最大限度进行肌肉力量训练,如果可行还可开始投掷运动练习。

4. 重返体育运动

(1)目标:逐渐恢复体育运动,投掷运动,重返赛场。

(2)康复计划:完全投掷运动,增加力量,开始不同速度下的向心和离心练习。

在康复期间,支具可保护关节免受外力。然而,制动支具在术后最多佩戴 2 周。关节镜术后支具主要用于骨折固定。

第 7 节 并 发 症

据文献报道,关节镜术后并发症的发生率高达 10%。多数并发症症状轻微,且持续时间短暂,但也有文献报道肘关节神经永久损伤。关节镜后出现的轻微并发症较为常见,持续时间短暂,如血肿、肿胀及切口持续渗出。严重并发症包括永久性神经血管损伤、需再次治疗的并发症及肘关节功能丧失。类风湿关节炎患者更容易出现神经损伤,原因主要是骨侵蚀改变,正常的体表标志难以识别,严重的滑膜炎使术野暴露较差[18]。

并发症的发生率可通过实施标准肘关节镜流程而降低。如在关节扩张前应识别体表标志;施行切口前应扩张关节;切口可用针头定位,也可在第一个切口完成后用由内向外技术定位后续切口;用刀片切开皮肤,随后使用血管钳纵向钝性分离;用钝头套管针制作切口;前间隙定位切口位置时应屈肘 90°。此外,术中应充分了解肘关节的解剖学知识,避免医源性损伤。

熟知肘关节镜的适应证和禁忌证至关重要,可避免发生严重并发症。创伤后或类风湿关节炎可导致正常解剖结构破坏,是关节镜的相对禁忌证。其他禁忌证包括肘关节局部感染或蜂窝织炎。既往有尺神经移位手术史是一个相对禁忌证,取决于神经的位置是否能够定位。最重要的适应证或禁忌证是术者的经验[19]。

第 8 节 总 结

肘关节镜由 Burman 于 1932 年首次提出。然而,在很长的一段时间内,肘关节镜仅作为辅助诊断工具及取出游离体。肘关节与其他关节的区别在于结构紧凑,操作困难。肘关节平均容积为 $10\sim30\ cm^3$，需要多个切口入路，且邻近神经、血管结构，使得肘关节镜手术的风险较高。肘关节镜手术的适应证取决于术者的经验。适应证包括剥脱性骨软骨炎、撞击、活动受限、外上髁炎、不稳定和创伤。肘关节镜手术和切开手术的主要区别在于可在手术当天或第2天进行康复锻炼。因此，充分掌握肘关节镜手术的适应证和禁忌证可避免并发症的发生。

参考文献

[1] Hoppenfeld, deBoer, The anatomic approach. Surgical exposures in orthopaedics. 4th ed. Philadelphia: Lippincott Williams & WIlkins, 2009.

[2] Eygendaal D. The elbow. 1st ed. Nieuwegein: Arko Sports Media, 2009.

[3] Eygendaal D, Rahussen FT, Diercks RL. Biomechanics of the elbow joint in tennis players and relation to pathology. Br J Sports Med, 2007, 41(11): 820-823.

[4] Baumgarten TE, Andrews JR, Satterwhite YE. The arthroscopic classification and treatment of osteochondritis dissecans of the capitellum. Am J Sports Med, 1998, 26(4): 520-523.

[5] Levine Field and Savoie, Arthroscopic management of osteochondritis dissecans of the elbow. Oper Tech Sports Med, 2006, 14: 60-66.

[6] Rahusen FT, Brinkman JM, Eygendaal D. Results of arthroscopic debridement for osteochondritis dissecans of the elbow. Br J Sports Med, 2006, 40(12): 966-969.

[7] Rahusen FT, Brinkman JM, Eygendaal D. Arthroscopic treatment of posterior impingement of the elbow in athletes: a medium-term follow-up in sixteen cases. J Shoulder Elbow Surg, 2009, 18(2): 279-282.

[8] Kim SJ, et al. Arthroscopic treatment for limitation of motion of the elbow: the learning curve. Knee Surg Sports Traumatol Arthrosc, 2011, 19(6): 1013-1018.

[9] Cefo I, Eygendaal D. Eygendaal Irma Cefo and Denise Eygendaal, Arthroscopic arthrolysis for posttraumatic elbow stiffness. J Shoulder Elbow Surg, 2011, 20(3): 434-439.

[10] Sahajpal D, Choi T, Wright TW. Arthroscopic release of the stiff elbow. J Hand Surg Am, 2009, 34(3): 540-544.

[11] Merrell G, DaSilva MF. Arthroscopic treatment of lateral epicondylitis. J Hand Surg Am, 2009, 34(6): 1130-1134.

[12] Savoie FH, VanSice W, O'Brien MJ. Arthroscopic tennis elbow release. J Shoulder Elbow Surg, 2010, 19(2 Suppl): 31-36.

[13] Savoie FH, Field LD, Ramsey JR. Posterolateral rotatory instability of the elbow: diagnosis and management. Oper Tech Sports Med, 2006, 14: 81-85.

[14] Field LD, Savoie FH. The arthroscopic evaluation and management of elbow trauma and instability. Oper Tech Sports Med, 1998, 6(1): 22-28.

[15] Holt MS, et al. Arthroscopic management of elbow trauma. Hand Clin, 2004, 20(4): 485-495.

[16] Brach P, Goitz RJ. Elbow arthroscopy: surgical techniques and rehabilitation. J Hand Ther, 2006, 19(2): 228-236.

[17] Brown DE, Neumann RD. Orthopaedic secrets. 3rd ed. Philadelphia: Hanly & Belfus, 2004.

[18] Steinmann SP. Elbow arthroscopy: where are we now? Arthroscopy, 2007, 23(11): 1231-1236.

[19] Savoie 3rd FH. Guidelines to becoming an expert elbow arthroscopist. Arthroscopy, 2007, 23(11): 1237-1240.

第 4 章　肱二头肌和肱三头肌远端撕脱伤

第4章
肱二头肌和肱三头肌远端撕脱伤

R. Amirfeyz, David Stanley

摘要 肱二头肌和肱三头肌远端肌腱断裂并不常见。本章总结了目前的文献,讨论其发病率、病因、治疗及预后。

关键词 解剖·肱二头肌·并发症·预后·诊断·远端撕脱伤·分型·影像学检查·机制·康复·手术指征·手术技术·肱三头肌

第1节 肱二头肌远端撕脱伤

一、概述

肱二头肌远端撕脱伤并不常见,其发病率约为每年 1.2/100 000[35],占肱二头肌肌腱损伤的 3%～10%[19],主要发病人群为中年男性[5],女性患者较少见[4]。但在举重和健美运动员中,其发病人群较为年轻[11],且发病率逐年上升[5]。

二、病因

发病原因目前并未明确,通过评估肱二

R. Amirfeyz
Bristol Royal Infirmary, Bristol, UK

D. Stanley(✉)
Sheffield Teaching Hospitals NHS Foundation Trust,
Sheffield, UK
e-mail: Dave. stanley@sth. nhs. uk

G. Bentley (ed.), *European Surgical Orthopaedics and Traumatology*,
DOI 10. 1007/978-3-642-34746-7_66,© EFORT 2014

头肌肌腱远端的血管,将其分为 3 个区域。1 区为近心端,血液供应丰富,来源于肱动脉;3 区为远心端,血液供应来源于后返动脉;2 区位于 1 区和 3 区之间,血液供应较差。2 区位于近端尺骨和桡骨之间的狭窄区域,且在前臂内旋时,空间变得更窄。血液供应不足并伴有狭窄空间的撞击是造成肱二头肌肌腱远端断裂的原因[38]。然而,大部分肌腱的撕脱伤主要发生于 3 区,且其主要原因是缺氧性肌腱病、黏液样变及肌腱脂肪瘤[23]。由于肱二头肌肌腱的完全断裂,导致这些改变持续存在,并伴有较小的损伤。放射学改变,如桡骨粗隆骨赘形成也提示肌腱退行性改变[40]。合成、代谢类固醇与肱二头肌肌腱远端断裂的关联仍有争议。虽然动物研究表明,这些药物对肌腱的加强作用使其更容易在低于正常应变的情况下发生断裂[28],但在人体中尚不能支持此种结果[11]。在两侧损伤的病例中,此相关性更强,但尚未有效证明[37]。吸烟也可能是相关因素之一,但尚需进一步的证据支持[35,37]。

三、分型

传统的肱二头肌远端撕脱伤是根据损伤的解剖部位进行分型。然而,大部分损伤发生在远端肌腱的骨骼附着处,其他部位的损伤,如肌腱内部和肌腱与肌肉连接处则很少发生。

从治疗角度可分为局部断裂和全部断裂。如果为肌腱完全断裂，应进一步了解其损伤是急性的（通常＜4 周）还是慢性的。肱二头肌肌腱膜的完整性对于慢性损伤患者至关重要，因为完整的腱膜有助于防止近端肌腱挛缩及不可逆的肌肉损伤[33]。

四、解剖

肱二头肌肌腱包括 2 条独立的肌腱。其中一条与桡侧肌腹相连，较长，类似于肱二头肌近端肌腱长头。此条肌腱远端嵌入桡骨粗隆，避开前臂的旋转中心，止于旋后肌。另一条肌腱与内侧肌腹相连，较短，类似于肱二头肌近端肌腱短头，与肱二头肌呈扇形相连，靠近桡骨粗隆，避开肘关节的旋转中心，止于肘关节屈肌。

在超过 1/2 的人群中，这 2 个肌腹是完全分开的，其余的则交错接合。即使是交错接合，这 2 个肌腹也很容易分开，各自为一个运动单位，含有自己独立的近端和远端肌腱。

肱二头肌肌腱膜又称为纤维束，覆盖于肱二头肌远端肌腱表面，其完整性非常重要，能够在慢性肌腱损伤的患者中保护邻近肌腹免于回缩[14]。

五、致伤机制

在屈肘时施加偏心负荷后，肱二头肌远端容易破裂。此时，大多数患者的肌腱从粗隆处完全断裂。个别情况下，肌腱从中部或肌腱肌肉交界处撕裂。此时肱二头肌肌腱膜断裂同时导致近端肌腹回缩，只有少部分肌膜保持完整[33]。

六、诊断

依靠病史和体格检查进一步明确诊断。

在急性损伤的患者中，通常有抬举重物或屈肘时突然被拉伸的病史，患者肘窝突发剧烈的疼痛，有时会伴有弹出的感觉或响声。急性疼痛持续数天，随后转为肘前区的钝性疼痛。肘窝处可观察到瘀伤和轻度肿胀，触诊无法触及肱二头肌肌腱，有时可见肱二头肌近端回缩而产生肌肉包块，尤其是对于腱膜也有损伤的患者，包块更加明显。患者屈肘时会有疼痛感。

可以做肱二头肌挤压试验。患者肘关节屈曲 90°，前臂中立位或轻度旋前位并置于患者大腿上，如果肱二头肌肌腱完整，则挤压肱二头肌肌腹可以使前臂旋后。此检查的敏感性约为 96％，但是特异性不太明确[34]。

另一种检查为牵引钩试验。如果远端肱二头肌肌腱完整，患者在前臂极度旋转时主动将肘部屈曲 90°，检查者可以从肌腱侧面将示指"钩"在肌腱下，就像钩子一样。据报道，此项检查的敏感性和特异性均为 100％[32]。

慢性患者主诉为屈肘和旋后无力，有时可有慢性钝痛。体格检查可表现为肱二头肌不对称，可有前臂肘前外侧皮神经感觉异常[12]。但其他体格检查不能明确诊断时，肱二头肌挤压和牵拉试验可有助于诊断。

七、影像学检查

如果查体可明确诊断，通常无须影像学检查。而对于疑似病例，X 线片、超声及MRI 有助于诊断。在标准 X 线片中，可观察到骨赘形成及桡骨粗隆形态改变[40]。超声可以追踪到附件的变化，但此检查的缺点为与操作者的经验有关。MRI 可清楚地显示解剖结构（图 4-4-1），扫描上肢时的标准体位是肩关节外展、肘关节屈曲及前臂旋后[18]。MRI 对于显示部分撕裂和肌腱炎尤其有效。此时，可见周围软组织或骨附着处肌腱增厚、血肿及积液。

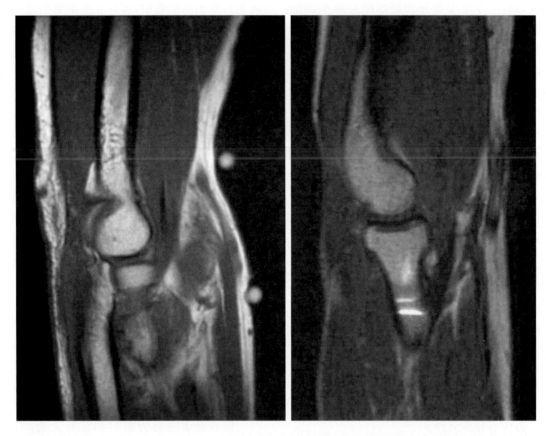

图 4-4-1　肘关节 MRI 矢状位扫描显示肱二头肌远端肌腱断裂(左图)及使用金属锚钉修复后的肌腱(右图)

八、手术指征

远端肱二头肌肌腱断裂表现为旋后和屈肘力量的减弱[29],随着时间的推移,减弱到一定程度就会停滞,但肘关节屈曲和旋后的耐力仍然存在[31]。理论上,屈肘力量减弱时应进行手术治疗,但是由于患者通常不存在肘关节的功能障碍,因此,术前应与患者仔细沟通[17]。肱二头肌远端肌腱损伤的患者多为举重运动员和健美运动员,治疗时常采用手术治疗。此时,早期修复疗效较好,如延迟修复,会增加并发症的发生率[10]。

九、手术技术

手术方法主要有以下 3 种:解剖学修复(适用于急性损伤患者),重建(适用于慢性

损伤患者),将断裂肌腱固定于肘肌肌腱以增加屈肘力量(适用于慢性损伤患者)。

(一)手术入路

传统的手术入路包括前方小切口入路及桡骨粗隆处的后外侧入路以固定肌腱[7]。此手术入路的目的是尽可能少地分离肘窝的组织,以免损伤神经血管;缺点是会增加桡尺近侧关节融合的发生率[15]。然而,最近的研究进一步探究了与关节融合相关的其他因素,例如,手术修补的时机(如在伤后 2 周内行修复术,发生关节融合的概率较小[6])、后侧入路与尺骨皮下边界的关系(切口距离尺骨越近,越容易导致桡尺近侧关节融合[3])。为了降低骨性融合的风险,可在皮下尺骨边界的远端做一皮肤切口,减少切开和牵拉肘后肌[3]。另一种手术入路为前侧单切口,虽然此入路可

降低桡尺近侧关节融合率,但并不能完全避免[3]。此切口的缺点是容易损伤神经[5]。使用新型的固定装置及对桡骨粗隆周围细致分离,有助于降低桡尺关节的融合率[27]。选择使用单切口还是使用双切口,主要由术者决定。

(二)固定方法

可选择不同的固定方法。传统的方法为通过骨隧道固定,但新型固定方法更加简便,包括锚钉缝合技术、EndoButton 技术和螺钉内固定技术。很多体外研究比较了这3种固定技术在单次负荷及循环负荷下的极限抗张强度,发现最有力的固定方式为EndoButton 技术,其次是锚钉缝合技术,而螺钉内固定技术效果最差[8]。

(三)慢性损伤

慢性损伤可导致肌腱回缩的问题。手术方式可以选择解剖修复和肌腱重建(将肱二头肌肌腱移植到肱肌肌腱上)。

修复时,应将肱二头肌肌腱膜切开,并将肌腱从瘢痕处分离至肱二头肌,然后切开肌膜,持续性牵拉肌肉以延长肌肉肌腱。只有将肌腱拉伸至桡骨粗隆时,才能用上述的固定方法进行修复。此方法对于慢性损伤的效果不如急性损伤显著[39]。

还可以使用肌腱移植术,例如,Achilles 肌腱或阔筋膜同种异体移植,半腱肌、桡侧屈肌腱自体移植术等。此方法的优点在于无须在张力下进行修复,但其仍有潜在的缺点,例如,使用同种异体移植物或异体移植物可能增加传播疾病的风险。此方法适用于急慢性损伤患者,其治疗效果相似[12]。

还有一种简单的方法,即肱二头肌远端肌腱固定术,此种方法简单,而且能够明显增加屈肘的力量,但是由于其不能改善旋后运动,可能会引起患者的不满意[26]。

(四)部分断裂

在此种情况下举重物可引起慢性疼痛,严重者可能导致残疾。对于此种患者,首先应予以制动、绷带包扎和应用抗炎药物治疗,如果非手术治疗效果不明显,则对退行性肌腱行清创急性修复术(通常清理远端1 cm 左右的肌腱),以改善症状[42]。

十、术后护理与康复

术后肌腱再断裂的情况很少发生。目前倾向于术后进行早期活动,上肢悬吊1～2天后即可进行早期活动,并且要鼓励患者在日常生活中锻炼肘关节功能。建议术后6周内最多使用1磅(0.45 kg)的力量,之后的6周最多使用2磅(0.91 kg)的力量,3个月后即可自由使用肘关节。目前建议使用非正式的物理康复方法进行治疗,在正常范围内活动肘关节能取得良好的疗效[9]。

十一、并发症

手术修复期间并发症的总体发生率约为20%。传统的桡尺关节融合较为常见,在前后双切口入路期间致残率高达9%。如同前文所提及,将手术切口远离尺骨皮下组织,减少肘肌的剥离可降低并发症的发生率。在单切口的手术中,暂时性或永久性的神经麻痹是最常见的并发症,其发生率约为12%。最新的固定方法使修复变得简单,也不需要过多的组织剥离,使得此并发症的发生率降至7%。异位骨化的发生率为3%～6%,感染的发生率<2%,肘关节挛缩的发生率约为1%。单切口与双切口手术唯一的差别在于后者发生桡尺关节融合的风险更大[8],术后韧带再次断裂则很少发生。

十二、预后

通过主观和客观评估,大约有2/3的双切口手术患者对疗效比较满意,由于前臂旋转受限或臂力不足,导致剩下的1/3患者对疗效不是很满意。单切口手术中大约94%的患者对手术效果比较满意,6%的患者主诉术后前臂旋转受限或臂力不足。使用双切口术的患者术后效果满意与不满意的OR比值约为7.6[8]。使用DASH量表进行主观评分,显示使用单切口[27]和双切口[30]术后评分与正常人群相同。

十三、小结

肱二头肌远端肌腱断裂常见于男性举重运动员和重体力劳动者。对于运动量较少的患者可以选择非手术治疗。急性损伤后肌腱修复效果良好,尤其是对于运动员来说效果更佳。对于慢性损伤患者,一旦符合手术指征,应行肌腱修复或重建术。对于肌腱部分断裂的患者,如果非手术治疗效果不佳,可切除退行性肌腱并急性修复。

第2节　肱三头肌远端撕脱伤

一、概述

肱三头肌远端撕脱伤较罕见,Anzel等观察了1014例肌腱损伤的患者,仅8例有肱三头肌远端肌腱损伤,其中约1/2为穿透伤而不是撕脱伤[1]。一篇英文综述文章显示,目前此病例的报道不足50例[30]。此类患者常见于中年男性,虽然罕见,但在骨骼发育不良的患者中也有报道[24]。

二、病因

肱三头肌肌腱损伤常见于肱三头肌收缩时负荷偏移,在生理状态下,脆弱的肌腱更易发生损伤。据报道,肱三头肌肌腱损伤的患者可能与甲状旁腺功能亢进、肾病性骨营养不良、糖尿病、慢性酸中毒、胶原病如马方综合征及成骨不全症有关[43]。

三、分型

肱三头肌断裂通常分为完全断裂和部分断裂。其中部分断裂很难与肱三头肌挫伤相鉴别。MRI有助于诊断。对于部分断裂患者而言,矢状位成像可显示肌腱部分不连续,其断裂间隙通常可观察到高密度信号,表明有血肿形成[25]。而在肌肉损伤患者中,肌腱在所有断面上均保持连续性。

四、解剖

肱三头肌包括3个头,远端腱膜覆盖肌肉,肌肉中间有嵴,肌腱与尺骨鹰嘴连接处范围较大,平均连接面积为466(±79)mm²[45]。虽然宏观下肌腱为单一结构,但是不同的区域控制不同头的功能。肱三头肌每个头产生的力量不同,作用于肘关节的部位也不同。内侧头在屈肘30°～40°时肌力最大,长头和外侧头在屈肘90°～100°时肌力最大[21]。大约1/2的患者内侧头肌肌腱有独立的运动轨迹,与外侧头和长头肌肌腱更深一步结合[2],肱三头肌由走行在其下方的桡神经支配。

五、致伤机制

创伤性撕脱伤主要是由于半屈肘位时摔倒所致负荷偏移造成,或者由作用于肘关节后方的直接暴力所致[16],也可能与其他部位的损伤有关,如桡骨远端骨折或桡骨小头骨折[16]。对患有系统性疾病的患者(如慢性肾功能不全或甲状旁腺功能亢进症患者),轻微的损伤也可以引起肱三头肌肌腱断裂[16]。

六、诊断

患者通常有伸肘位时摔伤病史,但作用于肘关节的直接暴力较少见。常见症状为肘关节背侧疼痛、肿胀。临床检查有时可见明显的尺骨鹰嘴处与近端回缩肌腱之间有凹陷,凹陷处有血肿,若发生急性损伤,此处因疼痛而拒绝触碰。值得注意的是,检查伸肌的完整性时需要对抗重力,否则经验不足的检查者可能因为不注意而得出错误的结论。检查时应对比健侧,以确定其伸肘肌力是否减弱。若体格检查不全面,亚急性或慢性损伤可能被忽略[41]。对于肌腱完全断裂的患者行修订版 Achilles 肌腱 Thompson 跟腱试验检查,显示患者伸肘功能完全消失[44]。

七、影像学检查

肘关节侧位 X 线片有时可显示尺骨鹰嘴处有小的斑点,提示肱三头肌肌腱撕脱伤[16]。MRI 是最精确的检查,可以显示肌腱附着处的细微结构,对于区分肌腱是部分断裂还是完全断裂有非常重要的意义(图 4-4-2,薄层扫描)[25],此时很容易测量肌腱回缩的幅度[25]。对于有经验的检查者而言,超声检查简单有效,经济实惠,血肿和断裂的肌腱均能够提示肱三头肌远端肌腱撕脱伤[13]。

八、手术指征

临床上很难区分肌腱是部分断裂还是挫伤,早期可以使用制动及镇痛治疗。如果治疗无效,则可以确定为部分断裂不能愈合,此时需要进行手术治疗。如果治疗有效,则损伤可能为肌腱挫伤[30]。

除非患者全身情况不能耐受,否则对于肱三头肌肌腱完全断裂的患者应行手术治疗。

九、手术技术

手术的主要目的是使用不可吸收缝线将肌腱缝合于尺骨鹰嘴处。由于晚期修复非常困难,因此,建议早期直接修复[22]。连续锁边缝合肌腱,然后,将其通过交叉的尺骨鹰嘴骨通道固定于尺骨[30]。

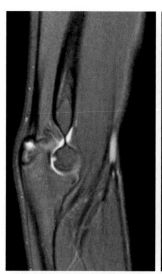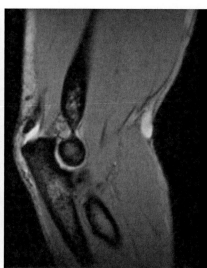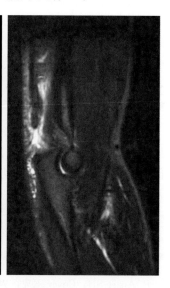

图 4-4-2　3 个肘关节的 MRI 矢状位扫描显示肱三头肌止点炎症(左图)、部分肌腱断裂伴有肌腱部分回缩(中图)及完全断裂伴有肌腱完全回缩(右图)

最近，一项解剖研究对比了 3 种固定方法：应用 3 mm 压合可吸收生物型锚钉固定的解剖学修复、4.5 mm 金属锚钉固定修复及传统的通过尺骨鹰嘴骨性通道固定修复[45]，显示解剖学修复具有很好的固定强度。慢性损伤患者由于肌肉缩短和肌腱回缩，肌腱重建术能更可靠地恢复伸肌装置。如果缺损较小，可选择使用肘肌旋转皮瓣。如果肘肌功能不良或缺损较大，可以使用异体肌腱（如 Achilles 跟腱）重建[36]。也有报道显示，可以使用自体腘绳肌肌腱、前臂筋膜皮瓣及韧带加强装置修复[43]。

十、术后护理与康复

术后通常将肘关节屈曲 30°固定（使用石膏托或铰链支具）3 周，3 周后去除外固定，开始活动[30]。

十一、预后

肘关节伸屈平均为 10°，肱三头肌等速峰值强度大约为健侧的 80%。急性损伤修复和重建后患者的肌力恢复并不相同（分别为 96% 和 66%），大约 86% 的患者对手术效果感到满意[36]。

十二、小结

肱三头肌远端肌腱撕脱伤较为罕见，如果完全断裂，且无手术禁忌证，通常需要解剖学重建以恢复肱三头肌功能。文献报道术后患者满意率普遍较高。

参考文献

[1] Anzel SH, Covey KW, Weiner AD, et al. Disruption of muscles and tendons: an analysis of 1014 cases. Surgery, 1959, 45: 406-414.

[2] Athwal GS, McGill RJ, Rispoli DM. Isolated avulsion of the medial head of the triceps tendon: an anatomic study and arthroscopic repair in 2 cases. Arthroscopy, 2009, 25: 983-988.

[3] Austin L, Mathur M, Simpson E, et al. Variables influencing successful two-incision distal biceps repair. Orthopedics, 2009, 32 (2): 88.

[4] Bauman JT, Sotereanos DG, Weiser RW. Complete rupture of the distal biceps tendon in a woman: case report. J Hand Surg Am, 2006, 31: 798-800.

[5] Bernstein AD, Breslow MJ, Jazrawi LM. Distal biceps tendon ruptures: a historical perspective and current concepts. Am J Orthop, 2001, 30: 193-200.

[6] Bisson L, Moyer M, Lanighan K, et al. Complications associated with repair of a distal biceps rupture using the modified two-incision technique. J Shoulder Elbow Surg, 2008, 17(Suppl 1): 67S-71.

[7] Boyd HB, Anderson LD. A method for reinsertion of the distal biceps brachii tendon. J Bone Joint Surg Am, 1961, 43: 1041-1043.

[8] Chavan PR, Duquin TR, Bisson LJ. Repair of the ruptured distal biceps tendon: a systematic review. Am J Sports Med, 2008, 36: 1618-1624.

[9] Cil A, Merten S, Steinmann SP. Immediate active range of motion after modified 2-incision repair in acute distal biceps tendon rupture. Am J Sports Med, 2009, 37: 130-135.

[10] Cohen MS. Complications of distal biceps tendon repairs. Sports Med Arthrosc, 2008, 16: 148-153.

[11] D'Alessandro DF, Shields Jr CL, Tibone JE, et al. Repair of distal biceps tendon ruptures in athletes. Am J Sports Med, 1993, 21: 114-119.

[12] Darlis NA, Sotereanos DG. Distal biceps tendon reconstruction in chronic ruptures. J Shoulder Elbow Surg, 2006, 15: 614-619.

[13] Duchow J, Kelm J, Kohn D. Acute ulnar nerve compression syndrome in a powerlifter with triceps tendon rupture—a case report. Int J Sports Med,2000,21:308-310.

[14] Eames MH, Bain GI, Fogg QA,et al. Distal biceps tendon anatomy: a cadaveric study. J Bone Joint Surg Am,2007,89:1044-1049.

[15] Failla JM, Amadio PC, Morrey BF,et al. Proximal radioulnar synostosis after repair of distal biceps brachii rupture by the two-incision technique. Report of four cases. Clin Orthop Relat Res,1990,253:133-136.

[16] Farrar 3rd EL, Lippert 3rd FG. Avulsion of the triceps tendon. Clin Orthop Relat Res,1981,161:242-246.

[17] Freeman CR, McCormick KR, Mahoney D, et al. Nonoperative treatment of distal biceps tendon ruptures compared with a historical control group. J Bone Joint Surg Am,2009,91:2329-2334.

[18] Giuffrè BM, Moss MJ. Optimal positioning for MRI of the distal biceps brachii tendon: flexed abducted supinated view. AJR Am J Roentgenol,2004,182:944-946.

[19] Hempel K, Schwencke K. Uber abrisse der distalen bizepssehne. Arch Orthop Unfallchir,1974,79:313-319.

[20] Hetsroni I, Pilz-Burstein R, Nyska M,et al. Avulsion of the distal biceps brachii tendon in middle-aged population: is surgical repair advisable? A comparative study of 22 patients treated with either nonoperative management or early anatomical repair. Injury, 2008, 39(7):753-760.

[21] Hughes RE, Schneeberger AG, An KN,et al. Reduction of triceps muscle force after shortening of the distal humerus: a computational model. J Shoulder Elbow Surg,1997,6:444-448.

[22] Inhofe PD, Moneim MS. Late presentation of triceps rupture. A case report and review of the literature. Am J Orthop,1996,25:790-792.

[23] Kannus P, Józsa L. Histopathological changes preceding spontaneous rupture of a tendon. A controlled study of 891 patients. J Bone Joint Surg Am,1991,73:1507-1525.

[24] Kibuule LK, Fehringer EV. Distal triceps tendon rupture and repair in an otherwise healthy pediatric patient: a case report and review of the literature. J Shoulder Elbow Surg,2007,16:e1-3.

[25] Kijowski R, Tuite M, Sanford M. Magnetic resonance imaging of the elbow. Part II: Abnormalities of the ligaments, tendons, and nerves. Skeletal Radiol,2005,34:1-18.

[26] Klonz A, Loitz D, Wöhler P,et al. Rupture of the distal biceps brachii tendon: isokinetic power analysis and complications after anatomic reinsertion compared with fixation to the brachialis muscle. J Shoulder Elbow Surg,2003,12:607-611.

[27] McKee MD, Hirji R, Schemitsch EH,et al. Patient-oriented functional outcome after repair of distal biceps tendon ruptures using a single-incision technique. J Shoulder Elbow Surg,2005,14:302-306.

[28] Miles JW, Grana WA, Egle D,et al. The effect of anabolic steroids on the biomechanical and histological properties of rat tendon. J Bone Joint Surg Am,1992,74:411-422.

[29] Morrey BF, Askew LJ, An KN,et al. Rupture of the distal tendon of the biceps brachii. A biomechanical study. J Bone Joint Surg Am,1985,67:418-421.

[30] Morrey BF, Sanchez-Sotelo J. The elbow and its disorders. 4th ed. Philadelphia: Saunders/Elsevier,2009:536-546.

[31] Nesterenko S, Domire ZJ, Morrey BF,et al. Elbow strength and endurance in patients with a ruptured distal biceps tendon. J Shoulder Elbow Surg,2010,19:184-189.

[32] O'Driscoll SW, Goncalves LB, Dietz P. The hook test for distal biceps tendon avulsion. Am J Sports Med,2007,35:1865-1869.

[33] Ramsey ML. Distal biceps tendon injuries: diagnosis and management. J Am Acad Orthop Surg,1999,7:199-207.

[34] Ruland RT, Dunbar RP, Bowen JD. The biceps squeeze test for diagnosis of distal biceps tendon ruptures. Clin Orthop Relat Res, 2005,437:128-131.

[35] Safran MR, Graham SM. Distal biceps tendon ruptures: incidence, demographics, and the effect of smoking. Clin Orthop Relat Res,2002,404:275-283.

[36] Sanchez-Sotelo J, Morrey BF. Surgical techniques for reconstruction of chronic insufficiency of the triceps. Rotation flap using anconeus and tendo Achilles allo-graft. J Bone Joint Surg Br,2002,84-B:1116-1120.

[37] Schneider A, Bennett JM, O'Connor DP,et al. Bilateral ruptures of the distal biceps brachii tendon. J Shoulder Elbow Surg, 2009,18:804-807.

[38] Seiler 3rd JG, Parker LM, Chamberland PD, et al. The distal biceps tendon. Two potential mechanisms involved in its rupture: arterial supply and mechanical impingement. J Shoulder Elbow Surg,1995,4:149-156.

[39] Sotereanos DG, Pierce TD, Varitimidis SE. A simplified method for repair of distal biceps tendon ruptures. J Shoulder Elbow Surg,2000,9:227-233.

[40] Tomaino MM, Towers JD. Clinical presentation and radiographic findings of distal biceps tendon degeneration: a potentially forgotten cause of proximal radial forearm pain. Am J Orthop,2004,33:31-34.

[41] van Riet RP, Morrey BF, Ho E,et al. Surgical treatment of distal triceps ruptures. J Bone Joint Surg Am,2003,85-A:1961-1967.

[42] Vardakas DG, Musgrave DS, Varitimidis SE,et al, Sotereanos DG. Partial rupture of the distal biceps tendon. J Shoulder Elbow Surg,2001,10:377-379.

[43] Vidal AF, Drakos MC, Allen AA. Biceps tendon and triceps tendon injuries. Clin Sports Med,2004,23:707-722.

[44] Viegas SF. Avulsion of the triceps tendon. Orthop Rev,1990,19:533-536.

[45] Yeh PC, Stephens KT, Solovyova O,et al. The distal triceps tendon footprint and a biomechanical analysis of 3 repair techniques. Am J Sports Med,2010,38: 1025-1033.

第 5 章　肱骨内上髁与肱骨外上髁炎、肱二头肌与肱三头肌肌腱炎

肱骨内上髁与肱骨外上髁炎、肱二头肌与肱三头肌肌腱炎

Taco Gosens

关键词 肱二头肌与肱三头肌肌腱炎·肘关节·肱骨内上髁与肱骨外上髁炎

第 1 节 概 述

流行病学与发病率

在欧洲大陆,肱骨外上髁炎是指肘关节外侧的疼痛,更确切地说,是腕关节的伸肌起点疼痛。最初由 Runge 于 1873 年描述为"作家痉挛",即作家抽筋。在英文文献中,通常使用由 Morris 于 1882 年提出的"网球肘"[1-2]。

此病最初被认为是一种职业病,但实际上患者并不全是网球运动员,治疗上主要是改变生活习惯及改变握球拍的部位。过度活动,特别是重复性的前臂运动及腕关节伸腕的动作会导致伸肌腱变性和肉芽组织增生、修复。最近,越来越多的文献着眼于腕伸肌肌腱的退行性改变[3-5]。

肱骨外上髁炎是一种比较常见的疾病,在肘关节中也是最常见的,但目前对于该病每年的发病率和患病率了解甚少,而且数据早已过时,据报道,肱骨外上髁炎在人群中的总发病率为 0.6%[6],在网球运动员中为 9%[7]。在总人群中的患病率为 1% ~ 3%[8],在网球运动员中约为 14%,且与年龄相关[7]。在汽车制造工人中,肱骨外上髁炎的患病率高达 16%[9]。不同工种的人和有不同运动习惯的人,治疗此疾病所花的费用和时间也明显不同[10-11]。

在本章主要讨论肱骨外上髁炎。文献中通常并不单独讨论肱骨内上髁炎及后侧"网球肘",不过常常会在阐述肱骨外上髁炎之后提及。虽然其解剖及手术入路不同,但是此文主要讨论肱骨外上髁炎,对于肱骨内上髁炎和后侧炎症会在合适的地方加以说明。

第 2 节 背景与病因

肱骨外上髁是肘肌后侧的起点,前侧是桡侧腕短伸肌和指总伸肌的起点,桡侧腕长伸肌和肱桡肌起点位于肱骨外上髁前侧近端的髁上嵴。常见的伸肌起点有桡侧腕短伸肌和指总伸肌,肌腱的退变通常发生于近端深部的纤维,如总伸肌腱的关节囊侧。

关于肱骨外上髁炎疼痛的起点目前仍

T. Gosens
St. Elisabeth Hospital Tilburg, Tilburg, The Netherlands
e-mail: t.gosens@elisabeth.nl

G. Bentley (ed.), *European Surgical Orthopaedics and Traumatology*,
DOI 10.1007/978-3-642-34746-7_64, © EFORT 2014

存有争议,这可能是多方面因素造成。Goldie 等的研究显示,肱骨外上髁炎患者病变周围肌膜存在游离神经末梢,且肱骨外上髁处有肉芽组织,生化分析显示伸肌起点处存在 P 物质的受体和显著升高的兴奋性神经介质——谷氨酸[12-14]。

这些结果并不能直接解释肱骨外上髁炎的疼痛,但可以解释在病变早期总伸肌起点处并无明显的急性炎症表现,而局部注射皮质类固醇可以取得良好的效果。实际上,大部分"网球肘"患者(11%～69%)为关节内的病变,例如,滑膜皱襞、滑膜炎,甚至是外侧软骨退变,这也可以解释部分学者建议使用关节镜治疗肱骨外上髁炎的原因[4,15-17]。

肱骨外上髁炎的发病年龄为 35～50 岁,男女比例并无明显差别。症状主要出现在优势臂。过度使用是其发病的主要原因,但也有创伤和体质因素,此外,机械、血管和神经病因学模型也有一定影响[18]。

目前认为肌腱组织的退行性病变是致病的首要因素,并伴有肌腱的微小撕裂及愈合不良,或者至少是不全修复。作者认为此症状会随着时间的推移逐渐好转,大约有 80%新诊断为肱骨外上髁炎的患者在 1 年左右时症状好转[19-22]。

通常患者会伴有某些症状,但只有 4%～11%患者选择用药物治疗或者手术干预[4,19-20,23-24]。

Haahr 和 Andersen 提出了非手术治疗预后不良的影响因素,包括体力劳动、优势臂患病、基线疼痛水平较高及应对机制较差等[20]。

Shiri 等描述了肱骨外上髁炎和肱骨内上髁炎的危险因素。在芬兰,研究调查了 4783 例患者,发现吸烟和有过吸烟史与肱骨外上髁炎相关。此外,研究表明身体负荷因素、吸烟和肥胖也与此病相关[25]。

内侧肌腱炎,尤其是肱三头肌肌腱炎文献报道较少。肱骨内上髁炎的发病率远低于肱骨外上髁炎,后者的发病率是前者的 7～20 倍[26]。

内侧和后侧的肌腱炎病因与肱骨外上髁炎相似,主要发生于 40～50 岁患者,男女比例大致相当,早期认为病因主要是使用过度,因此将其命名为"网球肘"或"高尔夫肘"。对于难治性肱骨内上髁炎需手术治疗的患者,发现其屈肌-旋前肌的起点处 100%有肉眼可见的撕裂伤[27]。

肱三头肌止于尺骨鹰嘴处,此处的肌腱炎被越来越多地与其解剖关系放在一起讨论(其附着方式与内外侧头不同,破裂后的修复方式也不同)。文献并没有报道过此处损伤后的退行性病变,关于此处更加详细的描述请参考"肱二头肌和肱三头肌远端撕脱伤"章节。

第 3 节　临床表现、辅助检查和治疗方式

一、临床表现

肘关节外侧疼痛,活动时加重,如肘关节伸展时主动伸腕或被动屈腕(如端东西)。诊断主要依靠特定的临床症状和体征。经触诊显示肱骨外上髁桡侧腕伸肌的起源处有压痛。当肘关节伸展时,被动伸腕或做抵抗腕关节伸展试验(Cozen 试验)也感到疼痛。肘关节屈曲时疼痛会减轻。诊断过程中也可使用 Mill 手法检查:屈腕、握拳、伸展肘部可诱发疼痛。多数情况下肘关节无红肿。肱骨外上髁炎伴外侧肘关节疼痛的患者应当与桡神经卡压、关节内病变、颈部关节炎及神经根型颈椎病等相鉴别。如果 Frohse 弓(旋后肌肌腱处)处桡神经受到卡压(桡管综合征),疼痛通常位于远端且呈条带状,并且在抵抗肘部伸展时可能不痛,但在抵抗拇指和示指伸

时疼痛加重。同样,抵抗前臂旋后时感到疼痛,但有时在肱骨外上髁炎患者中不会发生。大约有 5% 的患者同时存在这 2 种情况[28]。

在 16 例临床诊断为桡管综合征的患者中,有 14 例患者肌电图检查并未发现背侧骨间肌神经受压,Verhaar 等认为,大部分诊断为桡管综合征的患者并不是由骨侧骨间肌神经受压所引起[29]。

末端伸展和前臂旋后时疼痛提示关节内异常,此时,触痛最明显的部位可能位于肱桡关节后侧。另外,这些症状的出现也可能是由于肘关节的后外侧旋转不稳定。

肱骨外上髁炎主要见于腕、手指及旋后肌重复性损伤。另外,虽然文献并没有明确提出,但是内侧"网球肘"(或称"高尔夫球肘")发生于屈腕活动和旋前活动过度的患者,后侧"网球肘"可能是由于肘关节伸展活动过度而引起的肱三头肌肌腱炎。

二、辅助检查

肱骨外上髁炎和肱骨内上髁炎是临床诊断疾病,但可以通过其他检查来帮助诊断。X 线片显示肱骨外侧髁出现小的钙化点,为钙化肌腱炎的标志,与肩部类似。Nirschl 报道钙化的发生率为 22% ~ 25%[4]。然而,肘关节的 X 线片结果通常是正常的。对于肱骨内上髁炎的患者,在牵引力下可出现内侧副韧带马刺征或钙化,特别是在投掷运动员中,但值得注意的是,这些并非肌腱内的钙化,而可能发生于外侧或后侧。通过超声或 MRI 可诊断腕伸肌肌腱炎,后者价格较高,而前者需要检查者有一定的经验。超声检查可见病灶低回声区和实质性撕裂,以及腱鞘周围液体和肌腱增厚[30]。

据文献报道[31-32],对常见的伸肌起源结构进行评估,其敏感性为 64% ~ 88%,但是特异性差异很大(36% ~ 100%)。

MRI 可用于辅助检查关节内病变和桡侧韧带复合体的完整性,此外,还可以辅助检查总伸肌肌腱疾病及撕裂的程度。大约 90% 的患者可见肌腱水肿,但据报道,14% ~ 54% 无症状的患者也存在肌腱水肿,并且症状消失数周后仍可见到长 T_2 信号存在[33-36]。

因此,对于肱骨外上髁炎的患者,超声、MRI 表现与疼痛和(或)临床体征之间并无相关性,而对于肱骨内上髁炎及后侧肘关节肌腱炎的患者,没有相关的文献报道。

三、治疗方法

肱骨外上髁炎的治疗包括非手术治疗和手术治疗,也可以分为以减轻炎症为主的治疗、基于生物力学的治疗及促进病变肌腱再生的治疗。

Boyer 和 Hastings 于 1999 年报道治疗"网球肘"时描述:"仔细查阅文献可以发现,绝大多数的'网球肘'采用非手术治疗方法(并非全部),不能被证实其效果为最好、治疗时间最短或花费最少,大部分已发表的关于治疗肱骨外上髁炎的非手术治疗的研究设计有问题,其入选标准模糊,对照组选择不当,入选人数过少而使其结果失去了可信度。这些研究结果有很大的标准误差,即使组别之间存在差别,研究结果也不能很好地进行区分。如果临床症状和体征超过了患者和医生的可接受范围,则应选择手术治疗。手术治疗始于 10 分钟的经皮操作(局部麻醉下经皮行伸肌腱松解术),然后行肘关节去神经化,在此过程中直接或间接分离支配外侧髁的桡神经的所有分支。那么,术者应如何选择手术方式?考虑到大多数已发表文献中 2 组患者的手术方式不同,是否能用同一个评价标准?"[37]

2007 年,Cowan 等再次呼吁对于肱骨外上髁炎患者进行严谨的临床研究[38]。但近 10 年研究进展较少。

因此,本文罗列了一系列的治疗方法,但很少有强有力的证据支持这些方法。大多数非手术治疗的目的是减轻炎性症状,常用方法为使用非甾体抗炎药、热敷或冰敷,以及注射皮质类固醇或麻醉药。

2006 年,Bisset 等的研究总结出物理治疗结合肘关节按摩及锻炼比最初 6 周内观察、6 周后注射皮质类固醇的疗法更有效,这为目前在治疗肱骨外上髁炎的短期或长期注射疗法之外,又提供了另一种可信的选择[39]。皮质类固醇短期内疗效良好,但在 6 周后复发率非常高,所以,使用此种疗法治疗肱骨外上髁炎应当谨慎。

自然病程

要比较不同的治疗方法,必须先了解肱骨外上髁炎的自然病程。Hay[40]描述了早期注射皮质类固醇、使用非甾体抗炎药及安慰剂的作用。研究发现,在 4 周时,其有效率分别为 92%、57% 和 50%,12 个月后其有效率分别为 84%、85% 和 82%,提示此病的良性病程变化。

据推测,生物机械活性反作用力支架或"网球肘带"的目的是减轻肱骨上髁过度劳损,减轻疼痛刺激,保护其免于再次受损。Struijs[41]等研究发现,使用物理治疗或支具的患者,或两者都使用的患者之间,其疗效并无差别。

其他无科学证据的治疗方法包括:脉冲超声治疗软化瘢痕、促进愈合和增加血流量、体外冲击波治疗、注射肉毒杆菌毒素、硬化疗法、针灸及穴位疗法。

Placzek[42]报道了使用肉毒杆菌毒素治疗肱骨外上髁炎。虽然注射后 18 周内疗效良好,但并无长期疗效的报道。此外,使用肉毒杆菌毒素的不良反应(并发症),以及腕关节和中指背伸范围也是需要考虑的问题。

另一方面,Keizer[43]等比较了手术治疗与使用肉毒杆菌毒素治疗后 2 年的效果。结果显示,肉毒杆菌毒素治疗组中的 15 例患者(75%)取得了良好的效果,手术组则为 17 例(85%),当分析总分时,2 组患者并无统计学差异。

注射富含血小板的血浆和全血治疗的目的是逆转肌腱的病理变化,促进韧带的自我修复。然而,在自然状态下,肌腱部位血流不足,生长因子缺乏,通常很难修复。此项治疗的原理是大量生长因子存在于血小板内,尤其是存在于自我修复能力差的肌腱周围,从而促进修复。本章所提及的治疗方法不全是生物学的方法,其目的也不仅仅是修复,实际上也是补救的方法。

Edwards 和 Calandruccio[44]报道了对于非手术治疗无效的患者采用自体血液局部注射方法,其中 22 例(79%)疼痛完全消失,甚至可以从事重体力活动。Mishra 和 Pavelko[45]通过 2 年以上的长期随访发现,在局部注射富含血小板的血浆缓冲液的患者中,有 93% 的患者相比于治疗前,其疼痛症状明显改善。然而,由于这 2 项研究入选患者人数较少,其结果并不具有足够的说服力。

在荷兰进行了一项关于单次注射皮质类固醇和单次注射富含血小板血浆的缓冲液疗效对比的多中心、随机、双盲的前瞻性研究,纳入标准为肱骨外上髁,且疼痛 > 6 个月的患者(共 110 例,检验效能为 0.9),评价结果为患者的满意度,即在 1 年内未经任何干预的情况下,患者视觉模拟评分法(visual analogue scale,VAS 评分)或臂、肩、手残疾调查问卷(disabilities of the arm, shoulder and hand,DASH 评分)降低 25% 以上。通过 VAS 评分结果显示,在注射皮质类固醇组的 55 例患者中,有 21 例(40%)对疗效满意;在单次注射富含血小板血浆的缓冲液组的 51 例患者中,有 38 例(75%)对疗效满意,2 组之间的差异具有统计学意义($P <$ 0.001)。DASH 评分结果显示,在注射皮质类固醇组的 55 例患者中,有 23 例(42%)对疗效满意;在单次注射富含血小板血浆的缓

冲液组的 51 例患者中,有 36 例(71%)对疗效满意,2 组之间的差异仍具有统计学意义($P<0.003$)[46]。

第4节　手术技术与康复

治疗肱骨外上髁炎的手术方法主要分为开放性手术、经皮手术及关节镜手术 3 类。

由 Wilhelm 和 Gieseler[47-48] 提出的肱骨外上髁去神经化手术,以及由 Hohmann[49] 提出的伸肌腱切断术(特别是桡侧腕短伸肌),是最常用的开放性手术式式。

在肱骨外上髁处的桡侧腕短伸肌处做一长约 3 cm 的切口(紧贴肱骨外上髁远端),锐性分离皮下组织至伸肌总肌腱处。将此肌腱纤维切断,暴露桡侧腕长伸肌深后侧的桡侧腕短伸肌,切除退变的桡侧腕短伸肌(通常为灰白色)及其后侧肱骨外上髁的软组织,采用缝合法或锚钉重新固定剩余的肌腱。关于是否需要切开关节囊、修复肌腱、延长肌腱及行尺神经减压术,目前仍存在争论。

关于术后的功能锻炼,目前仍有争议。有学者建议术后即刻开始功能锻炼(尽可能多动,直至恢复日常活动),而有的学者则建议使用夹板或悬吊带固定 1~2 周,术后 6 周开始增加力量训练。对于桡侧腕短伸肌重建的手术病例,原则上应在术后限制活动,且在肌腱愈合后再行力量训练。对于行清创术的患者,建议术后即刻开始功能锻炼。

另外,还有一些很少被提及应用的手术方式,例如,由 Bosworth[50] 提出的切断伸肌腱同时部分切断环状韧带的手术,以及由 Garden[51] 提出的伸肌腱延长术等。

使用小切口手术或经皮手术治疗"网球肘",其目的并不仅仅是修复或切断桡侧腕短伸肌,更重要的是将其从肱骨外上髁处松解,同时对肱骨外上髁进行清扫或不清扫。

关于关节镜治疗肱骨外上髁炎也存有争议,部分外科医生认为需要切除外侧关节囊并折叠滑囊边缘,以避免其碰撞肱桡关节;而有些外科医生建议切除总伸肌起点处。此外,是否需要将肱骨外上髁与皮肤分开也存在争议。Baker[52] 等在关节镜下将肱骨外上髁炎的关节囊进行了分类,以描述肌腱炎症的病变程度。1 型关节囊平滑规则;2 型关节囊可见纵行线性撕裂;3 型关节囊断裂回缩,伴有桡侧腕短伸肌磨损。

Mullett[53] 等观察了 30 例外侧肘关节顽固性疼痛的患者,发现其肱桡关节囊边缘环状硬化,且与桡骨头撞击。

切除此环状韧带后,28 例患者的疼痛症状得到缓解。组织结构检查显示玻璃样变性及纤维化。尸体解剖检查显示,34 具尸体中有 15 具存在此种病变。因此,对此病变进行了分型:1 型为活动中桡骨头完全暴露,没有关节囊撞击或覆盖;2 型为肘关节伸展时部分覆盖;3 型为肱桡关节半脱位,关节囊边缘嵌入肱桡关节;4 型为桡骨小头在屈伸活动时完全被覆盖。

本书其他章节中也介绍了关节镜的手术技术和设备。对于肱骨外上髁炎,可选择全身麻醉或局部麻醉,患者取侧卧位,前臂旋前或旋后位。通常先在关节、关节囊或软组织处注射生理盐水(通常为 30 ml),以显示肘关节前侧的神经血管及组织,以免术中将其损伤。可选择内侧近端切口入路,暴露前侧间隔。直视下在上外侧打孔,从此孔进入动力钻,松解退变的关节囊、桡侧腕短伸肌内侧面及肱骨外上髁。Smith[54] 等提出桡侧腕短伸肌内侧面及肱骨外上髁的松解范围应限制在桡骨小头中线。

Cohen 等通过解剖学研究得出了松解范围为从肱骨小头顶端直到肱桡关节中线,这是较为安全且能彻底松解桡侧腕短伸肌的方法。

康复

关于肱骨外上髁炎(肱骨内上髁炎)术后康复的文献报道较少。相关文献建议术后使用夹板或悬吊带固定 10 天,10 天后开始恢复关节活动,6 周后开始力量训练。关节镜术后早期即按照康复表进行关节活动锻炼,部分术者甚至建议,若患者无不适感,应在术后早期行力量训练,反之,锻炼则在术后 6 周开始[56]。

第 5 节　预　后

近期长时间随访研究发现,关节镜手术和开放性手术取得的手术疗效相同。只要能够准确地识别出病变组织,并将其完全切除,2 种手术方式都可以选择。2002 年,一项 Cochrane 数据库的综述表明,由于对照组的病例数较少,无法对比手术治疗的效果。由于手术方式均有优缺点,不能单纯说何种手术术式更优[57]。

Dunn[58] 等在术后进行长期随访,使用 Nirschl 评分进行评价,结果显示:71 例患者术后效果良好,6 例效果好,9 例效果一般,6 例效果不佳;使用 Verhaar 等的评分系统发现:45 例效果良好,32 例效果好,8 例效果一般,7 例效果不佳。2 种评分效果均良好的患者占 84%,97% 的患者术后均取得了一定的疗效,患者平均满意度为 8.9 分(总分 10 分),通过 10 年以上的随访发现,93% 的患者恢复了运动能力。

Baker 和 Baker 等[59] 报道了一项关节镜松解术术后长期随访的研究:研究纳入 40 例(总共 42 个肘)经非手术治疗无效的肱骨外上髁炎患者,采用关节镜行病理组织切除术,最终纳入 30 例患者(30 个肘)。结果显示,13 个月后,患者在休息时的疼痛评

分平均为 0 分,活动时为 1.0 分,工作或运动时为 1.9 分,平均功能得分为 11.7 分(总分为 12 分)。此外,没有患者需要进行二次手术,1 例患者在从事重体力活动时需要佩戴支具,23 例患者(77%)感觉非常好,6 例患者(20%)感觉良好,1 例患者(3%)感觉术后跟术前差不多,26 例患者(87%)对手术效果满意,28 例患者(93%)认为如果有必要可以接受二次手术。

Szabo[60] 等进行了 3 种手术方式的回顾性研究,比较了开放性手术、关节镜手术及经皮手术的手术效果,发现 3 组患者的一般情况,如年龄、性别、是否优势手患病、曾经使用过的非手术治疗方法、皮质类固醇局部注射及术前 Andrews-Carson 评分均无差别。长期随访(至少 2 年)发现其在复发率、并发症、发生率、失败率、疼痛的可视化量表评分及术后 Andrews-Carson 评分均无差别。结果显示,在治疗肘关节疾病时,这 3 种手术方式均为有效的治疗方法。

Peart[56] 等通过回顾性研究,对比了开放性手术和关节镜手术的手术效果。在 6 个月时 2 组没有区别,约 70% 的患者取得了良好或好的手术效果,其中在关节镜下行外侧松解的患者,术后早期即可恢复工作。

Dunkow[61] 等进行了一项关于肱骨外上髁炎的开放性手术和关节镜手术的前瞻性、随机对照研究,比较了 45 例患者(47 个肘)的常规手术及经皮手术。研究发现,经皮进行肌腱松解术的患者平均 3 周内即可恢复工作,相比于开放性手术患者,其恢复的速度较快,两者之间的差别具有统计学意义。但不足的是,此研究并没有比较 2 组患者的术后效果,所以未报道其结果是否有差异。

Lo 和 Safran[62] 于 2007 年发表了一篇关于肱骨外上髁炎手术治疗的系统综述,比较了关节镜手术、经皮手术及开放性手术松解伸肌腱起点的研究,并对比了一些重要的

参数,如术后恢复工作时间、力量、总体功能等。

大多数文献并未提及术后恢复工作的时间,即使有提及,多数也并未区分患者是手工劳动者还是办公室工作者,也没有区分患者是全职工作、半职工作还是偶尔工作。他们认为,通过现有的研究结果并不能比较3种手术方式术后患者回归工作的时间是否有区别。通常人们认为关节镜手术和经皮手术恢复较快,但是目前并没有数据支持,只是主观感觉行关节镜手术的患者回归工作所需时间更短。

目前有多种方法可以评价力量,但很难说究竟哪种手术方式术后力量恢复最好,每种方法均有不足之处。如果与健侧对比,则需要考虑患肢是否为优势手,如果是优势手,其力量通常较对侧强,因此,术后如果两侧上肢力量一致,则意味着患肢力量有损失。Lo 和 Safran 认为,直接比较 3 种方法术后力量的恢复程度几乎是不可能的,但大多数研究结果显示,术后患者力量若能恢复至另一肢体的 90% 以上,意味着使用的方法可取得良好的效果。

总体来看,所有治疗方法的效果均不错,本章综述中也不能得出哪种方法更好。此外,由于关于术后治疗的文献较少,因此,对于肱骨外上髁炎患者的最佳治疗方法仍存有争议。

因此,长期随访研究结果显示行肱骨外上髁炎手术的患者中,大约 80% 取得了较好的效果,皮质类固醇局部注射仅在短期内效果明显,生物学疗法的长期随访结果较好(1 年内,约 70% 的患者效果良好)。通过查阅文献得出治疗肱骨外上髁炎的方法有很多,包括观察、物理治疗、皮质类固醇注射疗法,适用于急性或亚急性患者;生物疗法和手术治疗适用于慢性及难治性肱骨外上髁炎患者。

第 6 节　并 发 症

对于肱骨外上髁炎和肱骨内上髁炎患者,非手术治疗的主要并发症是皮质类固醇的不良反应,使用皮质类固醇并不存在远期并发症。短期内可出现注射部位的脂肪代谢障碍,即可见骨性隆起,不过此隆起也可以解释为肱骨外上髁处的皮下脂肪消失。对于使用肉毒杆菌毒素的患者,可能在 6 周后出现腕关节背伸障碍[42]。

若肘关节外侧进行过度清创,可能会损害其外侧的副韧带,从而导致肘关节后外侧不稳定,此并发症在开放性手术和关节镜松解术中均可出现。如果术中严格遵守由 Smith 等提出的手术要点,这种并发症是可以避免的[54]。

持续性术后疼痛和手术切口远端皮肤感觉异常或迟钝,可能是由骨间背神经的神经瘤引起,这种并发症可以通过局部麻醉阻滞来诊断,其治疗原则是切除神经瘤,并将近端神经残端进行肌内转位。

对于慢性或易复发的患者,还可以使用肘后肌肌瓣移植术,此手术的适应证主要包括术后复发、瘘管形成及感染,也可应用于广泛切除伸肌起点处后闭合组织[63-64]。

第 7 节　总 结

虽然使用肱骨内上髁炎或肱骨外上髁炎来描述此病,但实际上并无炎症的表现。对于骨科医生而言,更希望人体能够自我修复退变的肌腱。虽然目前尚无足够证据能证明人体肌腱能够自我修复,但有很多治疗方法可能有效,如观察、物理治疗、局部注射及手术治疗(图 4-5-1～图 4-5-5)。

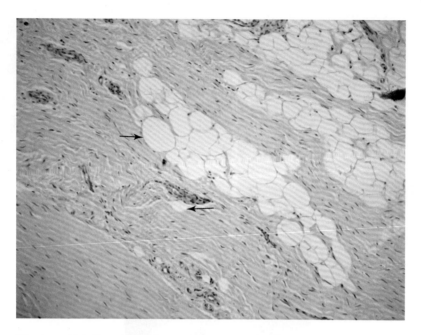

图 4-5-1　退变的肌腱组织中增生的脂肪组织(上方箭头)及血管(下方箭头)

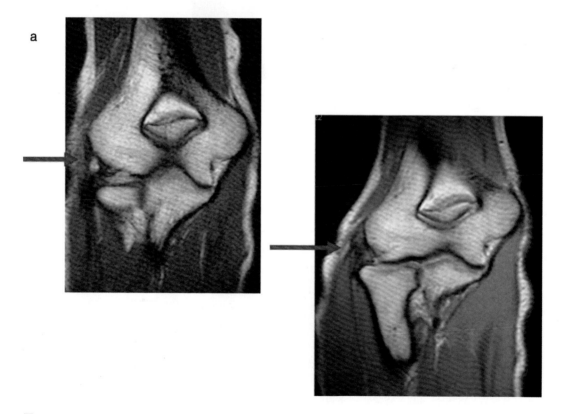

图 4-5-2　MRI 显示不同的肌腱炎症

a. 注射富含血小板血浆的缓冲液 6 个月之前及之后

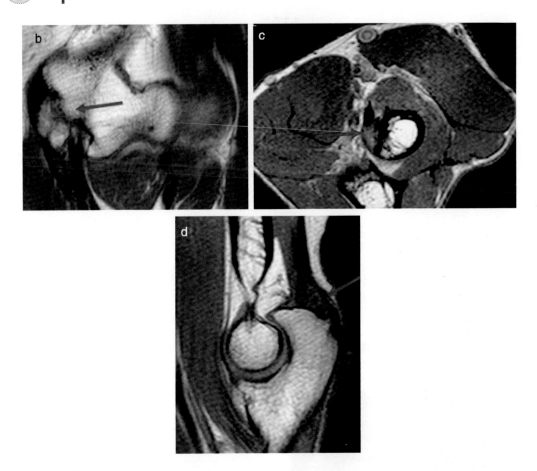

图 4-5-2（续）

b. 肱骨内上髁炎；c. 肱二头肌远端与桡骨茎突相连处肌腱炎；d. 肱三头肌肌腱内部异常

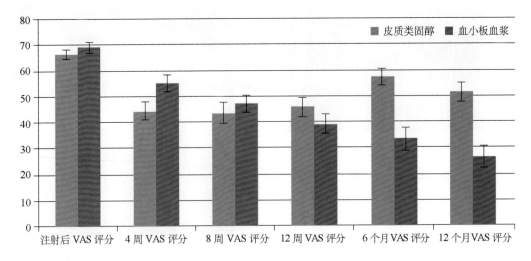

图 4-5-3　注射富含血小板血浆的缓冲液与皮质类固醇后，患者不同时间的肘关节运动 VAS 评分的比较

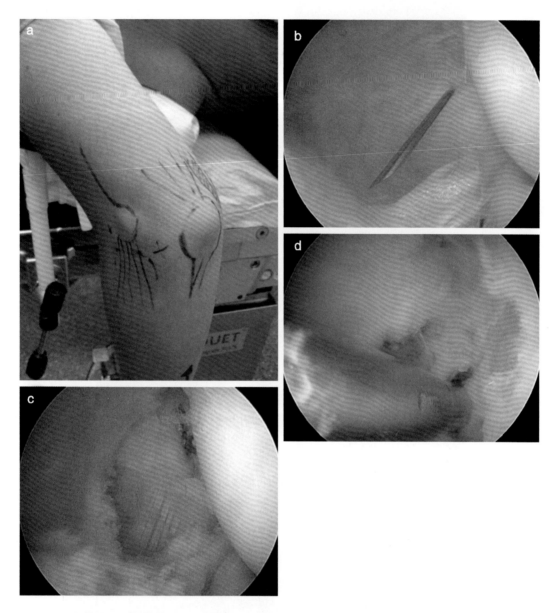

图 4-5-4　关节镜显示在关节镜下外部操作切除关节囊及桡侧腕短伸肌的肱骨外上髁起点处

a. 在体表画出关节镜下进行网球肘松解的解剖结构；b. 针的位置；c. 切除关节囊后可见桡侧腕短伸肌；
d. 切除肱骨外上髁

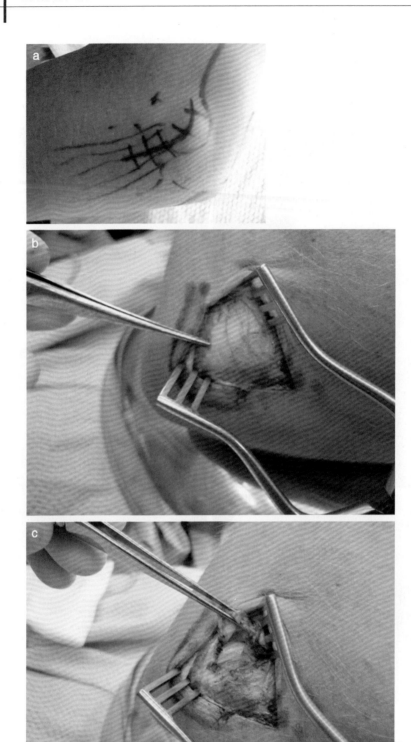

图 4-5-5 网球肘松解手术的术中照片

a. 手术切口；b. 总伸肌起点处；c. 暴露总伸肌起点处与关节

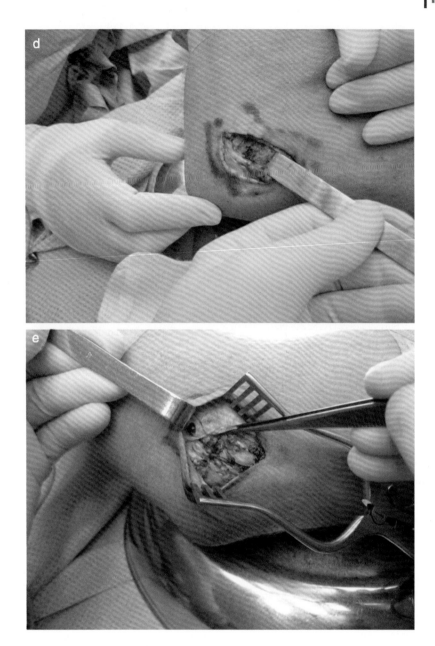

图 4-5-5（续）

d. 切除肱骨外上髁；e. 在切除后的肱骨外上髁处重新固定总伸肌

对于急性肱骨外上髁炎和急性内上髁炎患者，通常建议暂时观察，但对于顽固性肘关节疼痛的患者，在进行手术前应先考虑使用延缓肘关节修复的生物学治疗方法，如使用非甾体抗炎药和皮质类固醇，或者考虑使用促进损伤修复的方法，如使用富含血小板的血浆。

对于需要手术的患者，应在术前评估患者是行开放性手术还是关节镜手术。虽然2种手术方法预后相似，但是如果病变主要位于肌腱的关节面，更适宜行关节镜手术。在关节镜下行网球肘松解时，应利用此机会评估关节囊，以排除肘关节外侧疼痛的其他原因。

参考文献

[1] Runge F. Zur Genese und Behandlung des Schreiberskrampfes. Berl Klein Wochenschr,1873,10:245-248.

[2] Morris H. Riders sprain. Lancet, 1882, ii:557.

[3] Kraushaar B, Nirschl RP. Tendinosis of the elbow (tennis elbow): clinical features and findings of histological, immunohistochemical, and electron microscopy studies. J Bone Joint Surg,1999,81A:259.

[4] Nirschl RP, Pettrone F. Tennis elbow: the surgical treatment of lateral epicondylitis. J Bone Joint Surg,1979,61A:832-839.

[5] Regan W, Wold LE, Coonrad R, et al. Microscopic histopathology of lateral epicondylitis. Am J Sports Med,1992,20:746.

[6] van der EH L, van der WJHM B, Huygen FJA, et al. Ziekten in de huisartspraktijk. Utrecht: Bunge,1990.

[7] Gruchow HW, Pelletier BS. An epidemiologic study of tennis elbow. Am J Sports Med,1979,7:234-238.

[8] Allander E. Prevalence, incidence, and remission rates of some common rheumatic diseases or syndromes. Scand J Rheumatol, 1974,3:145-153.

[9] Werner RA, Franzblau A, Gell N,et al. Predictors of persistent elbow tendonitis among auto assembly workers. J Occup Rehabil, 2005,15:393-400.

[10] Ono Y, Nakamura R, Shimaoka M, et al. Epicondylitis among cooks in nursery schools. Occup Environ Med, 1998, 55: 172-179.

[11] Ritz BR. Humeral epicondylitis among gas and waterworks employees. Scand J Work Environ Health,1995,21:478-486.

[12] Goldie I. Epicondylitis lateralis humeri (epicondylagia or tennis elbow): a pathogenetical study. Acta Chir Scand Suppl,1964,57(Suppl 339):1-119.

[13] Ljung BO, Alfredson H, Forsgren S. Neurokinin 1-receptors and sensory neuropeptides in tendon insertions at the medial and lateral epicondyles of the humerus: studies on tennis elbow and medial epicodylalgia. J Orthop Res,2004,22:321-327.

[14] Alfredson H, Ljung BO, Thorsen K, et al. In vivo investigation of ECRB tendons with microdialysis technique: no signs of inflammation but high amounts of glutamate in tennis elbow. Acta Orthop Scand,2000,71: 475-479.

[15] Baker Jr CL, Murphy KP, Gottlob CA,et al. Arthroscopic classification and treatment of lateral epicondylitis: two-year clinical results. J Shoulder Elbow Surg, 2000, 9: 475-482.

[16] Owens BD, Murphy KP, Kuklo TR. Arthroscopic release for lateral epicondylitis. Arthroscopy,2001,17:582-587.

[17] Ruch DS, Papadonikolakis A, Campolattaro RM. The posterolateral plica: a cause of refractory lateral elbow pain. J Shoulder Elbow Surg,2006,15:367-370.

[18] Rees JD, Wilson AM, Wolman RL. Current concepts in the management of tendon disorders. Rheumatology,2006,45:508-521.

[19] Verhaar JA. Tennis elbow: anatomical, epidemiological and therapeutic aspects. Int Orthop,1994,18:263-267.

[20] Haahr JP, Andersen JH. Prognostic factors in lateral epicondylitis: a randomised trial with one-year follow up in 266 new cases treated with minimal occupational intervention or the usual approach in general practice. Rheumatology (Oxford), 2003, 42: 1216-1225.

[21] Smidt N, van der Windt DA, Assendelft WJ,et al. Corticosteroid injections, physiotherapy, or a wait-and-see policy for lateral epicondylitis: a randomised controlled trial. Lancet,2002,359:657-662.

[22] Binder AJ, Hazleman BL. Lateral humeral

epicondylitis: a study of natural history and the effect of conservative therapy. Br J Rheumatol,1983,22:73-76.

[23] Boyd HB, McLeod Jr AC. Tennis elbow. J Bone Joint Surg Am,1973,55:1183-1187.

[24] Coonrad RW, Hooper WR. Tennis elbow: its course, natural history, conservative and surgical management. J Bone Joint Surg Am,1973,55:1177-1182.

[25] Shiri R, Viikari-Juntura E, Varonen H, et al. Prevalence and determinants of lateral and medial epicondylitis: a population study. Am J Epidemiol,2006,164(11):1065-1074.

[26] Leach RE, Miller JK. Lateral and medial epicondylitis of the elbow. Clin Sports Med, 1987,6:259-272.

[27] Vangsness Jr CT, Jobe FW. Surgical treatment of medial epicondylitis: results in 35 elbows. J Bonc Joint Surg Br, 1991, 73: 409-411.

[28] Werner CO. Lateral elbow pain and posterior nerve entrapment. Acta Orthop Scand Suppl,1979,174:1-62.

[29] Verhaar J, Spaans F. Radial tunnel syndrome. An investigation of compression neuropathy as a possible cause. J Bone Joint Surg Am,1991,73(4):539-544.

[30] Connell D, Burke F, Coombes P, et al. Sonographic examination of lateral epicondylitis. Am J Roentgenol,2001,176:777-782.

[31] Miller TT, Shapiro MA, Schultz E, et al. Comparison of sonography and MRI for diagnosing epicondylitis. J Clin Ultrasound, 2002,30:193-202.

[32] Levin D, Nazarian LN, Miller TT, et al. Lateral epicondylitis of the elbow: US findings. Radiology,2005,237:230-234.

[33] Mackay D, Rangan A, Hide G, et al. The objective diagnosis of early tennis elbow by magnetic resonance imaging. Occup Med (Lond),2003,53:309-312.

[34] Potter HG, Hannafin JA, Morwessel RM,et al. Lateral epicondylitis: correlation of MR imaging, surgical and histopathologic find-

ings. Radiology,1995,196:43-46.

[35] Steinborn M, Heuck A, Jessel C,et al. Magnetic resonance imaging of lateral epicondylitis of the elbow with a 0. 2 T dedicated system. Eur Radiol,1999,9:1376-1380.

[36] Savnik A, Jensen B, Norregaard J, et al. Magnetic resonance imaging in the evaluation of treatment response of lateral epicondylitis of the elbow. Eur Radiol,2004,14:964-969.

[37] Boyer MI, Hastings 2nd H. Lateral tennis elbow: "is there any science out there?". J Shoulder Elbow Surg,1999,8(5):481-491.

[38] Cowan J, Lozano-Calderón S, Ring D. Quality of prospective controlled randomized trials. Analysis of trials of treatment for lateral epicondylitis as an example. J Bone Joint Surg Am,2007,89(8):1693-1699.

[39] Bisset L, Paungmali A, Vicenzino B,ct al. A systematic review and meta-analysis of clinical trials on physical interventions for lateral epicondylalgia. Br J Sports Med, 2005, 39 (7):411-422.

[40] Hay EM, Paterson SM, Lewis M, et al. Pragmatic randomised controlled trial of local corticosteroid injection and naproxen for treatment of lateral epicondylitis of elbow in primary care. BMJ, 1999, 319 (7215): 964-968.

[41] Struijs PA, Korthals-de Bos IB, van Tulder MW, et al. Cost effectiveness of brace, physiotherapy, or both for treatment of tennis elbow. Br J Sports Med, 2006, 40 (7): 637-643.

[42] Placzek R, Drescher W,Deuretzbacher G,et al. Treatment of chronic radial epicondylitis with botulinum toxin A. A double blind, placebo-controlled, randomised multicenter study. J Bone Joint Surg Am, 2007, 89: 255-260.

[43] Keizer SB, Rutten HP, Pilot P,et al. Botulinum toxin injection versus surgical treatment for tennis elbow: a randomized pilot study. Clin Orthop Relat Res,2002,401:125-131.

[44] Edwards SG, Calandruccio JH. Autologous

blood injections for refractory lateral epicon-dylitis. J Hand Surg Am, 2003, 28 (2): 272-278.

[45] Mishra A, Pavelko T. Treatment of chronic elbow tendinosis with buffered platelet-rich plasma. Am J Sports Med, 2006, 34 (11): 1774-1778.

[46] Peerbooms JC, Sluimer J, Bruijn DJ, et al. Effect of an Autologous Platelet Concentrate in Lateral Epicondylitis, A double-blind ran-domized controlled trial: PRP versus cortico-steroid injection with a 1 year follow-up. Am J Sports Med, 2011, 38(2):255-262.

[47] Wilhelm A, Gieseler H. Die Behandlung der Epicondylitis humeri radialis durch Denerva-tion. Chirurg, 1962, 33:118-122.

[48] Wilhelm A. Treatment of therapy refractory epicondyliytis lateralis humeri by denerva-tion. On the pathogenesis. Handchir Mikro-chir Plast Chir, 1999, 31:291-302.

[49] Hohmann G. Uber den Tennisellebogen. Verband Orthop Ges, 1926:349-355.

[50] Bosworth DM. The role of the orbicular liga-ment in tennis elbow. J Bone Joint Surg Am, 1955, 37:527-533.

[51] Garden RS. Tennis elbow. J Bone Joint Surg Br, 1961, 43:100-106.

[52] Jr Baker CL, Murphy KP, Gottlob CA, et al. Arthroscopic classification and treatment of lateral epicondylitis: two year clinical re-sults. J Shoulder Elbow Surg, 2000, 9: 475-482.

[53] Mullett H, Sprague M, Brown G, et al. Ar-throscopic treatment of lateral epicondylitis. Clinical and cadaveric studies. Clin Orthop, 2005, 439:123-128.

[54] Smith AM, Castle JA, Ruch DS. Arthro-scopic resection of the common extensor ori-gin: anatomic considerations. J Shoulder El-bow Surg, 2003, 12:375-379.

[55] Cohen MS, Romeo AA, Hennigan SP, et al.

Lateral epicondylitis: anatomic relationships of the extensor tendon origins and implica-tions for arthroscopic treatment. J Shoulder Elbow Surg, 2008, 17:954-960.

[56] Peart RE, Strickler SS, Schweitzer KM. Lateral epicondylitis: a comparative study of open and arthroscopic lateral release. Am J Orthop, 2004, 33:565-567.

[57] Buchbinder R, Green S, Bell SN, et al. Sur-gery for lateral elbow pain. Cochrane Data-base of Syst Rev, 2002, (1), Art. No.: CD003525.

[58] Dunn JH, Kim JJ, Davis L, et al. Ten-to 14-year follow-up of the Nirschl surgical tech-nique for lateral epicondylitis. Am J Sports Med, 2008, 36(2):261-266.

[59] Baker Jr CL, Baker 3rd CL. Long-term fol-low-up of arthroscopic treatment of lateral epicondylitis. Am J Sports Med, 2008, 36 (2):254-260.

[60] Szabo SJ, Savoie FH, Field LD, et al. Tendi-nosis of the extensor carpi radialis brevis: an evaluation of three methods of operative treatment. J Shoulder Elbow Surg, 2006, 15: 721-727.

[61] Dunkow PD, Jatti M, Muddu BN. A com-parison of open and percutaneous techniques in the surgical treatment of tennis elbow. J Bone Joint Surg Br, 2004, 86:701-704.

[62] Lo MY, Safran MR. Surgical treatment of lateral epicondylitis. A systematic review. Clin Orthop, 2007, 463:98-106.

[63] Almquist EE, Necking L, Bach AW. Epi-condylar resection with anconeus muscle transfer in chronic lateral epicondylitis. J Hand Surg Am, 1998, 23:723-731.

[64] Luchetti R, Atzei A, Brunelli F, et al. Anco-neus muscle transposition for chronic lateral epicondylitis, recurrences, and complica-tions. Tech Hand Up Extrem Surg, 2005, 9: 105-112.

第6章 肘关节韧带的急性和慢性损伤

第 6 章
肘关节韧带的急性和慢性损伤

David Cloke，David Stanley

关键词 急性和慢性·病因·诊断·肘关节·韧带损伤·影像学·病理生理学·康复·负荷试验·手术技巧·内侧重建·外侧重建

第 1 节 概 述

近年来，关于肘关节不稳定的病因、机制、手术及非手术治疗的研究有了较大的进展。肘关节的骨性及韧带结构有助于促进肘关节的稳定性，相关文献提出，骨性结构的改变是肘关节不稳定的不可缺少的因素，但本章主要介绍肘关节不稳定中的韧带损伤及治疗方法。

值得注意的是，在发生急性创伤时，内侧韧带和外侧韧带可能同时受损。无症状的尺侧副韧带损伤在投掷运动员中较为常见，也常见于急、慢性损伤的患者，而急性创伤可引起外侧副韧带不稳定。此外，日常活动中强加于肘关节的力也可产生明显的不稳定症状。内侧副韧带损伤通常可引起疼痛，并导致肘关节外翻不稳定（常见于日常活动中），外侧副韧带损伤通常会导致肘关节后外侧旋转不稳定，此种损伤在日常活动中较为常见，因此症状也较为常见。

第 2 节 解剖和病理生理学

从骨性解剖来讲，肘关节的结构较为稳定，能够承受包括旋转在内的不同方向的负荷。稳定因素可分为主要因素和次要因素，也可分为静态因素和动态因素。

对抗主要静态稳定的结构包括肱尺关节（包括伸肘时的前关节囊）、内侧韧带复合体（图 4-6-1）（主要是尺侧副韧带前束、后束及横束）、外侧韧带复合体[主要是外侧尺侧副韧带（图 4-6-2）和桡侧副韧带和环状韧带]。对抗次要静态稳定的结构（防止外翻）主要为肱桡关节。主要的动态稳定结构包括肱三头肌、肱肌及肘后肌，它们促进肘关节的主动运动，伸肌和屈肌的起点部位为次要动态稳定结构[1-2]。这些结构对肘关节损伤及术后康复起重要作用。内侧肌群及外侧肌群被认为是稳定肘关节的被动结构，当肘关节旋后时，内侧肌群有助于对抗旋后的力量；当肘关节旋前时，外侧肌群则有助于对抗旋前的力量[3-4]。

内侧副韧带前束被认为是对抗肘关节外翻和内旋的主要结构[5]，而近年来的研究

D. Cloke(✉)
Department of Orthopaedics, Freeman Hospital, High Heaton, Newcastle-upon-Tyne, UK
e-mail：clokes@talktalk.net

D. Stanley
Sheffield Teaching Hospitals NHS Foundation Trust, Sheffield，UK
e-mail：stanley@sth.nhs.uk

G. Bentley (ed.)，*European Surgical Orthopaedics and Traumatology*，
DOI 10.1007/978-3-642-34746-7_229，© EFORT 2014

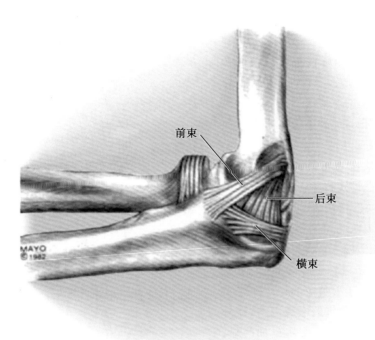

图 4-6-1　内侧韧带复合体

（引自 BF Morrey 和 J Sanchez-Sotelo 主编的《肘关节及其疾病》第 4 版，
2009 年，第 2 章第 21 页，图 2-25）

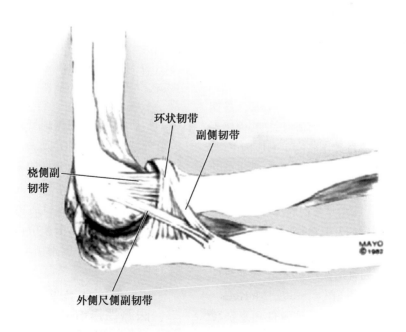

图 4-6-2　外侧韧带复合体

（引自 BF Morrey 和 J Sanchez-Sotelo 主编的《肘关节及其疾病》第 4 版，2009
年，第 2 章第 22 页，图 2-28）

证明,后束所起的作用也非常重要[6]。内侧副韧带损伤通常表现为疼痛及肘关节外翻不稳定。肘关节后内侧旋转不稳定在前文有所描述[7-8],但与肘关节后外侧旋转不稳定不同的是,其发生的主要原因是冠突骨折合并外侧副韧带损伤,此种不稳定将在其他章节介绍。

尺侧腕屈肌及指浅屈肌被认为是对抗肘外翻的主要动态稳定因素[9-10],对于术后康复起着至关重要的作用。

外侧副韧带被认为是对抗肘关节后外侧旋转的主要稳定因素[11-12],尸体解剖研究表明,外侧副韧带、桡侧副韧带及伸肌群[13-15]、环状韧带对于肘关节的稳定非常重要。桡骨头是肘关节稳定的次级因素,在外侧副韧带松弛的情况下,其作用更加凸显。因此,如果其被切断,应当立即修复,重建外侧副韧带,同时进行桡骨小头的置换[16]。

第3节　肘关节韧带损伤的病因

一、创伤性损伤

创伤可能累及内侧和外侧副韧带。早期关于创伤性肘关节不稳定的研究表明,内侧副韧带损伤是肘关节持续疼痛的主要原因[17-19],长期的观察性研究表明其在肘关节脱位中起主要作用[20]。虽然目前肘关节脱位后的外翻不稳定较为少见[21],但是长期的观察研究提示持续性外翻不稳定的发生率较高[22]。

最近的研究显示,在肘关节后脱位的早期阶段,外侧副韧带的损伤可导致肘关节后外侧旋转不稳定[23](图4-6-3)。McKee[24]在一组肘关节脱位(包括单纯脱位和复杂脱位)患者中观察到,所有患者均存在外侧副韧带的损伤,其中从肱骨远端撕脱最常见,其次为中部破裂,而尺骨分离或骨撕脱较少见,其中66%的患者为总伸肌起点处破裂。

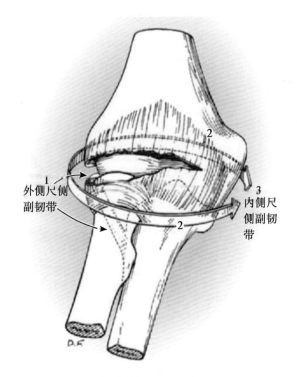

图4-6-3　软组织损伤以环状方式从外侧向内侧发展,分为3个阶段:第1阶段,外侧尺侧副韧带断裂;第2阶段,其他外侧韧带结构和前后囊破坏;第3阶段,内侧尺侧副韧带断裂可能为局部,与后部内侧尺侧副韧带断裂(3A阶段)或完全断裂(3B阶段)有关

(引自BF Morrey和J Sanchez-Sotelo主编的《肘关节及其疾病》第4版,2009年,第28章第438页,图28-4)

解剖学研究显示,内侧副韧带可完全对抗肘关节外旋脱位[25]。

在投掷运动时,突发的急性事件即作用于肘关节的外翻力,可能引起内侧副韧带撕裂。患者表现为内侧和后侧疼痛,而X线片无异常。同样地,肘关节内翻、外旋时,可能会出现单纯的外侧副韧带损伤,而不伴有肘关节脱位。

二、医源性损伤

由于肘关节外侧的过度松解、手术所致的脱位或半脱,导致外侧副韧带损伤[26]。但值得注意的是,行网球肘的手术时应注意避免外侧副韧带肱骨附着处的损伤。此外，行肘关节外侧入路进行尺骨截骨时，也应避免外侧副韧带的尺骨附着部的损伤[27]。当行肘关节外侧入路手术时，患者可主诉外侧疼痛或感到恐惧，此时应考虑外侧副韧带的损伤。

三、慢性损伤

重复性的投掷运动可导致内侧副韧带负荷过重，测量显示内侧尺副韧带的极限抗张强度为 35 Nm[28]，而在投掷时，测量外翻的扭转负荷为 64 Nm，使用过度可能导致内侧副韧带损伤。损伤后可导致肘关节内侧疼痛和投掷无力。此外，由于鹰嘴部受力加重及退行性病变，导致肘关节后内侧疼痛，即外翻过伸负荷综合征。

外侧韧带复合体的慢性劳损比较少见，但可出现于慢性内翻受压的情况下，如长期使用拐杖走路等。目前其致伤机制主要为尺骨内翻畸形[29-31]，其发病的主要原因是作用于内侧韧带复合体的机械力增高，以及肱三头肌收缩时作用的后外侧旋转力增加。此外，据报道，肘关节外翻不稳定也与网球肘有关[32]。

第4节　诊　断

一、病史

对于肘关节急性损伤或脱位的患者，应怀疑肘关节不稳定，而对于慢性肘关节不稳定及慢性劳损的患者，诊断较为困难。

关于内侧韧带，急性损伤怀疑由严重外翻力引起，与运动员的投掷能力丧失有关。外侧损伤通常与跌倒时手掌着地有关，也可能与外力直接作用于肘关节有关。需要注意的是，急性韧带损伤并不总是与脱位

有关。

慢性损伤的临床表现更加复杂，可能既有内侧疼痛，又有外侧疼痛，而疼痛可能与投掷动作或上肢提重物有关。韧带损伤的其他症状包括自我感觉肘关节不稳定（如疼痛、在椅子上用上肢撑起站立时或做俯卧撑时不稳定）、机械性症状（砰砰声、卡住或咔嚓声）或者反复发作的脱位。应当询问患者的外伤史、治疗史和肘关节的手术史，尤其是手术前后是否有新的症状出现。

在内侧副韧带功能不全的投掷运动员中，由于内翻负荷综合征导致肘关节后侧结构的退行性改变，进而导致后内侧的疼痛。另外，在内侧副韧带损伤的同时，可能会伴有尺神经刺激性症状或损伤。

二、体格检查

在肘关节的一般检查中，早期的外伤和手术后遗症（如瘢痕等）可能是导致肘关节不稳定的原因。另外，需要注意的是，应严格检查韧带松弛程度及肘关节连接的软组织失调症状，这可能是导致重建术失败的原因。

上肢的神经和血管也应仔细检查，尤其当肘关节外翻不稳定时，应仔细检查尺神经，尤其要在术中严格记录尺神经的症状。

肘内翻和肘外翻是肘关节不稳定的危险因素，活动受限可能是由外伤或肘关节的退行性病变引起，在急性或慢性肘关节韧带损伤时，触痛时感觉疼痛，但要考虑其他诊断的可能，如肱骨内上髁或外上髁炎，尤其是后部触痛或疼痛，可提示患者有外翻扩张过重。

肘关节外翻不稳定的特殊检查包括将肘关节屈曲 20°～30°（以消除尺骨鹰嘴的影响），触诊肘关节内侧以检查是否有疼痛或内侧关节面分离。若无外翻松弛，可进一步行外翻应力试验[33]：患者肘关节屈曲，前臂旋后，然后迅速伸展肘关节，当伸直至 70°～

120°时,患者感觉内侧疼痛,则为阳性(图4-6-4)。

当外侧副韧带损伤时,单纯的外翻压力症状不是很明显,此时行外侧旋转抽屉试验来进一步进行检查(图4-6-5a):肘关节屈曲45°(并给予外翻和轴向的压力),使前臂外旋,此时可观察到肘关节半脱位或肘关节不稳定。

后外侧旋转轴移试验(图4-6-5b~d)不仅可以检查出肘关节半脱位,更能清楚地展示肘关节在屈曲状态下的形态:患者取仰卧位,上肢外旋,前臂完全旋后,然后肘关节屈曲20°,并施加外翻和轴向的力量,此时患者可能出现肘关节后外侧旋转半脱位。然而,由于肘关节处于屈曲状态,通常可能呈现出渐进性的半脱位状态,但在外力作用下,桡骨小头突然脱位,此时患者可能过于恐惧而检查不出其他症状和体征。

重复出现的症状在体格检查中具有重要的价值。在行投掷动作或外翻应力试验时,可导致内侧副韧带不稳定。对于后外侧不稳定的患者,在椅子上用手撑起站立时会感觉不稳定;同样地,做俯卧撑时也会感觉不稳定。特殊检查表明在肘关节完全伸展或不稳定时,其结果为阳性。此试验也可以在桌面上进行检查,此时需要检查者的拇指顶住患者桡骨小头以缓解恐惧,这与肩关节前部不稳定的复位试验相似[34]。

在部分研究中发现,大多数后外侧旋转不稳定的患者对椅子撑起试验及俯卧撑试验比较恐惧,而行后外侧旋转轴移试验时,只有不到1/2的患者结果为阳性[35]。

在肘关节不稳定的患者中,恐惧和抵抗比较常见,因此,麻醉状态下的查体对恐惧而无明显关节不稳定的患者而言是非常有必要的。对于怀疑关节不稳定的患者,需要在上级医生的指导下行动态X线检查以确定是否有关节不稳定的体征。

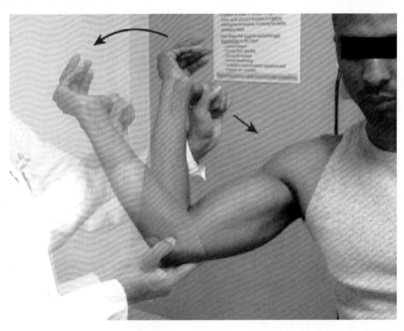

图 4-6-4　按箭头指示移动外翻应力测试,检查者在将肘关节从屈曲到伸展时施加外翻应力

(引自 BF Morrey 和 J Sanchez-Sotelo 主编的《肘关节及其疾病》第 4 版,2009 年,第 47 章第 659 页,图 47-3)

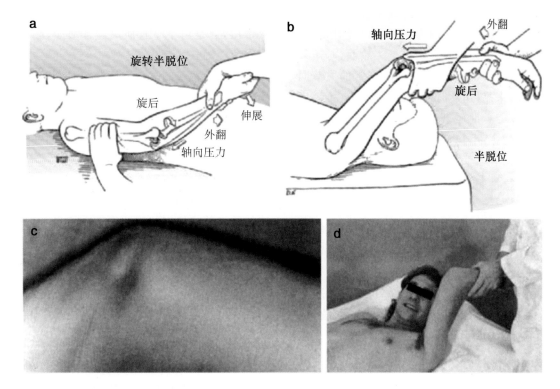

图 4-6-5　a. 后外侧旋转抽屉试验；b. 旋转移位试验；c. 桡骨头可见半脱位；d. 检查患处，以防患者恐惧
（引自 BF Morrey 和 J Sanchez-Sotelo 主编的《肘关节及其疾病》第 4 版，2009 年，第 48 章第 672 页，图 48-3）

三、辅助检查

X 线片检查对于评估退行性关节疾病的体征及之前的创伤很有必要，便于更好地确定治疗。应力位的 X 线片，尤其是在麻醉状态下，可显示其他关节不稳定的体征。理想状态下，应将对侧肘关节作为对比。总的来说，在内翻或外翻应力下，肘关节两侧间隙相差超过 2～3 mm 时，表明侧副韧带有损伤[36]。另外，在 X 线透视下行外侧轴移试验也能清楚地显示肘关节半脱位。

CT 扫描有时可用于诊断骨折所致的骨不连。MRI 能直接检查是否有韧带损伤，加上钆造影，可显示关节囊损伤和关节积液外漏。然而，由于 MRI 特异性较差，即使结果阴性也不能排除肘关节不稳定。

据报道，超声检查有助于进一步诊断内侧副韧带损伤，尤其是在投掷运动员中[37-38]。

通过关节镜检查可诊断关节不稳定[39-40]，但此种检查必须要明确患者的病史，并在全面的体格检查之后才能实行。然而，对于伴随相关病因的患者（如关节内游离体），关节镜是不错的检查手段。

第 5 节　治　疗

一、单纯脱位

本节我们并不详细讨论肘关节单纯脱位和复杂脱位（包括骨折），但需要表明的是，创伤是导致慢性韧带不稳定的原因。

肘关节脱位通常是由于肘关节后外侧旋转所致，因此，外侧韧带损伤较内侧韧带损伤更为常见[41]。

对于大多数单纯脱位的患者,目前主张复位后早期活动。因为在韧带愈合时,跨关节的肌肉可提供足够的力量。然而,对于某些患者而言,其脱位不能通过正常的关节同轴旋转来复位,此时可使用夹板或直接手术修复韧带。肘关节延期复位或复位不准确可导致关节不稳定或早期退行性病变。

二、急性韧带损伤

急性单纯韧带撕裂常见于投掷运动员。近期研究显示,其主要损伤了屈肌肌群和旋前肌群,并伴有邻近韧带的撕裂。早期行韧带修复术可取得良好的效果[42]。

有时,对于伴有轻微的骨折或脱位,或较为罕见的单纯脱位,可行韧带修复术。术前必须考虑关节的动态稳定结构,如总伸肌和屈肌起点。

解剖学研究显示,对于外侧副韧带的损伤伴有难复性桡骨小头骨折的患者,可行韧带修复术,充分修复内翻及后外侧旋转不稳定[16,25]。但应注意的是,对于某些其他损伤(如 Essex-Lopresti 损伤),桡骨小头置换很有必要。大多数的急性侧副韧带损伤是从肱骨上髁或韧带中部撕脱[24],修复的目的是维持其连续性。具体方法为,在肱骨远端打孔(从肱骨内髁中央至肱骨外髁中央),并使用不可吸收的粗线进行 Krakow 式锁定连续缝合,并将韧带缝合至肱骨远端,或者使用锚钉固定韧带。修复中应注意张力不要过大,尤其是对于有多条韧带损伤或骨折脱位的患者[43-45]。

如在修复时缺乏韧带组织,应考虑行韧带重建术。

三、慢性韧带损伤

(一)移植物

在介绍侧副韧带重建手术时,我们介绍了几种可供选择的移植物。自体掌长肌腱最常用,但是由于掌长肌腱经常缺如,必须在术前明确其是否存在。

其他可替代的移植物有股薄肌、跖肌及跟腱。最近研究对自体半腱肌作为移植物进行了生物力学评估[46]。腘绳肌肌腱的优点在于其足够长,可同时重建内侧副韧带和外侧副韧带[47]。

此外,最近的研究发现,肱三头肌筋膜也可作为移植物[48-50],并已应用于临床。对于韧带松弛或组织结构功能不良的患者,也可以考虑使用人工韧带。

侧支重建的另一技术要点是行滑膜外移植术,为了避免移植物或骨隧道暴露于滑膜液内的炎性介质中,建议修复关节囊,并行韧带重建术。

(二)相关损伤

对于创伤后肘关节不稳定的患者,例如,关节内的骨折不愈合或骨不连,应当复位,如有必要,应行桡骨小头重建或置换术以恢复其稳定性。对于关节不稳定伴有关节僵直的患者,可行关节松解术。

对于前臂内翻畸形伴肘关节外侧不稳定的患者,应矫正畸形,否则可致力量不平衡,增加移植失败概率[29-30]。

(三)内侧副韧带重建

对于慢性外翻不稳定的患者,如最早使用非手术治疗,其效果较好(约 42% 的患者能够恢复投掷运动功能),这一点已在动态稳定部分有所介绍[51]。

对于内侧副韧带功能不全的患者,大多数研究者建议行韧带重建术而非韧带修复[52]。然而,最近研究表明,在年轻患者中使用锚定技术修复韧带取得了良好的效果[53]。

肘关节外翻不稳定,而又对体育运动或日常工作有需求的患者,是韧带重建手术的指征。虽然肘关节退行性变并非韧带重建手术的禁忌证,但是韧带重建并不能改善肘关节退行性病变的症状,有时甚至会导致其恶化。

最初，内侧副韧带重建由 Jobe 提出[54]，其将旋前肌群和屈肌群分开描述。目前，大多数重建技术是将此肌群切开，以减少患病率[55]。此外，将尺神经从尺神经沟移除，并在整个手术过程中予以保护。在尺骨近端结节处打孔，将肌腱移植物穿出，并在对称的肱骨结节前侧和后侧位置上打孔，将移植肌腱的两端分别穿出（图 4-6-6）。与外侧副韧带重建相同，应将肱骨远端肌腱移植的骨性通道置于对称位置，使移植的肌腱前侧部分和后侧部分张力相同，反复屈伸肘关节，使得移植肌腱的张力处于合适大小，并在肘关节屈曲 60°且旋后有一定的内翻张力时拉紧移植肌腱。这种移植方法被认为最符合内侧副韧带生物力学[56]。

确定骨性通道的技术较为困难，该技术已不断进行改进。还有一种对接移植法[57]，与 Jobe 法相似，也是在尺骨近端结节处打孔，但在肱骨远端内上髁对应的位置上只打一个骨隧道，将移植肌腱的两端同时穿入此骨性隧道。此法是将移植肌腱的牵引线同时穿入肱骨远端内上髁并拉紧，同时将肌腱固定在同一骨性隧道内[58]（图 4-6-7）。

近期，一种新式的 DANE TJ 技术已被研究并应用。使用锚钉将移植肌腱固定在尺骨近端结节上，远端则使用类似对接技术，将移植肌腱的两端同时穿入肱骨内上髁至同一骨性隧道，此方法取得了良好的效果[59]。最近，还有很多不同的技术使用锚钉将移植肌腱固定在骨性通道上，但其临床效果还不确定[50,60-61]。

在行内侧副韧带重建术时，必须考虑到尺神经。因为，在肘关节外翻不稳定的患者中，由于压迫、牵拉或摩擦，尺神经症状可能与外翻不稳定同时出现，此时，尺神经需要在手术中暴露、松解，并可能需要将其前置或固定于周围软组织。

（四）外侧副韧带重建

一般认为外侧副韧带重建的疗效要好于内侧副韧带重建[62-63]。其他治疗方法有

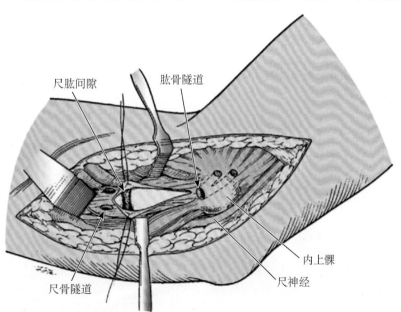

图 4-6-6　内侧骨隧道放置示意图

（引自 BF Morrey 和 J Sanchez-Sotelo 主编的《肘关节及其疾病》第 4 版，2009 年，第 47 章第 662 页，图 47-7）

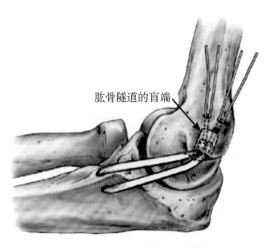

肱骨隧道的盲端

图 4-6-7　移植技术中骨移植与骨隧道放置示意图
（引自 BF Morrey 和 J Sanchez-Sotelo 主编的《肘关节及其疾病》第 4 版，2009 年，第 47 章第 663 页，图 47-9）

关节镜下烧灼使其拉紧[64]和关节囊修复收紧[65]，但是，目前这些方法尚未被推广。

原则上，外侧副韧带重建与内侧副韧带修复相同，包括动态稳定结构的保存和修复、移植物的长度、合适的张力及滑膜外移植术等。

通过 Kocher 切口可以修复伸肌群，并

且能够暴露韧带的起止点。使用锚钉或骨隧道将移植肌腱固定在桡骨近端旋后肌嵴上，在使用骨隧道固定时，第 2 个孔应该打在第 1 个孔背侧近端 10 mm 处，并和第 1 个孔相通。在肱骨上，等距点被认为是肱骨通过小头旋转的中心，通过尺骨隧道用缝线固定在肱骨上髁来进行确认，并通过屈曲和伸展记录其张力。在内侧，使用此点将隧道稍向近端和后方放置，以使移植物的近端和远端置于此位置。移植物的两端使用锁定缝合线固定，穿过尺骨隧道，并通过对接技术或螺钉技术固定在肱骨上。每种技术都有相似的强度，但正确的位置和张力可能更重要（图 4-6-8）。

四、康复

术后早期，应保护移植物避免其受到牵拉。例如，外侧副韧带重建后，旋前动作可增加肌肉张力，以保护重建的韧带，以此来保护移植物，内侧则相反。对于肘关节创伤后不定的患者，通常需要进行夹板固定或其他外固定以稳定关节。对于外侧副韧带重

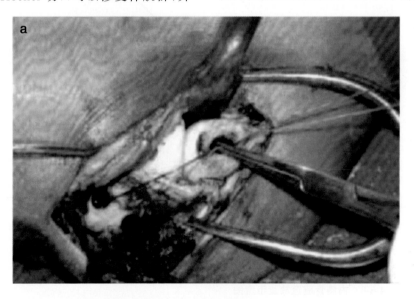

a

图 4-6-8　使用肌腱移植物重建外侧副韧带复合体
a. 尺骨隧道起于旋后嵴结节，并指向近侧和后侧，通过尺骨隧道放置的缝线可用于确认肌腱移植物肱骨附着点的等距性

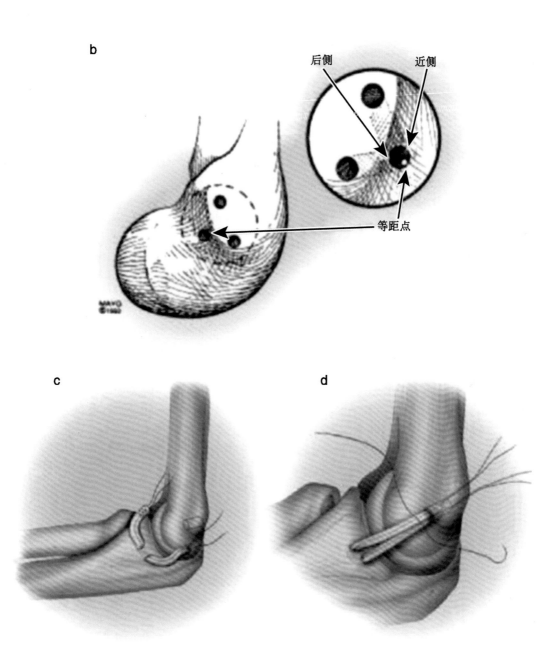

图 4-6-8(续)

b. 2 条肱骨隧道将等长点与肱骨外侧柱的前后面相连接；c. 2 个移植物合并成 1 个，并通过尺骨隧道；d. 肌腱移植物末端可插入等长的肱骨隧道中，且将缝合线系在肱骨上髁（引自 BF Morrey 和 J Sanchez-Sotelo 主编的《肘关节及其疾病》第 4 版，2009 年，第 48 章第 675 页，图 48-6）

建的患者,肩关节外展可导致肘部内翻应力的增加,并且其力量会随着手中抓握东西重量的加重而增加,这种动作应该避免,尤其是在术后早期。在手臂抬高的情况下行屈伸运动,以减轻肘关节受到内翻的力量。

第6节 总 结

肘关节的稳定取决于骨骼和软组织结构。任何损伤都可能导致急性或慢性肘关节不稳定。在区分肘关节不稳定的类型时,了解肘关节的解剖结构非常重要。对于急性肘关节损伤、外伤后疼痛及肘关节功能障碍的患者,应考虑其可能发生肘关节不稳定。现代外科技术可以修复或重建肘关节韧带,以恢复肘关节的稳定、运动及肘关节的功能。

参考文献

[1] Davidson PA, Pink M, Perry J, et al. Functional anatomy of the flexor pronator muscle group in relation to the medial collateral ligament of the elbow. Am J Sports Med, 1995, 23(2):245-250.

[2] Armstrong AD, Dunning CE, Faber KJ, et al. Rehabilitation of the medial collateral ligament-deficient elbow: an in vitro biomechanical study. J Hand Surg Am, 2000, 25(6):1051-1057.

[3] Seiber K, Gupta R, McGarry MH, et al. The role of the elbow musculature, forearm rotation, and elbow flexion in elbow stability: an in vitro study. J Shoulder Elbow Surg, 2009, 18(2):260-268.

[4] Dunning CE, Zarzour ZD, Patterson SD, et al. Ligamentous stabilizers against posterolateral rotatory instability of the elbow. J Bone Joint Surg Am, 2001, 83-A(12): 1823-1828.

[5] Floris S, Olsen BS, Dalstra M, et al. The medial collateral ligament of the elbow joint: anatomy and kinematics. J Shoulder Elbow Surg, 1998, 7(4):345-351.

[6] Pollock JW, Brownhill J, Ferreira LM, et al. Effect of the posterior bundle of the medial collateral ligament on elbow stability. J Hand Surg Am, 2009, 34(1):116-123.

[7] O'Driscoll SW, Jupiter JB, Cohen MS, et al. Difficult elbow fractures: pearls and pitfalls. Instr Course Lect, 2003, 52:113-134.

[8] Sanchez-Sotelo J, O'Driscoll SW, Moffey BF. Medial oblique compression fracture of the coronoid process of the ulna. J Shoulder Elbow Surg, 2005, 14:60-64.

[9] Park MC, Ahmad CS. Dynamic contributions of the flexor-pronator mass to elbow valgus stability. J Bone Joint Surg Am, 2004, 86-A(10):2268-2274.

[10] Lin F, Kohli N, Perlmutter S, et al. Muscle contribution to elbow joint valgus stability. J Shoulder Elbow Surg, 2007, 16(6):795-802.

[11] Olsen BS, Sojbjerg JO, Dalstra M, et al. Kinematics of the lateral ligamentous constraints of the elbow joint. J Shoulder Elbow Surg, 1996, 5(5):333-341.

[12] Olsen BS, Sojbjerg JO, Nielsen KK, et al. Posterolateral elbow joint instability: the basic kinematics. J Shoulder Elbow Surg, 1998, 7(1):19-29.

[13] McAdams TR, Masters GW, Srivastava S. The effect of arthroscopic sectioning of the lateral ligament complex of the elbow on posterolateral rotatory stability. J Shoulder Elbow Surg, 2005, 14(3):298-301.

[14] Hannouche D, Begue T. Functional anatomy of the lateral collateral ligament complex of the elbow. Surg Radiol Anat, 1999, 21(3): 187-191.

[15] Imatani J, Ogura T, Morito Y, et al. Anatomic and histologic studies of lateral collateral ligament complex of the elbow joint. J Shoulder Elbow Surg, 1999, 8(6):625-627.

[16] Jensen SL, Olsen BS, Tyrdal S, et al. Elbow joint laxity after experimental radial head ex-

cision and lateral collateral ligament rupture: efficacy of prosthetic replacement and ligament repair. J Shoulder Elbow Surg,2005,14 (1):78-84.

[17] Schwab GH, Bennett JB, Woods GW,et al. Biomechanics of elbow instability: the role of the medial collateral ligament. Clin Orthop Relat Res,1980,146:42-52.

[18] Tullos HS, Schwab G, Bennett JB,et al. Factors influencing elbow instability. Instr Course Lect,1981,30:185-199.

[19] Morrey BF, An KN. Articular and ligamentous contributions to the stability of the elbow joint. Am J Sports Med,1983,11(5): 315-319.

[20] Josefsson PO, Johnell O, Wendeberg B. Ligamentous injuries in dislocations of the elbow joint. Clin Orthop Relat Res,1987,221, 221-225.

[21] Kuroda S, Sakamaki K. Ulnar collateral ligament tears of the elbow joint. Clin Orthop Relat Res,1986,208:266-271.

[22] Eygendaal D, Verdegaal SH, Obermann WR,et al. Posterolateral dislocation of the elbow joint relationship to medial instability. J Bone Joint Surg Am,2000,82(4):555-560.

[23] O'Driscoll SW, Morrey BF, Korinek S,et al. Elbow subluxation and dislocation. A spectrum of instability. Clin Orthop Relat Res,1992,280:186-197.

[24] McKee MD, Schemitsch EH, Sala MJ,et al. The pathoanatomy of lateral ligamentous disruption in complex elbow instability. J Shoulder Elbow Surg,2003,12(4):391-396.

[25] Deutch SR, Jensen SL, Tyrdal S,et al. Elbow joint stability following experimental osteoligamentous injury and reconstruction. J Shoulder Elbow Surg,2003,12(5):466-471.

[26] Hall JA, McKee MD. Posterolateral rotatory instability of the elbow following radial head resection. J Bone Joint Surg Am, 2005, 87 (7):1571-1579.

[27] Charalambous CP, Stanley JK, Siddique I,et al. Posterolateral rotatory laxity following surgery to the head of the radius: biomechanical comparison of two surgical approaches. J Bone Joint Surg Br. 2009;91(1):82-7.

[28] Callaway GH, Field LD, Deng XH, et al. Biomechanical evaluation of the medial collateral ligament of the elbow. J Bone Joint Surg Am,1997,79:1223.

[29] Abe M, Ishizu T, Morikawa J. Posterolateral rotatory instability of the elbow after posttraumatic cubitus varus. J Shoulder Elbow Surg,1997,6:405.

[30] O'Driscoll SW, Spinner RJ, McKee MD,et al. Tardy posterolateral rotatory instability of the elbow due to cubitus varus. J Bone Joint Surg Am,2001,83-A:1358.

[31] Beuerlein MJ, Reid JT, Schemitsch EH,et al. Effect of distal humeral varus deformity on strain in the lateral ulnar collateral ligament and ulnohumeral joint stability. J Bone Joint Surg Am,2004,86-A (10):2235-2242.

[32] Kalainov DM, Cohen MS. Posterolateral rotatory instability of the elbow in association with lateral epicondylitis. A report of three cases. J Bone Joint Surg Am,2005,87:1120. American volume.

[33] O'Driscoll SW, Lawton RL, Smith AM. The "moving valgus stress test" for medial collateral ligament tears of the elbow. Am J Sports Med,2005,33(2):231-239.

[34] Arvind CH, Hargreaves DG. Tabletop relocation test: a new clinical test for posterolateral rotatory instability of the elbow. J Shoulder Elbow Surg,2006,15(6):707-708.

[35] Regan W, Lapner PC. Prospective evaluation of two diagnostic apprehension signs for posterolateral instability of the elbow. J Shoulder Elbow Surg,2006,15(3):344-346.

[36] Miller TT, Adler RS, Friedman L. Sonography of injury of the ulnar collateral ligament of the elbowinitial experience. Skeletal Radiol,2004,33(7):386-391.

[37] Sasaki J, Takahara M, Ogino T,et al. Ultrasonographic assessment of the ulnar collateral ligament and medial elbow laxity in college

baseball players. J Bone Joint Surg Am, 2002,84-A(4):525-531.

[38] Field LD, Altchek DW. Evaluation of the arthroscopic valgus instability test of the elbow. Am J Sports Med, 1996, 24 (2): 177-181.

[39] Timmerman LA, Andrews JR. Histology and arthroscopic anatomy of the ulnar collateral ligament of the elbow. Am J Sports Med,1994,22(5):667-673.

[40] O'Drilscoll SW. Classificationand evaluation of recurrent instability of the elbow. Clin Orthop Relat Res,2002,370:34-43.

[41] Richard MJ, Aldridge 3rd JM, Wiesler ER, et al. Traumatic valgus instability of the elbow: pathoanatomy and results of direct repair. Surgical technique. J Bone Joint Surg Am,2009,91(2):191-199.

[42] Pichora JE, Fraser GS, Ferreira LF, et al. The effect of medial collateral ligament repair tension on elbow joint kinematics and stability. J Hand Surg Am, 2007, 32 (8): 1210-1217.

[43] Fraser GS, Pichora JE, Ferreira LM, et al. Lateral collateral ligament repair restores the initial varus stability of the elbow: an in vitro biomechanical study. J Orthop Trauma, 2008,22(9):615-623.

[44] Pollock JW, Pichora J, Brownhill J, et al. The influence of type II coronoid fractures, collateral ligament injuries, and surgical repair on the kinematics and stability of the elbow: an in vitro biomechanical study. J Shoulder Elbow Surg,2009,18(3):408-417.

[45] Ruland RT, Hogan CJ, Randall CJ, et al. Biomechanical comparison of ulnar collateral ligament reconstruction techniques. Am J Sports Med,2008,36(8):1565-1570.

[46] van Riet RP, Bain GI, Baird R, et al. Simultaneous reconstruction of medial and lateral elbow ligaments for instability using a circumferential graft. Tech Hand Up Extrem Surg,2006,10(4):239-244.

[47] DeLaMora SN, Hausman M. Lateral ulnar

collateral ligament reconstruction using the lateral triceps fascia. Orthopedics, 2002, 25 (9):909-912.

[48] Olsen BS, Sojbjerg JO. The treatment of recurrent posterolateral instability of the elbow. J Bone Joint Surg Br, 2003, 85 (3): 342-346.

[49] Eygendaal D. Ligamentous reconstruction around the elbow using triceps tendon. Acta Orthop Scand,2004,75(5):516-523.

[50] Rettig AC, Sherrill C, Snead DS, et al. Nonoperative treatment of ulnar collateral ligament injuries in throwing athletes. Am J Sports Med,2001,29(1):15-17.

[51] Conway JE, Jobe FW, Glousman RE, et al. Medial instability of the elbow in throwing athletes. Treatment by repair or reconstruction of the ulnar collateral ligament. J Bone Joint Surg Am,1992,74(1):67-83.

[52] Savoie 3rd FH, Trenhaile SW, Roberts J,et al. Primary repair of ulnar collateral ligament injuries of the elbow in young athletes: a case series of injuries to the proximal and distal ends of the ligament. Am J Sports Med, 2008,36(6):1066-1072.

[53] Jobe FW, Stark H, Lombardo SJ. Reconstruction of the ulnar collateral ligament in athletes. J Bone Joint Surg Am,1986,68(8): 1158-1163.

[54] Thompson WH, Jobe FW, Yocum LA,et al. Ulnar collateral ligament reconstruction in athletes: muscle-splitting approach without transposition of the ulnar nerve. J Shoulder Elbow Surg,2001,10(2):152-157.

[55] Mullen DJ, Goradia VK, Parks BG,et al. A biomechanical study of stability of the elbow to valgus stress before and after reconstruction of the medial collateral ligament. J Shoulder Elbow Surg,2002,11(3):259-264.

[56] Rohrbough JT, Altchek DW, Hyman J,et al. Medial collateral ligament reconstruction of the elbow using the docking technique. Am J Sports Med,2002,30(4):541-548.

[57] Koh JL, Schafer MF, Keuter G,et al. Ulnar

collateral ligament reconstruction in elite throwing athletes. Arthroscopy，2006，22 (11)：1187-1191.

[58] Dines JS，ElAttrache NS，Conway JE，et al. Clinical outcomes of the DANE TJ technique to treat ulnar collateral ligament insufficiency of the elbow. Am J Sports Med，2007，35 (12)：2039-2044.

[59] Ahmad CS，Lee TQ，ElAttrache NS. Biomechanical evaluation of a new ulnar collateral ligament reconstruction technique with interference screw fixation. Am J Sports Med，2003，31(3)：332-337.

[60] Seiber KS，Savoie FH，McGarry MH，et al. Biomechanical evaluation of a new reconstruction technique of the ulnar collateral ligament in the elbow with modified bone tunnel placement and interference screw fixation. Clin Biomech，2010，25(1)：37-42.

[61] Sanchez-Sotelo J，Morrey BF，O'Driscoll SW. Ligamentous repair and reconstruction for posterolateral rotatory instability of the elbow. J Bone Joint Surg Br，2005，87(1)：54-61.

[62] Lee BP，Teo LH. Surgical reconstruction for posterolateral rotatory instability of the elbow. J Shoulder Elbow Surg，2003，12(5)：476-479.

[63] Spahn G，Kirschbaum S，Klinger HM，et al. Arthroscopic electrothermal shrinkage of chronic posterolateral elbow instability：good or moderate outcome in 21 patients followed for an average of 2.5 years. Acta Orthop，2006，77(2)：285-289.

[64] Savoie 3rd FH，Field LD，Gurley DJ. Arthroscopic and open radial ulnohumeral ligament reconstruction for posterolateral rotatory instability of the elbow. Hand Clin，2009，25(3)：323-329.

第7章 肱骨远端骨折——双钢板90°固定技术

第 7 章

肱骨远端骨折——双钢板90°固定技术

Klaus Burkhart，Jens Dargel，Lars P. Müller

摘要 肱骨远端骨折比较少见,但是大多程度都非常严重,由于此种骨折大多数都有移位且常常累及关节面,因此,多数患者需要手术治疗,由于肱骨远端解剖结构复杂且大多数为粉碎性骨折,因而肱骨远端骨折治疗非常困难。在老年患者中,骨质疏松症是使骨折稳定固定变得更加困难的危险因素,此种骨折通常需要双钢板固定。近期研发的预塑型锁定钢板在肱骨远端骨折的治疗上取得了良好的疗效。本章主要介绍肱骨远端骨折的病因、诊断及治疗,着重介绍 AO 双钢板 90°固定技术。

关键词 病因与分型·并发症·诊断·肱骨远端骨折·康复·手术指征·钢板技术

第 1 节 概 述

　　肱骨远端骨折比较少见,一旦发生,非常严重,且治疗困难[1-3],发病率约为5.7/100 000,占所有骨折类型的 2%～3%。

冠状面剪力骨折是一种特殊类型的肱骨远端骨折,很少累及肱骨小头和滑车。肱骨小头骨折约占肘关节骨折的 1%,占肱骨远端骨折的 6%,滑车骨折则更加少见。

　　年轻患者中以男性多发,致伤机制大多是高能量损伤。老年患者中以女性为主,且大多数患者伴有骨质疏松症。骨折的主要原因是低能量损伤,例如,站立时摔倒后,肘关节在伸直位或轻度屈曲位时撑地。此种骨折通常粉碎比较严重。由于其周围软组织很薄,肱骨远端骨折通常为开放性骨折或伴有其他损伤。肱骨远端与上肢三大神经和肱动脉毗邻,骨折通常伴有这些重要结构的损伤。

　　治疗的主要目的是恢复肘关节的稳定与功能,通常需要切开复位内固定。内固定通常选择双钢板固定技术,而预塑型锁定钢板对于肱骨远端骨折的固定取得了良好的效果。解剖复位与稳定内固定后早期活动可使年轻患者能够尽快恢复工作能力,并可使老年患者能够生活自理。

第 2 节 病因与分型

　　虽然肱骨远端骨折有很多分型,但是目前最常用的分型方法仍是 AO 分型。关节

K. Burkhart (✉) · J. Dargel · L. P. Müller
Department of Orthopaedic and Trauma Surgery,
University of Cologne，Cologne，Germany
e-mail：klaus. burkhart@uk-koeln. de；
jens. dargel@uk-koeln. de；lars. mueller@uk-koeln. de

G. Bentley (ed.)，*European Surgical Orthopaedics and Traumatology*，
DOI 10. 1007/978-3-642-34746-7_71，© EFORT 2014

外骨折为 A 型；涉及单柱的关节内骨折为 B 型；涉及双柱的关节内骨折为 C 型；每种分型又可以分为 3 种亚型（图 4-7-1）。

肱骨小头骨折还有其他分型方法，最常用的是由 Bryan 和 Morrey 于 20 世纪 80 年代早期提出：Ⅰ型，又称 Hahn-Steinthal 骨折，包括整个肱骨小头；Ⅱ型，又称 Kocher-Lorenz 骨折，涉及较薄骨软骨碎片的肱骨小头骨折；Ⅲ型，肱骨小头的粉碎性骨折。

Dubberly 为确立治疗原则，于 2006 年提出了基于 3 种骨折类型的新分型方法：Ⅰ型，肱骨小头骨折涉及外侧滑车嵴；Ⅱ型，肱骨小头和滑车骨块相连成一块；Ⅲ型，肱骨小头和滑车的分离，以及粉碎性骨折。

这些骨折分型又可根据其是否合并背侧髁的粉碎性骨折而进一步分为 A 型骨折（不合并）和 B 型骨折（合并）。

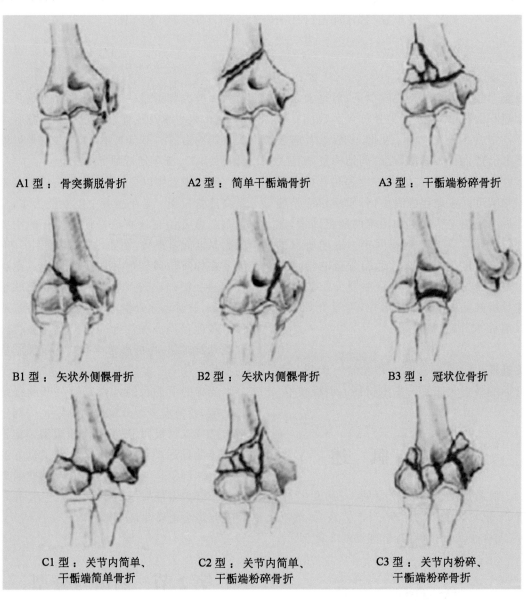

图 4-7-1　肱骨远端骨折的 AO 分型[4]

第3节　诊　断

患者通常有肘关节的剧烈疼痛和功能障碍,应该检查肘关节是否有开放性伤口,以及是否合并神经血管的损伤。此类患者必须拍摄肘关节的正侧位 X 线片。对于肱骨小头片状骨折,需要拍摄肱骨小头的 X 线片。对于关节内骨折,推荐做 CT 扫描以了解骨折的形态,便于制定手术计划。

怀疑有血管损伤时,应行超声多普勒检查和血管造影,也可以使用 CT 血管造影。

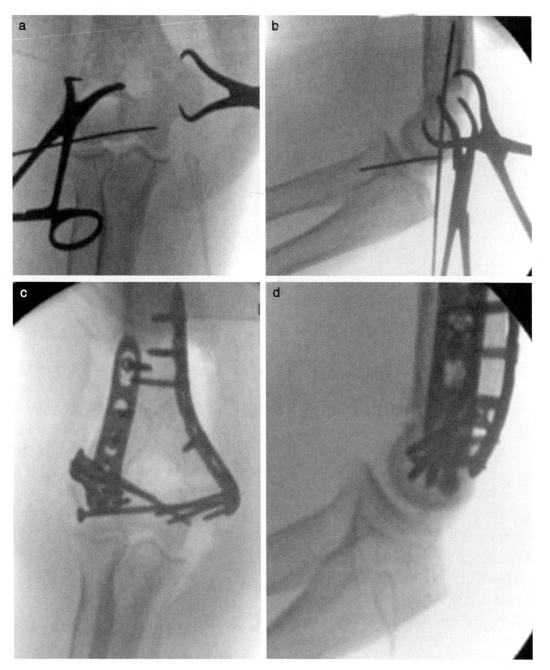

图 4-7-2　AO 分型 C2 型骨折的固定

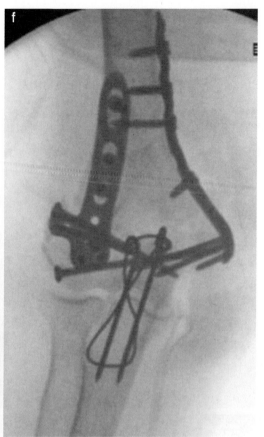

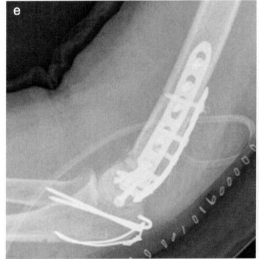

图 4-7-2(续) 先进行尺骨鹰嘴截骨。关节表面先使用克氏针临时固定,再换成 3.5 mm 螺钉。关节处的骨块固定于肱骨干并用克氏针固定,再附上尺侧及背侧的接骨板,骨折固定良好后,使用钢丝张力带固定鹰嘴骨块

第 4 节 手术适应证

大多数成人肱骨远端骨折均有移位,很少能够进行非手术治疗。由于没有与关节功能相类似的支具,且使用关节固定 6 周后会引起关节僵直,因此,非手术治疗应严格限制在有全身疾病不能接受手术的患者,例如,有严重的合并症或有神经系统疾病,导致患者上肢不能活动。

手术的目的是重建肘关节的功能,减轻患者肘关节的疼痛,使患者能够进行日常活动。这通常需要切开复位内固定(open re-duction and internal fixation,ORIF)和重建肘关节面的解剖,为了达到这个目的和早期理疗,通常需要双钢板固定来实现。解剖锁定钢板的发展使得切开复位内固定后,大多数患者的肘关节可以得到稳定固定。对于合并骨质疏松的严重粉碎性骨折老年患者来说,还可以选择全关节或半关节的关节成形术。

第 5 节 术前准备与手术计划

常规的肘关节正侧位 X 线片是肱骨远端骨折的标准诊断依据,但正侧位 X 线片

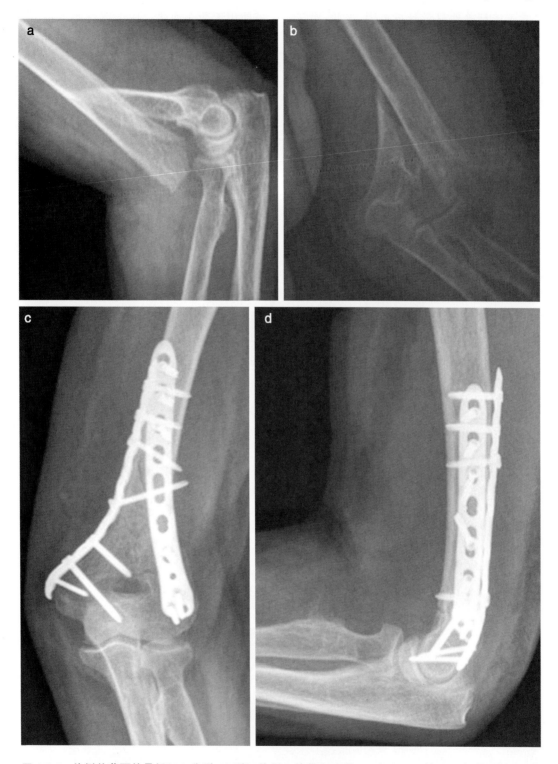

图 4-7-3 外侧关节面的骨折(AO 分型 A2 型),使用 2 块带角度的 2.7/3.5 mm 的 LCP 钢板进行 90°固定。此患者不需要进行尺骨鹰嘴截骨。值得注意的是,2 块钢板远端不能位于同一高度,以免造成肱骨远端压力过高

经常不能精确地显示骨折范围,因此,对于有关节内骨折的患者,经常需要加做矢状面、额状面及三维重建的 CT 检查,明确骨折范围,以便于制定手术计划。对于合并有滑车或肱骨小头片状骨片的关节面粉碎性骨折的老年患者来说(即 AO 分型中的 B3 或 C3 型骨折),应注意骨折可能很难进行稳定的内固定,此时可能需要进行铰链外固定或关节成形术。

第 6 节　手术技术

患者通常取俯卧位或侧卧位,在消毒区域使用无菌止血带。取上臂背侧纵行直切口,远端到肱三头肌肌腱处。先分离并松解尺神经。在松解神经的过程中,应保护神经周围的血管及软组织,为手术后期进行神经前置及手术中保护神经做准备。

为了术中解剖复位关节面,应当进行尺骨鹰嘴截骨(图 4-7-2~图 4-7-4),术中选择"V"形截骨以便于手术后期精确地将尺骨鹰嘴复位固定。将肘肌从尺骨鹰嘴上切开以暴露肱尺关节面,在鹰嘴窝中心有一处无关节软骨覆盖的区域,即为截骨的部位。截骨时应先使用薄摆锯,在即将到达关节面时换成骨刀以免损伤关节面。以压迫器为支撑,掀开尺骨鹰嘴及肱三头肌肌腱,暴露骨

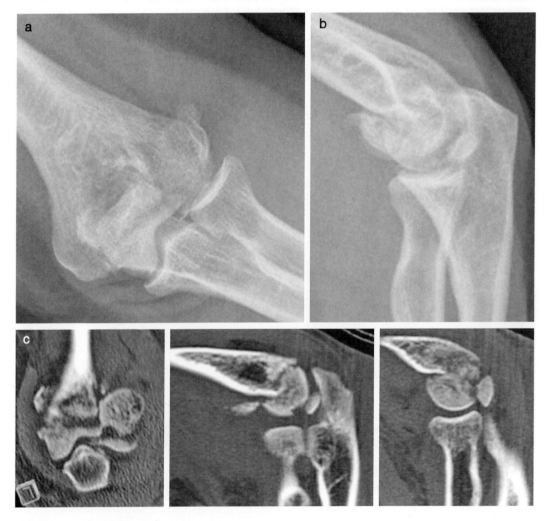

图 4-7-4

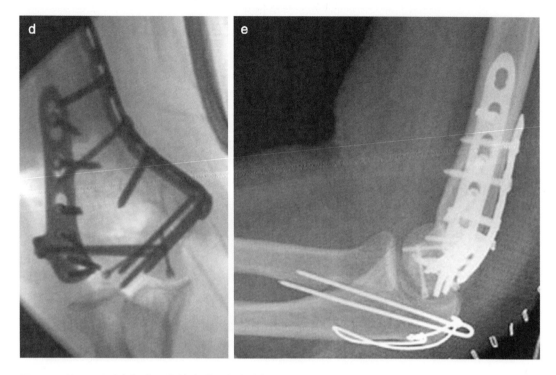

图 4-7-4(续)　可以在标准 X 线片中看到复杂的低位 AO 分型 C3 型骨折,但只有借助 CT 扫描才能显示其真正的骨折范围、冠突的骨片,以及肱骨小头和滑车的骨块。进行尺骨鹰嘴截骨后使用无头的拉力螺钉固定关节面,使用有角度的 LCP 板将关节骨折块固定于肱骨干。钢丝张力带固定鹰嘴骨块

折部位。为了便于手术后期复位鹰嘴,推荐在进行截骨之前就将固定鹰嘴的固定物部分接至鹰嘴及尺骨上,可以预先钻孔,手术后期使用钢丝张力带固定鹰嘴(图 4-7-4)和自攻螺钉(图 4-7-5)。

手术的主要目的是解剖复位并重建肘关节的关节面。清除骨折周围的血肿后,应先复位关节面的骨折,然后再将肱骨远端骨折块固定于肱骨上(图 4-7-2,图 4-7-4),对于小的骨块,可以先使用不同直径的螺钉(1.5～3.5 mm)固定。术中可以复位骨折,先使用克氏针临时固定,再使用螺钉固定。将关节面复位固定以后,可以再使用复位钳将肱骨远端骨块临时固定于肱骨上,然后,分别在内侧及背侧使用金属接骨板固定骨折。背侧接骨板(如 3.5 mm 的 LCDCP)置于背侧以固定外侧柱,由于背侧板上覆盖的

软组织比较薄,因此,必须预弯接骨板使其贴合肱骨小头。在固定内侧接骨板前不应将外侧接骨板完全上紧,以便于微调骨折块。内侧板须与内侧髁对齐,因此,需要使用更加弯曲的金属接骨板(如 3.5 mm 的重建板)。需要注意的是,2 块金属板远端不能位于同一高度,否则容易使肱骨远端压力过高发生再次骨折,远端骨块应使用 2～3个螺钉固定(最好是 3 个),并且螺钉的长度应该足够,固定尽可能多的骨折块以获得更加稳定的固定,锁定螺钉可以增加骨折稳定性。使用预塑型钢板可以明显简化手术操作。术中应避免螺钉进入关节面和鹰嘴窝。

骨折固定后将尺骨鹰嘴复位,活动肘关节,如果在完全屈伸肘关节时骨折固定仍然稳定,可以将尺骨鹰嘴复位,用自攻螺钉及钢丝张力带固定。

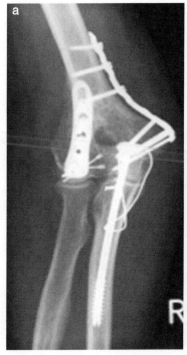

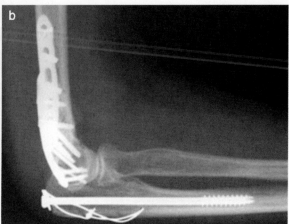

图 4-7-5　使用自攻螺钉固定鹰嘴骨块

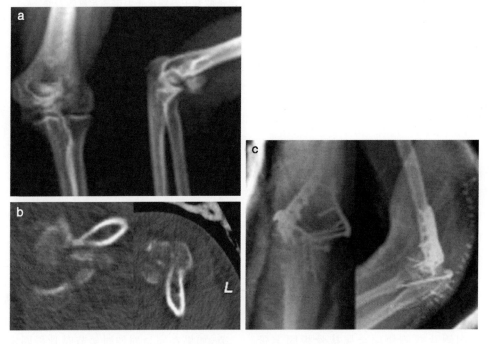

图 4-7-6　70 岁的 AO 分型 B3～C3 型老年女性骨折患者。使用 AO 技术将 2 块 3.5 mm 预弯锁定接骨板固定骨折。术后发现患者固定失败。X 线片提示患者克氏针脱出,CT 显示肱骨小头处的空心螺钉进入了关节腔(环)。术中 X 线片显示空心螺钉的位置(双箭头)位于脱位的肱骨小头及坏死的滑车区域(粗箭头)。最终患者发展为全肘关节炎

第7节 术后护理及康复

肱骨远端骨折内固定的目的是获得稳定的肘关节,且允许患者早期进行康复锻炼。术后可以使用背侧夹板直至伤口愈合,然而,应尽早拆除夹板进行康复锻炼,以免发生肘关节僵直。

第8节 并 发 症

目前,文献报道肱骨远端骨折切开复位内固定后的不良反应发生率为20%～47%。术后固定时间大于10天、进行二次重建手术、延误的物理康复治疗及合并脑外伤是影响肱骨远端骨折康复的不利因素。

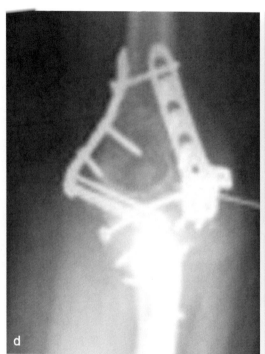
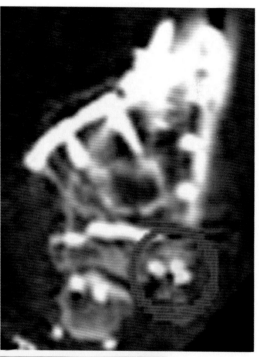
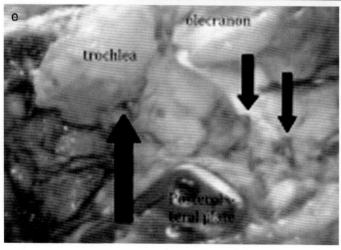

图 4-7-6(续)

最常见的并发症包括感染（特别是开放性骨折患者）、异位骨化、骨关节炎、骨不连、骨折不稳定及固定失败（图4-7-6）。

对于复杂的肱骨远端骨折复位内固定后再固定尺骨鹰嘴的患者需要特别注意，尤其是使用张力带固定鹰嘴的患者，此类患者发生二次并发症如骨不连、固定失败及软组织刺激症状的概率较高（图4-7-7）。

第9节　总　结

肱骨远端骨折的成年患者，由于关节面的解剖较复杂、骨折粉碎严重及骨折块较小，使得其治疗非常困难。对于较年轻的患者，切开复位内固定的目的是重建关节面解

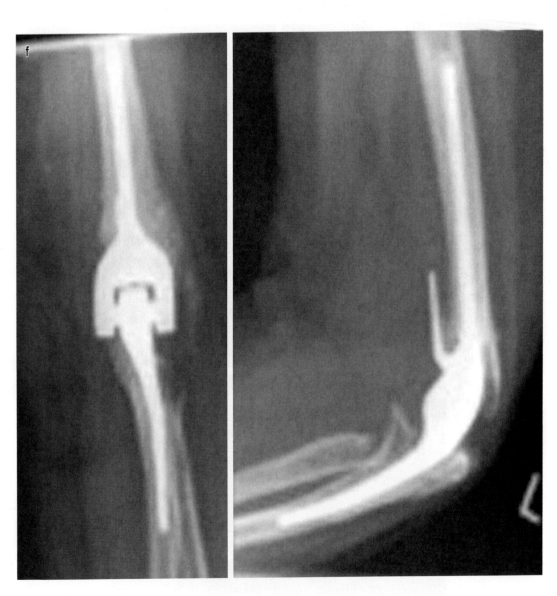

图 4-7-6（续）

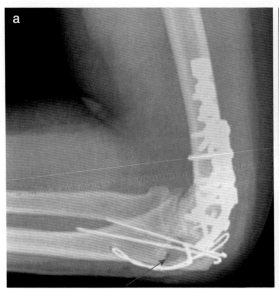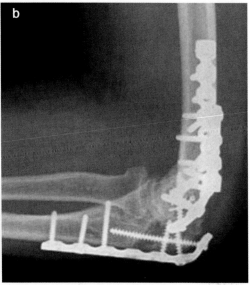

图 4-7-7 尺骨鹰嘴截骨后,内固定位置不佳导致患者骨不连,需要使用金属接骨板再次固定

剖,缓解疼痛,并获得关节的稳定和功能。对于骨性条件不良的老年患者,怎样保持肱骨远端骨折处于最佳位置仍然存在争论。患者可能发生复位失败、异位骨化及骨不连等并发症。

参考文献

[1] Hessmann MH, Ring DC. Humerus, distal. In: Rüdi TP, Buckley R, Moran CG, editors. AO principles of fracture management, 2007:609-626.

[2] Jupiter JB. The surgical management of intraarticular fractures of the distal humerus. In: Morrey BF, editor. The elbow. 2nd ed, 2002:65-82.

[3] Barei DP, Hanel DP. Fractures of the distal humerus. In: Green DP, Hotchkiss RN, Pederson WC, Wolfe SC, editors. Green's operative hand surgery. 5th ed, 2005: 809-844.

[4] Lill H, Vogt C. Injuries of the elbow joint. Chirurg, 2004, 75:1037-1051.

第 8 章 肱骨远端骨折——全肘关节置换术(半肘关节置换术)

第 8 章

肱骨远端骨折——全肘关节置换术（半肘关节置换术）

Lars Adolfsson

摘要　对于老年人粉碎性关节内骨折内固定来说,初级的关节置换术已经成为一种可选方法。虽然关于其疗效的报道较少,但通常效果为良或优,与传统固定术相比,功能预后好,并发症较少[8,22]。最近,半肘关节置换术已被提出作为一种替代方法,但迄今只有极少数的和短期结果公布。

该手术通常经后路清除骨折碎片及置换铰链型关节假体。半肘关节置换仅是去除肱骨远端关节软骨面,并用包绕肱骨远端的假体取代。

术后管理相似,所使用的植入物一样用于常规的肘关节置换术。

关键词　并发症·诊断·骨折远端的解剖学轴力·分类和生物力学·肱骨·手术适应证·全肘关节置换术·半肘关节置换术

第 1 节　概　述

成人肱骨远端骨折相对罕见,几乎所有的报道都称其治疗是一个相当大的挑战。如今,由于非手术治疗的结果常常令人失望,外科治疗常被用于移位的、不稳定的骨折。虽然技术的发展和植入物的特别设计有可能改善手术结果,但手术仍然困难,即使固定成功后,患者仍有一些功能障碍。评判功能效果的关键是术后早期活动,这需要骨骼和软组织的固定足够稳定,才可以开始训练。人们认为关节活动度的训练应该在手术后 3 周开始,直到最终功能改善[16]。骨质疏松症患者的骨折和严重粉碎性骨折的治疗可能会更加困难,据报道,这些患者的术后并发症发生率非常高[9,11,13-15,19-20,29]。据观察,由于人口老龄化,这些具有挑战性的骨折发生率似乎也在增加[26]。

对于骨质疏松症患者的关节内粉碎性骨折,建议应用关节置换术,其效果与内固定治疗效果相当[6,8,10,18,24]。最近一项随机对照研究发现,与切开复位内固定术相比,全肘关节置换术(total elbow arthroplasty, TEA)预后效果更佳,二次手术概率更小[22]。

大多数关于全肘关节置换术的报道都是基于连续的半限制性假体,即所谓的"简易铰链",其中 Coonrad-Morrey 假体最常用[6,8,10,18,27],几乎没有其他植入物的报道结果与之类似[4]。在完全移位的柱形损伤

L. Adolfsson
Department of Orthopaedics, Linköping University
Hospital, Linköping, Sweden
e-mail: Lars. Adolfsson@lio. se

G. Bentley (ed.), *European Surgical Orthopaedics and Traumatology*,
DOI 10. 1007/978-3-642-34746-7_72,© EFORT 2014

中,允许修复骨髁及侧副韧带的情况下,非限制假体 IBP 获得中期效果的成功[17]。

半肘关节置换术很少用于治疗肱骨远端骨折,其短期效果也并不理想[1,12,25]。最近,笔者总结了 31 例半肘关节置换病例的早期和中期的效果,随访 7 个月至 6 年,发现所有患者按照 Mayo 肘关节功能评分(Mayo elbow performance score,MEPS)均获得良好的效果,且并发症率很少(未发表)。

到目前为止,100 多例新鲜骨折应用全肘或半肘关节置换术的结果已有文献报道。所有研究都报道了短期或中期结果,虽然手术效果很好,但手术适应证仍有待明确。以下介绍目前对全肘或半肘关节置换术适应证的看法及手术技巧。

第 2 节　病因和分类

成人肱骨远端骨折大多发生在低能量创伤中。当年轻患者遭受创伤时,应考虑高能量损伤。

病理力学通常是作用于鹰嘴的直接创伤或作用于外展手臂的间接创伤,这时,力是通过前臂传导[30]。后一种情况可能是由于纵向力、成角及旋转力的综合作用导致,可从骨折类型分析。高能量直接打击或挤压损伤导致肱骨远端骨折的情况很少,在这种情况下,软组织往往受到严重影响,可能需要特别注意。

尽管双柱骨折的确切机制尚未得到明确的证明,多数骨折被认为是外力通过楔形鹰嘴作用于肱骨小头及滑车而发生,形成典型的"T"或"Y"型远端关节内骨折[5,7,30]。冠状面剪切骨折是更不常见的骨折模式,其骨折线在冠状面上,从肱骨分离出不同数量的小头和滑车。这被认为是从冠突基底部通过剪切力而引起。最严重的粉碎性骨折可能包括所有骨折模式,被称为多平面骨折[23]。

低位 A 型骨折、经髁或跨柱骨折是典型的儿童骨折,在中年和老年人群中也比较普遍。骨折屈曲移位被认为是肘部屈曲超过 115°时作用于鹰嘴的撞击力而造成。伸直型骨折最有可能是由于肘部屈曲小于 60°时摔倒,在伸出的手臂上引起的间接力传递[28]。

已经提出的几种影像学分类系统一般是基于骨折的程度和碎片的数量。迄今为止,还没有完全基于病理力学的分类系统,但在骨折分型中可见 AO/OTA 分类。关节内 C 型骨折最有可能是由尺骨的力传递引起,而 B 型骨折主要是前臂的间接受力传导引起。A 型骨折是骨质疏松症患者受弯曲力引起,而年轻患者是受到一个直接的打击或扭曲力引起。根据这些情况可以推导判断严重软组织损伤的可能性[21]。

第 3 节　解剖和生物力学

肘关节是一个严密的、具有较高协调性的、运动范围较大的关节,由肱尺关节、肱桡关节和近端桡尺关节组成,紧靠影响手部功能的重要神经血管和肌群。手臂的作用是为手部功能提供一个坚实的基础,使其在空间中活动几乎不受限制。肘关节的运动发挥着重要作用,其伸屈正常范围为 0°～145°,前臂可旋前近 180°。肘关节的稳定性由骨性结构、内外侧副韧带联合、屈肌群及伸肌群提供。

手部的力量传导沿着前臂骨和骨间膜到达肘关节近端的肌群。在正常情况下,关节内的大部分力被认为分布在肱尺关节[3]。不过这可能取决于屈曲度和前臂旋转的位置。任何对肘关节的创伤可能会改变这些条件,如骨骼畸形、关节松弛、功能受限,受力分布可能会发生很大变化,导致不稳定的症状和关节退变。

在严重的情况下，移位性骨折或关节脱位可能伴有严重的软组织损伤。开放性骨折并不少见，尤其伴有高能量创伤和神经血管损伤。在肘关节创伤中，尺神经最容易受损，但是其他的神经功能也应该注意和仔细检查。严重的移位性骨折很少影响末梢循环，但是经髁的伸直型骨折经常会影响末梢循环。在大多数情况下，经闭合复位后末梢循环能恢复，但也有罕见的肱动脉损伤，复位后应该仔细观察末梢循环。

第4节　特殊的骨骼解剖学

肱骨远端关节面有 1/3 呈三角形，较平坦，有圆形腹面。在远端，骨干延伸到内侧和外侧柱，终止于上髁。内侧尺骨柱为圆形，延续到突出的内上髁。侧柱较平坦，由于独特的侧脊形状，其呈三角形，止于外上髁，分隔鹰嘴和冠突。远侧关节部分包含肱骨滑车和肱骨小头，上髁间外翻角 6°～7°，伸肘时，前臂与肱骨轴之间角度称为"提携角"。在侧面，滑车有轻微的前偏移，角度约为 40°。

肱骨远端的解剖学特点较为细窄，导致髁上部位易骨折，少量的骨块也使内固定更为困难。为了恢复肘关节的稳定性，内上髁至关重要，因为它是侧副韧带和前臂肌群的起点。

事实上，肘关节包括 3 个关节及这些特殊的解剖和生物力学特点，需要对应特殊的肘关节假体。肱骨远端轴狭窄的髓腔不允许大直径肱骨植入物，因此，肱骨远端的髁突不需要切除。迄今为止报道的全肘关节置换术研究结果是，使用植入物时要求切除桡骨小头。桡骨小头切除会降低肘关节内、外翻应力时的稳定性，反而使铰链假体的压力更高。最近有设计（Latitude^R）允许置换桡骨头，这在理论上可行，但到目前为止没有相关报道。半肘关节置换术时可保留桡骨小头，也不需要移动机械部件，允许关节自由活动。然而，这些手术的长期疗效尚需证实。

第5节　诊　断

在发生重大创伤后，患者肘关节周围疼痛、肿胀，应考虑骨折，通过标准的侧位和前后位（anterior posterio，AP）X 线片就可以诊断肱骨远端骨折。关节内骨折建议行 CT 检查，根据 AO/OTA 分型划分为 B 型骨折，便于制定手术方案。X 线片不显示而 CT 经常显示骨裂和碎片（图 4-8-1），应参照术前 CT 检查来选择复位内固定还是肘关节置换。

第6节　手术适应证

一般来说，有移位的骨折应选择手术，因为非手术治疗效果欠佳。是否行关节置换术取决于骨折的严重程度及骨骼的质量，以及内固定是否牢固可靠。关节置换术也是骨折前患有肘关节炎患者的首选。在一系列报道中，骨折一直有关节内的碎片，特别是经髁型或冠状面远端骨折，有 2 个或 2 个以上的碎片，被认为是人工全肘关节置换术的适应证。半肘关节置换术是否应用的决定因素是关节稳定性是否可以恢复，以及韧带是否可以重新修复。这就要求髁突及上髁是完整的或可修复的。半肘关节置换术可作为关节置换垫片周围的骨折手术，而非传统的人工关节置换术。

据报道，关节置换术后严重的并发症并不多见，而禁忌证尚未明确。但无论如何，有明显感染者及创伤区域皮肤软组织血运障碍者都不能行关节置换术。其他相对禁忌证包括依从性差、中枢或周围神经系统障碍及不愿接受限制性的全肘关节置换术。肘关节炎患者不考虑半肘关节置换术。

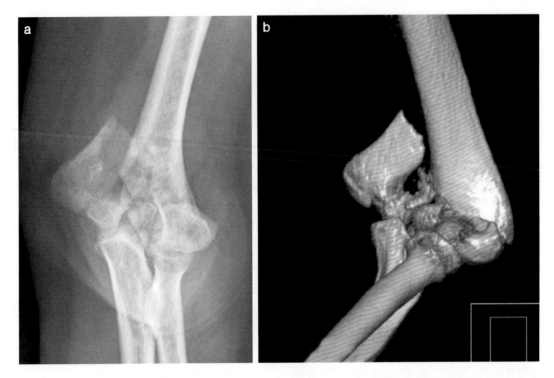

图 4-8-1　a. 肱骨远端骨折标准前后位 X 线片；b. 同一患者的 CT 扫描显示严重粉碎性骨折，内侧受到影响，在标准的 X 线片上难以识别

患者年龄也是重要因素之一。到目前为止，关节置换术的主要人群为老年患者，但没有定义明确的年龄限制。由于老年人的定义模糊，而且年龄主要是指生理年龄而非实际年龄，所以这个标准也并不明确。以个人经验来看，远端关节内粉碎性骨折，且常伴有骨质疏松症的患者适用关节置换术。结果表明，骨质量差易导致骨折发生，而这种骨折类型的患者可以置换假体，并且不用考虑年龄限制，笔者经验认为患者平均年龄为 76 岁（范围 63～91 岁）。由于缺乏骨折患者关节置换术后长期疗效的数据，手术只限于骨质疏松患者及关节炎导致关节破坏的患者。

第 7 节　术前准备

决定手术治疗和手术方法之前，必须进行一系列的术前准备。对皮肤及软组织筋膜进行评估，创伤的类型往往可以预测软组织损伤范围。当循环障碍或危及生命时，需急诊手术，不要选择关节置换术。在其他情况下，术前状态理想时可行手术准备，理想状态包括皮肤血运好、影像学检查充分、植入物齐全和手术技术具备的情况。应提前安排好患者的一般身体状况及术后的管理。受伤手臂的其他部分必须仔细检查以排除合并伤。

术前影像学有助于手术方法和规划的决定。如果是鹰嘴截骨的全关节置换术，不应使用置换术，也必须避免前切口（前切口往往在固定冠状面骨折时使用）。在关节内骨折的病例中，术前 CT 扫描有利于确定理想的治疗方法。如果必须行半关节置换术，关节稳定性可以恢复，就需要稳定髁韧带和肌肉重建。

第 8 节　手术技术

一、入路

手术理想状态是全身麻醉下患者取侧卧位或仰卧位，麻醉困难及多发创伤的患者可能取仰卧位更加。无论患者体位如何，手术入路通常是后方经鹰嘴弧形切口，一直切开筋膜（图 4-8-2）。切口时须考虑软组织的条件。在开放骨折伤口的情况下，必须评估皮下组织的情况，以减少术后皮肤坏死的风险。小的伤口及小片的软组织损伤切除后可以缝合，骨折切口也可选择离伤口近的地方。一般不使用止血带，当怀疑皮肤血运损伤时，禁止使用止血带。为安全起见，止血带通常直于上臂但不使用，除非有必要止血时加压应用。抬高厚皮瓣后，明确尺神经，从 Struther 通过肘管（图 4-8-3）。分离尺侧

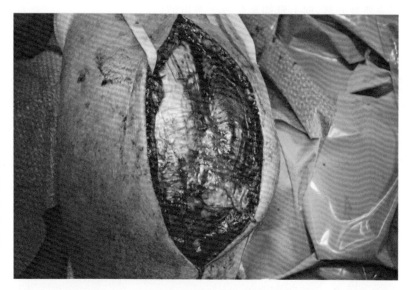

图 4-8-2　患者侧卧位、后切口。切口从肱骨的中线开始，以曲线方式从外侧绕尺骨鹰嘴，持续切至肌肉层，以避免影响皮瓣的血运

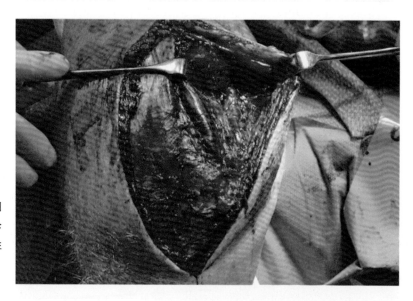

图 4-8-3　识别邻近内侧髁的尺神经。通过触诊容易找到尺神经，锐性分离则很难找到

腕屈肌肌肉和筋膜 3～4 cm,自由活动神经。有神经损伤症状或需要植入物时,可以移动神经或变换神经的位置。一般神经在减压后保持原位,邻近的血管位置尽可能保持不变。三头肌可能向两侧或以中间线分离(图 4-8-4)。外科医生的习惯决定了手术方法,但是肌肉偶尔可被移位的尖锐骨折碎片戳伤,在这种情况下,处理创伤性损伤的方法可能对肌肉的影响不大,但这取决于桡神经的肌肉神经支配。在典型的情况下,肱三头肌被分离,向上延伸至肱骨干平坦的后部,即屈肘 90°时距鹰嘴尖部 7～8 cm(图 4-8-5)。笔者习惯在中线处分离肱三头肌,肌肉纤维通过钝性和锐性剥离相结合的方式分离,肌腱的中心部分用小骨片从鹰嘴中释放出来,以备日后修复(图 4-8-6)。如果计划进行全肘关节置换术,则不应行鹰嘴截骨术,一般应避免半肘关节置换术。鹰嘴骨折内固定失败后,或有游离的鹰嘴骨折时考虑使用半肘关节置换术。这些探查入路应靠近鹰嘴骨折。

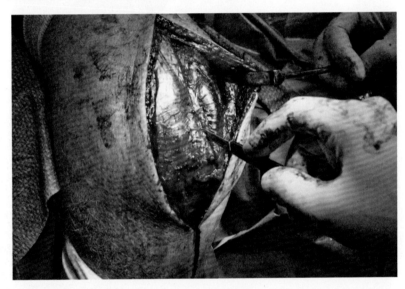

图 4-8-4　肌腱切口从鹰嘴尖部开始,在近端和远端沿中线延伸

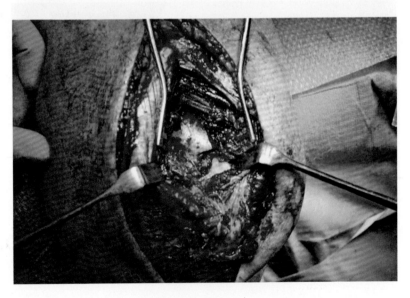

图 4-8-5　分离肱三头肌纤维,将鹰嘴窝处脂肪垫拉开并固定到一侧,暴露骨折处

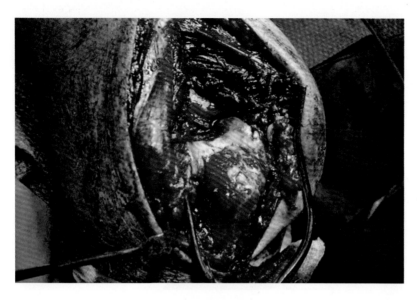

图 4-8-6　肱三头肌与来源尺骨近端的薄骨片反射

肱三头肌反射后,打开关节,对所选择手术方法的可行性做最后的评估。找到各自的侧副韧带并用缝线标记,必要时,可在肱骨止点离断。如髁突撕脱骨折累及侧副韧带,则需要进行重建。

二、半肘关节置换术

对于适合行半肘关节置换术的患者,肱骨远端关节面软骨需切除。切除部分用工具组合在一起,以评估指导假体型号的选择。

应保留桡骨小头,这被认为是关节稳定的重要因素。

肱骨髓腔应通过合适的铰刀扩髓(图 4-8-7)。如果是经髁突或完全关节内骨折的情况,部分骨骼残留需要切除,可以作为植入物使用。为所需大小的髓腔扩髓后,放置近端骨水泥限制器,插入试验组件。髁突及离断的韧带暂时固定,还原韧带张力的装置用于评估假体的正确定位。通过对关节采取全方位地屈伸、旋转,以评估植入物的正确旋转和内翻、外翻角,同时排除软组织的撞击或假体与周围骨骼之间的任何机械冲突。

肱骨大小最终取决于植入物与尺骨达到最佳一致。将植入物永久性植入并固定到位,同时确保其正确的长度和合适的旋转(图 4-8-8)。通过骨缝合术将侧副韧带缝合回去,通过钻孔放置在远端。髁突骨折碎片合并韧带仍保持连接,减少内固定,而用针或环扎术(图 4-8-9)。肱三头肌肌腱通过钻孔缝合到鹰嘴,用 2 号可吸收缝线缝合。而近端肱三头肌用非吸收性缝线缝合(图 4-8-10,图 4-8-11)。

三、全肘关节置换术

打开关节,清除关节内游离的碎片后,找到桡骨小头,为了植入假体将其切除。桡骨头切除术是用锯或骨凿施行,应保证桡骨小头颈缘和尺骨近端之间没有接触(图 4-8-12)。由于前臂在大多数情况下不受创伤的影响,如果使用半限制性假体,桡骨小头切除术在大多数情况下是可以接受的。在罕见情况下,伴随前臂不稳定,应更换可以保留桡骨小头的假体或行桡骨小头置换术。

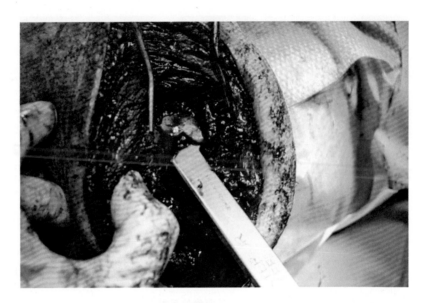

图 4-8-7　去除骨折碎片,准备好肱骨干

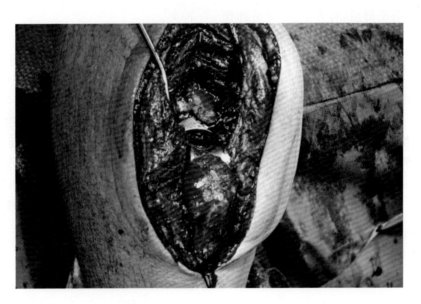

图 4-8-8　最后植入肱骨假体

识别和保护好侧副韧带后,切除桡骨头,脱位关节,可以根据相关切除指南来决定是否需要进行额外的骨切除。在严重粉碎的情况下,近端延伸至鹰嘴窝,在此阶段,也可依据相关切除指南或假体试验决定在移除任何骨碎片之前是否需要额外的内固定。即使假体植入物提供了稳定性,但也应尽可能多地保留骨存量,以减少假体的负荷,同时有利于周围的肌肉和韧带与骨的愈合。在目前可用的植入物之间需要移除的确切骨量略有不同。

在理想的骨切除术后,使用适当的扩孔器和插入水泥限制器准备肱骨髓管。之后,使用所选植入物的特定引导器械准备尺骨。由于尺骨在大多数情况下是正常的,因此,准备工作相对容易,但对于假体的最终功能

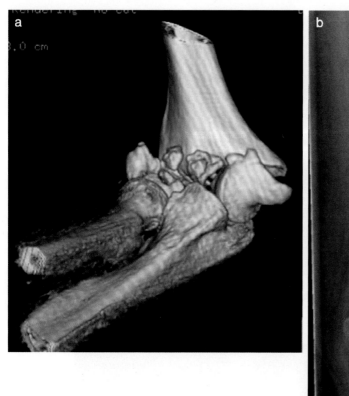

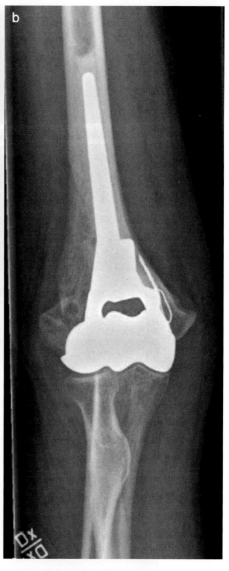

图 4-8-9　a. 女性髁突骨折患者的术前 CT 扫描,行半肘关节置换术;b. 同一患者置换术后 X 线片显示假体活动范围

来说,确保假体的理想定位非常重要。植入试验假体,关节进行全方位运动,评估旋转、长度和角度,必要时可对假体的位置进行最后调整。如果环扎钢丝用于柱状骨接合,建议钻孔并放置金属丝,但不要在最终假体就位之前将金属丝拧紧(图 4-8-13)。在植入假体和骨水泥后,收紧环扎钢丝或引入销钉,以稳定骨折的髁突,并使用骨缝合术重新连接侧副韧带(图 4-8-14)。用 2 号不可

吸收缝线替换肱三头肌,并与鹰嘴肌缝合。使用间断的皮下缝合和 4-0 皮肤缝线小心地缝合皮肤,这样可以在术后早期进行训练而不使缝线裂开。

第 9 节　术后护理

术后肘关节夹板固定 2～3 天。积极锻

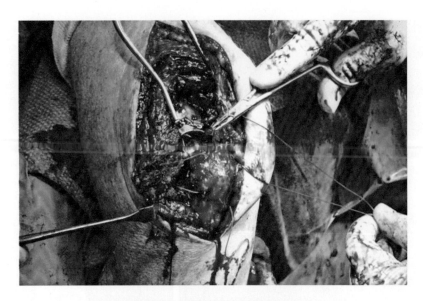

图 4-8-10　肱三头肌止点使用不可吸收缝线修复

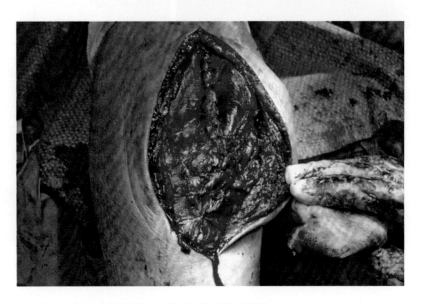

图 4-8-11　肱三头肌近端部分使用可吸收缝线修复

炼后开始主动屈曲 100°,在前 2 周进行被动扩展,直到伤口愈合。然后,逐渐增加弯曲度和轻度主动伸展。每天训练 4～6 次,第 4 周时可以拆除扶手。始终允许在日常生活的活动中使用手臂。训练的目的是使其达到一个功能性的运动范围,范围至少为 30°～120°,负重不迟于术后 8 周。一般全肘关节置换术后的负重上限为 5 kg,半肘关节置换术后患者的负重不受限制。

第 10 节　并 发 症

原发性肘关节置换术后并发症相对较少。在 2008 年的瑞典骨科学会年度会议上,笔者回顾了在瑞典 3 个中心收治的 41 例

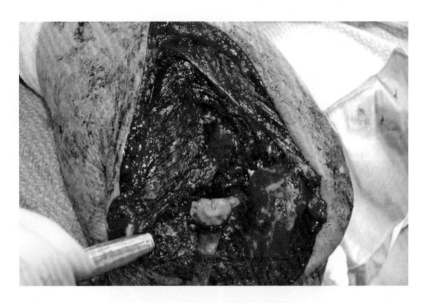

图 4-8-12　必要时识别侧副韧带和环状韧带,于桡骨小头下行桡骨小头截骨术

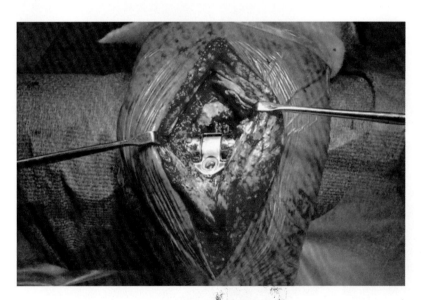

图 4-8-13　全肘关节置换时需要分离肱三头肌,这种情况下植入 GSB 假体

患者的治疗,34 例骨折患者行全肘关节置换术,7 例骨折患者行半肘关节置换术[2]。患者平均年龄为 76 岁,范围为 69~92 岁,其中 39 例女性和 2 例男性,随访 5 个月至 6 年。在这些患者中,1 例患者有早期伤口并发症,2 例患者没有恢复到符合要求的运动范围(超过 30°~120°),另有 2 例患者有新

的损伤,并在后期出现假体周围骨折。如果术后活动范围差被认为是一种并发症,那么总的并发症发生率为 12%,这与其他系列研究非常接近。经常被报道的术后尺神经病变并未出现[22,27],事实上,这可能与我们不经常行尺神经移位术有关。

深部感染是一种非常危险的并发症,但

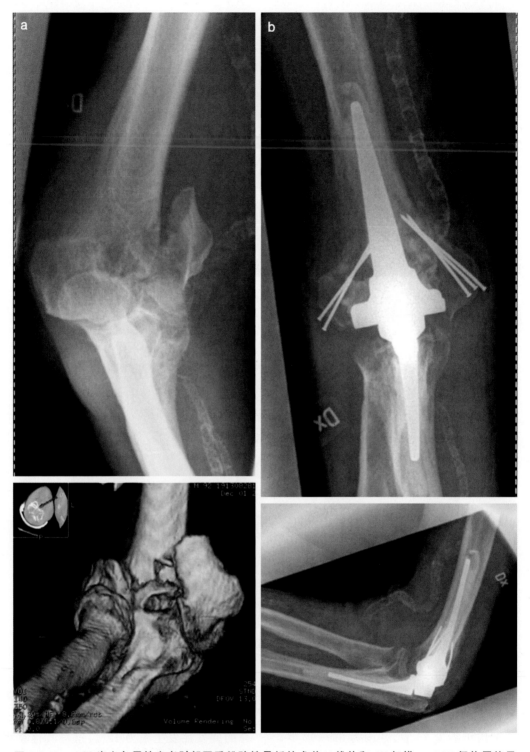

图 4-8-14　a. 93 岁老年男性患者肘部严重粉碎性骨折的术前 X 线片和 CT 扫描；b. GSB 假体置换及克氏针再固定髁突术后 2 个月的正位及侧位 X 线片

是需要手术翻修的感染却鲜有报道[4]。该文献作者描述了 3 例患者，均有由于外部压力导致的尺骨鹰嘴部位皮肤坏死。其中 1 例患者患有脑卒中，且手肘放在轮椅的扶手上，另 1 例 93 岁的老年患者由于治疗不合适导致假体骨折，第 3 个患者在一次工伤事故中受到严重的软组织损伤感染，以上 3 例患者均导致鹰嘴尖部伤口坏死，肱三头肌肌腱处局部破裂，并与关节腔相通。3 例患者均接受组织培养、局部清理及冲洗治疗，一段时间后行前臂近端的局部筋膜皮瓣转移覆盖缺损处（图 4-8-15）。经 3 个月的口服抗生素治疗后均痊愈，假体保留，无复发感染征。

假体周围骨折时应尽可能地保留假体治疗，必要时行切开复位钢板内固定治疗。

第 11 节　总　结

关节置换术仅用于治疗老年患者肱骨远端的粉碎性关节内骨折。据报道，治疗效果多为良或优，并发症较少或较轻。虽然病例相对较少，但目前在文献中可以找到的病例随访时间最长为 5 年。只有 1 项研究采用了前瞻性、随机试验设计，比较了全肘关节置换术和切开复位内固定术[22]。迄今为止，如果有确凿证据表明常规治疗方法的效果不佳，那么此方法将成为治疗的最终手段。手术的适应证和患者的选择范围仍有待确定。

半肘关节置换术的治疗效果相关证明更少，所以尽管少数早期结果表明其治疗效果与全肘关节置换术的治疗效果相同，这种方法仍然是试验性的。

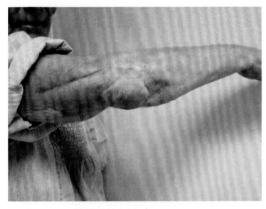

图 4-8-15　筋膜皮瓣转移覆盖鹰嘴缺损及关节腔相通处术后 18 个月的效果。由于使用抗生素及带血管皮瓣，伤口感染已治愈，使假体得以保留。当前运动范围为 30°～130°

参考文献

[1] Adolfsson L, Hammer R. Elbow hemiarthroplasty for acute reconstruction of intraarticular distal humerus fractures: a preliminary report involving 4 patients. Acta Orthop, 2006, 77(5): 785-787.

[2] Adolfsson L, Etzner M, Ekholm C. Armbågsprotes vid fraktur. Presented at the annual meeting of the Swedish Orthjopedic Society, Umeå, 2008.

[3] An KN, Morrey BF. Biomechanics of the elbow. In: Morrey BF, editor. The elbow and its disorders. 3rd ed. Phildalphia: WB Saunders, 2000: 43-59.

[4] Baksi DP, Ananda KP, Baksi D. Prosthetic replacement of elbow for intercondylar fractures (recent or ununited) of humerus in the elderly. Int Orthop (SICOT), 2010, 35(8): 1171-1177.

[5] Cassebaum WH. Open reduction of T and Y fracrures of the lower end of the humerus. J Trauma, 1969, 9: 915-925.

[6] Cobb TK, Morrey BF. Total elbow arthroplasty as primary treatment for distal humeral fractures in elderly patients. J Bone Joint Surg Am, 1997, 79(6): 826-832.

[7] Evans EM. Supracondylar Y-fractures of the humerus. J Bone Joint Surg Br, 1953, 35B: 371-375.

[8] Frankle MA, Herscovici Jr D, DiPasquale TG, et al. A comparison of open reduction

and internal fixation and primary total elbow arthroplasty in the treatment of intraarticular distal humerus fractures in women older than age 65. J Orthop Trauma,2003,17(7): 473-480.

[9] Gambirasio R, Riand N, Stern R,et al. Total elbow replacement for complex fractures of the distal humerus. An option for the elderly patient. J Bone Joint Surg Br,2001,83 (7):974-978.

[10] Garcia JA, Mykula R, Stanley D. Complex fractures of the distal humerus in the elderly. The role of total elbow replacement as primary treatment. J Bone Joint Surg Br, 2002,84(6):812-816.

[11] Goodman HJ, Choueka J. Complex coronal shear fractures of the distal humerus. Bull Hosp Jt Dis,2005,62(3-4):85-89.

[12] Gramstad GD, King GJ, O'Driscoll SW,et al. Elbow arthroplasty using a convertible implant. Tech Hand Up Extrem Surg, 2005,9(3):153-163.

[13] Huang TL, Chiu FY, Chuang TY,et al. The results of open reduction and internal fixation in elderly patients with severe fractures of the distal humerus: a critical analysis of the results. J Trauma,2005,58(1):62-69.

[14] John H, Rosso R, Neff U,et al. Operative treatment of distal humeral fractures in the elderly. J Bone Joint Surg Br,1994,76(5): 793-796.

[15] Jupiter JB, Neff U, Holzach P,et al. Intercondylar fractures of the humerus. An operative approach. J Bone Joint Surg Am, 1985,67(2):226-239.

[16] Jupiter JB, Morrey BF. Fractures of the distal humerus in the adult. In: Morrey BF, editor. The elbow and its disorders. 2nd ed. Phildalphia: WB Saunders,1993:328-366.

[17] Kalogrianitis S, Sinopidis C, Meligy EL,et al. Unlinked elbow arthroplasty as primary treatment for fractures of the distal humerus. J Shoulder Elbow Surg, 2008, 17(2): 287-292.

[18] Kamineni S, Morrey BF. Distal humeral fractures treated with noncustom total elbow replacement. J Bone Joint Surg Am,2004, 86-A(5):940-947.

[19] Korner J, Lill H, Muller LP,et al. Distal humerus fractures in elderly patients: results after open reduction and internal fixation. Osteoporos Int, 2005, 16 (Suppl 2): S73-79.

[20] Kundel K, Braun W, Wieberneit J,et al. Intraarticular distal humerus fractures: factors affecting functional outcome. Clin Orthop, 1996,332:200-208.

[21] McKee MD. Displaced fractures of the lateral epicondyle of the humerus and posterolateral rotatory instability of the elbow. J Bone Joint Surg Am, 2003, 85A (6): 1165-1166 (author reply 6).

[22] McKee MD, Veillette CJ, Hall JA,et al. A multicenter, prospective, randomized, controlled trial of open reduction-internal fixation versus total elbow arthroplasty for displaced intra-articular distal humeral fractures in elderly patients. J Shoulder Elbow Surg, 2009,18(1):3-12.

[23] McKee MD, Jupiter JB. A contemporary approach to the management of complex fractures of the distal humerus and their sequelae. Hand Clin,1984,10 (3):479-494.

[24] Muller LP, Kamineni S, Rommens PM, et al. Primary total elbow replacement for fractures of the distal humerus. Oper Orthop Traumatol,2005,17(2):119-142.

[25] Parsons M, O'Brien RJ, Hughes JS. Elbow hemiarthroplasty for acute and salvage reconstruction of intra-articular distal humerus fractures. Tech Shoulder Elbow Surg,2005, 6(2):87-97.

[26] Palvanen M, Kannus P, Niemi S. Secular trends in osteoporotic fractures of the distal humerus in elderly women. Eur J Epidemiol,1998,14:159-164.

[27] Prasad N, Dent C. Outcome of total elbow replacement for distal humeral fractures in

the elderly: a comparison of primary surgery and surgery after failed internal fixation or conservative treatment. J Bone and Joint Surg,2008,90:343-348.

[28] Robinson CM. Fractures of the distal humerus. In: Bucholz RW, Heckman JD, Court-Brown CM, editors. Rockwood's and green's fractures in adults. 6th ed, Philadelphia: Lippincott, Williams, Wilkins,

2006:1051-1116.

[29] Sodergard J, Sandelin J, Bostman O. Mechanical failures of internal fixation in T and Y fractures of the distal humerus. J Trauma,1992,33(5):687-690.

[30] Wadsworth TG. Adult trauma. In: Wadsworth TG, editor. The elbow. Churchill Livingstone, Edinburgh,1982,210-222.

第9章 肘关节骨折脱位——肘关节骨折固定架概论

第 9 章
肘关节骨折脱位——肘关节骨折固定架概论

Konrad Mader，Jens Dargel，Thomas Gausepohl

摘要 即便对于有经验的外科医生,复杂的肘关节骨折脱位依旧极具挑战。依据骨和软组织损伤的严重程度,肘关节骨折脱位表现出不同程度的不稳定性,并伴有肘关节复位失败或迟发性肘关节半脱位或脱位。避免以上问题,就要避免肘关节僵硬,肘关节僵硬也威胁着肢体整体功能,因此,恢复关节活动是肘关节创伤后,重建关节主要功能的首要任务。本章旨在介绍关节不稳定的病因学评估,包括①通过选择合适的诊断工具对骨和肌腱进行评估;②建立一套稳定的关节治疗规范,包括内固定、肌腱修复、桡骨头颈稳定性,以及治疗方案中最重要的组成部分——铰链式外固定架,近年该固定架的作用正日益突出,是严重肘关节骨折脱位的重要治疗手段。近年来,铰链式外固定架也从"最后的补救"发展成为早期治疗方案中的常规应用器械。如今,铰链式外固定架在部分欧洲国家的治疗规范中已成为非常重要的组成部分,甚至是此类创伤中最先进的治疗方法。

关键词 骨折脱位:肘关节·铰链式外固定架

第1节 概 述

肘关节是骨骼系统中最稳定的关节之一。除了关节脱位,还同时累及一个或多个影响肘关节稳定的骨性或关节组成结构的损伤称为"肘关节骨折脱位",而复发性或慢性关节不稳定及创伤性肘关节炎的发生风险都在上升。由于难以准确定义损伤模式,以及难以评价各关节组成结构在肘关节不稳定中的作用,加之缺乏手术治疗标准的理论基础,肘关节骨折脱位及相关损伤的治疗极具挑战性。软组织损伤,包括开放性伤口及血管神经损伤,也会增加损伤的复杂性。近年的研究主要集中在与肘关节稳定相关的结构,以及骨和韧带病变的手术固定上(如肱骨远端关节碎片,桡骨头、冠突、鹰嘴、侧副韧带及与重建肘关节稳定性相关的这些病变的组合)。此外,

K. Mader(✉)
Section Trauma Surgery, Hand and Upper Extremity Reconstructive Surgery, Department of Orthopaedic Surgery, Førde Sentralsjukehus, Førde, Norway
e-mail: konrad. mader@helse-forde. no

J. Dargel
Department of Orthopaedic and Trauma Surgery, University of Cologne, Cologne, Germany

T. Gausepohl
Klinik für Unfallchirurgie, Hand-und Wiederherstellungschirurgie, Klinikum Vest GmbH, Marl, Germany

G. Bentley (ed.), *European Surgical Orthopaedics and Traumatology*, DOI 10. 1007/978-3-642-34746-7_74, © EFORT 2014

近年来,保留肘关节运动能力的跨关节外固定架的研发和使用已很大程度地拓宽了复杂肘关节创伤的治疗范围,并在一定程度上改变了治疗方式。本章旨在介绍以铰链式肘关节固定为核心的肘关节骨折脱位的治疗策略(图 4-9-1)。

第 2 节　病因与分型

肘关节骨折脱位主要发生在肱尺关节的,主要由压缩、剪切和撕脱力造成。桡骨头和桡骨颈骨折主要由压缩和剪切力造成。鹰嘴和冠突骨折伴脱位也是由压缩或剪切力造成的。最常见的鹰嘴骨折是由肱三头肌的收缩或牵拉造成。双髁同时骨折主要由撕脱力或剪切力造成。根据定义,所有肘关节脱位都会伴有侧副韧带断裂或内侧/外侧上髁撕脱骨折[1]。O'Driscoll 等对肘关节骨折脱位的病理解剖学进行了描述,可将其看作一个软组织和(或)骨的圆形断裂环,该断裂环从肘部外侧开始以环形方式延伸到内侧(图 4-9-2)[2]。这一断裂环又称为 Horii 环(Horii circle),类似于腕关节不稳中软组织和(或)骨的 Mayfield 螺旋断裂。在从外侧到内侧断裂的过程中,通过软组织和(或)骨传导。因此,肘关节脱位通常与关节囊撕裂相关,但如果冠突骨折,关节囊可能没有损伤。由于在肘关节脱位前,能量先在骨折过程中被释放,因此,当桡骨头和冠突同时骨折时,内侧副韧带前束通常是完整的。

随着压缩力的增大,冠突骨折、尺骨鹰嘴骨折和髁骨折的发生率也随之增高,目前的生物力学研究集中在实验条件下压缩力造成的骨折脱位。Amis 和 Miller 通过尸体研究提出了屈-伸"损伤弧",将骨折类型与撞击时肘关节的位置相关联(图 4-9-3)[3]。前臂屈曲 80°时,撞击可造成桡骨头和冠突骨折。屈曲 90°可造成鹰嘴骨折,屈

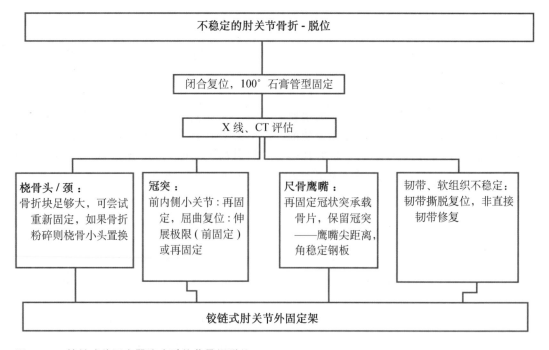

图 4-9-1　铰链式外固定器治疗肘关节骨折脱位

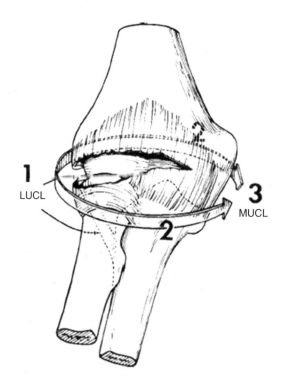

图 4-9-2　肘关节脱位中 Horii 环的改良示意图（在文献［2］的基础上修改）

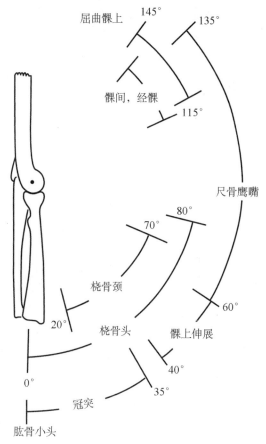

图 4-9-3　改良示意图所示为屈-伸"损伤弧"，该"损伤弧"将骨折类型与撞击瞬间的肘部位置相关联（在文献［3］的基础上修改）

曲 110°以上可造成肱骨远端骨折。综合 David Ring 和 Jesse Jupiter 的观点，复杂肘关节骨折脱位分为以下 4 类（图 4-9-4，图 4-9-5）[4]：①肘关节后脱位伴桡骨头骨折（图 4-9-4a）；②肘关节后脱位伴桡骨头和冠突骨折，即恐怖三联征（图 4-9-4b）；③经尺骨鹰嘴骨折脱位（图 4-9-5a）；④尺骨鹰嘴骨折伴后脱位，即孟氏骨折的最近端类型（尺骨近端骨折与桡骨头脱位，图 4-9-5b）。

尽管前 2 种损伤已被广泛认知，但后 2 种损伤经常被误诊为"简单骨折"，这种误判常导致诊治过程更为复杂（图 4-9-6，图 4-9-7）[5-7]。这 2 种损伤常表现为骨折，而非真正的尺肱关节脱位。桡骨头位于肱骨小头的前方或后方，但尺骨鹰嘴和冠突的关节面仍与肱骨远端的滑车关节面接触。即使不存在真正的尺肱骨关节脱位，尺肱骨关节的稳定性也会因骨折而受到破坏，因此，此类

损伤也应视为肘关节骨折脱位。有时，尺骨鹰嘴后骨折脱位也表现为真正的尺肱关节脱位，但这属于例外情况[4]。

为了对不同的骨折类型（即尺桡骨近端）和（或）单一骨折进行分型，本书采取了如下分型标准：在"尺骨鹰嘴骨折、桡骨头/颈骨折和冠突骨折"章节中详细阐述了 AO 分型，以及不同特定位置的分型，如"Masons"分型、"Bado"分型和"Regans"分型。Tyle 首先定义了骨盆和下肢的"骨折特征"，在一定程度上也有助于肘关节骨折脱位的分型。

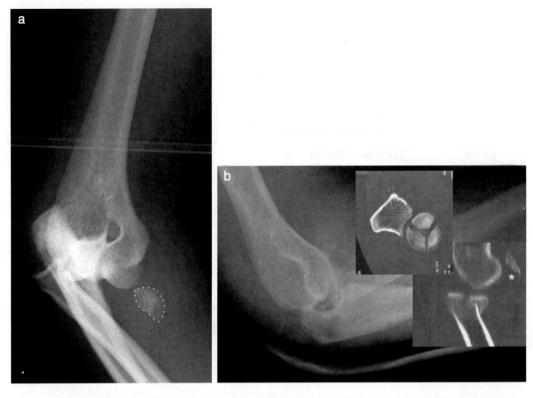

图 4-9-4　肘关节后脱位伴桡骨头骨折(a)、肘关节后脱位伴桡骨头及冠突骨折的 X 线片,即恐怖三联征(b)

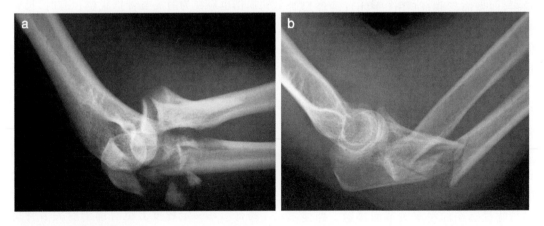

图 4-9-5　尺骨鹰嘴骨折脱位(a)及后尺骨鹰嘴骨折脱位的影像学表现,即最近端型后孟氏骨折(b)近端尺侧骨折及桡骨头脱位

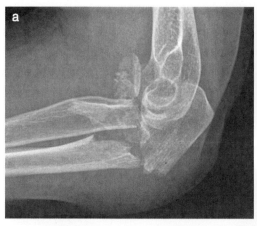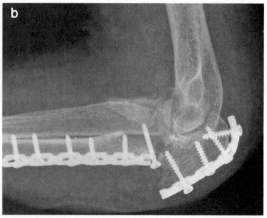

图 4-9-6　a. 1 例 65 岁老年女性患者,复杂的经尺骨鹰嘴骨折脱位合并复合型尺骨鹰嘴骨折和桡骨头剪切骨折的 X 线片;b. 初次手术后 2 个月转诊时右侧侧位 X 线片

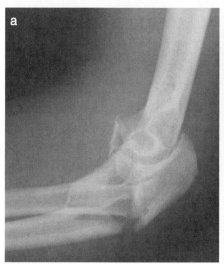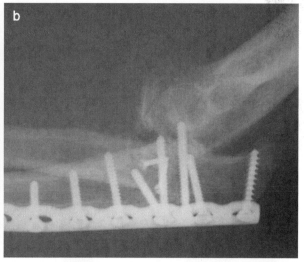

图 4-9-7　a. 1 例 68 岁老年男性患者,复杂后尺骨鹰嘴骨折脱位,伴有复合型尺骨鹰嘴骨折和近端桡骨背侧脱位的 X 线片;b. 初次手术后 5 个月转诊时右侧侧位 X 线片

第 3 节　肘关节稳定性相关的应用解剖学和铰链式固定架的生物力学特征

一、肘关节的生物力学

肘关节是一个复合关节,是前臂杠杆系统的支点,可使手在空间定位(详见第 11 章

"创伤后肘关节僵硬——关节松解术和机械牵引")。详细了解肘关节的生物力学对有效防治肘关节病变至关重要[8]。

二、解剖学

肘关节复合体可以做 2 个自由度的运动:屈曲-伸展和旋前-旋后。肱骨和肱桡关节可做屈曲和伸展运动,类属屈戊关节或铰链关节。近端桡尺关节可完成前臂的旋前和旋后,类属滑车关节。整体来看,肘关节复合体是一个滑车-屈戌关节。肱骨远端的滑车和小头相对于肱骨纵轴内旋3°～8°,外翻2°～6°(图4-9-9a)。从上向下观察时,尺骨的关节面相对于骨干的长轴有4°～8°的外翻角度(图4-9-9b)。肱骨远端分为内侧柱和外侧柱,两柱与滑车连接。内侧柱与肱

骨干成45°角,末端距滑车远端约1cm。远端1/3由松质骨组成,断面为卵圆形,为内上髁。肱骨远端外侧柱与肱骨内侧柱位于同一水平,与肱骨成20°角,并止于肱骨小头。滑车形似线轴,由内侧和外侧唇组成,中间有一道沟。沟与尺骨近端的半月形切迹相连。滑车关节面被不同弧形的透明软

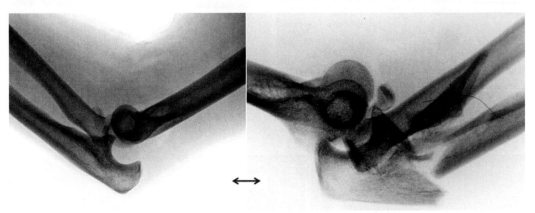

图4-9-8　骨折脱位中2种不同"特征"的X线片

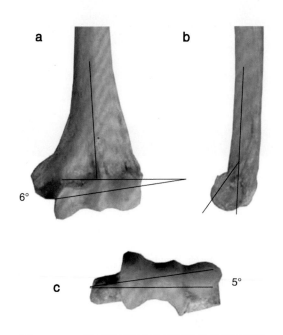

图4-9-9　a. 肱骨远端的正位图显示关节表面相对于其长轴的倾斜度为6°;b. 肱骨远端侧位图显示髁突相对于其长轴向前旋转30°;c. 肱骨远端轴位图显示关节相对其长轴外翻倾斜5°(在文献[8]的基础上修改,骨标本由Cologne大学Koebke教授提供)

骨覆盖。肱骨小头的形状近乎一个完美的半球,被覆以约180°的弧形软骨。在侧位图中,尺骨的关节面相对于其长轴向后旋转30°,与肱骨远端30°前旋相匹配,在完全伸展时保持肘关节的稳定性(图4-9-9c)。

尺骨乙状切迹的关节软骨弧度呈180°,但中间部分的软骨不连续,大于90°的部分由脂肪和纤维组织构成。在正位上,桡骨颈与长轴成15°角(图4-9-10),远离肱二头肌粗隆。4/5的桡骨头被透明软骨覆盖。前外侧的1/5桡骨头缺少关节软骨和坚固的软骨下骨,头颈部形状各异[9]。

三、运动学

肘关节的屈曲和伸展发生在肱尺关节和肱桡关节。屈伸的正常范围为0°～145°,"功能弧"为30°～130°。旋前旋后的正常范围平均为旋前71°至旋后81°。大多数活动在旋前50°至旋后50°的功能范围内完成。

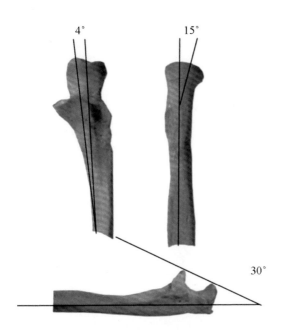

图 4-9-10　对尺骨近端角度方位的评估显示,尺骨干相对于乙状切迹(左上)的外翻为 4°;尺骨近端侧位图显示,乙状切迹(底部)后倾角为 30°;桡骨颈与近侧桡骨的长轴成 15°角(右上;在文献[8]的基础上修改)

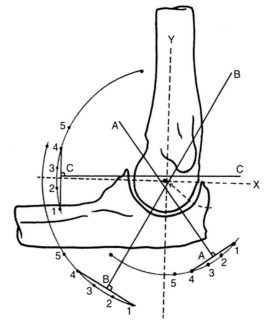

图 4-9-11　确认肘关节的旋转轴心。右肘关节侧面示意图所绘为肘关节旋转轴心(在 1981 年 London 版示意图的基础上修改)

临床上,患者可耐受高达 30°的屈曲挛缩,与 Morrey 功能运动弧度一致。在屈曲挛缩>30°时,手在空间定位的能力会迅速丧失,可通过所测屈曲挛缩余弦值来描述。屈曲 30°后,所测屈曲挛缩的余弦值迅速降低(图 4-9-1,详见第 11 章"创伤后肘关节僵硬——关节松解术和机械牵引")。

多位研究人员发现,屈伸的旋转轴位于滑车中心[8,10-11]。London 证明了旋转轴通过同心弧的中心,该弧由滑车基底部和肱骨小头的外周共同构成(图 4-9-11)[12]。他还指出,在最后 5°～10°的屈曲范围内,关节面运动改为滚动,旋转轴滑移。滚动发生在屈曲和伸展末期。屈曲末期,尺骨冠突进入肱骨冠突窝;伸展末期,鹰嘴进入鹰嘴窝[12]。此外,尺骨的轴向内旋发生在屈曲早期,而轴向外旋发生在屈曲末期,这表明肘关节不是简单的铰链关节。也有证据表明,在屈曲伸展的过程中,肘关节的轴心不

断变化,其功能也较单轴铰链更复杂[13]。尽管存在变化,Morrey 等证明了肘关节运动时旋转中心偏差极小,除极度屈伸外,肱尺关节的运动可视为单轴关节运动。屈伸旋转轴都出现在一条紧密的点轨迹上,最宽处 2～3 mm,位于侧位图上滑车和肱骨小头的中心(图 4-9-12)[14]。

肘关节在完全伸展时的外翻位置通常称为"提携角"。提携角定义为在 AP 平面上所测尺骨解剖轴与肱骨之间的夹角,或简单称为尺骨相对于肱骨的方位。儿童的提携角较小,女性提携角较大,男性平均外翻 10°,女性平均外翻 13°,两者的统计学分布较广。由于肘关节的屈曲,提携角变化存在争议。

四、肘关节稳定性

肘部外翻的力量主要由内侧副韧带(medial collateral ligament,MCL)的前韧

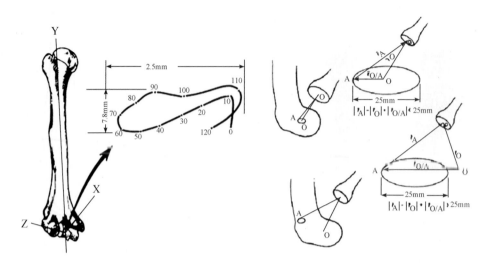

图 4-9-12 肘关节瞬时转动中心轨迹的结构和尺寸示意图

右侧上图:肘关节屈曲时,近似于肘关节瞬时旋转中心轨迹的点在肱骨内定位正确(记为用于标记旋转中心的 k 线),则 2 个坐标中心(A 和 O)之间的距离($R_{O/A}$)的变化小于轨迹的最大范围;右侧下图:点放置不正确时,2 个坐标中心(A 和 O)之间的距离($R_{O/A}$)的变化将大于轨迹的最大范围(在文献[14]的基础上修改)

带拮抗。MCL 复合体包括前束、后束和由囊膜增厚构成的横韧带(图 4-9-13a)。前斜韧带伸展时紧张,后斜韧带屈曲时紧张。这是因为 MCL 复合体并非起自肘关节的旋转轴。MCL 前斜韧带起自肱骨远端内上髁下,沿尺骨鹰嘴内侧缘插入。由于有完整的 MCL 前束,桡骨头在外翻运动中没有明显的额外抵抗力。然而,随着 MCL 前束横断或断裂,桡骨头会成为肘关节外翻的主要抵抗,这凸显了前束在完整 MCL 中的次要稳定作用。限制肘关节外展的主要是 MCL 的前囊和前束。此外,已证实切除尺骨鹰嘴脂肪垫可增加 5° 关节外展。外侧副韧带(lateral collateral ligament,LCL)复合体由桡侧副韧带和尺侧副韧带组成,前者起自外上髁,插入环状韧带;后者起自外上髁,穿过附着在旋后肌嵴和副 LCL 上的环状韧带的浅面/表面(图 4-9-13b)。LCL 复合体起自肘关节的旋转轴,这也解释了 LCL 复合体在屈曲弧中保持长度一致的原因。

尺侧副韧带是肘关节后外侧旋转不稳定的主要制约因素,其次是桡侧副韧带,再次是关节囊。限制被动屈曲的结构包括关节囊、肱三头肌、冠突和桡骨小头。对旋前-旋后的被动抗力主要由伸展时的拮抗肌群提供,而非韧带结构。肘部有主次两级稳定结构。肘关节不稳定相关的 3 个主要稳定结构是尺肱关节、内侧副韧带(即前束)和外侧副韧带,特别是外侧副韧带的尺侧部分(也称尺侧副韧带)。次稳定结构包括桡骨小头(桡肱关节)、屈肌肌群(旋前屈肌群)、伸肌起点(旋后-伸肌肌群)和关节囊。次级和动态稳定结构在很大程度上还包括了横跨肘关节并在关节处产生压力的肌肉[2]。肱三头肌、肘肌和肱肌是最重要的肌肉。肘肌起自外上髁附近,呈扇形广泛地插入尺骨,主要发挥动态稳定的功能,防止肘关节后外侧旋转移位。3 个主要的稳定结构完整无损能保证肘关节的稳定。如果冠突断裂或丢失,桡骨头就成为关键的稳定结构。前臂的纵向稳定由骨间膜和三角纤维软骨支持。

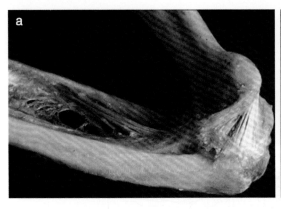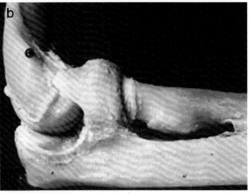

图 4-9-13　骨韧带标本中内侧副韧带复合体(a)和外侧副韧带复合体(b)的照片(由 J. Koebke 教授提供)

五、铰链式肘关节固定架的生物力学

骨科器械市场上有几种铰链式外固定架，它们具有不同的特点和生物力学性能[16]。本章的第一作者曾就 Orthofix 肘关节固定架在单个中心的使用运行了前瞻性数据库，其中有 900 多种不同适应证的固定架。2008 年，第二和第一作者对固定架进行了一系列深入的生物力学测试(Dargel 等，已投稿)。Orthofix 铰链式肘部固定架的稳定性能在尸体的不稳定/稳定模型中进行了测试。使用铰链式拉力系统测试了放置外固定架(intact，IN)和未放置外固定架的完整肘关节的外翻稳定性，以及不同外翻变形力和不同程度屈曲/伸展(图 4-9-14)，肘关节逐渐失稳定[前束 MCL 切开(IBX)，桡骨头切除(RKK)]，而后重新稳定[MCL 前束修复(IBR)和桡骨头重建(RKR)]。分别在放置和未放置固定架的情况下，对失稳定和再稳定组中的每一步进行了测试(图 4-9-15)。在这项深入研究中有 3 个主要信息：①主稳定结构(MCL 前束)和次稳定结构(桡骨头)的重建不能为外翻提供足够的稳定性；②研究中所用铰链式外固定架在任意关节不稳定的情况下都能拮抗外翻负荷稳定肘关节(图 4-9-14，所有组别中，固定架组比完整肘关节组更稳定)；③在活动范围内作用不变(即 0°、30°、60°、90°和 120°)。

第 4 节　诊　断

肘关节骨折脱位的最常见原因是上肢受到高能创伤。如果肘关节仍然脱位，则可看到肘关节的畸形和肿胀。检查并记录神经血管状态后，针对性检查软组织包膜和血肿，大量内侧血肿能明确内侧韧带损伤。在适量麻醉辅助下，轻柔复位后进行 X 线检查，如果软组织状态允许，应在屈曲 100°时加垫肘部夹板。复位后必须行常规 X 线片并仔细检查尺肱骨关节复位。再次记录复位后神经血管的状态。由于高能创伤，经常会发生相关损伤。必须排除这些损伤，以免后遗症加剧功能损害。在明显的肘部损伤中，诊疗通常集中在脱位的肘关节，但也应高度怀疑同侧腕部骨折(桡骨、舟状骨和其他腕骨)、急性骨间膜破裂(ALRUD 损伤)、尺骨近端骨折、桡骨颈骨折或对侧上肢骨折。

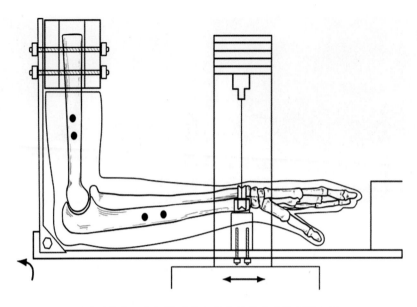

图 4-9-14 测试肘关节固定架模型外翻稳定性的实验装置示意图

外翻变形力为 5Nm 后肘关节失稳定

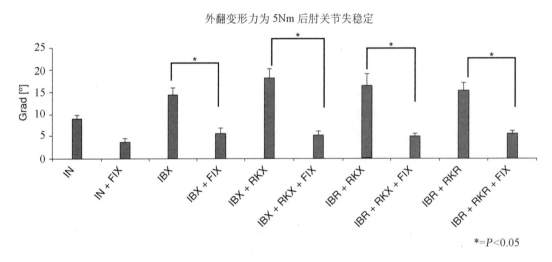

*=$P<0.05$

图 4-9-15 肘关节模型中外翻不稳定性的生物力学测试结果:放置外固定架的完整肘关节外翻稳定性和未放置外固定架的完整肘关节外翻稳定性(使用铰链式拉力系统,外翻变形力为 5 Nm,图 4-9-14):肘关节逐渐失稳定[前束 MCL 切开(IBX),桡骨头切除(RKK)],然后重新稳定[MCL 前束修复(IBR),桡骨头重建(RKR)]

一、常规成像

对任何肘部创伤最初都应行标准的 AP 位和侧位 X 线片进行评估,从而对损伤的类型和个体状态有所了解(图 4-9-8,图 4-9-16)。患者采取坐位或仰卧位,肘关节伸展,

上臂后旋(如果可能)拍摄 AP 位 X 线片,射束方向垂直于肘关节中点。该视图所示特征结构包括肱骨远端、上髁、滑车、肱骨小头、桡骨小头(包括近端桡骨和尺骨鹰嘴)。如果可能,患者取坐位拍摄侧视图,肩部外展 90°,这样肩与胶片呈水平位,肘部屈曲 90°。在此位置前臂处于后旋位,射线垂直于

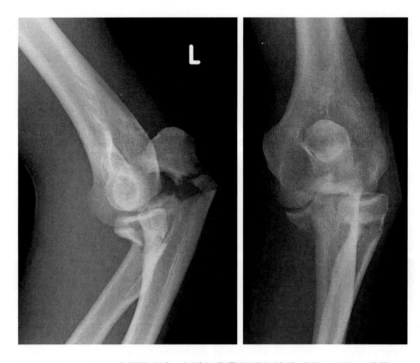

图 4-9-16　一例 30 岁男性患者，左肘关节骨折脱位的前后位和侧位 X 线片：近端尺骨复合骨折，肱骨远端腹侧（下）脱位，累及桡骨头/颈部及冠状突

以肘关节为中心的肱骨上髁。在此视图上应见上髁重叠，尺骨鹰嘴位于侧面，桡骨头与冠突重叠。需要检查的位置关系包括肱桡线（radiocapiteller line），该线应平分桡骨头和肱骨小头，以及肱骨前线（anterior humeral line），该线应穿过肱骨小头的中 1/3。此阶段对首诊 X 线片的全面评估应包括软组织包膜、前后脂肪垫、皮质连续性、关节一致性和骨列。Coonrad 等提出了"下降征"，即侧位 X 线片上尺骨肱骨距离增加[17]。尺骨肱骨距离是一个客观的、静态的、放射学上可测量的值，该值的增加是韧带不稳定的警告信号。将患者置于肘关节侧视位，射线由内向外倾斜 45°，在上髁轴中下 2.5 cm 处，可见桡骨小头。仔细分析以上 3 个常规 X 线片所提供骨骼病变和肘关节脱位或半脱位的信息。上肢良好填充并用石膏固定后（屈曲 100°），需复行 AP 位和侧位 X 线检查，并再次分析是否仍存在关节半脱位。也应谨慎评估关节不协调或不对称（即旋转性半脱位）或"下降征"（图 4-9-17）。

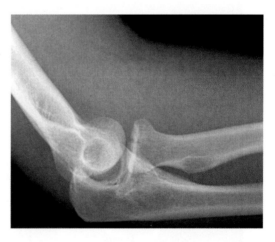

图 4-9-17　一例 25 岁患者，单纯性桡骨头骨折，未见肘关节脱位，侧位常规 X 线片呈"下降征"

二、计算机断层扫描

　　计算机断层扫描是评估骨折类型和程度，以及是否存在肘关节持续性脱位/半脱位的首选方法（图 4-9-18a～e）。具有二维

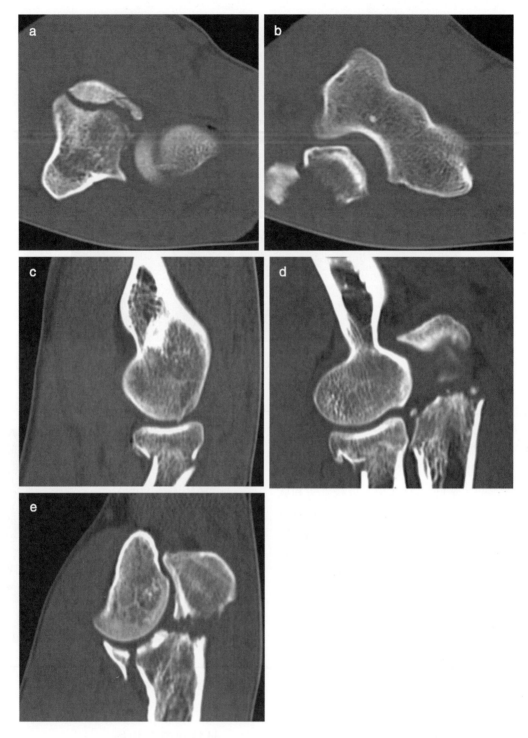

图 4-9-18　图 4-9-16 中患者的 CT 扫描图

a. 横断面扫描显示冠突受累；b. 横断面扫描显示肱骨远端腹侧脱位和近端尺骨复合损伤；c. 矢状面重建显示桡骨颈受累；d. 矢状面重建显示尺骨破坏的程度；e. 肱骨半脱位的矢状面重建

重建螺旋扫描的 CT 可快速完成对复位手臂的扫描。"超人"体位（手臂置于头顶）可获得最好的图像质量，但也可在肘关节位于体侧时进行扫描（可为假体提供更多的空间）。原始横断面具应用价值，其次是额面（frontal plane）和矢状面的重建图像，最后见三维重建（图 4-9-30）。横断面用于评估近端桡尺关节和远端肱骨、尺骨鹰嘴、冠状骨和桡骨头，包括关节断裂的模式。冠状面或额面能提供与标准 AP 面 X 线片相似的图像，同时还能更好地观察骨骼细节和关节内骨折块。矢状面可以清楚看到肱尺关节的腹侧或背侧脱位，以及冠状突和桡骨头的碎片移位。

第 5 节　手术适应证和手术时机

几乎所有肘关节骨折脱位都需要手术治疗。这些病例都极具挑战性，其中只有少数有神经血管损伤者由于严重的骨组织和软组织破坏而不能复位，以及石膏中反复再脱位需要急诊手术。若非如此，就如所有复杂的关节重建手术一样，提倡在最好时机由最好的外科医生和最好的医疗团队进行手术。复杂的肘关节骨折脱位最好在受伤 5～10 天后软组织状态较好时，如有可能，建议转诊到专科中心。过去传统的治疗中，切开复位并内固定冠状突骨折和（或）修复前囊、修复或置换桡骨头、修复侧韧带复合体都是可供选择的治疗方案[2,18-21]。对于标准治疗后仍存在关节不稳患者内侧副韧带修复和（或）铰链式外固定架都是保留治疗方法。尤其是急性韧带损伤修复，适用于桡骨头和（或）冠突已进行内固定和石膏固定，但仍会发生石膏内反复脱位，无法进行早期活动的情况。在实际骨折固定肘关节固定架的观念中，使用铰链式固定是常规治疗方案，而韧带修复是非常规性治疗（即当韧带

撕脱有骨性附着物）。

骨折固定

在过去的十年中，美国和欧洲都已逐步形成了治疗复杂肘关节骨折脱位的标准治疗手术方案。这些方案为韧带和骨性结构的重建提供了指导。桡骨小头、尺骨鹰嘴骨折固定的新进展，肱骨远端骨折、尺骨鹰嘴骨折角度稳定钢板系统的引入，以及铰链式外固定架的策略性应用都进一步拓宽了治疗范围。尺骨鹰嘴骨折、桡骨头骨折和冠突骨折的手术技巧详见第 10 章"鹰嘴、桡骨头、颈部和冠突骨折"。

第 6 节　手术方式

一、手术入路

肘关节的手术入路可根据关节暴露情况分为前入路、外侧入路、内侧入路、后入路和通用入路。肘关节手术入路的目的在于保留神经血管结构的前提下充分扩展暴露手术视野。现代肘关节手术最早见于 Kocher 在 1911 年描述的肘外侧入路。随后，许多作者描述了肘关节的手术入路，为了改善手术的可视化，尤其是肘关节前部的可视化，而不影响手术结果。Henry 提出了普遍遵循的"扩展暴露"原则。手术暴露大多利用了肌间或肌间隔。因此，熟悉主要的神经及其皮支、肌肉和内侧韧带复合体的外科解剖是首要条件[11]。

二、韧带

多数情况下，韧带中间部分断裂，伴有旋前屈肌或旋后伸肌肌群的肌肉撕裂，或其近端附着点的部分撕脱。有时韧带与骨性

附着点撕脱,此时可以很顺利地利用特异性植入物重新固定。根据肘关节固定架的概念,只有带有撕脱骨块的韧带才能重新固定。实际上,由固定架引导的稳定运动所提供的动态重组治疗,可以治疗几乎所有其他类型的韧带损伤[22-24]。

三、尺骨冠突

尺骨冠突骨折相对少见,但也存在严重损伤[25]。冠突在肘关节不稳中起着重要作用。以往的建议是固定所有冠突骨折的大骨块,以及与关节不稳相关的小骨块。冠突能起到防止后脱位的骨性支托作用,且肘关节前关节囊、肱肌和尺骨内侧副韧带3个软组织的嵌入也增强了稳定性。如果出现肘关节不稳定,治疗通常主要包括骨和软组织联合修复,其中常涉及冠突修复术。运动障碍是这些损伤中最常见的并发症。目前建议修复几乎所有与不稳相关的冠突骨折[26]。最近的生物力学和临床研究都强调了冠突在尺肱关节稳定中的重要性。最近,Doornberg 和 Ring 指出冠突前内侧小关节骨折作为一种独特骨折类型的重要性,这种骨折是由于内翻后内侧扭转暴力造成的复杂关节不稳定[27,40]。他们得出结论,在大多数患者中,冠状突前内侧骨折与肘关节半脱位或完全脱位有关。为了检测这组不稳定的冠突骨折亚组,有必要再次行 CT 扫描。多数情况下有 2 个或 2 个以上的骨折碎片,这使得再固定手术成为要求很高的手术,还可能出现如异位骨化和继发性脱位等并发症(图 4-9-19a~d)。骨折碎片再固定的手术策略概述详见第 10 章"鹰嘴、桡骨头、颈部和冠突骨折"。尽管大多数专家建议切开复位和直接/间接固定冠突骨折,但在铰链式外固定应用时有一个新观念,即限制伸展至30°,持续 2~3 周,从而间接建立关节稳定性(图 4-9-20)。

四、桡骨头

"如存疑,即切除"是桡骨头骨折治疗的旧教条。如果单纯切除桡骨头,桡骨头粉碎性骨折和伴有肘关节软组织损伤的患者预后较差。并发症包括随之伴发的桡尺远端疼痛、肘关节无力和不稳定、肘外翻和尺神经炎[28-29]。作为前臂和肘关节的重要稳定结构,如今对桡骨头的作用有了更好的理解[30-31]。不应未经深思熟虑就贸然切除桡骨头[29,32]。Mason Ⅲ 型骨折和伴随韧带损伤或脱位的骨折(Mason Ⅳ 型)的治疗都是具有挑战性的。已描述的几种重建方法,对于粉碎性骨折,特别是当内侧副韧带断裂时,推荐使用人工桡骨头置换。有人担心假体的非解剖学形状可能导致松动,以及随之发生的退行性改变和肘关节不稳定。我们总是试图重建桡骨头,甚至作为"台上重建(on-table reconstruction)",因为它是骨折愈合后主要的桡骨稳定结构。如果桡骨头和颈存在严重的粉碎性骨折,重建后必须用铰链式固定架,以便减轻桡骨头的负载。在所谓"安全区(save-zone)"中,紧邻着预制钢板的带有细螺纹的无头微型碎片螺钉在重建桡骨头时具有重要作用(图 4-9-21a~g)[29,33]。

五、恐怖三联征

恐怖三联征(桡骨头骨折、冠突骨折和尺骨韧带断裂)有着结果复杂的病史,因为主治医师试图在保持稳定性的同时,最大限度地扩大功能范围[33]。一些研究人员已展示了标准化手术方案,依赖于各骨性结构的稳定重建和广泛的韧带修复[15,20,33-34]。虽然多数美国同行习惯使用桡骨头重置/置换、冠突和韧带修复的治疗方案,但铰链式外固定的综合利用对此方案提出了挑战。桡骨柱(桡骨头、颈和外侧尺骨副韧带)修复后应用肘

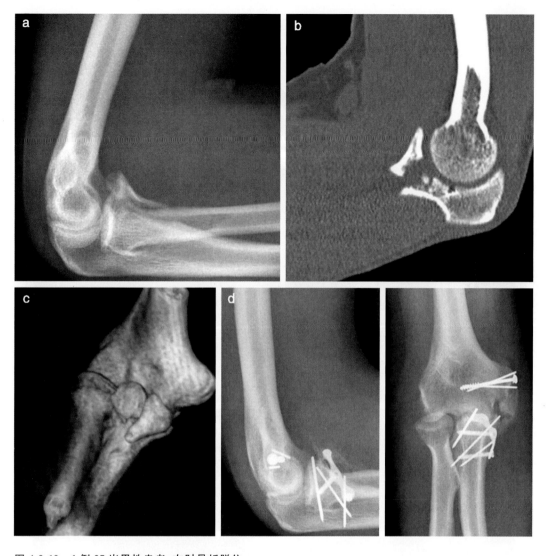

图 4-9-19　1 例 35 岁男性患者,右肘骨折脱位

a. 侧位 X 线片显示复杂冠突骨折;b. 矢状位 CT 重建显示基底多碎片状冠突骨折;c. 三维 CT 重建显示 2 个不同的骨折碎块,其中 1 片为前内侧小关节碎块;d. 尺侧截骨切开复位内固定后 3 个月的 X 线片对照:尺侧严重异位骨化(Ilahi Ⅳ)导致关节完全僵硬

关节固定架,如果未与固定架取得一致的稳定性,则无法修复尺侧韧带复合体,仅能修复冠状韧带。我们在 45 个连续的"恐怖三联征"损伤病例中应用了这一治疗方案[35]。

六、尺骨鹰嘴脱位

肘关节处于中度屈曲位时,高能打击直接作用于前臂背侧会造成尺骨鹰嘴骨折脱位,并伴随前臂相对于肱骨远端的前脱位。当前臂向前移位时,滑车穿过尺骨鹰嘴骨折。经尺骨鹰嘴骨折脱位不同于后路的 Monteggia Bado 1 型损伤,前者尺骨肱骨关节失去稳定性,但保留了桡尺关系。囊膜,尤其是环状韧带的限制作用保持完整。大部分尺肱关节障碍是由于骨性断裂,而非韧带成分。骨损伤可以是简单的、非粉碎性的、横行或斜行的尺骨鹰嘴骨折,但更为常

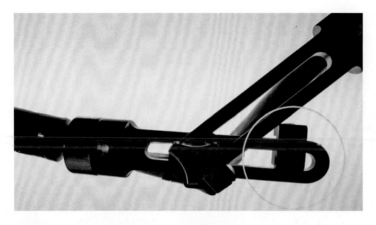

图 4-9-20 肘关节固定架安装与塑料肘关节模型,图示为安装在固定架尺骨连接处的延伸限制装置

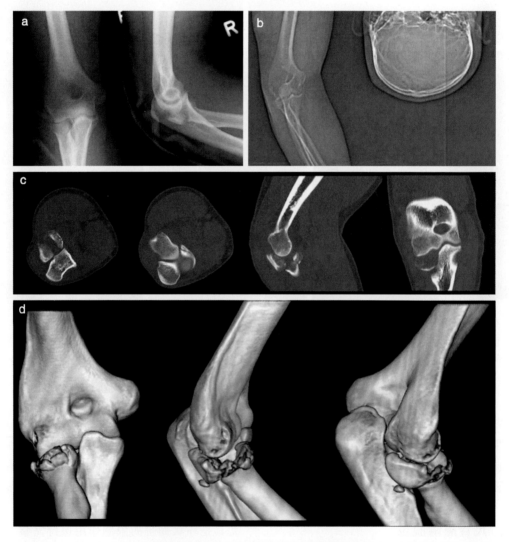

图 4-9-21 1例33岁右肘关节复杂骨折脱位伴桡骨近端粉碎性骨折患者

a. 复位后 X 线片;b. CT 扫描显示"超人体位";c. 桡骨头破坏和冠突骨折程度的典型 CT 扫描;
d. 骨损伤的三维重建

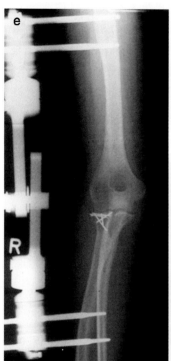

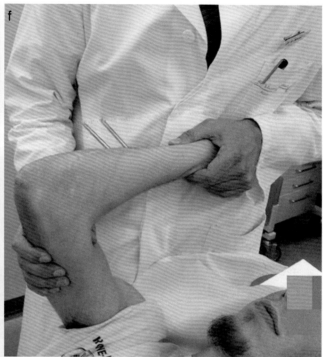

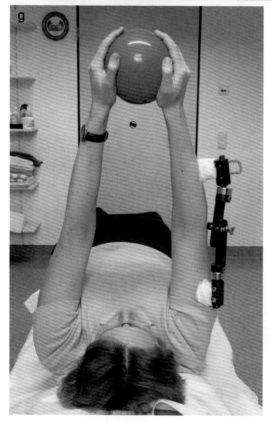

图 4-9-21（续）

e. 桡骨头 ORIF 损伤 5 周后应用铰链式外固定架的常规前后位 X 线片；f. 较高分辨率显示用细螺纹螺钉重建桡骨头；g. 术后 5 周物理治疗期间的临床图像

见的是复杂的粉碎性骨折,损及滑车切迹,有时也损及冠突(图 4-9-22)。这种损伤通常由高能量创伤引起,可导致复杂的骨骼断裂,包括撕脱或剪切性骨折。很显然,这种损伤本质上是内在不稳定的骨性病变,需要周密的术前计划,以及完全恢复关节一致性和冠突支撑的稳定的内固定,可以进行早期的运动,这对取得良好的长期效果至关重要[36-37]。如果另有软组织损伤或严重的骨丢失,保持冠突-尺骨鹰嘴尖端距离(coronoid-olecranon tip distance,COD)则至关重要,这样可以避免创伤后僵硬。同样地,铰链式单边固定架是控制软组织并支持早期活动的合适工具。

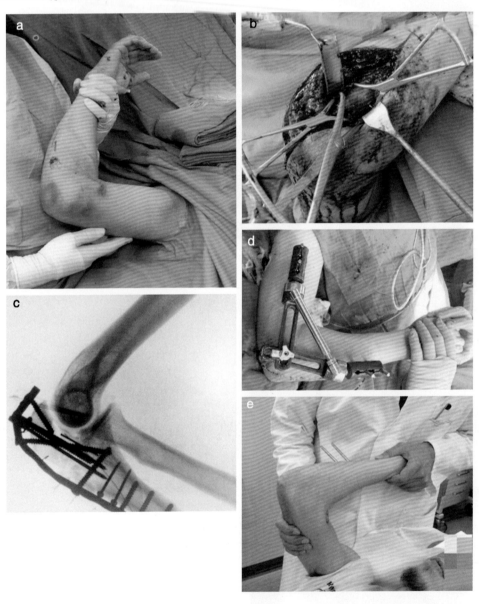

图 4-9-22　1 例 25 岁摩托车创伤后患者,复杂的经鹰嘴部肘关节骨折(外侧损伤 X 线片,图 4-9-5a)

a. 左肘关节损伤 6 天后的临床表现;b. 切开复位复杂的尺骨鹰嘴骨折,包括采用背侧入路间接复位关键的冠突骨块;c. 术中重建 COD(冠突-鹰嘴尖距离)的透视图像;d. 应用肘关节固定架后的肘关节临床表现照片;e. 手术后 6 周,在门诊取支具时进行临床不稳定性检测

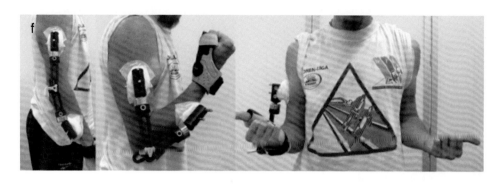

图 4-9-22(续)
f. 取出固定架前患肘的功能

第 7 节　手术技术:肘关节外固定架

外固定架需从外侧进入肱骨并从远端进入尺骨。作为最初技术的更新,自 2008 年以来,一种详细的、可逐步操作的技术开始应用。

肘关节轴

首先,也是最重要的是识别肱尺关节并用 2 mm 的克氏针标记。研究人员已经证明,每个人运动轴的倾斜度在额状面和水平面上都存在个体差异,这使得我们在理论上不可能确定个体的旋转轴心。在手术实践中,没有撞击或机械性损伤的情况下,肘关节和肘关节固定架可以实现 120°的总活动度。正确放置克氏针的目的是使个体肘关节的旋转轴心与外固定架的机械旋转轴心相匹配。在肘关节精确侧视图中以如下方式放置图像增强器,即 2 个肱骨髁的投影相互重叠形成一个圆(图 4-9-23)。随后,将一根 2 mm 的克氏针的尖端放置在圆的中心,并由桡侧穿透 2 个肱骨髁。但为了避免损伤尺骨神经,不能完全穿透尺骨上髁。须在桡侧留有足够长的钢丝,以便放置固定架的中心部件(图 4-9-24)。

插入肱骨螺钉。首先,从外侧中轴放置肱骨螺钉,放置时必须考虑桡神经的走行(图 4-9-24)。将固定架安装在克氏针上作为螺钉插入的模板。为了保护软组织,始终选用合适的钻导子。固定架夹有 5 个可放置螺钉的位置,我们建议采用位置 1 和 4(图 4-9-25),进而通过移动夹具(移动到位置 2 和 5)延长长度。螺钉有锥形螺纹,顶端直径为 5 mm,底部直径为 6 mm(钻孔直径为 4.8 mm)。

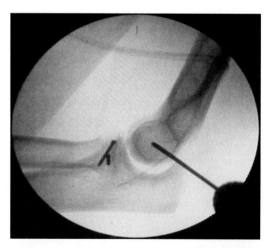

图 4-9-23　术中在肘关节旋转轴心放置 2 mm 克氏针时,肘关节侧位透视图像

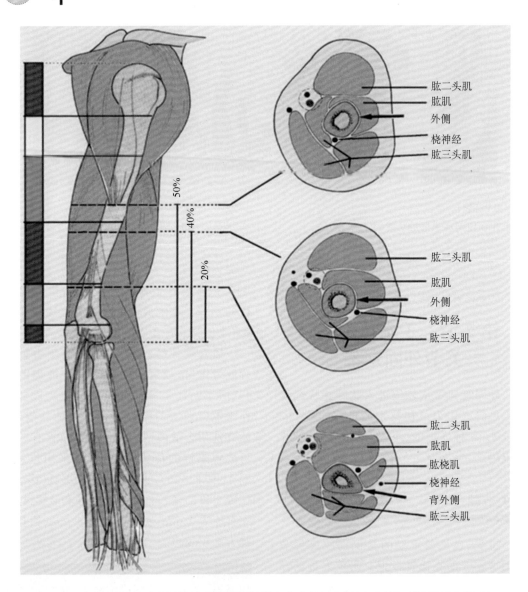

图 4-9-24 肘关节固定架使用过程中放置肱骨针的安全路径示意图（在文献[11]的基础上修改）

螺钉应穿过肱骨中央和两侧皮质。根据肱骨中部的平均骨直径，螺钉的螺纹长度通常为 30 mm。螺钉无螺纹部分应在固定架和皮肤之间留出 1.5～2.0 cm 的距离，为术后可能发生的肿胀留有空间（螺钉长度100/30 或 110/30）。Gausepohl 等通过深入研究解剖结构，在三角肌附着处提供了置针的安全区（即最有效点，图 4-9-25）。在这个区域放置肱骨针后，2 个固定螺钉均位于桡神经的近端。置入肱骨螺钉后，使用合适的艾

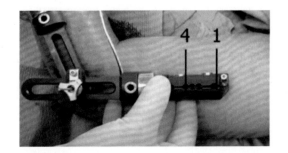

图 4-9-25 肱骨固定针放置过程中肱骨夹位置和螺钉位置标记的术中图像

伦板钳锁紧肱骨固定架夹、小 S 形锁紧螺钉（又称为肱骨链接）及肱骨球形接头，以便将导丝的应力和空间移动降至最小（图 4-9-26）。

第 8 节　置入尺骨螺钉

末端螺钉从背侧植入尺骨，此时外固定架也用作模板。尺骨的尺寸要求螺钉直径必须较小。因此使用自切锥形螺纹螺钉，顶部直径为 3.5 mm，底部直径为 4.5 mm（此处钻孔直径为 3.2 mm）。对于肱骨直径特别小（<20 mm）的个体，这一规格的螺钉也可用于肱骨。同样，固定架和皮肤之间必须有足够的距离（图 4-9-26）。尺骨固定架连接关节轴的方向是一个特殊的问题。由于肱骨连接总是位于骨骼的轴线上，因此，尺骨螺钉的放置必须使固定架连接部位与尺骨成一定角度。螺钉仍必须穿过尺骨中央。当直血管钳无法根据旋转轴心定位尺骨固定架连接部位时，必须更换为加长夹钳。使用固定架平均需要延长 20 分钟的手术时间。

第 9 节　术后护理与康复

肘关节保持 90° 屈曲的静止姿势至少 6

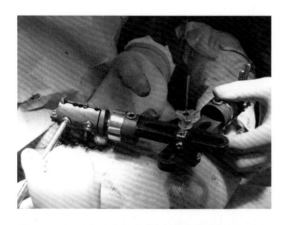

图 4-9-26　固定所有固定螺钉的最终顺序，固定架与皮肤之间保持适当的距离

天，如果软组织损伤严重，则要保持 10 天。旋前和旋后功能从一开始就不受限制，通过松开中央单元的螺钉后开始肱骨肘关节运动（运用阶段）。此间，物理疗法是关键，每周进行 3 次。为了避免异位骨形成并减轻疼痛，在整个治疗期间给予处方药吲哚美辛（50 mg，每天 2 次，加胃保护药）。

术后 1 天、7 天、14 天、28 天及取出固定架前均行侧位 X 线片检查。第 1 周使用温和无色消毒剂和纱布敷料对固定针位置进行 2～3 次针位护理，之后每周进行 1 次。固定架保持原位 6～7 周，门诊无须局部麻醉即可取出所有固定针。固定架取出后，物理治疗至少持续 1 年。与其他关节病变一样，术后随访时间至少为 5 年，我们强烈建议采用标准化方案。肘关节功能由梅奥诊所设计的问卷确定，该问卷旨在确定每位患者肘关节功能指数。作为对患者特定结果的衡量标准，我们另外采用了手臂、肩膀和手残疾（Disabilities of the Arm, Shoulder, and Hand, DASH）问卷。为了监测患者群体，我们预期在每次术后 6 个月和 12 个月，以及此后每年进行随访调查。

随访时记录的物理检查结果应包括：肘关节运动范围——应由同一研究者使用常规测角仪测量以排除人为误差，运动过程中的压痛，内侧、后外侧或旋转不稳定，两点辨别力测试做运动和感官检查，以及液压手动测力计测定的握力。手动测试稳定性，并划分为稳定（0 分），轻度不稳定（1 分：内、外翻松弛度<5°，无任何症状），中度不稳定（2 分：松弛度为 5°～ 10°，轻度症状）和严重不稳定（3 分：内、外翻松弛度>10°，患者日常活动有严重障碍）。

拍摄前后位和侧位 X 线片，检查关节排列、关节间隙，以及是否存在关节退行性变、关节游动体、新形成的异位骨或关节炎改变及其进展。

第10节 并发症

后外侧旋转半脱位（在侧视图上表现为桡骨头/颈和肱骨小头的共线性丢失）和（或）复发性后侧不稳定是常见并发症，在肘关节固定架应用之前常采用重复手术固定或应用内外铰链固定架治疗[38]。笔者必须在此声明，使用肘关节固定架不是一件容易的事情，特别是在复杂骨折脱位的情况下，由于所用固定架的稳定性，可能引起由固定架造成的医源性脱位/半脱位，并容易因结构的稳定性而导致活动度减少和其他不良结果。固定架的应用可能仍限于先进的、在外固定领域具有足够专业知识的专业机构[39]。在这些机构中，与使用外固定支架有关的常见并发症可以降低到非常低的水平，如固定针部位的感染、与置针有关的神经损伤或固定针造成的医源性骨折[39]。

通过限制桡骨头重建，桡骨头在切开复位和内固定后可能会出现骨折不愈合或畸形愈合，而韧带稳定性恢复后，在放置/不放置金属假体的情况下，可强制性地切除桡骨头。通过预防性使用吲哚美辛并通过铰链式外固定建立关节稳定性后，临床上明显的异位骨化并不常见。可通过冲洗、清创和取出松动的固定物或骨折块减少感染。即使采用最佳治疗，也可能出现严重僵硬，可能需要在愈合后缓解。在第11章"创伤后肘关节僵硬"中对此进行了概述。

Doornberg等已明确证明，医生（如MEPI）和患者（如DASH）对肘关节功能的测量评估明显受疼痛影响[41]。尤其尺骨神经疼痛会对患者的生活产生不利影响。这些复杂的病变中确实会出现创伤后关节炎，但通常为轻度或中度。

第11节 总 结

在复杂肘关节骨折脱位的治疗方案中，铰链式外固定的应用已从"最后的补救"扩展到了常规固定治疗。本章要点总结如下。

1. 具有三维重建功能的计算机断层扫描有助于（有时是必须的）损伤类型和特征的确切诊断。

2. 重建所需的所有设备必须就位并放在外科主治医生的医疗室（并铭记于心）中（如螺钉、缝合铆、钢板、假肢、外固定架等）。

3. 建议根据骨折类型制定有限的、无明显瘢痕的手术入路。

4. 修复/再植桡骨头，采用铰链式外固定架对韧带和（或）冠状骨损伤进行功能性治疗。

5. 肘关节固定架的主要目的在于建立稳定的肘关节，保证患者术后几天就可以开始活动。

6. 采取目前的治疗方案时，肘关节功能正常是可以预期的，平均屈曲度约为110°。

7. 可能需要额外的手术，尤其对于关节僵硬、植入物移除或尺骨神经症状。可能会发生退行性改变，但通常耐受性良好[15,39]。

致谢

作者声明，没有从与研究中推荐的外固定架相关的任何公司取得费用。

本章献给我们的老师和导师，德国科隆的 Juergen Koebke 教授和 Dietmar Pennig 教授（退休后保留的头衔）。

参考文献

[1] Mader K. Operative strategy in fracture dislocation of the elbow. In: Bentley G, editor. European instructional lectures. Springer,

2010:69-78.

[2] O'Driscoll SW, Jupiter JB, King GJ, et al. The unstable elbow. Instr Cours Lect AAOS,2001,50:89-102.

[3] Amis AA, Miller JH. The mechanisms of elbow fractures: an investigation using impact tests in vitro. Injury,1995,26:163-168.

[4] Ring D, Jupiter J. Fracture-dislocations of the elbow. Hand Clin,2002,18:55-63.

[5] Ring D, Jupiter JB, Sanders RW, et al. Transolecranon fracture-dislocation of the elbow. J Orthop Trauma,1997,11:545-550.

[6] Mortazavi SM, Asadollahi S, Tahririan MA. Functional outcome following treatment of transolecranon fracture-dislocation of the elbow. Injury,2006,37:284-288.

[7] Ivo R, Mader K, Dargel J,et al. Treatment of chronically unreduced complex dislocations of the elbow. Strateg Trauma Limb Reconstr,2009,4(2):49-55.

[8] Bernstein AD, Jazrawi LM, Rokito AS, et al. Elbow joint biomechanics: basic science and clinical applications. Orthopedics,2000, 23:1293-1301.

[9] Koslowsky TC, Germund I, Beyer F,et al. Morphometric parameters of the radial head: an anatomical study. Surg Radiol Anat, 2007,29:225-230.

[10] Deland JT, Garg A, Walker PS. Biomechanical basis for elbow hinge-distractor design. Clin Orthop,1987,215:303-12.

[11] Gausepohl T, Koebke J, Pennig D, et al. The anatomical base of unilateral external fixation in the upper limb. Injury,2000,Suppl 1:11-20.

[12] London JT. Kinematics of the elbow. J Bone Joint Surg Am,1981,64-A:529-535.

[13] Ericson A, Arndt A, Stark A, et al. Variation in the position and orientation of the elbow flexion axis. J Bone Joint Surg Br,2003, 85-B:538-544.

[14] Morrey BF, Chao EY. Passive motion of the elbow joint. J Bone Joint Surg Am,1976,58-A:501-508.

[15] Rodriguez-Martin J, Pretell-Mazzini J, Andres-Esteban EM,et al. Outcomes after terrible triads of the elbow treated with current surgical protocols. A review. Intern Orthop (published online),2010.

[16] Tan V, Daluiski A, Capo J,et al. Hinged elbow external fixators: indications and uses. J Am Acad Orthop Surg,2005,13:503-514.

[17] Coonrad RW, Roush TF, Major NM,et al. The drop sign, a radiographic warning sign of elbow instability. J Shoulder Elbow Surg, 2005,14:312-317.

[18] McKee MD, Pugh DM, Wild LM, et al. Standard surgical protocol to treat elbow dislocations with radial head and coronoid fractures. Surgical technique. J Bone Joint Surg Am,2005,87-A Suppl 1:22-32.

[19] Yu JR, Throckmorton TW, Bauer RM, et al. Management of acute complex instability of the elbow with hinged external fixation. J Shoulder Elbow Surg,2007,16:60-67.

[20] Zeiders GJ, Patel MK. Management of unstable elbows following complex fracture-dislocations-the "terrible triad" injury. J Bone Joint Surg Am,2008,90-A:75-84.

[21] Broberg MA, Morrey BF. The results of the treatment of fracture-dislocations of the elbow. Clin Orthop,1987,216:109-119.

[22] Gausepohl T, Pennig D, Mader K. The early motion fixator concept for treatment of acute unstable fracture dislocations of the elbow. J Bone Joint Surg Br, 1999, 81-B (Suppl II):191.

[23] McKee MD, Bowden SH, King GJ,et al. Management of recurrent, complex instability of the elbow with a hinged external fixator. J Bone Joint Surg Br, 1999, 80: 1031-1036.

[24] Pennig D, Gausepohl T, Mader K. Transarticular fixator with motion capacity in fracture dislocations of the elbow. Injury,2000, Suppl 1:35-44.

[25] Closkey RF, Goode JR, Kirschenbaum D,et al. The role of the coronoid process in elbow

stability. A biomechanical analysis of axial loading. J Bone Joint Surg Am,2000,82-A: 1749-1753.

[26] Regan W, Morrey BF. Fractures of the coronoid process of the ulna. J Bone Joint Surg Am,1989,71-A:1348-1354.

[27] Doornberg JN, Ring D. Coronoid fracture patterns. J Hand Surg Am,2006,31:45-52.

[28] Judet T. Results of acute excision of the radial head in elbow radial head fracture-dislocations. J Orthop Trauma, 2001, 15: 308-309.

[29] Koslowsky TC, Mader K, Dargel J, et al. Communited radial head fractures—can they all be fixed? Acta Orthop,2007,78:151-156.

[30] Perry CR, Tessier JE. Open reduction and internal fixation of radial head fractures associated with olecranon fracture or dislocation. J Orthop Trauma,1987,1:36-42.

[31] Ring D, Jupiter JB. Current concepts review: fracture-dislocations of the elbow. J Bone Joint Surg Am,1998,80-A:566-580.

[32] Ring D, Jupiter JB, Zilberfarb F. Posterior dislocation of the elbow with fractures of the radial head and coronoid. J Bone Joint Surg Am,2002,84-A:547-551.

[33] Koslowsky TC, Mader K, Dargel J, et al. Reconstruction of a Mason type-III fracture of the radial head using four different fixation techniques: an experimental study. J Bone Joint Surg Br,2007,89-B:1545-1550.

[34] Mathew PK, Athwal GS, King GJ. Terrible triad injury of the elbow: current concepts. J Am Acad Orthop Surg,2009,17:137-151.

[35] Mader K, Dargel J, Koslowsky TC, et al. The role of the coronoid process in fracture dislocation of the elbow: can we omit operative fixation? Strategies in Trauma and Limb reconstruction 2013 (in review).

[36] Doornberg J, Ring D, Jupiter JB. Effective treatment of fracture-dislocations of the olecranon requires a stable trochlear notch. Clin Orthop Relat Res,2004,429:292-300.

[37] Mouhsine E, Akiki A, Castagna A, et al. Transolecranon anterior fracture dislocation. J Shoulder Elbow Surg,2007,16:352-357.

[38] McKee MD. Surgical management of elbow dislocations associated with radial head and coronoid fracture: how to tame the "terrible triad" of the elbow. Operat Orthop Traumatol,2004,16:238-252.

[39] Mader K, Dargel J, Koslosky TC, et al. Hinged elbow fixation: results from a prospective database with 900 consecutive patients. Strat Trauma Limb Reconstr, 2013 (in print).

[40] Doornberg JN, Ring DC. Fracture of the anteromedial facet of the coronoid process. J Bone Joint Surg Am,2006,88-A:2216-2224.

[41] Doornberg JN, Ring D, Fabian LM, et al. Pain dominates measurements of elbow function and health status. J Bone Joint Surg Am,2005,87-A:1725-1731.

第10章 鹰嘴、桡骨头、颈部和冠突骨折

第 10 章

鹰嘴、桡骨头、颈部和冠突骨折

Peter Kloen，Thomas Christian Koslowsky，Konrad Mader

关键词　病因学·解剖和生物力学·分类·并发症和结果·冠突·诊断·骨折·介绍·鹰嘴·术前准备·桡骨头·康复·手术适应证·外科技术

第 1 节　鹰嘴骨折

鹰嘴骨折占所有上肢骨折的 10%[1-2]。由于其皮下位置，鹰嘴很容易直接受伤。内固定是大多数移位骨折的治疗选择。目前有以下几种接骨术可供选择：张力带-螺钉内固定(带或不带张力带钢丝)、切除缩短、髓内钉和钢板内固定[3]。非手术治疗和肱三头肌切除用于低需求且小的骨质疏松性片段的患者。

手术固定的目标是重新对齐，恢复关节协调性和稳定性，以及普通强度和无痛的肘关节弧形运动[1]。骨折的类型决定了哪种固定方式最有效。大多数移位的鹰嘴骨折是非粉碎性和横断性骨折，相对简单。尽管市场上有各种预成型板材，但基于现状，张力带钢丝内固定仍然是金标准[3]。老年人群非手术治疗和肱三头肌小片段切除术的数据有限，但治疗结果非常好[3]。

复杂骨折是粉碎性的，包括冠突骨折或部分骨折脱位。这种骨折需要进行钢板内固定，因为张力带钢丝内固定不能为术后早期肘关节活动提供足够的稳定性。此外，钢板固定降低了极度弯曲应力引起疲劳破坏的风险。自从 1883 年 Lister 鹰嘴接骨板首次面市以来，鹰嘴背侧钢板轮廓(钢板近端环绕在鹰嘴的尖端)经过不断改良，已经成为现代治疗复杂鹰嘴骨折的标准[4-8]。

一、病因学

尺骨鹰嘴和尺骨近端骨折往往都由直接/间接的力量或两者结合而造成。直接力促使肱骨远端进入乙状切迹，造成粉碎和(或)类似于胫骨平台骨折的结果。损伤模式与撞击时肘关节的屈曲程度有关。如果力量是间接的(肱三头肌将近端骨块拉出，过度伸展)，结果是横向或短斜形骨折。高能量损伤常导致脱位(肘关节前脱位或后脱位)。后脱位是孟氏骨折，往往伴有冠突骨折、桡骨头损伤和韧带损伤。在前经鹰嘴骨折中，韧带常被保留；在前后骨折脱位中，近端桡尺骨关节保持原状[9]。

P. Kloen
Department of Orthopaedic Surgery, Academic Medical Center, Amsterdam, The Netherlands

T. C. Koslowsky
Department of Surgery, St. Elisabeth Hospital, Cologne, Germany

K. Mader(✉)
Section Trauma Surgery, Hand and Upper Extremity Reconstructive Surgery, Department of Orthopaedic Surgery, Førde Sentralsjukehus, Førde, Norway
e-mail: konrad. mader@helse-forde. no

G. Bentley (ed.), *European Surgical Orthopaedics and Traumatology*,
DOI 10. 1007/978-3-642-34746-7_228,© EFORT 2014

二、解剖学和生物力学

1. 解剖学　尺骨鹰嘴形成较大的乙状切迹与冠突相连，并与肱骨远端形成关节。有一个"裸区"位于透明软骨切迹远端的 1/3 和近端 2/3 之间，其结构保证了内在稳定性，并同时允许肘部伸屈（0°～150°的弧形）。内侧和外侧韧带复合体提供了肘外翻和肘内翻力，肱三头肌肌腱插入鹰嘴及前臂筋膜包络，前方肱肌肌腱插入冠突稍远端。尺神经靠近尺骨鹰嘴，通过肘管进入尺侧腕屈肌远端。

2. 生物力学　大多数尺骨鹰嘴固定的生物力学研究都涉及使各种张力带技术治疗简单横向骨折的模式测试[10-11]。其中包括张力带所用材料由钢丝、聚乙烯、编织电缆、缝合材料组成，克氏针的位置（髓内或穿透掌侧皮质）和尺骨钻孔位置（前或后的中轴线）。部分研究只集中在金属板或金属线，另一些研究则将不同技术进行了对比分析。研究设计各不相同，因此很难进行比较。总体来说，有证据表明，锁定（预）塑形钢板与髓内螺钉提供了优异的稳定性，虽然锁定本身可能并非必需[12]。最近有 3 项髓内装置（intramedullary，IM）生物力学研究将 IM 钉与张力带钢丝或锁定板进行对比，结果表明，IM 钉效果最好[13]。

三、诊断

由于位于皮下，尺骨鹰嘴和尺骨近端骨折很容易被发现。表现为肿胀、疼痛、捻发音和积液，以及活动范围受限。普通的正位和侧位 X 线片就可对横向非粉碎性骨折进行诊断。术前 CT 扫描和三维重建对于诊断更复杂的粉碎性、嵌插性骨折，尺骨冠突骨折及桡骨头骨折脱位很有帮助。神经血管与软组织检查至关重要。在手术前，肘部被放置在一个填充良好的后侧夹板上，复杂病例的手术应在有充分软组织的最佳条件下进行。

四、分类

尺骨鹰嘴和尺骨近端有许多分类系统。Colton 将尺骨鹰嘴骨折分为Ⅰ型无移位骨折（<2 mm 手术和>90°屈曲无移位，能增加肘关节抵抗力）和Ⅱ型（有移位）骨折。Ⅱ型再细分为ⅡA（撕脱性骨折）、ⅡB 斜形和横形骨折、ⅡC 粉碎性骨折和ⅡD 骨折脱位。Schatzker 将其分为 6 种类型（横形骨折、横形压缩骨折、斜形骨折、粉碎性骨折、斜形远端和骨折脱位）。AO 和 OTA 有自己更全面的分类。Mayo 分类采用移位型（Ⅰ型）、移位稳定型（Ⅱ型）和不稳定型（Ⅲ型）骨折类型（图 4-10-1）[14]。无论选择哪种分型，都有助于区分横形、斜形、粉碎和肘关节骨折脱位。了解不同骨折类型的力学特性对选择最佳手术策略非常重要。

五、手术适应证

大部分尺骨鹰嘴骨折是横形骨折，没有或仅有少量（最多 3 个）骨块，可用张力带钢丝进行内固定。

更复杂的形式是粉碎性骨折（多于 3 部分）和嵌插骨折，它们是复杂损伤模式的一部分（前向鹰嘴骨折脱位、后向孟氏骨折脱位、尺骨鹰嘴骨折延伸到斜冠突的远端，或骨折端从尺骨近端延伸到尺骨干），通常不适于使用张力带钢丝固定。钢丝会缩短骨块导致崩解和鹰嘴窝不协调，这又将导致损伤撞击、丧失运动能力，最终会继发关节炎[1,6,8]。这些复杂骨折最好采用背侧钢板固定[8]。异形背侧板固定骨折的目的是重新固定骨块后，模拟张力带的功能。髓内螺

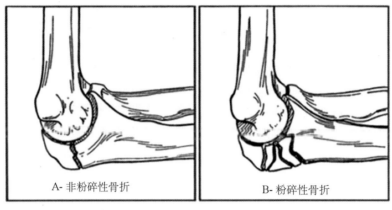

Ⅰ型非移位骨折

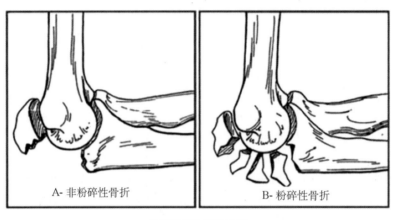

Ⅱ型稳定的移位骨折

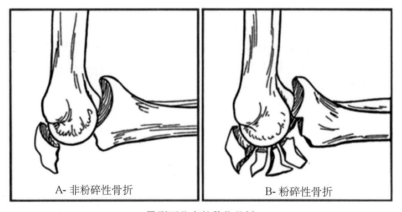

Ⅲ型不稳定的移位骨折

图 4-10-1　尺骨鹰嘴骨折的 Mayo 分类

Ⅰ型骨折为非移位骨折,包括非粉碎性骨折(ⅠA)或粉碎性骨折(ⅠB);Ⅱ型骨折是稳定的移位骨折,包括非粉碎性骨折(ⅡA)或粉碎性骨折(ⅡB);Ⅲ型骨折是不稳定的移位骨折,包括非粉碎性骨折(ⅢA)或粉碎性骨折(ⅢB)(在文献[14]的基础上修改)

钉与双皮质背部的螺丝需以正交的方式放置，因其作为一个内部夹板能提供更多的支撑，类似于髓内钉。另外，背侧钢板作为支撑，可以防止缺乏前皮质骨折屈曲[6]。笔者首次记录了锁定加压钢板（locking compression plate，LCP）应用于单皮质固定和长髓内螺钉的放置[8]。最近，专为鹰嘴骨折设计的预异形锁定板已被应用，这种钢板孔的设计旨在互不干扰。

六、术前准备和计划

擦伤、水疱和肿胀通常是推迟手术的理由。然而，在年轻健康的人群中，肿胀似乎比 Pilon 骨折或踝关节骨折术后损伤的风险更小。老年人复杂的近端鹰嘴骨折可导致严重的术后软组织问题，应引起重视。行全身麻醉或局部麻醉，患者通常取仰卧位，手臂交叉放在胸前，放置于毛毯卷上。也可采用侧卧位或俯卧位，手臂搭附在手术台上的垫子上。多发伤患者和肥胖患者取仰卧位最为安全。C 形臂增强器放置在床头或床尾，用于前后位（AP）和侧位透视。

七、手术入路和技术

所有固定术的入路大体相同，但相对于张力带钢丝，IM 钉和切除法的入路路径会更小。本节将先描述一般入路，然后分别说明每种技术的复位和固定方法。

（一）一般入路

背部行中线切口，近端延伸约 5 cm。在鹰嘴上面切口呈曲线状，以防止鹰嘴部形成疼痛瘢痕。皮下皮瓣从尺骨向桡骨方向抬高至鹰嘴。在远端采用经皮入路，从尺侧腕伸屈肌之间的间隙进入（图 4-10-2），近端则从腕关节和尺侧腕屈肌之间的间隙进入。对于大多数钢丝张力带和钢板固定来说，不需要形式上识别尺骨神经，但术者应通过触

诊知其位置。对于更复杂的骨折（如骨折脱位），则采用扩大入路识别（并通过血管循环保护）尺神经。我们不按常规行尺神经前置。由于骨折位于皮下，所以很容易识别。仔细冲洗骨折血肿，保留所有松散的骨块，有助于实现解剖复位。骨膜厚度 1～2 mm，较好暴露复位部位。近端骨块在肱三头肌肌腱近端。

因为皮肤和皮下组织在深筋膜层上很容易向外侧和内侧抬起，当需要暴露桡骨头以行内固定、切除或人工关节置换术时，可以通过相同皮后切口进行。因此，可以通过分开的肌肉间隙来处理损伤的每个部位（桡骨和尺骨），方法是利用桡骨和尺骨之间的间隙（Kocher 入路）到达桡骨头。把肘肌和尺侧腕伸肌从后到前从骨膜下牵开（改良式 Boyd 入路）也是一种选择[6]。前臂旋前可保护骨间后神经——可从尺骨至桡骨头牵开旋后肌，通常情况下会有广泛的软组织损伤，使操作变得困难。利用这个"窗口"穿过损伤的软组织往往是一个很好的选择，可以减少额外的损伤。在远端，入路需要最小限度地牵开尺骨背嵴两侧的尺腕侧伸屈肌。

（二）具体方法

1. 切除或提高　对于无法固定的粉碎性骨折，有以下 2 种选择。①如果在低需求患者中骨块较小且有骨质疏松，则可以切除近端骨块并牵开肱三头肌肌腱。部分作者提出尺神经可能因骨块切除而受损，并主张在同一手术过程中进行尺神经移位。切除后失去平衡和不稳定是一个令人担忧的问题。如果切除不影响稳定性，则用缝合锚或经骨钻孔将肱三头肌缝合到邻近关节面。②可以切除中间粉碎的部分，并用咬骨钳对近端和远端进行端到端的骨固定。

2. 金属丝固定术　大多数尺骨鹰嘴骨折是横向非粉碎性关节移位。这种骨折用张力带钢丝固定效果良好。充分暴露和清除血肿及骨块后，仔细检查关节处。如果有

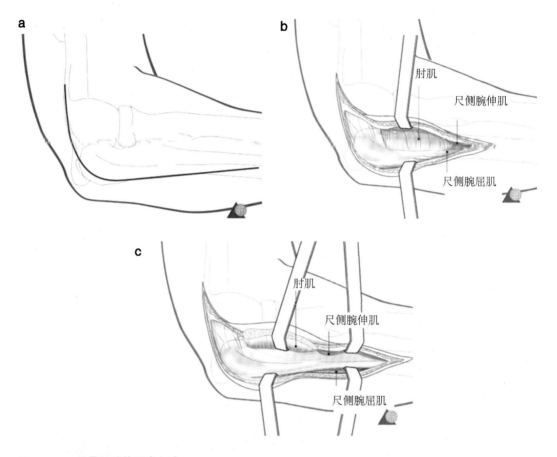

图 4-10-2　尺骨近端的手术入路

a. 尺骨是皮下骨；根据需要，在尺骨鹰嘴尖端数厘米处开始切口，以便接近受伤区域，略微向内侧弯曲围绕鹰嘴尖端，并在需要时向远端走行数厘米，以提供进入受伤区域的通道。b. 外科解剖：侧皮瓣的抬高提供了进入肘部外侧结构的途径，在近端，解剖并抬高皮下组织；在尺骨鹰嘴上方，切除尺骨鹰嘴囊并切开肱三头肌肌腱膜，露出骨头；在肱骨内侧上髁后面，如有必要，识别并保护尺神经；尽可能在内侧分离尺侧腕屈肌腱，在外侧分离肘部肌腱，以暴露受累的关节面，并进行解剖复位和稳定固定；部分冠突骨折可以通过此入路的外侧延伸来解决，特别是肘关节脱位和（或）桡骨近端骨折的移位。c. 对于伸展至骨干的尺骨近端骨折，后入路可根据需要向远端延伸；根据需要，小心地将肌肉起点（肘肌、尺侧腕屈肌和尺侧腕伸肌）从尺骨上分离，以复位和固定骨折（瑞士 AO 基金会版权所有；来源：AO 外科手术参考，www.aosurgery.org）

嵌塞区域，可用小骨凿轻轻抬起，然后用松质骨移植骨填充缺损。可用小克氏针保护被截断的抬起区域，但其缺点是一旦骨折愈合，这些小克氏针很难取出。粉碎性骨折可以用小埋针或细螺纹植入物进行固定，形成一个由 2 部分组成的片段（图 4-10-3）[15]。用大尖头复位钳进行骨折复位，同时保持肘部伸直。这样有助于尖头嵌在尺骨远端后

顶钻一个孔。也可在尺骨嵴两侧放置 2 个尖头复位钳。释放一些肘外侧纤维可观察骨折和关节面，证实复位效果良好。用 2 枚 1.6 mm 的克氏针从鹰嘴尖平行钻入，对准尺骨前端皮质。也可以放置在髓内（但安全性可能较低）。克氏针不应超出前皮质，因为这样可能影响活动半径，使活动受限及损坏前神经血管结构。张力带的横孔置于尺

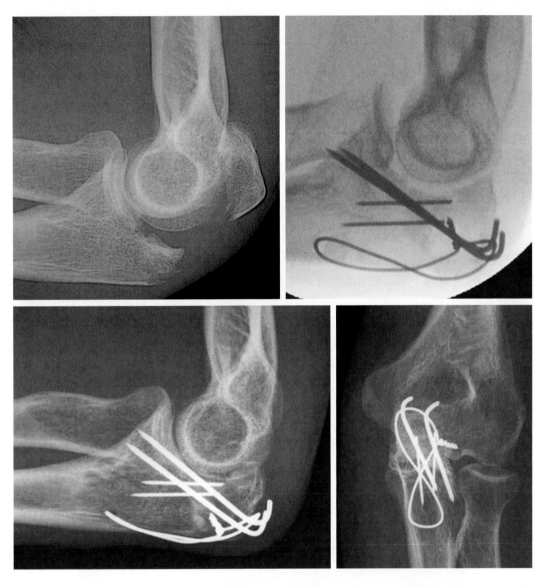

图 4-10-3　中度粉碎性尺骨鹰嘴近端骨折的环状接骨术：嵌塞区域用小骨刀轻轻抬起，用松质骨移植填充缺损。抬高的区域可以用小克氏针来保护，剪短并留下小克氏针，形成一个由 2 部分组成的骨折块

骨中轴的背侧，与中轴线的距离为鹰嘴尖到骨折部位距离的 2 倍。将一根 18 mm 的钢丝经肱三头肌和克氏针进入点下方通过。克氏针撤回 5 mm，弯曲 180°（使其更牢固地置于骨内），剪短至 3～4 mm，然后旋转连接到张力带，将克氏针埋入骨内。张力带应小心地拉紧成"8"字形，肘部伸直，形成 1 个或 2 个环（2 个环更佳）。绳结交替收紧提供一个平衡的张力。将它们剪短后包埋

于软组织中。肱三头肌肌腱在克氏针上方缝合以防止钢丝脱出。用荧光检查复位和固定的准确性。前臂完全旋后，前后位显示克氏针是否撞击桡骨。

3. 替代技术　有文献描述了使用带 6.5 mm 髓内松质螺钉的张力带代替 2 枚克氏针的方法。该技术的倡导者主张静态和动态压缩，减少硬体突起和强化生物力学。这项技术的潜在缺点是如果螺钉接触

尺骨远端(尺骨的背部皮质有轻微弯曲),并且没有完好地放置在中心位置,会失去旋转控制且排列异常。如果在斜形骨折模式中采用张力带技术,则应在张紧之前放置拉力螺钉。

4. 成形钢板　对于复杂的尺骨鹰嘴骨折或尺骨近端骨折,外科医生需要适应各种各样的肘关节深入路,包括后侧入路、内侧入路、外侧入路、Boyd 入路及 Kocher 入路。上述入路都可以通过皮肤后长切口来实现。

通常从组织远端向近端、由深部至浅表(背侧)开始,以保持肱三头肌肌腱近端碎骨块打开,确保良好的手术视野。如果有伴生的冠突骨折,首先应重新定位并固定尺骨。冠突骨折复位可有多种方法基于骨折类型和相关的损伤来实现。最常见的尺骨近端骨折为后鹰嘴骨折脱位或经鹰嘴骨折脱位。将鹰嘴近端骨块附着在肱三头肌上,切开骨折端,可以很好地观察冠状体骨块。肘关节屈曲可放松冠状骨块上的张力,有利于复位。使用尖头复位钳可以暂时修复冠状骨块。大碎块固定可以用螺纹克氏针和(或)

逆行(空心)拉力螺钉。根据断裂形态不同,可将拉力螺钉置于钢板内或钢板外。如果部分冠状骨块太小,无法用螺钉或克氏针固定,则可通过其关节囊附件和(或)肱肌肌腱在冠状骨顶端缝合一圈,并通过在尺骨上钻出的 2 个通道(套索缝合)将其系在尺骨皮质上方背侧。在尺骨鹰嘴远端和近端周围的钻孔中放置一个大尖头钳,通过伸展肘部对尺骨鹰嘴骨折进行复位。有时,需要松开止血带,使近端骨块附着在肱三头肌肌腱上。术中使用较小的牵张器可帮助复位(图 4-10-4)。有时,需将小号 2.0 锁定钢板置于内侧或外侧以协助复位(图 4-10-5)。接下来,经肱三头肌肌腱到鹰嘴做一切口。预成形板或术中成形板近端置入肱三头肌下侧。使用 3.5 mm 钛骨盆重建的 LCP 或预成形鹰嘴钢板。骨折向远端延伸或节段性骨折需要能匹配尺骨弯曲的长钢板。把钻具放在金属板上以帮助定位。锁定板设计不需要对骨板进行紧密的压缩,手术的目的是尽可能地接近。先在远端置入 1 枚单皮质螺钉,然后在近端置入第 2 枚(图 4-10-6)。根据骨折形态,现在可将拉力螺钉(非锁定)穿

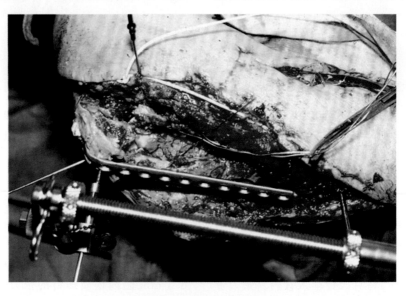

图 4-10-4　近端复杂尺骨骨折的术中复位:术中使用小型牵张器可促进复位

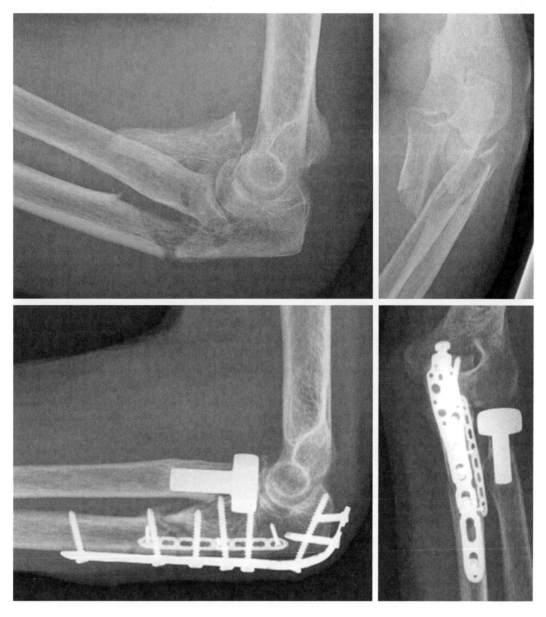

图 4-10-5　在复杂的尺骨近端骨折中的钢板内固定:有时需将手外科手术设备中的小号 2.0 锁定钢板置于内侧或外侧以协助复位

过钢板。使用振动钻,钻头在管内轻轻置入长非锁定髓内螺钉("万无一失螺钉"),降低了穿透皮层的风险(图 4-10-7)。根据骨折、骨质量,以及选择的钢板长度,可以置入更多螺丝,直至到达一个稳定的机械结构。在粉碎性骨折中,内侧或外侧壁的大骨块可用拉力螺钉和(或)小支撑板进行固定。固定

完成后,X 线下轻轻活动肘部,检查肘关节的稳定性。桡骨头切除术后,如有外翻不稳定,应植入桡骨头假体。通常,内侧副韧带在这种情况下是完整的,但外侧副韧带复合体可能受到损伤。如果这与稳定固定喙突、尺骨和桡骨头后尺肱不稳定或下垂(如假性半脱位肩)有关,那么在外侧副韧带愈合时,

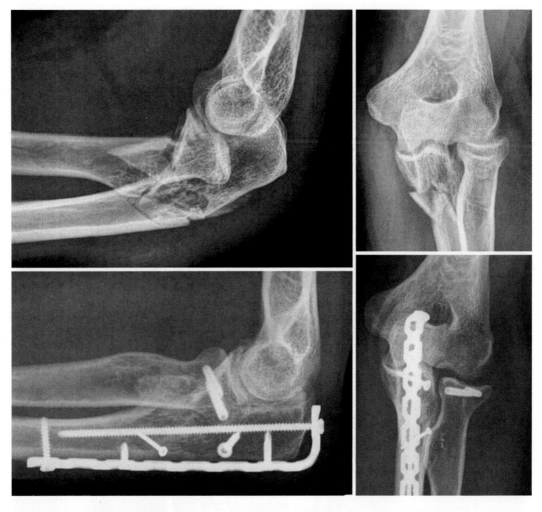

图 4-10-6　对于延伸至远端的骨折或节段性骨折,应使用一个与尺骨弯曲相匹配的长钢板来固定。尽管锁定板设计不需要对骨板进行紧密的压缩,但应尽可能地接近。先在远端置入 1 枚单皮质螺钉,然后在近端置入第 2 枚。使用钻头在尺骨近端"感知"到合适的位置后,放置一个长的"万无一失螺钉"

支撑前臂旋前可能足以确保稳定。如果旋前肘关节仍不稳定,应考虑修复外侧韧带。即使固定,肱尺关节不稳定仍有损伤风险。对于这些患者,在术后放置铰链式外固定支架是一个可行的选择,可以促进韧带愈合[16]。闭合之前,止血带放气并止血,一般不留引流管。伤口层层缝合,压缩无菌敷料包扎,再用后夹板固定。

5. 髓内钉　各种 IM 钉已被开发用于在鹰嘴或尺骨近端骨折。其优点是降低了内固定物凸起的概率。钉子将承受在骨折部位的某些压缩,这样的生物力学行为似乎是适当的[13]。目前,我们还没有使用 IM 钉进行尺骨鹰嘴或尺骨近端骨折固定的经验。

八、术后管理

后侧夹板可在术后前几天提升患者舒适度并有助于确保软组织覆盖,但并非必需。有些作者建议用夹板固定 24 小时,以减少肿胀。对于需要大手术的高能量损伤,我们一般会用夹板固定 7～10 天,以便促进伤口愈合。可以在术后第 1 天开始温和地

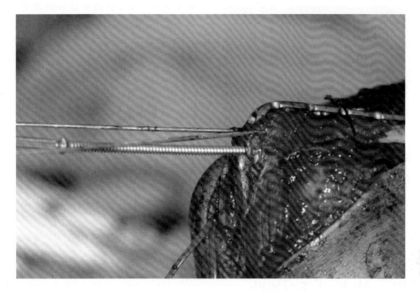

图 4-10-7　放置"万无一失螺钉"的临床照片

被动和主动辅助锻炼。术后轻微的肘部内翻半脱位可以通过积极运动和避免内翻压力来治疗。在患者痊愈之前，不允许负重（包括使用双拐）。如果软组织挫伤，早期运动可以推迟几天以防皮肤破损。如果经物理治疗仍不能改善活动能力，可选择在麻醉和（或）手术下进行松解。全骨整合后可恢复全部活动。固定物一般不取出，除非影响患者，至少 1.5 年后才可取出。

九、并发症

如果术后肌电图提示尺神经病变，可以提示是否予以尺神经前置（据记载，鹰嘴骨折术后存在尺神经病变）进行松解。我们对 20 例尺骨骨折脱位的患者进行了长期随访，发现其中 35％的患者出现尺神经病变，但只有其中 2 例确诊并治疗，这表明他们的症状很轻微[7]。

在少数长期随访研究中，退行性影像学改变很常见。然而，很少有患者发展为骨关节炎并需要用 Amsterdam 材料行重建术。如有必要，治疗严重创伤后关节炎应选择假体、关节固定术或关节置换术。

根据最近的一项回顾研究，在电镀板和张力带布线后，普遍需要去除内固定物凸起和刺激。开发更薄的电镀板或可吸收的布线材料可能会降低这样的概率。

非关节炎而肘关节僵硬的现象很常见。如果是基于膜粘连或挛缩，规范松解可以改善关节活动度。

骨不连伴或不伴内固定失败较为罕见（0～8％）[17]，如出现，则多是由手术技巧不佳导致。笔者回顾了一系列失败的孟氏后段骨折固定术，将钢板放置在外侧或内侧，而非背侧（张力侧）是最常见的错误。异位骨化（heterotopic ossification，HO）大多局限于高能量和复杂的损伤模式（图 4-10-8）。异位骨化在早期行切除术通常可以成功。没有足够的证据表明，预防性药物（如吲哚美辛）、非甾体抗炎药或放射治疗有助于预防肘部关节的异位骨化。尺骨近端和桡骨之间很少形成骨性结合（图 4-10-8）。对尺骨和桡骨使用专门的深度入路可使这种风险降至最低，并且术前规划后，在 CT 扫描下切除滑膜区异位骨，旋前、旋后连续进行，通常可成功治疗骨性结合。

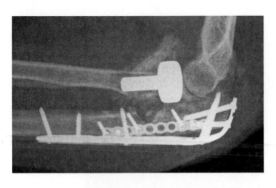

图 4-10-8　复杂尺骨近端骨折术后侧位 X 线片：可见大量腹侧异位骨化和 1 个桡尺关节骨性结合

表 4-10-1　桡骨头骨折综合分类及相关损伤断裂描述（van Riet 和 Morrey）

桡骨头骨折分型	合并伤的后缀	
I - Ⅲ	关节损伤	C＝尺骨冠突骨折
		O＝鹰嘴骨折
	韧带损伤	M＝内侧副韧带/屈肌-旋前肌群（f p 肌群）
		L＝外侧副韧带/旋后肌-伸肌肌群（s-e 肌群）

第 2 节　桡骨头和桡骨颈骨折

一、概述

桡骨头骨折是成人肘关节最常见的骨折，占成人骨折的 1.7%～5.4%[18]。约 85% 的骨折发生在 20～60 岁的年轻、活跃的个体中。桡骨头骨折可能单独发生，但更常见的是作为更广泛的创伤性肘关节损伤的一部分。Kaas 等最近在 MRI 队列研究中的调查结果显示，伴随的韧带或骨性病变高达 65%[19]。van Riet 和 Morrey 提出了一个全面的桡骨头骨折处理分型，特别是同时伴有韧带骨骼损伤的分型（表 4-10-1）[20]。

单纯桡骨头骨折可非手术治疗或行内固定术，但是对骨科医生来说，治疗复合型桡骨头骨折仍是一个挑战[21]。在大多数情况下，由于新的植入物和手术技巧的改进，使切开复位重建桡骨头和内固定成为可能。但是，极其粉碎性的桡骨头骨折伴发不稳定可能需要行桡骨头置换术，用桡骨头假体替换桡骨头，以便于肘关节的早期锻炼及康复，从而促进这些潜在破坏性损伤的功能恢复[21]。

在肘关节骨折脱位中，桡骨头骨折通常与其他创伤性疾病，如内侧副韧带（medial collateral ligament，MCL）的病理学断裂、尺骨鹰嘴骨折，和（或）尺骨冠突骨折（表 4-10-1）有关。因此，在急性创伤的情况下，必须仔细评估以排除相关的韧带和骨性病变（见第 9 章"肘关节骨折脱位——肘关节骨折固定架概论"）。

桡骨头骨折通常是由于摔倒时伸出手部，肘部轻微弯曲，前臂内旋的结果。生物力学研究表明，当肘部和前臂朝向这个方向时，最大的力量会从手腕传递到桡骨头。在下落过程中，身体向肘部内侧旋转，身体的重量向桡骨施加了轴向负荷，由于手从身体侧面移开，肘部施加了外翻力矩。轴向、外翻和外部旋转加载机制共同作用，迫使桡骨头前外侧缘与肱骨小头接触，导致桡骨头和（或）肱骨小头骨折。

二、解剖学、分型与诊断

桡骨头是一个奇妙的骨结构系统（图 4-10-9）。形状（椭圆形）、内部的生物力学结构，以及头部、颈部的大小和关系产生了理想的功能关节，这些关节是独特的，无论切除或替换都无法模仿或替代[22-25]。我们使用 Hotchkiss 法对 Mason 分型进行了修改[26-27]，其中 I 型骨折属于非移位性骨折或

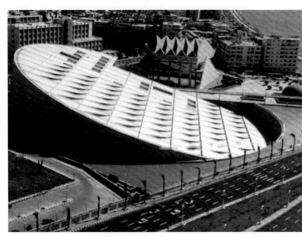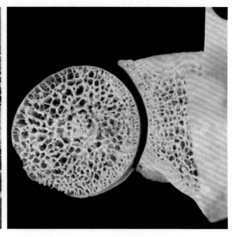

图 4-10-9　桡骨头是一个奇妙的骨结构系统；左图是一个与桡骨头结构相似的建筑实例，由挪威建筑师 Snøhetta 设计的亚历山大图书馆可以展示这种建筑之美

轻度移位性骨折，适合非手术治疗，Ⅱ型骨折属于移位性骨折，可用切开复位内固定（open reduction and internal fixation，ORIF）修复（最大 2 mm），Ⅲ型骨折为严重粉碎性骨折，包括头颈部在内的超过 3 个部分（图 4-10-10）。Ⅳ型是一个不同类型，包括任何类型（Ⅰ～Ⅲ型）的桡骨头骨折并伴有肘关节脱位（伴随附加损伤模式）。同样重要的是，在将桡骨头骨折归类为简单的Ⅰ型或Ⅱ型骨折时，很容易忽略肘关节的隐性半脱位及其伴随的损伤。应采用病史检查、深入调查、标准化 X 线片检查（细微的）不稳定性征象，并使用计算机断层扫描（CT）和三维重建技术揭示桡骨头骨折的真实情况。不推荐使用 MRI 作为常规检查。肘关节骨折脱位后伴随损伤的体征包括冠状体骨折线或真实骨折、软组织骨块、骨块在关节线上的投影、滑车/小头的缺损或不协调、内侧的跌落征，以及瘀伤或血肿（图 4-10-11）。

三、手术入路 1：内固定

"如不确定，则切除"是治疗桡骨头骨折的旧观点，早在 1954 年，Mason 首次将其进行分类[28-29]。虽然有报道称 Mason 型Ⅱ型骨折行桡骨头切除术后远期疗效较好，但对于严重粉碎性骨折和伴有肘关节软组织损伤的患者，单纯切除桡骨头的疗效较差。并发症和（或）后遗症包括后续远端桡尺骨疼痛、肘部无力和不稳定、肘外翻及尺神经炎。桡骨头作为前臂和肘关节的重要稳定器的作用现在得到了更好地理解，使用特殊螺钉和钢板的现代骨合成技术已得到发展，并在生物力学和技术上进行了测试[28-30]。笔者坚信，不经慎重考虑不应切除桡骨。而其他骨科专家不建议尝试对骨折超过 3 段的桡骨头进行重建，笔者甚至在粉碎性头颈骨折的粉碎处进行"表内"重建，并使用来自手外科领域的细螺纹螺钉和微型钢板将其"再植"为生物隔离片（图 4-10-12）。

在较大骨缺损和严重粉碎性骨折的情况下，用单侧铰链固定器重建进行桡骨头内固定，以"卸下"肘关节的桡骨柱。

患者取仰卧位，按标准方式进行无菌覆盖，暴露前臂肘部从肱骨近端到前臂远端 1/3 处。使用无菌止血带（图 4-10-13）。推荐使用 Kocher 入路，但不切断桡侧韧带的外侧部分（在打开肱骨桡侧关节时保持略前上位，以避免医源性后外侧桡侧韧带复合体失稳定(图 4-10-14)。通常使用 AO 技术和植入物,但细螺纹自钻和自切植入物(骨块固定系统,Orthofix International)可以充当无头螺钉,并用钻头直接植入骨块中(图 4-10-15)。与 AO 技术不同,植入前不需要临时行克氏针固定,也无须预钻孔。用植入物

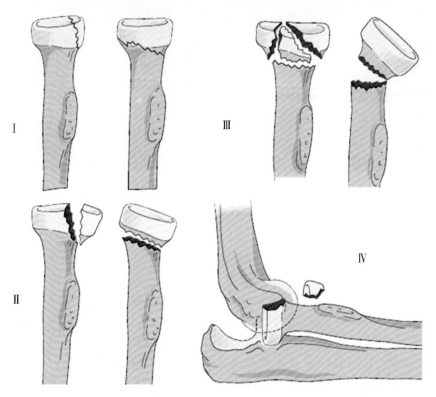

图 4-10-10　Hotchkiss 对 Mason 分类进行了修改:Ⅰ型骨折代表可接受非手术治疗的非移位或最小移位的骨折;Ⅱ型骨折为移位性骨折(最远移位 2 mm),理论上可通过 ORIF 修复;Ⅲ型骨折为严重粉碎性骨折,骨折部位超过 3 个,累及头部和(或)颈部;Ⅳ型骨折本质不同,因其包括(任一)桡骨头骨折类型(Ⅰ~Ⅲ型),以及肘关节脱位(和伴随的损伤模式)

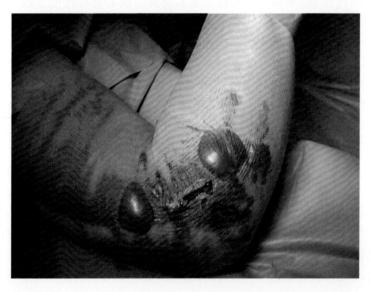

图 4-10-11　内侧瘀伤/血肿是桡骨头骨折伴不稳定的征兆

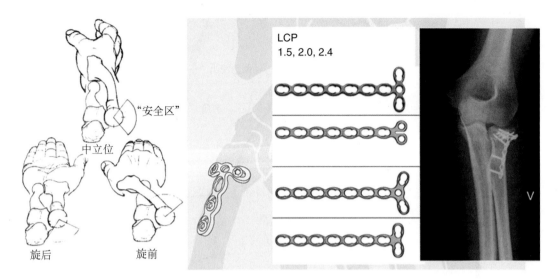

图 4-10-12　桡骨干或桡骨颈可能合适的钢板放置路径示意图。普通手外科设备中的锁定加压钢板应用于右图中桡骨头和桡骨颈粉碎性骨折的重建,并使用手外科领域的细螺纹螺钉和微型钢板进行研磨和"再植";LCP. 锁定加压钢板

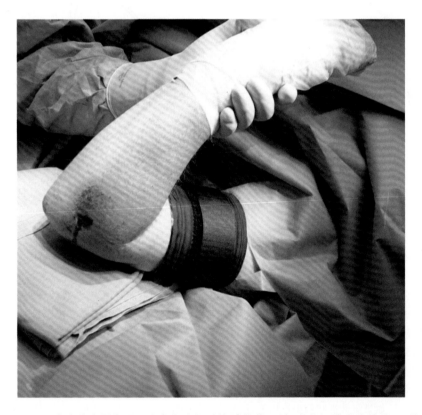

图 4-10-13　术中临床影像显示患者仰卧位时的肘关节,以标准化无菌方式铺单,可接触肘关节的范围为肱骨近端到前臂远端的 1/3,在这个过程中使用无菌止血带

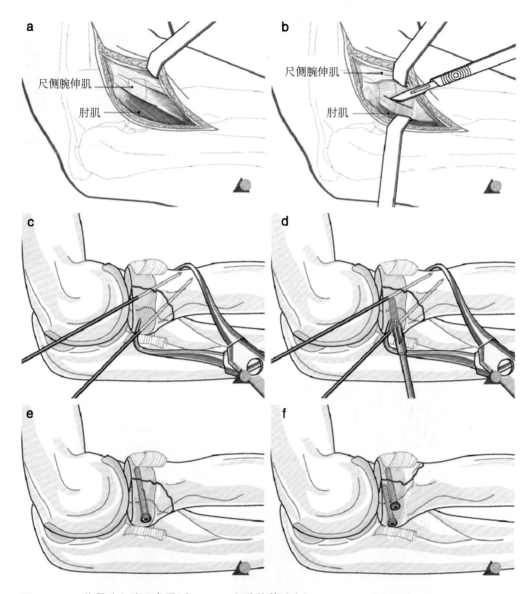

图 4-10-14　桡骨头入路示意图（在 Kocher 入路的基础上）

a. 从肱骨外上髁近端 2 cm 处开始切口，穿过肘关节，切至桡骨头上方，止于关节远端约 5 cm 处。b. 切开与切口平行的皮下组织及深筋膜，向前外侧抬高皮下组织，找到肘肌前缘与尺侧腕伸肌的间隔；因创伤中会有瘀伤和出血，所以确定这 2 块肌肉的间隔可能有困难；从尺侧腕伸肌上分离肘肌，将肌肉从关节囊中抬起，切开关节囊，暴露桡骨头和环状韧带，环状韧带止于尺骨前方 1 cm 处，以防损伤外侧尺副韧带。c. 直接复位，如果环状韧带仍然完好无损，切开并将其拉回，以便更好地接近骨折部位，用小尖头复位钳和 1～2 根克氏针暂时复位固定骨折。d. 在游离骨片的软骨上打埋头孔（countersink），以防止螺丝头突出，测量埋头孔的深度，并用合适的皮质丝锥和保护套轻敲远端骨骺。e. 拧紧拉力螺钉时，密切观察其对骨折线的压缩效果，最后，应在拧紧螺钉前移除克氏针。f. 如果该骨折结构中可以放置第 2 个拉力螺钉，则可以使用上述方法进行操作，通过旋前或旋后的方式来检查复位效果和螺钉长度（瑞士 AO 基金会版权所有；来源：AO 外科手术参考，www.aosurgery.org）

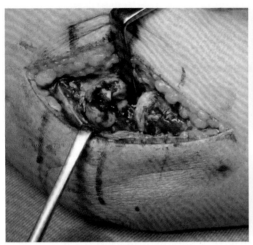
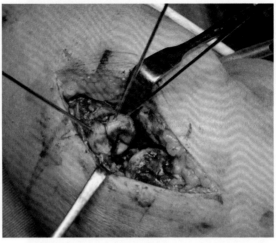

图 4-10-15　术中图像显示了碎片固定系统(FFS)在复杂桡骨头骨折中的应用：FFS 植入物充当无头螺钉，并用钻孔机直接插入碎片

横向固定凿状骨折，小骨软骨剪切的骨块可以以下行的方式处理(图 4-10-16)。如果头部与轴分离，则将碎片固定系统(fragment fixation system,FFS)植入物从头部斜向插入轴(图 4-10-17)。在有粉碎和脱位骨块的情况下，首先重建桡骨头 (图 4-10-18)。先将头部固定到桡骨轴上，然后使用上述技术或使用通用的手外科医疗定制的钢板 (图 4-10-12)。取前臂中立位，将钢板应用于安全区域(完全旋前和旋后之间 60°的区域)。尽管最近由 Neumann 等发表的系列回顾性研究表明，与在固定术相比，Mason Ⅲ型桡骨头骨折不采用桡骨头复位固定，退行性改

变和再手术(用于硬件移除)较少，建议进行重新修复[31]。最近，专为桡骨头和桡骨颈设计的预成型钢板已经可用，Burkhardt 等表示，目前可用的桡骨头植入物是异质的，没有任何钢板能完美地适合所有桡骨头。现已出现一种全新轻薄钢板的概念，并正在进行临床评估[30]。在手术结束时，所有的 FFS 植入物在软骨层被切割平整，且由于不取出植入物，任何螺丝头都应该给予最小的冲击。术后在肘关节屈曲 90°时固定石膏，并保持中立位前臂转动 6 天。患者于第 6 天开始进行物理治疗，应用 50 mg 吲哚美辛加胃保护药，每天2次，持续6周。如患者旋前

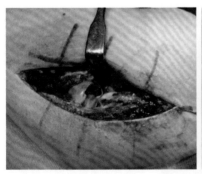
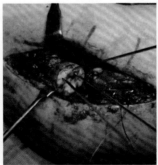
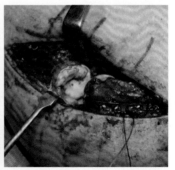

图 4-10-16　术中图像显示了 1.6 mm 的小块骨软骨剪切碎片的再固定；在切到软骨水平后，以下行的方式放置 FFS

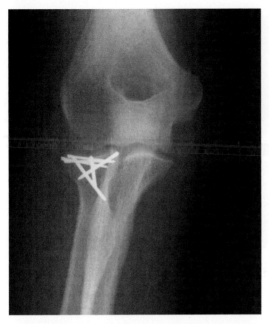

图 4-10-17 术后 AP 位 X 线片显示使用 FFS 植入物重建复杂的桡骨头骨折,部分植入物用于重新固定凿骨碎片,下行植入物用于将桡骨头固定在桡骨骨干上

和旋后无疼痛感,活动不受限且在中期随访(术后 6 个月)的检查中,为患者触诊时无明显的摩擦感,则无须取出固定物。

四、手术入路 2:桡骨头假体置换

与重建相比,用金属假体替换骨折的桡骨头是一种简单易行的方法,如果无法重建桡骨头,这种方法可以用来恢复肘部和前臂的稳定性。如前所述,桡骨头具有复杂的解剖结构,较难恢复也很难用假体复制[32]。仅少数桡骨头假体的设计者尝试精确地重建这种解剖结构:大部分假体要么是垫片在桡骨颈有松散光滑的柄杆,要么是更紧密地固定在桡骨颈上并有一个可活动的头部,或试图重建解剖结构(双极假体)。最近有 3 项研究描述了一种治疗急性创伤性肘关节不稳定的松散型间隔式桡骨小头关节假体置换术的结果。X 线片上明显表现为假体故意松动,但是这些表现与患者疼痛主诉并不相符。还有在欧洲广泛应用的骨水泥关节(或双极)假体,该假体应用的结果与报道的松散型间隔式关节假体置换术的结果相似。

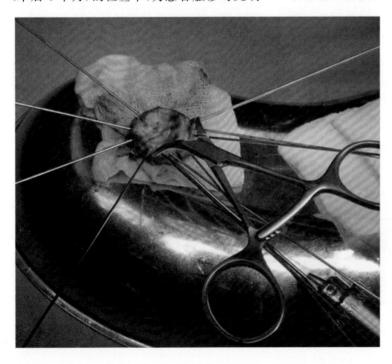

图 4-10-18 植入前,克氏针(1.0 mm)和 FFS 植入物在手术台上重建粉碎性桡骨头骨折典型病例的临床照片

植入桡骨头假体这一过程本身难度并不高,真正有难度的是植入假体(双极骨水泥或故意松动的"垫片")不能太长或太短(即"填充过度"或"填充不足"),从而使肘关节持续不稳定("填充不足")。如果"填充过度",假体压力过大,容易导致小头半脱位和磨损[24]。为避免这种情况出现,有2种术中措施值得推荐:当前臂处于旋转中立位时,试验假体的近端边缘应该与小乙状切迹的近端边缘齐平,需要注意是否有内翻或外翻错位,以及前臂是否有纵向稳定性(通过透视检查远端桡尺关节的一致性)[33]。此外,可以使用 Graham King

团队的技术,术中进行前后位透视以评估肱骨尺侧是否对齐(图 4-10-19)[25]。推荐使用组合式植入物,以便柄杆的直径可根据小头的直径和厚度而变化。如有必要,可在颈部水平用适当尺寸的摆动锯切割桡骨近端。用连续扩孔器将桡骨近端的髓质管扩孔至皮质骨。在将桡骨头的骨块组合好后,可以使用合适的模板设备来测量桡骨头的大小(图 4-10-20)[25]。一般情况下,建议略微缩小桡骨头尺寸。在关节屈曲、伸展和旋转复位后,应置入试验植入物并进行稳定性测试。最后置入最终植入物(图 4-10-21)。

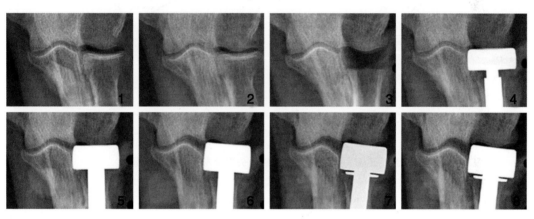

图 4-10-19　改良 X 线片显示了尸体模型中模块化整块桡骨头假体的"尺寸",正确的整块假体如第 4 张图所示[25]

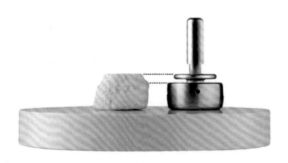

图 4-10-20　修改后的示意图,展示了在组装桡骨头的主要碎片后,使用适当的模板装置对桡骨头进行术中"测量"[25]

第 3 节　尺骨冠突骨折

冠突骨折相对少见,其中 2%～15% 的患者伴有肘关节脱位。冠突骨折常伴有更多、更复杂的损伤和伴随关节韧带的损伤。它们经常发生在一种被称为"肘关节恐怖三联征"的损伤中,包括肘后或后外侧脱位、桡骨头骨折及冠突骨折。冠突骨折伴有肘关节脱位的处理较复杂且治疗理念有差异[34]。

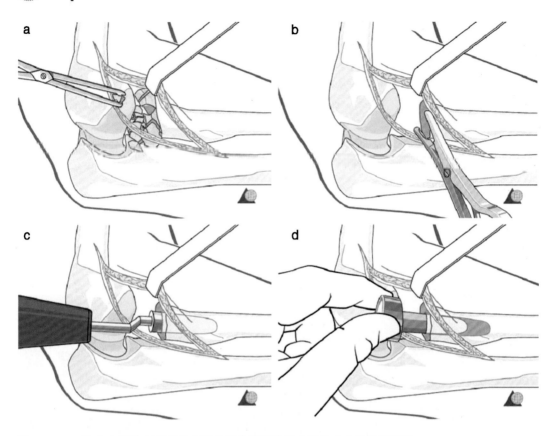

图 4-10-21 修改示意图,显示了使用整块假体进行桡骨头置换术中的关键步骤

a. 仔细切除所有桡骨头骨折块;b. 修剪桡骨颈,使之与小咬骨钳吻合;c. 用锥子小心地打开髓管,以适应假体;d. 插入所选的假体,评估其长度和稳定性。为获得最佳的稳定性,应确定黏合假体。避免延长或缩短,为避免肱桡关节延长和过度充填,或缩短和不稳定,假体的安装应如下:桡骨头假体的关节面应在冠状面外侧边缘的水平或略靠近冠状面的水平。使用图 4-10-19 中描述的可能"尺寸"(版权归瑞士 AO 基金会所有;来源:AO 手术参考,www.aosurgery.org)

　　冠突是内翻应力关键的稳定结构,相对于肘关节屈曲,冠突更有助于稳定肘关节的伸展。冠突有 3 部分软组织附着,即肘关节前关节囊、肱肌和内侧尺侧副韧带(medial ulnar collateral ligament,MUCL)。前关节囊附着部位非常接近顶部,但不在顶部上,肱肌的远端附着在前端,远端到关节囊,MUCL 前束附着在远端尺骨隆起的结节远端和内侧(图 4-10-22)。

　　尺骨冠突骨折发生常伴有肘关节脱位。冠突骨折(和肘关节脱位)的具体机制多种多样,包括扭转、屈曲和过伸。当

肘关节受轴向力时,力量主要集中在冠突的关节面。在严重的冠突骨折中,前部支撑完全破坏。在扭转屈曲损伤中,肱骨滑车可以切断冠突。在过伸损伤中,多种机制可以导致冠突骨折。发生脱臼时,冠突承受肱骨滑车的轴向力,导致末端伸展过程中的剪切骨折。有部分撕脱成分是从冠突尖上撕脱下来的关节囊。最近有研究称,尺骨冠突前内侧面骨折是内翻后内侧旋转力引起的一种独特类型的冠突骨折。当肘关节被迫内翻时,前内侧关节面被肱骨滑车切断[35]。

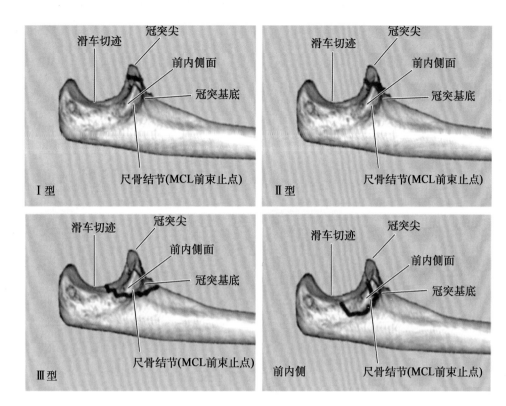

图 4-10-22 改良后的 O'Driscoll 冠突骨折分类示意图

Ⅰ型稳定骨折(冠突尖端撕脱):通常与后外侧旋转性肘关节半脱位有关;Ⅰ型不稳定或合并桡骨头骨折;治疗方式为套索悬吊或者切开复位内固定,如果骨折块大到足以用螺钉或克氏针固定,则应予以固定,任何副韧带损伤均须修复;Ⅱ型稳定骨折(冠突占 50% 以下):该骨折类型可在术中完全稳定;Ⅱ型不稳定或合并桡骨头骨折:治疗方式为套索再固定或 ORIF,如果骨折块大到足以用螺钉固定,则应予以固定;任何副韧带损伤均须修复;Ⅲ型(基底冠突骨折):治疗方式为通常通过后内侧入路行 ORIF,常伴有尺骨鹰嘴骨折/脱位,相关的损伤也应该从解剖学上修复。对于严重损伤,如果术后关节稳定性有问题,应考虑铰链式外固定架。前内侧小关节稳定骨折类型:在轴向载荷过程中发生内翻后内侧旋转,与外侧副韧带断裂有关,通常不稳定。如果确认关节稳定,则在早期保护关节的活动范围。前内侧小关节不稳定骨折类型:治疗方式为 ORIF 合并外侧副韧带或桡骨头修复,通常伴有额外的前内侧冠状骨暴露。对于需要考虑关节稳定性的严重损伤,术后通常使用铰链式外固定

一、分类

Regan 和 Morrey 描述了 3 种类型的冠突骨折:Ⅰ型为冠突尖骨折,Ⅱ型为骨折块高度<50% 冠突高度,Ⅲ型骨折块高度≥50% 冠突高度。每种类型都分为 A 和 B,其中 B 为相关脱位[36]。O'Driscoll 等提出了一个包含 3 种骨折类型的新分类系统。类型 1 是尖端骨折,类型 2 是冠突前内侧面骨折,类型 3 是经冠突基底部的骨折(图 4-10-22)[37]。

人们一直希望修复所有 Regan 和 Morrey Ⅱ型和Ⅲ型冠突骨折,以及不稳定的Ⅰ型骨折。然而,目前仍没有足够的证据支持可以治疗 Regan 和 MorreyⅠ型不稳定冠突骨折及修复其功能。

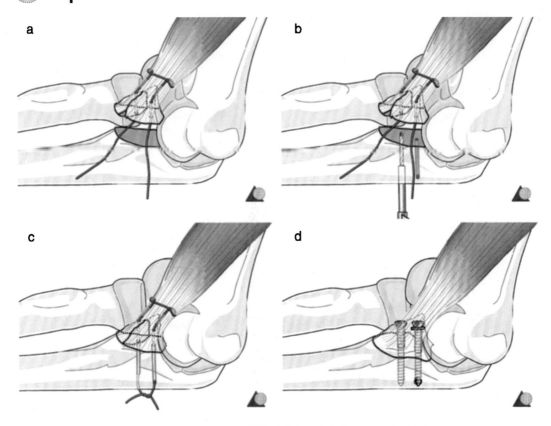

图 4-10-23 "套索"技术重新固定不稳定小冠突骨折的改良示意图,侧重于前软组织结构

a. 带关节囊的碎片可用缝线重新固定,"套索-吊带"技术可通过外侧入路使用,对于前内侧骨折块,推荐采用内侧入路(此处描述的是普通屈肌裂开);通过 1 条或 2 条 2 号不可吸收缝线穿过冠突骨折段,尤其是穿过腹侧的囊膜复合体,在肱肌腱插入处进行交叉缝合。b. 用钻头从尺骨的背侧钻 2 个孔,钻入骨折的冠突床,使其接近关节面。c. 用缝合器带缝合线穿过小孔,减少碎片并缝合 d. 在至少 50% 的冠突受累的单纯性骨折中,可用 1~2 枚 2.7 mm 拉力螺钉重新插入并固定骨折块,至少使用 1 个带有拉力螺钉的垫圈,由于这一区域的软组织剖开,所以这一操作比较困难。冠突是一个非常深的结构,可能很难将钻头和螺钉放置在最佳位置。额外的软组织解剖很有必要,可能需要使用内侧上髁截骨术进行屈肌-旋前肌起点松解(版权归瑞士 AO 基金会所有;来源:AO 手术参考,www. aosurgery. org)

二、诊断

大多数患者在尺骨冠突骨折后会出现肘关节脱位。肘关节脱位患者往往有过伸或扭曲的病史,并伴有脱位感的过度屈曲,随后自发复位。未复位的患者常呈现出明显的畸形。患者表现为疼痛、弥漫性肿胀和压痛。获得详细的病史之后,下一步应进行体格检查。如视诊肘关节明显畸形,应扩大运动测试范围。神经与血管的检查至关重要,特别是尺神经,需要轻触和仔细评估"两点辨别"。检查到任何异常或脉搏减弱,应在关节复位后重新评估。

在进行处理前,应用 X 线检查有无骨折或脱位。手法复位对于治疗严重粉碎性骨折和(或)脱位并不可取,多数肘关节脱位可在适当的镇痛作用下进行复位。复位后无夹板固定行 X 线检查,以确认关节内有无游离骨折块及相关骨折。小的冠突骨折很容易漏诊,且很难与桡骨头骨折进行区分。

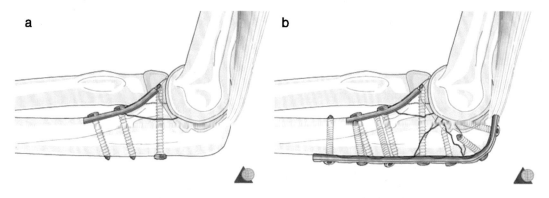

图 4-10-24　O'Driscoll 分类后的较大的 Ⅲ 型前内侧小关节骨折的钢板改良示意图

a. 对于较大的前内侧小关节冠突骨折（O'Driscoll Ⅱ 型），无论是否有额外的拉力螺钉，前内侧板都能提供良好的稳定性，这需要中等程度的暴露，作用在冠突骨折块上的力是肱肌的轴向拉力和肱骨远端向前推进产生的前剪切力，前板抵消了这些剪切力（支撑效应），增加了稳定性，并允许早期运动，这可以用适当轮廓的三孔 1/3 管板来完成；b. 在冠突基底骨折中，通常伴有鹰嘴骨折脱位，单个大的骨块可以用 1 个或多个小拉力螺钉在前后方向固定，这些螺钉可通过后侧钢板或单独使用，粉碎性或不稳定性骨折可以通过在冠突前方增加一个前接骨板（支撑物效应）来解决，以增加稳定性并允许早期活动，可使用三孔的 1/3 管板。如图 4-10-23 所示，有时额外的小骨折块可能需要缝合固定（版权归瑞士 AO 基金会所有；来源：AO Surgery Reference，www.aosurgery.org）

进行 CT 三维重建很有必要[38]。MRI 用于特殊的适应证。关节复位后，需要仔细评估其稳定性（包括全身麻醉下进行透视辅助评估）。事实上，每例肘关节脱位都应该由专业的骨科中心进行评估。

三、手术治疗

在第 9 章"肘关节骨折脱位"中描述了一种特殊的手术概念，即使用铰链固定作为治疗的一部分，在此不再进一步讨论。大多数肘关节闭合复位后仍不稳定，要么有明显的骨折，要么有严重的软组织损伤，或两者都有。最常见的伴发骨折为冠突骨折和桡骨头骨折。大的冠突骨折可刚性固定，小的或粉碎性骨折可以用钢丝拉出缝合或锚钉将骨和前囊缝合到尺骨前端。可以切除没有软组织附着的小骨块。建议对伴有软组织撕脱的较小骨块（图 4-10-23）采用缝合套索技术[39]，对较大的骨块和相关的复杂尺

骨鹰嘴骨折采用钢板固定（图 4-10-24）。在这些损伤中，侧方入路最为常用，可以处理冠突、桡骨头和外侧副韧带。可使用改良的 Kocher 入路，患者取仰卧位，手臂放在手扶台上，用无菌止血带止血。以有序的方式由深到浅进行重建。对于 Ⅰ 型不稳定骨折，建议使用非可吸收性材料（2 号编织缝合线），穿过骨块上方的肘关节前囊来固定（图 4-10-23a～c）。不稳定的 Ⅱ 和 Ⅲ 型骨折可以用 1～2 枚空心螺钉固定（图 4-10-23d）。如果螺钉固定可能性小或者拧进困难，也可通过改良的内侧入路进行处理。所谓"分离屈肌总起点"是通过前内侧入路来操作的。在观察到骨块和尺骨近端后，可使用专用钢板的支撑物固定粉碎性骨折（图 4-10-24，图 4-10-25）。

由于长时间的固定（超过 3～4 周）会导致普遍的不良结果，如持续的僵硬、疼痛和功能丧失，建议患者早期活动。用铰链支撑肘关节，使其免受内翻和外翻应力的影响。在开放和闭合治疗的早期康复期间，肘关节

只能伸展到30°。通过在透视下检查稳定性来确定允许的扩展程度。在具有挑战性的病例中，K. M. 提出肘关节铰链固定架的概念。

四、效果及并发症

手术或非手术治疗，伴或不伴有冠突骨折的肘关节脱位都有很多长期并发症。无大量可用数据证明冠突骨折是一个独立的存在。肘关节脱位最常见的并发症是丧失活动范围，这与长期固定高度相关。仅丧失末端伸展能力普遍存在且通常无症状。其他并发症包括关节炎、异位骨化、钙化、不稳定、疼痛和副症状，特别是尺神经损伤。由于异位骨化需要进一步复杂干预，过度手术和术后持续不稳定往往可导致医源性肘关节僵硬（图4-10-25）。

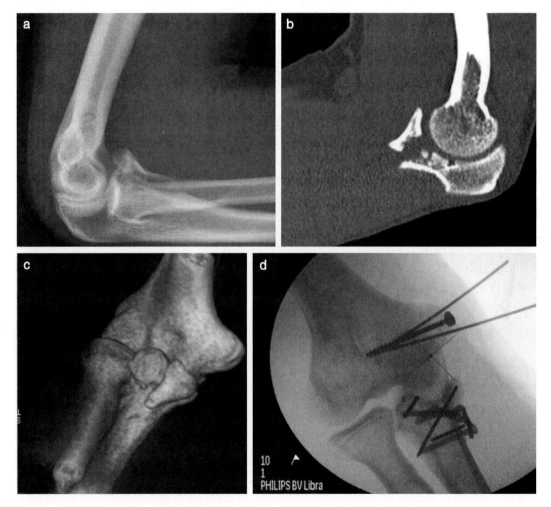

图4-10-25　30岁男性患者，Ⅲ型冠突骨折（2个骨折块）并因过度手术暴露而导致右肘医源性强直（参考病例）的X线片

a. 侧位X线片显示冠突基底骨折；b～c. 矢状位重建CT扫描和正位三维CT扫描显示2个主要骨折块，基底骨折块和前内侧小关节骨折块延伸到MUCL的前内侧束的插入区；d. 术中使用髁上截骨术，松解屈肌-旋前肌起点，采用透视前后像，用克氏针和Jupiter专用冠状钢板重新固定骨折，用克氏针和垫圈螺钉重新固定内侧上髁

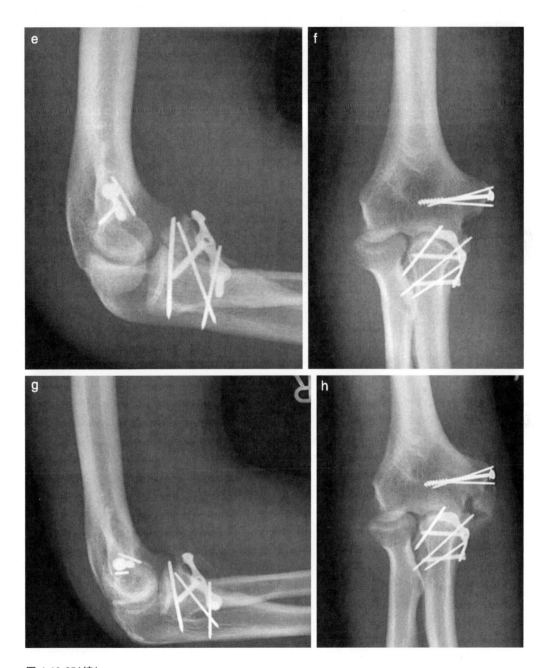

图 4-10-25(续)

e~f. 术后正位和侧位 X 线片显示冠突复合体重新固定良好;g~h. 术后 4 个月的正位和侧位 X 线片显示,由于异位骨化,肘关节前内侧完全僵硬。患者随后接受了尺神经松解、异位骨化切除和闭合牵引加铰链固定治疗创伤后肘关节僵硬/强直

参考文献

[1] Hak DJ, Golladay GJ. Olecranon fractures: treatment options. J Am Acad Orthop Surg, 2000,8:266-275.

[2] Duckworth AD, Clement ND, Aitken SA, et al. Injury. The epidemiology of fractures of the proximal ulna. Injury,2012 Mar,43(3): 343-346.

[3] Duckworth AD, Court-Brown CM, McQueen MM. Isolated displaced olecranon fracture. J Hand Surg Am,2012,37:341-345.

[4] Duckworth AD, Kulijdian A, McKee MD,et al. Residual subluxation of the elbow after dislocation or fracture-dislocation: treatment with active elbow exercises and avoidance of varus stress. J Shoulder Elbow Surg,2007, 17:276-280.

[5] Lindenhovius AL, Brouwer KM, Doornberg JN,et al. Long-term outcome of operatively treated fracture-dislocations of the olecranon. J Orthop Trauma,2008,22:325-331.

[6] Kloen P, Buijze GA. Treatment of proximal ulna and olecranon fractures by dorsal plating. Oper Orthop Traumatol,2009,21:571-585.

[7] Buijze GA, Blankevoort L, Tuijthof GJ, et al. Biomechanical evaluation of fixation of comminuted olecranon fractures: one-third tubular versus locking compression plating. Arch Orthop Trauma Surg, 2010, 130: 459-464.

[8] Buijze G, Kloen P. Clinical evaluation of locking compression plate fixation for comminuted olecranon fractures. J Bone Joint Surg Am,2009,91:2416-2420.

[9] Ring D, Jupiter JB. Fracture-dislocation of the elbow. J Bone Joint Surg Am,1998,80-A:566-580.

[10] Karlsson MK, Hasserius R, Besjakov J,et al. Comparison of tension-band and figure-of-eight wiring techniques for treatment of olecranon fractures. J Shoulder Elbow Surg, 2002,11:377-382.

[11] Lalliss SJ, Branstetter JG. The use of three types of suture and stainless steel wire tension banding for the fixation of simulated olecranon fractures: a comparison study in cadaver elbows. J Bone Joint Surg Br,2010, 92:315-319.

[12] Edwards SG, Martin BD, Fu RH, et al. Comparison of olecranon plate fixation in osteoporotic bone: do current technologies and designs make a difference? J Orthop Trauma,2011,25:306-311.

[13] Argintar E, Martin BD, Singer A,et al. Biomechanical comparison of multidirectional nail and locking plate fixation in unstable olecranon fractures. J Shoulder Elbow Surg, 2011,21(10):1398-1405.

[14] Cabenela ME, Morrey BF. Fractures of the olecranon. In: Morrey BF, editor. The elbow and its disorders. Philadelphia: WB, Saunders, Co; 2000.

[15] Koslowsky TC, Mader K, Dargel J,et al. Olecranon fracture fixation with a new implant: biomechanical and clinical considerations. Injury, 2009,40:618-624.

[16] Mader K. Operative strategy in fracture dislocation of the elbow. In: Bentley G, editor. European instructional lectures. Berlin: Springer,2010,69-78.

[17] Anderson ML, Larson AN, Merten SM,et al. Congruent elbow plate fixation of olecranon fractures. J Orthop Trauma, 2007, 21: 386-393.

[18] Hartman MW, Steinman SP. The radial head fractures. In: Celli L, Celli A, Morrey BF, editors. Treatment of elbow lesions: new aspects in diagnosis and surgical techniques. New York: Springer,2008:83-88.

[19] Kaas L, Turkenberg JL, van Riet RP, et al. Magnetic resonance imaging findings in 46 elbows with a radial head fracture. Acta Orthop,2012, 81:373-376.

[20] Van Riet RP, Morrey BF. Documentation of associated injuries occurring with radial head

fracture. Clin Orthop,2008,446:130-134.

[21] Madsen JE, Flugsrud G. Radial head fractures: indications and technique for primary arthroplasty. Eur J Trauma Emerg Surg, 2008,34:105-112.

[22] Koslowsky TC, Germund I, Beyer F, et al. Morphometric parameters of the radial head: an anatomical study. Surg Radiol Anat, 2007,29:225-230.

[23] Koslowsky TC, Mader K, Brandenburg A, et al. Subchondral bone density of the radial head measured with subtraction densiometry. Surg Radiol Anat,2008,30:113-118.

[24] Van Glabbeek F, Van Riet RP, Baumfeld JA, et al. Detrimental effects of overstuffing or understuffing with a radial head replacement in the medial collateral-ligament deficient elbow. J Bone Joint Surg Am,2004,86-A:2629-2635.

[25] Frank SG, Grewal R, Johnson J, et al. Determination of correct implant size in radial head arthroplasty to avoid overlenthening. J Bone Joint Surg Am,2009,91-A:1738-1746.

[26] Mason ML. Some observations on fractures of the head of the radius with a review of one hundred cases. Br J Surg,1954,42:123-132.

[27] Hotchkiss RN. Displaced fractures of the radial head: internal fixation or excision? J Am Acad Orthop Surg,1997,5:1-10.

[28] Koslowsky TC, Mader K, Dargel J, et al. Comminuted radial head fractures-can they all be fixed? Acta Orthopaed, 2007, 78: 151-156.

[29] Koslowsky TC, Mader K, Dargel J, et al. Reconstruction of a mason type-III fracture of the radial head using four different fixation techniques: an experimental study. J Bone Joint Surg Br,2007,89-B:1545-1550.

[30] Burkhart KJ, Nowak TE, Kim YJ, et al. Anatomic fit of six different radial head plates: comparison of precontoured low-profile radial head plates. J Hand Surg Am, 2011,36:617-624.

[31] Neumann M, Nyffeler R, Beck M. Comminuted fractures of the radial head and neck: is fixation to the shaft necessary? J Bone Joint Surgery Br,2011,93-B:223-228.

[32] Ring D. Displaced, unstable fractures of the radial head: fixation vs. replacement-what is the evidence? Injury, 2008, 39 (12): 1329-1337.

[33] Van Riet RP, van Glabbeek G, de Weerdt W, et al. Validation of the lesser sigmoid notch of the ulna as reference point for accurate placement of a prosthesis for the head of the radius. J Bone Joint Surg Br,2007,89B: 413-416.

[34] Wells J, Ablove RH. Coronoid fractures of the elbow. Clin Med Res,2008,6:40-44.

[35] Ring D, Doornberg JN. Fracture of the anteriomedial facet of the coronoid process. Surgical technique. J Bone Joint Surg Am,2007, 89A suppl 2:267-283.

[36] Regan W, Morrey B. Fractures of the coronoid process of the ulna. J Bone Joint Surg Am,1989,71-A:1348-1354.

[37] O'Driscoll SW, Jupiter JB, King GJ, et al. The unstable elbow. Instr Course Lect, 2001,50:89-102.

[38] Lindenhovius A, Karanicolas PJ, Bhandari M, et al. Interobserve reliability of coronoid fracture classification: two-dimensional verus threedimensional computed tomography. J Hand Surg Am,2009,34:1640-1646.

[39] Garrigues GE, Wray 3rd WH, Lindenhovius AL, et al. Fixation of the coronoid process in elbow fracture-dislocations. J Bone Joint Surg Am,2001,93-A:1873-1881.

第11章 创伤后肘关节僵硬——关节松解术和机械牵引

第 11 章

创伤后肘关节僵硬——关节松解术和机械牵引

Konrad Mader，Dietmar Pennig

摘要 肘关节僵硬通常是指肘关节伸展时小于30°，屈曲时小于130°。如果肘关节的运动范围为100°（屈曲范围30°～130°，Morrey"圆弧运动"），可进行大部分日常活动。在创伤、烧伤、昏迷或上肢功能严重受损后，常见肘关节运动障碍，这难以避免，并且其治疗具有挑战性。肘关节僵硬患者进行手术之前，需要详细的病因分析和诊断评估。本章对当前的手术方法[包括开放式关节松解术和闭合性牵引加外固定（关节矫正术）]进行了介绍和评估。虽然肘关节松解术在技术上要求较高，但如果适应证和治疗方法正确，同时外科医生、物理治疗师和患者都熟悉手术流程，依旧可以取得长期良好的疗效。

关键词 病因学·病理学和生物力学·关节松解术·人工关节置换术·诊断·牵引·肘关节·创伤后·康复·僵硬·手术适应证·手术治疗·关节镜手术·关节矫正术

K. Mader(✉)
Section Trauma Surgery, Hand and Upper Extremity
Reconstructive Surgery, Department of Orthopaedic
Surgery, Førde Sentralsjukehus, Førde, Norway
e-mail: konrad. mader@helse-forde. no

D. Pennig
Klinik für Unfallchirurgie/Orthopädie, Hand- und
Wiederherstellungschirurgie, St. Vinzenz-Hospital Köln,
Köln, Germany

G. Bentley (ed.), *European Surgical Orthopaedics and Traumatology*,
DOI 10. 1007/978-3-642-34746-7_78, © EFORT 2014

第 1 节 概 述

创伤后肘关节僵硬比较常见，约占肘关节损伤的5%，会导致严重残疾，限制手臂环形活动范围（图4-11-1）。肘关节受到创伤后，功能会受到影响，并以多种病理变化为表现形式。在创伤后僵硬疾病的发展过程中，受伤形式仅是一方面，长期固定可能是僵硬的重要因素之一[1-3]，其最常见后果是活动能力丧失。很多因素可以解释肘关节僵硬的倾向，包括肱-尺关节的内在一致性，即同一个滑膜腔内3个关节的相互作用和（或）关节囊与囊内韧带及周围肌肉的密切关系。Morrey等应用电子测角器测量了33位健康志愿者日常生活中肘关节的三维运动[4]。结果表明，人类完成大部分活动需要的肘关节范围是100°的屈曲延展运动弧（30°～130°，又称为Morrey"圆弧运动"），以及前臂旋转100°（内转和旋后各50°，图4-11-2）。然而，有些任务需要一个或多角度、更大的活动度[1,3,5]。由于上肢是一个多关节的整体结构，所以当肘关节伸直障碍和前臂外旋障碍同时存在时，就会对整体活动产生更大影响。

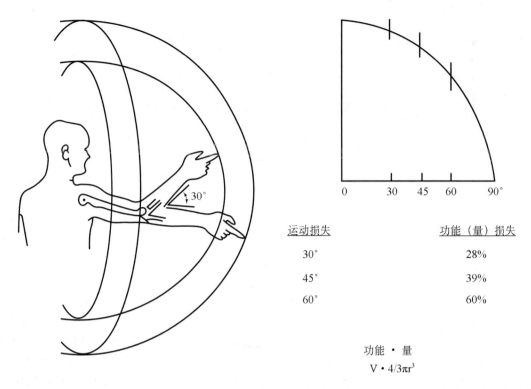

运动损失	功能（量）损失
30°	28%
45°	39%
60°	60%

功能 · 量

$$V \cdot 4/3\pi r^3$$

图 4-11-1　手部在空间中的"环形"运动，取决于肩部和肘部的运动。如果肘关节活动受限，在空间中伸展能力会迅速丧失。这种能力的非线性函数表现为肘关节屈曲挛缩＞30°时的指数函数缺失（本图由 Janssen 绘制[4]）

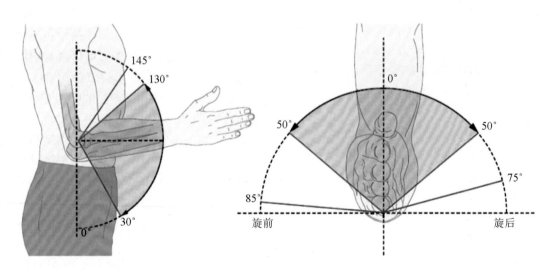

图 4-11-2　"功能运动弧"（Morrey[4]）

无论病因如何,肘关节僵硬都会严重影响人肢体的整体活动,因此,恢复肢体运动功能成为肘部创伤后康复的基本目标。

根据挛缩部位的不同,可将创伤后肘关节僵硬分为屈曲僵硬和伸展僵硬 2 种,并需要对相邻关节的功能进行评估[1]。肘关节僵硬的因素包括关节内和关节外,但往往肘关节功能受限的原因两者兼有。关节外原因包括肌肉和皮肤收缩、韧带和关节囊纤维化、异位骨化形成关节骨桥。关节内原因包括纤维脂肪组织形成的关节闭塞和继发退行性关节炎导致的关节不协调,轻度的僵硬可以通过物理治疗和静态或动态夹板来治疗[6,32]。

在过去的 30 年里,治疗创伤后肘关节僵硬有 3 种手术方案:①文献中广泛描述了开放性松解手术,其在一些回顾性病例研究中获得了合理的短期和中期结果[7-8];②关节镜下松解手术已被证明是治疗轻度和中度肘关节僵硬的有效选择[9-11];③肘关节闭合机械牵引,该方法用以恢复关节生理间隙和肘关节运动[12-15]。1975 年,Volkov 和 Oganesian[16]首次对肘关节闭合机械牵引进行了描述,并将其与传统的手术方法相结合,进行了有限的系列报道。在此之前,机械牵引通常单独应用于未行关节囊和韧带松解手术的患者,而不应用于肘关节僵硬的治疗[15]。

第 2 节　应用解剖学、病理学和生物力学

一、肘关节僵硬的生物力学

事实上,在生物力学领域几乎没有关于人类肘关节僵硬的数据,研究人员采用体外和体内的测试系统来控制肘部运动,检测运动中的顺应性和僵硬性。Lin 等的研究表明,在健康受试者中,体重相当的男性和女性肘关节的力学性能相似,直到受试者 70 岁时症状才出现明显恶化。然而,目前用于评估肘关节僵硬生物力学变化的测试系统还不够完善。

二、关节挛缩的生物学

近年来,研究者们越来越重视创伤和固定的生物学效应,这个领域一直是基础研究的热点[1,17]。在 20 世纪 80 年代末和 90 年代,Akeson 和他的团队研究了固定对膝关节软组织包膜的作用。科研人员用石膏固定家兔的膝关节 9 周后,家兔外侧副韧带的力学性能降低。其中,外侧副韧带的僵硬性降低尤为明显。此外,将家兔膝关节固定 9 周后,膝关节周围结缔组织中的分子间交联明显增多。研究发现,家兔膝关节周围结缔组织中的胶原质量并没有明显改变(最多减少 10%),因此他们认为,正是由于膝关节没有受到物理压力,同时缺乏运动,所以,每单位重量的胶原蛋白和每一个膝关节的胶原蛋白中的分子间交联增多。Frank 等将这一动物模型进行扩展,并深入研究了正常韧带和愈合韧带的分子生物学和生物力学。通过测量正常、怀孕家兔内侧副韧带及愈合韧带,得到光学显微镜、透射电子显微镜、分子生物学(反转录聚合酶链反应,RT-PCR)及生物力学(松弛度、破坏应力、模量和静态蠕变)的测量数据。由于瘢痕韧带薄弱和生物力学性能降低,会出现瘢痕基质成分缺陷、胶原纤维的直径小于正常值、难以进行有效的胶原蛋白交联等情况。关节运动的相对状态显著可改变正常韧带和愈合韧带的力学特性。结论:韧带和韧带瘢痕的分子类型分析,同时结合韧带结构和功能的形态学和生物力学研究,将最终揭示哪些因素可以在临床上进行操作,以促进韧带损伤后正常韧带特性的恢复。

Behrens 等评估了不同固定方式对关

节软骨的影响。分别用允许 8°～15°活动的范围长肢模具和可以严格制动关节的刚性外固定架,将实验犬的腿部固定 6 周。研究人员对关节软骨进行组织学和生物化学检查。固定 6 周后,与正常膝关节相比,模具固定组和外固定架组的关节软骨中水分含量均增加了 7%,而 2 组关节软骨中的己糖醛酸含量分别降低了 23% 和 28%。在固定过程中,与外固定架组相比,模具固定组的关节软骨蛋白多糖的合成抑制和丢失均较少。在关节恢复期,模具固定组对关节的保护作用更加明显:模具固定组关节软骨的己糖醛酸含量在 1 周内几乎完全恢复,而外固定架组关节软骨己糖醛酸的含量在治疗后 1 周内几乎没有变化。Bunker 等研究了更多关节挛缩(临床上以肩周炎和掌腱膜挛缩症为主)病理生物学方面的内容。研究发现,肩周炎患者关节囊标本中的主要细胞是成纤维细胞和肌成纤维细胞,这些细胞主要沉积在关节囊内的 Ⅰ 型和 Ⅲ 型胶原致密基质中。他们利用反转录/聚合酶链反应(reverse transcription/polymerase chain reaction,RT/PCR)技术检测了 14 例肩周炎患者的组织样本中是否存在细胞因子、生长因子和基质金属蛋白酶的异常表达或分泌,并将结果与 4 例正常肩部对照和 5 例掌腱膜挛缩症患者的组织学结果进行比较。肩周炎患者的组织中有大量细胞因子和生长因子 mRNA 的存在,数值略高于正常对照组,促炎细胞因子白介素(interleukin,IL)-β、肿瘤坏死因子(tumor necrosis factor,TNF)-α 和 TNF-β 的阳性信号频率比掌腱膜挛缩症患者组织低。然而,成纤维细胞生长因子中的 mRNA 与对照组和掌腱膜挛缩症组的 mRNA 无明显差异。这与组织学结果相对应,大多数标本中,除成熟的成纤维细胞外,只有极少数细胞表达致密纤维组织反应,且几乎无任何活跃的炎症细胞。基质金属蛋白酶(matrix metalloproteinase,MMPs)的 mRNA 及其天然抑制剂金属蛋白酶组织抑制物(tissue inhibitor of metalloproteinase,TIMP)的阳性表达也增加。与对照组和掌腱膜挛缩症组相比,肩周炎组 MMP-14 明显缺乏,它已知是激活 MMP-2(明胶酶 A)所需的膜型 MMP。

Hildebrand 和同事专注于研究创伤后肘部挛缩的肌成纤维细胞行为。首先,通过免疫组织化学研究表明,与器官捐赠者的类似组织(69±41 细胞/视野,9%±4% 的细胞总数)相比,来自挛缩患者的关节囊中肌成纤维细胞数量和作为肌成纤维细胞的总细胞百分比显著增加(326±61 细胞/视野,36%±4% 的细胞总数)。研究假设创伤后肘关节挛缩患者的肘关节囊中特异性生长因子增加,并建立兔膝手术致关节挛缩模型,研究生长因子在关节挛缩中的表达。兔膝模型与人创伤后肘关节挛缩模型具有良好的相关性。

Cohen 和同事比较了 37 例肘关节挛缩手术患者和 7 例正常供者的肘关节囊,研究外伤后肘关节囊的结构和生化改变。挛缩关节囊较对照组明显增厚($P < 0.05$),胶原纤维束排列明显紊乱。MMP-1、MMP-2、MMP-3 水平高于对照组($P < 0.05$)。这与胶原组织破坏、成纤维细胞浸润有关,在某些标本中,还与淋巴细胞浸润有关。在挛缩标本中,MMP 抑制剂仅在滑膜附近和血管中。Ⅲ 型胶原的免疫组织化学显示,与挛缩关节囊相比,对照组的胶原蛋白含量更高。研究证实,病理增厚、胶原纤维排列紊乱及细胞因子参与了创伤后肘关节挛缩的病理过程。该研究首次描述了创伤性肘关节囊挛缩的组织学特征,并将其与 MMP 及其抑制剂的存在联系起来。正常肘关节囊内可见 Ⅲ 型胶原,但挛缩关节囊内 Ⅲ 型胶原染色持续下降。为确定肘关节特异性的过程并提出治疗策略,以减缓关节囊的病变,他们进一步研究并得出结论,虽然评估创伤后未发生关节挛缩的肘关节囊比较困

难,但这可能有助于了解肘关节所涉及的正常和病理过程。

最近,德国的 Rommens 和他的团队开发了一种三维细胞培养模型,用于研究来自收缩的肘关节囊和肩关节囊的肌成纤维细胞的作用。除了挛缩关节囊中肌成纤维细胞的数量和活性增加外,他们还表明转化生长因子(transforming growth factor,TGF)-β1 和血小板衍生生长因子(platelet-derived growth factor,PDGF)能诱导肌成纤维细胞增殖,并增加细胞外基质(extracellular matrices,ECM)的收缩。

三、异位骨化作用

异位骨化(heterotopic ossification,HO)是肘关节挛缩最常见的外在原因,定义为在非骨组织中形成成熟的骨组织。骨化性肌炎指炎症肌肉中 HO 的形成。关节周围钙化是指软组织内焦磷酸钙的聚集。关节周围钙化缺乏骨小梁组织,并发生在不同的结构中,如副韧带和关节囊。肘关节直接损伤是肘关节周围 HO 最常见的原因,其他原因有神经轴损伤、热损伤和一种被称为进行性骨化性纤维发育不良的遗传疾病。HO 的发生率似乎与损伤的程度直接相关。据报道,在一系列孤立肘关节脱位中,HO 的发生率为 3%;当脱位合并近肘部或桡骨头骨折时,发生率分别上升到 16% 和 20%。因此,如果合并骨折并伴有肘关节脱位,HO 的发生率是正常的 5 倍。没有实验室数据表明 HO 活性与切除后 HO 复发相关[18]。HO 的放射学评估包括标准的肘部正位和侧位 X 线片。大多数 HO 在患者受伤后 6 周即可在 X 线片上显现出。早期 X 线片显示 HO 边缘模糊、缺乏小梁,成熟的 PHO 在 X 线片上边缘有清晰可见的小梁。CT 有助于更好地评估位置和关节周围的几何形状,轴位扫描可以很好地显示尺骨滑车和近端桡尺关节,并

清楚地显示 HO 与任一或 2 个关节的关系(图 4-11-3)。Hastings 和 Graham 开发了一个基于功能限制的 HO 分型系统:Ⅰ型 HO 是放射学上明显表现,但没有功能限制;Ⅱ型是肘关节活动范围和功能有限,可细分为ⅡA、ⅡB 和ⅡC,ⅡA 为屈伸平面的限制,ⅡB 为旋后平面的限制,ⅡC 为两者均受限制;Ⅲ型是特定关节强直,可以按照与Ⅱ型[19]相同的方式细分为ⅢA、ⅢB和ⅢC。Ilahi 在 2001 年提出了一种简明实用的肘关节 HO 分型,该分型标准是基于腹侧(和背侧)关节间隙的异位骨形成程度(图 4-11-4a)[20]。

某些危险因素可使患者更易形成 HO,包括严重的肘部外伤(图 4-11-4b)、头部创伤、烧伤、遗传倾向、特发性弥漫性骨骼肥大、强直性脊柱炎、佩吉特病、男性增生性骨关节炎,以及既往有 HO 病史的患者。药物治疗和放射治疗可以预防 HO。最常用的药物是以吲哚美辛为代表的非甾体抗炎药(nonsteroidal anti-inflammatory drug,NSAID)。NSAID 能通过阻止前体细胞分化成为骨细胞而发挥作用,其疗效已在髋部手术中得到证实。然而,吲哚美辛对肘部的作用仍然未知。低剂量外放射治疗也用于 HO 的预防治疗。放射治疗是一种可以抑制成骨前体细胞的局部措施,已被证明能抑制全髋关节置换术后 HO 的形成。目前,有研究评估术前或术后放射疗法联合肘关节 HO 切除术的应用。标准辐射剂量是在肘部创伤后 72 h 内单次剂量 600～700 cGy,也可使用 1000 cGy,分5 次进行,每次 200 cGy。

限制功能的 HO 需进行手术切除[12,15,18]。手术的目的是切除所有临床上的侵犯性 HO。伤后 3～6 个月可进行安全挛缩松解术和 HO 切除术。近期,Viola 等对切除前等待 HO 成熟这一观念提出质疑[18,21]。他们指出,同时使用吲哚美辛预防并进行早期 HO 切除术有效且无复发。

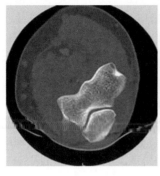
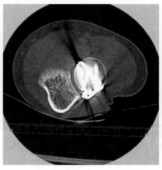
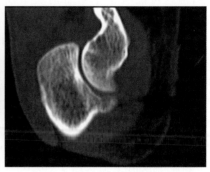

图 4-11-3 42 岁女性患者的 CT 扫描,肘关节骨折脱位合并桡骨头骨折、冠突骨折和尺韧带复合体断裂之后的创伤后肘关节僵硬:伸展/屈曲为 0°-30°-65°,旋前旋后为 20°-0°-0°

a. 横扫面显示尺韧带复合体骨化和狭窄的肱尺关节;b. 横扫面显示在桡骨近端有螺钉的钢板,导致桡尺关节近端的运动受损;c. 矢状位重建显示累及桡骨近端尺骨(冠状区)和肱尺关节轻度半脱位

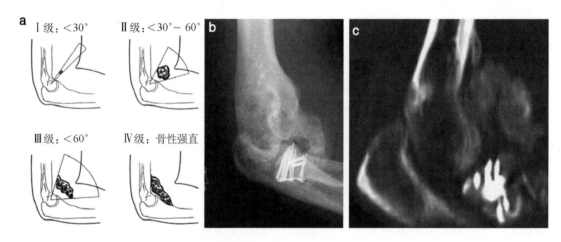

图 4-11-4 HO 的分类与评价

a. HO 的分类示意图(Ilahi 等,2001[5]);b. 40 岁患者的肘关节骨折脱位后严重的创伤性肘关节僵硬伴 HO Ⅳ级侧位 X 线片;c. 同一患者骨强直的 CT 扫描(Ilahi Ⅳ级)

第 3 节 诊断、手术适应证

一、术前准备及计划

　　肘关节僵硬术前评估应包括完整的一般病史和详细的伤残病因,包括任何专业或体育运动的全部细节。为了解肘关节僵硬潜在的病理机制,所有的 X 线检查,包括创伤后 X 线检查和以前的手术记录材料都非常重要(表 4-11-1)。应记录以往在麻醉下操作的历史,这些操作可导致软骨碎片撕脱引起关节内损伤,继而对残留的软骨造成损伤。我们不提倡这种治疗方法。进行全面的临床检查后,拍 X 线片,关节 X 线片有助于评估剩余的关节间隙,特别是评估桡尺关节近端是否存在纤维化。关节造影最好与 CT 扫描结合使用(无造影剂,可作为关节 CT 扫描)。术前常规进行尺神经、桡神经和正中神经功能测试。在长期缺乏屈曲的情况下,尺神经尤其脆弱(表 4-11-2)[15]。

表 4-11-1　创伤后肘关节僵硬：术前评价

检测	
病史	
影像学表现	术前 X 线片、手术史、实际情况
诊断措施	临床检查
	常规 X 线片
	关节造影
	CT
	神经功能试验/疼痛（VAS 评分）
	上肢关节运动表现
术后检测	
物理治疗/患者接触	
吲哚美辛 2 ×50 mg	

二、手术时机

术前应尝试所有治疗肘关节活动受限的非手术疗法。所有治疗肘关节活动度的非手术疗法均应在手术前进行。前期和后期的物理治疗应由专业的物理治疗师评估。在常规物理治疗不能改善功能的情况下，才应计划手术（表 4-11-3）。

手术治疗的适应证为以运动障碍为主的年轻活跃患者，总活动范围<100°（包括屈曲缺陷）。手术时间取决于以往的治疗史。若物理治疗足够，还持续僵硬，需进行早期干预。异位骨化的关节滑动空间受限，"切除前等待 HO 成熟"的观念最近受到 Viola 等的质疑[21-23]。他们指出同时使用吲哚美辛预防并进行早期 HO 切除有效且无复发。据经验，肘关节的异位骨早在发生 4 个月后即应被移除。我们也对长期肘关节僵硬的患者（超过 10 年）进行了手术，但当患者的原始损伤与症状之间间隔较长时，选择标准会更严格。患者必须能够遵从术后所有物理治疗措施，并只选择依从性好和积极的患者，特别是

对于需固定架辅助转移的外伤后肘关节僵硬的病例。一般禁忌证包括糖尿病、感染和依从性差。在合并手肩综合征的病例中，应排除 Sudeck 营养不良患者[5]。

表 4-11-2　肘关节僵硬的诊断方法

检查	关键因素
创伤后 X 线片	关节初始损伤情况
手术疗法	初始修复情况
手术方式，X 线片	关节不稳定，是否损伤软骨
常规 X 线片	关节一致性，骨质量
	前期固定的移植物和质量
	鹰嘴/冠突的骨赘
CT（1 mm 层）	半脱位肱尺
	关节内畸形愈合
	鹰嘴/冠突的骨赘
	异位骨的位置和分类
关节造影术/关节-CT	关节囊纤维化
	近侧桡尺骨瘢痕
MR	软骨厚度
	神经位置
神经功能测试尺侧，桡侧和正中神经	先前神经损伤评估

三、非手术治疗

预防创伤性肘关节挛缩始于肘关节周围骨折的早期稳定性内固定（肘关节骨折脱位-肘关节固定架）。其目标是获得一个稳定的结构，能够承受早期锻炼范围，甚至可使用具有运动能力的辅助固定架。单纯的肘关节脱位（无合并骨折）的固定不超过 1 周，然后，患者可以开始主动的辅助性锻炼。使用非甾体抗炎药、冰敷、肌肉强化和温和的物理治疗可帮助患者增加活动范围。强迫被动操作可导致肱肌和前方关节囊损伤，随后出现炎症、关节出血、异位骨化和肘

关节挛缩恶化。至今,麻醉下操作(manipulation under anaesthesia,MUA)已广泛应用在外周麻醉(主要是丛状动脉导管化),也在一些中枢麻醉中使用[6,24]。一旦挛缩固定,上述治疗方式失败,即可开始使用静态-渐进式夹板。近些年,关于肘关节挛缩的非手术治疗的文章很多,以前此类文章甚罕见。直到1978年,Green和McCoy报道了15例使用螺丝扣夹板治疗屈曲挛缩的患者。他们使用的螺丝扣夹板(每日间断性使用静态渐进性夹板)与1947年Steindler引入的类似,在平均20周的治疗后,畸形度平均降低约37°。1984年,Salter等在一项可行性研究中论证了滑液关节持续被动运动基础研究的应用,并由Laupattarakesem于1988年进行了重复和再现,此后持续被动运动用于治疗创伤后肘关节活动受限[25]。

第4节　外伤性肘关节僵硬的松解手术

开放式手术技术有4种基本入路,即有限前入路、外侧入路、内侧入路和可扩展的后入路。

一、前入路

Urbaniak等于1985年推广了肘关节前入路,主要用于治疗肘关节伸展功能丧失。这种方法不能解决屈曲受限的疾病,并且需要鉴别和保护神经结构。尽管如此,前入路确实使前方关节囊和异位骨直接暴露。笔者注意到,关节健康的患者比关节(内在)受累患者的关节功能改善更明显。

二、内侧入路

通过内侧入路处理创伤后肘部僵硬的

适应证是内侧病理表现,特别是累及尺神经时[1]。该入路以内侧上髁、尺神经和内侧肌间隔为标志,暴露的关键点是确认关节囊被旋前圆肌所覆盖。因此,使旋前肌与普通屈肌分离,并从前方关节囊处抬起。移动尺神经和抬高肱三头肌内侧,辨认关节后方骨赘和异位骨。由于暴露有限,当疼痛累及桡肱关节或更多的外侧结构(包括外侧副韧带)时,该方法无效。

三、有限外侧入路:柱侧手术

所谓的"柱侧手术"可以解除关节囊前和(或)后侧的外源性挛缩,即显露由肱桡肌远端纤维和桡侧腕长伸肌组成的前间隙,以解决关节的前部和后部。后间隙仅包含从外侧柱的后侧面抬高的肱三头肌外侧缘。共同的伸肌群完好无损(图4-11-5a~c)[8]。

四、后方扩展入路

如要显露内侧、外侧或累及的关节面,应选择此入路。首先,后方皮肤切开,侧方剥离,从有伤痕的前方关节囊和副韧带复合体中抬起伸肌群。肱三头肌随肘肌抬高。在某些情况下,将肱三头肌和肘肌自它们在肱骨和尺骨的附着点牵开。通过这个切口,可以识别尺骨神经并减压,在必要时切除内侧副韧带后部[1]。多数异位骨也可以通过这种扩展入路的方式切除。44~46例对这种入路方法满意的患者,也强调了组织连续松解对创伤后挛缩患者的重要性[27]。

五、创伤后肘关节僵硬的关节镜下松解术

与开放手术相比,关节镜手术的优点包

括减少瘢痕形成、降低感染风险、减少术后疼痛,并且可能比某些手术中的关节切开更彻底地显现肘关节。有资料表明,肘关节镜可用于骨赘切除、炎性关节炎患者滑膜切除、挛缩患者粘连切除和关节囊松解、症状性皱襞切除、游离体清除及慢性肘关节疼痛的评估。肘关节镜已用于治疗剥脱性骨软骨炎、化脓性关节炎、上髁炎和肘部骨折。关节镜可用于特定病例的囊松解、滑膜和骨赘清除。

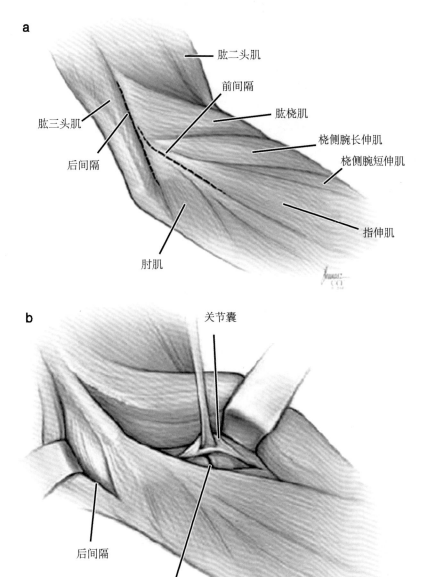

图 4-11-5 Mansat 和 Morrey 的"柱侧手术"修改示意图[8]

a. 前后间隔;b. 松解前方关节囊的修改示意图[33]

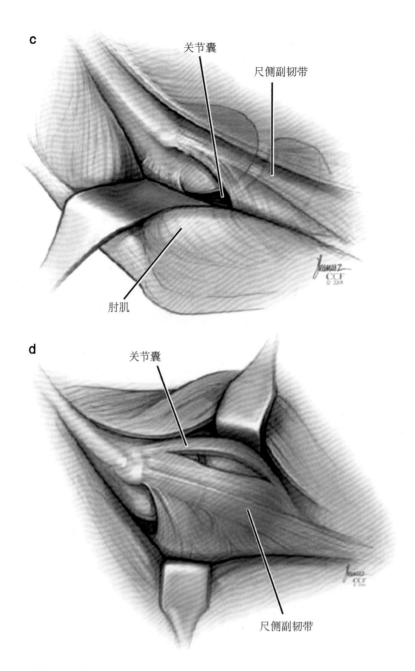

c

关节囊

尺侧副韧带

肘肌

d

关节囊

尺侧副韧带

图 4-11-5(续)
c. 后路松解的修改示意图[33];d. 前后路松解后的部位修改示意图,外侧韧带复合体保持
完整[33]

纤维性肘关节的关节囊体积缩小和顺应性降低可能增加关节镜检查中神经血管损伤的发生率。此外,创伤后肘关节的骨性标志物可能发生改变,从而使关节镜的安全置入变得困难。多年来,关节镜的技术不断改进。一项来自亚洲的经验显示,屈曲弧度术前为 21°～113°,关节镜手术后提升到 14°～130°。后续报道指出,随着对这项技

术经验的提升,手术后弧度能改善 50°[11]。一项最先进的实践中,24 例患者由术前平均弧度 40°～90°,提高到 8°～139°[29]。最近,Kamineni 等和 Thoreux 等广泛报道了关节镜下关节囊切除术和内镜下关节囊切除术治疗高度挛缩的解剖学基础[10,30]。肘关节僵硬的关节镜治疗在第 3 章"肘关节镜技术"中有详细说明[6]。

六、关节置换术在肘关节挛缩中的作用

人工全肘关节置换术(total elbow arthroplasty,TEA)是一种公认的治疗伴有或不伴有肘关节活动丧失的疼痛性肘关节炎的方法。可用的植入体可大体分为连接型(如肱骨和尺骨部分的物理连接)和非连接型。连接型植入体可根据肱骨和尺骨之间是否有内翻-外翻(松弛铰链)或无内翻(固定铰链)进一步细分。少数植入物包括桡骨头替代物,虽然发表的研究相对较少,但报道的 TEA 效果不如髋关节和膝关节置换。

仅有少数文献报道了 TEA 治疗强直或僵硬肘关节的效果。此外,创伤后关节炎患者通常比类风湿关节炎患者更多。最近的一系列对于创伤后关节炎患者的研究中,并

发症的发生率为 27%～38%[31]。对于强直或严重挛缩的关节,TEA 术中需要进行关节松解以改善术中关节运动弧度。通常情况下,有必要对关节囊松解和切除侧副韧带。在不影响肘关节稳定性的情况下,这一步是不可能完成的,因此,建议使用标准的半约束肘关节假体。对于创伤后僵硬,假体-骨界面上的巨大应力是主要的关注点,也是报道的高失败率和高并发症发生率的原因,因此,TEA 被认为是老年低需求患者的一种补救措施。

创伤后肘关节僵硬的不同治疗方案见图 4-11-6。

第 5 节　手术方法

一、开放式关节松解术

开放式肘关节松解术可用于外源性病变和总活动范围丧失超过 30°以上(主要是屈曲丧失)的患者[1,5,7-8]。Mansat 和 Morrey 于 1998 年描述了"柱侧手术",这是一种标准的桡骨侧(外侧)关节松解术。该技术包括关节切开及腹侧和背侧关节囊切除,以及通过有限桡骨入路移除现有骨赘[8]。这

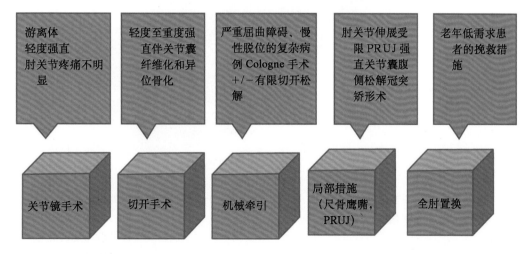

图 4-11-6　创伤后肘关节僵硬的不同治疗方案

种方法可以很容易且安全地结合有限内侧入路,治疗内侧病症("内侧柱"手术)[27]。笔者几乎对于所有肘关节松解术的病例(无论是开放的、关节镜下的还是机械牵引的),均采用有限的内侧入路,以便对尺神经行原位神经松解术(图 4-11-7)[2-3,12,15]。

二、手术方法——"柱侧手术"

患者采取仰卧位,并使用手术桌,通常在手术开始时使用无菌止血带。如果以往的手术切口无改善(有瘢痕或整形术后避免软组织瘢痕增生的情况),则采用 Kocher 入路法。"前后间隙"的解剖标志是腕长伸肌和肱桡肌远侧的起点(图 4-11-5a)。在打开前间隙并使用适当的 Langebeck 牵引器后,

肱肌(为神经血管结构提供保护)被抬高,暴露桡骨被膜和冠突(图 4-11-5b)。该入路不能显示关节囊的内侧,如果在术前诊断中检测到内侧病变,则建议另外采用内侧入路。如有必要,此时打开后间隙鉴别背侧关节囊,切除肱三头肌之间的粘连,切除关节囊并进行肘窝清创术,从而保留外侧韧带复合体的完整(图 4-11-5c 和 d)。通过内侧上髁的拱形入路法(图 4-11-8a)执行"内侧柱"手术,原位松解尺神经并鉴别内侧上髁屈肌的起点。然后,从上髁前方分离肌腱瓣,将尺神经保留在后方的沟内(图 4-11-8b)[26]。现在可以显露并切除剩下的前方关节囊,至少保留尺侧副韧带的中部和后部完好无损。该入路可沿着肱三头肌肌腱检查内侧关节后部,尺神经略微向前偏转。

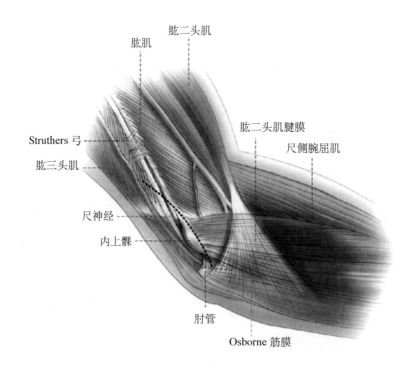

图 4-11-7 左肘关节内侧面的线条图:虚线描绘的是用于原位神经松解术的弧形切口,显示所有相关的解剖结构(修改自 Mader 等[2])

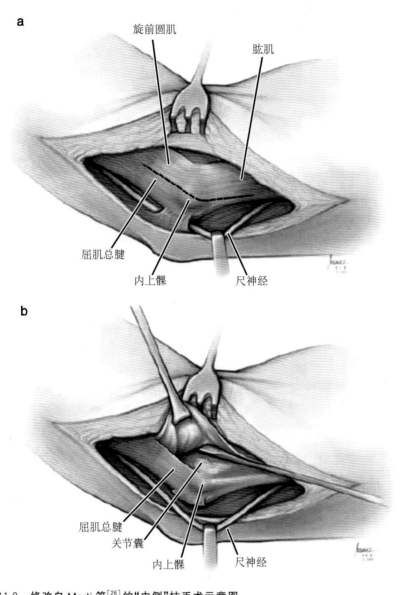

a

旋前圆肌

肱肌

屈肌总腱

内上髁

尺神经

b

屈肌总腱

关节囊

内上髁

尺神经

图 4-11-8 修改自 Marti 等[26]的"内侧"柱手术示意图

a. 尺神经松解术前的位置；b. 修改后的前内侧关节囊松解示意图[33]

三、术后管理

术中应准备不同的石膏，包括最大屈曲、最大伸展和中等角度的石膏[5]。根据主要的伸展或屈曲缺陷，这些石膏可当作夜间夹板；也可使用市场上的夹板[6,25]。术后镇痛尤为重要，患者自控镇痛和局部神经阻滞均被采用[24-25,27]。局部阻滞有消除肘部本体感觉和疼痛反应的"预防性"功能，导致物理治疗过程中疼痛的监测效应消失，这可能导致关节不可接受的压力升高，并对软骨及软组织造成重复性微损伤。因此，不建议使用神经丛阻滞。笔者在口服外周和中枢镇痛药的基础上，辅以口服吲哚美辛（50 mg, 2 次/天）作为额外的镇痛药和异位骨形成的预防措施。运用可编程的复杂运动模式进行如自动伸展/屈曲、旋前/旋后的连续被动运动，这是术后早期和门诊长期使用（患者手术后有至少 1 年的物理治疗或运动治疗）的完美工具。

在这些具有挑战性的患者群体中，耐心、积极和知悉成功率及可能结果的患者是取得积极结果的必要因素。最近的研究显示，医生的研究结果（如功能指数）和患者相关的疗效评分（如 DASH 评分）之间存在很大差异。Doornberg 等已明确指出，疼痛无论是对肘关节功能的医生评分（如 MEPI 评分）还是患者功能评估（如 DASH 评分）的结果都有很大影响[28,33]。因此，这些评估会受到疾病的心理社会因素的强烈影响，与疼痛感觉紧密相关，而肘部功能的客观评估（如活动能力等）可能被低估。

四、肘关节僵硬中开放性关节松解术的关键评估

以病例为基础，对描述单一手术方法或手术策略的文献进行分析，外伤性肘关节僵硬手术松解术进行 2～5 年的批判性分析是值得的[24,28]。Tan 等对 52 例外伤性肘关节僵硬患者行开放性手术松解术。14 例（27%）患者在术后平均 3.5 周需要进行 MUA，并且这些患者术中活动度会降低 50% 或更多；其中 3 例需要进一步手术松解，另外 2 例失败。考虑 MUA 是作为手术失败或并发症后的必要操作，因此判断这 14 例是手术失败或并发症患者。此外，5 例没有达到功能性运动弧，3 例有严重的尺神经问题，3 例有感染，2 例术后不稳定，还有 2 例进行二次松解，另 2 例需要铰链固定架。因此，20 例患者共需要 27 次后续手术（37%）。Ring 等研究了 46 例成年人创伤后肘关节僵硬的数据，评估了关节囊切除术后 48 个月的平均情况。为达到更好的活动范围，对 9 例（29%）患者进行

了第二次关节囊切除[24]。关节囊切除术后，尺肱骨活动度平均改善了 53°（屈曲平均 98°）。后续又进行肘挛缩松解的 9 例患者活动度再次增加了 24°，使平均屈曲弧最终为 103°。研究推论，创伤后肘关节僵硬后进行开放性肘关节囊切除术后弯曲弧度能恢复近 100°。肘关节二次松解术的需求较高，并且可为大多数患者额外增加一定的活动度。

五、创伤后肘关节僵硬的牵引治疗

使用牵引恢复肘关节（和膝关节）的功能可以追溯到 1975 年，当时 Volkov 和 Oganesian 描述了一种铰链式牵引装置用来调节关节挛缩[16]。他们设计了一种新方法，即使用一种特殊的铰链式牵引器治疗关节，该装置可通过骨针固定在骨头上，并作为人工外关节使用。该方法用于多种关节，如肘关节、膝关节、桡腕关节、掌指关节、指间关节和踝关节。该装置旨在实现关节表面的精确对线，一旦对线即可减轻所有静态和动态负荷，并在整个运动范围内保持关节面之间恒定的预定距离。根据 Volkov 和 Oganesian 的说法，这消除了关节表面之间的过度摩擦，防止了关节内的异常运动（包括不稳定性），并允许新对线的关节表面再生。该方法还允许逐步和可控地消除关节挛缩。他们明确表示，使用这种装置，通过器械施加的力可以正确地分布在关节表面，使关节的生物力学接近正常，并将软组织上的异常应力降至最低，这是由于在活动过程中逐渐进行了矫正，并牵开了关节间隙。用于肘部的装置由 2 个 Ilizarov 半环组成，它们由 2 个牵引器铰链连接（图 4-11-9a）。他们使用牵引器/固定架治疗了 28 例复杂且病情严重的患者，并经过 1～6 年的随访，结果令人振奋。Volkov 和 Oganesian 的装置可能有以下 2 个主要缺点：①没有描述将轴向钉与肘关节的旋转轴精确对线的系统；

②设计复杂、烦琐、昂贵，且可能存在针道渗出的问题。

Judet 和 Judet 于 1978 年描述了一种用于强直和僵硬关节（分别为肘关节、膝盖和踝关节）的双铰链式牵引器（图 4-11-9b）[13]。在开发出一种带有内置牵引螺钉的对称装置后，首先在犬上进行了测试，以研究移除膝关节关节软骨后，有纤维软骨重塑的关节重塑情况。该牵引器随后用于 11 例肘关节病变，主要用于扭转肘关节融合术，取得良好的短期效果。

Morrey 改进了机械牵引器并进行临床应用，他在 1990 年开发并测试了从最初的 Brigham 和 Women 的装置演变而来的机械牵引器（图 4-11-9c）[14]。这为牵引技术应用于软组织挛缩和肘关节置换提供了理论依据。Mayo 牵引器是一种双侧牵引器（目前仍在使用），建立在一个 4 mm 螺纹针上，它穿过旋转轴及肱骨远端和尺骨近端的固定针，并在整个屈曲弧度内可将尺骨肱骨关节分离 5 mm。

自 1995 年以来，资深研究部门一直专注于复杂的肘关节创伤及其后遗症的治疗，特别关注创伤后肘关节僵硬。第一步是开发具有运动能力的外固定架，它能在急慢性肘关节脱位时维持功能稳定，以使肘关节能早日活动，防止创伤后僵硬；第二步是开发一种特殊方案，即使用牵引治疗创伤后肘关节僵硬，而不需要软组织松解手术[2-3,5,12,15]。这种关节松解术不同于其他肘关节牵引方案，后者仅使用一个固定架进行牵引和肘部活动。Cologne 的技术由 2 个步骤组成，第一步是用强力牵引固定架对关节周围组织（如关节囊和累及的副韧带）进行牵引（2 次关节间距为 15 mm），第二步是用具有运动能力的肘部固定架对关节牵引和分离以松动关节。100 例创伤后僵硬患者根据这一理念接受了前瞻性治疗，平均随访时间为 5 年[15]。

六、关节牵引手术方案

（一）设备

对于术中牵引，使用标准动态轴向固定架（DAF），肱骨钉使用标准夹具，尺骨近端使用 T 型夹具。在 13 岁以下的儿童和青少年中使用 Pennig 腕部固定架，内置牵引装置[2,12]。为在牵引状态下能放松和活动，使用具有运动能力的单侧外固定架。该固定架由 2 条开槽导轨组成，每条导轨的外端都

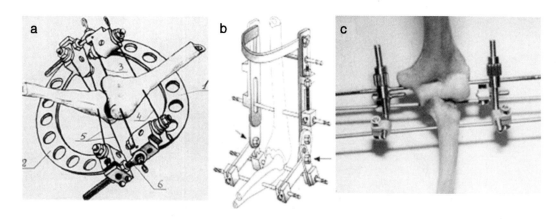

图 4-11-9 用于肘关节机械性牵引的 3 个真正的原装外固定架示意图

a. Volkov 和 Oganesian 装置[16]；b. Judet 和 Judet 牵引器[13]；c. Morrey 的 Mayo 牵引装置[14]

可以通过球型接头连接到固定架夹具上。2个导轨的内端与穿过2个导轨槽的中央连接单元重叠,从而允许在1个平面内彼此相对自由移动。中央连接单元由1个中央锁定螺钉和2个附加的连杆锁定螺钉组成,它们分别将中央单元的位置锁定在每个固定架导轨上。2小连杆锁定螺钉的锁定致使对应于肘部屈曲和伸展的2个固定架轨道之间的铰链运动;中央螺钉的附加锁可锁定铰链并固定肱尺关节。

(二)手术技术

所有手术均在全身麻醉下进行,不使用止血带(第一作者使用无菌止血带进行原位神经松解术)。所有患者均取仰卧位,屈臂放在手桌上,并应用图像增强技术。每次手术都是从原位尺神经减压开始,使用放大镜和显微手术器械行内侧弧形切口(图4-11-7)。用湿润的棉签覆盖伤口,直到手术结束,以便在肘部伸展和屈曲期间监测尺神经[2]。固定架应用的操作程序从识别肱尺关节的旋转中心开始。2 mm克氏针经皮置于桡侧上髁的底部。手臂放置在手术台上,用影像增强器获得真实的侧面视图,正确的角度可显示桡骨和尺骨上髁的圆形对

称地重叠在一起。影像增强器屏幕上可显示肱骨髁环的近端边缘处克氏针顶端的调试(图4-11-9)[2]。然后,将引导钢丝推进到髁突而不穿透对侧,以保护尺神经。在标记肱骨-尺骨关节轴线后,使用固定架作为螺钉插入的模板(图4-11-10),并使用肘关节铰链式外固定的手术技术(参见第9章"肘关节骨折脱位——肘关节骨折固定架概论"),将空心中央单元滑过克氏针的桡侧端。

(三)机械牵引

使用标准动态轴向固定架(DAF)进行机械牵引,用于在肘部固定架最终安装之前的术中机械牵引[2]。肱骨螺钉用于近端,另外2枚螺钉使用T型夹插入鹰嘴后外侧。使用标准牵引器将关节牵引15 mm 2次(图4-11-11),持续最少30分钟,并用透视检查调控关节间隙的对称开口。然后取出牵引固定架和尺骨鹰嘴螺钉,并将带有附加小牵引器的肘部固定架应用于克氏针上,在牵引前标记肘部的运动中心。取下球关节和连杆锁定螺钉;沿肱骨和尺骨连接进行牵引(平均牵引8 mm),然后在X线片下移动关节(图4-11-12)。所有病例均进行肘关节

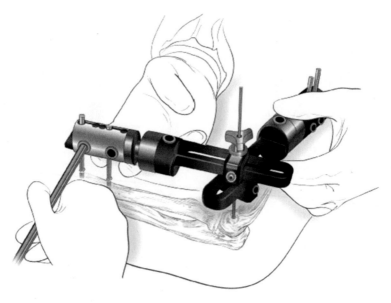

图4-11-10 肘关节固定架作为固定针的模板[2]

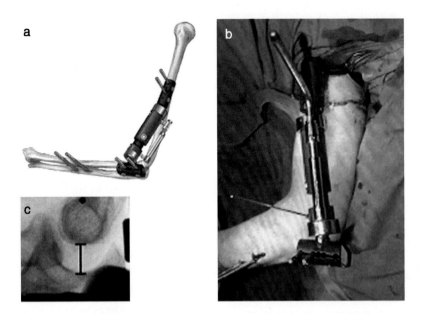

图 4-11-11 示意图(a)和临床照片(b)显示了标准动态轴向固定架的术中牵引,配备了一个加压牵引装置,肱骨钉有一个标准的夹子,尺骨鹰嘴钉有一个"T"形夹子。置入(c):术中影像增强器图像显示 15 mm 的肱尺关节对称性牵引[2]

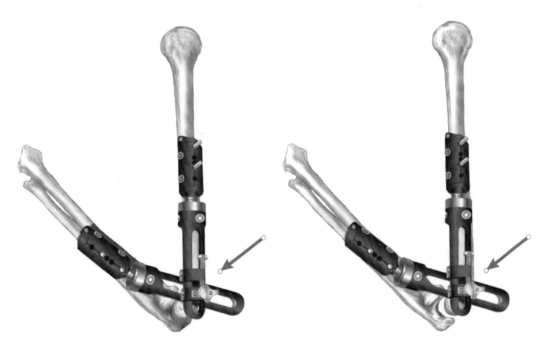

图 4-11-12 肘关节固定架安装后的示意图,箭头所示小型牵引器用于第 3 次术中牵引[2]

对称牵引,距离至少为 2 倍的生理关节间隙,并拍摄侧位 X 线片,特别注意保持同心牵引。对于肘关节不能屈曲的病例,锁定肘部位置于屈曲度 100° 和 120° 之间。尺神经的状态再次得到控制,若神经张力增加,则须减小屈曲度。软组织松解不是常规操作。通过有限的关节切开术去除异位骨化的骨碎片或附着物,而手术入路参考常规 X 线片和 CT 的结果(图 4-11-13c~d)。术中使用小牵引器及肘关节固定架的球关节容量可减少关节的后半脱位或旋转性半脱位。对肘关节僵硬伴慢性脱位的治疗是真正的挑战[34]。

有时需要行额外的手术,如矫正性截骨或部分硬件移除(有时会在关节周围切开钢板,以避免软组织的大范围损害)。一般来说,手术暴露应尽可能小。手术步骤见表 4-11-3。

表 4-11-3 机械牵引手术技术

手台,无止血带
尺神经减压术
骨赘/异位骨切除
中央克氏针,肱骨和尺骨螺钉
鹰嘴钉和牵引固定架
牵引 15 mm(2 次,透视下)
摘除鹰嘴钉,肘固定架
肱骨牵引器再牵张(12 mm)
尺骨牵张(按指示)
活动测试(异位骨)
固定架锁定在屈曲 110°
松弛状态 6~10 天

(四)术后方案

肘关节保持理想的屈曲位置至少 6 天,如果肘关节缺损已长期存在,则保持最多 10 天(松解阶段)。关节牵引由小型牵引器维持,肘部运动通过解锁中央螺钉开始(活动阶段)。术后物理治疗非常重要,每天 2 次,每次治疗前都要进行冷敷治疗。2 次物理治疗之间每隔 30 分钟施加 2~4 mm 的压缩,这样可以通过压缩-牵引单元增加屈

曲度(图 4-11-14)。这是一个缓慢而持续的过程,可使屈曲度逐渐增加。第 2 次物理治疗尽量在白天晚些时候进行,固定架在当晚首先以最大屈曲度锁定,然后第 2 天晚上(在白天的屈曲之后)在最大伸展状态下锁定。夜间固定架在最大屈曲和最大伸展之间交替进行,至少 3 周,屈曲度和伸展度逐步增加,当然应根据患者的需要和进程制定个性化方案。随后使用相同方案进行物理治疗,但不锁定固定架过夜[2]。为避免形成异位骨和减轻疼痛,整个疗程期间辅以吲哚美辛(50 mg,每天 2 次,有胃保护作用)。术后第 1 天、第 7 天、第 14 天和第 28 天进行 X 线矫正,并在移除固定架之前拍牙 X 线片以获得直接的侧位视图。最初几周内,使用温和无色消毒剂和纱布敷料进行 2~3 次针位护理,逐渐减少护理频率。固定架保持在原位 6~8 周,所有的固定针在门诊无须局部麻醉即可取出。取出固定架后,物理治疗至少持续 1 年。图 4-11-15 显示图 4-11-3 中患者的临床和放射学随访情况。

(五)规避肘关节僵硬

分析关于创伤后僵硬的数据,可以确定几个导致肘关节挛缩的单独或联合因素,值得注意的是,针对这些因素采用正确的防治策略将减少创伤后僵硬的发生率。

首先应准确诊断肘关节创伤,并检测肘关节固有的不稳定或半脱位,这将决定受伤肘关节的命运。其次是急性肘关节损伤干预后石膏固定的持续时间,无论是简单或不稳定脱位、骨折脱位还是严重不稳定[35]。我们的肘关节僵硬数据库中,最初治疗后石膏固定时间长,平均 5.7 周(SD±1.5),这与我们的方案形成鲜明对比,我们的方案是术后 6 天开始早期活动,而不使用石膏。由于担心肘关节再脱位、内固定失败和持续不稳等因素,加长固定时间,这将促进肘关节的非定向稳定性,导致肘部僵硬。在我们的患者数据库中,有 14 例单纯性肘关节脱位,其固定时间均超过 6 周。第 3 个重要因素

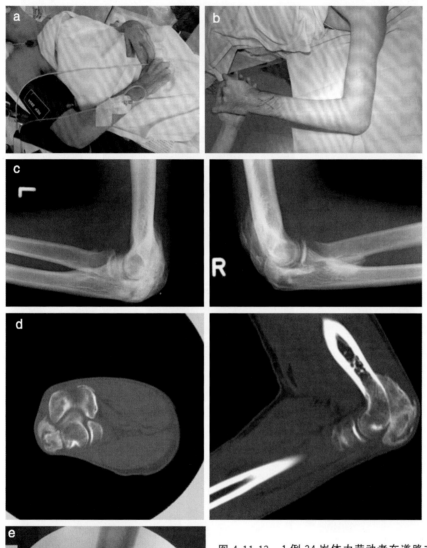

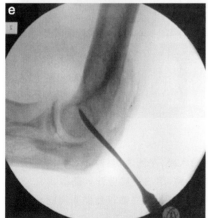

图 4-11-13　1 例 34 岁体力劳动者在道路交通事故中多发伤合并双肘关节脱位、颅脑损伤后，长期通气、在重症监护病房麻醉下进行双侧处理，受伤 6 个月后复查，双肘关节 90°屈曲僵硬。在大学创伤科治疗 4 周，患者对医院的治疗产生了严重的排斥情绪

a～b. 左侧肘关节手术前上肢的临床照片：注意在麻醉下操作治疗期间，由于医源性尺神经损伤，右侧骨间肌肉严重萎缩 McGowan Ⅲ型；c. 侧位 X 线片显示双侧肱尺关节完全强直(Ilahi Ⅳ)，右侧桡尺关节近端强直；d. 左侧 CT 扫描显示肱尺异位骨的范围和位置，异位骨化的主要部分位于桡侧，而非位于三头肌下方的尺侧；e. 术中荧光透视打印片显示左侧背侧异位骨化的位置标记

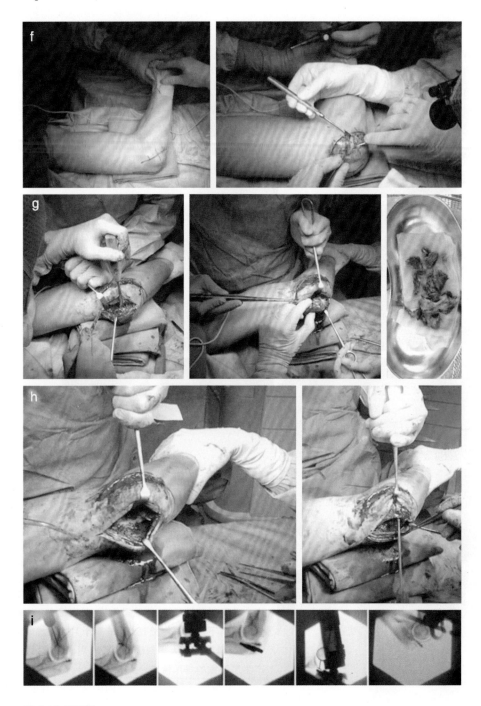

图 4-11-13(续)

f. 术中临床图像显示受限的尺神经和背侧异位骨化的入路；左侧为切口标记，右侧为尺神经松解；g. 使用凿子，用适当的软组织桥接尺神经入路，用三头肌劈开入路取出异位骨，在右侧取出异位骨；h. 在移除背侧异位骨后和再植入坚固的骨锚以加强变薄的肱三头肌中的位置；i. 术中荧光透视打印结果显示用于铰链固定引导克氏针的位置、尺骨鹰嘴钉的安装和放置、肱骨尺骨关节的闭合牵引和同轴牵引

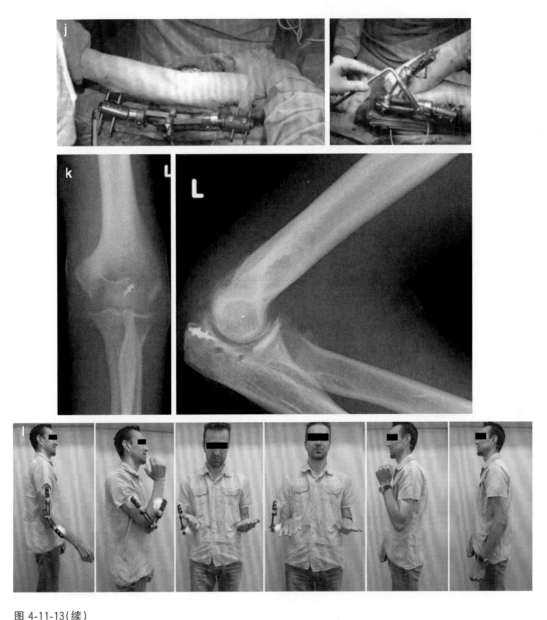

图 4-11-13（续）

j. 术中闭合牵引过程的图像（在助手的协助下完成，左图），以及在移除牵引固定架后，用铰链固定架对牵引进行微调（右图）；k. 左肘关节手术后 6 个月和手术前采用相同的手术方案的左右侧肘关节正位 X 线片（加上经 Kocher 入路的桡尺近侧关节修订版）；l. 术后 8 周中期随访时右侧临床表现：10 个潜在测试点均满意，双侧 MEPI 94 分，双侧 DASH 20 分，无异位骨，10 个潜在疼痛测试点疼痛位点 2 个（VAS）

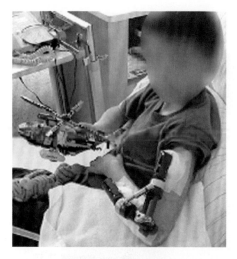

图 4-11-14　临床图像显示使用压缩-牵引器来保持术后屈曲的增加[2]

是肘关节单纯性和复杂性骨折脱位的手术固定技术。最近有部分关于治疗肘部单纯和复杂性骨折脱位策略的报道,这些报道大多从充分固定和手术后恢复的角度考虑,其次涉及韧带缝合和物理治疗方面。但该策略缺少规避肘关节半脱位或单纯不稳定的早期重建失败的关键因素,即用铰链式肘关节固定架去维持肘关节的向心复位[35]。临床材料显示,没有适当使用这一工具时,持续性半脱位或再脱位病例数高达 28%[15]。

根据常规 X 线片和 CT 检查,我们对 40 例患者通过有限入路切除异位骨。异位骨的高发生率反映了在初次手术治疗后持续不稳定的患者比例很高,因此,肘关节周

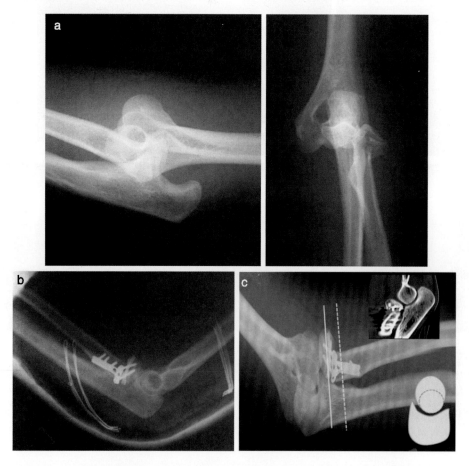

图 4-11-15　42 岁女性患者左肘骨折脱位合并桡骨头骨折、冠突骨折、尺韧带复合体断裂后创伤性肘关节僵硬:伸屈 0°-30°-75°,旋前/旋后为 20°-0°-0°

a. 创伤后 X 线片的正位和侧位;b. 术后 6 周石膏侧位 X 线片;桡骨头钢板螺钉内固定;c. 显示桡骨头平移的桡骨头切面,插入的 CT 扫描图并示意桡骨轴和桡骨头的叠加

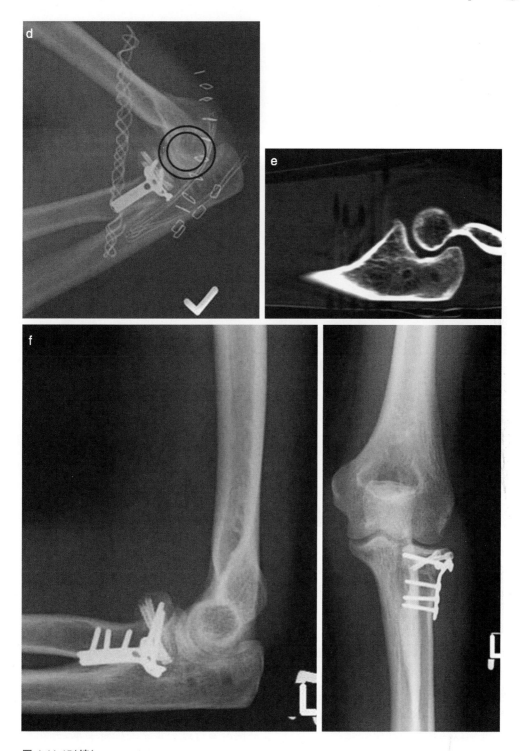

图 4-11-15（续）

d. 原位神经松解和左肘闭合牵引后的 X 线片显示关节间隙向心性牵引 6 mm，屈曲 120°；由于屈曲/伸展弧度和前臂旋转的僵硬，因此，首先进行了闭合牵引；e. 在闭合牵引 6 个月后翻修桡骨头和近端桡尺关节前 CT 扫描，显示为同心的肱尺关节；f. 闭合牵引后 6 个月，桡骨小头和桡尺近端关节翻修以恢复前臂旋转前的前位、后位、外侧 X 线片：屈/伸 0°-10°-125°

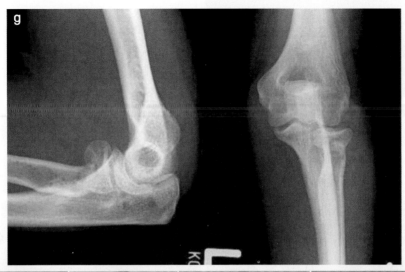

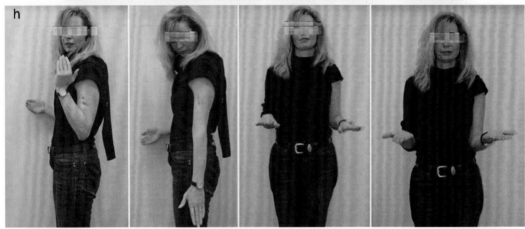

图 4-11-15（续）

g. 显示 24 个月后硬件拆除、桡骨头重塑和桡尺近端关节有限松解术的前位、后位、侧位 X 线片：屈/伸 0°-10°-125°，旋前/旋后为 90°-0°-90°；h. 术后 4 年随访临床情况；MEPI 为 96 分，肘关节稳定，功能结果令人信服，疼痛 VAS 评分为 1 分

围异位骨形成或是由于严重的头部损伤，或是由于软组织对持续移位力的反应。这就明确指出，在肘关节再脱位翻修时，复发性复杂肘关节不稳定的治疗应采用铰链式固定器，并辅以药物预防异位骨化。

（六）麻醉下操作

肘关节挛缩开放手术松解后的 MUA 是一个非常重要的医源性问题。在我们的系列研究中，76％的患者没有 MUA，9％的患者只有 1 次 MUA，15 例患者有 2 次以上

的 MUA 尝试（24％）。Tan 等对 52 例创伤后肘关节僵硬进行了手术松解。14 例患者（27％）在术后 3.5 周（平均）进行了 MUA，这些患者术中活动丧失 50％或更多；其中 3 例需要行进一步挛缩松解手术，另外 2 例失败。如果正确权衡 MUA 的使用，视它为手术失败或并发症的指征，则 14 例 MUA 手术可以理解为 14 例手术失败或出现并发症患者。在 Tan 等的队列中，另外的 5 例患者没有达到功能性活动弧，3 例患者有严重的

尺神经问题,3 例患者有感染,2 例患者存在术后不稳定;此外还有 2 例二次松解,2 例需铰链式固定架。因此,共 20 例患者需要共计 27 次后续手术(37%)。总之,开放性手术松解术后需要高比率的 MUA,且不利于功能恢复,还会导致严重的医源性并发症(图 4-11-13)[15,24]。

(七)其他固定架

使用机械牵引治疗肘关节僵硬时仍存在一个重要的问题,即市场上的其他固定架是否能达到类似效果。Sekya 等、Kamineni 等、Stavlas 等的最新数据及笔者的生物力学调查数据明确指出,其他市售的固定架不能承受作用于肘部和固定架上的生物机械力(图 4-11-16)。

七、并发症

值得强调的是,肘关节僵硬是专家面临的最具挑战性的任务之一,肘关节僵硬患者应重点关注。在我们的系列研究中,严重肘关节挛缩的并发症发生率[术前平均活动弧度为 31°(SD±21°)]非常低,100 例患者中有 7 例出现并发症(7%),其中 5 例后续进行了手术干预。在并发症发生率上,我们的方法优于其他治疗方法,开放性关节松解术治疗的并发症发生率从低于 5%(历史记载)提高到近年文献中报道的高于 30%[23-24],主要为医源性尺神经损伤。我们的数据中,创伤后肘部挛缩的术前尺神经病变的发生率非常高,43 例(43%)发生术前尺神经病变(神经传导速度＞50m/s),7% 与初始损伤有关,32% 为手术后相关尺神经病变,14% 为迟发性压迫性神经病变。这些数据很难与前期历史数据比较,前期数据中,关于术前尺神经病变的记录很差,特别是前述亚组[15]。在最近 2 项关于开放性手术松解治疗肘关节挛缩的研究中,Tan 等仅报道了 52 例患者中有 3 例尺神经病变患者(无亚组),Ring 等报道了 46 例患者中有 7 例患者的"尺神经问题",在最后的随访中,有 4 例新的(和医源性的)和 3 例松解手术继发的尺神经功能障碍。因此,与这些结果相比,我们的研究中尺神经并发症的发生率(4%)较低[15]。

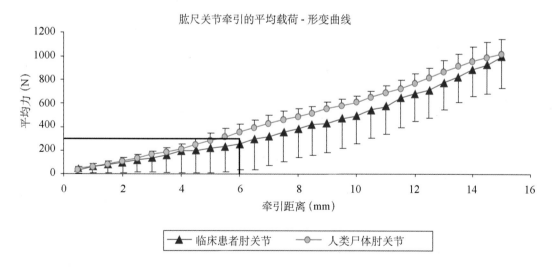

图 4-11-16　使用订制的力传感器对 8 例患者和 8 具尸体标本的肘部进行闭合肘部牵引时,牵张距离与牵引力的关系图:蓝色三角形表示撑开时的峰值力,灰色圆圈表示恒定力

参考文献

[1] Morrey BF. The posttraumatic stiff elbow. Clin Orthop Relat Res,2005,431:26-35.

[2] Mader K, Koslowsky TC, Gausepohl T,et al. Mechanical distraction for the treatment of posttraumatic stiffness of the elbow in children and adolescents. Surgical technique. J Bone Joint Surg Am, 2007, 89-A Suppl 2: 26-35.

[3] Pennig D, Mader K, Gausepohl T. Bewegung-seinschränkung nach Verletzung des Ellenbogengelenkes: Planung und operative Strategie der Arthrolyse. Zentralbl Chir, 2004,130:32-40.

[4] Morrey BF, Askew LJ, An KN,et al. A biomechanical study of normal functional elbow motion. J Bone Joint Surg Am,1981,63-A: 872-877.

[5] Mader K, Pennig D, Gausepohl T,et al. Arthrolyse des Ellenbogengelenkes. Unfallchirurgt,2004,107: 403-414.

[6] Doornberg JN, Ring D, Jupiter JB. Static progressive splinting for posttraumatic elbow stiffness. J Orthop Trauma, 2006, 20: 400-404.

[7] Lindenhovius AL, Jupiter JB. The posttraumatic stiff elbow: a review of the literature. J Hand Surg [Am],2007,32:1605-1623.

[8] Mansat P, Morrey BF. The column procedure: a limited lateral approach for extrinsic contracture of the elbow. J Bone Joint Surg Am,1998,80-A:1603-1615.

[9] Cefo I, Eygendaal D. Arthroscopic arthrolysis for posttraumatic elbow stiffness. J Shoulder Elbow Surg,2011,3:434-439.

[10] Kamineni S, Savoie FH, Elattrache N. Endoscopic extracapsular capsulectomy of the elbow: a neurovascularly safe technique for high-grade contractures. Arthroscopy,2007, 23:789-792.

[11] Kim SJ, Shin SJ. Arthroscopic treatment of limitation of motion of the elbow. Clin Orthop,2000,375:140-148.

[12] Gausepohl T, Mader K, Pennig D. Mechanical distraction in post-traumatic stiffness of the elbow in children. J Bone Joint Surg [Am],2006,88-A:211-221.

[13] Judet R, Judet T. Artholyse et arthroplastie sous distracteur articulaire. Rev Chir Orthop,1978,64:353-365.

[14] Morrey BF. Post-traumatic contracture of the elbow: operative treatment including distraction arthroplasty. J Bone Joint Surg Am, 1990,72-A:601-618.

[15] Mader K, Pennig D. Posttraumatic stiffness of the elbow: results of mechanical distraction in 100 patients. J Bone Joint Surg Br, 2011,40(4):329-338.

[16] Volkov MV, Oganesian OV. Restoration of function in the knee and elbow with a hinge-distractor apparatus. J Bone Joint Surg Am, 1975,57-A:591-560.

[17] Lin CC, Ju MS, Hang HW. Gender and age effects on elbow joint stiffness in healthy subjects. Arch Phys Med Rehabil,2005,86: 82-85.

[18] Keschner MT, Paksima N. The stiff elbow. Bull NYU Hosp Jt Dis,2007,65:24-28.

[19] Hastings II H, Graham TJ. The classifcation and treatment of heterotopic ossification about the elbow and forearm. Hand Clin, 1994,10:417-437.

[20] Ilahi OA, Bennett JB, Gabel GT,et al. Classification of heterotopic ossification about the elbow. Orthopedics,2001,24:1075-1077.

[21] Viola RW, Hastings II H. Treatment of ectopic ossification about the elbow. Clin Orthop,2000,370:65-86.

[22] Ring D, Jupiter JB. Operative release of ankylosis of the elbow due to heterotopic ossification. Surgical technique. J Bone Joint Surg Am,2004,86-A Suppl 1:2-10.

[23] Ring D, Jupiter JB. Operative release of complete ankylosis of the elbow due to heterotopic bone in patients without severe injury

of the central nervous system. J Bone Joint Surg Am,2003,85-A:849-857.

[24] Tan V, Daluiski A, Simic P,et al. Outcome of open release for post-traumatic elbow stiffness. J Trauma,2006,61:673-678.

[25] Dávila SA, Johnston-Jones K. Managing the stiff elbow: operative, nonoperative, and postoperative techniques. J Hand Ther, 2006,19:268-281.

[26] Marti RK, Kerkhoffs GM, Maas M,et al. Progressive surgical release of a posttraumatic stiff elbow. Technique and outcome after 2-18 years in 46 patients. Acta Orthop Scand,2002,73:144-150.

[27] Ring D, Adey L, Zurakowski D,et al. Elbow capsulectomy for posttraumatic elbow stiffness. J Hand Surg [Am], 2006, 31: 1264-1271.

[28] Lindenhovius ALC, Doornber JB, Ring D,et al. Health status after open elbow contracture release. Joint Surg [Am],2010,92-A: 2187-2195.

[29] Savoie FH, Nunley PD, Field LD. Arthroscopic management of the arthritic elbow: indications, technique and results. J Shoulder Elbow Surg,1999,8:214-219.

[30] Thoreux P, Blondeau C, Durand S, et al. Anatomical basis of arthroscopic capsulotomy for elbow stiffness. Surg Radiol Anat, 2006,28:409-415.

[31] Mansat P, Morrey BF. Semiconstrained total elbow arthroplasty for ankolysed and stiff elbows. J Bone Joint Surg Am, 2000, 82-A: 1260-1268.

[32] Nandi S, Maschik S, Evans JP,et al. The stiff elbow. Hand,2009,4:368-379.

[33] Doornberg JN, Ring D, Fabian LM,et al. Pain dominates measurements of elbow function and health status. J Bone Joint Surg Am,2005,87-A:1725-1731.

[34] Ivo R, Mader K, Dargel J, Pennig D. Treatment of chronically unreduced complex dislocations of the elbow. Strateg Traum Limb Recons,2009,4: 49-55.

[35] Mader K. Operative strategy in fracture dislocation of the elbow. In: Bentley G, editor. European instructional lectures. New york: Springer,2010:69-78.

第12章 前臂关节

第 12 章

前臂关节

Christian Dumontier，Marc Soubeyrand

摘要 前臂由桡骨和尺骨骨干构成,经前臂骨间膜相连接,位于腕关节与肘关节之间。前臂有旋前、旋后活动及纵向负荷转移的功能,桡骨和尺骨通过桡尺近侧关节(proximal radioulnar joint,PRUJ)和桡尺远侧关节(distal radioulnar joint,DRUJ)相连,PRUJ 和 DRUJ 的生物力学和临床相关理论已经建立,前臂是肘关节或腕关节组成部分的传统观点已经过时,更多相关概念倾向于描述前臂是功能完善的三关节复合体,即"前臂关节"。桡尺中间关节完成重要的生物力学功能,具有重要的临床意义,不应再被忽视。由于 3 个前臂桡尺关节(远侧、近侧和中间)必须同时工作以保证稳定性、机动性和负荷转移,通过新的临床测试和影像技术可以显示其病理,得出可能需要外科手术治疗的结论。

关键词 临床表现·桡尺远侧关节·前臂骨间韧带撕裂·前臂关节·桡尺中间关节-前臂骨筋膜·病理生理学·桡尺近侧关节·外科手术治疗·三关节前臂复合体

C. Dumontier(✉)
Hôpital，Saint Antoine，Paris，France
e-mail：dumontier. c@chu-nice. fr

M. Soubeyrand
Service de Chirurgie Orthopédique，Hôpital du Kremlin-Bicêtre，Le Kremlin-Bicêtre，France
e-mail：soubeyrand. marc@wanadoo. fr

第 1 节 概 述

前臂有 3 个主要功能:通过旋前旋后运动调整手部定位、腕部与肘部之间的纵向负荷转移、作为手腕及手指活动肌肉的连接部分。前臂是由桡骨和尺骨组成,两者由 PRUJ 和 DRUJ 相连,这 2 个关节位于前臂的两端,因此,经常被认为是肘关节或腕关节的组成部分。前臂最大的部分是由位于 PRUJ 和 DRUJ 之间的尺桡骨骨干组成,两者通过前臂骨间膜相连,被认为是肘关节和腕关节之间的过渡部分。

解剖著作和生物力学研究表明,PRUJ 和 DRUJ 并不是前臂的独立部分,如果前臂固定、不稳定或被破坏,PRUJ 和 DRUJ 也不能正常活动,因此在 2007 年,笔者提出"三重锁定"的概念[60,62]。也有部分学者将骨间膜相连的桡骨和尺骨干视为真正的关节,如同肩胛骨-胸骨连接或肩峰下间隙一样。由于这个关节位于 PRUJ 和 DRUJ 之间,LaStayo 和 Lee 提出"桡尺中间关节(middle radioulnar joint,MRUJ)"这一名称[27]。各物种间的对比表明,在哺乳动物物种间,前臂关节(接合骨)进化存在差异,灵长类动物前臂旋前、旋后活动的进化有利于其在树上的生活[61]。大部分参与旋前、旋后活动的肌肉(如旋前圆肌、肱二头肌及旋后肌)都位于 MRUJ,关于

G. Bentley (ed.)，*European Surgical Orthopaedics and Traumatology*，
DOI 10. 1007/978-3-642-34746-7_209，© EFORT 2014

骨间膜(和 MRUJ)的研究确定骨间膜不仅是填充前臂骨间空间的纤维束带,更是多成分组成的韧带结构,运转复杂且对前臂的稳定性和生理性起至关重要的作用[2]。对于前臂是腕关节与肘关节之间简单连接部分的传统看法可能已经过时,三关节前臂复合体的相关观念——MRUJ 发挥至关重要的作用得到认可[12,16-17,62]。因此,将前臂部分描述为"前臂关节",对于更好地理解其病理学机制更为恰当。

第 2 节 解剖学和生物力学

众所周知,PRUJ 和 DRUJ 已经被广泛认可,PRUJ 的稳定性是通过附着于尺骨的桡骨切迹前后缘环绕桡骨头的环状韧带实现(图 4-12-1)。环状韧带呈隧道形,远端口径小,近端口径大,桡骨向远端有 1～5 mm 的移动范围,在整个运动范围内维持桡骨头的稳定性,环状韧带和桡侧副韧带关系密切,两者是防止关节后外侧脱位/关节不稳定的重要稳定部位,Denucé 方形韧带位于环状韧带下缘和尺骨之间,斜形韧带或 Weitbrecht 韧带从桡切迹下方的尺骨延伸至肱二头肌粗隆下方的桡骨,当桡骨旋后时该韧带紧张。

由于桡骨的关节表面较尺骨的关节表面平,所以 DRUJ 本身并不稳定,这表明 DRUJ 旋转必然要包含转化,而且极度旋转时接触面积<10%,三角纤维软骨复合体(triangular fibrocartilage complex,TFCC)是 DRUJ 最重要的稳定结构,主要包含 2 个部分(图 4-12-2)。关节盘是一双凹面的纤维软骨,其厚度可变,且取决于尺骨的相对长度;关节盘的前缘、后缘通过桡骨-尺骨韧带再加强[66]。近期解剖学研究表明,部分人(约 40%)前臂骨间膜的远端部分增厚,称为远端斜纤维束[26,44](图 4-12-3)。远端斜纤维束是前臂骨间膜远端部分明显增厚

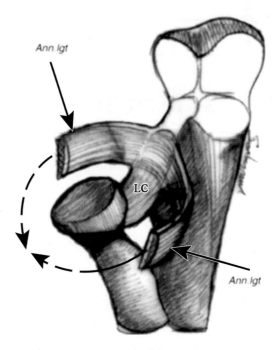

图 4-12-1 韧带系统的前面观呈 3/4 圆环状,稳定桡骨头

[重绘自 Soubeyrand et al. J Hand Surg,2011,36(6):447-454];AL. 环状韧带;LC. Denucé 方形韧带;侧副韧带未显示

的纤维,起源于尺骨干远端 1/6,斜向远端插入桡骨切迹的下缘,其平均宽度为 4.4 mm(范围 2～6 mm),平均厚度 1.5 mm(范围 0.5～2.6 mm),其纤维混入 DRUJ 囊组织,远端斜纤维束是 DRUJ 的重要稳定结构。生物力学研究表明远端斜纤维束在前臂旋转中长度变化最小,因此表明其是前臂的等距稳定结构,远端斜纤维束对 DRUJ 的稳定性有重要影响(P<0.05),TFCC 是 DRUJ 最主要的稳定结构,一般情况下,前臂骨间膜远端对 DRUJ 稳定性的影响相对不重要。然而,TFCC 损伤、尺骨头切除术或尺骨假关节成形术之后,前臂骨间膜远端对于尺骨头或尺骨残余部分的稳定性可能发挥更重要的作用[39]。

MRUJ 是由骨间膜和斜形韧带连接的桡骨尺骨骨干组成(图 4-12-4)。尺骨骨干的轴线几乎为直线,桡骨骨干旋前和旋后呈

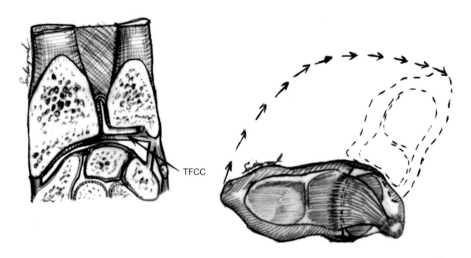

图 4-12-2 TFCC 是 DRUJ 最重要的稳定结构

[引自 Soubeyrand,et al. J Hand Surg,2011,36(6):447-454,已获得授权]

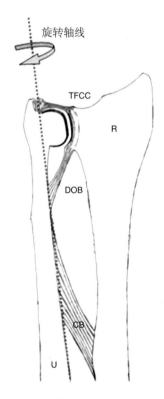

图 4-12-3 在解剖尸体中约有 40％存在远端斜纤维束,参与组成 DRUJ 稳定系统,加强骨间膜远端部分

(重绘自 Moritomo,et al. Interosseous membrane of the forearm:length change of ligaments during forearm rotation. J Hand Surg,2009,34A:685-691)

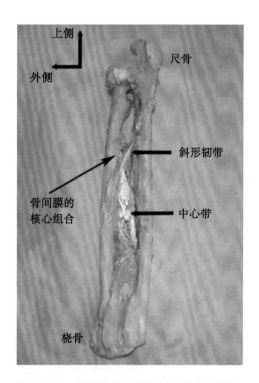

图 4-12-4 前臂解剖(后面观)可见骨间膜的厚度多变,最厚的且最重要的部分是中心带

弧线运动[32,51],骨间膜长度平均为 10.6 cm[73]。前臂骨间结节是大部分纤维的起点,位于桡骨的尺侧,距肘关节约 8 cm,Poitevin[49]称之为"骨间膜的核心组合"。骨间膜由 2 组纤维构成[38-49,60],第 1 组纤维指向尺骨近端,第 2 组纤维指向桡骨近端,就厚度和功能来说,第 2 组纤维最重要。根据形态和功能至少可将其分为 3 部分,中间部分最重要,称为中心带,是牢固的凝聚结构,长约 17 mm,宽约 2 mm[19,56],含有 84% 的胶原蛋白,具有介于韧带和薄膜中间的特征[33],与尺骨纵轴平均呈 21°附着于尺骨[56]。中心带的纤维是骨间膜最厚的纤维,其远端是最薄的。

骨间膜对前臂纵向和横向的稳定起到重要作用[15,30],PRUJ 和 DRUJ 也同时有稳定作用(图 4-12-5)。横向的矢量体现骨间膜限制骨间空间的扩张作用,如同近端环状韧带维持桡骨头在尺骨的"C"形切迹,远端 TFCC 防止桡尺远端骨骺空间扩张。

纵向矢量限制桡骨的近端移动,连同桡骨头和肱骨小头之间的关节,有助于保持桡尺侧的活动,和 DRUJ 之于 TFCC 一样[30,50,53]。在腕部的纵向负荷主要通过桡腕关节传送,少部分从腕骨到尺骨[29,46-47]。在肘关节,这个比例倒置,在前臂和肱骨之间大部分的纵向负荷通过肱尺关节传送,这个比例的差异表明负荷的转移发生在桡骨和尺骨之间,通过 MRUJ 骨间膜,主要是中心韧带[2,19,29,30,36,46,48,53-55,57,68,69](图 4-12-5)。

骨间膜也吸收部分负重,当发生腕部纵向冲撞时,如摔倒时手部伸展,可以保护上臂近端不受其影响。例如,Essex-Lopresti 损伤(前臂骨间膜韧带撕裂)[8],纵向的稳定结构(如桡骨头、骨间膜、TFCC)受损,而上肢近端通常不受损伤。

前臂关节的特有活动是旋前、旋后活动,桡骨围绕尺骨旋转(图 4-12-5b)。旋转不受肘关节屈伸活动影响且轴线恒定,由桡骨头的中心到尺骨茎突基底(TFCC 附着处)[18,37]。中心带的纤维在旋转中立位时张力最大,完全旋后时远端韧带的纤维张力最大[38,41-42,44]。当旋前或旋后增大时,远端韧带或中心带的纤维分别出现逐渐聚集现象,旋转轴和骨间膜位置关系的改变影响中尺桡关节动力学,由此限制旋前、旋后活动[74],例如,臂丛神经产瘫儿童的骨间膜纤维挛缩使旋前、旋后活动障碍,需要放松骨间膜,修复桡骨被动旋转[45,52]。因此,骨间膜如何发挥稳定作用主要取决于前臂的位置。

第 3 节　病理生理学:"三重锁定"概念

PRUJ 和 DRUJ 与上述的旋转轴 MRUJ 相连,将前臂关节描述为"三重锁定"的联合[61-62],即 PRUJ 是近端的锁,MRUJ 是中间的锁,DRUJ 是远端的锁。所有的锁都是可变且稳定的,病理情况下可见被锁定、不稳定或失灵(表 4-12-1)。

表 4-12-1　三重锁定概念,任一个锁失灵、不稳定或锁定的病理学举例

	失灵	锁定	不稳定
PRUJ	桡骨头切除	桡尺近端骨性融合 严重关节僵硬(骨折后)	后外侧不稳定 孟氏骨折 Essex-Lopresti 损伤
MRUJ	?	前臂骨折畸形愈合 前臂中段骨性连接 骨间膜挛缩(儿童)	Leung 十字损伤 Essex-Lopresti 损伤
DRUJ	尺骨头切除 (Darrach 术和变异)	DRUJ 关节炎 桡尺远端骨性融合	单独 DRUJ 脱位 盖氏骨折

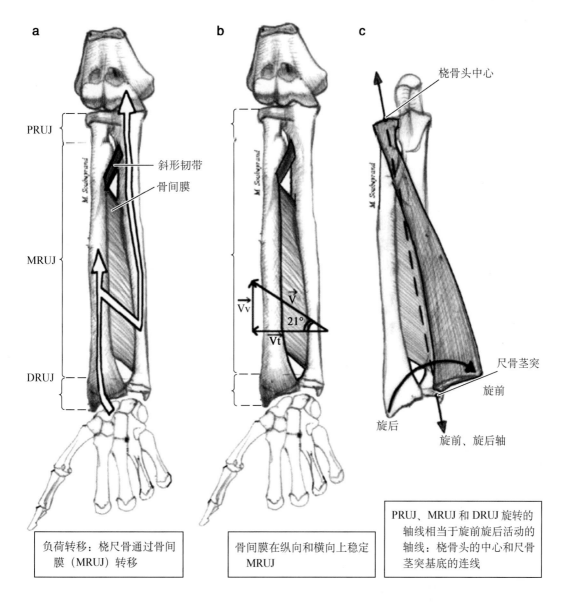

负荷转移：桡尺骨通过骨间膜（MRUJ）转移

骨间膜在纵向和横向上稳定 MRUJ

PRUJ、MRUJ 和 DRUJ 旋转的轴线相当于旋前旋后活动的轴线：桡骨头的中心和尺骨茎突基底的连线

图 4-12-5　a. 由于负荷转移通过前臂骨间膜，负荷转移大部分发生在腕部桡腕关节和肘部肱尺关节；b. 骨间膜有 2 个功能，表现为 2 个矢量，即有助于横向和纵向的稳定；c. PRUJ、MRUJ 和 DRUJ 旋转的轴线相当于旋前、旋后活动的轴线，桡骨头的中心和尺骨茎突基底的连线

［重绘自 Soubeyrand, et al. J Hand Surg, 2011, 36(6): 447-454.］

　　通过"三重锁定"概念，可以理解以下内容。

- 前臂关节的 3 部分复合体中，每个关节的活动范围直接取决于其他 2 个关节的活动范围，桡骨和尺骨之间任何平面的骨性连接，或 PRUJ、DRUJ 的僵硬，都可限制整个前臂的旋前、

旋后活动[24]。例如，尺桡骨骨干的成角或旋转畸形愈合，造成 MRUJ 病变，引起前臂僵硬[32,67]。臂丛神经瘫患者的骨间膜挛缩，亦可造成中尺桡关节僵硬[45,52]。

- 单一锁定的失灵对纵向稳定影响很小，如果其他 2 个锁定完整，Darrach

手术不会损害旋前、旋后活动[5]，但尺骨头切除会导致尺桡骨连接横向不稳定。如果骨间膜完整，桡骨头切除不会影响旋前、旋后活动[11,21]。完整的骨间膜限制桡骨近端移动，在长期随访中，仅1例患者在桡骨头切除术后发生1.9 mm的移位[40]。局部解剖发现，单独的骨间膜部分对纵向稳定没有影响，但更严重损伤的横向不稳定可损害旋前、旋后活动。横向不稳定见于PRUJ桡骨头脱位（如孟氏骨折）[7]、DRUJ尺骨头脱位（如盖氏骨折）[13]及单纯尺骨头脱位。在这些情况下，如果PRUJ或DRUJ任一关节不够稳定，即使另一关节完整，也会导致旋前、旋后活动受限。Leung等[28]描述了一种损伤：PRUJ和DRUJ节都脱位，而MRUJ未受损伤（骨间膜、桡骨骨干、尺骨骨干均未受损伤），其称之为"十字损伤"，这种脱位阻止前臂旋转。

- 当2个锁定不稳定，第3个锁定也不能代偿。当骨间膜破坏，桡骨头切除术会导致前臂总体失稳定，桡骨近端渐进性移位，临床治疗效果差[64]。DRUJ脱位试验显示骨间膜破坏[14,25,72]。纵向不稳定发生于Essex-Lopresti损伤[8]，3个前臂关节都被破坏，即PRUJ（桡骨头骨折）、MRUJ（骨间膜撕裂）及DRUJ（TFCC撕裂和尺桡骨变异倒置，图4-12-6）。

第4节　如何诊断前臂关节损伤？

X线片、CT扫描都可以帮助骨科医生明确前臂外伤后骨质的损伤，很多种分型方法（Mason、AO等）也有助于决定治疗方式的选择。然而，判断相关的软组织损伤情况

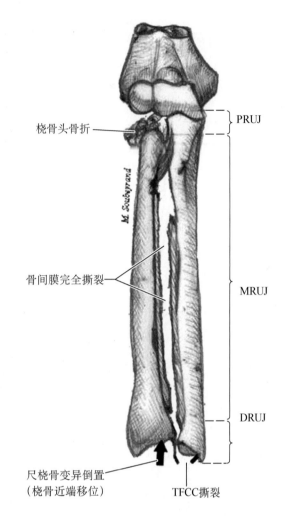

桡骨头骨折 —
骨间膜完全撕裂 —
尺桡骨变异倒置（桡骨近端移位）—
PRUJ
MRUJ
DRUJ
TFCC撕裂
M. Soubeyrand

图4-12-6　Essex-Lopresti损伤示意图，所有的尺桡骨关节都被破坏

［重绘自Soubeyrand, et al. J Hand Surg, 2011, 36 (6): 447-454.］

（如骨间膜）并调整治疗计划是最困难的。

尸体研究表明，骨间膜破坏通常由纵向外伤造成，如摔倒时手伸展、腕关节背伸[35]。这种损伤通常很严重，研究表明此种情况下最大负重为1038 N[71]，前臂负重的强度和旋转位置都可解释损伤[33]，在完全旋后位可观察到前臂骨折，由完全旋后位旋转至旋前位，桡骨头粉碎性骨折。Essex-Lopresti损伤多见于中立位或旋后位[33]。

外科医生根据临床评价、术中评估及影像学技术来诊断骨间膜破坏。

1. 临床评价　损伤机制通常不明确，然而，有以下骨间膜损伤的表现。

（1）与肘关节外伤相关联的腕关节疼痛。

（2）桡骨头复杂骨折，因为两者有相同的损伤机制。

（3）前臂 2 种损伤，如骨折＋脱位、孟氏或盖氏骨折等，应怀疑相关联的骨间膜纵向撕裂[9]。

（4）同一患者 DRUJ 和 PRUJ 同时损伤，应该高度怀疑骨间膜纵向损伤[8]。

2. 术中评估

（1）术中上下移动桡骨，行应力 X 线检查。Smith 等[58]描述了"桡骨牵拉试验"。桡骨头切除术后，牵拉桡骨近端，患者取仰卧位，肩关节外展 90°旋转，使手能平放在手术桌上。肘关节屈曲 90°，前臂和腕部旋转中立位，用骨复位固定器抓住桡骨近端部分，沿桡骨手动纵向牵拉约 20 lb（约 9.07 kg）。X 线透视检查测量尺骨变异、近端桡骨移位。如近端移位超过 6 mm，可诊断为骨间膜和 TFCC 破坏。

（2）也进行一个简单的临床试验，即在桡骨头切除术中，做"桡骨控制杆牵拉试验"。桡骨头切除（或重建）后，将一钳夹置于桡骨颈牵拉桡骨。在完全旋前位，如果骨间膜未受破坏则桡骨颈不可能移动[63]。如果桡骨可被牵拉，说明骨间膜被破坏（图 4-12-7）。该试验的敏感性为 100%（95% CI 97%～100%），特异性为 88%（95% CI 81%～93%），阳性预测值 90%（95% CI 83%～94%），阴性预测值 100%（95% CI 97%～100%）。

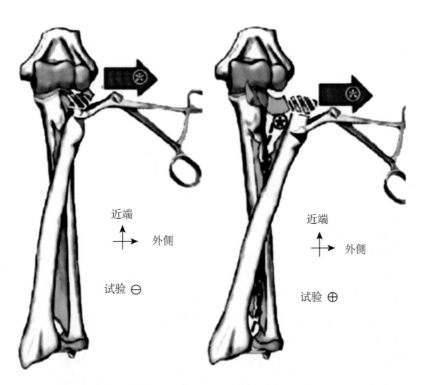

图 4-12-7　"桡骨控制杆牵拉试验"。术中，前臂完全旋前位，侧方牵引桡骨不能被牵拉出，保持在肱骨小头下（红色箭头标注星号）（左图）；如果桡骨侧向移位，试验阳性，说明前臂骨间膜被破坏

（重绘自 Soubeyrand et al. J Bone Joint Surg，2011，93B：1389-1394.）

3. 影像学技术

（1）X 线平片无法提供充分信息，但是，由于尺骨变异阳性与桡骨头骨折相关联，所以应高度怀疑。面对前臂外伤，仔细检查肘部、腕部及前臂 6 个部位，不要遗漏损伤。尺骨茎突骨折表明有 TFCC 的损伤。

（2）超声检查是非常有发展前途的技术。骨间膜表现为在 2 个骨头之间的强回声带，在 96% 的尸体上可见骨间膜破裂[9-10,20,31]。但静态评估有时较困难，尤其是当外伤患者前臂有血肿时。Soubeyrand 认为动态的超声评估可见前臂后群肌肉被推至前侧，表现为前侧肌间隔"肌疝"，表明骨间膜破裂[59]（图 4-12-8）。

（3）MRI 被认为是诊断的金标准，有报道称其敏感性和特异性超过 90%。在轴向 T_2 加权快速旋转回声影像中脂肪组织被抑制，骨间膜显像最佳[10,34,42-43,65]。然而，如果受创伤的前臂有金属装置、人工装置会限制其诊断能力，诊断则更依赖于超声检查。

然而，在急诊室，这样的损伤经常被遗漏，主要是因为外科医生只注意到最明显的损伤（如桡骨头骨折），而忽略对整个前臂做深入的检查。

第 5 节 "前臂关节"损伤：Essex-Lopresti 损伤

1946 年，Curr 和 Coe 最早提出了骨间膜损伤[4]，几年后，Essex-Lopresti[8] 描述了 2 例前臂 PRUJ 和 DRUJ 脱位的复杂外伤，其中 1 例有桡骨头骨折，另 1 例没有。有文献表明 Essex-Lopresti 损伤只是前臂关节不稳定的一部分[15,61]。延误诊断会导致预后较差。慢性损伤的手术治疗预后最多只能达到平均水平，腕关节肘关节活动受限。

在 Essex-Lopresti 损伤中，所有"锁定"（PRUJ、DRUJ 及 MRUJ）都被破坏，纵向不稳定（桡骨头粉碎骨折，尺骨变异阳性）、横向不稳定[PRUJ 和（或）DRUJ 脱位]都应得到修复，但急性和慢性的治疗方法不同。尽管通常将损伤分为桡骨头骨折、骨间膜撕裂和 DRUJ 破坏，但更应将这种损伤视为"前臂关节"的破坏[6]。

在急性损伤的病例中，桡骨头是前臂主要的稳定结构[19]，通过修复或置换防止桡骨近端移位[70]。通常假体置换是必需的，但骨间膜撕裂可能导致肘关节疼痛和假体脱位，桡骨被近端肌肉（如肱二头肌）牵拉。当骨间膜不能保证纵向的稳定时，肱桡关节暴露，过分负重，损伤肱骨小头关节软骨[23]。其机制可解释为桡骨头骨折假体置换后肘关节疼痛的进展，实际上是 Essex-Lopresti 损伤漏诊的表现[22-23]。

腕关节 DRUJ 必须保持稳定，由于 TFCC 有修复的可能，所以，首选的治疗方法通常是经皮穿针固定 DRUJ 于解剖位置上。然而，也有部分学者提出重新固定 TFCC。

有文献报道缝合骨间膜预后差[9]，且不确定骨间膜是否可以自我修复。如果 PRUJ 和 DRUJ 都被修复，就不需要立即行韧带成形术。肘关节屈伸活动的康复应立即开始（肘关节的 3 个关节面都含在 1 个关节囊里），而旋前、旋后活动的康复应推迟到 TFCC 修复后（约 6 周）。

在陈旧损伤的病例中，纵向不稳定会导致桡骨肱骨小头接合综合征，表现为疼痛，以及旋前、旋后活动受限，桡骨肱骨小头关节病变。

腕关节会出现疼痛，活动受限，进行性尺骨头后脱位。通常必须通过外科关节清理手术复位，矫正畸形。PRUJ、DRUJ 和 MRUJ 的复合损伤阐明了大部分学者建议同时治疗 3 个关节的原因，同时骨间膜韧带成形技术已经日趋成熟[3,15,60-61]。重建桡骨和尺骨之间适当的纵向联系最为重要，为了

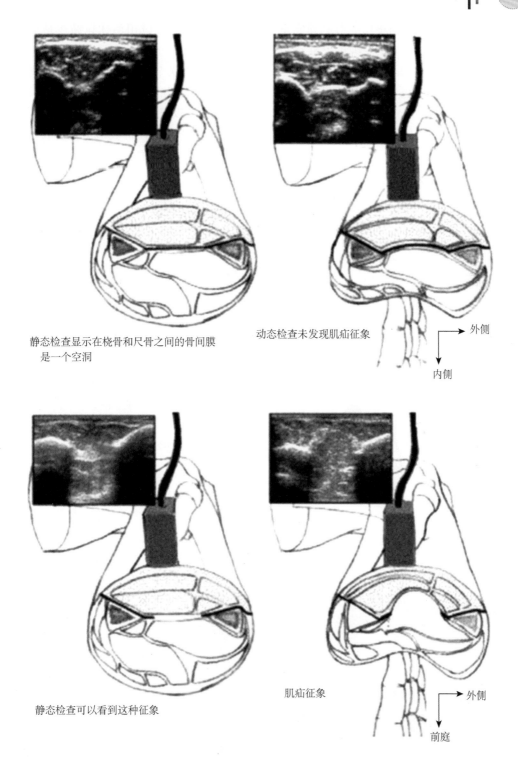

静态检查显示在桡骨和尺骨之间的骨间膜
是一个空洞

动态检查未发现肌疝征象

外侧

内侧

静态检查可以看到这种征象

肌疝征象

外侧

前庭

图 4-12-8 Soubeyrand 等提出动态超声检查。将设备放在前臂背侧(左上角图);前侧间隔加压,骨间膜会轻微凸起,但是前群肌肉不会在尺桡骨之间形成肌疝(右上角图);当骨间膜撕裂,前侧间隔加压时,尺桡骨之间肌肉会形成肌疝

〔引自 Soubeyrand,et al. Traumatic pathology of antibrachial interosseous membrane of forearm. Chir Main,2007,26(6):255-277,已获得授权〕

稳定前臂,近端和远端的桡尺关节必须完全复位。可以通过复位桡骨头纠正近端移位和(或)短缩尺骨远端来实现。

Essex-Lopresti 已经指出,在肘关节,应强制复位桡骨头[8]。通常需要桡骨头假体置换重建,通过重建骨间膜和环状韧带侧副韧带才能稳定假体,有时需要肌腱移植。Pfaeffle 等[48]通过尸体研究得出,骨间膜韧带成形术可通过应用假体以减少肱骨小头负重(图 4-12-9)。

有时,腕关节必须通过短缩尺骨以恢复尺桡骨变异。在陈旧性尺骨头脱位中,需要切除纤维化关节以复位。通过重建 TFCC 以稳定腕关节,缝合或以韧带成形术修复尺桡骨韧带[1]。在恢复正常的尺桡骨力线时 DRUJ 仍然脱位,Sauve-Kapandji 术可能有所帮助[22]。

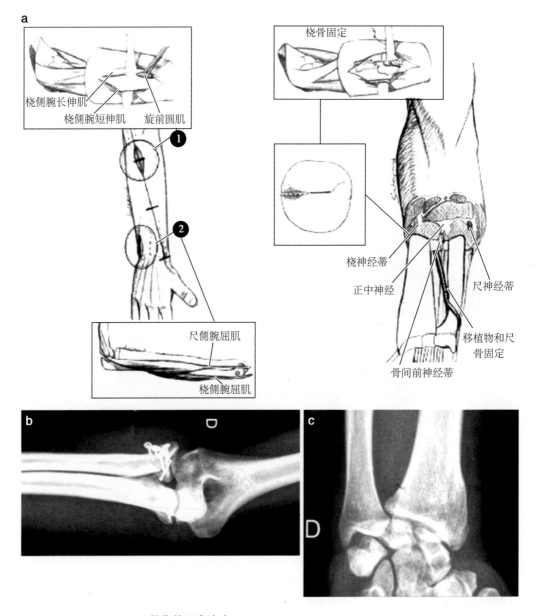

图 4-12-9　Essex-Lopresti 损伤的手术治疗

a. Schematic 韧带成形术示意图;b. 严重的桡骨头骨折(摩托车越野赛)固定复位欠佳;c. 4 个月后影像学结果

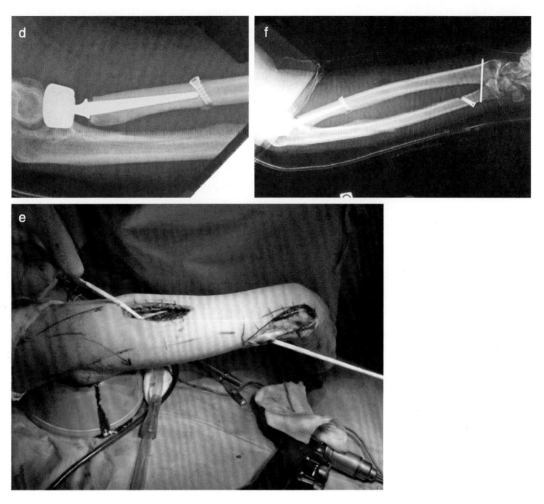

图 4-12-9(续)

d. 最初相关联的 DRUJ 损伤漏诊，出现桡骨近端移位；e. 手术置换桡骨头假体，人工韧带成形修复；f. 修复 TFCC

骨间膜重建非常困难，现已有文献报道了很多种方法[6,57,69-70]。常规方法是试图复制中心带的解剖结构，但由于负荷太高以致其不能抵抗正常的压力。2007 年，有学者提出可在前臂的旋转轴行韧带成形术[60]（图 4-12-9）。尸体研究表明，这种韧带成形术能获得旋转轴的完全稳定，临床试验已经得到证实。但最初的几例由于没有处理 DRUJ 的病变而失败，所以 DRUJ 必须同时修复。Moritomo[39]指出即使某些病例 TFCC 没有撕裂，骨间膜远端斜纤维束也已被破坏，这能够解

释某些患者出现 DRUJ 持续不稳定的现象。

第 6 节　总　结

"前臂关节""三重锁定"的概念帮助医生们认识到前臂的所有结构都参与旋前、旋后活动。如果骨质有明显损伤，软组织的损伤则难以诊断和治疗。骨间膜是前臂重要的解剖结构，其损伤可导致前臂整体不稳定，影响前臂的正常旋转活动。

参考文献

[1] Adams BD, Berger RA. An anatomic reconstruction of the distal radioulnar ligaments for posttraumatic distal radioulnar joint instability. J Hand Surg Am, 2002, 27 (2): 243-251.

[2] Birkbeck DP, Failla JM, Hoshaw SJ, et al. The interosseous membrane affects load distribution in the forearm. J Hand Surg Am, 1997, 22:975-980.

[3] Chloros GD, Wiesler ER, Stabile KJ, et al. Reconstruction of Essex-Lopresti injury of the forearm: technical note. J Hand Surg Am, 2008, 33:124-130.

[4] Curr JF, Coe WA. Dislocation of the inferior radioulnar joint. Br J Surg, 1946, 34:74.

[5] DiBenedetto MR, Lubbers LM, Coleman CR. Long-term results of the minimal resection Darrach procedure. J Hand Surg Am, 1991, 16(3):445-450.

[6] Dodds SD, Yeh PC, Slade III JF. Essex-Lopresti injuries. Hand Clin, 2008, 24:125-137.

[7] Eathiraju S, Mudgal CS, Jupiter JB. Monteggia fracture-dislocations. Hand Clin, 2007, 23:165-177. v.

[8] Essex-Lopresti P. Fractures of the radial head with distal radio-ulnar dislocation: report of two cases. J Bone Joint Surg Br, 1951, 33:244-247.

[9] Failla JM, Jacobson J, van Holsbeeck M. Ultrasound diagnosis and surgical pathology of the torn interosseous membrane in forearm fractures/dislocations. J Hand Surg Am, 1999, 24:257-266.

[10] Fester EW, et al. The efficacy of magnetic resonance imaging and ultrasound in detecting disruptions of the forearm interosseous membrane: a cadaver study. J Hand Surg, 2002, 27A(3):418-424.

[11] Fuchs S, Chylarecki C. Do functional deficits result from radial head resection? J Shoulder Elbow Surg, 1999, 8(3):247-251.

[12] Gabl M, Zimmermann R, Angermann P, et al. The interosseous membrane and its influence on the distal radio-ulnar joint. An anatomical investigation of the distal tract. J Hand Surg Br, 1998, 23:179-182.

[13] Giannoulis FS, Sotereanos DG. Galeazzi fractures and dislocations. Hand Clin, 2007, 23: 153-163. v.

[14] Gofton WT, Gordon KD, Dunning CE, et al. Soft-tissue stabilizers of the distal radioulnar joint: an in vitro kinematic study. J Hand Surg Am, 2004, 29(3):423-431.

[15] Green JB, Zelouf DS. Forearm instability. J Hand Surg Am, 2009, 34:953-961.

[16] Hagert CG. The distal radioulnar joint. Hand Clin, 1987, 3:41-50.

[17] Hagert CG. The distal radioulnar joint in relation to the whole forearm. Clin Orthop Relat Res, 1992, 275: 56-64.

[18] Hollister AM, Gellman H, Waters RL. The relationship of the interosseous membrane to the axis of rotation of the forearm. Clin Orthop Relat Res, 1994, 298:272-276.

[19] Hotchkiss RN, et al. An anatomic and mechanical study of the interosseous membrane of the forearm: pathomechanics of proximal migration of the radius. J Hand Surg, 1989, 14-A(2 Pt 1):256-261.

[20] Jaakkola JI, et al. Ultrasonography for the evaluation of forearm interosseous membrane disruption in a cadaver model. J Hand Surg, 2001, 26-A(6):1053-1057.

[21] Janssen RP, Vegter J. Resection of the radial head after Mason type-III fractures of the elbow: follow-up at 16 to 30 years. J Bone Joint Surg Br, 1998, 80(2):231-233.

[22] Jungbluth P, Frangen TM, Arens S, et al. The undiagnosed Essex-Lopresti injury. J Bone Joint Surg Br, 2006, 88:1629-1633.

[23] Jungbluth P, Frangen TM, Muhr G, et al. A primarily overlooked and incorrectly treated Essex-Lopresti injury: what can this lead to? Arch Orthop Trauma Surg, 2008, 128:89-

95.

[24] Kamineni S，Maritz NG，Morrey BF. Proximal radial resection for posttraumatic radioulnar synostosis：a new technique to improve forearm rotation. J Bone Joint Surg Am，2002，84：745-751.

[25] Kihara H，Short WH，Werner FW，et al. The stabilizing mechanism of the distal radioulnar joint during pronation and supination. J Hand Surg Am，1995，20(6)：930-936.

[26] Kitamura T，Moritomo H，Arimitsu S，et al. The biomechanical effect of the distal interosseous membrane on distal radioulnar joint stability. J Hand Surg，2011，36A：1626-1630.

[27] LaStayo PC，Lee MJ. The forearm complex：anatomy，biomechanics and clinical considerations. J Hand Ther，2006，19：137-144.

[28] Leung YF，Ip SP，Ip WY，et al. The crisscross injury mechanism in forearm injuries. Arch Orthop Trauma Surg，2005，125：298-303.

[29] Markolf KL，Lamey D，Yang S，et al. Radioulnar loadsharing in the forearm. A study in cadavera. J Bone Joint Surg Am，1998，80：879-888.

[30] Markolf KL，Dunbar AM，Hannani K. Mechanisms of load transfer in the cadaver forearm：role of the interosseous membrane. J Hand Surg Am，2000，25：674-682.

[31] Matsuoka J，et al. Ultrasonography for the interosseous membrane of the forearm. Hand Surg，2003，8(2)：227-235.

[32] Matthews LS，Kaufer H，Garver DF，et al. The effect on supination-pronation of angular malalignment of fractures of both bones of the forearm. J Bone Joint Surg Am，1982，64：14-17.

[33] McGinley JC，Heller JE，Fertala A，et al. Biochemical composition and histologic structure of the forearm interosseous membrane. J Hand Surg Am，2003，28(3)：503-510.

[34] McGinley JC，et al. Forearm interosseous membrane imaging and anatomy. Skeletal Radiol，2004，33(10)：561-568.

[35] McGinley JC，Roach N，Hopgood BC，et al. Forearm interosseous membrane trauma：MRI diagnostic criteria and injury patterns. Skeletal Radiol，2006，35(5)：275-281.

[36] Miura T，Firoozbakhsh K，Cheema T，et al. Dynamic effects of joint-leveling procedure on pressure at the distal radioulnar joint. J Hand Surg Am，2005，30(4)：711-718.

[37] Mori K. Experimental study on rotation of the forearm-functional anatomy of the interosseous membrane. J Jpn Orthop Assn，1985，59：611-622.

[38] Moritomo H，Noda K，Goto A，et al. Interosseous membrane of the forearm：length change of ligaments during forearm rotation. J Hand Surg Am，2009，34：685-691.

[39] Moritomo H. The distal interosseous membrane：current concepts in wrist anatomy and biomechanics. J Hand Surg Am，2012，37(7)：1501-1507.

[40] Morrey BF，Askew LJ，Chao EY. A biomechanical study of normal functional elbow motion. J Bone Joint Surg Am，1981，63A：872-877.

[41] Nakamura T，Yabe Y，Horiuchi Y. Functional anatomy of the interosseous membrane of the forearm-dynamic changes during rotation. Hand Surg，1999，4：67-73.

[42] Nakamura T，Yabe Y，Horiuchi Y. In vivo MR studies of dynamic changes in the interosseous membrane of the forearm during rotation. J Hand Surg Br，1999，24：245-248.

[43] Nakamura T，Yabe Y，Horiuchi Y，et al. Normal kinematics of the interosseous membrane during forearm pronation-supination-a three-dimensional MRI study. Hand Surg，2000，5(1)：1-10.

[44] Noda K，Goto A，Murase T，et al. Interosseous membrane of the forearm：an anatomical study of ligament attachment locations. J Hand Surg Am，2009，34：415-422.

[45] Ozkan T，Aydin A，Ozer K，et al. A surgical technique for pediatric forearm pronation：

brachioradialis rerouting with interosseous membrane release. J Hand Surg Am,2004, 29:22-27.

[46] Pfaeffle HJ, Fischer KJ, Manson TT, et al. A new methodology to measure load transfer through the forearm using multiple universal force sensors. J Biomech, 1999, 32: 1331-1335.

[47] Pfaeffle HJ, Fischer KJ, Manson TT, et al. Role of the forearm interosseous ligament: is it more than just longitudinal load transfer? J Hand Surg Am,2000,25:683-688.

[48] Pfaeffle HJ, Stabile KJ, Li ZM,et al. Reconstruction of the interosseous ligament unloads metallic radial head arthroplasty and the distal ulna in cadavers. J Hand Surg Am,2006, 31(2):269-278.

[49] Poitevin LA. Anatomy and biomechanics of the interosseous membrane: its importance in the longitudinal stability of the forearm. Hand Clin,2001,17:97-110. vii.

[50] Rabinowitz RS, Light TR, Havey RM, et al. The role of the interosseous membrane and triangular fibrocartilage complex in forearm stability. J Hand Surg Am, 1994, 19: 385-393.

[51] Schweizer A, Furnstahl P, Harders M et al. Complex radius shaft malunion: osteotomy with computer-assisted planning. Hand, 2009,5:171-178.

[52] Seringe R, Dubousset JF. Attitude of the paralytic supination of the forearm in children. Surgical treatment in 19 cases. Rev Chir Orthop Reparatrice Appar Mot,1977,63 (7):687-699.

[53] Shaaban H, Giakas G, Bolton M,et al. The distal radioulnar joint as a load-bearing mechanism-a biomechanical study. J Hand Surg Am,2004,29(1):85-95.

[54] Shaaban H, Giakas G, Bolton M,et al. The loadbearing characteristics of the forearm: pattern of axial and bending force transmitted through ulna and radius. J Hand Surg Br, 2006,31(3):274-279.

[55] Shepard MF, Markolf KL, Dunbar AM. The effects of partial and total interosseous membrane transection on load sharing in the cadaver forearm. J Orthop Res, 2001, 19 (4): 587-592.

[56] Skahen 3rd JR, Palmer AK, Werner FW, et al. The interosseous membrane of the forearm: anatomy and function. J Hand Surg Am,1997,22.081-985

[57] Skahen 3rd JR, Palmer AK, Werner FW,et al. Reconstruction of the interosseous membrane of the forearm in cadavers. J Hand Surg Am,1997,22(6):986-994.

[58] Smith AM, Urbanosky LR, Castle JA, et al. Radius pull test: predictor of longitudinal forearm instability. J Bone Joint Surg Am, 2002,84:1970-1976.

[59] Soubeyrand M, Lafont C, Oberlin C, et al. The 'muscular hernia sign': an original ultrasonographic sign to detect lesions of the forearm's interosseous membrane. Surg Radiol Anat,2006,28:372-378.

[60] Soubeyrand M, Oberlin C, Dumontier C,et al. Ligamentoplasty of the forearm interosseous membrane using the semitendinosus tendon: anatomical study and surgical procedure. Surg Radiol Anat, 2006, 28 (3): 300-307.

[61] Soubeyrand M, Lafont C, De Georges R, et al. Traumatic pathology of antibrachial interosseous membrane of forearm. Chir Main, 2007,26:255-277.

[62] Soubeyrand M, Wassermann V, Hirsch C,et al. The middle radioulnar joint and triarticular forearm complex. J Hand Surg Eur Vol, 2011,36(6):447-454.

[63] Soubeyrand M, Ciais G, Wassermann V,et al. The intra-operative radius joystick test to diagnose complete disruption of the interosseous membrane. J Bone Joint Surg Br,2011, 93(10):1389-1394. Erratum in: J Bone Joint Surg Br,2011,93(12):1679.

[64] Sowa DT, Hotchkiss RN, Weiland AJ. Symptomatic proximal translation of the radi-

us following radial head resection. Clin Orthop Relat Res,1995,317:106-313.

[65] Starch DW, Dabezies EJ. Magnetic resonance imaging of the interosseous membrane of the forearm. J Bone Joint Surg Am,2001, 83:235-238.

[66] Stuart PR, Berger RA, Linscheid RL,et al. The dorsopalmar stability of the distal radioulnar joint. J Hand Surg Am,2000,25(4): 689-699.

[67] Tarr RR, Garfinkel AI, Sarmiento A. The effects of angular and rotational deformities of both bones of the forearm. An in vitro study. J Bone Joint Surg Am, 1984, 66: 65-70.

[68] Tejwani SG, Markolf KL, Benhaim P. Reconstruction of the interosseous membrane of the forearm with a graft substitute: a cadaveric study. J Hand Surg Am,2005,30(2): 326-334.

[69] Tejwani SG, Markolf KL, Benhaim P. Graft reconstruction of the interosseous membrane in conjunction with metallic radial head re-

placement: a cadaveric study. J Hand Surg Am,2005,30(2):335-342.

[70] Tejwani NC, Mehta H. Fractures of the radial head and neck: current concepts in management. J Am Acad Orthop Surg,2007,15: 380-387.

[71] Wallace AL, Walsh WR, van Rooijen M, et al. The interosseous membrane in radioulnar dissociation. J Bone Joint Surg Br,1997,79 (3):422-427.

[72] Watanabe H, Berger RA, Berglund LJ, et al. Contribution of the interosseous membrane to distal radioulnar joint constraint. J Hand Surg Am,2005,30:1164-1171.

[73] Wright TW. Interosseous membrane of the forearm. J Am Soc Surg Hand,2001,1(2): 123-134.

[74] Yasutomi T, Nakatsuchi Y, Koike H, et al. Mechanism of limitation of pronation/supination of the forearm in geometric models of deformities of the forearm bones. Clin Biomech (Bristol, Avon),2002,17:456-463.

第13章 外科解剖学和前臂骨折的治疗方式

第 13 章

外科解剖学和前臂骨折的治疗方式

Marc Soubeyrand，Vincent Wasserman，Grégoire Ciais，
Marina Clement-Rigolet，Christian Dumontier，Olivier Gagey

关键词 尺桡骨前路入路·尺骨手术入路·背景资料·并发症·前臂·桡骨后路入路·外科解剖学·手术入路

第 1 节 概 述

前臂可以被看作一个可以变形的结构，这种能力与桡骨可绕尺骨进行旋前、旋后有关。此外，前臂还是肘关节和腕关节之间的机械连接。

前臂的外伤主要涉及尺桡骨骨折，由于前臂结构的特殊性，很少出现单一骨折。当前臂出现一处明显的骨折时，必须评估患者是否还有其他损伤，如是否伴随另一骨折或桡尺近侧关节脱位骨折（孟氏骨折），或桡尺远侧关节脱位（盖氏骨折）。

本章将集中讨论治疗尺桡骨骨折的手术入路，每一种骨折都有其特殊的手术入路。通过回顾前臂的主要解剖特征，讨论 3 种比较常见的入路方式，其中 1 种入路用于尺骨，另外 2 种用于桡骨（前路和后路）。每种入路的一部分用于骨折的复位及固定，本章将完整描述每一种入路。

第 2 节 前臂骨折入路的背景资料

同时涉及前臂双骨骼的骨折是最常见损伤，需要 2 个入路方式，一个针对尺骨，一个针对桡骨。如果单一骨折伴随近端（孟氏骨折）或远端（盖氏骨折）桡尺关节脱位，则需要另外的入路来处理脱位。这些入路将在其他章节中描述。

理想情况下，止血带应放在手臂上。然而，只要进行细致的逐步止血，就可在不给止血带充气的情况下进行前臂骨折的入路。为避免出现长时间使用止血带出现的骨筋膜室综合征或神经卡压，建议减少止血带的应用时间。一般情况下，如

M. Soubeyrand(✉)
Service de Chirurgie Orthopédique，Hôpital du Kremlin-Bicêtre，Le Kremlin-Bicêtre，France
e-mail：soubeyrand.marc@wanadoo.fr

V. Wasserman·G. Ciais·M. Clement-Rigolet
Service de Chirurgie Orthopédique，Hôpital Universitaire de Bicetre，Le Kremlin-Bicêtre，France

C. Dumontier
Hôpital Saint Antoine，Paris，France

O. Gagey
Orthopaedic Department，Paris-South University，Paris，France

G. Bentley（ed.），*European Surgical Orthopaedics and Traumatology*，
DOI 10.1007/978-3-642-34746-7_213，© EFORT 2014

果入路打开了,则可以不使用止血带而进行骨折的复位和固定。高能量的损伤机制加上手术创伤(止血带、肌肉收缩、术中出血)会增加骨筋膜室综合征的发生风险。因此,完全闭合桡侧和尺侧的切口会比较困难,尺侧的切口必须完全闭合,桡侧的切口可以暂时不完全闭合,可使桡骨周围的肌肉覆盖桡骨,而皮肤是开口的。减少前臂骨筋膜室综合征的措施是先闭合尺侧切口,留下的桡侧切口使其皮肤的边缘相对,然后逐步缩紧以闭合创面。手术后应采取冰敷和前臂抬高,然后采用夹板固定而非管状石膏固定。避免长时间局部麻醉,因为这可能会掩盖骨筋膜室综合征。最后安置一个负压引流装置,缝合切口。

骨折的复位固定需要使用钢板、螺钉或克氏针,所以应在术中使用影像扫描以确保其安置在正确位置。

桡骨近端手术入路最主要的风险是桡神经深支损伤(图 4-13-1),这个神经也被称为骨间背侧神经,虽然它不穿过骨间隙,但其通过桡骨颈及旋后肌的 2 个头之间。之所以叫骨间,可能是因为这个神经和前臂骨间背侧血管束伴行,通过骨间隙。

在急性外伤中,骨折周围的血肿可能会妨碍正常解剖结构的识别。用生理盐水冲洗有助于血肿的排出,并有助于识别正常结构。此步骤对于能否正确执行下述入路方法至关重要。

第 3 节　桡骨前入路（Henry）

这种方法最初由 Henry 于 1970 描述(Henry AK. Extensile exposure. 2nd Ed, 100-106. Baltimore, Williams & Wilkins, 1970),在创伤外科中非常常用,是经典整形外科手术之一。

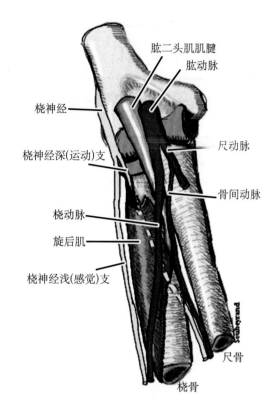

图 4-13-1　肘前部解剖

肱二头肌肌腱
肱动脉
桡神经
桡神经深(运动)支
尺动脉
骨间动脉
桡动脉
旋后肌
桡神经浅(感觉)支
尺骨
桡骨

一、外科解剖学

前臂筋膜间隔由几组肌肉共同组成(图 4-13-2)。前臂在横向上的旋后由桡神经支配的 3 块肌肉完成,即肱桡肌、桡侧腕长伸肌和桡侧腕短伸肌;在内侧,最浅层的 4 块肌肉靠同一肌腱止点附着于内上髁,即旋前圆肌、桡侧腕屈肌、掌长肌和尺侧腕屈肌;中间层是指浅屈肌;深层是旋后肌、指深屈肌、拇长屈肌和旋前方肌。肱桡肌的下方是桡神经浅支和桡动脉,由近向远走行。桡动脉及其伴行静脉发自肱动脉,穿行于肱桡肌和桡侧腕屈肌之间。正中神经和尺神经位于该间隔的内侧,桡骨前路入路不会伤及正中神经和尺神经。相反地,因为桡神经深支(运动支)围绕桡骨切迹穿行于旋后肌长头与短头之间,如果继续向下延长切口,会伤及桡神经深支(图 4-13-1)。为了避免伤及

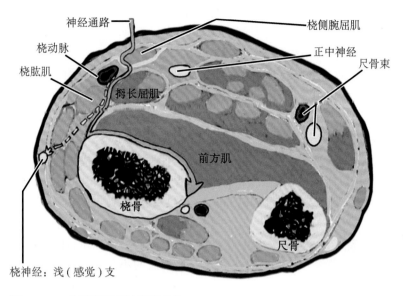

图 4-13-2　前臂横断面的解剖结构

桡神经深支,在桡骨骨膜下仔细分离旋后肌之前,应认真探查桡神经深支。

二、前路入路的适应证

前路入路可以从桡骨小头向桡骨远端充分暴露桡骨。对于急性骨折应进行复位和内固定,对于骨折不愈合患者采取植骨术,对于骨折畸形愈合患者采取截骨术。但是,肘关节后外侧入路暴露桡骨小头更加合适。(见第 2 章"肘关节的解剖学特征、手术入路和生物力学")

三、患者体位

患者取仰卧位,患肢放置于挡手板上(图 4-13-3)。如前所述,为避免前臂出现骨筋膜室综合征及神经卡压,须尽快松止血带。

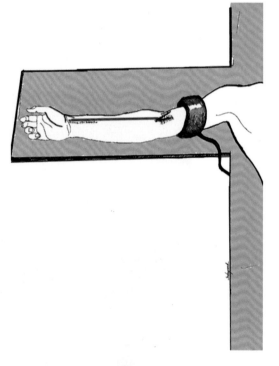

图 4-13-3　显示 3 个体表标志:肱二头肌止点、桡侧腕屈肌肌腱和桡骨茎突

四、皮肤切口

以下 3 个体表标志对于定位桡骨非常重要,即肱二头肌远端肌腱止点、桡侧腕屈肌肌腱和桡骨茎突(图 4-13-4)。这些体表标志位于一直线上,沿这条连线以骨折为中心切开皮肤。皮肤切口的长度取决于骨折类型和钢板长度。如有必要,可以延长切口。在近端,手术切口应该在肱二头肌肌腱远端外侧,如有必要,避开或结扎浅静脉。

五、浅表解剖平面

切开前臂皮肤和浅筋膜(图 4-13-5)。在远端区别桡侧腕屈肌和肱桡肌(图 4-13-6)。在中段 1/3 处,旋前圆肌可根据其倾斜方向和特征性的平大肌腱,以及围绕在桡骨的侧面来辨认。在近端 1/3 处,远端肱二头肌肌腱强壮且表浅,可通过被动地旋转前臂以暴露切口深处的肱二头肌肌腱来识别。前臂的深筋膜处于肱桡肌和桡侧腕屈肌之间(图 4-13-7)。在这个区域,由近到远依次是旋后肌、旋前圆肌、指浅屈肌和拇长屈肌。

六、深层解剖平面

必须找到 2 种非常重要的结构,即桡神经浅支(感觉支)和一动两静的桡动脉血管束(图 4-13-8)。桡神经在肱桡肌下走行,血管束在肱桡肌下方由中段(靠近二头肌肌腱)及远走行,与桡神经浅支伴行。血管束在止血带充气前很容易辨认。切口近端的血管束向内侧牵拉,此时可能需要结扎贯穿肱桡肌的小分支。在远端,肱桡肌下的神经和血管束与脂肪分离。通过分离旋前肌、拇长屈肌、指浅屈肌、旋前圆肌及旋后肌等,可充分暴露桡骨(图 4-13-9,图 4-13-10)。从内向外分离旋后肌时应小心谨慎,因为桡神经深支(运动支)从该肌深层与浅层之间穿过。笔者建议使用骨膜剥离器于旋后肌深层由远向近剥离。用这种方法,深层肌肉和骨膜可以保护桡神经深支(运动支)免受医

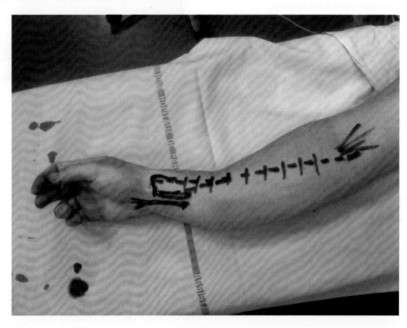

图 4-13-4　3 个体表标志的皮肤标记线

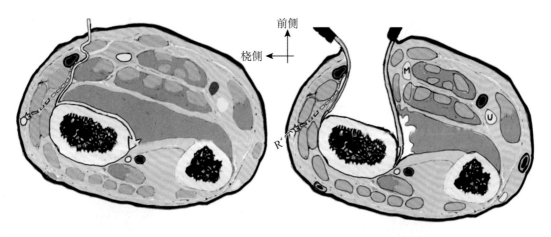

图 4-13-5　桡骨前路入路

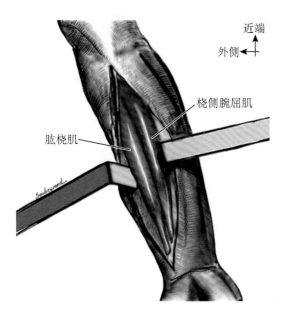

图 4-13-6　肱桡肌和桡侧腕屈肌之间的入路

肱桡肌

桡侧腕屈肌

近端

外侧

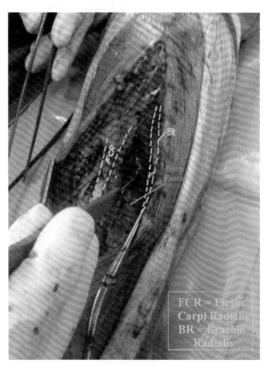

图 4-13-7　分离桡骨骨膜
FCR. 桡侧腕屈肌；BR. 肱桡肌

源性损害。旋前圆肌肌腱可以纵向分开，手术结束后再行修复。暴露拇长屈肌肌腱和桡神经血管束之间的旋前方肌侧面。通过移动拇指的指间关节以引起该肌腱的运动来识别拇长屈肌，旋前方肌应使用骨膜剥离器紧贴骨膜由外侧向内侧剥离。

七、缝合

如果旋前圆肌被分开，之后必须缝合。

如有可能，须将旋前方肌再次附着于桡骨上。然而，如果前面植入了钢板，这一步则无法完成。旋前方肌不完全复位产生的影响不大，其他肌肉会在桡骨的位置自发恢复。术后应使用引流管。笔者建议缝合切口前，先松止血带及闭合尺骨切口。止血

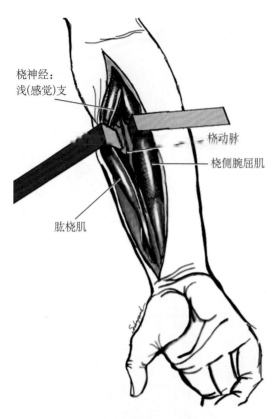

桡神经：
浅(感觉)支

桡动脉

桡侧腕屈肌

肱桡肌

图 4-13-8   拉开肌肉及桡神经，注意保护桡动脉

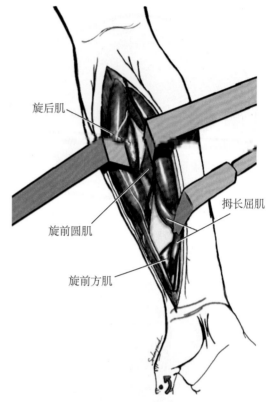

旋后肌

旋前圆肌

旋前方肌

拇长屈肌

图 4-13-9   由前路暴露旋前圆肌到桡骨

带充气时，创伤和手术切口引起的肌肉肿胀可能会被低估，因此，皮肤闭合后张力较大，会存在骨筋膜室综合征的风险。肌肉肿胀的患者基本上不可能同时闭合桡骨和尺骨切口。因此，必须先闭合尺骨切口，如果闭合桡骨切口时张力较大，应该先皮对皮相对减张缝合，在接下来几天中逐步收紧以达到最终闭合创面。须在术前评估正中神经，如出现感觉迟钝，提示正中神经有损伤，建议切开腕管作为预防措施。

第 4 节   桡骨后路入路

与前路入路相比，桡骨后路入路使用较少，其主要优点是可以对深(运动)支和桡神经(骨间背侧神经)进行保护。

一、外科解剖学

需要区别 3 组肌肉群(图 4-13-11)。第 1 组附着于肱骨外上髁，包括肱桡肌、桡侧腕长伸肌和桡侧腕短伸肌；第 2 组有共同的肌腱止点附着于外上髁，是纵行延伸到手腕的浅层伸肌，包括指总伸肌、尺侧腕伸肌、小指的固有伸肌和肘肌；第 3 组包括拇指的肌肉(拇长展肌、拇短伸肌、拇短展肌)、旋后肌和示指伸肌，这些肌肉近端附着于前 2 个肌肉群，拇指的 3 块肌肉具有一个典型的特征，即由近端向远端，向桡骨倾斜走行。后路入路最主要的损伤是桡神经深(运动)支的损伤，也被称为骨间背侧神经，走行于旋后肌的 2 个头之间。前臂骨间背侧动脉起源于尺动脉，并且从前臂骨间隙到达前臂后侧筋膜间室。

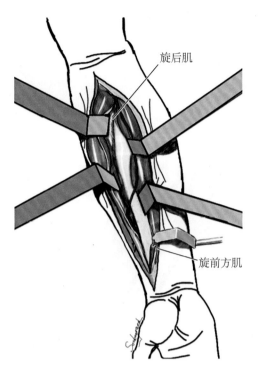

图 4-13-10　牵拉旋前圆肌后暴露桡骨

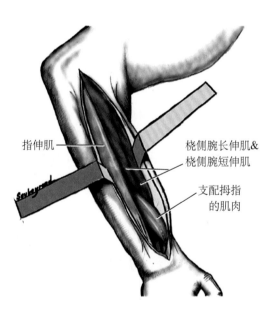

图 4-13-11　3 组肌肉群

二、创伤学适应证

后路入路，暴露桡骨后侧，这种入路对于急性骨折的复位和内固定、骨不连患者的

植骨术和骨折畸形愈合的截骨术非常有用。与前路入路相反，后路入路可以在暴露近端桡骨时保护桡神经不受损害。

三、患者体位

患者取仰卧位，胳膊可以采用以下 2 种摆放位置：①上肢放置于手臂板上；②前臂完全内旋或肘关节屈曲 90°使前臂放置于下腹部的体位。在采取以上防范措施后，可以使用止血带。

四、皮肤切口

体表标志为肱骨外上髁和 Lister 结节，切口为该 2 点的连线（图 4-13-12）。

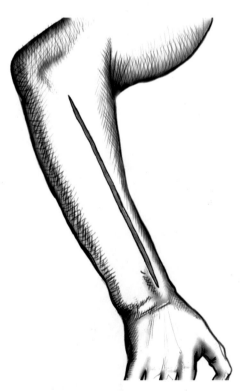

图 4-13-12　切口位于肱骨外上髁和 Lister 结节连线

五、浅层解剖平面

在前臂切开皮肤与浅筋膜后,必须确定桡侧腕短伸肌和指总伸肌 2 块肌肉。这些肌肉间隔作为手术通道,拉开肌肉则可增大。此间隔在远端比近端更易拉大,因为远端的肌腱是独立的,而近端肌肉往往共享一个腱膜。

六、深层解剖平面

穿过这个肌肉间隔,旋后肌、旋前圆肌、拇长展肌、拇短伸肌、桡侧腕长伸肌和拇长伸肌从近端向远端覆盖桡骨(图 4-13-13 至图 4-13-15)。桡神经深(运动)支走行于旋后肌深层与浅层之间,一旦这个神经被切断,应该谨防其回缩。然后,牵拉旋后肌深层和旋前圆肌,同时由远端或近端牵拉拇长展肌和拇短伸肌群可暴露桡骨。在围绕桡骨的桡神经后支水平,必须肉眼见到神经以避免其被压在钢板下。

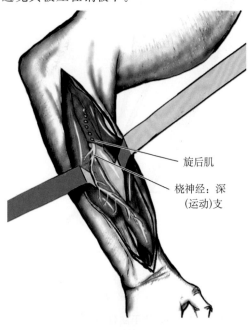

图 4-13-13　后路入路暴露伸肌

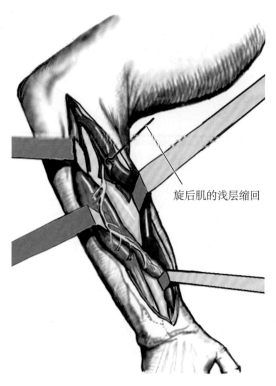

旋后肌的浅层缩回

图 4-13-14　暴露桡骨并保护桡神经深支的深层解剖

旋后肌

桡神经:深(运动)支

七、缝合

如果分开旋前圆肌,之后须将其缝合。在安装负压引流装置后应立即将皮肤缝合。与前路手术一样,后路手术也必须先松止血带和关闭尺侧切口,以减少出现骨筋膜室综合征的风险。

第 5 节　尺侧入路

尺侧入路是公认的最简单的前臂手术入路方式。尺骨的尺后侧缘在切开皮肤后,只需分离腱膜鞘就可以暴露尺骨。因此,这种方法的优点是几乎不会造成任何神经血管的损伤。其缺点是,与桡侧切口相比,尺侧切口的肌肉并不能完全覆盖尺骨或尺骨钢板,只能以皮肤覆盖。因此,当尺侧、桡侧

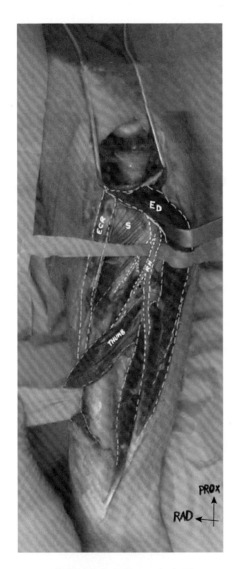

图 4-13-15　带有结构标记的深层解剖图
ECR. 桡侧腕伸肌；ED. 指伸肌；RN. 桡神经深（运动）支；Thumb. 拇伸肌；RAD. 桡侧；PROX. 近端

均须切口时，必须先关闭尺侧切口以覆盖尺骨，暂时不关闭桡侧切口。

一、外科解剖学

在尺侧入路中，分离桡侧腕屈肌和桡侧腕伸肌以暴露尺骨。尺神经穿过尺侧腕屈肌并于其下绕行。由于此种入路在 2 块肌肉间通过，确保了尺神经和尺动脉血管束的安全。因此，此种入路神经血管损伤的风险很小。

二、创伤学适应证

此种入路可以暴露整个尺骨干。常用干急性骨折复位和内固定、骨不连患者的植骨术及骨折畸形愈合的截骨术。

三、患者体位

患者取仰卧位，上肢放于手臂板上。前臂完全旋前，按照之前述的注意事项使用止血带。

四、皮肤切口

体表标志是鹰嘴和尺骨头。沿尺骨轴连接这些体表标志，这在大多数患者的皮下很容易触及（图 4-13-16）。切口就在这条线上，以骨折处为中心，切口的长度取决于骨折的形状及内固定钢板的长度。

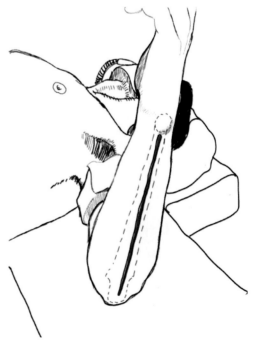

图 4-13-16　尺侧入路的体表标志连线

五、浅层解剖平面

切开前臂皮肤与浅筋膜。必须明确尺侧腕伸肌和尺侧腕屈肌(图 4-13-17)。在近端分离这些肌肉很困难,因为它们有一个共同的肌腱止点,但是 2 块肌肉远端是独立的,所以很容易区分。因此,建议由远端向近端剖开这些肌肉。

六、深层解剖平面

一旦确定了皮下尺骨的边缘,应分离尺侧腕伸肌和尺侧腕屈肌,暴露骨间膜(图 4-13-18,图 4-13-19)。尺神经和尺动脉血管束与尺侧腕屈肌关系紧密,如果沿着骨表面进行正确分离,可以避免损害(图 4-13-20)。

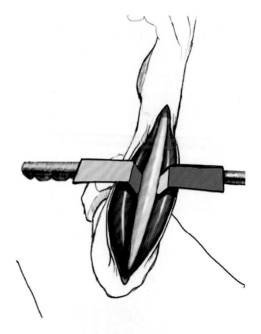

图 4-13-18　术中暴露尺骨骨干

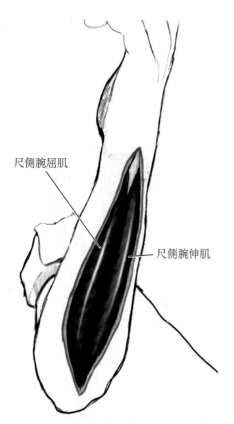

图 4-13-17　尺侧腕屈肌和尺侧腕伸肌之间入路,保护尺神经

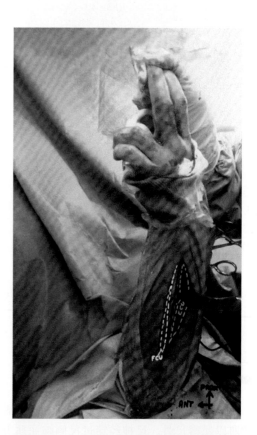

图 4-13-19　尺侧腕屈肌和尺侧腕伸肌的分离;FCU. 尺侧腕屈肌;ECU. 尺侧腕伸肌

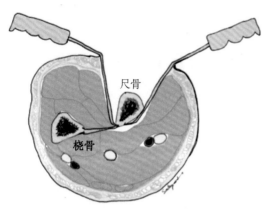

图 4-13-20 骨膜下入路分离肌肉,可保护神经及血管束

七、缝合

必须安装负压吸引,然后直接皮肤缝合。

第 6 节 总 结

大多数前臂骨折都累及尺桡骨。如果是单一骨折,则需要谨慎地对近侧或远侧的桡尺关节脱位做出细致的评价。人们普遍认为,前臂骨折需要完美复位以保留旋前、旋后功能。钢板是前臂骨折损伤的最佳固定方法。每块骨骼都有其特殊的入路方式。对于尺骨来说,只有一种合适入路;对于桡骨而言,前路入路和后路入路均适用,而前路入路最常见。需要严格监控术中和术后各项注意事项,以降低骨筋膜室综合征的风险。

参考文献

[1] Gray's Anatomy, 39th. Edition, 2005, Elsevier and Churchill-Livingstone, pp. 867,869,878,881.

[2] "Fractures of the shaft of the Radius and Ulna". In Fractures in Adults. (Ed. C. A. Rockwood and D. P. Green.)2nd. Edition. J. P. Lippincott, Philadelphia.

第 14 章　前臂的孟氏骨折损伤、盖氏骨折损伤及 Essex-Lopresti 损伤

第 14 章

前臂的孟氏骨折损伤、盖氏骨折损伤及Essex-Lopresti损伤

Doug Campbell，David Limb

摘要　如果放弃治疗孟氏骨折、盖氏骨折和Essex-Lopresti 损伤,前臂骨骼和软组织的复合伤发生概率会显著增大。本章详细介绍了这些组织结构的解剖、力学、功能、损伤模式及手术的具体细节。需要对尺骨进行解剖复位,以恢复孟氏骨折和盖氏骨折导致的尺桡关节脱位。如在尺骨充分复位后,仍有尺骨关节不稳定时,有可能需要重建损伤的关节韧带。尽管手术可以尽量降低孟氏骨折、盖氏骨折和 Essex-Lopresti 损伤所造成的并发症,但是仍然存在骨骼和肌肉损伤的可能性。

关键词　解剖·分类·并发症·诊断·脱位·前臂·骨折·手术方法·骨折固定术·病理学·术前准备·康复·手术适应证

第 1 节　概　述

前臂通常被看作是腕部和手部肌肉起点的骨骼支撑,且神经血管附着于前臂骨骼到达手上。当然,不止于此。因为前臂的存在,手才能完成各种动作,接受刺激和做出最佳反应。一个简单的骨骼支撑是不会提供这些优良功能的。

前臂本身就是一个关节,可以完成旋前、旋后动作。与其他关节一样,前臂关节既需要稳定性,也需要活动性。对前臂解剖学进行详细的研究和理解后,能够更好地理解其机械功能,以诊断和治疗相关疾病。

前臂尺桡骨近端骨折(孟氏骨折)、尺桡骨远端骨折(盖氏骨折)、前臂骨间膜损伤(Essex-Lopresti 损伤),均会损伤前臂结构的稳定性及功能。

这些损伤会威胁前臂结构的稳定性。孟氏骨折和盖氏骨折可以被早期诊断并治疗。Trousdale 等认为,Essex-Lopresti 损伤可能引起误诊并导致前臂长期不稳定[38]。

第 2 节　病因和分类

一、盖氏骨折脱位

盖氏骨折脱位为桡骨干中间或远端1/3 的骨折,伴随桡尺远侧关节（distal

D. Campbell(✉)
Leeds General Infirmary, Leeds, UK
e-mail：dougcampbell1@hotmail.com

D. Limb
Chapel Allerton Hospital, Leeds, UK
e-mail：d. limb@leeds. ac. uk

G. Bentley (ed.), *European Surgical Orthopaedics and Traumatology*,
DOI 10. 1007/978-3-642-34746-7_77，© EFORT 2014

radio-ulnar joint，DRUJ）的创伤性破坏，使尺骨头背侧半脱位（图 4-14-1）。

DRUJ 的稳定性主要依赖于三角纤维软骨复合体（triangular fibrocartilage complex，TFCC）的完整性。如果桡骨骨干骨折中出现 TFCC 的创伤性破坏，意味着骨间膜（两者之间唯一的连接）受到损伤。这在尸体研究中已经得到证实[23]。

盖氏骨折脱位较罕见，多发生在高能量轴向负荷损伤中，占所有前臂骨折的 3%～7%，但会严重影响活动功能。20% 的盖氏骨折伴脱位为尺桡骨双骨折[20]。

盖氏骨折有 2 种分型，桡骨断裂存在手术重建 DRUJ 的可能性[27]，具体如下。

Ⅰ型：损伤发生在桡骨远端 1/3 内，距 7.5 cm 以内处，此类损伤可以行骨折切开复位内固定术以达到 DRUJ 重建。

Ⅱ型：损伤发生在距离桡骨远端 1/3，超过 7.5 cm 处，此类损伤很少需要手术来重建 DRUJ。

二、Essex-Lopresti 损伤

Essex-Lopresti 损伤机制为患者从高处坠落，手臂及手掌伸展时腕部着地，桡骨干的轴向撞击肱骨所致，可发生桡骨头粉碎性骨折、骨间膜撕裂（interosseous ligament，IOL）及 DRUJ 脱位。这种损伤导致整个桡骨与尺骨分离，向近侧移位，称为纵向尺桡骨分离（longitudinal radio-ulnar dissociation，LRUD）。

该种损伤由 Curr 和 Coe 于 1946 年首次提出，但直到 Essex-Lopresti 报道此种损伤时，LRUD 的重要性才被认可。

Edwards 和 Jupiter[9] 的分型系统描述了 3 种类型的 Essex-Lopresti 桡骨头骨折，具体如下。

Ⅰ型：微型粉碎骨折，采用切开复位内固定术（open reduction and internal fixation，ORIF）。

Ⅱ型：粉碎性骨折，需要切除桡骨头并置换假体。

Ⅲ型：陈旧性不可复位的桡骨近端移位。

三、孟氏骨折脱位

孟氏骨折是尺骨骨折和肱桡关节脱位。最常见的损伤情况是尺骨干骨折合并桡骨头前脱位，这是由 Monteggia[22] 于 1814 年提出。这种损伤是 Bado 分型系统中的 Ⅰ 型损伤[3]，具体分型如下。

Ⅰ型：如上所述，尺骨干骨折合并桡骨头前脱位。

Ⅱ型：尺骨干骨折骨折（比 Ⅰ 型损伤的位置更靠近端）和桡骨头向后侧或后外侧脱位。

Ⅲ型：尺骨干骺端骨折合并桡骨头（图 4-14-2）向后侧或后外侧脱位。

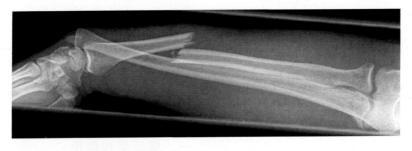

图 4-14-1　1 例盖氏骨折患者，此例患者很难分型，因为骨折发生的部位距手腕约 7.5 cm，介于 Ⅰ 型和 Ⅱ 型之间

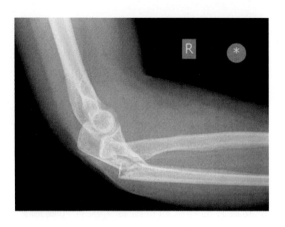

图 4-14-2　Ⅲ型孟氏骨折，累及尺骨干骺端，如果为尺骨干骨折，则为Ⅱ型损伤

Ⅳ型：尺骨、桡骨干近端 1/3 处双骨折合并桡骨头前脱位。

Bado 还提出了Ⅰ型变异和Ⅱ型变异，以提供一个更全面的前臂近端骨折分型体制。例如，Ⅰ型变异中的儿童单独桡骨头脱位（"牵拉肘"或"保姆肘"），伴或不伴尺骨骨折的桡骨颈骨折和不稳定类型（包括鹰嘴和桡骨头骨折）。这些变异型不能增加这个分类方案的实用性，所以本文不再进一步讨论。

从以上骨折与脱位损伤来看，很明显，孟氏骨折并非单一机制产生，而是存在多种移位导致的不同的发生机制。Bado 甚至讨论了各种类型孟氏骨折的发生机制。其在Ⅰ型变异中最显著，单纯的临床经验表明，在某些情况下，该类损伤是由外力直接作用于前臂或坠落物砸到伸出的手臂引起的。直接打击尺骨后面会导致出现向前成角骨折，如果力量足够大，会导致桡骨小头前脱位。前伸且内旋的手臂遭坠物砸伤时，也会发生同样的损伤，因为体重会造成前臂的外旋。此结论可以通过尸体研究得以证明[11]，但是也有人认为，如果先发生桡骨头脱位，那么在尺骨突然被迫承受轴向体重的二头肌拉力也会产生相同的损伤结果，事实上，很多情况下会发生Ⅰ型孟氏骨折。

关于其他型孟氏骨折的争议较少。Ⅱ型孟氏骨折多发生于老年妇女。由于韧带和关节囊支撑尺骨近端的能力强于轴向骨，因此，导致健康年轻人出现肘关节向后脱位的损伤机制，会在桡骨小头脱位后导致尺骨干骨折而非尺肱关节脱位[26]。

第 3 节　解剖、病理学和基础科学

为了维持前臂稳定功能，主动与被动稳定机制都是必须的，主动功能（肌腱组织）一般很少受损，但损伤可以显著影响骨骼和韧带的被动稳定性。骨解剖学提供的前臂固有骨稳定性质，无论是近端还是远端桡尺关节，都不能通过关节面的形状来提供很大的稳定性，关节面的形状更倾向于为手的运动提供更大的活动范围。因此，近端（环状韧带）和远端（三角纤维软骨复合体）桡尺关节的韧带束缚提供被动稳定性，并由 IOL 发挥巨大作用。

IOL 由 5 部分组成[25]，即 ① 中央束；② 附属束；③ 远端斜束；④ 近端斜束；⑤ 背斜附属束。

中央束（横跨远端尺骨与桡骨起点）已被认为是 IOL 最重要的组成部分。在前臂负荷时，IOL 可提供张力，也是其中的中央束在起作用。IOL 中的中央束已经显示出可以作为一个等长结构在整个前臂旋转范围内提供稳定性，同时在桡骨和尺骨之间传递力量，防止过度旋后，充当深屈肌及伸肌起点腱膜的作用。因此，此结构的关键部分中断将严重影响功能。

在近端，桡骨小头与肱桡关节的完整性对于沿前臂纵轴的力传递、IOL 张力及功能的维持至关重要。这是将桡骨和手与手臂其余部分连接起来的最近端区域。

在远端，结构的稳定继续提供桡骨和

尺骨之间的联系,但也允许它们之间高度的流动性(同时也为腕骨提供一个稳定的平台)。

一、盖氏骨折脱位

TFCC 断裂及单纯的远端尺桡韧带损伤不足以引起掌背侧 DRUJ 不稳定[39]。结合远端 IOL 中央束的损伤,在前臂旋转过程中出现 DRUJ 不完全脱位,中央束的进一步断裂将使 DRUJ 完全不受约束,这被认为是桡骨干骨折时 DURJ 变得不稳定的原因。骨折并不难识别,但是 IOL 和软组织损伤较难识别。

盖氏骨折脱位发生在胳膊伸展时高能量负荷冲击下(如高空坠落)。通常是前臂内旋——中央束牵拉最紧时。这时会产生 DRUJ 向背侧脱位。反过来也是如此,过度旋前的前臂受到轴向负荷会使 DRUJ 向掌侧脱位。即使在桡骨干骨折后恢复了解剖复位和刚性稳定,TFCC、远端尺桡韧带及 IOL 的断裂均可导致 DRUJ 不稳定。

二、Essex-Lopresti 损伤

IOL 的解剖结构被认为在维持前臂稳定中起决定性作用。LRUD 导致前臂的主动旋转功能、伸肘功能及腕关节活动降低。当握紧拳头时,正常情况下负荷是从近端的腕关节传递到肘部,但是在 LRUD 时,这种负荷传递受到影响,异常负荷从手肘到达尺腕关节,导致疼痛和运动减少。

桡骨小头的缺失使桡骨与肱骨在肱桡关节中的接触面减少(粉碎性骨折)。桡骨(和手)与尺骨(和上肢的其余部分)仅通过 IOL 和 DRUJ 韧带相连,当这些结构受到损伤时,整个前臂关节都变得不稳定。

三、孟氏骨折脱位

孟氏骨折脱位不仅包括肘关节脱位,骨折的发生由骨骼的质量和结构、关节囊和韧带的完整性,以及产生损伤的机制及力的大小之间的相互作用共同决定。尺骨内侧和外侧尺侧副韧带与肱骨之间有极强的侧副韧带附着,桡骨小头则没有,但是提供其旋转的环状韧带附着于尺骨外侧副韧带上。环状韧带可以阻止桡骨小头前脱位,但是,如果受到的击打力量足够大,桡骨会脱离尺骨而前移,环状韧带会被撕裂。这同时需要撕裂骨间膜的近端部分,并且没有因极端的纵向暴力导致尺骨骨折而出现前臂不稳定。

桡骨小头向后脱位时尺侧副韧带会发生撕裂,这是肘关节后脱位发生的第一步。然而,如前所述,如果关节囊和内尺侧副韧带可以给予尺骨近端足够大的支撑,在尺肱关节脱位前就会发生尺骨骨折,即造成Ⅱ型损伤。

第4节　诊　断

一、盖氏骨折脱位

尺骨头在向背侧脱位时,前臂可能出现变形,必须完善上肢的检查以排除神经血管并发症、开放性骨折和其他骨骼损伤。前臂、手腕及肘部的 X 线片对于明确诊断至关重要,明确指征包括:①桡骨缩短超过 5 mm;②扩大的 DRUJ;③尺骨远端的 Basistyloid 损伤;④DRUJ 向侧方的半脱位。临床上,在上肢静止状态时受到高冲击损伤的情况下,超过 25％的患者会出现以上情况[30,35]。

超声和 MRI 对于该病诊断很明确[12],

但实际上,这些检查方法很少用于急诊。

二、Essex-Lopresti 损伤

桡骨小头损伤很常见,但 IOL 和 DRUJ 韧带的损伤常被忽略[16]。检查时会发现前臂肿胀、压痛、腕关节尺侧疼痛,以及活动受限、前臂旋转疼痛[13]。

X 线检查如发现粉碎性桡骨头骨折,桡骨缩短超过 2 mm,应高度怀疑 LRUD。

在非紧急情况下(通常情况下诊断 LRUD 时),桡骨的稳定性可以通过给予桡骨压力及影像学来评估。此种检查最好在麻醉下进行。在更明显的病例中,X 线片上可以清晰显示出桡骨向近端移位,尽管需要轴位影像来显示是否有功能不稳定,这被称为"动态 LRUD"。

尸体研究显示,MRI 在诊断 IOL 损伤时有 87.5% 的敏感性和 100% 的特异性[19]。超声同样是有效、可靠、非侵入性和高准确性的检查方式[14]。

三、孟氏骨折脱位

孟氏骨折出现疼痛及明显的压痛,标志着出现了较重的骨折和脱位,畸形产生的情况取决于损伤的方式及移位程度。因此,如果不被肿胀遮挡,显著移位的Ⅰ型损伤将出现前臂缩短、不能旋转前臂,甚至可见的尺骨向前成角。

X 线片所确认的损伤应包含 2 种位置,肘部前后(AP)位和侧位片的视图不能更好地显示出尺骨骨折,无论如何都需要拍摄前臂的 AP 位和侧位片,以排除前臂远端及腕部的损伤。根据以往经验来看,此种损伤在很多情况下被发现得较为延迟,因为尺骨损伤易被发现,但桡骨头移位则常被漏诊[4,33]。急性损伤时很难获得准确居中的肘关节 X 线片,因此,如果存在尺

骨骨折,应确保较好的肱桡关节 X 线成像。一旦确诊尺骨骨折,肘关节的 X 线片应该照射桡骨小头以检查其是否有损伤。如果手术前对损伤的性质有任何疑问,CT 扫描可以确认肱桡关节(或其他关节)的损伤,并可以识别 X 线片上可能漏诊的微小桡骨头骨折。

第 5 节　手术指征

一、盖氏骨折脱位

所有成人桡骨干骨折病例,均应行切开复位加压钢板内固定治疗,闭合复位石膏外固定效果不佳。

麻醉下进行稳定固定后,再对 DRUJ 的稳定性进行临床评估,并行 X 线检查。DRUJ 患者的前臂不能充分旋转是需要进一步修复 TFCC 的依据,需行修复手术(图 4-14-3)。

开放骨折的治疗方法相似,但如果存在严重污染,则需要延迟内固定,并可能需要骨移植。

二、Essex-Lopresti 损伤

症状性 LRUD 需要进行评估,其可分为"可恢复性"和"不可恢复性"。

"可恢复性"的 LRUD 患者在麻醉状态下轴向牵引可减少尺骨的变异;在"不可恢复性"患者中,变异仍然存在。

治疗的目的是通过恢复桡骨长度以恢复正常的尺桡关系。

在紧急情况下,需要进行桡骨头重建(Ⅰ型损伤)或置换(Ⅱ型损伤)。对于明显的桡骨头脱位损伤,手术时应谨慎使用巾钳及复位钳应用于桡骨颈部,并朝向和远离肱骨头施加力(可能会发现漏诊的纵向不稳定

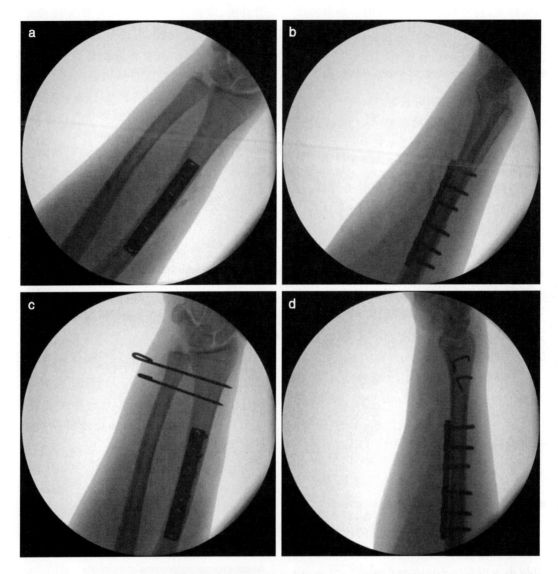

图 4-14-3　对图 4-14-1 的盖氏骨折患者的治疗。固定尺骨后(a～b)，DRUJ 仍然不稳定，因此，行切开韧带修复，可恢复关节对线，临时以钢针维持稳定(c～d)

性)。随着微型钛螺钉和专门设计(根据解剖)的近端桡骨植入物的应用，各种骨折模式都可进行骨折的重建。硅胶型桡骨头假体已经被更为牢固的金属植入物所取代。这些假体应用于单纯桡骨头骨折的短期疗效非常好，但应用于更加复杂损伤的远期疗效尚不稳定。

IOL 的急性重建仍在试验当中。如果骨骼稳定性可以保证，尚无证据表明手术重建可比单纯 IOL 自愈产生更好的治疗效

果。不稳定的 DRUJ 建议进行急性重建，通常采用 TFCC 重建的方式。

在慢性 IOL 病例中，IOL 的重建似乎是合乎逻辑的，但应同时恢复前臂完整性、重建 DRUJ 及纠正尺骨的变异。修复桡骨与尺骨之间的稳定关系可能需要尺骨短缩截骨术同时进行桡骨头假体置换，以防止进一步的近端桡骨移位。当然，这种方法只针对单纯的骨骼损伤。

已有尸体模型及活体的应用报道，使用

桡侧腕屈肌[31]、掌长肌腱[36]、跟腱[37]、旋前圆肌[7]和骨间韧带移植[1,18]进行 IOL 重建，但是治疗效果不一。

总之，重建 TFCC 可以维持骨骼的稳定性，但是重建 IOL 仍未得到证实。对于顽固性和重建失败的慢性病例，可以采用尺桡骨骨性连接来治疗。此种情况可以保持稳定性，但会导致前臂旋转功能降低。在 Allende 和 Allende[2]报道中，7 例患者采用此治疗方法，9 年随访结果满意，这可能反映出术前前臂不稳定对功能的影响及限制。

三、孟氏骨折脱位

所有病例均需恢复尺骨的位置及减少桡骨头的脱位。然而，在儿童中可采用闭合复位来实现（图 4-14-4）。对于成人，手术治疗是常规治疗手段，包括尺骨损伤的稳定内固定治疗。尺骨加压钢板和髓内固定也取得了良好效果[4]，表明恢复骨骼的位置同时可治疗肱桡关节脱位。

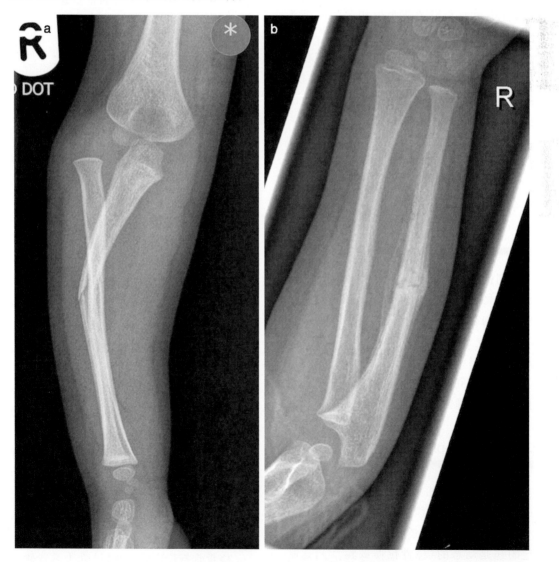

图 4-14-4　儿童的孟氏骨折(a)通常采用手法复位后以石膏外固定达到满意的结果(b)。然而，需密切观察以防出现畸形，导致桡骨小头再脱位。如果预期结果不满意，需在桡骨头畸形发生之前行尺骨部分截骨术

无论采用哪种方式复位及固定尺骨,都应注意确保桡骨头的复位,否则,必须采取措施以确保这一点。最初,所有病例均需重建环状韧带[33],但是通过观察研究,省略环状韧带的重建,尺骨固定后适当复位桡骨头也能达到令人满意的结果[4]。

孟氏骨折在治疗后即使观察到复位满意,但术后早期及康复期间也可能出现再脱位或半脱位,因此,孟氏骨折治疗后的随访中应常规拍摄 X 线片。

关于桡骨头损伤的治疗存在许多争议,其中也有与肘关节脱位相关的桡骨头骨折治疗的一些争议。就本文而言,在治疗孟氏骨折伴桡骨头骨折时,如果存在肘关节不稳定,应考虑桡骨头重建或置换。然而,还有关于切除桡骨头后效果较好的报道,这些争议一直未有定论。

第 6 节　术前准备

一、盖氏骨折脱位

与健侧比较通常可帮助诊断。一旦骨折得到稳定固定,DRUJ 的掌背侧被动活动范围可与健侧做比较,正常的手腕后前位(posterior anterior,PA)的 X 线片,将为骨重建提供参考。

应考虑到植骨的可能性。必须仔细寻找并优先处理其他共存损伤。

二、Essex-Lopresti 损伤

拍摄两手腕相似位置的 X 线片,尺骨的移位可提供桡骨移位的证据。

在慢性病程中,必须评估桡骨移位是固定的还是动态的(桡骨拉伸试验[32]),这将为是否同时行尺骨截骨术提供依据。

三、孟氏骨折脱位

根据 X 线片选择适当的治疗方法和最佳的手术入路。钢板固定尺骨是一种非常直接尺骨手术方案。

如果有桡骨头骨折或确定需要重建环状韧带,可以选择在同一切口中完成。增长切口可以增加全厚度皮瓣,这样可以进入肘侧面,在肌间隙内寻找桡骨头,同时可以通过肱三头肌以进行环状韧带的重建。

第 7 节　手术技巧

一、盖氏骨折脱位

患者取仰卧位,患肢置于手桌上,局部消毒、中单覆盖,上臂放置止血带。

掌侧入路(Henry)是最常用的方法,特别是位于桡骨远端 1/3 的骨折,这种入路于深面可见由于损伤导致的桡骨边缘的旋前圆肌遭到破坏。防止电刀过热或过分牵拉、挤压正中神经,因为该神经已经因为肿胀与骨骼的不稳定而变得非常脆弱。清理、复位、固定桡骨,远、近端至少 6 枚螺钉固定骨折(远、近端各 3 枚),适合成人桡骨的植入物最小尺寸为 3.5 mm。

骨折的严重程度评估是依据是否需要移除骨折块(植骨术)。作为替代物,角度稳定的植入物可以安全地弥补此缺损。

骨折固定后需要拍摄 X 线片来确认骨折复位的情况、桡骨长度的恢复及 DRUJ 的修复情况。此外,需要评估植入物的长度、位置及螺钉选择的正确与否,确保它们既不会过长也不会过短。

桡骨骨折稳定后,通过尺骨头掌背侧活动情况评估 DRUJ 的稳定性,同时,另一只手需握住桡骨远端固定。最好在肘关节屈

曲的情况下进行,静置在手术台上("扳手腕"的位置),使前臂做全方位的旋转。

尺骨远端持续不稳定或无法完全复位(X 线成像)的情况提示 TFCC 分离。虽然有些医生倾向于将旋后的前臂屈曲至肘关节上方,石膏固定至少 6 周,但笔者的习惯是重建 TFCC(取决于是否存在尺骨颈突骨折)。

在极少数情况下,由于伸肌及韧带等的影响,无法闭合复位尺骨远端及乙状切迹,应经背侧入路切开复位。

建议使用长臂夹板固定,使肘关节屈曲 90°,前臂充分后旋以使 DRUJ 和 IOL 中央带周围的软组织不会出现张力过大的情况。

二、Essex-Lopresti 损伤

手术重建需要有条理性,并且每个会影响稳定性的因素均需考虑。

对于桡骨头重建及置换,采用 Kaplan 入路到达桡侧腕伸肌和伸指总肌腱之间的桡骨头。因为可能会出现疼痛或早期关节病变,所选的桡骨头假体不应太大。

TFCC 最好重新连接于尺骨远端窝内。建议开放性手术而不是使用关节镜。许多医生偏好桡骨远端和尺骨远端使用临时克氏针固定 4 周这一治疗方法。

如果桡骨复位到原来(远端)的位置,须

行尺骨缩短术来缩短 DRUJ。不推荐切除尺骨下端(Darrach 方式)。

关节完全对位是否能实现呢? 桡骨近端和尺骨远端同时人工关节置换术已取得了不错的结果[17]。8 例平均随访 3 年的患者已被报道愈后效果良好,这种手术方式对于前期于术失败的慢性病例来说比较适用。

三、孟氏骨折脱位

Ⅰ型病例最好的治疗方法是使用加压钢板治疗尺骨骨折,复杂的骨折可能需要桥接板或交锁钉,但是,无论哪种情况都需要恢复尺骨正常的长度并良好复位。

钢板加压后应确保桡骨头已有效复位,如果有证据表明桡骨头半脱位,则尺骨固定需达到解剖复位。撕裂的环状韧带可能会影响桡骨头复位,但尺骨复位不良是更常见的桡骨头复位不佳的原因。

横形骨折患者如果采用直的动力加压钢板固定而没有注意 AO 原则会出现问题。如果一个直的钢板应用于较直的骨进行加压,这对紧挨钢板的骨皮质有效,但会迫使对侧皮质骨折线掀开,如果在尺骨后侧行钢板固定,则会造成尺骨向前成角。反过来,这又会使桡骨头再脱位或半脱位(图 4-14-5)。正确的技术为预弯钢板,使其远离骨折线 1～2 mm,然后使用偏心螺钉横跨骨折面拧紧。

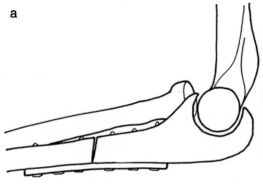
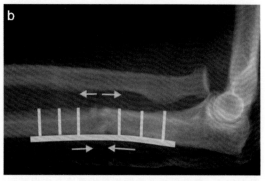

图 4-14-5　如果尺骨横形骨折采用直板加压处理,一不小心就会出现肱桡关节半脱位(a),根据 AO 原则采用预弯钢板可避免出现此情况(b)

Ⅱ型损伤通常需要手动复位桡骨头,然后钢板固定尺骨以稳定关节,而Ⅲ型骨折(比Ⅰ型和Ⅱ型更复杂的损伤)已经引入了各种解剖锁定钢板(图4-14-6)。这些均是被允许用于复杂骨折的内固定物,其强度足以应对早期活动。

Ⅳ型损伤及所有尺桡骨双骨折都存在交叉损伤的风险,尺骨骨折的固定原则同上,但桡骨需要一个单独切口,通常是采用 Henry 入路,固定稳定后可允许早期活动。

第8节　术后护理和康复

一、盖氏骨折脱位

长夹板固定拆除时,,肿胀的风险降低(通常在术后 7~10 天)。是否行进一步固定取决于 DRUJ 和 TFCC 手术稳定的需求,应遵循 TFCC 修复术后规范。如果桡骨骨折术后 DRUJ 已经复位且相对稳定,则可以同治疗简单的前臂骨折一样,在早期指导邻近关节的物理治疗。应避免前臂采取旋转活动至少 6 周(尤其是旋前)。

二、Essex-Lopresti 损伤

完成这些复杂的重建外科手术不同,康复效果也不尽相同。

内固定后可能需要石膏固定一段时间来保护 ORIF,但时间不应过长。如果桡骨和尺骨已被固定在一起,石膏固定应超过肘,直到钢针被取出后再去除,否则尺桡骨可能会出现弯曲或断裂。桡骨头假体的固定时间不应超过伤口愈合所需的时间。当 TFCC 复位重建超过一定的时间(通常为 6 周)后,且骨骼或假体的稳定性令人满意时,即可开始前臂的旋转活动。

三、孟氏骨折脱位

肘部不能耐受长时间的固定,孟氏骨折后,如肘部固定时间过长,会引起并加剧僵硬。术后软组织夹板固定一段时间是可以接受的,但不应超过 1~2 周,当然,严重的开放性骨折除外,此时软组织已经不能进行早期运动。如果对肘部的稳定性有所担忧,可以采取一个 30°的外固定架加以辅助,进行早期活动。

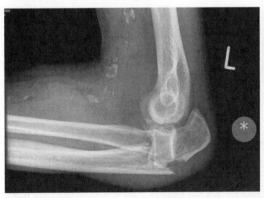
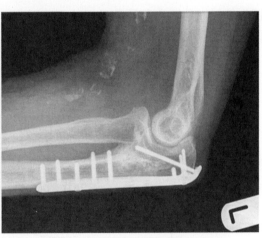

图 4-14-6　复杂骨折及骨骺端骨折更适合应用新型解剖锁定钢板治疗,有利于数量多但是微小的骨折碎片的固定

如果进行了桡骨头重建,则需要推迟做旋转动作,而且需要尽量减少该类活动,如果固定比较稳固且骨骼质量较好,可以早期开始活动。

第 9 节　并发症

一、盖氏骨折脱位

盖氏骨折的并发症并不罕见,发生率一般为 $32\%\sim39\%$ [24,35],包括感染、骨折不愈合、畸形愈合、DRUJ 不稳定、前臂旋转功能丧失、内固定取出后再骨折。

DRUJ 的持续不稳定可能是由于畸形愈合或软组织的保护能力下降导致,软组织重建(如 TFCC 的延期修复)必须在处理骨骼问题之后。桡骨畸形愈合后行截骨矫形,通常可以解决 DRUJ 不稳定的问题。没有骨骼畸形愈合情况下的 DRUJ 不稳定需要行软组织重建,通常采用 TFCC 重建或远端尺桡韧带重建的方式。

切除尺骨下端(Darrach 手术)并不会改善其不稳定,而仅是将近端的症状性不稳定水平转移到桡骨干和剩余尺骨残端之间的一点。

Sauve-Kapandji 手术也可能导致尺骨不稳定,尽管尺骨头将通过与桡骨的乙状切迹融合而“稳定”,但依旧有发生并发症的风险。如能完全理解 IOL 和 DRUJ 的功能解剖结构,可以预测手术效果。

二、Essex-Lopresti 损伤

急性损伤情况下,并发症较多见。

桡骨头假体过大的“过度膨胀”会导致肘部运动功能降低及僵硬。

即使是最成功的案例,全方位恢复前臂的旋转功能也是不可能的,治疗的目的是改善一些影响运动稳定的因素。

长期并发症包括 DRUJ 和肱桡关节关节炎,特别是在桡骨移位持续的情况下。

三、孟氏骨折脱位

据报道,孟氏骨折脱位引发的并发症非常高,这些高发生率与漏诊及延误诊断相关。一项大型多中心调查研究纳入了 67 例孟氏骨折患者,并发症发生率为 43%,并且 46% 的患者疗效不佳[28]。骨间背侧神经损伤很常见(可达到 20%)[5-6,15,34],其原因为受伤时桡骨头横向移位导致神经拉伸。因此,在Ⅲ型病变中,这种并发症的发生率非常高。神经损伤通常可自发恢复,但如果 2 个月后没有恢复迹象,则需要进行神经探查。如果骨折进行了稳定的内固定治疗,并发症的发生率会降低[29]。肘部损伤后可能发生异位骨化,如果由于僵硬而导致功能显著受损,可能需要一次性切除。可以通过尺骨的矫正截骨术来治疗尺骨与桡骨头残端未对合的畸形愈合,但在规划截骨术时必须非常小心,因为所需的矫正通常非常小且可能过度。

第 10 节　总　结

完全了解该区域的功能解剖结构,并将前臂作为一个整体的“关节”来看,可以更好地理解和治疗这些损伤。

一、盖氏骨折脱位

盖氏骨折脱位为前臂远端关节的高能量损伤造成,并不容易诊断,所有由暴力所致的远端桡骨干骨折,均应进行筛选。

必须评估和处理导致损伤的各种因素,相较于桡骨中段的骨折损伤,这些靠近桡骨远端的骨折对 DRUJ 中软组织的损伤可能

更大。

毫无疑问,手术治疗效果最佳,通过 ORIF 治疗的病例中,80%～95%效果较好[21,27]。每例患者都须在桡骨固定稳定后评估 DRUJ 的稳定性。

二、Essex-Lopresti 损伤

Essex-Lopresti 损伤可能很难识别,治疗的目的在于更早地识别及防止前臂不稳定导致的慢性问题的出现。

应以合理的方式处理急性损伤,对损伤的每一部分一一进行识别、处理和治疗。

三、孟氏骨折脱位

孟氏骨折脱位通常可以通过尺骨的解剖复位内固定来治疗,单纯骨折不会引起尺骨弯曲和桡骨头萎缩。通常,解决了尺骨的问题,桡骨头就会随之复位。然而,合并桡骨头、颈部及中段的骨折如需要复位肱桡关节或恢复肘关节的稳定性,则需要手术处理。这种损伤的并发症发生风险非常高,治疗时要非常小心,还需定期检查肱桡关节复位是否满意。

参考文献

[1] Adams JE, Culp RW, Osterman AL. Interosseous membrane reconstruction for the Essex-Lopresti injury. J Hand Surg(Am), 2010, 35:129-136.

[2] Allende C, Allende B. Posttraumatic one-bone forearm reconstruction: a report of seven cases. J Bone Joint Surg Am, 2004, 86A: 364-369.

[3] Bado JL. The Monteggia lesion. Clin Orthop Relat Res, 1967, 50:71.

[4] Boyd HB, Boals JC. The Monteggia lesion: a review of 159 cases. Clin Orthop, 1969, 66: 94-100.

[5] Bruce HE, Harvey JP, Wilson JC. Monteggia fractures. J Bone Joint Surg, 1974, 56A: 1563-1576.

[6] Bryan RS. Monteggia fracture of the forearm. J Trauma, 1971, 11:992-998.

[7] Chloros G, Wiesler E, Stabile K, et al. Reconstruction of Essex-Lopresti injury of the forearm: technical note. J Hand Surg (Am), 2008, 33A:124-130.

[8] Curr JF, Coe WA. Dislocation of the inferior radioulnar. Joint Br J Surg, 1946, 34:74.

[9] Edwards Jr GS, Jupiter JB. Radial head fractures with acute distal radioulnar dislocation. Essex-Lopresti revisited. Clin Orthop Rel Res, 1988, 234:61-69.

[10] Essex-Lopresti P. Fractures of the radial head with distal radio-ulna dislocation. J Bone Joint Surg Br, 1951, 33:244-247.

[11] Evans EM. Pronation injuries of the forearm with special reference to the anterior Monteggia fracture. J Bone Joint Surg, 1949, 31B:578-588.

[12] Fester EW, Murray PM, Sanders TG, et al. The efficacy of magnetic resonance imaging and ultrasound in detecting disruptions of the forearm interosseous membrane: a cadaver study. J Hand Surg (Am), 2002, 27A: 418-424.

[13] Green JB, Zelouf DS. Forearm instability. J Hand Surg (Am), 2009, 34A:953-961.

[14] Jaakkola J, Riggans D, Lourie G, et al. Ultrasonography for the evaluation of forearm interosseous membrane disruption in a cadaver model. J Hand Surg (Am), 2001, 26A: 1053-1057.

[15] Jessing P. Monteggia lesions and their complicating nerve damage. Acta Orthop Scand, 1975, 46:601-609.

[16] Jungbluth P, Frangen TM, Arens S, et al. The undiagnosed Essex-Lopresti injury. J Bone Joint Surg Br, 2006, 88B:1629-1633.

[17] Kimani MB, Bhansali H, Talwalkar S, et al. Radial and ulnar head replacement in Essex-

Lopresti forearm injuries. J Hand Surg Br, 2006,31B(Suppl): 22.

[18] Marcotte AL, Osterman AL. Longitudinal radioulnar dissociation: identification and treatment of acute and chronic injuries. Hand Clin,2007,23:195-208.

[19] McGinley J, Roach N, Hopgood B, et al. Forearm interosseous membrane trauma: MRI diagnostic criteria and injury patterns. Skeletal Radiol,2006,35:275-281.

[20] Mikic ZD. Galeazzi fracture-dislocations. J Bone Joint Surg, 1975,57:1071-1080.

[21] Mohan K, Gupta AK, Sharma J. Internal fixation in 50 cases of Galeazzi fracture. Acta Orthop Scand, 1988,59:318-320.

[22] Monteggia GB. Instituzioni chirurgiche, vol. 5. Milan: Maspero, 1814.

[23] Moore TM, Klein JP, Patzakis MJ, et al. Results of compression-plating of closed Galeazzi fractures. J Bone Joint Surg Am, 1985,67:1015-1021.

[24] Moore TM, Lester DK, Sarmiento A. The stabilizing effect of soft-tissue constraints in artificial Galeazzi fractures. Clin Orthop Rel Res, 1985,194:189-194.

[25] Noda K, Goto A, Murase T,et al. Interosseous membrane of the forearm: an anatomical study of ligament attachment locations. J Hand Surg (Am), 2009,34A:415-422.

[26] Penrose JH. The Monteggia fracture with posterior dislocation of the radial head. J Bone Joint Surg, 1951,33B:65-73.

[27] Rettig ME, Raskin KB. Galeazzi fracture-dislocation: a new treatment-oriented classification. J Hand Surg (Am), 2001, 26: 228-235.

[28] Reynders P, De Groote W, Rondia J,et al. Monteggia lesions in adults: a multicentre bota study. Acta Orthop Belgica, 1996,62 Suppl 1:78-83.

[29] Ring D, Jupiter JB, Simpson S. Monteggia fractures in adults. J Bone Joint Surg,1998, 80A:1733-1744.

[30] Ring D, Rhim R, Carpenter C, Jupiter JB. Isolated radial shaft fractures are more common than Galeazzi fractures. J Hand Surg (Am),2006,31:17-21.

[31] Skahen III J, Palmer A, Werner F,et al. Reconstruction of the interosseous membrane of the forearm in cadavers. J Hand Surg (Am), 1997,22A:986-994.

[32] Smith AM, Urbanosky LR, Castle JA,et al. Radius pull test: predictor of longitudinal forearm instability. J Bone Joint Surg Am, 2002,84A:1970-1976.

[33] Speed JS, Boyd HB. Treatment of fractures of the ulna with dislocation of the head of radius (Monteggia fracture). JAMA, 1940, 115:1699-1705.

[34] Spinner M, Freundlich BD, Teicher J. Posterior interosseous nerve palsy as a complication of Monteggia fractures in children. Clin Orthop, 1968,58:141-145.

[35] Strehle J, Gerber C. Distal radioulnar joint function after Galeazzi fracture-dislocations treated by open reduction and internal plate fixation. Clin Orthop Rel Res, 1993, 293: 240-245.

[36] Tejwani S, Markolf K, Benhaim P. Reconstruction of the interosseous membrane of the forearm with a graft substitute: a cadaveric study. J Hand Surg (Am), 2005,30A: 326-334.

[37] Tomaino M, Pfaeffle J, Stabile K,et al. Reconstruction of the interosseous ligament of the forearm reduces load on the radial head in cadavers. J Hand Surg (Br),2003,28B: 267-270.

[38] Trousdale RT, Amadio PC, Cooney WP,et al. Radioulnar dissociation: a review of twenty cases. J Bone Joint Surg, 1992,74A: 1486-1497.

[39] Watanabe H, Berger RA, Berglund LJ,et al. Contribution of the interosseous membrane to distal radioulnar joint constraint. J Hand Surg (Am),2005,30A:1164-1171.

第15章　周围神经的损伤和修复

第 15 章

周围神经的损伤和修复

Tim Hems

摘要 周围神经损伤可能单独出现,也可能与骨骼或者软组织损伤合并存在。处理外伤后,神经的损伤通常会对总康复效果和前臂的功能产生很大的影响。通过病史和体格检查的结果对神经损伤进行早期诊断,进而采取相应的治疗。神经的轻微压迫和拉伸损伤可以自行修复。神经被切断或持续性的压迫则无法修复。必须通过手术来进行减压和修复。早期修复效果会更好。清洁伤口可以直接修复,存在神经缺损时需要神经移植。本文将回顾与上肢特定骨骼损伤相关的神经损伤模式。

关键词 损伤·周围神经·修复

第 1 节 概 述

周围神经损伤可导致运动功能和感觉的丧失,并可能伴有严重的疼痛。虽然神经具有一定的再生能力,但是当一段神经被切断后,即使进行最好的手术修复术,效果也是不完美的。因此,要尽量减少神经的损伤,需要在最有利的情况下让其自行修复,并在必要时,尽早行最佳的神经修复手术。

第 2 节 周围神经干的解剖

周围神经的神经冲动通过轴突从中枢神经系统扩展到肌肉或者感觉器官。神经元是由细胞体、与其相关的树突及一个轴突共同组成。运动性脊髓神经细胞体位于脊髓前角,而感觉神经元的细胞体位于脊背神经根。为了保持传导性,轴突必须与细胞体相连接。轴突被施万细胞包围,在有髓鞘的轴突中,施万细胞形成了绝缘的髓鞘,轴突和髓鞘形成了黄褐色的神经纤维。每一个施万细胞仅与一个轴突结合。在有髓鞘的神经纤维中,髓鞘必须完整才能支撑神经传导的完成。在无髓鞘的神经纤维中,单一的施万细胞可围绕在许多轴突周围。

神经纤维是由结缔组织支撑的(图 4-15-1)。施万细胞基底膜与神经内胶原纤维形成神经内膜管。大量的神经纤维聚集成束,周围结缔组织鞘称为神经束膜。神经束固定在一起,整个神经干被称为神经外膜的结缔组织层包围。神经束沿神经的长度分开并汇合,在神经干内形成神经丛。因此,发往神经特定分支的纤维在神经近端的神经干混合成束,并且仅位于释放分支之前几厘米处。

T. Hems
Department of Orthopaedic Surgery, The Victoria
Infirmary, Glasgow, UK
e-mail: t. e. j. hems@doctors. org. uk

G. Bentley (ed.), *European Surgical Orthopaedics and Traumatology*,
DOI 10. 1007/978-3-642-34746-7_82, © EFORT 2014

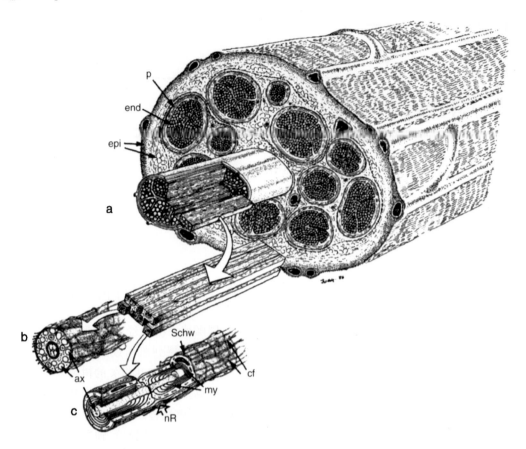

图 4-15-1　周围神经干的显微解剖

a. 由神经束膜(p)包围的分支通过疏松结缔组织即神经外膜(epi)结合在一起；b～c. 有髓鞘和无髓鞘神经纤维外观的区别；end. 内皮细胞；Schw. 施万细胞；my. 髓鞘；ax. 轴突；nR. 郎氏结(引自《神经损伤与修复》,G Lundborg,Churchill Livingstone,1988. 转载已获得授权)

第3节　神经损伤的症状

　　神经损伤包括撕裂伤或钝性创伤(如拉伸或压迫)。如果神经裂伤或钝性伤害足以破坏轴突,神经的远端神经纤维会发生沃勒变性(图 4-15-2)。在这个过程中会出现轴索溶解和髓鞘分裂(除了施万细胞包围的神经内膜)。该损伤会使神经近端出现神经元的损失。施万细胞对损伤反应迅速且表达对轴突有再生作用的因子。如果断裂的神经末端较接近,或神经结缔组织结构仍然完整,剩余的轴突有可能再生到远端节段的神经内管中。施万细胞可以重组髓鞘和轴突,使其与靶器官相连接。成人以每天 1～2 mm 的速度缓慢再生。起支撑作用的结缔组织层的损失程度影响神经的恢复质量,以此作为神经损伤的分类基础。

第4节　神经损伤的分型

　　最常使用的周围神经损伤的分型是在第二次世界大战过后,由英国的 Seddon[30] 根据大量伤亡报告总结而出,包含以下 3 种严重程度递增的损伤类型(表 4-15-1)：①神经失用；②轴突断裂；③神经断裂。

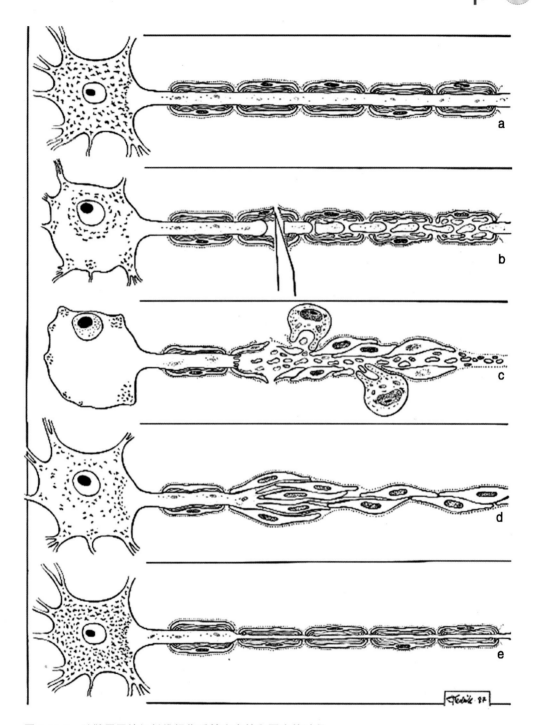

图 4-15-2　髓鞘周围神经纤维损伤后轴突变性和再生的过程

a. 正常形态；b. 纤维横切后轴突和髓鞘的远端碎裂（沃勒变性）；c. 在远端段，施万细胞增殖，巨噬细胞及施万细胞吞噬碎片；d. 轴突残端开始再生；e. 轴突与外周重新连接，髓鞘在再生轴突周围重新形成（引自《神经损伤与修复》，G Lundborg，Churchill Livingstone，1988. 转载已获得授权）

表 4-15-1　Seddon 分型中 3 种神经损伤的临床特点及神经损伤症状（引自《贝利洛夫外科学》第 24 版，RCG Russell，NS Williams，CJK Bulstrode，等．2004 年，转载已获得授权）

	神经失用	轴突断裂	神经断裂
运动障碍	完全	完全	完全
感觉障碍	部分保留	完全	完全
自主神经功能	有	无	无
神经传导功能	暂时失去	无	无
肌电图示纤维性颤动	无	有	有
修复	快速	1 mm/d	1 mm/d
	完全	良好	不能完全修复

一、神经失用（传导功能障碍）

神经失用是由轻度压迫或牵拉引起的损伤，例如，止血带压迫或在神经干的传导通路上操作导致。损伤段的神经传导冲动被阻滞。神经失用也称为"局部传导阻滞"。神经的功能受影响程度不完全一样，运动功能障碍通常是完全的，但感觉功能丧失可能只有一部分。轴突的连续性中断不会发生沃勒变性，神经传导到损伤部位远端时是完好无损的。假如该类致损伤因素完全消除（如解除对神经的持续性压力），神经可以完全修复，但恢复时间可能有所不同，可从几天到几周不等。恢复的过程不以从近端到远端的模式发生。实验结果表明，神经传导阻滞是由神经受损节段的神经纤维脱髓鞘所导致。

二、轴突断裂（轴突分离）

轴突断裂是由更严重的轴突和髓鞘的钝性损伤引起，但其支撑的结缔组织结构，包括神经内膜管、神经束膜和外膜都完好无损。沃勒变性发生在损伤区的远端，因此，由远端到损伤区的神经传导都已丧失。临床检查中，运动功能、感觉功能和自主神经功能完全丧失。伴随肱骨骨折出现的桡神经损害通常是轴突断裂。所有可能出现持续压迫的原因解除后，神经轴突在远端以每天 1～2 mm 的速度再生。损伤可引出蒂内尔征（Tinel 征），并向远端延伸。神经功能从近端向远端逐渐恢复。轴突可以沿着神经内膜管损伤之前与终末器官相连的方向再生。因此，感觉功能和运动功能通常可以恢复至接近正常。

三、神经断裂（整条神经断裂）

神经断裂是指神经被完全切断或严重撕脱伤，不能自然恢复。神经轴突与其支撑结缔组织被破坏，损伤远端发生沃勒变性。损伤通常因开放性损伤如刀伤、高能量的牵拉伤、注射毒品或缺血而引起。

采用适当的手术方案可使轴突再生，但神经断裂后不可能完美恢复，这可能是由于不精确的"重新连接"导致。由于神经内膜管和神经束已经断裂，即使采用最好的手术修复再生纤维与肌肉或感觉器官，它们也不能像原来一样被完美地支配。修复因严重牵拉伤导致的神经断裂情况，可能会比修复一个尖锐的裂伤效果更差。

四、Seddon 分型的局限性

Seddon 分型最大的局限性就是没有区

分各级的神经损伤。在神经轴突断裂的病例中,Seddon 注意到了在手术和随后修复过程中外观出现的变化。在"不连续损伤"的病例中,神经内膜和神经束膜也存在如轴突一样的损害。

五、Sunderland 分型

Sunderland[34] 描述了基于神经干解剖学损伤程度的 5 型神经损伤(表 4-15-2)。

尽管 Seddon 分型更为简单,但是 Sunderland 分型对于受损神经在第 3 度和第 4 度上的区分很有用。如果神经束是连续的,损伤不超过第 3 度,尚有自然恢复的可能。如果神经束的损伤表明至少达到第 4 度,则不会出现自发的和立即的修复。有些混合伤因在神经干的不同部位而分型有所不同。这种类型的损伤部分或完全混杂了 5 度损伤,进而恢复模式也将混合。这种情况并不罕见,被称为"第 6 度损伤"[23]。

表 4-15-2　神经损伤 Sunderland 分型的解剖基础及对应的 Seddon 分型(引自《贝利洛夫外科学》第 24 版,RCG Russell, NS Williams,CJK Bulstrode,等.2004 年,转载已获得授权)

Sunderland 分型	轴突	神经内膜管	神经束膜	神经外膜	Seddon 分型
第 1 度	+	+	+	+	神经失用
第 2 度	−	+	+	+	轴突断裂
第 3 度	−	−	+	+	
第 4 度	−	−	−	+	神经断裂
第 5 度	−	−	−	−	神经断裂

六、分型总结

尽管区别传导阻滞(神经失用)和轴突变性(轴突断裂和神经断裂)对判断预后非常重要,但对治疗方式的选择来说,更重要的是确定何种损伤严重阻止了神经的自然修复能力(神经断裂或者 Sunderland 分级的第 4 度、第 5 度)。后者需要手术修复给予其修复的机会。

第 5 节　臂丛神经解剖

一、正中神经（C~6~、C~7~、C~8~、T~1~）

正中神经是由臂丛神经的内侧和外侧末端在腋窝处汇合而成。其先由前臂正中向前走行,然后伴行于肱动脉内侧,在肘窝处藏于肱二头肌肌腱膜之下。神经再由旋前圆肌两个头的起点处穿入前臂深部。肌支在离开肘窝时发出骨间前神经,该神经支配拇长屈肌、示指和中指的指深屈肌和旋前方肌。正中神经主干经过指浅屈肌的纤维弓下方,后在该肌深面沿前臂向下走行。正中神经距指浅屈肌后侧缘约 5 cm。在手腕近端,走行于指浅屈肌和桡侧腕屈肌之间,然后,由屈肌支持带进入腕管。在桡侧腕屈肌腱鞘水平的腕横纹内侧发出掌皮支。正中神经从腕管发出后,向桡骨的 2 个蚓状肌发出分支,包括鱼际肌支,以及分布于拇指、示指、中指、手掌掌侧及环指桡侧半皮肤的感觉支。鱼际肌的运动支在腕管处由正中神经桡侧发生,由屈肌支持带远端边缘穿入,也可能在屈肌支持带的更近端穿入。

二、尺神经（C~7~、C~8~、T~1~）

尺神经是臂丛神经内侧分支之一。它

于前臂中段沿着手臂内侧于肱动脉略后的位置穿行于肱三头肌内侧的肌间隔。其在肱骨内上髁处跨越肘关节内侧韧带在肘管内通过。其通过尺骨和肱骨髁的尺侧腕屈肌进入前臂,向尺侧腕屈肌和指深屈肌发出分支。与尺动脉在远端 2/3 处相伴行,约 5 cm。在腕背处发出一个通过尺侧腕屈肌的皮支,走行于尺骨茎突至手背,支配环指和小指背侧皮肤的感觉。尺神经通过屈肌支持带由豌豆骨外侧进入 Guyon 管。在管道内分成 3 个分支分别支配小鱼际肌、小指展肌和小指屈肌。尺神经深支运动支经过钩骨沟至小指对掌肌,然后放射性穿过骨间肌前面,结束支配拇内收肌,继续支配其蚓状肌。鱼际肌由尺经深支进行支配,但拇短展肌很少受到神经支配。感觉分支在小指展肌远端分为支配小指和环指尺侧的掌侧皮肤感觉的分支。

三、桡神经（C_6、C_7、C_8、T_1）

桡神经是在腋窝处形成的脊髓后束的主要分支。其走行于肱动脉后侧且与肱动脉伴行,然后通过由肱骨干、肱三头肌长头及到达旋转处的肱三头肌外侧头的大圆肌组成的三角区,其发出支配肱三头肌长头、内侧头和外侧头的分支,以及臂后侧皮神经。在上臂中段和远端 1/3 交界处,桡神经穿过内侧肌间隔到达位于上臂前侧肱肌和肱桡肌之间的肌间隔,在肘部发出支配肱桡肌和桡侧腕伸肌的肌支。其进入前臂之前,在外上髁处分为桡神经浅支和骨间背侧神经。桡神经浅支走行于前臂远端肱桡肌深面,主要支配桡侧拇指背侧、示指和中指的感觉。骨间背侧神经走行于旋后肌桡侧,支配该肌肉及支配所有手指和拇指伸肌,以及尺侧腕伸肌。

第 6 节 神经损伤的临床特点

神经损伤的诊断主要依据病史和体格检查。清楚损伤的机制,包括锐性和钝性损伤至关重要,高速和开放性损伤可造成更严重的神经损伤。病历应该明确记录出现症状的时间,即是在损伤发生时立即出现还是延后出现。相关的骨骼和软组织的损伤也应该被关注。

神经功能的检查包括运动功能、感觉功能及自主神经功能。

对神经功能水平进行分级很有用,特别是在监测恢复方面。肌肉力量分级通常采用医学研究委员会（Medical Research Council,MRC）系统（表 4-15-3）。该系统虽然只是粗略计算,但应用广泛且易于临床使用,也可用于简单评估感觉是否正常、有无改变或完全丧失。感觉功能也可以采用 MRC 系统来分级（表 4-15-4）。"两点辨别

表 4-15-3 神经运动功能障碍的 MRC 分级

分级	临床特点
M0	完全无力
M1	有肌肉收缩
M2	力量不足以对抗重力
M3	可以对抗重力
M4	可以对抗阻力
M4＋	肌力基本正常
M5	正常肌力

表 4-15-4 神经损伤感觉功能障碍的 MRC 分级

分级	临床特点
S0	完全无感觉
S1	深度痛觉
S2	皮肤触觉、疼痛及温度感觉,即保护性感觉
S3	S2,也具有准确的位置感觉但缺乏立体感,通常存在冷敏感性和超敏感性
S3＋	物体和纹理识别,但不是正常的感觉。良好但不正常,两点辨别
S4	正常的感觉

觉"检查是一种定量检查,对于评估受伤后手部的感觉很有用,正常(正常掌侧皮肤的两点区分距离约为 4 mm)表示神经连续性存在;出汗减少表明自主神经功能丧失。这是一个客观的标志,不依赖于患者合作与否。

第 7 节　特别研究

一、神经生理学

临床上对于神经损伤的诊断评估非常重要,而从神经生理学的研究中可以获得一些额外的信息。

因为神经生理学的研究必须在神经损伤后 2～3 周进行,因此限制了其在很多损伤中的应用。对于结果的说明依赖于神经生理学家的经验和技巧。以下 2 种类型的测试均可用。

1. 神经传导的研究　这些涉及记录形态、振幅,以及运动和感觉神经动作点位的传导速度。

2. 肌电图(electromyography,EMG)　将记录电极插入肌肉并记录肌肉自主活动的动作电位。异常提示去神经支配,也可能观察到神经再支配。肌肉纤维震颤电位的存在与支配肌肉的轴突变性有关。

神经生理学测试可以区分非退化性神经病变(神经失用)和退行性病变(轴突断裂和神经断裂)。而完全的轴突断裂和神经断裂是不能区分的,在混合性病变中如检测到完整的神经纤维,意味着神经的连续性。

二、磁共振技术（MRI）

MRI 是诊断周围神经瘤[13]和定义臂丛神经损伤的非常有用的成像方法[14]。该技术可以确定闭合性损伤的神经连续性。正常神经可以在 MRI 成像上显示,但通常与周围的软组织有相似信号。Filler 等[6]报道的技术称为磁共振神经学,可以提高神经组织的成像效果。早期的结果对于确定神经的病理有很大作用。然而,我们的经验表明,应用 MRI 并不能始终如一地显示出神经,特别是在损伤区出现周围组织水肿和出血的情况时,应用常规扫描器很难在 MRI 中显示出神经。

通过 MRI 可以显示出受伤神经所支配肌肉的部分信息。神经损伤后 2 周,在 T_2 加权像或 STIR 序列中可以显示骨骼肌肉的一些信号变化[38]。之后可以在 T_1 加权像中观察到萎缩和脂肪浸润[7]。然而,肌肉早期信号的变化和神经损伤程度之间的确切关系尚不明确。

三、超声

最近几年,超声机分辨率的改进已超过了 MRI。这种成像方式有希望对神经损伤的潜在性进行评估,以确认神经的连续性断裂与否或有无压迫。其有可能显示出神经干内束的断裂。Bodner 等[3]报道了应用超声评估肱骨骨折合并桡神经损伤的有效结果。Ginn 等[8]报道了应用超声诊断前臂正中神经的卡压。

第 8 节　神经损伤的治疗

一、开放性神经损伤

在对创伤患者的临床检查中,如果发现神经损伤症状,应假设其神经已经断裂。神经的部分撕裂会造成神经的部分功能丧失。一旦危及生命的出血得到控制且患者适合手术,大多数情况下需要进行手术探查。当损伤发生在重要神经易损伤的部位时,即使没出现神经损伤症状,通常也需要进行探查。这种处置适用于大部分的前臂屈肌处和手部。在大多数情况下,采用手术方式进行早期神经修复是必须的。神经修复通常与血管、肌腱的修复同时进行,以提供足够的软组织覆盖。神经修复时应采用带血管的全层皮肤覆盖。在复杂的损伤中,可能需要采用局部或远处的皮瓣转移。如果不能早期达到皮肤覆盖,应推迟手术的进行。皮片移植不能为神经修复提供足够的覆盖(R. Dunn,个人观点)。

二、闭合性神经损伤

闭合性神经损伤中神经受到牵拉或压迫时,神经的损伤程度是无法确定的。在神经连续性方面,神经失用和轴突断裂在没有持续性神经压迫的情况下可以自我修复。如果神经没有恢复,则需要行手术治疗。如在损伤后即刻进行修复手术则可以提高恢复效果。

一般情况下,需要根据病史和临床检查中评估神经损伤的概率。在高能量创伤中,神经损伤的概率更大,如有需要则需进行早期的探查和修复。如果在其他情况下需要进行手术,例如,骨折时应同时进行神经的探查。对于低能量创伤,最初应以观察为主。然而,非手术病例需要密切观察。如在3个月后神经未出现恢复,则需立即进行手术探查。神经生理学在某些情况下非常有帮助。

三、持续性的神经压迫

关节脱位、骨折块和持续性血肿等损伤可能会压迫神经。在这些情况下,神经麻痹可能延迟出现,经常会出现剧烈的疼痛。脱位和骨折错位应尽早进行复位及手术内固定。血肿引起的神经压迫通常与动脉损伤有关,应在急诊下行血管造影,然后进行血肿和假性动脉瘤的减压,修复血管。

某些部位(如腕管),神经在此空间活动受限,会增加局部肿胀的风险。各种类型的腕部损伤和手术均可能引起急性腕管综合征,通常需要进行急诊减压。

第9节　手术修复受损神经

一、麻醉

虽然部分上肢远端的神经修复可以在局部或区域麻醉下进行,但是大多数情况需要进行全身麻醉。如果预计手术时间较长或需从其他肢体神经移植,则必须进行全身麻醉。如果术中需要进行神经刺激,则不能使用神经肌肉阻滞药。

二、暴露

由于神经在四肢纵向走行,通常需要大面积暴露才能充分暴露损伤神经的近端和远端,以及包括血管在内的相邻结构。对于延迟治疗的病例,需要从非瘢痕组织中识别神经,然后延伸向损伤区。使用止血带可以提供无出血区,使解剖更容易,使用放大镜可以使神经操作更方便。

三、术中神经电生理

最简单实用的方式是在术中直接电刺激神经观察运动反应,需使用一次性无菌电池进行供电刺激。神经电生理学装置需要更复杂的研究。如果监测发现没有动作电位和肌肉反应,这对诊断很有帮助,双极放置在神经表面和损伤区域之下,以进行刺激和记录。神经动作电位存在,则表明轴突再生跨越了神经受损部位,但是并未到达其所支配的肌肉。

在解释刺激的反应时,应考虑损伤的时间。退行性损伤神经的远端部分将持续传导2～4天,这可能会造成医生对病变的连续性进行错误的乐观评估。早期手术治疗时,如有明确的神经连续性中断,刺激远端可以帮助医生确定神经功能损伤区域。还需谨记,使用止血带约30分钟后会造成缺血,神经会出现传导阻滞。

四、神经松解术

神经松解的目的是使神经免于收缩或瘢痕形成。从外部解除压迫(如腕管部或骨折移位处)称为神经外松解术,此种方式神经外膜并不打开。神经松解术是使神经压迫不复发的一种有效方式。神经内松解需要打开神经外膜并从血管间瘢痕组织中解剖神经束。因为不可避免的复发瘢痕压迫,此种方式并不常用。

五、连续性损伤的评估

如果在手术中发现受损神经的连续性存在,可能很难判断是通过自然恢复还是神经切除后移植才获得的效果。在损伤处发现完整的神经束表明损伤不会低于Sunderland分级的第3度,并且是有可能恢复的。更大和更严重的神经肿胀不可能恢复。如发现双侧膨胀性肿胀,则表明神经外膜及神经束中断(Sunderland分级第4度)。

如果在2～3个月内探查到神经动作电位是非常有用的。Kline和Hudson[19]研究报道,在损伤区出现动作电位可以表明神经可以最终自我修复。

六、神经修复的要求

神经的修复需要一个健康的血管组织作为基床,需要充分清创以使伤口免受污染。解决相应的骨骼、血管和肌腱的问题,且应该有足够的全层皮肤组织覆盖。

当神经整齐地断裂,并且末端以很小的张力接近时,可以进行直接神经修复。然而,如果神经的两端参差不齐或由于钝性损伤引起,则需修剪神经两端直至看到健康的神经;如果神经的损伤和修复之间有延迟,往往出现神经的回缩和瘢痕的形成,此时必须修剪神经直至出现正常组织。在神经缺失处,神经末梢之间会有间隙。可以采取其他方法以减少神经的张力以直接修复神经,例如,神经末端的牵拉、重建通路或神经移位、关节屈曲后夹板固定。然而,这些方式很难获得足够的长度,并且过度活动可能影响神经的血液供应。骨折后截骨效果比较好,例如,肱骨短缩几厘米、断指再植常规短缩。在前臂,桡骨和尺骨必须短缩至完全相同,并且耐受性较差。

第 10 节　神经直接缝合

神经的修复需要使用放大镜或显微镜以将神经纤维排列整齐进行缝合。神经修复方法包括神经外膜修复、神经束的修复及神经丛的修复。大多数情况下都需要进行神经外膜的修复,而神经束的修复可能在远端部位神经分支断裂的情况下使用(图4-15-3),这种情况需要神经断端尽可能对齐,并参照神经束和血管来校准缝合。如果可能的话,缝线须放置在神经的邻近组织,如神经附件或接近神经的末端,以减少修复过程产生的张力。应使用单丝的不可吸收缝线。6-0缝线可用于大型神经如坐骨神经的修复,8-0缝线用于正中神经的修复,9-0或10-0缝线用于指神经修复的修复。缝合需要充足的缝线以覆盖断裂的神经外膜。一旦放置定向缝线,纤维蛋白胶可用作修复的辅助手段。

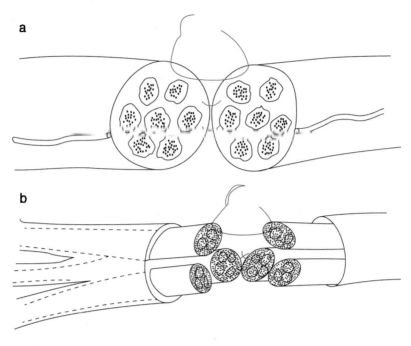

图 4-15-3　a. 神经外膜；b. 神经束缝合修复

第 11 节　神经移植术

当进行神经的直接缝合不能解决神经断裂两端的缺损时，需进行神经桥接或神经移植。这种技术通常使用一段长度可短缩的神经（通常是感觉神经）来重建主要神经干的[26,31]。较细的神经用于移植，它们被切割成许多股线，以便与被修复的神经干形成相似的厚度（电缆桥接，图 4-15-4）。

最常使用的神经供体是腓肠神经，上肢的前臂外侧皮神经、前臂内侧皮神经和桡神经浅支也可以用于移植。如果腓肠神经存在损伤，可使用后述神经。其中，桡神经浅支不常用于移植，除非桡神经近端已经出现损伤。

神经断端连续切片直至出现正常的神经组织为止。如果在二次神经修复时确认神经已经中断，通常不必切除远端和近端的神经瘤。可采用神经近端或远端行纵行切口以辨别神经健康与否。可通过减少神经末端的活动以降低神经断端的张力（图 4-15-5）。

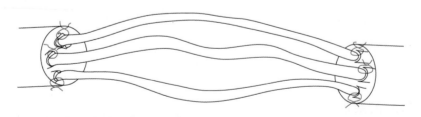

图 4-15-4　在断裂的末梢神经中应用电缆样神经移植物桥接，神经移植物应长于缺损区（这样可无张力）

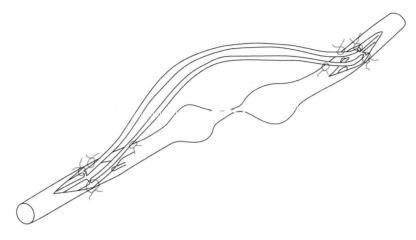

图 4-15-5　通过神经移植物来进行损伤神经段的桥接，不切除神经瘤

神经移植物应放置在没有张力的情况下，移植物应至少比神经间隙长 10％。神经移植时需使用类似的神经束，实际上，通常只有当一小段神经丢失且位于更远端部位时才有可能进行。在这种情况下，神经束之间可以在不同层面上截断，然后用缝线行束束缝合。

每根断裂的神经与移植的 1 根或 2 根神经（8-0 或 9-0）束束缝合，或者神经外膜间缝合。此外，端端缝合处的缝线应置于远离缝合处以减少张力。纤维蛋白胶原通常可以使神经修复更加稳定。

神经移植物获取技术

(一)腓肠神经

腓肠神经可以从一侧或两侧下肢获取来满足可用性和长度的需求。在外踝后侧行短切口，然后再在近端切开 2 或 3 个切口以获得腓肠神经。神经远端毗邻大隐静脉，很方便确认。缓慢牵拉该神经，可以触诊其近端，并在其上方切口，其最近端在腓肠肌头之间。应在腘窝水平离断该神经，使近端残留和神经瘤被埋藏在较深位置。神经可从近端向远端截取。此方法的难点在于有

可能遇到腓总神经的交通支和需要暴露较大的创面。成人的腓肠神经一般可以截取 45 cm 左右。应该对患者说明，移植后脚外侧会出现感觉的改变，但很少会引起运动功能的问题。

(二)前臂外侧皮神经

前臂外侧皮神经（lateral cutaneous nerve of forearm，LCNF）是主要从 C_5 和 C_6 神经纤维发出的感觉分支，长约 25 cm，可以从中臂获取，在运动支下方，到前臂中段，可以通过上臂内侧及前臂切口获取。

(三)桡神经浅支

桡神经浅支（superficial radial nerve，SRN）是桡神经的终末感觉支，主要从 C_6 分支发出。可以从前臂获得约 25 cm。桡神经浅支在手腕外侧可以获取。切口选取前臂近端前方，在肱桡肌深面可见桡神经。SRN 从骨间背侧神经发出分支，然后走行于近端切口处被获取。

(四)前臂内侧皮神经

前臂内侧皮神经（medial cutaneous nerve of forearm，MCNF）是从 C_8 和 T_1 发出的神经纤维，可从上臂全长获取。选取臂内侧切口，其可以延长至锁骨下臂丛神经分支，最多可行约 30 cm 的神经移植。

充分证明。

第 12 节　其他神经修复技术

一、神经导管

神经缝合的替代方法是在 2 个断端放置一根管子(一种静脉移植物或合成材料)。Lundborg 等[22]报道了一项前瞻性随机试验,比较了正中神经和尺神经用硅胶管直接缝合修复的技术。试验表明,2 种修复方法无明显差异。硅胶管的缺点是不可吸收,需要改善。目前,生物可吸收神经管包括聚乙醇酸、己内酯和胶原蛋白。当显微外科专业技术和设备不可用时,导管可以提供一个简单的神经修复方法。此外,这些材料的应用可以让神经通过短的间隙再生,因此,可用于神经的二次修复或有缺损的神经从而避免神经移植物的使用。Mackinnon 和 Dellon[24]报道 PGA 管可用于修复平均约 17 mm 的神经缺损。Weber 等[40]报道 PGA 管对于修复短或中距离的指神经缺损,直接缝合与自体神经移植相比,有同样或更好的效果。

可吸收神经导管在有张力而无法直接缝合的指神经缺损中的应用非常普遍。最近调研得出结论,目前并没有有力证据表明该项技术可以完全取代现有的技术。

二、端侧修复

行端侧修复时,将受损神经断端的远端缝合至相邻的神经外膜或神经束膜上。轴突可以从供区神经长入受区神经。这项技术由 Viterbo 等[39]提出,当近端神经不可用时,可应用该技术进行神经移植。最近的证据表明,神经束膜的打开将导致轴突的有限侧支生长。然而,运动神经元轴突的再生只发生在供体神经轴索损伤时[12]。

端侧修复的临床应用很有限,而且有待

三、神经转移

在某些情况下,使用神经转移来重新支配远端神经残肢是修复受损神经的替代方法。神经转移是指将一个可消耗性神经转移至另一个重要神经的过程。当一个受损神经近端残端不可用,或者神经断端间隙较长时,可以应用神经转移。大多数神经转移是为了恢复运动功能。供体神经必须仔细选择,以避免出现任何重大的功能缺陷。应该认识到,神经转移后的功能不能独立于供体神经的功能。肌群可能出现协调及同步收缩的问题。如果可能,供体神经应该支配协同肌肉功能。尽管可以在供体神经和受体神经之间使用介入神经移植物,但若选择允许,无张力直接缝合转移的供体神经通常效果更好。

神经转移通常应用于臂丛神经损伤,如远端的副神经转移至肩胛上神经。某些神经转移用于前臂及手部神经的神经修复,如对桡神经麻痹的治疗。Tung 和 Mackinnon[36]建议使用正中神经支配指浅屈肌和桡侧腕屈肌的分支,分别转移至桡侧腕伸短神经和骨间背侧神经。骨间前神经终末支可转移至尺神经运动支以恢复其原有功能。Novak 和 Mackinnon[27]报道了侧捏和握力的提高。

感觉神经转移可以采用支配手部或指神经的非关键性感觉分支来完成。尺神经环指分支转移至正中神经拇指和虎口区分支已被确认可治疗持续性正中神经麻痹。虽然可以获得保护性感觉,但定位性较差。端侧缝合有利于保护供体神经支配区域的感觉[36]。

第 13 节　术后治疗

通常采用某种固定方式来降低神经修

复过程中的张力,但固定时间仍有争议。目前,正中神经和尺神经通常推荐腕部屈曲30°夹板固定3周,然后再禁止背伸3周。

指神经夹板固定是常规方法。然而,早期或延后活动对于神经恢复无差异[5],所以笔者建议使用夹板固定直至拆线。如果合并骨折和肌腱的损伤,应该进行适当的修复。

瘫痪的肢体由于肌肉力量的丧失、其他结构的损伤和肿胀等原因,很容易出现僵硬症状。因此,在早期神经恢复过程中,常规指导关节活动至关重要。

神经恢复的监测

在神经修复或在神经连续性遭到破坏的患者中,临床上应该监测神经恢复的情况。Hoffman-Tinel征[16,35]是评价神经早期再生的重要标志。叩诊检查应沿着神经由远端向近端进行。在再生轴突的水平上,在神经的感觉区域中可有麻刺感。神经或轴突断裂在成功修复后以每天1~2 mm的速度再生。在评估神经修复后的恢复情况时,神经生理学不再有重要的帮助。肌肉恢复和感觉恢复可以通过麦鸥肌功能研究中心(Myofunctional Research Center,MRC)评分记录。

第 14 节 神经损伤后的修复及影响预后的因素

神经损伤的严重程度是影响神经修复预后的最重要因素。神经损伤的严重程度是在前章所描述的分类的基础上定义,在手术修复后,神经连续性破坏、神经失用及轴突断裂比神经断裂的预后更好。然而,损伤的程度不同会影响神经修复后的恢复质量。整齐的神经裂伤预后较好,但是高能量牵引或火器伤害会损伤更长的神经,所以其预后较差。相关血管、软组织损伤和骨折通常会对预后产生不利影响。

神经修复后,影响其预后其他因素如下。

一、延迟修复

早期进行神经修复效果最好,这是外科医生可以影响预后的主要因素之一。整洁伤口的早期直接神经缝合手术有利于神经的修复。更复杂的损伤在严重的瘢痕增生出现前的1~2周内修复也可有较好的效果,此时需要操作明确、医生专业知识扎实、患者适合手术及伤口条件满意。虽然延迟修复在个体间的治疗效果不尽相同,但一般情况下,如果损伤发生后延迟修复超过3个月,结果会恶化。

延迟修复的有害影响表现在从大脑皮质到终末器官的各级通路上。轴突变性与神经元的消亡有关。早期修复可以减少神经元的消亡,这可能由于远端节段细胞产生的神经营养因子对沃勒变性过程的反应。随着时间的推移,神经远端越来越多的神经内膜纤维化使轴突的再生处于不利环境。去神经支配的肌肉发生萎缩和纤维化的情况会随着时间的推移而增加,1~2年后,这些改变将不可恢复,即使轴突再生到达肌肉,也无法恢复。

二、年龄

神经的恢复效果随着年龄的增长而下降,儿童时期可恢复较好。然而,对于神经修复的截止年龄,目前没有明确规定。由于相关的生长异常,儿童瘫痪的继发后果可能更严重。

三、损伤水平

通常近端损伤比远端损伤更严重,可能是因为前者轴突再生的距离更大。然而,这条规则也有例外存在。

四、神经分型

传统的观点是混合神经的恢复效果比单纯的感觉和运动神经差。然而，单纯的运动神经并不存在，因为所有运动神经都包含来自肌肉纺锤体的某些传入纤维。支配大肌肉群的运动神经不需要精细控制，预后较好；支配小肌肉群的运动神经需要完成精细的动作（如手部的小肌肉），所以预后较差。神经修复后感觉可恢复，但是无法恢复至完全正常。

第 15 节　特殊神经的损伤

一、指神经

指神经撕裂伤非常常见。伤口远端常出现感觉和出汗的丧失，且合并手指血管和肌腱的损伤，通常建议手术确认损伤的程度和损伤的结构。整齐的指神经裂伤可直接缝合修复。如果出现大段神经的损伤，可以考虑神经修复和移植，但移植段的神经质量和长度应作为神经修复的考虑因素。

Birch 等[2]报道在 102 例指神经损伤修复的患者中，有 42 例效果较好，35 例效果一般，24 例效果较差。在 27 例儿童病例中，有 17 例获得较好的效果。Goldie[9]研究发现，27 例病例中两点辨别能力恢复的占 37％，但只有 27％的患者整体效果较好，40％的患者抱怨出现神经敏感的症状，最长达 2 年。没有患者恢复到完全正常水平。作者的经验是，手指的两点辨别能力很少能恢复至正常水平。难以排除单个指神经修复后，感觉的大部分改善是相邻神经区域交叉的结果的可能性。

二、正中神经和尺神经的撕裂

正中神经和尺神经损伤的最常见伤口在腕部和前臂远端的掌侧。神经远端的损伤需仔细评估功能。手掌心的伤口可能导致分支的损伤。孤立的尺神经深运动支损伤会表现出比较明显的特征，即骨间肌和拇收肌瘫痪，但小鱼际肌功能存在且感觉功能并未丧失。任何造成神经功能损伤的撕裂伤都应该进行探查，甚至大部分的撕裂都穿透深筋膜且有肌腱和血管损伤的证据。撕裂通常需要延长切口以充分暴露。远端切口中线延长至腕管通常是正中神经的最佳暴露切口，如有必要也可在同一切口暴露尺神经。大多数的神经撕裂或更大的损伤都可以通过直接缝合和神经移植进行修复。

Birch 和 Raji[1]报道了一种测评正中神经和尺神经修复结果的分级（表 4-15-5）。Birch 等[2]报道的正中神经和尺神经的结果见表 4-15-6。作者研究的病例恢复效果不是很好。虽然感觉定位可能很准确，但是两点辨别能力恢复者较少。通常正中神经在大鱼际恢复机会良好但会丧失感觉功能。手指外展和拇指内收功能在尺神经修复后可以得到很好地恢复，但是手指的内收功能恢复效果不好。

三、桡神经撕裂

桡神经浅支的撕裂一般发生在前臂远端桡侧。手术修复后感觉恢复往往较差且伴有神经过敏，通常与修复部位出现较柔软的神经瘤有关。另一种方法是将近端残端埋入前臂深处的肌肉中。

骨间背侧神经撕裂伤一般是因前臂近端背侧玻璃割伤造成。此种损伤可导致手指和拇指外展受损，桡侧腕伸肌保留，需进行神经的探查修复。这些是支配目标肌肉

表 4-15-5 前臂正中神经和尺神经修复结果的分级方法[1]

分级	运动	感觉
优	肌力,MRC5	功能与正常手无差别
	无萎缩或畸形	良好的实体觉,无超敏反应
	无营养变化	2PD 相当于未受伤的手指
良好	肌力,MRC4～5	准确快速的定位。可以识别纹理或物体。轻微冷敏感和超敏反
	失用性肌萎缩,畸形	应。手指尖处 2PD ＜8 mm
	轻微消瘦	
一般	MRC3 或更高	手指的准确定位。无实体觉。2PD＞8 mm。明显的冷敏感及超
	有些微出汗	敏反应
	消瘦明显	
不良	MRC3 或更低	无感觉
	无汗	严重的冷敏感及超敏反应
	营养变化	

表 4-15-6 修复结果:a. 119 条正中神经;b. 145 条尺神经,伤口整齐,从腕部折痕至肘部折痕(成人,年龄 16～65 岁)[2]

a.

效果	修复类型(例数)			
	早期修复	延迟缝合	移植	总数
优	5	1	0	6
良好	27	9	12	48
一般	12	14	25	51
不良或差	2	7	5	14
总数	46	31	42	119

b

效果	修复类型(例数)			
	早期修复	延迟缝合	移植	总数
优	8	1	2	11
良好	25	6	22	53
一般	13	16	27	56
不良或差	0	9	16	25
总数	46	32	67	145

的主要运动神经,恢复效果往往较好,Shergill 等[33]报道的 18 例病例中,16 例预后恢复良好。

第 16 节　腕关节骨折与脱位合并神经损伤

桡骨远端骨折、腕关节脱位、腕关节损伤可能合并神经损伤包括:①正中神经的直接损伤;②急性腕管综合征(acute carpal tunnel syndrome,CTS);③桡神经浅支的损伤。

直接的正中神经损伤与移位性骨折及高能量创伤有关(图 4-15-6)。正中神经的损伤与创伤同时出现,但可能无法与急性

CTS 相鉴别。治疗方法包括紧急复位骨折和脱位,以解除对神经的持续性压力,然后紧急行腕管松解术和神经探查。对于骨折的手术固定非常必要。在神经探查中,一般正中神经挫伤较常见,连续性中断比较罕见,恢复程度也不尽相同。不幸的是,长期感觉障碍和正中神经分布区疼痛并不罕见。

CTS 是腕管出现肿胀或血肿导致,受伤后的早期症状明显需要急诊骨折复位。如果疼痛和感觉障碍在几小时内仍不缓解,需行腕管切开松解术。手术松解应从身体近端到腕横纹,CTS 可以在处理骨折后解决。紧急腕管综合征需立即手术,除非有改善症状的简单措施(拆掉石膏后患肢抬高)。

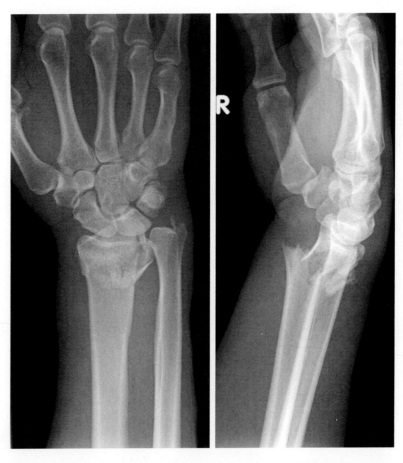

图 4-15-6　远端桡骨移位骨折的 X 线片,正中神经在桡骨干掌侧的骨钉道处挫伤

虽然桡神经浅支一般不易受到伤害,但是治疗腕关节损伤时钉入克氏针、外固定架或置入钢板有可能伤及该神经。虽然桡神经浅支支配的感觉区域不如正中神经和尺神经重要,但是可能造成持续不断的疼痛。应该避免在切口的过程中损伤桡神经浅支,如有必要,需采用适当的切口充分暴露该神经再行缝合。

第 17 节　肘关节骨折及脱位合并神经损伤

神经损伤可能与肘关节骨折和脱位的发生有关。以下情况需详细考虑:①肱骨远端髁上骨折合并神经损伤;②肱骨远端骨折合并尺神经损伤;③肘关节脱位合并神经损伤,包括肘关节复位后正中神经卡压;④桡骨小头脱位后骨间背侧神经麻痹。

肱骨髁上骨折主要发生在儿童,远端肱骨通常向后方移位,骨干远端可直接损伤正中神经和位于前端的肱动脉,其他神经也可能受到损伤或在治疗过程中出现损伤。Louahem 等[21]报道的神经系统并发症并不罕见,200 例肱骨髁上骨折患儿中有 60 例(28%)存在并发症。6 例患者有 2 个神经出现症状。正中神经损伤者 28 例(骨间前神经损伤者只有 18 例),尺神经损伤者 25 例,桡神经损伤者 13 例。所有患者自发恢复或手术松解后都完全康复。Ramachandran 等[28]报道了 37 例肱骨髁上移位骨折,其中有 32 例出现神经症状。尺神经损伤者 19 例,正中神经损伤者 10 例,桡神经损伤者 8 例。对存在瘢痕组织或骨折部位神经压迫的患儿,10 例行神经探查术,6 例行神经松解术。4 例患者需要切除神经瘤并行神经移植,其中正中神经 1 例、尺神经 1 例、桡神经 2 例。内侧经皮置针时也可能发生尺神经损伤。

在评估正中神经功能时,区分前骨间神经功能丧失与完全正中神经麻痹非常重要。肘部的某些损伤导致前骨间神经的牵拉或压迫,并且可能自发恢复。完全正中神经麻痹可能是由于神经横断或持续性压迫造成。

成人肱骨远端骨折手术后出现尺神经病变的情况已有报道。发生原因并不明确,但是术中操作不当、不充分松解、碎骨片或金属撞击,以及术后纤维化都有可能是引起神经病变的原因。已有报道在二次重建手术过程中进行尺神经的松解效果较好[25]。

一、肘关节脱位

肘关节脱位可能损伤正中神经、尺神经和桡神经。桡神经似乎是最不易受伤的。正中神经可能在脱位时受到牵拉或压迫,或在复位过程中卡压在关节,或动脉受损出现的血肿压迫。因此,在损伤前和治疗后检查神经血管的功能至关重要。正中神经诱发症状的出现一般是由于肱骨内上髁屈肌止点的移位、内侧副韧带的破裂或肱骨内上髁骨折。肘关节复位时可能使正中神经受到卡压(图 4-15-7[10])。大多数病例是儿童,但笔者所在医院收治过 1 例成人病例。神经功能受损通常伴随严重的疼痛,应尽快手术探查并从关节中取出神经。在动脉损伤的远端虽然灌注满意但搏动会消失。急诊探查、神经减压和修复动脉通常是必须的。

高能量创伤导致的肘关节脱位、肱骨远端骨折或肱骨干骨折可能伴随大面积的神经血管损伤,这与上肢过伸有关[15]。这种损伤的特点是肩部肌皮神经的断裂伴随正中神经和(或)桡神经损伤。尺神经最不易牵拉,其原因可能是尺神经在肘关节的背侧。

二、前臂的骨间背侧神经

骨间背侧神经可能与尺骨干或鹰嘴骨

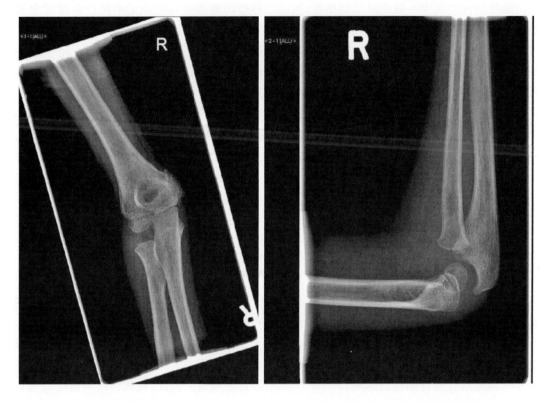

图 4-15-7　1 例肘关节脱位复位后患儿的 X 线片,由于正中神经卡压在关节中引起的关节面分离

折(孟氏骨折)所伴随的桡骨头脱位有关,自然恢复的概率较大。Jessing[18]建议,如果在损伤后 8 周未出现神经恢复的征象,应进行神经探查和减压。

第 18 节　桡神经损伤和肱骨骨折

众所周知,肱骨干骨折可能合并桡神经损伤。Shao 等[32]报道的发病率约为 11.8％。神经可能受到骨折碎片的牵拉或压迫。神经损伤发生于肱骨干螺旋压迹处。Holstein 和 Lewis[17]报道神经卡压损伤发生在肱骨中下段穿过外侧肌间隔处。横向的螺旋骨折比粉碎性或斜形骨折更易发生神经损伤。神经横向切断与开放性骨折或复杂的上肢创伤有关[29]。

临床评估应包括评估损伤的机制、开放或闭合骨折及相关性的损伤。典型的检查会显示肱三头肌肌支下方的桡神经功能缺失,以及腕关节、手指和拇指的背伸缺失。手背桡侧感觉障碍。在检测过程中,损伤平面的蒂内尔征是评估神经恢复的重要指征。

神经失用可能在神经损伤发生的几周内恢复,轴突断裂或神经断裂可能在几个月后恢复。整体上,70％的病例自发恢复的平均时间为 7 周(2 周～6 个月)[32]。很多情况下都会发生轴突断裂。

超声可以显示骨折时发生的神经卡压或神经连续性损伤[3]。

治疗的难点在于如何决定选择手术解除神经压迫或修复神经断裂。一般情况下,这些患者的治疗出现延迟会产生不利的结果。然而有证据表明,进行神经探查前延迟有限的时间对患者的恢复不会产生影响[32,37]。

在低能量创伤的情况下,骨折可采用非

手术治疗,建议先观察。通过 3 个月的仔细评估来检测神经恢复情况,同时可能需要神经生理学进行评估。如果没有恢复的迹象,应考虑手术探查。如果患者需手术治疗骨折,包括开放性骨折、合并血管损伤,或者漂浮肘,作者建议进行探查,必要时在骨折复位内固定同时修复神经。神经断裂的修复一般都需进行神经移植。非手术治疗的患者如果出现神经症状,可能是由于持续性的牵拉或压迫,需紧急行骨折固定和神经探查术。

如延迟修复,需考虑多项因素,包括骨折断裂是否出现愈合、患者的年龄及手术后是否可以对神经生长速度加以改善。如果患者进行肌腱的移植,可能会比只行神经修复效果更好。

Shergill 等[33]报道了 242 例行桡神经修复的患者。91% 的患者进行了延迟 90 天的神经移植。暴力损伤的类型对结果影响很大。如延迟治疗的时间超过 1 年,效果更差。整体来说,30% 恢复效果较好,28% 效果一般,42% 效果较差。由于复合性多神经损伤的占比较大,可能会对统计结果产生不利影响。Lee 等[20]报道了 6 例平均延迟 6 个月后使用长度为 9 cm 或更长的移植物进行桡神经修复的患者,其中 5 例获得优或良好的结果。

第 19 节　手术或医疗操作相关的神经损伤

神经损伤有时是由于医疗或手术操作引起。手术后出现新的神经麻痹可能是一种灾难性的并发症,这种情况往往是由于治疗不善所导致。因此,在治疗前记录神经的功能非常重要,尽管这在处理急性的肢体创伤时较难实现。检查并记录可能被影响的神经功能与治疗同等重要。如果操作后出现新的神经麻痹症状,应该及时做好仔细的、紧急的和实事求是的评估。进行手术操作的临床医生可能会因为患者没有发生严重的神经损害而抱有比较乐观的态度,这样会影响其判断。因此,可在早期邀请另一个具备神经损伤经验的医生参与。

评估时应考虑以下因素:

- 很明显的神经麻痹症状会在术后立即或延迟发病吗? 患者通常会有一个很明确的病史。
- 在手术操作时神经可以被看到并被保护吗?
- 在手术过程中,神经是否会被分离?
- 神经是否会被持续牵拉或压迫? 例如,植入物或扩大的血肿。持续的压迫往往伴随严重的疼痛,神经功能的受损是渐进的。

超声检查可能会帮助找到压迫性血肿或确定神经是否断裂。在神经损伤 2～3 周内,神经生理学检测没有实际意义。

一般来说,在神经损伤瘢痕形成前的几天内,较易探测到神经的连续性和被压迫下的活动度。需要具有神经修复经验的外科医生的参与,以提供神经恢复的最佳机会。许多情况下均存在神经恢复的可能性。如果神经已经断裂,则需要进行早期的神经修复。如果进行手术干预,应与患者讨论再次手术的风险和收益。再次手术可能会引起新的、严重的手术并发症,如关节置换感染。如果发现神经断裂,神经修复后有效恢复的可能性应与延迟干预的效果一并考虑。在老年患者中,存在麻醉的高风险和神经修复成功率低的可能性,因此采取非干预手段可能更为合理。

参考文献

[1]　Birch R, Raji ARM. Repair of median and ulnar nerves. Primary suture is best. J Bone Joint Surg, 1991,73-B:154-157.

[2]　Birch R, Bonney G, Wynn Parry CB. Surgi-

cal disorders of the peripheral nerves. Livingstone: Churchill, 1998.

[3] Bodner G, et al. Radial nerve palsy associated with humeral shaft fracture: evaluation with US-initial experience. Radiology, 2001, 219:811-816.

[4] Cheng CJ. Synthetic nerve conduits for digital nerve reconstruction. J Hand Surg, 2009, 34A:1718-1721.

[5] Clare TD, de Haviland Mee S, Belcher HJCR. Rehabilitation of digital nerve repair: is splinting necessary? J Hand Surg, 2004, 29B:552-556.

[6] Filler AG, Kliot M, Howe FA, et al. Application of magnetic resonance neurography in the evaluation of patients with peripheral nerve pathology. J Neurosurg, 1996, 85: 299-309.

[7] Fleckenstein JL, Watumull D, Conner KE, et al. Denervated human skeletal muscle: MR imaging evaluation. Radiology, 1993, 187:213-218.

[8] Ginn SD, et al. Ultrasound in the diagnosis of median neuropathy in the forearm: case report. J Brachial Plexus and Peripheral Nerve Inj, 2007, 2:23. doi:10.1186/1749-7221-2-23

[9] Goldie BS, Coates CJ, Birch R. The long term result of digital nerve repair in no-man's land. J Hand Surg, 1992, 17B:75-77.

[10] Hallet J. Entrapment of the median nerve after dislocation of the elbow. A case report. J Bone Joint Surg, 1981, 63-B:408-412.

[11] Hart AM, Branstrom T, Wiberg M, et al. Primary sensory neurons and satellite cells after peripheral axotomy in the adult rat Time course of cell death and elimination. Exp Brain Res, 2002, 142:308-318.

[12] Hayashi A, Pannucci C, Moradzadeh A, et al. Axotomy or compression is required for axonal sprouting following end-to-side neurorrhaphy. Exp Neurol, 2008, 211: 539-550.

[13] Hems TEJ, Burge PD, Wilson DJ. The role of magnetic resonance imaging in the management of peripheral nerve tumours. J Hand Surg, 1997, 22B:57-60.

[14] Hems TEJ, Birch R, Carlstedt T. The role of magnetic resonance imaging in the management of traction injuries to the adult brachial plexus. J Hand Surg, 1999, 24B: 550-555.

[15] Hems TEJ, Mahmood F. Injuries of the terminal branches of the Infraclavicular Brachial plexus: patterns of injury, management, and outcome. J Bone Joint Surg Br Vol, 2012, 94-B:799-804.

[16] Hoffman P. Concerning a method for assessing the success of a nerve suture. Medizinische Klinik, 1915, 13:359-360 (Translation: J Hand Surg. 2005; 30B:85-86).

[17] Holstein A, Lewis GB. Fractures of the humerus with radial nerve paralysis. J Bone Joint Surg, 1963, 45-A:1382-1484.

[18] Jessing P. Monteggia lesions and their complicating nerve damage. Acta Orthop Scand, 1975, 46:601-609.

[19] Kline DG, Hudson AR. Nerve injuries. Operative results for major nerve injuries, entrapments, and tumors. Philadelphia: WB Saunders, 1995.

[20] Lee JH, et al. Sural nerve autografts for high radial nerve injury with 9 cm or greater defects. J Hand Surg, 2008, 33A:83-86.

[21] Louahem DM, Nebunescu A, Canavese F, et al. Neurovascular complications and severe displacement in supraconylar humerus fractures in children: defensive or offensive strategy? J Pediatr Orthop B, 2006, 2006 (15):51-57.

[22] Lundborg G, Rosen B, Dahlin L, et al. Repair of median and ulnar nerves in the human forearm: early results from a prospective, randomized, clinical study. J Hand Surg, 1997, 22A:99-106.

[23] Mackinnon SE, Dellon AL. Surgery of the peripheral nerve. New York: Thieme, 1988.

[24] Mackinnon SE, Dellon AL. Clinical nerve re-

construction with bioabsorbable polyglycolic acid tube. Plast Reconstr Surg, 1990, 85: 419-424.

[25] McKee MD, Jupiter JB, Bosse G, Goodman L. Outcome of ulnar neurolysis during post-traumatic reconstruction of the elbow. J Bone Joint Surg, 1998, 80-B: 100-105.

[26] Millesi H, Meissl G, Berger A. The interfascicular nerve-grafting of the median and ulnar nerves. J Bone Joint Surg, 1972, 54-A: 727-750.

[27] Novak CB, Mackinnon SE. Distal anterior interosseous nerve transfer to the deep branch of the ulnar nerve for reconsruction of high ulnar nerve injuries. J Reconstr Microsurg, 2002, 18: 459-464.

[28] Ramachandran M, Birch R, Eastwood DM. Clinical outcome of nerve injuries associated with supracondylar fractures of the humerus in children. The experience of a specialist referral centre. J Bone Joint Surg, 2006, 88-B: 90-94.

[29] Ring D, Chin K, Jupiter JB. Radial nerve palsy associated with high-energy humeral shaft fractures. J Hand Surg, 2004, 29A: 144-147.

[30] Seddon HJ. A classification of nerve injuries. Br Med J, 1942, ii: 237-239.

[31] Seddon HJ. The use of autogenous grafts for repair of large gaps in peripheral nerves. Br J Surg, 1947, 35: 151-167.

[32] Shao YC, et al. Radial nerve palsy associated with fractures of the haft of the humerus. A systematic review. J Bone Joint Surg, 2005,

87-B: 1647-1652.

[33] Shergill G, Bonney G, Munshi P, et al. The radial and posterior interosseous nerves: results of 260 repairs. J Bone Joint Surg, 2001, 83-B: 646-649.

[34] Sunderland S. A classification of peripheral nerve injuries producing loss of function. Brain, 1951, 74: 491-516.

[35] Tinel J. "Tingling" signs with peripheral nerve injuries. La Presse Médicale. 1915; 47: 388-389 (Translation: J Hand Surg, 2005, 30B: 87-89).

[36] Tung TH, Mackinnon SE. Nerve transfers: indications, techniques, and outcomes. J Hand Surg, 2010, 35A: 332-341.

[37] Verga M, et al. Delayed treatment of persistent radial nerve paralysis associated with fractures of the middle third of humerus: review and evaluation of the long-term results of 52 cases. J Hand Surg, 2007, 32E: 529-533.

[38] Uetani M, Hayashi K, Matsunaga N, et al. Denervated skeletal muscle: MR imaging. Radiology, 1993, 189: 511-515.

[39] Viterbo F, Tridade JC, Hoshino K, et al. End-to-side neurorrhaphy with removal of the epineurial sheath: an experimental study in rats. Plast Reconstr Surg, 1994, 94: 1038-1047.

[40] Weber R, Breidenbach WC, Brown RE, et al. A randomized prospective study of polyglycolic acid conduits for digital nerve reonstruction in humans. Plast Reconstr Surg, 2000, 106: 1036-1045.

第16章　正中神经、桡神经和尺神经麻痹的肌腱转位术

第 16 章

正中神经、桡神经和尺神经麻痹的肌腱转位术

Panayotis N. Soucacos, Alexandros Touliatos, Elizabeth O. Johnson

摘要 上肢和手部 3 个主要的神经是桡神经、正中神经和尺神经。其中 1 个或所有神经被损伤或破坏，会出现麻痹和感觉缺失。一些麻痹会造成无法控制的活动。桡神经、正中神经麻痹或不可修复的损伤会导致手部功能的巨大伤残，直接影响日常生活活动。桡神经损伤会导致腕关节及手指不能伸直，妨碍抓取和放开物体。正中神经损伤会使手的拇指功能丧失，尤其是对掌功能，影响捉握。顾名思义，肌腱转位为试图通过转位未受损伤的肌腱以改善活动、增强功能。当神经恢复不再有希望时，需要行肌腱转位术。但是肌腱转位后要想获得最好的效果，需要患者、理疗师和外科医生之间紧密的工作联系。

关键词 正中神经·瘫痪·麻痹·桡神经·尺神经

P. N. Soucacos(✉) · E. O. Johnson
School of Medicine, University of Athens, Athens, Greece
e-mail: psoukakos@ath. forthnet. gr

A. Touliatos
Department of the First Orthopaedic Department, General
Hospital of Athens, Athens, Greece

G. Bentley（ed.），*European Surgical Orthopaedics and Traumatology*，
DOI 10. 1007/978-3-642-34746-7_79，© EFORT 2014

第 1 节 概 述

肌腱移位恢复手足功能的概念最初于 19 世纪末实现，在欧洲灾难性脊髓灰质炎流行期间获得显著进步。手外科的早期创始者制定了肌腱转位的基本原则，不仅应用于脑瘫，也应用于第一次世界大战中外伤患者的重建手术[2,5,18,24]。现在肌腱转位用于治疗神经损伤、脑损伤、脊髓损伤、脑瘫、神经性疾病、臂丛神经修复、周围神经损伤、神经嵌压病、肌肉损伤、肌腱断裂及一些先天畸形。如果不能行肌腱转位术，外科医生还有很多其他选择，包括游离肌肉移植、肌腱移植、肌腱固定、肌腱延长及关节融合。

一、肌腱转位的原则

手外科医生对于肌腱转位手术最关心的一点就是达到手的平衡[3]。平衡的意义包含力量分布均等、重新定位、肌腱置换，这些比肌肉力量的恢复更重要。多年以来形成了以下几条肌腱转位的基本原则[7-8,11,13,15,23,29,33]。

1. 协同作用 转位后，维持协同作用允许功能性增加的偏移。在许多病例中，

保持肌肉功能的协同转位很简单。就这一点而言，外科医生应该考虑到腕屈肌和手指屈肌的协同作用，两者都应列入同相转位。

2. 供体肌腱长度要充分　最佳的供体肌腱必须长度充分，且是有功能的。在选择过程中，外科医生必须确保保存患者腕关节的屈伸功能。掌长肌(palmaris longus，PL)已确定不足以作为唯一的腕屈肌[37]。另外，应避免使用神经再支配的肌肉。

3. 供体肌腱必须有足够的肌力　供体肌腱应该有足够的肌力（至少达到正常的85%）、可收缩肌容量和滑动幅度。由于移位的肌腱转位后肌力会下降一级（医学研究委员会分级），供体肌腱应有 4 或 5 级的肌力。肌肉的可收缩肌容量与肌肉力量相关，且与肌肉横截面直径成正比。一般而言，可转位的最有力量的肌肉是肱桡肌和尺侧腕屈肌。

4. 纠正挛缩　在进行肌腱转位前，必须先治疗挛缩。最大程度地被动活动所有关节。关键是术后主动活动不能超过术中被动活动范围。

5. 一根肌腱一个功能　转位的肌腱只能重建一个功能。如果一根肌腱转位重建多个功能（如伸展和内收功能），力量被分散，转位的效果显著减小。

6. 滑动范围（距离）　很多外科医生提倡成功的肌腱转位取决于移位肌腱和所替代肌腱的滑动范围和距离是否匹配。评估纤维长度（肌肉从最大长度可短缩的距离）是匹配滑动范围的方法之一。外科医生可通过应用"3-5-7 规则"记住滑动距离，腕部的肌肉有 3 cm 的滑动距离，掌指关节和拇指屈伸肌腱有 5 cm 的滑动距离，末节指骨有 7 cm 的滑动距离（腕关节屈伸肌、拇指屈肌纤维长度约为 3.3 cm，指伸肌和拇指屈肌纤维长度约为 5.0 cm，指屈肌纤维长度约为 7.0 cm）。如果移位肌腱的滑动范围不够，当肌腱跨越 2 个关节，可以通

过肌腱固定增大滑动范围，或解剖肌腱周围筋膜连接（例如，尺侧腕屈肌移位至伸指总肌）。

7. 直线牵拉　当避免在肌腱转位牵拉的方向成角时，肌腱转位的效果增大。当移位肌腱牵拉至插入点的路径尽可能保持直线时，肌腱转位可达到最大效率。通过肌肉周围广泛的筋膜切开可保证牵拉直线。

8. 感觉　尽管感觉的问题依然有争议，但仍应维护保护性感觉。感觉缺失可能会影响术后应用和肌腱移位的效力。

9. 组织平衡　在进行肌腱转位之前，应保持软组织平衡，包括足够的软组织覆盖、水肿消退、关节灵活、瘢痕软化[3,31]。很多肌腱转位需要同时游离皮瓣覆盖。

10. 最小程度交叉关节表面　当移位肌腱和关节交叉时，关节应当通过拮抗肌或融合来稳定。

二、肌腱切取

应该通过肌腱远端来辨认切取移位肌腱，可以在远端和经肌腱下方转弯处做切口。当施加张力时，外科医生能够识别肌腱的远端功能及其近端走行，以便在近端作切口。然后，切断肌腱远端，将其从近端切口处抽出。

三、肌腱缝合

肌腱断端缝合首选方法包括 Kessler 法、改良的 Kessler-Tajima 缝合法和 Pulvertaft 编织缝合法。这个过程成功的关键有 2 个要素。第一，在缝合过程中必须注意保证移位肌腱适当的张力；第二，缝合线不要涉及腱鞘（图 4-16-1）。Pulvertaft 编织缝合法适用于近端肌腱插入点。近端部分通常应用鱼嘴方法编织缝合肌腱，将其固定到动力肌肉上。这是最常用的连接肌腱的方

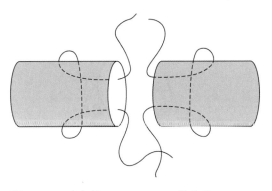

图 4-16-1　改良的 Kessler-Tajima 缝合法

法,尤其适用于肌腱不匹配时(图 4-16-2)。端-端编织缝合还可用端侧编织缝合替代。与 Pulvertaft 编织缝合法方法类似(图 4-16-3)。

第 2 节　肌肉的功能解剖

桡神经、尺神经、正中神经和复合神经麻痹肌腱转移术成功的关键在于医生对上肢复杂解剖的熟悉。在设计恰当的肌腱转位术时,医生应先考虑以下几个问题:①哪些肌肉是瘫痪的? ②这些肌肉的关键功能是什么? ③可利用哪些肌肉来处理功能缺损? 不管选择哪种移位方法都应慎重考虑肌腱转位的原则。

在肘以下约有 40 块肌肉来进行关节的活动。每块肌肉都有不同的功能,但它

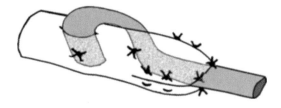

图 4-16-2　Pulvertaft 端-端编织缝合法。粗肌腱断端修剪成鱼嘴状以包绕细肌腱,细肌腱从肌腱侧端进入开口处;细肌腱远端以一定的角度穿过粗肌腱,再以一定的角度穿至之前的切口,如此反复 2~3 次;最后,细肌腱埋入鱼嘴状切口

们的解剖相似。肌肉有一些力学变量,包括力量、肌容量和滑动距离。当选择转位的肌腱时,考虑的关键因素包括肌肉肌腱的滑动范围和力量[28]。肌肉收缩幅度或潜在的滑动距离与肌纤维长度成比例。滑动距离可分为 3 种类型:潜在的、必需的和有效的。必需的滑动距离由关节限定,而不是肌肉。上肢肌腱单元的滑动距离总结为"3-5-7 规则",即腕关节的屈肌伸肌有 3 cm 的滑动距离,指总伸肌有 5 cm 的滑动距离,末节指骨的屈肌(如远位指间关节)有 7 cm 的滑动距离(表 4-16-1)。滑动范围可通过多种方法扩大,例如,从筋膜附着处游离肌肉,或单关节肌肉转移至多关节肌肉(如桡侧腕屈肌移位至指总伸肌)。腕关节的掌侧屈曲通过肌腱固定可增加 2.5 cm 的滑动幅度。

表 4-16-1　肌肉的最大滑动范围

名称	最大滑动范围(cm)
指深屈肌	7.0
指浅屈肌	6.5
指伸肌,拇长伸肌	5.0
腕屈肌,腕伸肌	3~4
肱桡肌	3.0

Brand 认为肌肉的力量和滑动范围取决于肌纤维的长度、横截面积和体积[5]。肌肉所能产生的力量和横截面积成比例,滑动距离和肌肉肌纤维的长度成比例;肌肉能完成的动作和肌肉的整体体积成比例。肌肉动力或力量是造成张力的潜能,其为通过肌肉收缩来表现压力的一种方式。力量和肌肉的横截面积成比例,与长度无关。选择的移位组织的力量取决于拮抗肌的力量(潜能力量最大的肌肉由大到小分别为尺侧腕屈肌、旋前圆肌、桡侧腕长伸肌 、尺侧腕伸肌及桡侧腕屈肌)。肌肉移位后,肌力约降低一级[19,21]。

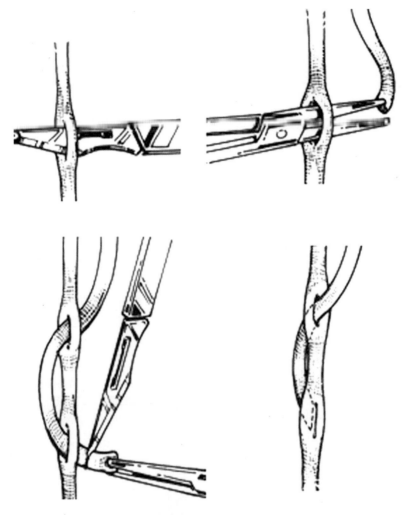

图 4-16-3   改良的 Pulvertaft 端侧编织缝合法

肌肉收缩能力是在一定距离内可发挥力量的能力,与肌肉体积成正比,取决于横截面积和肌纤维长度。肌肉的几何形态是重要的考虑因素。梭状肌肉的长度和实际肌纤维长度成比例。而羽状肌由聚合肌纤维构成,因此滑动距离短,力量更强。

每块肌肉在其自然生理状态都有最佳的功能张力,在理想长度放松。行肌腱转移术时,医生试图通过再造最佳张力和肌节长度使力量达到最大。Blix 曲线表明肌肉在功能长度的范围内所能产生力量的能力。手外科医生习惯通过"感觉"拉紧移位肌腱,通过被动伸展肌肉使其处在 Blix 曲线所示的最佳位置(肌肉伸展增大,张力增大)。在极端情况下,拮抗肌的弹性回缩也有作用。但对于最有经验的手外科医生来说,术中基于被动张力调整肌肉肌腱的最佳长度(如调适肌节力量)并不可靠。

第 3 节   肌腱转位的时机和术前计划

一旦关节灵活和软组织达到平衡,就可以行肌腱转位术。随后可能需要在肌腱转位的同时游离皮瓣移植。一般来说,神经修复后 9～12 个月后,让神经最大程度恢复,才能行肌腱转位术。很多因素都会导致神经修复术后预后不佳,包括大于 4 cm 的间隙、大的创伤、广泛的瘢痕及皮肤缺损[4]。对于更复杂的功能重建,医生可能需要考虑阶段性治疗,尤其当不能同时移位修复屈肌和伸肌功能时。有部分需要早期肌腱转位的适应证,包括不可修复的神经损伤和预后不好的外伤(高能量外伤、长段神经移植挤压/撕脱伤)。

当考虑肌腱转位时,有以下几个因素需要考虑[14]。一旦医生决定哪个肌肉功能可用,并且评估其力量,就可以决定应用哪个肌肉进行移位。应优先考虑患者手的功能位的缺失[精密捏物、指腹捏物(正中神经、指腹对指腹捏物)、捏钥匙(尺神经)、拿笔、钩握、紧握,扁平手、跨度抓握]。选择转位的肌肉应该是可牺牲的且有功能的。在选择过程中,医生应该注意每个手指和腕关节,应该保留一个屈肌和一个伸肌。最初提到的三步被称为肌腱转位的"三柱"原则,在此原则下规划这三步,有利于促进移位肌腱的决策过程。

在决策过程中,不仅要保持平衡,而且要避免造成新的功能缺损。此外,任何肌肉都受神经支配,但重新获得功能的肌肉并不是好的选择。一旦医生决定患者需要重建的功能,要与可利用的肌肉相匹配。应先对这些肌肉的生物力学特性(滑动幅度、力量、方向和肌肉完整)进行评估。如果此时发现所需要的功能并不能通过肌腱转位重建,可评估其他方法,例如,关节融合术、肌腱固定术、关节囊固定术和滑车松解术。

此外,患者的适应性和依从性也是重要因素。行肌腱转位术后,需要进行术后保护固定。主要是通过夹板和其他方法,确保肌腱转位术后没有张力。通常术后康复必须限制主动关节活动 4 周,限制被动关节活动 6 周,8 周后进行力量和耐力练习,以及保护性支具固定 4 个月。肌腱转位后最常见的并发症包括肌腱断裂、滑动幅度不够、力量不够、继发畸形(如鹅颈指或纽扣指畸形)和供区并发症。

第 4 节　正中神经

一、解剖

正中神经是混合神经,支配前臂旋前、腕关节屈曲及桡侧 3 个手指。正中神经起自 2 个根,外侧根(C_5、C_6、C_7)来自外侧束,内侧根(C_8、T_1)来自内侧束[16,30]。内侧根的大小和走行是恒定的,而外侧根可变异。如果外侧根很小,肌皮神经经常会发出一支交通支至正中神经。根部包绕腋动脉第三段,在动脉前方或外侧合并。通常,一些发自 C_7 的纤维会在腋窝较低的部分发出外侧根,在内侧根后面走向远端内侧,在腋动脉的前方加入尺神经。这些来自 C_7 的纤维发自外侧束,或者直接发自臂丛神经的 C_7 神经根,被认为是尺侧腕屈肌主要的运动神经纤维(图 4-16-4)。

正中神经下降至臂部,最初在肱动脉外侧。大约平喙肱肌抵止处,从前方跨过动脉(少部分从后侧)居其内侧,于肱二头肌肌腱膜后方、肱肌前方下降至肘窝。正中神经从肘窝穿过旋前圆肌两个头之间进入前臂。在前臂近端 1/3 处,可能与尺神经有交通支(约 15% 的可能性)。于指浅屈肌深面紧密依附于肌肉筋膜鞘,下行于指深浅屈肌之间。腕关节附近正中神经于指浅屈肌腱和桡侧腕屈肌腱之间,掌长肌腱(如果存在)深面浅出。在其经过屈肌支持带之前,很容易触诊到神经。正中神经主要支配前臂屈肌、手部的 5 块肌肉及手部的皮肤感觉。

在腋部和中臂之间,神经内部的分布表现为 3 个区域。前面的区域支配旋前圆肌,中心区域支配手掌皮肤(感觉)范围和终末

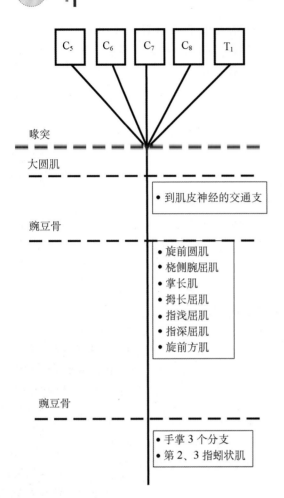

图 4-16-4　正中神经主要分支发出的水平（左栏）和支配肌肉（右栏）；顶部表示神经根的起源（C. 颈椎；T. 胸椎）

支（运动和感觉），后面的区域支配手指屈肌的运动。

二、正中神经麻痹的肌腱转位

除了创伤，正中神经麻痹可由脊髓灰质炎、麻风病和进行性神经性腓骨肌萎缩症（Charcot-Marie-Tooth disease）引起，为最普遍的遗传性神经疾病之一。损伤的高度不同，出现的功能障碍不同。

（一）低位正中神经损伤

低位正中神经损伤表现为大鱼际肌返支功能丧失，包括拇短展肌（abductor polli-

cis brevis，APB）、拇对掌肌、拇短屈肌（flexor pollicis brevis，FPB）浅头，以及内侧 2 个蚓状肌功能丧失。最重要的功能障碍是由于拇短展肌、拇对掌肌和拇短屈肌浅头麻痹造成拇指对掌和外展功能丧失。拇短展肌是拇指对掌最重要的肌肉，因此须行拇对掌成形术。拇指对掌需要旋后、屈曲和手掌外展 3 个运动。拇指对掌是大多角骨-掌骨关节和掌指关节外展、屈曲和旋前的组合（图 4-16-5）。对于未受损伤的对掌运动，位置比力量要重要[1,6,31]。

（二）正中神经麻痹的指浅屈肌拇对掌肌腱转移术

正中神经麻痹后，应用环指指浅屈肌（flexor digitorum superficialis，FDS）移位修复拇短展肌，重建拇指对掌功能。低位正中神经损伤最常用的拇对掌肌腱转位功能重建方法之一就是移位环指指浅屈肌至拇短展肌（图 4-16-6）。环指指浅屈肌在其附着处分离，绕过掌腱膜尺侧缘。可利用尺侧腕屈肌（flexor carpi ulnaris，FCU）或掌长肌（palmaris longus，PL）制造滑轮。高位正中神经损伤时，由于环指指浅屈肌麻痹，不能应用这种转位方法。

指浅屈肌转位优势包括：①滑动距离好；②不但考虑到充分的关节活动，而且还

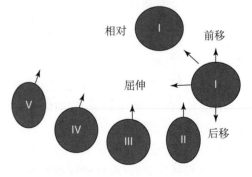

图 4-16-5　拇指和手指运动部分示意图。拇指可以在 3 个平面运动：屈伸运动、内收外展运动和旋前旋后运动。在对掌位拇指的指腹与手指相对，涉及同时几个运动的组合。第一掌骨的前屈或屈曲和内收与掌指关节和指间关节屈曲相联合

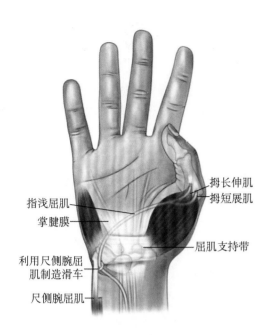

指浅屈肌
掌腱膜
利用尺侧腕屈
肌制造滑车
尺侧腕屈肌

拇长伸肌
拇短展肌

屈肌支持带

图 4-16-6　环指指浅屈肌至拇短展肌的经典肌腱转位术

考虑到对掌和手掌的姿势；③使外科医生更易调整肌腱张力，游离适当的肌腱长度；④指浅屈肌比示指固有伸肌力量更大。指浅屈肌移位不适用于高位正中神经损伤，再支配肌肉会有点困难。此外，这种手术会有造成鹅颈指畸形的风险。可以在掌指关节水平切断指浅屈肌，保留指浅屈肌腱止点，近端断端固定于掌板，以避免过伸畸形。最后，这种肌腱转位方法会减少供区手指的抓握力量。

（三）Camitz 手术

Camitz 手术只提供外展功能而没有对掌功能，并不是真正的肌腱转位对掌功能重建，通常适用于严重的正中神经嵌压疾病。该术式是将掌长肌腱经皮下隧道移位至拇短展肌（图 4-16-7）。可切取部分远端掌腱膜以增加掌长肌腱长度。这种转位对继发于慢性腕管综合征的大鱼际瘫痪有益。由于掌长肌靠近正中神经，这种术式并不是正中神经远端外伤性损伤的最佳选择。掌长肌转位提供外展功能，没有屈曲和对掌功能，所以对掌并不

是最后的结果[9,20]。这是一种简单方法，相当于内部夹板固定。另一方面，通过再训练达到好的功能很困难，该术式提供了部分旋前和对掌功能，但对于高位正中神经损伤无效。

（四）高位正中神经损伤

近端或高位正中神经损伤导致对掌功能丧失，拇指指间关节和示指远端指间关节不能屈曲。腕关节的屈曲活动因尺侧腕屈肌保留。高位正中神经损伤的治疗包括对掌成形术、手指拇指屈曲功能重建和拇指桡掌侧部分的感觉恢复。对掌成形术是最常用的术式，示指固有伸肌转位至拇短展肌重建拇指屈曲功能。手术应远离创伤瘢痕区域。

Huber 方法也是一种选择，特别是对先天的、发育不全的拇指。修复手指屈曲功能可以通过肌腱缝合或桡侧腕长伸肌转位至指深屈肌重建。拇指屈曲一般用肱桡肌转位至拇长屈肌。这种移位减弱肘关节屈曲的力量，需要肱桡肌活动以增大滑动距离。如果中指指深屈肌受尺神经支配，可转位中指指深屈肌，侧侧缝合至示指指深屈肌；如果中指指深屈肌受正中神经支配，就用环指侧侧转位至示中指指深屈肌；如果需要加强桡侧的力量，转位桡侧腕长伸肌至示指指深屈肌。可以通过尺侧岛状皮瓣或背侧风筝皮瓣修复拇指桡掌侧感觉。

（五）正中神经麻痹示指固有伸肌转位至拇短展肌

正中神经麻痹后，示指固有伸肌（extensor indicis proprius，EIP）转位至拇短展肌重建拇指对掌功能，是治疗高位正中神经损伤最好的方法。Steindler 在 1919 年完成了第一例对掌成形术，用拇长屈肌的桡侧部分转位至拇指近节指骨基底的背侧[31,34]。此后，又发展出多种肌腱转位对掌功能重建的手术方法。其中，拇短展肌的插入点与豌豆骨近似成 45°角。如能完成外展和屈曲活动，就能完成旋前活动。重建对掌功能常用

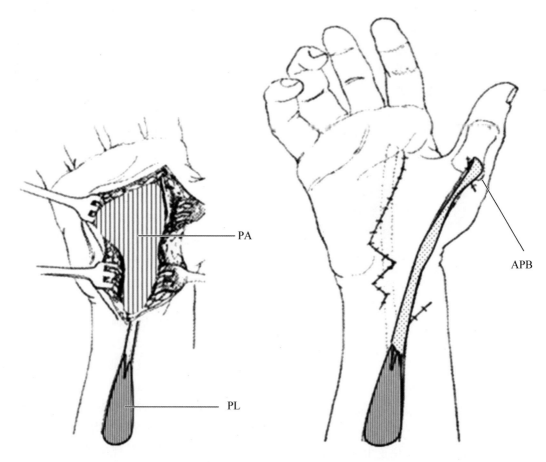

图 4-16-7　Campitz 移位手术示意图。切取一小部分掌腱膜(PA)延长掌长肌(PL),肌腱转位固定于拇短展肌(APB)的止点

的肌腱转位方法是示指固有伸肌转位至拇短展肌[1,6]。这种转位的优点包括不需要滑车或肌腱移植、不损失抓握力量及可避免解剖瘢痕组织。缺点是示指固有伸肌的长度刚刚够转位至拇短展肌。应修复示指的伸肌腱帽,避免示指固有伸肌运动时出现伸展力量减弱。

示指固有伸肌转位是治疗高位正中神经麻痹效果最好的功能重建术,而且易于再训练。此方法功能损失小,且适用于正中神经和尺神经联合麻痹。这种转位方法远离正中神经外伤前臂掌侧的瘢痕组织。另一方面,由于示指固有伸肌的肌腹比指浅屈肌短,所以关节活动也小。此外,患者有可能无法伸直拇指。

(六)正中神经麻痹的 Huber 转位

小指展肌(abductor digiti minimi,ADM)转位至拇短展肌的方法称为 Huber 转位法。通常,此方法多用于治疗先天性拇指发育不全。在 Huber 转位手术中,将小指展肌转位至拇短展肌。这种肌腱转位方法尤其适用于先天性拇指发育不全,因为这种方法可以做出大鱼际。小指展肌桡背侧的神经血管束应保留。如果豌豆骨的起点保留,可能需要肌腱移植,但保留血供更好。小指展肌肌肉收缩至豌豆骨钩骨起点,旋转180°以致表面通过皮下隧道变为深层桡侧。一般而言 Huber 手术有难度,很难保持,可提供的力量小,会造成手掌尺侧外观上明显的畸形。

正中神经麻痹治疗有相关并发症。虎口挛缩是最常见的对掌成形术失败的原因。此外，无对抗的拇内收肌和拇长伸肌会导致拇指内收旋后位。可以通过对抗性的夹板固定或"C"形长条固定拇指于掌侧外展位。另一方面，已固定的挛缩需要手术松解。

第5节　桡神经

一、解剖

桡神经是后束的终末支，是臂丛神经最大的分支。这个最重要的神经支配上肢的伸肌及伸肌区域的皮肤感觉（包括手部）[16]。

桡神经下行于腋动脉第三段之后，肱动脉上半部分，肩胛下肌、背阔肌、大圆肌的腱性组织之前。离开腋部后，向后下外侧经肱三头肌外侧头和内侧头之间进入肱骨桡神经沟。经肱肌与肱桡肌之间下行至肱骨外上髁前方，进入肘窝深层分为终末支。桡神经发出分支至肱三头肌、肘肌、肱桡肌和前臂伸肌（图 4-16-8）。桡神经支配的肌肉包括肱三头肌、肱桡肌、旋后肌、桡侧腕长伸肌、桡侧腕短伸肌、尺侧腕伸肌、拇长展肌、拇短伸肌、拇长伸肌、指总伸肌、示指固有伸肌）及小指伸肌。

桡神经浅支是 2 个分支中较小的分支，是桡神经的直接延续。向远端延续，于前臂下 1/3 处行向后侧，肱桡肌腱深面进入前臂后侧。桡神经深支较粗大，完全分布于肌肉和关节。于后下方发出分支至桡侧腕短伸肌和旋后肌，然后穿旋后肌进入后侧部分支配伸肌。

二、桡神经麻痹的肌腱转位

根据神经损伤的水平，功能障碍包括腕关节背伸、掌指关节背伸，以及拇指伸直和

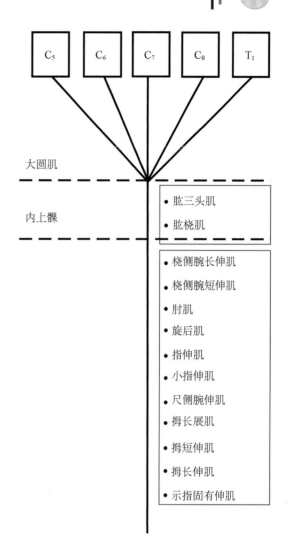

图 4-16-8　桡神经主要分支发出的水平（左栏）和支配肌肉（右栏）

注：顶部表示神经根的起源；C. 颈椎；T. 胸椎

桡侧外展功能障碍。桡神经麻痹的重要功能障碍包括腕关节不能主动背伸、手部活动不稳定，导致抓握力量弱且不稳定。大部分桡神经损伤发生于肱三头肌分支以远，因此，肘关节伸直功能未受损害。这些损伤分为近端（桡神经主干）损伤和远端（骨间后神经）损伤。近端神经损伤导致腕关节、手指和拇指不能伸直。靠近旋后肌的远端损伤，可能使桡侧腕长伸肌和桡侧腕短伸肌功能受损，从而导致腕关节背伸桡偏，力量减弱。

桡神经麻痹治疗方法的选择与肱骨骨

折有关。早期探查的适应证包括开放骨折、需要切开复位、合并血管损伤、多发外伤、闭合复位及治疗开始后出现功能障碍者[12,17,27,37]。桡神经麻痹的肌腱转位术预后最好，且效果可预见。然而，尽管一根肌腱转位到同一肌肉的不同肌腱可以起作用，但转位到 5 个不同肌肉的肌腱不能发挥有效作用。因此，应该通过不同的肌腱转位来重建腕关节背伸、手指近节指骨背伸和拇指伸展，以及张开和后移。此外，医生应当尽量保护肌肉以确保腕关节的稳定。

由于桡神经大部分是运动神经，在简单的神经修复后，可在 4～6 个月内可见神经再支配。在神经恢复期间，同时行旋前圆肌端-桡侧腕短伸肌侧转位，以背伸腕关节作为内部的夹板固定。转位肌腱端侧缝合，如果桡侧腕短伸肌肌肉恢复神经支配，表明其连续性未破坏[3]。白天可以佩戴低托架功能夹板，晚上佩戴夹板保持手指和腕关节于伸直位。所有关节必须保持充分的被动活动范围（包括虎口）。

腕关节背伸功能重建最常用的肌腱转移是旋前圆肌（通用的转位供体）转位至桡侧腕短伸肌（主要的腕关节伸肌），表面定位于肱桡肌和桡侧腕长伸肌。分期肌腱转位治疗时，在神经修复的同时行此肌腱转位，最初可作为内部夹板固定[36]。可以再通过其他肌腱转位恢复手指伸直。桡侧腕屈肌、尺侧腕屈肌或指浅屈肌（中指）可转位至指总伸肌。尺侧腕屈肌力量是桡侧腕屈肌的 2 倍，但是滑动距离短。因为手指伸直并不需要很大力量，所以桡侧腕屈肌腱转位更优于尺侧腕屈肌。最后，改良的桡侧腕屈肌与指总伸肌端端缝合于背侧支持带浅层，实现了直线牵拉[3]。

Boyes 转位法是将环指指浅屈肌转位至拇长伸肌和示指固有伸肌，中指指浅屈肌转位至中环指指总伸肌和小指伸肌。指浅屈肌穿前臂骨间膜。这种肌腱转位方法用于单独的手指伸直功能重建。由于腱的固

定作用，保留了腕关节的活动，因此，可提供额外的肌腱滑动距离，增大了腕关节屈曲活动的幅度。这种肌腱转位方法的缺点包括①抓握力量可能减弱；②不同相的转位（屈肌转位至伸肌）；③患者学习的难度增大；④转位肌腱供区手指单独屈曲活动丧失。

拇指伸直功能重建包括掌长肌越过第一背侧间隔转位至拇长伸肌，以及拇长伸肌从第三背侧间隔游离（拇长伸肌改变路线）。拇短伸肌可加至拇长伸肌增强掌骨背伸。约 20% 的人掌长肌缺如。中指指浅屈肌穿过前臂骨间膜或经腕关节桡侧转位于拇长伸肌。拇长展肌是主要的拇指掌骨伸肌，如果拇长展肌功能未恢复，会导致拇指屈曲内收挛缩。

第 6 节　尺　神　经

一、解剖

尺神经是臂丛神经内侧束的终末支。尺神经穿过手臂进入前臂和手部，支配前臂一个半肌肉、手部的大部分肌肉和部分皮肤[16]。尺神经的纤维主要来自 C_7。向远端在腋动脉内侧穿过腋窝，介于腋动脉和腋静脉之间，继续在肱动脉的内侧下行直至臂中段（图 4-16-9）。

在经肱骨内上髁后，尺神经从尺侧腕屈肌的两头之间进入前臂。然后在前臂中段，于尺侧腕屈肌和指深屈肌之间、尺动脉内侧继续下降，然后，经动脉内侧尺侧腕屈肌的外侧下行。在前臂远端尺神经位置相对表浅，只覆盖筋膜和皮肤。在豌豆骨附近穿入深筋膜经过屈肌支持带，分为浅支和深支。

二、尺神经麻痹的肌腱转位

尺神经麻痹主要影响拇指和手指的功能，改变了手的功能。由于尺神经支配除了

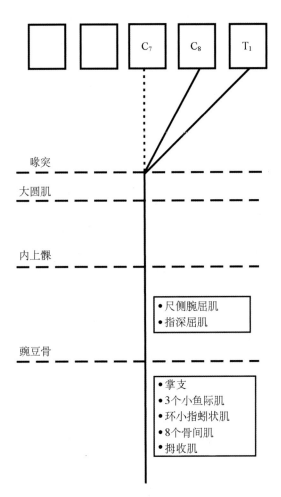

图 4-16-9　尺神经主要分支发出的水平（左栏）和支配肌肉（右栏）

注：顶部表示神经根的起源；C. 颈椎；T. 胸椎

第 1、第 2 蚓状肌以外的所有小肌肉，尺神经麻痹会出现手部内在肌活动的明显障碍。尺神经麻痹导致典型的爪形手畸形，掌指关节过伸，指间关节屈曲，称为"内在肌阴性手"[26,35]。

低位尺神经损伤是尺神经最常见的损伤。导致掌短肌、小鱼际肌、尺侧 2 块蚓状肌、骨间肌、拇收肌和拇短屈肌深头功能丧失。沿手的内侧缘和小指出现明显的感觉障碍。由于骨间肌和蚓状肌功能丧失，掌指关节屈曲和指间关节伸直力量减弱，导致出现爪形手畸形。低位尺神经损伤出现爪形手比高位尺神经损伤更明显，环小指最为明

显（示、中指的蚓状肌由正中神经支配）。

低位尺神经损伤也会影响正常手指屈曲的顺序。正常手指屈曲的顺序为起始于骨间肌作用的掌指关节，随后为指浅屈肌作用的近位指间关节、指深屈肌作用的远位指间关节；而尺神经麻痹时，屈曲活动起始于指间关节。因此，抓握动作时会从手掌推开物体，不能正常进行抓握。抓握的跨度和力量至少损失 50%。掌弓变平，小鱼际萎缩，导致抓握的力量和容积减小。小指内收功能丧失常导致小指固定于外展位（Wartenberg 征）。最后拇指内收和示指外展功能丧失，进而导致拇指捏持力量损失 80% 以上，不能指腹对捏。高位尺神经麻痹还会有其他障碍，包括环小指远侧指间关节不能屈曲，导致抓握力量减小；腕关节屈曲力量减小，通常不能替代治疗；背侧感觉功能障碍。

尺神经损伤肌腱转位的预后较桡神经损伤更难预测。低位尺神经损伤的肌腱转位涉及将中环指指浅屈肌转位至拇内收肌插入点，会伴夹捏力量减弱，通常不做肌腱移植。用 Zancolli 套索技术间接转位，主动校正掌指关节过伸畸形，是治疗低位尺神经麻痹最常用的方法[39]。指浅屈肌肌腱从 A₁ 滑车发出后切断，穿过 A₁ 滑车后反折套锁样，在掌指关节屈曲 45° 与其自身缝合，控制掌指关节过伸，稳定于屈曲位，指伸肌作用伸直指间关节。高位尺神经损伤可劈开中指指浅屈肌，桡侧部分转位至拇收肌，尺侧部分环绕环小指的 A₂ 滑车。

桡侧腕短伸肌转位

尽管 Zancolli 套索方法多数用于低位尺神经麻痹，Brand 认为桡侧腕短伸肌和桡侧腕长伸肌有时也需要进行转位[3]。桡侧腕短伸肌内收重建术包括游离肌腱移植延长肌腱至背侧骨间肌扩张处。进行肌腱移植的桡侧腕短伸肌或桡侧腕长伸肌穿过第二、三掌骨间隙掌侧，经手掌至拇收肌附着处。这种转位方法使夹捏力量加倍。示指固有伸肌从尺侧转位到示指掌指关节桡

侧,能够加强第一背侧骨间肌的力量。腕关节伸肌可能与手指的屈肌有协同作用。尽管这种方法腕关节屈曲可能被限制,但是对需要屈曲腕关节以伸直手指的陈旧损伤患者有益。由于环小指指深屈肌也出现瘫痪,爪形手表现不明显,但高位尺神经麻痹的功能障碍显著。通常这些患者大部分要行Brand手术。

第7节 复合神经麻痹

肢体复杂的失神经支配通过肌腱转位可恢复部分功能,但是会造成复合感觉运动障碍,导致重大残疾。认识到哪种功能障碍影响最大、哪些肌力有效,有助于确定重建的选择。最常见的2种复合神经损伤是低位正中神经和尺神经损伤,以及高位正中神经和尺神经损伤。

低位正中神经和尺神经损伤是最常见的复合损伤。这种损伤关键的功能缺失包括拇指内收、拇指对掌、拇示指捏物不能、掌指关节屈曲障碍、4个手指掌指关节指间关节屈曲整体爪形手畸形及感觉缺失。有效的动力来源于桡神经所支配的肌肉,也可以来自高位正中神经和尺神经所支配的肌肉。低位正中神经和尺神经麻痹影响手的内在肌,而高位神经麻痹也会影响到腕关节和手指的屈曲活动。桡侧腕长伸肌转位至指深屈肌,肱桡肌转位至拇长屈肌,重建手指的屈曲活动。示指固有伸肌转位至拇短展肌重建对掌功能。拇长展肌副腱通过肌腱移植转位至示指外侧束重建捏物功能。

对于爪形手畸形,可以选择几种肌腱转位方法。内在肌阴性手是指掌指关节过伸,指间关节不能伸直。改善的目的是使掌指关节屈曲,从而使指总伸肌伸直指间关节。矫正爪形手畸形的所有肌腱转位都经掌侧至掌指关节。

单独的尺神经损伤,中指的指浅屈肌保持神经支配,可转位至 A_1 或 A_2 滑车、近节指骨(Littler方法),或经掌侧掌横韧带至环小指桡侧的外侧束[32]。复杂的正中神经和尺神经损伤可用静止腱固定术[22,25]。Zancolli套索方法制造功能性的动态腱固定,每个指浅屈肌环绕相应的 A_2 滑车伸掌指关节屈曲,而不改变抓握的力量[38-39]。其他动态腱固定方法有游离肌腱移植环绕伸肌支持带[10]。

复合的正中神经和尺神经麻痹损伤通常要两阶段治疗方法。第一步,尺侧腕屈肌转位至拇长伸肌和指总伸肌,恢复手指和拇指伸直功能,以固定腕关节。第二步,包括Huber手术重建拇指对掌功能(将小指展肌转位至拇短展肌)、拇指指间关节固定术,以及前臂远端指深屈肌侧侧缝合腱固定术。肌腱转位手术将扩展到新的应用和规模。

第8节 总 结

自从第一次世界大战期间开展肌腱转位手术以来,功能重建肌腱转位手术已经有了巨大的进步。随着对手部生物力学和组织康复的理解的持续深入,肌腱手术也会得到更大的发展。

参考文献

[1] Aguirre SC, Caplan S. Sobre secuelas de lesion alta e irreparable de nervios mediano y cubital, y su tratamiento [Spanish]. La Presa Medica Argentina, 1956,43:2341-2346.

[2] Boyes JH. Tendon transfers in the hand. Medicine of Japan in 1959. Vol 5, 958-969. Paper presented at Proceedings of the 15th General Assembly of the Japan Medical Congress, 1959 Apr 1-5; Tokyo, Japan.

[3] Brand PW. Biomechanics of tendon transfers. Hand Clin, 1988,4(2):137-154.

[4] Brown PW. The time factor in surgery of up-

per-extremity peripheral nerve injury. Clin Orthop Relat Res，1970，68：14-21.

[5] Bunnell S. Reconstructive surgery of the hand. Surg Gynecol Obstet，1924，39：259-274.

[6] Burkhalter W，Christensen RC，Brown P. Extensor indicis proprius opponensplasty. J Bone Joint Surg Am，1973，55(4)：725-732.

[7] Chung KC. Tendon transfers. In：Jebson PJL，Kasdan ML，editors. Hand secrets. 2nd ed. Philadelphia：Hanley & Belfus，2002：251-255.

[8] Floyd WE. American society for surgery of the hand (ASSH) hand surgery update 2. 2nd ed. Rosemont：American Academy of Orthopaedic Surgeons，1999.

[9] Foucher G，Malizos C，Sammut D，et al. Primary palmaris longus transfer as an opponensplasty in carpal tunnel release. A series of 73 cases. J Hand Surg [Br]，1991，16(1)：56-60.

[10] Fowler SB. Extensor apparatus of the digits. J Bone Joint Surg Br，1949，31B：477.

[11] Gelberman RH，editor. Operative nerve repair and reconstruction. Philadelphia：JB Lippincott，1991.

[12] Goldner JL，Kelley JM. Radial nerve injuries. South Med J，1958，51(7)：873-883.

[13] Green DP，Hotchkiss RN，Pederson WC，et al. Operative hand surgery. 4th ed. Philadelphia：Churchill Livingstone，1999.

[14] Hastings 2nd H，Davidson S. Tendon transfers for ulnar nerve palsy. Evaluation of results and practical treatment considerations. Hand Clin，1988，4(2)：167-178.

[15] Hunter JM，Mackin EJ，Callahan AD，et al. Rehabilitation of the hand：surgery and therapy. 4th ed. St. Louis：Mosby-Year Book，1995.

[16] Johnson EO，Vekris MD，Zoubos AB，et al. Neuroanatomy of the brachial plexus：the missing link in the continuity between the central and peripheral nervous systems. Microsurgery，2006，26：218-229.

[17] Kallio PK，Vastamäki M，Solonen KA. The results of secondary microsurgical repair of radial nerve in 33 patients. J Hand Surg [Br]，1993，18(3)：320-322.

[18] Mayer L. The physiological method of tendon transplantation. Surg Gynecol Obstet，1916，22：182-197.

[19] Morelli M，Nagamori J，Gilbart M，et al. Latissimus dorsi tendon transfer for massive irreparable cuff tears：an anatomic study. J Shoulder Elbow Surg，2008，17：139-143.

[20] Ogunro O. Dynamic stabilization of chronic scapholunate dissociation with palmaris longus transfer：a new technique. Tech Hand Up Extrem Surg，2007，11(4)：241-245.

[21] Omer Jr GE. The technique and timing of tendon transfers. Orthop Clin North Am，1974，5：243-252.

[22] Parkes A. Paralytic claw fingers—a graft tenodesis operation. Hand，1973，5(3)：192-199.

[23] Peimer CA，editor. Surgery of the hand and upper extremity. New York：McGraw-Hill，1996.

[24] Pulvertaft RG. Techniques in hand surgery. J Bone Joint Surg Br，1960，42A：907.

[25] Riordan DC. Tendon transplantations in median-nerve and ulnar-nerve paralysis. J Bone Joint Surg Am，1953，35-A(2)：312-320；passim.

[26] Royle ND. An operation for paralysis of the intrinsic muscles of the thumb. JAMA，1938，111：612-613.

[27] Seddon H. Surgical disorders of the peripheral nerves. 2nd ed. Edinburgh：Churchill Livingstone，1975.

[28] Smeulders MJ，Kreulen M. Myofascial force transmission and tendon transfer for patients suffering from spastic paresis：a review and some new observations. J Electromyogr Kinesiol，2007，17(6)：644-656.

[29] Smith RJ. Tendon transfers of the hand and forearm. Boston：Little，Brown，1987.

[30] Spinner M. Injuries to the major branches of

the peripheral nerves of the forearm. 2nd ed. Philadelphia: WB Saunders,1978.

[31] Steindler A. Operative treatment of paralytic conditions of the upper extremities. J Orthop Surg,1919,1:608-624.

[32] Stiles HJ, Forrester-Brown MF. Treatment of injuries of peripheral spinal nerves. London: Frowde and Hadder & Stoughton, 1922:166.

[33] Strickland JW, editor. The hand: master techniques in orthopaedic surgery. Philadelphia: Lippincott-Raven,1998.

[34] Thompson TC. A modified operation for opponens paralysis. J Bone Joint Surg Am, 1942,24A:632-640.

[35] Towles JD, Hentz VR, Murray WM. Use of intrinsic thumb muscles may help to improve lateral pinch function restored by tendon transfer. Clin Biomech (Bristol, Avon), 2008,23:387-394.

[36] Tubiana R, Miller 4th HW, Reed S. Restoration of wrist extension after paralysis. Hand Clin,1989,5(1):53-67.

[37] Zachary RB. Tendon transplantation for radial paralysis. Br J Surg,1946,33:358-364.

[38] Zancolli EA. Structural and dynamic bases on hand surgery. Philadelphia: JP Lippincott,1979.

[39] Zancolli EA. Claw-hand caused by paralysis of the intrinsic muscles: a simple surgical procedure for its correction. J Bone Joint Surg Am,1957,39-A(5):1076-1080.

第5部分

手和腕

第17章 腕和手的外科解剖及手术入路

第 17 章

腕和手的外科解剖及手术入路

Panayotis N. Soucacos，Elizabeth O. Johnson

摘要 了解手部功能解剖学和力学的进展对于手外科领域的研究至关重要。手部创伤和畸形的重建需要对其骨骼、关节、肌肉、肌腱、韧带、神经和血管的功能解剖学有特别多的了解。基于对手和腕的功能解剖学的透彻理解，外科医生才能正确选择手和腕的手术入路，并注意正确暴露下面的解剖结构。选择最合适的手术入路的基本原则包括了解皮肤的功能性单元、不跨越皱褶，以及保持切口沿肢体轴线。

关键词 生物力学·腕骨·屈肌腱·功能解剖学·手和腕·关节·骨骼·手术切口·上肢神经和血管

第 1 节 概 述

现代手外科学的先驱——Sterling Bunnell(1882—1957)曾说过，"除了大脑，手是人类最大的财富，并且人类手工艺的发展归功于它。手始于对侧的大脑皮质，延伸到指甲尖端"[4]。

对手和腕的状况进行正确诊断和治疗，直接取决于对手的结构和功能解剖的详细了解。这些知识对于外科医生恢复手部功能、避免医源性损伤至关重要。

手用来执行精细的、可控的运动，以及获取详细的感官信息。手的特殊结构允许其执行这些复杂的功能，多关节结构使其能在外部肌肉的帮助下获得力量，在内在肌肉的帮助下获得灵活，并将两者保持微妙的运动平衡[1]。了解手部功能解剖学和力学的进展对于手外科领域的研究进展至关重要。手部创伤和畸形的重建需要对其骨骼、关节、肌肉、肌腱、韧带、神经和血管的功能解剖学有特别多的了解，皮肤和皮下组织对手也具有独特的作用。手的关节系统尤为重要，因为这些解剖学上复杂的机械单元在其运动链中的平衡对于拇指、示指和长指的灵活性，以及对于长指、环指和小指的握持力量和持续性起着关键作用。

第 2 节 手的动力和功能解剖

为了评估手各部位的动力和功能解剖，了解手的大部分解剖单元非常重要，例如，血管和神经供给或外部肌肉均起自手臂和前臂[28]。手与上肢的解剖连续性表明，其功能解剖学（包括关节运动链的功能解剖学）是上肢不可分割的部分。

P. N. Soucacos(✉) · E. O. Johnson
School of Medicine, University of Athens, Athens, Greece
e-mail: psoukakos@ath. forthnet. gr

G. Bentley (ed.), *European Surgical Orthopaedics and Traumatology*,
DOI 10.1007/978-3-642-34746-7_100,© EFORT 2014

一、骨骼：指骨的多关节链

手的独特结构由许多小骨头和一个高度发达、灵活的纤维系统组成。骨骼和纤维支架为手提供了高度灵活的框架结构，并且能够完成广泛的可控和复杂的运动。手和腕由27块骨头组成，其中19块为长骨，包括5块掌骨和14块指骨。17个关节和19块肌肉完全位于手内（内在），同等数量的主体在前臂的肌肉（外在）。手指分为1个拇指和4个手指，每个长度不同。除了拇指只有2个指骨外，每个指骨均由掌骨和3个指骨组成多关节链。有8块腕骨，其中远端一排（大多角骨、小多角骨、头状骨和钩状骨）通过腕掌关节与掌骨底部相连接。

拇指位于第一位或桡侧位，与舟骨和大多角骨一同组成外侧柱。拇指最短，只有3块骨骼（1块掌骨、2块指骨），并且与其他4个手指分离。由于拇指位置更靠近侧、外侧，其向内和向外的运动范围更大。拇指的功能与其解剖位置和灵活性相关。大多角骨自腕关节平面的凸起导致第一掌骨和第二掌骨之间形成锐角，形成第一射线与手掌之间的间隙。这使拇指的第一掌骨能够与其他手指对折，同时舟月骨可以自由活动。第二射线到第五射线组成了手部腕掌远端部分。它们由4块长骨（1块掌骨和3块不同长度的指骨）组成，每根长度不同。中指和环指的中段指骨和小部分近段指骨较长。

手指可以从远端到近端弯曲至手掌，在关节铰链处形成掌褶痕。当5条射线汇聚时，手指屈曲和内收，而当它们发散时，手指伸直和外展。每根手指可以单独屈曲，并汇聚到手掌底部的近端。每条射线的开和合运动不同，因此，当对捏时，手指尖向拇指指腹靠近；当握拳时，手指尖向大鱼际隆起的底部靠近。这样，在闭合时，尺侧指偏离幅度更大。尺骨掌骨在外翻-旋转中活动度稍大，这是为了弥补其长度较短。手骨骼中较

固定的部分包括远侧列腕骨和第二掌骨、第三掌骨。第一射线和第五射线的指骨和掌骨移动性更强[28]。

二、纤维系统：加固关节

纤维系统作为骨骼的补充，发挥加固和提供灵活性的作用。纤维框架由腱膜、韧带结构，以及附着在骨骼和真皮层的纤维鞘组成。纤维框架在维持手部功能完整性方面的作用以其对每个关节的稳定作用为基础。这是通过2条侧副韧带和1个掌板实现的。

掌板在前方加强关节囊，其厚且固定，远侧牢固地止于指骨基部的前方。远端止点部分中间较厚，与骨骼相邻。相比之下，掌板的近端止点部分软且薄，可以屈曲和延伸。每个指间关节和掌指关节在其掌侧均受到掌板的保护，掌板从远侧行至近侧，并防止位于其下面的屈肌腱进入关节。掌板的厚度增加了屈肌腱与关节运动轴之间的距离，从而提高了屈肌腱的屈曲效果。掌板的主要功能是防止过伸，但伸展的范围因关节而异。与其他关节相比，掌板更能限制近端指间关节（proximal interphalangeal，PIP）的伸展，因为近侧有2条侧面附属装置[6]。这些韧带插入外侧肌腱两侧的近侧指骨，并与纤维鞘融合。相比之下，在掌指关节（metacarpophalangeal，MP）和远端指间关节（distal interphalangeal，DIP）可有一定程度的过伸。

三、手的关节系统

手的骨骼有许多关节，没有任何关节是完全孤立的动力系统，而是所有手部关节形成功能团体，排列成运动链。在这方面，手腕影响掌指关节的位置，掌指关节影响近端指间关节的位置，而近端指间关节影响远端指间关节的位置[28]。总体来说，骨关节链

各要素之间的平衡取决于主动因素和被动因素。主动因素反映拮抗肌的活力[5]，而被动因素包括韧带的控制作用[19,21]。

手指有 17 个活动关节，这些手指关节形成一条三关节链，朝向拇指和手掌屈曲，形成抓握功能。通过肌腱介导移动关节的肌肉可以分为内在和外在 2 组。内在肌的起点和止点均在手内，包括 19 块肌肉，而外在肌（20 块肌肉）的起点在上臂和前臂，并止于手内。

关节可形成放射状的纵向弓形和手的横向弓形，形成手的三维轮廓。纵向弓的每条射线由手的腕骨和掌骨（固定元素）及手指（移动元素）组成[28]。掌指关节是这些弓的关键部位，厚厚的前关节盂囊和掌板可防止过伸。第二至第五掌指关节的掌板（前关节盂韧带）通过掌骨深横韧带（横向关节盂韧带）相互连接。这种紧密的互连支持手的横向拱形。

手指关节有着共同的重要解剖学特征。所有的关节朝向屈曲方向活动，每个关节都有 2 个侧副韧带和 1 个由掌板组成的厚前关节囊。此外，它们的背囊又薄又松。另一方面，在指关节之间，特别是在掌指关节和指间关节之间也存在显著的差异，而且在每条射线之间的同一水平关节也存在差异[11,17,19,24]。基本上，这些差异包括关节的形状、关节表面的方向、滑膜止点、侧副韧带的位置及掌板的灵活性。这些解剖学属性严重影响着关节的生物力学（如稳定性和活动性），也影响着每条射线远端段的方向。

第 3 节　腕掌关节

一、腕掌关节的功能解剖

手指腕掌关节包括示指（第二射线）与小多角骨（小多角形）的关节、中指（第三射线）与头骨（头骨或头状骨）的关节，以及环指（第四射线）、小指（第五射线）与钩骨（钩骨或钩状骨）的关节。这些关节形成每个射线的纵弓的固定部分，其中远侧腕骨列比近侧腕骨列更坚固。

腕掌关节的韧带包括背侧韧带、掌侧韧带和骨间韧带。腕骨背面与掌骨背面连接的背侧韧带比掌侧韧带更强壮、更清晰。除了小指，每个掌骨都有 2 条纤维束延伸到远端腕骨列。示指的一条背侧韧带束是从大多角骨和小多角骨发出；中指的一条纤维束是发自小多角骨和头状骨；环指的一条纤维束是发自头状骨和钩状骨。第五射线只有 1 条发自钩状骨的纤维束。

腕掌关节的掌侧韧带与背侧韧带相似。示指有 1 条发自位于桡侧腕屈肌下方的大多角骨的纤维束；中指有 3 条掌侧纤维束，分别发自头状骨、大多角骨和钩状骨（少数纤维发自第五掌骨底部）；环指和小指都有 1 条发自钩状骨的纤维束；骨间韧带连接钩状骨和头状骨的相邻角与第三、第四掌骨。

腕掌关节的滑膜是腕骨间关节滑膜衬里的延续。有时可见钩状骨和第四、第五掌骨的关节拥有独立的滑膜衬里。示指的腕掌关节接受来自掌背桡动脉、指背动脉和指桡动脉的血供；第三、第四腕掌关节接受腕前弓（掌侧）、腕后弓（背侧）和掌深动脉的血供；小指接受来自尺动脉、尺动脉深支和腕后弓的动脉血。尺神经的掌深支、正中神经和骨间后神经支配腕掌关节。

4 根手指的掌骨末端通过韧带连接，外侧关节面腕部末端由背侧韧带、掌侧韧带和骨间韧带保持并置。4 个掌骨的头部也由掌横韧带固定在适当的位置，掌横韧带位于手掌表面。

二、腕掌关节的生物力学

4 根手指的腕掌关节只有非常轻微的活动度。第五射线的腕掌关节活动度最大，其次是第四射线。在这一点上,小指掌指关节(掌骨)的活动性很大,这对于适应手掌横弓的功能很重要,而环指关节仅有几度的活动性。中指和示指的腕掌关节实际上不可移动,临床检测不到其活动性。

第4节　掌指关节

一、掌指关节功能解剖

掌骨头与相应指骨近端连接处均被收纳到杯形腔中。掌指关节由侧副韧带和包围掌骨头的厚掌关节囊、掌板保持稳固。指掌关节的囊韧带结构包括侧副韧带、掌板和关节囊。

掌骨头在背侧较窄,在髁突前方较突出,导致其前后轴更大。相比之下,近节指骨的基部尺寸较小,形状呈凹形,具有较大的横轴。然而,由于关节盂腔的表面被掌板扩大,掌骨头可被关节关节腔包围,以便能够进行更大幅度的运动,但稳定性较差(由囊韧带提供)[9]。

掌板是致密的纤维板,牢固地附着在第一节指骨基底,并通过网状结缔组织附着于掌骨颈。它加深了指骨基部的关节面,其边缘与侧副韧带和屈肌腱的纤维鞘连续。在掌骨深横韧带的两侧也是连续的,该韧带将

4个掌关节的掌板连接在一起。在四指和拇指的掌指关节处,掌板发出指背腱膜的矢状带或吊带。

掌骨间深横韧带或关节盂间韧带是支持掌指弓、连接4个掌骨头的强韧的板间韧带。它有3个分支分别连接第二掌骨和第三掌骨、第三掌骨和第四掌骨、第四掌骨和第五掌骨。掌横韧带与掌指关节的关节盂韧带或掌侧韧带混合。骨间肌穿过掌横韧带到达其止点,而指动脉和神经、屈肌腱和蚓状肌则穿过韧带前面。这条强健的韧带与掌板外侧缘连续,并且通过侧副韧带的垂直插入而更强韧。这些三维互连为掌指关节的活动增加了稳定性[26]。

侧副韧带强健,其短带位于掌指关节两侧。它们通过掌指束或相应的侧副韧带将掌骨头侧结节和凹陷连接到近节指骨的基部。在前侧,它们通过掌跖束或副韧带与掌板相连;在后侧,副韧带与伸肌腱的延续部分相连。因此,侧副韧带呈三角形,止于近侧指骨和掌板的基部,并在近侧与膜性副韧带相连。外侧副韧带,包含伸肌的矢状带,是屈肌滑车插入掌板的第一个环(屈肌韧带腱鞘的第一个滑车也与掌板连接)。掌骨头和髁突的形状使得侧副韧带偏心插入。副韧带和侧副韧带都发自掌骨头旋转轴的背面,每个束的张力随着关节的位置而变化(图5-17-1)。

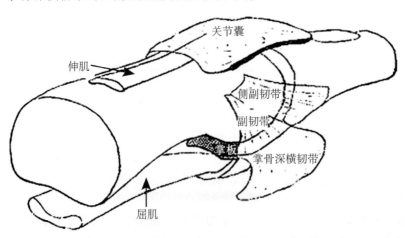

图 5-17-1　掌指关节的解剖,关节的稳定通过侧副韧带、副韧带和掌板来实现,掌板的外侧缘与副韧带和掌骨深横韧带的止点相连

掌指关节的滑膜非常松弛。在背面,掌指关节被伸肌腱延展覆盖,伸肌腱也是背侧韧带。滑膜组织覆盖关节囊的内侧面,形成囊或凹陷[28]。在指背腱膜下和掌板水平形成的凹陷非常重要[2,8]。

掌指关节由指动脉(指掌侧总动脉)和掌骨间动脉(掌侧动脉)供血。神经支配来自于指神经。与手掌皮肤相比,关节背面的皮肤非常薄,手背的筋膜与伸肌支持带混合。在侧面,特别是在掌指关节水平,筋膜与掌侧筋膜融合固定掌侧缘。总的来说,掌指关节的关节囊比指间关节松弛。这能够实现最大程度的伸展,以及具有轻微轴向旋转的内侧-外侧偏离。

二、掌指关节的生物力学

掌指关节是手部活动性更强的部位,是手指和稳定性更强的部位,也是掌骨之间的纽带。关节使手指能够完成手的所有功能,其中屈肌和伸肌肌腱系统、骨间肌和蚓状肌决定了矢状位和冠状位的不同位移,以及轴向旋转。由于韧带和肌腱的支持,且其位于手指基底部受到保护,髁状掌指关节本身就很稳定。掌间韧带通过连接掌板而连接手指掌指关节。与近端指间关节不同,掌板允许掌指关节过度伸展,这与掌骨颈部没有外侧鞘和缺乏控制韧带有关。

掌指关节可进行屈伸运动、某些横向及旋转运动,因此,它能屈曲、伸展、内收、外展和轴向旋转。值得注意的是,日常生活中并没有用到手指的延伸和屈曲的最大范围。由于掌骨头及其掌侧骨形状所产生的凸轮效应,侧副韧带在屈曲时变得紧张,在伸展时变得松弛。副韧带的最近端纤维止于掌板,因此在完全屈曲时松弛。在屈曲过程中,外侧韧带紧张使关节在完全屈曲时保持稳定;在伸展时,侧副韧带松弛完成侧向和旋转运动。此外,掌指关节的凸轮状作用使旋转轴位于前-后平面的背面,因此,指骨与

该轴的有效距离或半径在外侧较小,在伸展上较大。

从伸展到屈曲(外展或内收)的偏离只发生在掌指关节,而不发生在指间关节。这与近节指骨杯状物与掌骨头的不对称凸起有关。由于侧副韧带的长度固定,其在侧平面(包括外旋)可偏移约45°。总的来说,掌骨头的不对称性、侧副韧带的长度和方向的差异解释了近端指骨在屈曲和伸展过程中的旋转运动。

手指的尺侧倾斜发生在掌指关节,在示指更为明显。尺侧倾斜可归因于若干因素,包括掌骨头不对称和侧副韧带的关节效应[11]。在示指,关节髁的尺侧部分更为突出,而桡侧部分倾斜。与尺侧韧带相比,示指尺侧副韧带的起点更远,更靠近关节间隙的中心。此外,桡侧韧带较长,使示指的尺偏离较大。所有手指的尺侧倾斜可部分归因于外肌腱,其在尺侧跨过手部[24]。由于小鱼际肌的远侧止点和作用力,内在肌肉也有尺侧倾斜,并且事实上,2个尺侧掌骨向前移位,从而拉动尺侧伸肌腱[29]。

第5节　指间关节:近端指间关节和远端指间关节

一、近端指间关节

近端指间关节为囊状韧带结构。关节在矢状面上铰接,与掌指关节相比,具有相当大的稳定性[17-18]。侧向稳定性由近侧指骨的双髁头及其凸髁和髁间沟提供,髁间沟与中间指骨基部的凹髁和髁间嵴连接。关节表面只是稍微不吻合,因此,只允许最小的横向和扭转运动[20]。

近端指间关节在掌侧的解剖结构非常复杂。它位于手指链的中间位置,在定位手指的精密或强度运动时发挥主要作用[25]。

近端指间关节是一个滑车关节,只有一个自由度,像滑轮一样工作。在这方面,由于前屈肌腱和伸肌腱的作用,中指骨的基部滑过近指骨的头部。近节指骨的头部有 2 个不对称的髁突,髁突之间有一个浅的滑车沟,每个手指的滑车沟有不同的方向。滑车沟的位置和髁突的不对称使得手指屈曲时向舟骨结节汇聚。

在冠状面上,髁突呈梯形,掌侧基部尺寸是其背侧基部的 2 倍。在侧面,髁突前方更宽,从而可使关节完全屈曲。近节指骨髁的外侧表面与斜骨表面连续,斜骨表面在指骨底部变宽,可完全容纳侧副韧带的止点。第二指骨的底部与第一指骨的头部对应。然而,2 个关节表面之间的接触面积只有约50%,允许屈伸弧度约为 120°。与前后径(近端指间关节的宽度是其垂直高度的 2 倍)相比,关节表面的横向直径更大,同时存在 2 个厚的侧副韧带,提供了侧向稳定性[26]。

侧副韧带起自近侧指骨髁外侧的同心凹,并附着于中指骨的相对掌侧关节缘和掌板,包围关节两侧。侧副韧带基本由固有侧副韧带和副韧带组成。侧副韧带是强韧而宽大的韧带,偏心止于近节指骨的外侧凹头。韧带形成一个厚的三角形带,占据关节宽度的 35%,斜向通过中指骨的外侧基部。伸肌腱的中心滑移附着于止点的背面,韧带的纤维在掌侧与掌板连接融合。它们一起加固了止点,形成了"关键角"[25]。由于近节指骨头呈半圆形附着,中节指骨基部呈线形附着,韧带起到不可忽视的稳定作用。与只在屈曲时紧缩的掌指关节相比,在整个运动弧中,在屈曲的所有位置侧副韧带都紧张。

副韧带是侧副韧带的前部的延续,其作为关节囊的侧壁,位于侧副韧带的后方近端。韧带起自并附着于近节指骨,止于掌板和屈肌腱鞘,其纤维垂直插入掌板外侧。副韧带不附着于中指骨,它比侧副韧带更柔韧,更具膜性,当关节最大程度屈曲时,能够将其本身折叠。

近侧指间关节背侧结构包括关节囊、伸肌腱和皮肤。它们薄而疏松,可使指骨屈曲超过 100°,或中节指骨基底与近节指骨髁间窝接触。与其相反的是,掌侧具有厚的掌侧韧带,防止过伸。掌侧韧带的远端是掌板。

掌板增厚,方形纤维软骨用以形成半刚性板连接关节的掌侧,外侧关节囊固定在上面,其主要作用是防止关节过伸。它也可作为一个滑动面,一侧为近端指骨髁,另一侧为屈肌腱。掌板远端止点占据了中节指骨基底的全部宽度,为 2~3 mm。止点强韧归因于侧副韧带的止点在掌板上重叠,使其加强,且中间松散。在近侧,掌板逐渐缩小变成薄的弹性片,因此变得弯曲和游离。这种较薄且柔韧的近侧边缘在中线处是膜性的,两侧加厚加固。后者形成 2 个条索,止于第一指骨的掌板侧、与 A_2 滑车远端止点融合。这些近端关节囊再强化结构就是所谓的"检查控制韧带"[3,10,17]。它们牢固固定近端指骨的远端掌侧骨膜,止于 A_2 滑车的最远端纤维和 C_1 滑车的十字屈肌腱纤维鞘中[3,6,10,17,20]。"检查控制韧带"很柔韧,在最大限度屈曲时可自身折叠。

指间关节的关节囊很薄,松弛且柔软,伸展和屈曲时其长度可加倍。在掌板的近侧游离缘(在板和下层骨之间)有掌侧凹陷或囊,在伸肌下方(在伸肌肌腱和髁突背面之间)有更柔韧的背部凹陷或囊[28]。2 个囊都具有软骨样的表面,该表面与掌板一起使中指骨基部的滑动表面的长度加倍,从而允许恒定且均匀的滑动表面。指间关节的血供来自于指侧副动脉,神经支配来自指侧副神经。

二、指间关节的生物力学

近端指间关节和远端指间关节是单轴铰接关节,主要沿近端髁突同心圆弧的矢状面运动。由于双髁直径宽大,近端指间关节和远端指间关节在所有位置对横向或角向应力都具有显著的稳定性,因为它们的套筒形关节在关节的整个运动过程中紧密一致。这种由关节边缘、掌板和侧副韧带组成的三维连接是关节强度和稳定性的关键(图 5-17-2)[26]。

在指间关节运动过程中,手指骨骼的相对长度在屈曲和伸展中是不同的。在屈曲时,前侧长度减小,后侧长度增加约 24 mm[29]。指间关节可以观察到髁突同心圆弧周围的运动。然而,近端指间关节的有效运动范围为 30°～70°,而这个范围从射线 Ⅱ 到 Ⅴ 增加。在最大屈曲时,中指骨的基部被牢牢地置于髁后凹部,以提供最大的稳定性。后前表面的关节轮廓也有可抵抗旋转和剪切应力的稳定性。

近端指间关节的运动元件包括伸肌腱和伸肌机构,包绕近端指间关节的肌腱补充了其稳定性,伸肌机构在近端指间关节水平

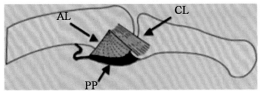

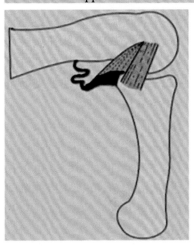

图 5-17-2　伸展(上图)和屈曲(下图)的指间关节,对关节的支持由止于中指骨基部的厚侧副韧带和止于掌板的副韧带提供;CL. 侧副韧带;AL. 副韧带;PP. 掌板

旋转。中央滑膜附着于中指骨的背结节,紧邻近端指间关节,并延伸关节。接受来自内在和外在伸肌腱的外侧带在关节的两侧走行,位于关节轴的背面。这 3 条带由横韧带联合,横韧带从外侧带的前缘延伸到关节水平处的外鞘,防止外侧带向背侧移位。Landsmeer 斜韧带起始于指骨近端的屈肌鞘,位于近端指间关节运动轴的掌侧,附着于末端伸肌腱。在伸展近端指间关节时,斜肌收紧并牵拉近端伸肌腱,防止远侧关节被动屈曲和近端指间关节过伸。它对远端指间关节也有被动的肌腱固定作用[28],近端指间关节的屈曲会自动延伸至远端指间关节,反之亦然。

近端关节屈曲时,掌板的近端边缘和侧副韧带向后折叠。这既归因于它们的柔韧性,也归因于外侧腱鞘的解剖结构。与近指骨和中指骨相连的 A_2 和 A_4 环形滑轮是固定的。相反,C_1 韧带和 A_3 滑轮附着在可活动的掌侧囊膜韧带上。只有 C_1 韧带的近端纤维附着于近端指骨,伴随缰强韧带的止点,另一方面,C_1 的远端纤维附着于掌板两侧。由于这种分布,当近端指间关节屈曲时,C_1 的远侧部分和整个 A_3 滑轮横向位移。这在近节指骨的颈部形成了一个空间,由掌侧韧带的近侧部分折叠填充。因此,C_1 和 C_3 韧带折叠,A_2、A_3 和 A_4 滑轮相似(图 5-17-3)。

掌板形成一个半刚性的平面,固定侧囊,从而在指间关节周围形成一个三平面的移动盒,用于支撑关节。在运动过程中,掌板在一个区域内滑动。由于这个开放式的盒子在髁突周围滑动时与关节的远侧部分成为移动单位,所以它在屈曲和伸展过程中的所有位置都保持稳定。因此,指间关节的稳定性直接关系到掌板与中指骨基底部和侧副韧带的连接。由于它附着在指浅屈肌的末端,所以增加了作用力矩。掌板在近侧指间关节中的限制伸展作用比在其他关节中更大,因为近侧有 2 个稳固的侧附件[6]。

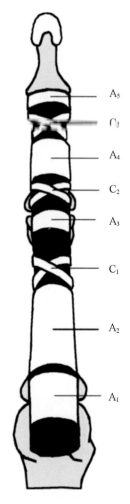

图 5-17-3　屈肌腱鞘的滑轮（A_1-A_5）和十字韧带（C_1-C_3）的正常解剖图

缰绳韧带止于外侧肌腱两侧的近侧指骨，并与纤维鞘融合。这种开放式结构形成了一个高强度的三维铰链。

综上所述，近端指间关节在所有位置的稳定性是通过 3 个因素来实现的，即侧副韧带、掌板和纤维性屈肌鞘。2 个强健的对称侧副韧带由起源相似的副韧带提供额外的支撑，但从掌侧止于掌板而非远端指骨的基部。由于纤维性屈肌鞘止于掌板和紧靠指骨近端和远端的基部，掌板可防止过度伸展。这不同于掌指关节处的止点，纤维性屈肌鞘止于掌板和近节指骨的基部，但不止于掌骨。这个三维结构是近端指间关节稳定

性的中心[6]。

三、近端指间关节和远端指间关节的区别

远端指间关节和近端指间关节的囊状支持由侧面的坚韧的侧副韧带和纤维板组成。背部支持最小，包括与纤弱的背部囊混合的薄半弹性伸肌装置[26]。

2 个指间关节在解剖学上非常相似，但在附着于掌板的近端和外肌腱鞘节段上存在一些差异[20]。也许，2 个关节之间最明显的区别是远端指间关节尺寸较小，活动性较低。尽管远端指间关节在结构上与近端指间关节相似，但其稳定性较差，并且允许一定程度的过伸。此外，远端指间关节含有更多关节液。

四、掌指关节和近端指间关节的区别

掌指关节和指间关节有以下几个主要区别。掌指关节是髁突，有完整的屈曲和伸展范围；此外，掌指关节在伸展时也有 30° 的侧向运动；掌指关节的稳定性好，因为掌骨髁突的偏心性产生凸轮效应，在从伸展移动至屈曲时可使侧副韧带紧张。其稳定性也归因于掌骨头的三角形横截面，使侧副韧带在跨过狭窄的髁突背面时松弛。

掌指关节的侧副韧带在解剖学上与指间关节不同。其在掌指关节呈三角形，以适应在屈曲时沿髁突双向伸展。此外，由于在掌骨颈部附近没有外侧鞘，所以掌指关节掌板没有缰绳韧带。没有这些约束，掌指关节可达到近端指间关节不可能达到的不同程度的过伸。为薄弱的近端附着，使掌板保持在背侧移位，其附着的近端指骨和区域减少。与掌指关节不同，近端指间关节中的侧副韧带起自旋转轴的中心，只有中央韧带一直伸展。它们的作用是稳定关节。

掌指关节的独特之处在于存在强大的掌骨间韧带,通过连接所有掌指关节来支持掌指弓。掌指关节只在屈曲时稳定。相反,指间关节在大多数运动中是稳定的。

第6节　拇　指

第一射线或拇指有 3 种完全不同的关节类型,每一种都适合其特定的位置。拇指的强度直接取决于每个关节的稳定性,以及它们向终端指骨传输力量的能力。

一、拇指的腕掌关节

拇指的腕掌关节或斜方掌关节由斜方肌和掌骨构成。第一掌骨的底部和大多角骨的远端表面形状像 2 个鞍,它们相互形成一个万向关节,可进行所有方向的运动。第一射线的斜方掌关节有 2 个纵向轴和 2 个自由度,并且负责将拇指射线延伸至掌平面的前面。

二、拇指的掌指关节

拇指的掌指关节具有指间关节和掌关节的结构特征。由于其髁突,在伸展时存在轻微的侧向活动度,尤其向桡侧。屈曲总是伴随着桡侧偏移和内旋,伸展了尺侧掌指关节韧带,与运动相比,更重要的是其补充了掌指关节的稳定性。屈曲和伸展的活动度变化很大,范围为 5°～100°,平均 75°[7]。

侧副韧带厚且呈四边形,止于近端指骨和掌板;副韧带止于掌板的外侧缘,并与 2 块籽骨相连。籽骨位于掌板内,与掌骨髁突连接,是拇短屈肌(桡侧籽骨)和拇收肌斜头(尺侧籽骨)的止点。掌板的近端肌肉连接具有一定程度的弹性强度。这与缰绳韧带不同,后者限制了手指近端指间关节的

掌板[26]。

拇指掌指关节具有活动度更大的韧带盒状支撑,可以防止适度侧向运动,特别是在屈曲时。鱼际固有肌肉可为拇指掌指关节提供额外的、独特的动力支持。侧副韧带和掌板"盒子"结构的双重支撑,由内在肌肉加强,为这个易受伤的、暴露的关节提供了显著的稳定性[7]。

拇指的掌指关节不同于其他掌指关节,在掌板中具有桡侧和尺侧籽骨,拇长屈肌腱在其下方走行。第一射线的掌指关节不同于其他手指的近端指间关节,在掌板附近没有外侧鞘和缰绳韧带。掌指关节的侧向稳定性由侧副韧带与鱼际内肌、拇短屈肌和拇短外展肌共同提供,它们止于桡侧籽骨。

三、拇指的指间关节

拇指的指间关节和手指的远端指间关节几乎相同,其稳定性更强,这与近端指骨髁的横向直径成比例增大有关。第一射线的指间关节是滑车型关节,能进行屈曲伸展。该关节的屈曲伴随着轻微的内旋。

四、拇指的生物力学

拇指能够进行大幅度运动,能与手掌和其他手指相对。这是由于桡侧腕掌柱向前倾斜、腕掌关节表面的形状,还有掌指关节和指间关节、肌肉牵拉和韧带。拇指的活动来自于它的 3 个运动平面——外伸、内收-外展和旋前-旋后。拇指有 3 个关节,关节越靠近端,其活动方向越多。因此,拇指腕掌关节的运动具有最大的多样性。

拇指的腕掌关节或大多角骨掌骨关节在功能上最为重要,因为它允许第一射线的整个柱的运动。拇指的对指运动是整个拇指射线的复杂运动,需要使拇指与其他手指的指腹相对。为了达到这个目的,需要同时

结合多个动作。第一掌骨向前（屈曲）和内收，而掌指关节和指间关节屈曲。此外，整个过程包括将所有的骨旋前。

对指涉及手的许多特殊动作，如捏手、写字和按纽扣等[1]。也包括将拇指放到手指上并握住，以及几乎同时回旋、旋转和屈曲。旋转主要发生在掌指关节，也发生在腕掌关节，因为大多角骨在舟骨上移动，舟骨向前倾斜。同时，相对手指（或多个手指）的3个关节的屈曲由深肌、浅肌、蚓状肌和2个骨间肌完成。旋转由对向肌和拇短屈肌完成，两者均由正中神经支配，而握力由拇内收肌和尺神经支配骨间肌提供。操作的稳定性和预防尺侧偏移是由骨间肌的活动提供，该活动对抗拇收肌施加的压力，稳定了手指。

五、手的表面解剖

手部表面解剖为外科医生提供了许多具有临床意义的标志。如前所述，19块细长的骨头形成从腕部放射出的射线，包含8块腕骨。射线的纵向弓，以及手作为整体的横向弓，形成类似于球体一部分的三维形状。手部的皱褶与其下面的骨骼和关节对应，屈曲皱褶与指关节对应。唯一例外的是在指间皱褶的水平上近节指骨中部的皱褶，与关节屈曲皱褶不相符，而是脂肪垫在近节指骨的最近端[15]。在手和前臂之间，在舟骨结节和近侧腕骨列上有一个皱褶，在桡腕关节上有一个近侧腕骨皱褶。舟骨结节和大多角骨结节、钩状骨钩和豌豆骨钩均可触及。

桡腕关节位于手腕掌侧和背侧的近侧皮肤皱褶正下方。远侧桡尺关节正好位于腕的中心，并且位于腕背侧近侧皱褶的皮下。腕掌关节位于解剖学鼻烟窝的远端。

桡骨茎突位于解剖鼻烟窝的近端。在此处，拇长展肌和拇短屈肌从其纤维鞘中穿出并形成鼻烟窝的桡侧边界。Lister结节，即拇长伸肌的滑轮，可在桡骨背侧触及。拇长伸肌形成鼻烟窝远端的尺侧边界。在远侧伸肌皱褶的水平可触及示指基部和长掌骨，当手握紧时，可以感觉到桡侧腕长伸肌和短伸肌的张力肌腱就在其附近。形成外侧支持带附着点的4个骨质突起，可以在手掌根部触及。在远侧屈曲皱褶尺侧可以触及豌豆骨和钩状骨，远端是钩状骨的钩部，它被尺神经的深运动支和浅感觉支包围。桡骨骨突包含舟骨结节，位于腕部远外侧皱褶处，大多角骨嵴位于更远侧。

鼻烟窝位于手腕的背面桡侧，可以通过主动伸展和拇指外展来展示。鼻烟窝的桡侧边界由拇短伸肌浅层至拇长展肌深层形成；鼻烟窝的尺侧边界是拇长伸肌。当手紧握时，腕部的尺侧、尺骨茎突的远端可触及尺侧腕伸肌。将拇指和小指对指时，屈曲手腕，可以在掌侧显示3条腕伸肌（跨过舟骨结节的桡侧腕外肌、连接掌筋膜的掌长肌、尺侧腕外肌）[26]。

第7节 腕和手的神经解剖

臂丛是个复杂的神经网，从颈部延伸到腋下，支配上肢的运动、感觉和交感神经[13-14]，通常由脊髓神经的腹侧初级支 $C_5 \sim C_8$ 和 T_1，即臂丛的所谓"根"结合而成。臂丛神经在形态上分为锁骨上部分和锁骨下部分，锁骨上部分位于颈后三角，锁骨下部分位于腋窝。一般来说，神经丛发出分支支配胸、肩和上肢。锁骨上支由神经丛的根和干形成，锁骨下支由神经索形成。

一、正中神经（C_8，T_1）

正中神经是混合神经，支配前臂旋前、腕关节屈曲和前3个手指。正中神经起自2个根，一个来自外侧索的外侧根（C_5、C_6、C_7），一个来自内侧索的内侧根（C_8，T_1）。内侧根的大小和走向趋于恒定，而外侧根可以变化。

如果外侧根较小,肌皮神经通常向正中神经发出交通支。根部包括腋动脉的第 3 部分,在动脉的前侧或外侧联合。通常,C_7 来源的纤维在腋下部离开外侧根,通过内侧根后面的中外侧,通常在腋动脉前面加入尺神经。这些来自 C_7 的纤维可能来自侧索,甚至直接来自臂丛的第七颈神经根。这些被认为主要是尺侧腕外侧的运动纤维[13-14]。

正中神经紧邻肱动脉外侧下行入手臂。于喙肱肌的止点水平,跨过动脉前方(很少在后方),在其内侧下降到肘窝,位于肱二头肌肌腱膜后面和肱骨前面。正中神经通过旋前圆肌的两个头之间,从肘窝进入前臂。在前臂上 1/3 处,可与尺神经相通(约 15% 的病例)[12]。它深入指浅屈肌,由肌肉筋膜鞘紧密地附着于指浅屈肌,然后,在指浅屈肌和指深屈肌之间继续向远侧延伸。在手腕附近,正中神经在指浅屈肌和桡侧腕屈肌肌腱之间穿过,变得表浅,深入掌长肌腱(如果存在的话)。在这里,在它进入外侧支持带之前很容易触及。正中神经主要支配前臂屈肌、手部 5 块肌肉和手部皮肤。正中神经支配所有未由尺神经支配的前臂屈肌(环指和小指的指深屈肌、尺侧腕屈肌)。在前臂远端,分出掌侧皮支后,正中神经穿过腕管,发出鱼际运动支和感觉支,支配桡侧 3 个半指和 2 个桡侧蚓状肌。正中神经支配 14 块外在旋前屈肌中的 11 块和手部 20 块内在肌肉中的 5 块[12,16]。

在腋窝和中臂之间,神经内分布图显示 3 个区域。它们是神经支配旋前圆肌的前区、掌部皮肤(感觉)区和终末支(运动和感觉)的中心区,以及运动神经支配的指普通屈肌的后区。

二、尺神经 (C_7、C_8、T_1)

尺神经是臂丛内侧索的终末支。它通过手臂进入前臂和手,支配前臂的一个半肌肉、手的大部分肌肉和部分皮肤。尺神经经常接受来自 C_7 的纤维。它从腋动脉内侧穿过腋窝,介于腋动脉和腋静脉之间,并在肱动脉内侧一直延伸到臂中部[13-14]。

尺神经经过肱骨内上髁后方后,穿过腕屈肌头之间进入前臂,随后深入腕屈肌至指深屈肌,在前臂中部附近伴行尺动脉,然后经过尺动脉的内侧和尺侧腕屈肌腱的外侧。在前臂远端,尺神经变得相对表浅,仅被筋膜和皮肤覆盖。在豌豆骨附近,尺神经穿透深筋膜,穿过外侧支持带,分成浅支和深支。尺神经伴行尺动脉穿过 Guyon 空间进入手部,分出肌支支配小鱼际肌,分出深层运动支,绕过钩状骨的钩部,支配手部除了正中神经支配肌肉以外的所有内在肌肉,终止于第一背侧骨间肌。手掌浅表感觉支支配尺侧 1 个半手指[12,16]。

三、桡神经 (C_5～C_8、T_1)

桡神经是后索的终末支,是臂丛的最大分支。这条粗大的重要神经是上肢伸肌的主要支配神经,并支配伸肌区域的皮肤提供皮肤感觉。

桡神经在肩胛下及背阔肌和大圆肌的肌腱前面,在腋动脉的第三部分和肱动脉的上部分后方下行。离开腋窝时,它向后、向下、向桡侧走行于三头肌的长头和内侧头之间,进入肱骨的桡神经沟。桡神经在肱肌和肱桡肌之间下行,跨过肱骨外上髁的前部,进入肘窝深部分成末端支。桡神经支配前臂的三头肌、肘、肱桡肌和伸肌[13-14]。

桡神经浅支是两支中较小的一支,是桡神经的直接延续。它向远端走行,然后在前臂的下 1/3 处,向后穿过,深至肱桡肌腱,并进入前臂的后室。桡神经深支较大,分布于肌肉和关节。当它经过后下部时,向桡侧腕短伸肌和旋后肌发出分支。然后,穿透旋后肌进入后室,支配伸肌[12,16]。

(一)腕和手的动脉和静脉解剖

动脉循环的 2 个显著特征为侧支循环

丰富和可见许多解剖变异。了解腕部和手部动脉的解剖关系对于外科手术至关重要。在上臂，腋动脉向下延伸成为肱动脉，被 3 条主要手臂神经和贵要静脉包围。它与正中神经一起下降到肱二头肌内侧时，即分裂成位于旋前圆肌近端边缘的桡动脉和尺动脉，每个动脉都分叉成桡循坏血管和前后尺循环血管。桡动脉在桡骨茎突处分为掌浅动脉和较大的背支，它们反过来又和尺动脉分支形成掌浅弓和掌深弓。尺动脉发出共同的骨间动脉，并立即分支成骨间前动脉和骨间后动脉。尺动脉提供除拇指和示指以外的手前部大部分循环，拇指和示指由桡动脉和掌深弓供血。桡动脉在解剖鼻烟窝内发出桡腕背支和指背血管，供应拇指背部皮肤的第一掌背动脉也在此分叉。桡动脉在第一背侧骨间肌的头部之间分叉进入手掌，发出拇指、桡侧指掌和掌深弓的分支。手指两侧各有 2 条手指血管，它们通过深至缰绳韧带的穿支相互沟通。总的来说，尺动脉为手提供主要的动脉循环，拇指和示指可从桡动脉经手掌深弓接受大部分（非全部）血液循环。

（二）腕和手的手术入路

皮肤切口和伤口闭合的基本原则在外科医生接近手和手腕时至关重要。无论是在手指或手，皮肤切口都不能垂直跨过皱褶。相反，切口应该局限于皮肤活动性差的区域或沿着皮肤单元功能之间的边缘，这将有助于避免收缩性瘢痕的出现。拇指手术的一般规则是切口沿着屈曲皱褶、手指的侧边或斜行跨过指骨的掌面[23,27]。

除非需要关节置换，示指关节的伸面不应进行垂直切口。任何横跨屈曲皱褶的垂直切口都应该交错地横跨皱褶。此外，它们必须顺应皮肤及其底层结构的活动性，以及血管和神经供应。对血管供应和轴的认识将有助于保护该区域的血管，这是良好的愈合所必需的。最后，外科医生选择皮肤切口必须考虑现有的伤口或瘢痕，以及随后的闭合方法。

（三）手的手术入路

为了暴露手指的掌侧结构，在指的中外侧线或掌侧表面以"Z"字形对角线进行切口，以连接屈曲皱褶的侧缘。在掌侧面，切口是弯曲的，只绕过关节边缘（图 5-17-4）。如果切口需要穿过屈曲皱褶，它的角度应该不小于 100°。在手掌部位，切口应与手掌皱褶相邻并平行。纵向指掌切口应该成一定角度，因为它们横跨手掌皱褶。

手上的手术切口需用墨水画出来，并沿其长度标记几个点，这可使闭合时皮肤对合更精确。手上的伤口必须无张力闭合。如果不行，外科医生可以使用部分或全层皮肤移植。切口的长度可以通过使用"Z"或"Y-V"成形术来增加。

手部伤口的扩展首先需要切除皮肤边缘，以避免切口间隙，促进良好的愈合（图 5-17-5）。进行边缘清创可使伤口扩大，以便

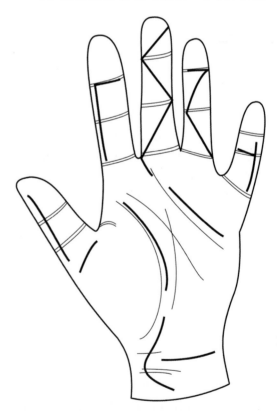

图 5-17-4　手掌侧切开术：手指手术可采用纵向中外侧或掌侧锯齿形切口，并延伸到手掌

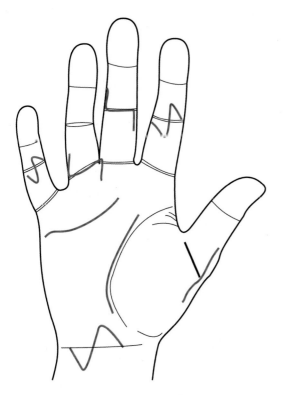

图 5-17-5　手掌侧伤口的扩大：使用锯齿形切口、"W"形切口或背外侧入路可扩大伤口

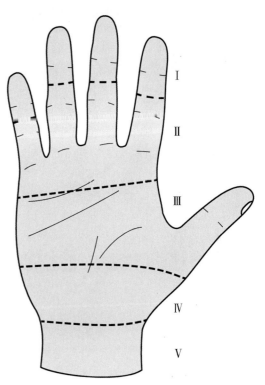

图 5-17-6　外肌腱的解剖学区与各区域的解剖学差异有关

更好地显示其下面的结构。在手背部，伤口可以纵向延伸，这可以保护神经血管单元（神经和静脉）的轴突。手背表面的伤口应呈曲线状或曲折状。在手或手指的掌侧，伤口延伸可以是对角线或在手指的侧缘。当存在神经血管损伤时，沿着手指外侧边界的纵向延伸是最有效的。

　　1. 掌侧切口　对于手指掌侧，外科医生可以采用不同的手术入路，包括侧切口、"W"切口（Littler）和锯齿形切口（Bruner）。通过手指纵向中外侧或掌侧的锯齿形切口，可以向手掌中延伸，从而很好地暴露下方的肌腱和纵向走行的神经血管结构。切口可以延长，如需跨越掌横纹和手腕皱褶，切口必须成角度。

　　手指和拇指的外侧肌腱穿过不同的解剖区域（图 5-17-6）。Ⅰ区的范围是从浅肌腱的止点到屈肌的止点。屈肌位于 A_4、C_3

和 A_5 滑轮下面的滑膜鞘内。Ⅱ区的范围是屈肌滑膜鞘的起点一直延伸到中指骨中段的浅肌腱止点。指浅屈肌和指深屈肌位于手指管中。这个区域被称作"无人区"，因为该区域的肌腱修复效果往往很差。Ⅲ区位于腕管与手指屈肌腱鞘之间，这是蚓状肌从屈肌腱发出并穿过蚓状肌管的区域。Ⅳ区是腕管，是 9 条屈肌腱和正中神经深入屈肌支持带的区域。Ⅴ区开始于前臂远端 1/3 的肌腱连接处。虽然 3 个近端区（Ⅲ、Ⅳ和Ⅴ区）的解剖学特征不同，但这些区域对于肌腱修复的手术途径是相似的。其特点是肌腱紧密地排列在一起，并有良好的血液供应。为了修复或松解屈肌腱，外科医生需要广泛暴露整个屈肌腱，这可以通过锯齿形切口来实现，该切口可对解剖结构提供最佳的外科暴露，并可暴露滑车系统（图 5-17-7）；也可选择中外侧切口，使神经血管结构

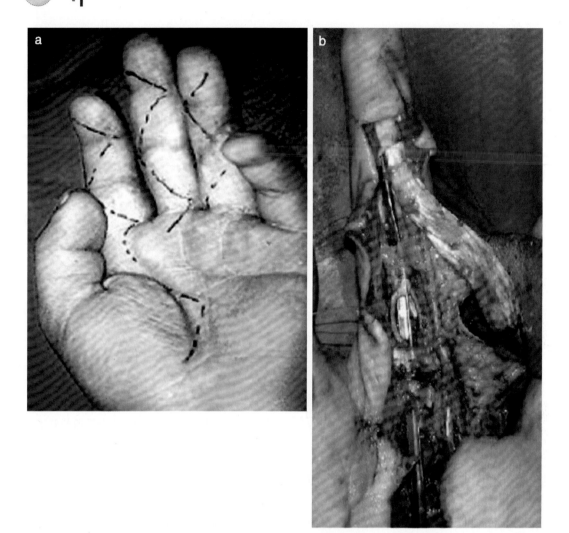

图 5-17-7 a. 基于 Bruner 切口改良的各种切口可用于手指的掌侧入路,如用于修复屈肌腱,照片显示用于屈肌腱修复的锯齿形切口规划;b. 如图所示,这种入路可良好地暴露下面的解剖单元,如屈肌腱滑轮

位于后方,并可直接减少屈肌腱上的瘢痕。

　　锯齿形和"W"形切口需要仔细规划。锯齿形切口对角线可跨过整个手指。"W"形切口的皮瓣较小,但当皮瓣跨过屈曲皱褶时,其尖端必须到达手指的中外侧点。一般来说,这些皮瓣的血管很丰富。中外侧切口可避免瘢痕和影响正常的感觉功能,更适用于指腹手术。当手术涉及 2 个相邻的手指时,平行切口不能延伸到手掌的近侧,也不应远于手掌远端横纹,以避免手掌坏死。"W"形切口可进行良好的皮肤闭合,而锯齿形切口可更好地暴露屈肌腱鞘。2 种切口

均适用于肌腱手术和掌腱膜挛缩的外科治疗。

　　手指的中外侧切口沿着手掌和背侧皮肤的交界处延伸,暴露良好。如果切口位置太靠前,容易形成瘢痕,为了避免瘢痕挛缩,一般做法是将切口稍微向后通过指间关节水平处连接横向皱褶的末端,从而做出中轴切口。通过这样,切口正好位于 Cleland 韧带的后面(Cleland 韧带在皮肤和骨骼之间形成薄片,防止抓握时皮肤的移动)。外科医生可以采用背外侧入路和前外侧入路两种方法进行侧切口。在背外侧切口用于手

指掌侧,并且经过神经血管蒂的后方,然后跨过 Cleland 韧带(图 5-17-8)。前外侧入路通过神经血管束的前面,可用于指骨段的掌侧。指骨骨折采用外侧切口治疗。

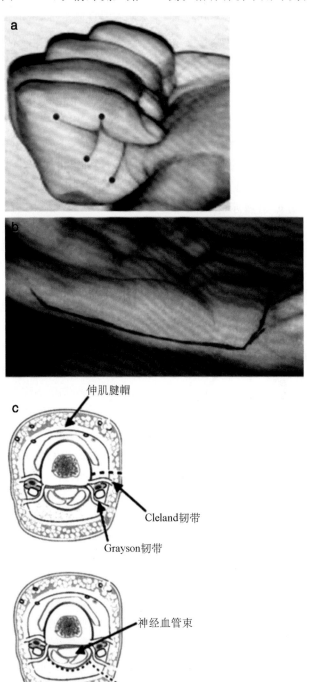

伸肌腱帽

Cleland韧带

Grayson韧带

神经血管束

图 5-17-8 · a. 为确定中外侧切口线,保持手指屈曲,标记手指外侧皱褶的背侧端;b. 通过伸展手指,可以标记掌侧和背侧皮肤的交点,手指的神经血管束正好与画出的线垂直,由此可得到良好的保护;c. 侧切口采用 2 种入路:背外侧入路经过神经血管蒂后方,然后跨过 Cleland 韧带,到达手指掌侧(上图);前外侧入路经过神经血管束前方(下图)

2. 背侧切口　手背表面的切口应该是曲线形的,应避免锐角形切口(图 5-17-9),且应绕过关节边缘。切口是柔和弯曲的、纵向的,可以暴露伸肌腱和掌骨。类似柔和弯曲的切口也适用于手指背面。双"S"形切口是暴露近端指间关节的理想选择。远端指间关节可通过关节上方的横向短切口暴露,该切口在两端以"V"字形 90°角延伸。拇长伸肌断裂的示指伸肌转移可采用 Lister 结节尺侧的短背侧斜切口、拇指掌指关节的弯曲切口,以及掌指关节背侧的弯曲切口暴露示指的 2 根伸肌腱。

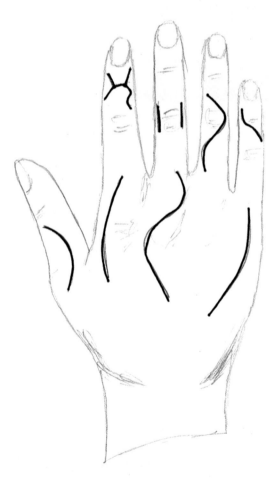

图 5-17-9　手背面的切口呈曲线形,并绕关节边缘

(四)腕的手术入路

1. 背侧入路　背侧纵向入路可暴露桡骨远端背侧半部、桡尺远侧关节、尺骨头、桡腕关节和尺腕关节及腕骨。该入路适用于急性桡骨远端骨折、桡骨远端截骨、桡尺远侧关节紊乱、尺骨头切除、腕关节融合等治疗。手腕背部的结缔组织疏松,因此,纵向瘢痕挛缩并不影响手腕的活动性,因此,在跨过腕关节时不需要锯齿形或斜形切口。直切口可开始于桡骨远端中心部分,距离桡背侧 Lister 结节近侧约 2 cm。切口延伸向远端,沿着中指掌骨,紧邻结节的尺侧。通过被动移动患者的拇指和手指,可以识别拇长伸肌和指总伸肌之间的间隔,因此,可以切开第三室上方的网状组织并进行修复。采用背侧纵向入路进行腕关节融合术,该入路以第四背侧室为中心,与中指掌骨一致[22-23]。

背侧横行入路可用于不稳定腕关节囊重建、背神经节切除和部分腕关节融合术。在伸肌支持带和桡腕关节上切开 3 cm 的横切口,分离皮下组织,能够辨认桡上神经和背侧静脉的分支。从远端到近端切开背侧支持带覆盖的拇长展肌,进入桡腕关节。

2. 手掌侧入路　手掌侧入路可用于暴露桡骨远端、桡腕关节、舟骨、治疗桡骨远端骨折、腕关节半脱位、获得桡骨远端移植骨或桡骨远端截骨。此入路可向远侧延伸以暴露舟骨,向近侧以暴露整个桡骨、桡动脉、正中神经和前臂屈肌。切口始于腕部远端横纹,并直接延伸至跨过桡侧腕屈肌腱。沿桡侧腕屈肌腱的腱鞘直接在肌腱上纵向切开,向桡侧牵开肌腱,露出桡侧腕屈肌腱鞘的背侧。一旦确定了桡动脉(在腱鞘的桡侧软组织中),即切开腱鞘。向尺侧牵开指浅屈肌,牵开拇长屈肌腱,暴露旋前方肌在桡骨远端的止点。为了暴露整个桡骨远端骨骺、干骺端和骨干远端部分,从远端到近端切开肌肉的止点(留下约 5 mm 的肌肉袖带,用于随后的修复),显示桡骨远端骨膜下组织[22-23]。舟状骨的掌侧入路适合于治疗急性骨折、骨不愈合和骨愈合不良。要记住舟状骨的腰部位于桡侧腕屈肌腱和近侧腕横纹的交界处，切口从拇指掌骨底部开始，并向桡侧腕屈肌腱近侧延伸。切口与远侧腕横纹斜交叉，向桡侧弯曲跨过桡侧腕屈肌腱。

掌侧入路可暴露 Guyon 管（图 5-17-10），仅可有限暴露屈肌腱和腕骨掌面，该入路不适用于暴露桡骨远端和屈肌腱。沿环指的桡侧缘做掌侧纵向切口，并延伸至与 Kaplan 基本线相交（外展拇指，平行于手掌近侧横纹的第一网状空间画一条水平线来确定该线）。切口向近端延伸至腕关节远端屈曲皱褶。纵向切开掌筋膜，可识别其下的尺神经和动脉，然后纵向切开腕横韧带。

腕关节的掌侧入路适用于腕关节的韧带重建、腕部感染的引流、暴露桡尺关节远端的掌面、外肌腱滑膜切除术和腕横韧带的减压术。切口开始于 Kaplan 基本线与环指射线轴线的远侧交界处，并延伸至鱼际皱褶的近侧，在到达远端腕横纹时略微向桡侧弯曲。切口应斜交叉腕部远侧皱褶，向尺侧弯曲，形成尺侧三角形皮瓣。

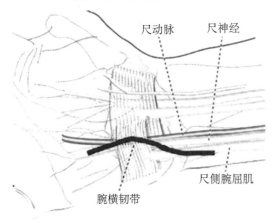

图 5-17-10　Guyon 管的掌侧入路。沿小指桡侧切开皮肤，一旦腕横韧带被切断，可暴露并牵开正中神经和屈肌腱，以暴露掌侧腕骨

参考文献

[1] Basmajian JV. Practical functional anatomy. In: Hunter JM, Schneider LH, Mackin EJ, Callahan AD, editors Rehabilitation of the hand. 2nd ed. St Louis: CV Mosby, 1984: 13-22.

[2] Beltran JE. The abnormal and pathological mobility of the metacarpo-phalangeal joint. Acta Orthop Scand, 1975,46:52-60.

[3] Bowers W, Wolf JW, Nehil JL, et al. The proximal interphalangeal joint volar plate. I. An anatomical and biomechanical study. J Hand Surg, 1980,5: 79-88.

[4] Bunnell S. Surgery of the hand. 3rd ed. Philadelphia: JB Lippincott,1948.

[5] Duchenne GB. Physiologie des mouvements. Paris: JB Bailliére,1867.

[6] Eaton RG. Joint Injuries of the hand. Springfield: Charles C Thomas,1971.

[7] Eaton RG. Ligamentous and joint injuries of the hand. In: Kilgore ES, Graham WP, editors. The hand: surgical and non-surgical management. Philadelphia: Lea & Febiger, 1977:143-154.

[8] Evans EB, Larson DL, Yates S. Preservation and restoration of joint function in patients with severe burns. JAMA,1968,204: 843-848.

[9] Flatt AE, Fischer GW. Stability during flexion and extension at the metacarpo-phalangeal joints. In: Tubiana R, editor. La Main Rhumatoïde, Monographie du GEM. 2nd ed. Paris: Expansion Scientifique Francaise,1969.

[10] Gad P. The anatomy of the volar plate of the capsules of the finger joints. J Bone Joint Surg,1967,49:362-367.

[11] Hakstian RW, Tubiana R. Ulnar deviation of the fingers. The role of joint structure and function. J Bone Joint Surg,1967,49A:299.

[12] Herzberg G, Narakas A, Comtet JJ. Surgical approach of the brachial plexus roots. In:

Alnot JY, Narakas A, editors. Traumatic brachial plexus injuries. Paris: Expansion Scientifique Francaise,1996:19-22.

[13] Johnson EO, Vekris M, Demesticha T, et al. Neuroanatomy of the brachial plexus: normal and variant anatomy of its formations. Surg Radiol Anat, 2010, 28, 291-297.

[14] Johnson EO, Vekris MD, Zoubos AB, et al. Neuroanatomy of the brachial plexus: the missing link in the continuity between the central and peripheral nervous systems. Microsurgery,2006,26:218-229.

[15] Kaplan EB. Functional and surgical anatomy of the hand. 2nd ed. Philadelphia: JB Lippincott,1965.

[16] Kerr A. The brachial plexus of nerves in man, the variations in its formation and branches. Am J Anat,1918,23(2):285-345.

[17] Kusczynski K. The upper limb. In: Passmore R, Robson JS, editors. A companion to medical studies, vol. 1. Oxford: Blackwell Scientific,1968:1968.

[18] Kusczynski K. Less-known aspects of the proximal interphalangeal joints of the human hand. Hand,1975,7:31-33.

[19] Landsmeer JMF. Anatomical and functional investigation on the articulations of the human fingers. Acta Anat, 1955, 25 (suppl 24):1.

[20] Landsmeer JMF. The proximal interphalangeal joint. Hand,1975,7:30.

[21] Milford LW. Retaining ligaments of the digits of the hand. Philadelphia: WB Saunders,1968.

[22] Siegal DV, Gelberman RH. Operative approaches to the wrist. In: Gelberman RH, editor. The wrist, Master techniques in orthopaeidc surgery. New York: Raven,1999: 3-18.

[23] Slingluff CL, Terzis JK, Edgerton MT. Surgical anatomy of the human brachial plexus, In: Alnot JY, Naraks A, editors. Traumatic brachial plexus injuries, Monographie GEM. Paris: Expansion Scientifique Francaise,1996.

[24] Smith EM, Junvinall R, Bender L, et al. Role of the finger flexors in rheumatoid deformities of the metacarpophalangeal joints. Arthritis Rheum,1964,7:467.

[25] Sokolow C. Anatomie et physiologie de läinterphalangienne proximale, Cahiers d'enseignement de la Societé Francaise de Chirurgie de la Main, vol. 7. Paris: Expansion Scientifique Francaise,1995:107-116.

[26] Soucacos PN. Anatomy and biomechanics of the finger joints. In: Brüser P, Gilbert A, editors. Finger bone and joint injuries. London: Martin Dunitz,1999:151-166.

[27] Tubiana R, McCullough CJ, Masquelet AC. Surgical exposure of the upper extremity. London: Martin Dunitz,1990.

[28] Tubiana R, Thomine JM, Mackin E. Examination of the hand and wrist. London: Martin Dunitz,1996.

[29] Zancolli E. Structural and dynamic basis of hand surgery. 3rd ed. Philadelphia: JB Lippincott,1979.

第18章 腕关节镜

第 18 章

腕关节镜

Tommy Lindau，Ash Moaveni

摘要 腕关节镜已经成为对一系列腕部疾病进行诊断、分期和治疗的重要工具。虽然腕关节镜不能完全替代其他方法对患者进行评估，但其可以在直视下观察关节内的病理变化。越来越多的证据显示，腕关节镜无论是在急性损伤还是在慢性疾病治疗中，都比传统的方法更具有潜在优势。本章我们将介绍腕关节镜的作用和它的局限性，以及可能出现的并发症。

关键词 急性关节镜检查：骨折韧带损伤·关节镜技术·关节镜检查·慢性的中央部、尺侧和桡侧问题·并发症·舟-月骨损伤·腕关节"扭伤"·TFCC 撕裂·腕关节

急性创伤、亚急性创伤、创伤后及慢性疾病中，腕关节镜能够发挥明确的作用。但是，其操作需要一定的学习曲线和技术要求。各种腕关节镜技术的细节推荐学习更专业的教科书，对此我们不详细讨论。

与其他骨科手术领域一样，腕关节镜同样缺少随机对照研究。因此，我们在本章中介绍关于腕关节镜使用方面的广泛证据和我们的经验（表 5-18-1）。有推测认为随着关节镜技术逐步替代关节切开术，患者的远期疗效将得到提高，同时，手术相关并发症的发病率将会降低。对于其远期的结果需要更进一步研究。

第 1 节 概 述

在近 30 年来，腕关节镜已确定成为一种诊断和治疗腕关节疾病的必要工具。在

T. Lindau(✉)
Pulvertaft Hand Centre, Derby, UK

University of Derby, Derby, UK

University of Bergen, Bergen, Norway

European Wrist Arthroscopy Society (EWAS)
e-mail: tommy. lindau@nhs. net

A. Moaveni
Pulvertaft Hand Centre, Derby, UK
e-mail: ash_moaveni@hotmail. com

表 5-18-1 在经过同行评议的杂志上发表的关于腕关节镜的文章

文章相关内容	数量（篇）
腕关节镜	729
腕关节镜和随机对照研究	5
腱鞘囊肿	2
桡骨远端骨折	2
Kienbock 病	1
腕关节镜和对照组	10
影像学	5
三角软骨复合体修复	2
桡骨远端骨折	2
腕关节镜入路	1

随着主流的大关节镜技术的发展，腕关节镜的应用也更加普及。但是，该技术仍没

G. Bentley (ed.), *European Surgical Orthopaedics and Traumatology*,
DOI 10. 1007/978-3-642-34746-7_80,© EFORT 2014

有在所有的骨科中心得到常规应用,而且更经常被用于诊断(与大关节镜相比)。部分技术上可行的操作仍主要由专业的手或腕部的关节镜医生或上肢外科医生来进行。

第 2 节　发展历史

Masaki Watanabe(1911－1995)被认为是现代"关节镜之父",他帮助设计了关节镜装置,使得关节内结构变得可视化,并且在日本和全球普及了这个理念。1957 年,Masaki Watanabe 出版了关节镜图集,并于1962 年完成了第 1 例半月板关节镜切除术。1970—1972 年,Masaki Watanabe 报道了 21 例腕关节的关节镜下观察。

Yung-Cheng Chen 首次在英文杂志中对腕关节镜进行描述(1979)。他使用 1.7 mm 的 Watanabe 24 号关节镜,在尸体和截肢标本上完成了腕关节镜的操作。

Whipple 和其同事在 1986 年对该方法进行了改进[1]。通过一系列的尸体研究,建立了桡腕关节、腕中关节和桡尺远侧关节的关节镜入路(图 5-18-1)。腕背侧入路是依据其与伸肌腱间隔的关系来命名的,这些入路的安全性和有利条件都已得到确认。通过关节牵引,可以避免在观察时产生医源性关节内损伤。

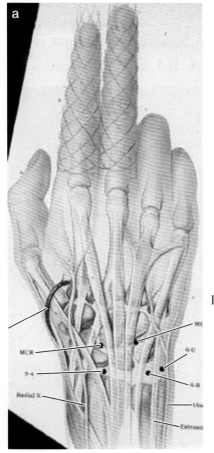

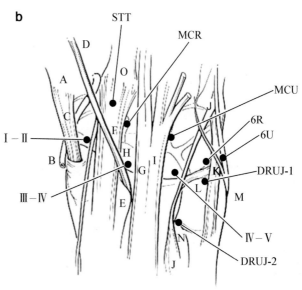

图 5-18-1　a. 桡腕关节和腕中关节解剖示意图;b. 常规的桡腕关节和腕中关节入路,以及 2 个不同的桡尺远侧关节入路;MC. 腕中关节;STT. 舟大小多角骨;MCR. 腕中桡侧;MCU. 腕中尺侧;DRUJ. 桡尺远侧关节

第3节　腕关节解剖、病理和生物力学

腕关节由桡腕关节、腕中关节和桡尺远侧关节（distal radio ulnar joint，DRUJ）组成（图5-18-2a）。桡骨的舟骨窝和月骨窝及其分别对应的舟骨和月骨之间形成了一个椭圆形的关节。三角软骨复合体（triangular fibrocartilage complex，TFCC）构成桡骨椭圆形关节面的软性延续，其中央膜性部分由结缔组织转化成为软骨，因此称为"纤维软骨"（图5-18-2b）。TFCC是稳定DRU非常重要的结构，它通过其周边的掌侧和背侧尺桡韧带来维持桡骨尺侧的乙状切迹和尺骨头之间的稳定性。TFCC尺侧止点处的近端深层部分与尺骨头隐窝相连，并可能与尺

骨茎突基底有广泛联系，这在评估尺骨茎突骨折时有参考意义。

半月板同系物为尺侧吊索样的组织，由纤维软骨盘表面向远端走行至三角骨关节面边缘（90%）和月三角韧带的掌侧（10%）。尺腕韧带（尺三角韧带和尺月韧带）及尺侧腕伸肌（extensor carpi ulnaris，ECU）腱鞘则对TFCC的稳定功能起到帮助作用（图5-18-2b）。

TFCC的愈合潜力与其血供相关。25%的TFCC周边背侧、掌侧和尺侧的边缘有血供。与之相对的是，TFCC中央和桡侧部位缺乏血供，其愈合能力降低。

腕中关节为一个"S"形关节，将近排腕骨（舟骨、月骨和三角骨）和远排腕骨（大多角骨、小多角骨、头状骨和钩骨）分隔开。腕骨间关节和两排腕骨之间都有内在的腕间韧带加强，其中舟月（scapho-lunate，SL）韧

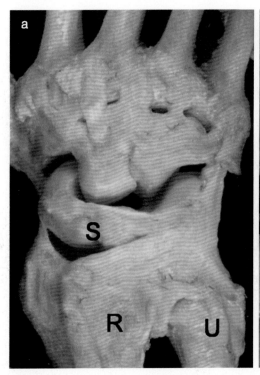
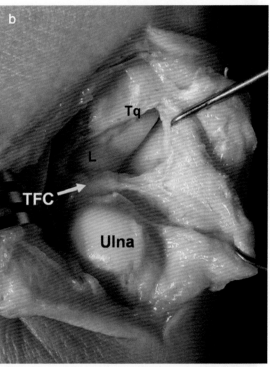

图5-18-2　a. 腕关节解剖显示腕骨背侧面和重要的外在桡三角背侧韧带；b. TFCC及其与DRU和腕骨间关系；S. 舟骨；R. 桡骨；U. Ulna，尺骨；TFC. 三角软骨；L. 月骨；Tq. 三角骨

带和月三角（luno-triquetral，LT）韧带最为重要。外在的掌侧和背侧韧带则提供附加的支持作用，这些韧带起自桡骨止于腕骨，其中背侧的桡三角韧带和掌侧的桡舟头（radioscapho-capitate，RSC）韧带和短桡月韧带最为重要。

腕关节生物力学（运动学和动力学）极其复杂，主要原因在于近排腕骨没有肌腱附着，在附着于远端的肌腱的带引下被动运动。月骨"带引"舟骨和三角骨分别屈伸、桡偏和尺偏。如果 SL 或 LT 韧带损伤，腕关节的简谐运动会受到破坏，导致背伸不稳定；如果重要的 SL 背侧部分撕裂，会导致舟骨屈曲和月骨背伸，朝向背侧；如果重要的 LT 掌侧部分撕裂，会发生掌屈不稳定，导致三角骨背伸和月骨掌屈，朝向掌侧。

节稳定试验，以及包括尺骨头隐窝的尺侧压力试验。

辅助检查主要用于确定诊断（如有必要），也可用于病理分期，以便进一步制定准确的治疗方法并最终排除鉴别诊断。

术前诊断检查应包括 X 线平片、应力位征象（"握拳"系列）、透视检查、鉴别性注射、超声、骨扫描、CT 扫描（±关节造影，图 5-18-3）及 MRI（±关节造影）。许多研究表明，与 MRI 及其他影像学相比，在舟月或月三角腕骨间的韧带损伤、关节面损伤和 TF-CC 撕裂的分级方面，腕关节镜依旧是金标准。

应当指出，这些研究的异质性是由于关节造影的使用条件、所使用的 MRI 线圈，以及影像报告是否由肌肉骨骼系统的放射科医生完成等方面的不同。

第 4 节　诊　断

和对其他关节疾病患者的处理一样，首先应询问腕关节疾病患者的详细病史，进行相关的临床查体和适当的检查。

患者典型的主诉包括疼痛、肿胀、咔哒声、弹响、僵硬和（或）畸形。创伤病史可能会导致新的症状出现或者之前的症状加重。随后寻找关节外的症状，约 1/3 的患者会主诉关节外的病因，如腱鞘炎、肌腱半脱位、神经卡压导致的手指麻痹和夜间痛等。

除其他事项外，临床检查应尝试确定是关节松弛（和对侧相比，关节本身正常的活动度增大）还是关节不稳定（导致患者产生症状的单侧病理性腕骨间活动度增大），这是诊断和处理腕骨不稳定的特殊的相关检查。详尽的腕关节检查应包括特殊的试验，如 Watson 舟骨移位试验、月三角剪力试验、Lichtmann 腕中关节稳定试验、DRU 关

第 5 节　手术适应证

腕关节镜检查仅用于诊断（5％～90％），用于在开放性手术或关节镜辅助重建（25％）及完全治疗（0～～90％）（表 5-18-2）。需要反复重申的是，腕关节镜不能替代详细的病史、腕关节的综合查体及适当的辅助检查。事实上，在专业的腕关节诊所，75％的患者通过病史、查体和单纯的 X 线片就能得到充分的诊断。

与人体的其他关节一样，关节镜检查并不是一个很好的"检查工具"。腕关节镜检查通常在以下情况下应用。

1. 急性，或 6 周内骨折，手腕创伤后 X 线片正常，但出现明显的机械症状。

2. 亚急性，即外伤 6 周以上。

3. 外伤后腕关节慢性长期（＞6 个月）疼痛。

4. 无外伤的慢性中央、桡侧或尺侧腕关节疼痛。

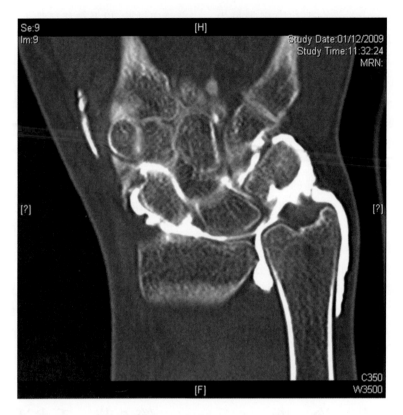

图 5-18-3　CT 下关节造影显示造影剂通过撕裂的 TFCC 泄漏

表 5-18-2　腕关节镜手术技术概览

急性	Kienbock 病——分期和清创
桡骨远端骨折和治疗	类风湿关节炎滑膜炎——滑膜切除
舟骨远端骨折和治疗	创伤后——关节内截骨术、关节囊松解
相关的韧带损伤	退行性软骨问题——软骨成形
TFCC 撕裂——清创和修复	腕中不稳定——射频皱缩
舟月韧带检查和分期	慢性尺侧部问题
月三角韧带评估和经皮穿针	尺腕部桥连的 TFCC 清创和尺骨头部分切除
伴血肿的腕关节"扭伤"	HALT——钩骨近端切除
内在和外在韧带撕裂	慢性桡侧部问题
慢性中央部问题	舟月进行性塌陷/舟骨不愈合进行性塌陷——桡骨
腱鞘囊肿切除术	茎突切除

第 6 节　诊断性腕关节镜

　　需要进行诊断性腕关节镜的患者比率并不固定。医生的水平决定了诊断性腕关节镜操作的使用比例为 5%～90%。在学习曲线的早期,90% 甚至 100% 的操作单纯用于诊断。随着经验的增加,单纯将腕关节镜用于诊断的医生越来越少,在有经验的医生中,其比例约为 5%。对于有经验的医生,腕关节镜用于治疗的比例早期为 0%,

后期增加到 90％。

标准的诊断性腕关节镜能帮助再次确定患者病情，并且能使患者的康复过程变得更容易。但是，"标准"腕关节镜的关键是保证评价真正标准。如果怀疑 DRU 不稳定及 TFCC 存在病变，常规腕关节镜操作必须在对桡腕关节和腕中关节评估之后进行，并且也需要完成 DRU 关节镜。在经典的文献中，患者症状与关节镜下的发现并没有相关性[3]，事后可能称之为"学习曲线"。

应当了解诊断性腕关节镜的局限性。急性"腕关节扭伤"的腕关节镜检查可能会发现一些韧带损伤。有文献报道，高达 1/3 的患者在早期的干预中受益[4]。然而，长期的自然病史或早期修复与晚期重建之间相对比的好处仍未得到确定。

此外，慢性腕关节痛患者关节镜下的发现可能仅表现为无症状的、偶然的结果。在无腕关节症状的尸体研究中发现了许多结构的损伤，包括 TFCC 撕裂（60％，随着年龄增大而增加）、LT 韧带撕裂（49％）及 SL 韧带撕裂（35％）。

第 7 节　分　　期

腕关节镜检查优于其他的影像学成像方法，因此，在进行腕骨间韧带重建、舟骨不愈合手术或保留运动的部分腕骨融合之前，用于评价软骨表面以排除继发的骨关节炎。通常适合同时进行手术，这将取决于关节镜的结果。然而，外科医生可能倾向于分 2 个阶段进行。外科医生的经验水平决定了 0～25％的关节镜操作是否需要分期。

目前，许多治疗的过程都可以借助腕关节镜来辅助（表 5-18-2）。外科医生的经验水平决定了其 0～50％～90％的关节镜操作是治疗性腕关节镜。本章后述内容将介绍该过程及传统方法的现有证据。

第 8 节　腕关节镜常规手术技术

一、设备

腕关节镜通常在局部阻滞麻醉或全身麻醉下进行。尽管更远端的组织也是可行的，但是这并不能缓解与止血带相关的疼痛。局部组织能允许患者观察手术过程，这可能会使患者在其康复过程中更加主动。

最常采用的是光学 30° 1.9～2.7 mm 的关节镜，我们使用的是 2.4 mm 镜头。用或不用腕关节牵引塔进行垂直牵引，止血带充气前先进行驱血。预先用生理盐水或局部麻醉药注入腕关节来确定腕关节排列，进一步扩大关节，以便关节镜更安全地置入。

我们对所有患者的桡腕关节和腕中关节进行镜下观察，特殊患者还应加上 DRU。如果考虑观察 DRU，应选用更小的关节镜（1.9 mm）。

如今，有一整套模仿其他关节仪器的小型关节设备，由探针、钻头、抓钳、软组织刨削器、球钻、汽化器及单极射频装置组成，可以允许各种关节镜辅助手术。在有限的关节腔内，持续的灌注和良好的流出可以冷却关节内液体，这对于预防热损伤至关重要。

其他方法还包括在手桌上的水平牵引[5]或干性腕关节镜检查[6]。这 2 项技术在开放性急性骨折内固定或晚期手术重建时更方便进行转换。

二、入路

用记号笔标记出解剖标志。大多数所描述的背侧入路是依据其与伸肌腱间隔的关系来命名（图 5-18-1）。观察桡腕关节的标准入路是 3-4 入路（在第 3 和第 4 伸肌腱间隔之间）。该入路位于 Lister 结节远端 1 cm 处的一个软点。其他观察或工作入路可以采用 4-5 入路（在第 4 和第 5 伸肌腱间隔之间）或 6R 入路（在第 6 伸肌腱间隔桡侧）。由于 6U 入路（在第 6 伸肌腱间隔尺侧）存在损伤尺神经背侧支的风险，通常避免使用，6U 入路可以用于向关节腔内灌注生理盐水或作为出水口。在特殊情况下可能采用 1-2 入路（在第 1 和第 2 伸肌腱间隔之间），需要注意桡动脉和桡神经浅支的分支。

腕中关节入路包括桡侧腕中关节（radial midcarpal，RMC）入路和尺侧腕中关节（UMC）入路。RMC 入路位于沿着第 3 掌骨的桡侧边缘，3-4 腕桡关节入路远端 1 cm 处；UMC 入路于 RMC 入路确立之后在直视下确定，沿着第 4 掌骨中线在远排腕管和近排腕管之间可以触摸到一个间隙。在特殊情况下，也可采用舟大小多角骨关节（scapho-trapezium-trapezoid，STT）入路（探查舟大小骨关节面）。

远端 DRU 入路在触摸尺骨头桡侧边缘来定位，腕关节旋后位以放松背侧关节囊，关节镜在尺骨和桡骨夹角之间置入。特殊情况下可以使用尺掌侧尺骨隐窝直接入路[7]。

入路确立后，仅横行切开皮肤，然后蚊式钳钝性分离，穿透关节囊。为避免损伤关节面软骨，用钝性套管来建立观察入路，使用与其他关节一样的常规三角定位技术沿着倾斜的关节面置入关节镜。

掌侧入路现已被描述用于观察腕关节背侧部分。该入路特别用于桡骨远端背侧的固定、观察桡腕关节外在韧带或观察背侧腱鞘囊肿切除术时的背侧工作入路。掌侧入路与其邻近结构的风险包括桡动脉、尺神经血管束、正中神经，以及理论上存在的屈肌腱损伤。通常使用桡掌侧入路时是在近

侧腕横纹水平穿过桡侧腕屈肌腱鞘，向尺侧牵拉桡侧腕屈肌来保护正中神经及其掌侧皮支。常使用 Wissinger 棒技术来保证安全。

三、常规技术

诊断性腕关节镜方案如下。首先检视桡腕关节，然后观察腕中关节，之后可能是 DRU。

（一）桡腕关节

检查的目标是从桡侧到尺侧，从远端到近端，从掌侧到背侧，首先观察韧带，然后是软骨情况。在腕关节桡侧检查桡舟窝，然后检查掌侧桡腕外在韧带（桡舟头韧带，长桡月韧带，图 5-18-4a）；随后检查掌侧的桡舟月韧带并移到 SL 韧带掌侧部分，以及 SL 韧带的膜部，最后是起重要力学作用的 SL 韧带背侧部分（图 5-18-4b，图 5-18-10a～b）。在桡腕关节尺侧，我们评估尺腕韧带（尺月韧带和尺三角韧带，图 5-18-4c），检查 TFCC（图 5-18-4d）的病理性撕裂，磨损和不稳定（图 5-18-9d），最后检查 LT 韧带（图 5-18-11）。在尺侧关节腔凹陷处，有时能够观察到豆三角关节（图 5-18-4e）。

（二）腕中关节

从尺侧开始探查钩三角关节、头钩关节和 LT 关节（图 5-18-5c～f）。这对于探查月骨是否有一个独立的朝向三角骨的关节面来说是必不可少的（Ⅱ型月骨，图 5-18-5c～d）。这点非常重要，因为它不仅能导致局限性的骨关节炎改变，而且很难解释 LT 关节活动度的增加。在腕中关节的桡侧对 SL 关节（图 5-18-5b）、舟头关节和舟大小多角骨关节（图 5-18-5a）进行评估。

最后，对于特定的患者，把镜头置入三角纤维软骨的近端检查桡尺远侧关节（图 5-18-6）。

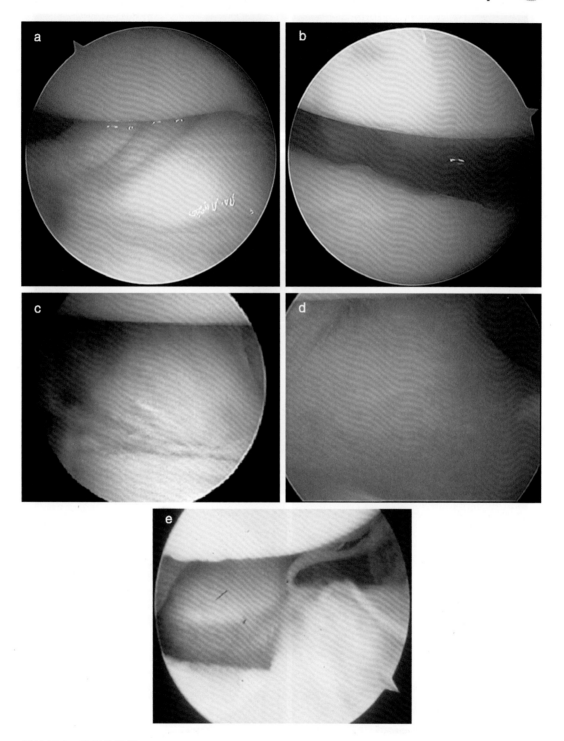

图 5-18-4　桡腕关节镜

a. 舟骨间隙及桡腕韧带（桡舟头韧带和长桡月韧带）；b. 桡腕关节中央部显示舟骨窝和月骨窝之间的骨嵴；c. 尺腕韧带；d. 尺腕间隙内的 TFCC 及半月板同系物；e. 桡腕关节尺侧凹陷内有时可以看见豆三角关节面

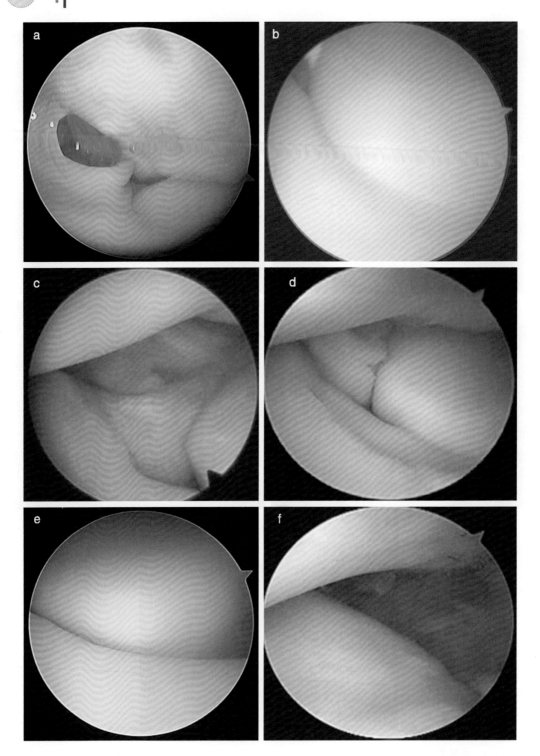

图 5-18-5　腕中关节镜

a. RMC 入路下观察 STT 关节正常无软骨覆盖的表现;b. RMC 入路下观察 SL 关节;c. 四角:头状骨(左上)、钩骨(右上)、三角骨(右下)、月骨(左下),以及所有掌侧韧带汇集处的 Poiret 隐窝;d. 四角 Ⅱ 型月骨,即有独立的朝向钩骨的关节面,本病例显示出早期的软骨软化征象(HALT 见 图 5-18-17);e. RMC 入路下 LT 关节;f. 腕中关节:顶部可见钩三角关节面和钩骨远端弧形

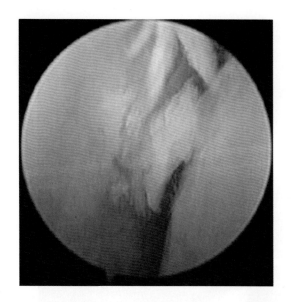

图 5-18-6　DRU 关节镜显示在乙状切迹内的局限性骨性关节炎

第 9 节　腕关节镜特殊手术技术

很少有关于腕关节镜最佳使用的证据。有限的 1、2 级水平的研究显示，其在腱鞘囊肿切除术、桡骨远端骨折治疗和 Kienbock 病治疗方面有明确的作用（表 5-18-1）。本节将介绍具体的手术方法，但在慢性病例中，本节将介绍基于急性或慢性表现的手术方法，以及基于中枢、桡侧或双侧问题的手术方法（表 5-18-2）。

一、急性桡骨远端骨折的固定和处理

关节内超过 1～2 mm 凸起的关节面畸形愈合会导致腕关节继发退行性改变。因此，最重要的是使桡骨远端关节内骨折获得精确的复位。透视下关节内复位和关节整合在这方面不如关节镜（图 5-18-7）[8]。

在一项随机对照组研究中，与透视下内固定相比，关节镜辅助固定则获得一些科学性的支持[9]。腕关节镜组具有更好的活动范围、更好的握力和影像学结果。

单独的桡骨茎突骨折和简单的 3 部分骨折是腕关节镜辅助固定的最佳适应证。这不仅是因为技术上的要求简单，而且是由于桡骨茎突骨折可能是经月骨的大弧区损伤的一部分，从而增加了合并 SL 或 LT 韧带损伤的风险。这在伴有腕骨间韧带和 TFCC 撕裂的桡骨远端骨折中经常被发现[10-11]。现有报道显示，在桡骨远端骨折伴发的软组织损伤中，10%～84% 伴有 TFCC 撕裂，7%～86% 伴有 SL 韧带损伤，0～60% 伴有 LT 韧带损伤，15%～42% 伴有软骨损伤。因此，腕关节镜可以精确地复位关节并对腕骨间韧带进行详尽的评估。辅助性的关节外切开复位和锁定钢板内固定适用于明显的干骺端粉碎骨折、冠状面骨折、掌侧缘骨折，以及老年和骨质疏松患者。

目前，尚无证据表明早期治疗相关软组织损伤是否能改善桡骨远端骨折的最终疗效，但有一些报道支持急性处理伴发的损伤是有益的[12]。同样地，修复导致 DRU 不稳定的 TFCC 周围撕裂看起来也是合情合理的[13]。桡骨远端骨折时的 TFCC 损伤在关节镜下治疗后，无持续的腕尺侧疼痛，活动范围和握力良好，进一步支持上述观点[14]。

手术技术

主要有 2 种处理骨折的方法。第一种方法是先切开复位，用掌侧锁定钢板内固定来稳定骨折，然后，通过骨折固定时的切口建立掌侧入路或常规的背侧入路来进行腕关节镜治疗；第二种方法是首先镜下固定关节内骨块，如有必要，继续进行关节外固定。

治疗的主要问题在于骨折导致的肿胀使得入路的正常解剖标志发生变化。3-4 入路可以沿着中指桡侧向近端触摸到骨性标志来初步确定，如桡骨茎突尖、桡骨背侧缘和尺骨头。从 3-4 入路插入针头，抽出积血，确定正确的位置。插入套管，连接镜头（图 5-18-7a），关节腔内注入 5～10 ml 生理

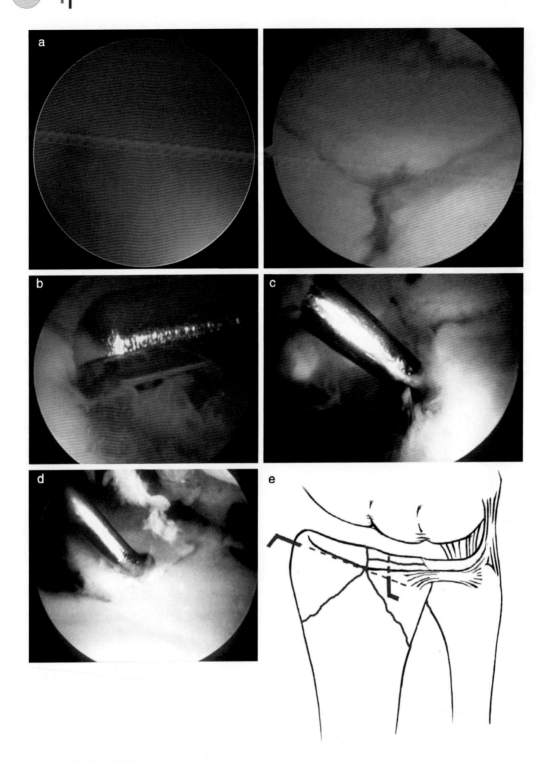

图 5-18-7　桡骨远端骨折

a. 桡腕关节影像显示骨折导致关节腔积血，这可在灌洗后清除；b. 刨削器灌洗桡腕关节；c. 撬拨压缩的骨折块；d. 关节镜下证实压缩的骨折块在复位后与关节面其余部分水平一致；e. 复位应从桡骨的尺侧开始，这是由于其表现出的"双关节不一致"，即桡腕关节和作为 DRU 一部分的乙状切迹部分得到良好复位后，添加其余的骨折块

盐水。一种方法是使用干性技术将渗漏和筋膜间室问题的风险降到最低,但经常需要将6U入路作为出水口来对关节进行灌洗。通过4-5或6R工作入路,使用小关节动力性刨削器清创血块或碎片(图5-18-7b)。最常使用的是将盐水袋举高,通过重力进行持续灌注。采用这种方法,尽可能地保持关节腔内的压力降低,以减少液体溢出,因而降低术后腕管综合征和筋膜间室综合征的风险。清理视野后,开始检查、评估合并的韧带和软骨损伤。一旦开始复位骨折,手术视野可能被工作入路干扰,因此可能需要建立新的入路。

即使部分移位的骨折块可以仅通过纵向牵引即可获得复位(图5-18-7c),但大多数骨折块都需要移动后才能复位。可以用探针在关节内进行复位,或者通过骨折部位一个单独的的皮肤切口用骨衣撬进行复位。随后将克氏针穿入各个骨块中央。综合使用探针、骨衣撬和克氏针"操纵杆"技术将压缩的骨折撬拨复位。通过关节镜的控制,依次复位骨折块(图5-18-7d)。

因为桡骨远端骨折表现为DRU的乙状切迹和桡腕关节的月骨窝2个关节的不一致,所以,建议从尺侧缘开始重新排列桡骨(图5-18-7e)[15]。接下来,用克氏针将更多的骨折块由大到小固定在"尺侧平台"上(图5-18-7e)。然后,在关节镜下确定复位的关节面。X线透视保证克氏针的长度和位置合适。克氏针可留在皮肤外以降低肌腱和桡神经浅支损伤的风险,也可使用空心螺钉固定。

最后,再评估关节外骨折的组成、松质骨的缺损和伴发的损伤及其相应的治疗。腕关节镜手术时,标准的直立位通常在关节面复位后留下问题,因此,可选择水平腕关节镜技术[5]。

二、急性舟骨骨折的固定和处理

约25%的舟骨骨折合并韧带损伤[16]。这反映了一种观点,即舟骨参与拱形机制的一部分,类似于舟骨月骨周围脱位,当诊断为舟骨骨折时,经常没有实际的脱位,但X线片显示出不明显的严重的韧带撕裂。因此,关节镜逐渐成为治疗这一类骨折的有效辅助工具,既可以确定或排除此类相关损伤,也可以保证骨折固定后关节内的一致。

手术技术

从STT行逆向固定是最常用的固定方式。利用UMC关节镜来保证骨折的复位(图5-18-8),同时使用X线透视来确定导针的位置,并对螺钉固定进行最终检查。导针的置入是必须的,其直接影响螺钉固定的结果,螺钉沿着舟状骨中轴线置入不仅比偏心置入固定更牢固,而且连接速度更快,并直接影响结果。腕关节镜评估可以防止螺钉的切出,并可评估固定的最终牢固程度,在轻微粉碎骨折时尤为重要。

如果计划近端顺行固定时,可以在3-4桡腕关节入路观察下将导针的入针点置于舟状骨近极。

三、急性复合或独立损伤

(一)TFCC 撕裂

TFCC损伤发生于腕关节背伸和旋前

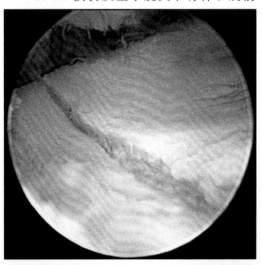

图 5-18-8　腕中关节镜可评估舟状骨骨折,不仅可以确保骨折复位良好,还可以处理伴发的韧带损伤

产生轴向负荷时。患者常被误诊为"腕关节扭伤"而得不到更好的恢复。患者通常有机械性症状，包括腕关节尺侧部分浸润性疼痛，用力握拳时疼痛或腕关节旋前、旋后时的有弹响感（如拧瓶盖时）。

在处理患者急性或慢性腕关节痛时，应仔细阅读 X 线片（图 5-18-3）。尺骨茎突骨折可能会或不会有近端深层纤维附着其上，而导致不稳定性 TFCC 撕裂。尺骨的变异，即桡骨乙状切迹和尺骨头顶端的关系，需要在标准的 X 线片上得到证实，月骨近端尺侧角的囊性变和尺骨远端的长期尺腕撞击征象（尺骨小头接近或撞击月骨近端尺侧面）也需要通过 X 线片显示（图 5-18-16a）。

腕关节镜是诊断和治疗 TFCC 病变的"金标准"。适用于创伤后经过 3 个月非手术治疗失败的患者。Palmer 分型是最常用的分类方法，即使该方法存在一些差异。

急性创伤性损伤包括 TFCC 中央部无血管膜性区的撕裂（Palmer 分型 Class Ⅰ A，图 5-18-9a，表 5-18-3[17]），缺乏血供会影响其愈合。因此，撕裂形成的软骨瓣会引起疼痛。这类的撕裂是稳定的，可以通过关节镜下对 TFCC 中央膜部进行清创。80%～85% 的患者不需要更进一步手术就能获得良好的结果[18-19]（图 5-18-9a，d）。

急性 TFCC 周围损伤（Palmer 分型 Class Ⅰ B，表 5-18-3[17]）已被证实会导致 DRU 不稳定[13]，但是 Palmer 分型在这类损伤中有局限性。Ⅰ B 型撕裂不能区分远端（浅层）、近端（深层）和尺骨隐窝处的完全撕裂[20]。关节镜下，TFCC 近端撕裂在评估桡腕关节时可表现为完整的（图 5-18-9c）。实际上，由于其和关节囊及 ECU 腱鞘相连，所以仍可以有残存的蹦床效应（图 5-18-9f），但由于 TFCC 深层部分撕脱，DRU 会不稳定。为了充分诊断这种特殊的类型，DRU 关节镜是必须的。另一种方法是，临床检查发现不稳定的 DRU，而 TFCC 的外观"正常"，请注意，对于这种现象唯一的解释就是 TFCC 近端深层的撕裂。

TFCC 远端浅层撕裂和完全周围撕裂（图 5-18-9b）可以通过桡腕关节镜下"蹦床效应"的消失来诊断。同样地，TFCC 的远端浅层只是从关节囊和 ECU 腱鞘上的撕裂，会产生疼痛但不会导致 DRU 不稳定。Palmer 分型则在这方面的诊断和治疗中存在问题。固定于尺骨隐窝的近侧深层纤维可导致不稳定的完全撕裂（图 5-18-9c）。相应地，远侧撕裂需要通过缝合将这些纤维与关节囊和 ECU 腱鞘重新固定在一起（图 5-18-9g），近侧的撕裂则需要将其重新固定于尺骨隐窝。这些差异可能反映出文献上没有报道关节镜下 TFCC 缝合效果始终为优良的原因[20-21]。

TFCC Ⅰ C 型损伤是 TFCC 在尺侧外在韧带复合体上的破裂，这类损伤并不常见，但会导致尺腕关节不稳定。该损伤最常作为经月骨周围脱位的小弧区损伤机制中的一部分而产生，也可以单独发生。

TFCC Ⅰ D 型撕裂是 TFCC 从桡骨乙状切迹上分离（表 5-18-3），该损伤同样也不常见，但可能导致 DRU 不稳定。这些损伤都需要注意且应恰当处理。

表 5-18-3　TFCC 损伤的 Palmer 分型[17]

Ⅰ型　创伤性
A　中央穿孔
B　尺侧撕脱±尺骨茎突骨折
C　远端撕脱（从腕骨上）
D　桡侧撕脱±乙状切迹骨折
Ⅱ型　退变性（尺骨撞击/桥接综合征）
A　TFCC 磨损
B　TFCC 磨损＋月骨/尺骨头软骨退变
C　TFCC 穿孔＋月骨/尺骨头软骨退变
D　TFCC 穿孔＋月骨/尺骨头软骨退变＋LT 韧带穿孔
E　TFCC 穿孔＋月骨/尺骨头软骨退变＋LT 韧带穿孔＋尺腕关节炎

1. TFCC Ⅰ A 型损伤治疗技术　需要将 TFCC 中央穿孔撕裂的部分清创成光滑的边缘，以维持周围尺桡纤维的稳定。可以使用篮钳、刨削器或射频汽化器来完成（图 5-18-9a，d）。伴有尺骨变异为阳性的患者可能需要额外的手术，因为这类 TFCC 撕裂可能是尺腕关节机制的一部分（见下文）。

2. TFCC Ⅰ B 型损伤治疗技术　TFCC 近侧深层的撕裂和完全撕裂都需要在尺骨隐窝处重新固定。在关节镜辅助下，在尺骨上钻孔并将线结固定在尺骨尺侧或直接在尺掌侧隐窝处做小切口，将 Mitec 锚钉直接固定在隐窝处。远侧浅层的撕裂只需重新和 ECU 腱鞘固定。

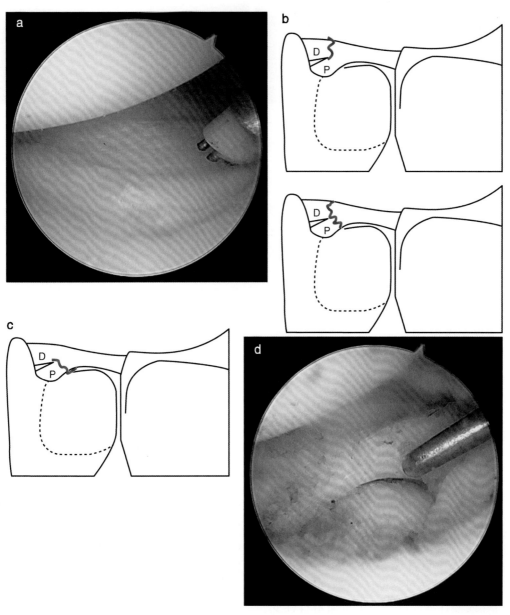

图 5-18-9　TFCC

a. 射频汽化器清创前的 TFCC 中央部分撕裂；b～c. 周围性 TFCC 撕裂，包括远侧浅层撕裂、近侧深层撕裂及完全撕裂；d. 清创后的 TFCC 中央部分撕裂，射频汽化器轻微烧灼的边缘

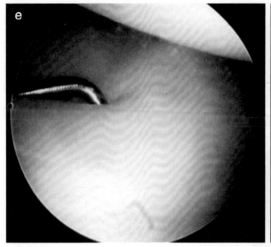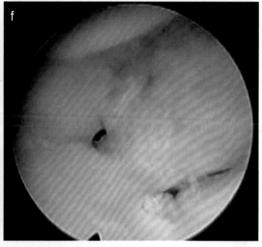

图 5-18-9（续）

e. 用探针进行 TFCC 张力试验来检查周围桡尺韧带的稳定性，该试验称为"蹦床试验"；f. TFCC 周围从桡尺韧带远端撕裂，由外至内与关节囊和 ECU 腱鞘缝合

可以采用各种修复方法。例如，从外向内或从内向外修复，全关节内部修复，将线结置于关节内，或者在关节外与腱鞘或关节囊固定（图 5-18-9g）。

3. TFCC Ⅰ C 型损伤治疗技术　TFCC Ⅰ C 型尺侧外在韧带复合体的撕裂需要切开，依据在桡骨、月骨或三角骨上撕裂的部位重新固定。当这类撕裂是作为经月骨脱位小弧区损伤的一部分而发生时，通常在腕管入路将其与关节囊的一部分缝合。

4. TFCC Ⅰ D 型损伤治疗技术　这些桡侧缘的撕裂相对缺乏血供，附着在乙状切迹的关节软骨上，大多通过关节镜清创治疗，很少在关节镜辅助下在桡骨桡侧钻孔将其重新固定在乙状切迹上。更简单的方法是做小切口，通过 Mitek 锚钉直接固定在乙状切迹边缘上。

（二）SL 韧带撕裂

SL 韧带损伤可诊断为急性（6 周内）、亚急性或慢性继发的桡舟关节面退行性变的一部分，伴随有桡侧疼痛，称为舟月进行

性腕塌陷（scapho-lunate advanced collapse，SLAC）。区别急性和亚急性损伤很重要，因为 6 周后，直接修复可能有效。而且，如果在亚急性或慢性损伤条件下考虑修复或重建，腕关节镜能够对继发于腕骨不稳定的软骨磨损进行分级评估。同时，可以评估舟骨和月骨的复原能力，并决定如何进行重建或挽救。

Geissler 提出了腕骨间韧带不稳定的关节镜分级分类系统，特别是急性损伤（表 5-18-4）[10]。该分型方法描述的是不稳定的结果，而非腕骨间韧带实际撕裂的实际大小。在 1 度和 2 度损伤中，由于韧带的薄弱而存在微小的不稳定，并非真正的撕裂。在 3 度和 4 度损伤中，表现出部分或完全撕裂而伴有很大程度上的不稳定。还有其他分类方法尝试在腕中关节镜下量化腕骨间错位和间隙的程度（表 5-18-5）[11]。3～4 度损伤的 X 线片显示舟月之间分离，建议进行处理以避免腕骨分离、不稳定及腕关节发展为 SLAC 的潜在风险。

表 5-18-4 SL 韧带损伤的关节镜分级[10]

级别	桡腕关节	腕中不稳定	错位
1	IOL 充血,无松弛	无	无
2	不完整的部分或全部撕裂,无松弛	间隙＜3 mm	仅累及腕中关节
3	韧带松弛,不完整的部分或微小的全部撕裂	探针可伸入腕骨之间	腕中关节和桡腕关节
4	完全撕裂	2.7 mm 关节镜头可伸入腕骨之间(通过征)	腕中关节和桡腕关节

表 5-18-5 修订的腕骨间 SL 和 LT 韧带损伤和关节活动度 Geissler 分型[11]

级别	桡腕关节镜韧带表现	腕中关节镜	
		分离(mm)	错位(mm)
1	血肿或肿胀	0	0
2	上述和(或)部分撕裂	0～1	＜2
3	部分或完全撕裂	1～2	＜2
4	完全撕裂	＞2	＞2

量化不稳定程度和慢性损伤,从而评估继发的骨关节炎改变对处理腕骨损伤和决定治疗对策来说是必需的。必须要知道什么是正常的(图 5-18-10a,b,e)。

1. SL 韧带 1～2 度损伤治疗技术(图 5-18-10c) 这些损伤需要本体感觉再训练,或者韧带收缩使用单极射频探针。它们不一定会导致静态腕关节不稳定,但患者可能继续出现症状[23]。3 个月内的 Geissler 1 度或 2 度损伤患者,行腕骨间韧带关节镜下清创,均有良好的疗效[44]。对有症状的、先兆不稳定和动态不稳定性患者进行 SL 韧带的电热收缩,预期可以得到超过 75％ 的成功率[24]。

另外,可以考虑经皮克氏针内固定,在解剖学鼻烟窝偏掌侧的位置做小切口,需要注意,不要损伤桡神经感觉支。克氏针钻入舟月关节时,用 14 G 的 venflon 来保护软组织。用 2～3 根克氏针穿过舟月关节,插入月骨(图 5-18-10g,h)。使用 X 线和关节镜来确定克氏针的位置和腕骨的排列(图 5-18-10g,h)。将克氏针穿过舟头关节以获得额外的稳定性。这种固定关节的方法可获得良好的效果。

采用关节镜辅助下背侧关节囊固定术来治疗这类急性或慢性病例是一种新的技术。在 3-4 入路内将一根缝线穿过 SL 韧带扩张部桡侧,另一根缝线穿过尺侧,将 2 根缝线从腕中关节(RMC 入路)内抽出,打结。将该线结送回,在 SL 韧带后方收紧。在 3-4 入路内 SL 韧带扩张部收紧缝线近端,并固定在背侧关节囊上(Mathoulin 的个人交流)。

2. 舟月韧带 3～4 度损伤治疗技术(图 5-18-10d,f) 急性韧带修复或重建要依据损伤的时间和关节镜下的结果。在舟月关节复位时,特别强调采用上述所描述的关节镜辅助技术。将克氏针从背侧插入舟骨和月骨,将其作为"操纵杆"以恢复关节排列(图 5-18-10g)。在某些情况下,可能在镜下难以获得准确的复位,特别是 4 度损伤。在这种情况下,则需要开放手术。应考虑直接开放手术,再用上述克氏针方法保护修复,同时行背侧关节囊固定术可增强修复效果。

(三)LT 韧带损伤

在非骨质疏松的患者中，可发现约 10% 的移位性桡骨远端骨折伴有 LT 韧带损伤[11]。腕部扭伤是否合并这种损伤尚不清楚。在这一领域尚无长期的研究，在完全撕裂严重移位时(Ⅳ度)[11]可能需要穿针固定 6～8 周。穿针固定治疗急性 LT 韧带撕裂效果良好，术后 2.5 年患者的优良率约为 80%，90% 患者握力获得改善[25]。再次强调，必须知道什么是正常的(图 5-18-11a,图 5-18-5d,e)。

1. SL 韧带 3～4 度损伤治疗技术（图 5-18-10d,f）这些损伤似乎是稳定的，但可能需要清创，偶尔需要经皮贯穿固定月三角关节（图 5-18-11c）。

2. LT 韧带 4 度损伤治疗技术（图 5-18-11b）这些损伤是高度不稳定的，尤其在 X 线片上可见关节严重破坏时，以及月骨屈曲时。治疗方法是直接切开修复 LT 韧带的掌侧部分，或者背侧切开使用锚钉缝合紧缩关节囊加穿针固定。

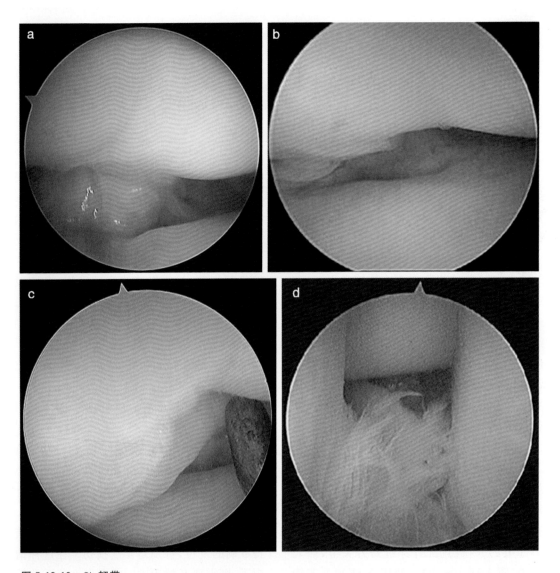

图 5-18-10 SL 韧带

a. 桡腕关节中央掌侧部分显示桡舟月韧带（Testut 韧带）和掌侧 SL 韧带；b. 正常 SL 韧带的桡腕关节影像；c. 正常 SL 韧带的桡腕关节影像；d. 4 度 SL 韧带损伤"通过征"

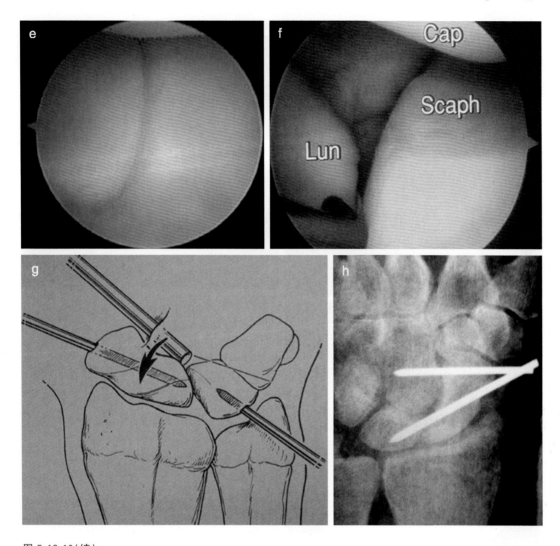

图 5-18-10(续)

e. 正常 SL 韧带的腕中关节影像;f. 腕中关节观察 SL 3~4 度损伤及舟月关节的台阶;g. 分别将克氏针插入舟骨和月骨,作为"操纵杆"来复位舟骨关节脱位;h. X 线下确定保护性的克氏针很好地穿过舟月关节,并经过舟骨穿入头状骨

(四)急性"扭伤"——内在或外在韧带撕裂

这一亚组患者与其关节相似,如果关节有积血,怀疑有明显的软组织损伤。这些损伤可能有前面提及的内在腕骨间韧带或某些重要的外在韧带损伤,即当今非常关注的背侧的桡三角(dorsal radio-triquetral,DRT)和掌侧的 RSC 韧带(图 5-18-12)。部分尺侧缘损伤有时伴有 TFCC 撕裂,后者桡侧损伤是舟骨骨折机制的一部分,其中 RSC 是舟状骨腰部的杠杆臂。

背侧 DRT 韧带治疗技术

这类损伤只有在使用掌侧入路时才能探查出,目前,专业医生可通过镜下处理这类问题[26]。

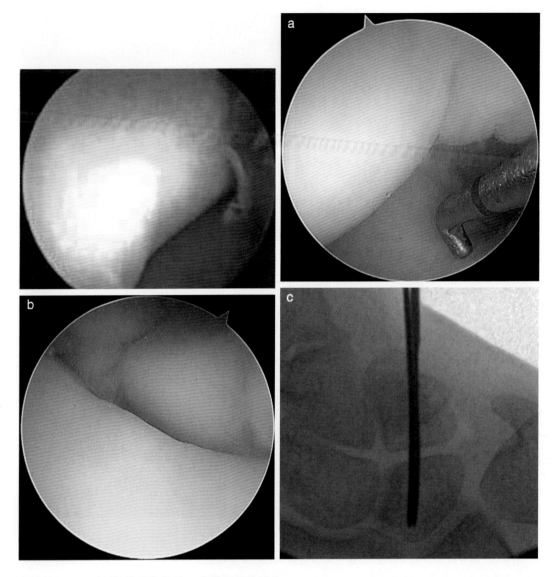

图 5-18-11　LT 韧带，桡腕关节下 LT 韧带的正常影像

a. 桡腕关节显示 LT 韧带撕裂；b. 腕中关节显示 LT 韧带撕裂后活动度增加，月三角不稳定试验；c. 克氏针横行固定关节镜下证实的动态不稳定的月三角关节

四、慢性中央区问题

(一)腱鞘囊肿切除术

腕关节囊肿是最常见的腕关节问题之一。部分患者有自觉症状，表现为腕关节痛、无力，日常活动受到影响，以及囊肿体积增大带来的局部问题。抽吸等非手术治疗常有较高的复发率。历史上，与非手术治疗相比，开放切除可以降低复发风险。

关节镜下腱鞘囊肿切除术的目的是清除内在 SL 韧带的潜在病变，这些病变提示可导致背侧囊肿。其次，避免了开放切除术引起的关节囊瘢痕而导致的关节僵硬。采用腕关节镜途径可以早期恢复功能，而且入路处的小切口也比较美观。既往手术或创伤导致的严重瘢痕是腕关节镜下腱鞘囊肿切除术的相对禁忌证，这些瘢痕使得局部解剖变得混乱

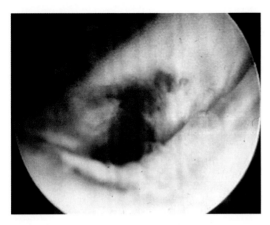

图 5-18-12　急性"扭伤"常表现为韧带损伤,本病例中 RSC 撕裂可能导致临床上尺侧移位的问题

而导致关节镜手术变得困难。无科学证据支持关节镜或开放切除腕背侧囊肿哪个相对更好,在一项前瞻性随机对照试验中,两者复发率无差异[27]。但是,在一系列关节镜下切除腕背侧囊肿和掌侧囊肿的病例中,都报道了优良的结果和较低的复发率[28-29]。

手术技术

腱鞘囊肿切除有多种不同方法。最常用的技术是使用术前标记囊肿周围的标准桡腕关节入路。一个入路用作观察窗口,在另一个入路内用刨削器清除标记的囊肿下的囊内滑膜炎,直到伸肌腱可见(图 5-18-13a,b)。需要保护 SL 韧带以避免不稳定。建议常规使用腕中关节入路,不仅能清理囊肿额外的关节病变,也可清除多发囊肿的囊内滑膜炎。

第 2 种技术是使用一个观察入路,通过标记的囊肿直接插入刨削器,按照以上所述进行类似的清创。

第 3 种技术是确立一个掌侧观察入路以便更好地观察,然后使用背侧入路。

(二)Kienbock 病

Kienbock 病是月骨的缺血性坏死,表现为腕中部的疼痛感、活动受限及继发于月骨塌陷的腕骨塌陷和关节退行性变。Kienbock 病广泛使用的是 Lichtman 影像学分期(表 5-18-6)[30]。该方法最主要的局限是观察者组间的可靠性和组内的重复性较低[31-32]。

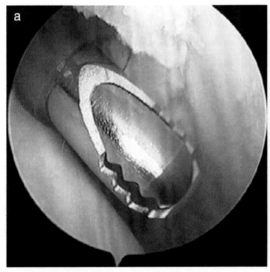
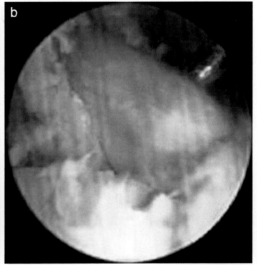

图 5-18-13　腱鞘囊肿

a. 术前,桡腕关节镜下标记的囊肿及其关节内对应的部分;b. 术后,桡腕关节镜下确定所有囊壁都被切除,可以看见背侧的伸肌腱视为完全切除的指征

表 5-18-6 Kienbock 病的 Lichtman 影像学分期[30]

分期	影像学表现
1 期	正常 X 线片,除了可能的线性或压缩骨折
2 期	月骨明显的密度变化
3A 期	月骨塌陷不伴有舟骨旋转
3B 期	月骨塌陷伴有舟骨旋转 3B 期的意义在于月骨的负重改变,进一步加重了塌陷
4 期	3 期表现上衍生的腕骨间退变

目前,将影像学表现与关节镜下评估相结合很有用,既可以对最终的操作进行分期,也可以单纯地清除游离软骨、碎片等。关节镜检查可以直接显示和评估桡腕关节和腕中关节的异常情况(图 5-18-14)。因此,可以根据解剖结果进行关节重建。对于伴有影像学征象的桡腕关节和腕中关节破坏、腕骨塌陷及静态腕关节不稳模式,腕关节镜则不是必需的。

对于 Kienbock 病,有一种基于关节镜下对累及关节面进行评估的分类法。依据完整的关节镜评估,提出了一个评分系统和管理计划(表 5-18-7)[33]。

表 5-18-7 Kienbock 病的关节镜下分期[33]

分期	关节镜下表现
0 度	所有关节面都正常——关节外减压过程,如平整关节或月骨再血管化
1 度	无功能的月骨近端关节面——近排腕骨摘除,桡舟月融合,月骨切除和舟头融合
2 度	无功能的月骨近端和远端关节面——近排腕骨摘除或舟头融合
3 度	无功能的月骨近端和远端关节面和桡骨月骨窝,需要全腕关节融合或全腕关节置换
4 度	所有 4 个关节面(包括头状骨头部)无功能,需要全腕关节融合或全腕关节置换

(三)类风湿关节炎/骨关节炎

1. 滑膜切除术 手腕是上肢类风湿关节炎(rheumatoid arthritis,RA)最常累及的区域。尽管新药物显著减缓了 RA 的进程,但滑膜切除术仍然发挥着重要作用。研究显示,早期类风湿关节炎关节镜下滑膜切除术能改善患者的疼痛和功能[34]。这在青少年和成人中都能完成。腕关节的关节镜下滑膜切除和冲洗也可应用于化脓性关节炎和骨关节炎(osteoarthritis,OA)患者(图 5-18-15)。

2. 软骨成形术 关节软骨可能在桡骨远端骨折后发生剧烈的损伤[11]。腕关节内软骨破坏或游离体也可能是创伤后或慢性腕关节不稳定或者其他类型关节炎的结果。Kienbock 病或骨关节炎中可见到软骨脱落。

患者典型的症状是机械性腕关节痛、肿胀、咔哒声,以及握持感和活动受限。术前的影像,甚至 MRI 都可能漏过关节损害或游离体[35]。

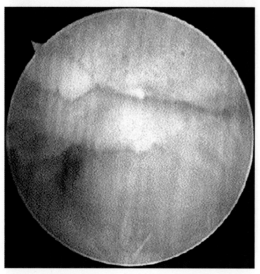

图 5-18-14 Kienbock 病在 3-4 观察入路下显示左侧腕关节近端月骨松散的软骨,修整的软骨下可见碎裂的软骨下骨

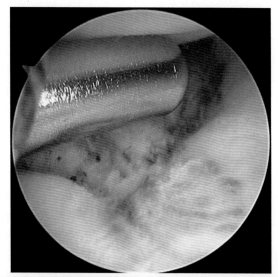

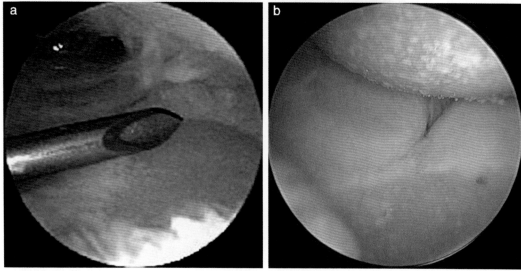

图 5-18-15　SLAC/SNAC 腕关节 OA,在早期,仅进行滑膜切除术有效

a. 桡腕关节视野下 SLAC 或 SNAC 导致的桡舟关节炎,裸露的软骨下骨可作为桡骨茎突切除水平的准确标记;b. 尖端的头状骨顶部、左侧的月骨底部和舟骨近端的腕中关节炎,都继发于 SNAC

关节软骨损伤可以在腕关节镜检查中观察和分级。这些损伤可依据修正的腕关节软骨 Outerbridge 分级进行治疗(表 5-18-8)[36]。

Ⅰ～Ⅲ度病变可进行关节镜下清创和滑膜切除。Ⅳ度病变可采用软骨下钻孔和软骨成形术来尝试和促进纤维软骨的形成。软骨成形术不适用于广泛的软骨缺失。有报道早期的软骨缺损通过清创可以获得良好的效果。

3. 部分腕骨切除　单发舟大小关节 STT 骨性关节炎的患者可以切除舟骨远端,再次确保关节周围软组织的支持。大部分病例会遗留空洞,但部分医生会考虑采用植入物来填充这个空间。目前常用的是热解碳植入物。同样地,可在关节镜下切除未愈合的舟骨近极,并且用热解碳植入物来填充间隙。

表 5-18-8　根据改良的 Outerbridge 对骨关节炎进行关节镜下分期[36]

分期	关节镜下表现	关节镜下治疗
1 度	关节软骨软化	清创和局部滑膜切除术
2 度	关节软骨破碎或裂开	清创和局部滑膜切除术
3 度	关节面不同深度的纤维状病变	清创和局部滑膜切除术
4 度	软骨下骨暴露后全层软骨缺损	软骨成形术和软骨下钻孔术

4. 分期　关节镜检查可以应用于各种各样的手术,只有外科医生的想象力才会限制手术。近排腕骨切除术(proximal row carpectomies,PRC)能在不干扰关节囊或腕关节韧带支持的情况下完成。在外科医生考虑部分腕骨融合或其他手术(如 PRC)时,关节镜检查可帮助决定采用哪种部分融合方式,这取决于有功能的头状骨的头部关节面,例如,桡月融合、四角融合或 PRC。

(四)创伤后关节炎

1. 关节内截骨术　关节内远端畸形愈合,可能通过背侧关节切开术以识别关节内台阶,进而确定截骨的位置。如今,临床对关节镜替代关节切开术的兴趣越来越浓厚[37],关节镜不仅能准确地识别台阶,还能够彻底评估可能伴随的损伤,如 TFCC、SL 韧带或 LT 韧带撕裂。这些损伤一旦发现,便能在截骨的同时进行治疗。

一旦实施截骨术,固定与其他手术基本相同。然而,开放的关节切开术经常需要背侧固定技术,关节镜辅助途径可以采用掌侧钢板来固定活动的截骨块。

2. 关节松解术　腕关节僵硬可继发于腕部的创伤或手术。缺乏功能活动范围和未经过渐进式动态或静态夹板治疗的患者,应考虑松解腕关节挛缩。

桡腕关节或腕中关节纤维化可以考虑关节镜下松解腕关节挛缩,而 DRU 关节僵硬通常采用开放技术来完成[38-39]。

值得注意的是,对于腕骨不稳定症状明显的患者,掌侧和背侧外在韧带的松解会使这种情况加重。分离掌侧桡腕韧带(桡舟头、长桡月和短桡月韧带)时需要注意尺侧脱位的风险(RA 患者、既往接受桡骨茎突切除术的患者等)。最终,腕关节炎患者获得的恢复有限。

术后患者对夹板固定的积极性和顺应性,对手术的成功与否至关重要。

(五)腕中关节不稳定

单极射频热收缩可作为附加的方法来治疗原发性腕中关节不稳定,这种情况不常见,缺乏静态或动态的腕关节固定,会导致近排腕骨突然的、不可控的运动。

其理论基础是胶原蛋白的三重螺旋加热到 65～75℃时,能最大程度地扩展和收缩。变性的蛋白可收缩到其原有长度的 50%,可作为新胶原沉积的支架。治疗 6 周后,抗拉强度恢复到约正常水平的 80%。

利用这一理论知识,关节镜下囊性收缩被用于治疗轻度的结构不稳定性[40]。

技术

在腕中关节不稳定中,应在所谓的 "Poiret 隐窝"和 4 块腕骨(头状骨、钩骨、月骨和三角骨)组成的 4 角之间进行桡腕外在韧带和腕中韧带的联合收缩。

五、慢性桡侧综合征

舟月进行性塌陷/舟骨不愈合进行性塌陷——桡骨茎突切除术

继发于舟月进行性塌陷(scapholunate advanced collapse,SLAC)或舟骨不愈合进行性塌陷(scaphoid non-union advanced collapse,SNAC)的桡骨茎突撞击伴有局限性 OA,是桡骨茎突切除术最常见的适应证(图 5-18-15a)。桡骨茎突切除术是一种早期的挽救性操作,可以短期缓解由桡骨茎突撞击产生的机械性疼痛。再次强调,任何进行慢性舟月脱位重建或不愈合植骨内固定的尝试不能减轻患者继发性 OA 的疼痛时,关节镜检查是评估关节表面的关键(图 5-18-15b)。在这种情况下,挽救性手术更为合适。

在理论上,桡骨茎突切除术能和 STT 关节融合术同时进行,但更经常采用开放性操作。在患者对功能要求较低或其他挽救方法暂时不能实施时,这是一种可以接受的替代选择。

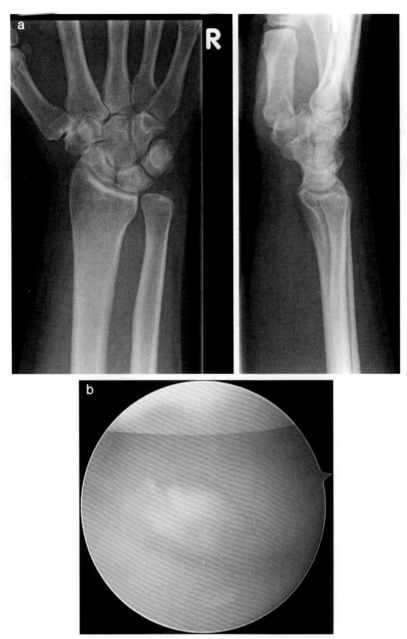

图 5-18-16　a. 尺腕撞击的尺侧 X 线片改变＋尺侧月骨近端的变异和继发囊肿;b. 在月骨未发生关节炎,TFCC 中央退行性撕裂为尺腕撞击的一部分

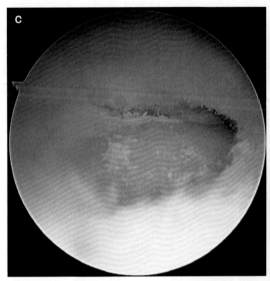
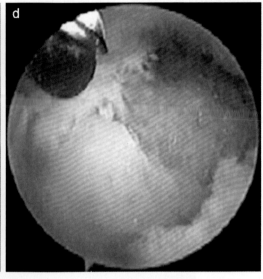

图 5-18-16(续)　c. 尺骨头部分切除术可单独切除软骨,类似于肩峰成形术,但更多情况下,这仅为适当切除做准备;d. 对尺骨穹隆顶部进行骨切除,确保在完全旋前和旋后的情况下切除圆周。图中显示,半个穹顶被切除,进一步旋转更多的骨头被切除才能完成

技术

3-4 入路置入关节镜,在 1-2 入路拇短伸肌和桡侧腕长伸肌之间置入磨钻。切除的范围界定在桡骨舟骨窝的裸露骨质和 RSC 韧带位于桡骨远端的起始部之间,这是切除桡骨茎突掌侧时的尺侧边界(图 5-18-15a)。磨钻的直径可为骨质的切除量提供粗略的指导,但这需要在透视下确定。必须切除足够的骨质,才能防止在牵引松弛之后腕关节桡偏时,舟状骨和桡骨茎突之间不发生碰撞。

六、慢性尺侧综合征

(一)尺腕撞击综合征

大多数有症状的 TFCC 退变性撕裂都与长期的尺腕关节负荷过度有关,这种情况称为尺腕撞击综合征(图 5-18-16a)。这与尺骨阳性变异有关,通常为原发性的,但也常由于桡骨畸形愈合引起。因此,导致关节盘中央的退变穿孔(2 型损伤,Palmer 分型,表 5-18-3[17])常发生于年龄较大者,约 50％发生于 60 岁以上者,7％发生于 30 岁以内[41]。显然,并非所有的撕裂都是有症状的。

病变不只局限于 TFCC,还有尺骨和腕骨引起尺侧慢性撞击的后遗症,对周围组织引起继发性的损伤,如尺骨关节面、三角骨及尺骨远端或 LT 韧带。尺腕撞击综合征通过减轻尺腕关节的负荷来治疗。如果尺骨阳性变异小于 2 mm 或尺骨干缩短 2 mm 以内或更多,可以通过关节镜行部分尺骨小头切除术。在这种情况下,关节镜 TFCC 清创可使开放手术的优势最大化。由于尺骨短缩往往倾向于通过肱骨腕韧带牵拉 LT 复合体以弥补 LT 的不稳定性。当伴有退行性 LT 不稳定时,尺骨缩短也是主要的选择。另外,经皮 LT 穿针术与尺骨短缩截骨术同时完成。

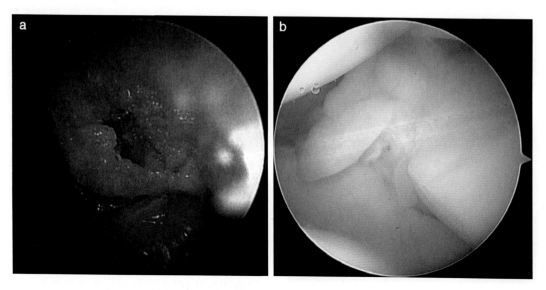

图 5-18-17 HALT 病变:钩骨关节病和 LT 撕裂

a. 腕关节中部的 HALT 病变,在钩骨顶部有退行性软骨改变;b. 腕关节中部的 LT 不稳定,作为 Ⅱ 型月骨 HALT 病变的一部分(见图 5-18-5)

技术

TFCC 周围的滑膜炎,中央变性穿孔和软骨损伤都需要清创(图 5-18-15)。为了维持 DRU 的稳定性,需保护 TFCC 外围 2 mm(图 5-18-16b)。然后,尺骨头从软骨甚至更高的位置被切除,旋前、旋后检查完毕,整个尺骨头部将被切除。与肩峰成形术非常类似(图 5-18-16c,d)。

(二)HALT

HALT 病变由发现钩骨关节病和 LT 固有韧带撕裂确诊。目前,这些患者的共有症状都是尺侧疼痛。诊断通常在 X 线片上不明显,但有时在 MRI 上可以清楚显示。关节镜检查时,钩骨近极的软骨侵蚀,或软骨软化或软骨下骨裸露,最常与 Ⅱ 型月骨有关(图 5-18-17a,b,图 5-18-5d)。Ⅱ 型月骨较常见(2/3),其有一个单独的尺骨小关节朝向钩骨,而 Ⅰ 型月骨(1/3)只有凹的月骨小面。

技术

通过腕中关节桡侧进入探头和在腕中关节尺侧进入刨刀,首先切除钩骨尖端的软骨,其次是骨。生物力学研究表明,切除 2.4 mm 的钩骨近端可以完全卸载钩月关节。

第 10 节 并发症

腕关节镜并发症极为少见,发生率为 1%~8%。据报道,并发症发生率与手术经验密切相关。事实上,欧洲腕关节镜学会报道,5 年以下工作经验且每年腕关节镜检查操作少于 25 例的医生,其操作的并发症发生率高达 50%(表 5-18-9)。

其中,最常见的并发症是未能达到治疗目的。轻微的并发症包括浅表感染、僵硬和肌腱炎。其他相关损伤包括肌腱、关节软骨损伤或永久神经损伤(图 5-18-18)。另一组损伤的发生是因为患者的定位和牵引不当,例如,手指牵引受伤、慢性局部疼痛综合征及神经损伤。更罕见的并发症有与液体外渗有关的骨筋膜室综合征、仪器破损导致的游离体和术后化脓性关节炎。

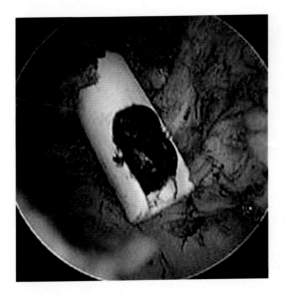

图 5-18-18 并发症通常是由射频探头引起，正确使用射频探头有助于清除中央急性或退行性 TFCC 撕裂或腕中不稳定的、收缩的关节囊。如果用于腕背神经节，则发现射频会导致肌腱断裂甚至皮肤灼伤。这些情况下不应使用热射频探头

表 5-18-9　腕关节镜 (WA) 的并发症与经验密切相关[43]

	外科医生（位）	WA（例）	并发症
全系列	35	9185	6%
>600 WA	8	6528	3%
<600 WA	23	2657	12%
<100 WA	19	920	22%
>5 年经验 <25 WA/年	18	933	19%
<5 年经验 >25 WA/年	4	507	13%
<5 年经验 >25 WA/年	5	87	50%

第 11 节　总　结

自 20 世纪 80 年代正式引入腕关节镜后，其在腕部疾病的诊治中的作用越来越重要。它成为诊治很多疾病的手段，但又不如膝肩关节镜那样普及。

腕关节镜应被视为主要诊断工具，其次用于分期，再次才用于更多的治疗。这对于进一步了解腕关节的生物力学，尤其是腕关节镜下识别软组织损伤及各种形式手腕创伤的远期应用也非常有利。

随着技术的更新，新的入路允许进入更多"难以到达"的地方，人们可以更好地了解腕关节力学，更好的仪器也促进外科手术技术的改进。2009 年发表了 202 篇与腕关节镜检查相关的论文。然而，还需更多的传统开放性操作技术和关节镜手术的随机对照试验。此外，因为并发症与手术经验和技能密切相关，继续教育和尸体实习工作坊也是必要的。

参考文献

[1] Whipple TL, Marotta JJ, Powell JH. Techniques of wrist arthroscopy. Arthroscopy, 1986,2(4):244-252.

[2] Thiru-Pathi R, Ferlic D, Clayton M, et al. Arterial anatomy of the triangular fibrocartilage of the wrist and its surgical significance. J Hand Surg,1986,11A:258-263.

[3] North ER, Meyer S. Wrist injuries: correlation of clinical and arthroscopic findings. J Hand Surg (Am),1990,15(6):915-920.

[4] Adolfsson L. Arthroscopic diagnosis of ligament lesions of the wrist. J Hand Surg, 1994,19B:505-512.

[5] Lindau T. Wrist arthroscopy in distal radial fractures using a modified horizontal technique. Arthroscopy,2001,17(1):1-6.

[6] del Pinal F, Garcia-Bernal FJ, Pisani D, et al. Dry arthroscopy of the wrist: surgical technique. J Hand Surg (Am),2007,32(1):119-123.

[7] Atzei A, Rizzo A, Luchetti R, et al. Arthroscopic foveal repair of triangular fibrocartilage complex peripheral lesion with distal ra-

dioulnar joint instability. Tech Hand Up Extrem Surg,2008,12(4):226-235.

[8] Ruch DS, Vallee J, Poehling GG,et al. Arthroscopic reduction versus fluoroscopic reduction in the management of intra-articular distal radius fractures. Arthroscopy,2004,20(3):225-230.

[9] Doi K, Hattori Y, Otsuka K,et al. Intra-articular fractures of the distal aspect of the radius: Arthroscopically assisted reduction compared with open reduction and internal fixation. J Bone Joint Surg Am, 1999, 81:1093-1110.

[10] Geissler WB, Freeland AE, Savoie FH, et al. Intracarpal soft-tissue lesions associated with an intra-articular fracture of the distal end of the radius. J Bone Joint Surg Am,1996,78(3):357-365.

[11] Lindau T, Arner M, Hagberg L. Intraarticular lesions in distal fractures of the radius in young adults. J Hand Surg (Br), 1997, 22(5):638-643.

[12] Wiesler ER, Chloros GD, Mahirogullari M, et al. Arthroscopic management of distal radius fractures. J Hand Surg (Am),2006,31(9):1516-1526.

[13] Lindau T, Hagberg LA, Adlercreutz C, et al. Distal radioulnar instability is an independent worsening factor in distal radial fractures. Clin Ortho,2000,376:229-235.

[14] Ruch DS, Yang CC, Smith BP. Results of acute arthroscopically repaired triangular fibrocartilage complex injuries associated wth intra-articular distal radius fracture. Arthroscopy,2003,19:511-516.

[15] Lindau T. Treatment of injuries to the ulnar side of the wrist occurring with distal radial fractures. Hand Clin,2005,21:417-425.

[16] Jorgsholm P, Thomsen NO, Bjorkman A,et al. The incidence of intrinsic and extrinsic ligament injuries in scaphoid waist fractures. J Hand Surg Am,2010,35(3):368-374.

[17] Palmer AK. Triangular fibrocartilage complex lesions: a classification. J Hand Surg Am,1989,14(4):594-606.

[18] Gan BS, Richards RS, Roth JH. Arthroscopic treatment of triangular fibrocartilage tears. Orthop Clin North Am, 1995, 26:721-729.

[19] Whipple TL, Geissler WB. Arthroscopic management of wrist triangular fibrocartilage complex injuries in the athlete. Orthopaedics,1993,16:1061-1067.

[20] Atzei A. New trends in arthroscopic management of type 1-B TFCC injuries with DRUJ instability. J Hand Surg (Eur),2009,34(5):582-591.

[21] Kleinman WB. Stability of the distal radioulnar joint: biomechanics, pathophysiology, physical diagnosis and restoration of function. What we have learned in 25 years. J Hand Surg (Am),2007,32:1086-1106.

[22] Forward DP, Lindau TR, Melsom DS. Intercarpal ligament injuries associated with fractures of the distal part of the radius. J Bone Joint Surg Am,2007,89:2334-2340.

[23] O'Meeghan CJ, Stuart W, Mamo V,et al. The natural history of an untreated isolated scapholunate interosseus ligament injury. J Hand Surg,2003,28B:307-310.

[24] Shih JT, Lee HM. Monopolar radiofrequency electrothermal shrinkage of the scapholunate ligament. Arthroscopy, 2006, 22(5):553-557.

[25] Osterman AL, Seidman GD. The role of arthroscopy in the treatment of lunotriquetral ligament injuries. Hand Clin, 1995, 11(1):41-50.

[26] Slutsky DJ. The incidence of dorsal radiocarpal ligament tears in the presence of other intercarpal deragements. Arthroscopy, 2008, 24:526-533.

[27] Kang L, Akelman E, Weiss PAC. Arthroscopic versus open dorsal ganglion excision: a prospective, randomized comparison of rates of recurrence and of residual pain. J Hand Surg (Am),2008,33(4):471-475.

[28] Rizzo M, Berger RA, Steinmann SP,et al.

Arthroscopic resection in the management of dorsal wrist ganglions results with a minimum 2-year follow-up. J Hand Surg (Am), 2004,29:59-62.

[29] Mathoulin C, Hoyos A, Pelaez J. Arthroscopic resection of wrist ganglia. Hand Surg, 2004,9:159-164.

[30] Lichtman DM, Mack GR, MacDonald RI, et al. Kienbock's disease: the role of silicone replacement arthroplasty. J Bone Joint Surg Am,1977,59:899-908.

[31] Goldfarb CA, Hsu J, Gelberman RH, et al. The Lichtman classification for Kienbock's disease: an assessment of reliability. J Hand Surg (Am),2003,28:74-80.

[32] Jensen CH, Thomsen K, Holst-Nielsen F. Radio-graphic staging of Kienbock's disease. Poor reproducibility of Stahl's and Lichtman's staging systems. Acta Orthop Scand, 1996,67(3):274-276.

[33] Bain GI, Begg M. Arthroscopic assessment and classification of Kienbock's disease. Tech Hand Up Extrem Surg,2006,10:8-13.

[34] Adolfsson L, Frisen M. Arthroscopic synovectomy of the rheumatoid wrist: a 3. 8 year follow-up. J Hand Surg (Br), 1997, 22: 711-713.

[35] Haims AH, Moore AE, Schweitzer MR, et al. MRI in the diagnosis of cartilage injury in the wrist. Am J Roentgenol,2004,182(5): 1267-1270.

[36] Culp R, Osterman AL, Kaufmann RA. Wrist arthroscopy: operative procedure. In: Green DP, Hotchkiss RN, Pederson WC, Wolfe SW, editors. Green's operative hand surgery. 5th ed. New York: Churchill Livingstone,2005,781-803.

[37] del Pinal F, Cagigal L, Garcia-Bernal FJ, et al. Arthroscopically guided osteotomy for management of intra-articular distal radius malunions. J Hand Surg Am,2010,35(3): 392-397.

[38] Verhellen R, Bain GI. Arthroscopic capsular release for contractureof the wrist: a new technique. Arthroscopy, 2000, 16: 106-10. 11.

[39] Luchetti R, Atzei A, Fairplay T. Arthroscopic wrist arthrolysis after wrist fracture. Arthroscopy,2007,23: 255-260.

[40] Mason WT, Hargreaves DG. Arthroscopic thermal capsulorrhaphy for palmar midcarpal instability. J Hand Surg (Eur),2007,32(4): 411-416.

[41] Mikic ZD. Age changes in the triangular fibrocartilage of the wrist joint. J Anat,1978, 126(Pt2):367-384.

[42] Harley BJ, Werner FW, Boles SD,et al. Arthroscopic resection of arthrosis of the proximal hamate: a clinical and biomechanical study. J Hand Surg Am, 2004, 29 (4): 661-667.

[43] Leclercq C. A survey of complications related to the technique of wrist arthroscopy. Presented at FEESH June 2008.

[44] Whipple TL. The role of arthroscopy in the treatment of scapho-lunate instability. Hand Clin,1995,11:37-40.

第 19 章　手部先天畸形

第19章
手部先天畸形

R. Jose，Mary O'Brien，Frank Burke

关键词　缺陷·评估·分类·先天异常·
发育性·多指·正常骨骼·遗传·手部·
生长过度·手术矫正·发育不良

第1节　概　述

先天性手部畸形可单独发生，也可作为某种综合征的一部分，为偶发性的或遗传性的。手部畸形是除先天性心脏病之外最常见的出生缺陷，它们形成了包括上肢所有组织元素在内的广泛性缺陷谱系，严重程度从轻度发育不全到完全发育不全。大多数病例畸形较轻，但约 10% 的病例需要治疗[1]。最常用的分类系统为 Swanson 于 1976 年提出[2]。该标准经过了国际手外科联合会的修改和采用。目前的分类系统如表 5-19-1 所示，但也有一些其他的分类系统。最近日本手外科学会再次对 IFSSH 分类标准进行了修改[3]。

然而，由于畸形表现的多样性，有时很难将一种特别的畸形归于现有的分类。未来也可基于潜在畸形的分子遗传学进行分类[4]。关于手部先天畸形完整谱系的详细讨论不在本章的范围之内。本章的目的是讨论先天性手部畸形的遗传学和胚胎学，并对其分类、评估和治疗的原则进行概述。

表 5-19-1　手部先天畸形 IFSSH 分类

类型	病例
I　形成障碍	海豹肢畸形
II　分化障碍	并指畸形
III　多指	多指畸形
IV　过度生长	巨指症
V　发育不良	短指并指畸形
VI　先天收缩束带综合征	肢体环状束带
VII　广义的骨骼畸形	桡骨发育不全

第2节　病因学

40%～50% 手部先天畸形的病因仍然不明[2]，其余病因主要为遗传和环境因素。遗传原因包括染色体异常和基因突变等。

许多先天性手部畸形都有遗传基础，尤其是双侧畸形。最近发现了大量的基因突变可能导致先天性手部异常。单发的畸形通常为常染色体显性遗传[5]。

R. Jose
University Hospitals Birmingham，Birmingham，UK

M. O'Brien(✉)
Pulvertaft Hand Centre，Derby，UK
e-mail: mary@plasticandhandsurgery.co.uk

F. Burke
The Pulvertaft Hand Centre，Derbyshire Royal Hospital，Derby，UK

G. Bentley (ed.)，*European Surgical Orthopaedics and Traumatology*，
DOI 10.1007/978-3-642-34746-7_87，© EFORT 2014

染色体异常也可导致先天性手部畸形。13 三倍体或 13 号染色体长臂上 q21-q23 区域重复通常伴有轴后多指畸形[6]。18 三倍体与桡骨和拇指的发育不全有关[7]。

环境与获得性因素也可导致手部先天畸形。海豹肢畸形就是孕产妇摄入沙利度胺而导致儿童肢体缺陷[8]。子宫内羊膜破裂与先天束带综合征发生有关。锁骨下动脉血管的中断可能导致波伦综合征，其特点是胸壁发育不良和同侧的上肢畸形，特别是短指并指畸形[5]。

第 3 节　胚胎学

上肢肢芽在妊娠第 26 天开始发育，从顶端至尾部约 4 mm 长。手指的发育依靠凋亡和外向增长，形成了桨状的手。妊娠第 52～53 天手指便彻底分开。软骨胶原凝结和空腔化形成关节，然而，关节的正确发育需要关节运动。妊娠第 8 周时上肢发育完全，所有的结构出现。随后肢体通过现有结构的扩大继续生长。

胚胎学研究揭示了 3 个信号区域控制肢芽空间轴的发育，即近远侧、前后侧和背腹侧。

一、顶端外胚层嵴

这是位于肢芽顶端增厚的外胚层。顶端外胚层嵴（apical ectodermal ridge，AER）产生成纤维细胞生长因子控制基底部中胚层的发育，并帮助肢体由远及近增长。去除 AER 或成纤维细胞生长因子的缺乏会导致肢体横向阻滞。

二、两极分化活动区

该区域位于肢芽的后侧缘，帮助肢体前后侧的发育。通过两极分化活动区（zone of polarising activity，ZPA）产生的 Sonic Hedgehog 1 蛋白进行信号传导。ZPA 或 Sonic Hedgehog 蛋白的移植可以产生肢体镜像复制。

三、Wnt 信号通路

该区域位于背外侧胚层并负责肢体的背腹侧分化。由 Wnt 中心产生的物质称为 Lmx-1。这种蛋白质帮助中胚层发育为肢体的背侧面，其功能可被一种称为 En-1 的基因所阻断。实验性地移除 Wnt 通路导致大鼠肢体两侧都为掌垫，移除 En-1 则导致大鼠出现双面背侧肢体[9]。

表 5-19-2 中总结了 3 个信号中心的功能。

第 4 节　评估与规划

可以通过产前超声诊断先天性畸形。随着三维超声扫描技术的出现，可以更好地解析形态学特征，并且可以让父母对胎儿的先天畸形做好准备[10]。

表 5-19-2　肢体发育信号中心

信号中心	相关蛋白	发育轴	临床病例
顶端外胚层嵴	成纤维细胞生长因子	近端—中部	横向障碍
两极分化活动区	刺猬蛋白	桡侧—尺侧	镜影手
Wnt 通路	Lmx-1	背侧—复侧	指甲-髌骨综合征

出生后,尽早将这些婴儿送到专科中心进行彻底评估及相关异常的筛选。由专业人士制定孩子的治疗和康复计划。例如,对于阿佩尔综合征患儿,应在婴儿期与计划进行头颅成形术的颅面外科团队协商后进行并指分指术;基于现有的条件与患儿父母进行详细交流,让他们对结果有现实的预期。儿童手外科手术不应该由偶尔进行这种手术的医生施行,应该在常规管理这些患者并可获得所有儿科支持的中心进行手术。

大部分先天手部畸形的患者需要在6~18个月时进行手术。轻微畸形如仅有皮肤桥相连的小指多指,可在新生儿期局部麻醉下切除,这样可以减少患儿和家庭的痛苦。同样地,轻度的束带收缩也可在新生儿早期进行松解。部分手术,如足趾移植,需要更多的组织支持显微吻合术,最好在患者2~4岁时进行[11]。

第5节 肢体部分形成障碍

肢体部分形成障碍包括由于肢体发育障碍而导致的肢体部分缺少。它可以细分如下。①横向缺陷:肢端——横向障碍;指间缺失;②纵向缺陷:桡侧——桡侧纵向缺陷;尺侧——尺侧纵向缺陷;中央——分裂手。

横向缺陷

肢端和指间都可出现。完全性横向障碍可发生在任何阶段,但最常见于前臂近中段1/3部分,也被称为肘关节以下先天缺陷。更多的远端横向缺陷也被称为"不结果实",即在腕骨水平手部缺损。通常不需要手术治疗。

横向障碍或先天性截肢是最常见的横向缺损,但是部分作者认为并指短指畸形中出现的短节手指也是横向缺陷的一种形式[12-13]。Kallemeier等报道了93%的前臂水平的横向障碍具有手指退化,如短节手指或指甲残留,这些是并指短指畸形的特征之一。然而,IFSSH分类将并指短指畸形归于肢体形成障碍中的发育不良和横向障碍。

肢间缺陷(如海豹肢畸形等)在胚胎学概念上难以解释,也有学者提出这是纵向缺陷的高级形式[14]。

在20世纪60年代,沙利度胺被用作孕妇止吐药,这导致了短肢畸形的高发病率。目前,世界上的某些地区仍在使用沙利度胺来治疗麻风病。传统上将短肢畸形归为横向节段缺陷,Frantz和O'Rahilly将其分为3种类型[15]。1型:完全性海豹肢畸形,手与躯干相连;2型:近端短肢畸形,肱骨缺如、前臂和手直接附着于躯干;3型:远端短肢畸形,前臂缺如、手直接附着于肱骨。

这些患者的治疗应该在包括手外科医生和职业治疗师在内的多学科背景下进行。在近端缺陷中,由于美学的因素可尝试行假肢康复,但在功能方面是不成功的。许多这样的儿童虽然有残疾,但功能非常好。在治疗远端缺陷时,必须与父母详细讨论并制定个性化治疗方案。

重建的目的是提供至少2个可相对的手指,这可以通过增加现有的手指,加深指蹼或在适当情况下足趾移植来实现。Vilkki报道了一项18例先天性截肢患者行显微外科足趾移植的研究,17例患者中有14例恢复了捏指[16]。如果考虑进行这些手术,则需要在专科中心由具有专业基础的医生实施。

(一)桡侧纵向缺陷(桡侧球棒手)

这是最常见的纵向缺陷,发生率为1/100 000~1/30 000。男性多于女性,常发生于右侧(图5-19-1)。

桡侧缺陷往往伴随系统性异常综合征,如TAR综合征(血小板减少症,桡骨缺损)、Holt-Oram综合征(心脏间隔缺损)、新生儿VACTERL联合征(脊柱、肛门、心脏、

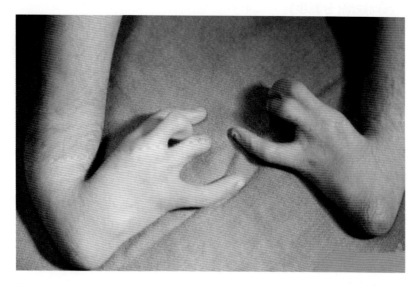

图 5-19-1　桡侧纵向发育不良

气管食管瘘、肾和肢体缺陷）。这些患儿需
要相关专科医生仔细评估和处置。上肢缺
陷包括骨骼和软组织缺陷，从轻度的短桡骨
到完全缺损。轻度畸形采用单独夹板固定
即可。对于多数严重畸形，骨牵引能够纠
正。一旦前臂矫正变直，可进行集中操作，
即将腕骨固定于尺骨上。这可与改善尺侧
腕伸肌腱相结合，以防止畸形的复发。

（二）尺侧纵向缺陷（尺侧球棒手）

　　这类疾病表现为上肢尺侧的一系列畸
形，从轻微的尺骨发育不全到尺骨完全缺损
（图 5-19-2），相对桡侧缺陷较少见，且不常
伴有系统疾病，但可伴发其他肌肉骨骼系统
畸形，如先天性脊柱侧凸、近侧股骨灶性缺
损和海豹肢畸形。68%～100%的患者存在
手部畸形，可影响手部尺侧和桡侧。肢体短
小，由于桡骨小头脱位或肱桡骨融合导致肘
关节运动受限。与桡侧纵向缺陷相比，手在
腕部是稳定的，但由于上述原因，肘关节不
稳定。

　　这类患者通常没有很多功能缺陷，几乎
不需要手术。手术方法之一就是桡骨矫形
截骨来纠正前屈和旋前畸形。患者前臂纤
维软骨结构的尺骨原基可导致腕关节尺偏。

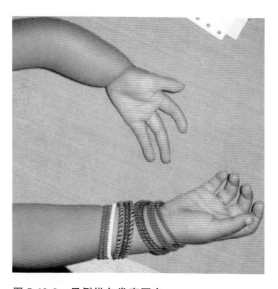

图 5-19-2　尺侧纵向发育不良

早期切除原基可防止畸形发展。可切除脱
位的桡骨小头来缓解患者疼痛或矫正畸形。
患者可见第一指蹼并指，加深指蹼有所
助益。

　　可采用肱骨截骨术治疗儿童肱骨桡骨
融合和内旋。有学者提出创建单骨前臂以
治疗前臂的不稳定，但这些患者很少发生前
臂不稳定，所以这种方法很少采用[17]。

(三)中央纵向缺陷(分裂手)

"典型的分裂手"的特征是中央列部分或完全缺失。50％患者为双侧,常累及手部和足部(图 5-19-3);有明显的家族史;这些畸形几乎没有功能性缺陷,通常被称为"功能性成功和社会性灾难"。分裂并不累及腕关节以近,并且拇指和示指常存在并指,功能受限[18]。

手术治疗有 2 个原因:一是为了美观而缩小裂隙,二是为了重建并改善第一指蹼的功能。可采用提升掌骨间分裂、采用非吸收性缝线或肌腱移植、闭合宽大的掌骨间隙、示指尺侧化等方法来缩小分裂间隙。闭合分裂所切除的皮肤可以用来重建第一指蹼(图 5-19-4)。

"非典型的分裂手"是指并指短指畸形。手部有小瘤或非常短的退化手指。与典型的分裂手相比,这种畸形通常为单侧,伴有缺失的指裂、"U"形缺陷,不累及足部,无明显家族史(图 5-19-5)。

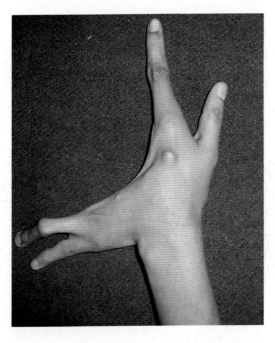

图 5-19-3　典型的分裂手

第 6 节　分化异常

这类畸形包括各种骨和软组织问题,分类见表 5-19-3[19]。

表 5-19-3　分化部分障碍

软组织	骨骼
并指畸形	软骨发育不全
屈指畸形	指关节粘连
扳机拇	桡尺骨融合
扣拇畸形	关节屈曲
	吹风手

这类畸形最常见的是并指畸形。并指畸形发病率约为 1/2000,常见于男性,被认为是细胞凋亡障碍(程序性细胞死亡)造成。可单独发生或作为综合征的一部分出现,包括阿佩尔综合征,表现为颅骨早闭和并指畸形;也见于波伦综合征,表现为胸壁发育不良和单侧的短指并指畸形(短小、融合的手指)。

并指畸形可分为:①简单或复杂;②完全或不完全;③单个手指或多个(图 5-19-6)。

简单的并指畸形仅有皮肤和软组织的联合,复杂的并指畸形除软组织外还累及骨骼;完全性并指的手指在末节指骨水平融合,不完全并指则近节指骨远端水平融合,远节指骨近中端水平融合;完全性并指,如末端并指,远端指骨融合伴有近端的间隙。

临床上,中指指蹼受累最为常见。矫正并指畸形的手术技术已有 200 年的历史。手术矫正并指畸形的目的是分离手指,重建指蹼,达到正常的功能和外观。多指并指应最先分离边缘的手指。每次分离一个手指的一侧以避免影响血供。避免手指边缘直线切口以防止其挛缩而导致继发畸形,用锯齿形切口来分离手指[21]。传统的方式是在

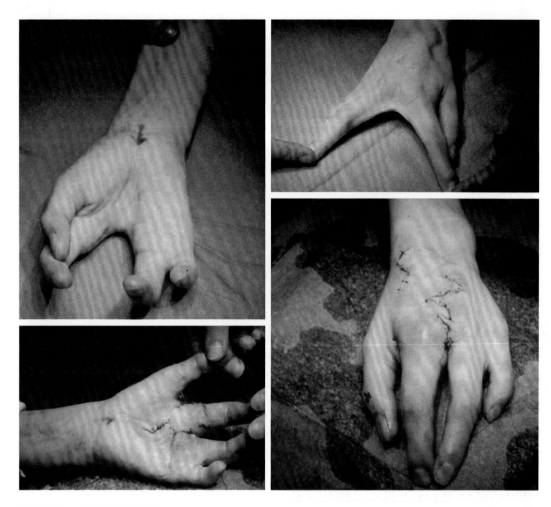

图 5-19-4　分裂手矫正手术

2个皮瓣之间进行植皮[22]，现采用改良的小角度锯齿切口以避免植皮[23]。文献描述了许多重建正常外观指蹼的技术。大多数技术采用背侧皮瓣来重建指蹼间隙，也有掌背侧皮瓣联合应用的报道。最近有报道利用掌侧皮瓣重建指蹼间隙[24]。也有作者报道了不需要植皮而矫正单纯并指的技术(图 5-19-7，图 5-19-8)[25-27]。

一、屈指畸形

屈指畸形是近侧指间关节先天性屈曲畸形，最常见于小指，常为双侧(图 5-19-9)，分为婴儿期和青少年期2型。婴儿期型屈指畸形在婴儿时期明显，男女发病率相同；青少年期型屈指畸形出现较晚，最常见于女性。大部分近侧指间关节附近的结构改变是基本的病因。骨骼改变被认为继发于关节挛缩[28]。骨骼改变可进行影像学分类。在不干预的情况下大部分功能良好。有症状患者的初期治疗包括夹板固定和牵引[29]，有症状的严重挛缩患者则采用手术干预。治疗原则是确定绷紧的结构并进行松解，其他技术包括将2块指浅屈肌肌腱转移到伸肌腱[29]。

二、扳机拇

扳机拇常为屈曲位固定，在 A1 滑车水

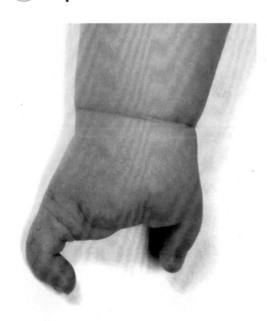

图 5-19-5　非典型分裂手

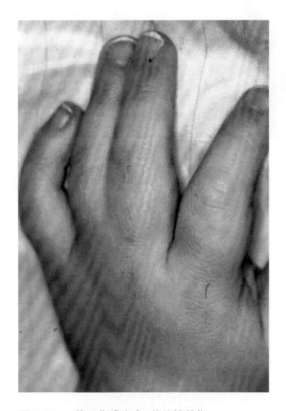

图 5-19-6　第三指蹼完全、单纯性并指

平，屈肌肌腱表面伴有结节（Notta 结节）。患者有时不能屈曲拇指。本病的病因仍不清楚。约 1/3 的患者在出生第 1 年内自发缓解。如未缓解，则需手术松解 A1 滑车。3 岁以前松解滑车的患者几乎不发生关节挛缩[30]。

三、扣拇畸形

扣拇畸形是指 3 个月以上患儿的拇指特征性内收，掌指关节极度屈曲。1/3 的患儿具有家族史，但也可以是复杂畸形的一部分。McCarroll 将其分为单纯型（被动活动完全）和复杂型（被动活动不能）。常为双侧，多见于男性。应与先天性扳机拇相鉴别。能被动纠正的患者可采用夹板治疗；对夹板治疗无效的患者，应行软组织松解或肌腱移位以恢复拇指的活动度。

四、侧弯畸形

侧弯畸形是手指先天性桡偏或尺偏。最常见的表现为指间关节远端小指桡偏，其原因是由"C"形骨骺（也称纵向括号形骨骺）形成的三角指骨所致（图 5-19-10）[31]。80％唐氏综合征患儿伴有手指弯曲畸形[32]。各种治疗方法包括不干预、闭合或开放的交叉楔形截骨、三角形骨切除或自然分解法。

五、指关节粘连

手部指间关节分化障碍而导致手指僵硬、短小，伴有指屈肌腱、指伸肌腱及指横纹的缺失。有或无遗传史。

六、尺桡骨融合

桡骨和尺骨在旋前位异常的融合。这种情况很少见，且 30％的患者伴有其他症状。患者表现为 3 岁时无痛性前臂旋转丧

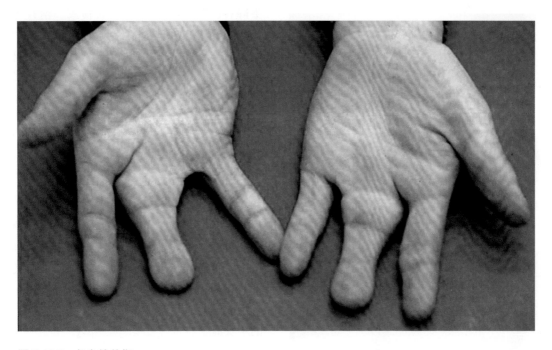

图 5-19-7　复杂性并指

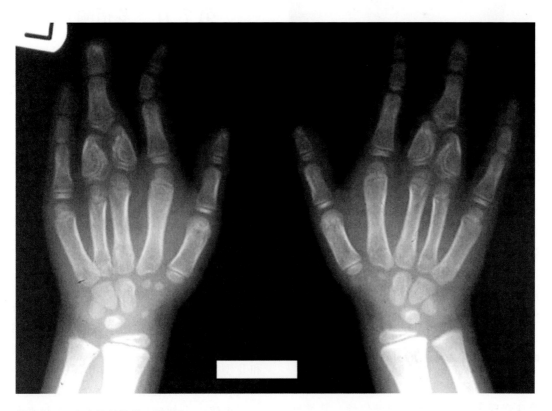

图 5-19-8　复杂性并指的 X 线片

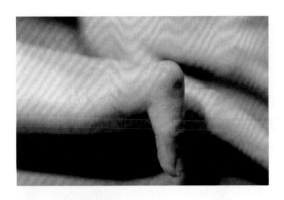

图 5-19-9　关节屈曲症

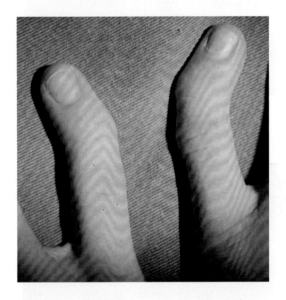

图 5-19-10　关节侧弯

失,桡骨小头脱位或缺如。如果患有双侧融合,其旋转范围影响功能时,需手术治疗。融合处的旋转截骨可改善功能[33],但有报道称会伴有血管损伤或前骨间神经卡压麻痹等并发症。

七、关节挛缩症

这是一种先天性多关节挛缩综合征。临床表现为手无力、关节挛缩僵硬。其类型可分为肌源性和神经源性,后者占多数[34]。横纹肌发生退行性改变,脊髓前角细胞数量下降;皮肤呈蜡状,没有皮肤横纹。治疗原则包括用夹板稳定大的上肢关节(肩关节和肘关节),治疗改善活动范围。在治疗手部畸形前,应改善手部感知空间位置的能力。夹板疗法是重要的非手术治疗措施。手术方法包括关节挛缩松解、肌腱移位和关节融合术。

八、吹风手

这种畸形表现为手指向尺侧偏斜。典型的表现为双侧发病,且随着生长不断加重。常伴有第一指蹼的内收挛缩和掌指关节的屈曲畸形。治疗方法包括第一指蹼松解、屈肌腱和内附肌松解,以及脱位伸肌腱的中央化。

第7节　多指畸形

多指畸形常分为:轴前型——拇指多指畸形;轴后型——小指多指畸形;中央型——示中环指多指畸形。

一、轴前多指

这种畸形常见于欧洲血统患者,是第二常见的先天手部畸形,发病率为 1/3000[35](图 5-19-11～图 5-19-13)。该畸形依据多指出现的平面来分类,最常用的分类是 Wassel 分型(表 5-19-4)。

文献报道了很多种分类方法。复拇指畸形的病理解剖十分复杂,重要的是确认每个拇指都是正常的,并且利用 2 个拇指的结构来重建一个有功能的拇指。Wassel Ⅰ 型和Ⅱ型复拇指畸形的治疗可采用 Bilhaut-Cloquet 术。该方法是利用每个拇指的组织共同重建一个新的拇指。尽管这看起来是一种好的方法,但大多数报道其美学和功能结果令人失望[36-37]。

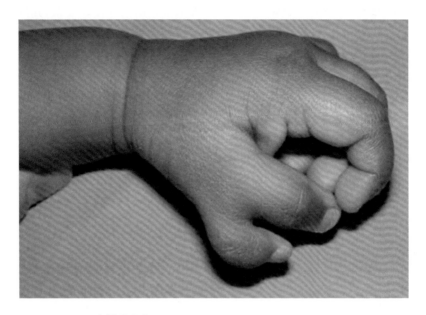

图 5-19-11 儿童轴前多指

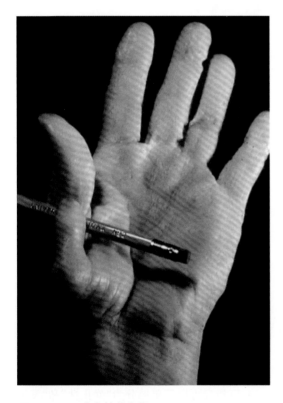

图 5-19-12 成人轴前多指

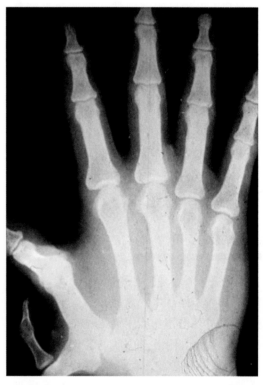

图 5-19-13 成人轴前多指的 X 线片

表 5-19-4　轴前多指 Wassel 分型

Wassel 分型	描述	发生率
Ⅰ型	远节指骨分裂	4%
Ⅱ型	远节指骨复制伴共用远端指间关节	16%
Ⅲ型	近节指骨分裂	11%
Ⅳ型	近节指骨复制伴共用掌指关节	40%
Ⅴ型	掌骨分裂	10%
Ⅵ型	掌骨复制伴共用腕掌关节	4%
Ⅶ型	三节拇指多指	20%

改良的 Bilhaut -Cloquet 术是用每个复拇指完整的指甲来创建一个拇指以避免残甲畸形。较小的那个拇指(常为桡侧)通常被切除。如果两者等大,保留尺侧的拇指有利于保护尺侧副韧带。Ⅲ型和Ⅳ型复拇指畸形,屈肌和伸肌之间可能存在异常连接。分离术常优于合并术。Ⅴ型和Ⅵ型复拇指畸形需要松解第一指蹼和内在肌肉再平衡。

三指节畸形是在近节和远节指骨之间存在一个异常指骨。由于多余的关节缺乏软组织,通常会出现关节畸形(图 5-19-14)。

术后并发症主要为拇指细小、僵硬和不稳定,还有继发的"Z"形畸形。

二、轴后多指

常见于有非洲血统患者,其发生率可达 1/143(图 5-19-15)。通常分为 A 型和 B 型,A 型在第五或第六掌骨关节面上手指外形良好,B 型是附着于皮肤的退化手指[35]。

B 型畸形常常在幼儿时结扎坏疽后脱落,但这种方法因疼痛、残余瘢痕和形成神经瘤而受到批评。有些医院在新生儿期局部麻醉下切除多指,仔细电凝残留神经与血管残端,使神经血管束收缩到近端皮肤内。

A 型多指的治疗比较复杂,其治疗方法与复拇指畸形类似。

三、中央多指

与轴前或轴后多指相比,中央多指较为少见。依据多指的程度可分为 3 种类型。Ⅰ型是中央多指,与其邻近的手指没有骨骼或韧带相连,通常也不具有骨骼、关节或肌腱;Ⅱ型具有正常的结构,并与掌骨或指骨形成宽大或分裂状的关节。Ⅲ型是完整的多指,有良好的掌骨。手术治疗的目的为调整畸形以重建美观和有功能的手部。需要决定是否牺牲一个有功能的多余手指。如果多余的手指是畸形或僵硬的,完整的指列切除是有益的。

四、镜影手

这是一种很少见的畸形,表现为拇指和桡骨缺失,尺骨和环小指的复制。前臂常缺乏伸肌腱,腕关节屈曲畸形。手术治疗的目的是切除多余的手指和将一个手指拇指化,以重建美观和有功能的手部。腕关节屈曲挛缩可通过关节囊松解、近排腕骨切除或肌腱移位来纠正[38]。

五、巨指症

巨指症并不常见(在所有手部先天畸形中不到 1%)(图 5-19-16)。其表现为指体增大等一系列情况,如血管畸形、骨样骨瘤、内生软骨瘤、纤维组织发育不良和良性脂肪增多,"真正"的巨指可被定义为手指内所有结构局部增大。

巨指症可以简单地分为"静止性"和"发展性"。"静止性"巨指症,即手指的增大与身体的其他部位增长成比例;"发展性"巨指症,即手指的增大与身体的增长不成比例[39]。

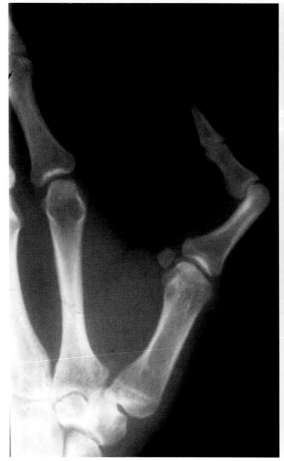
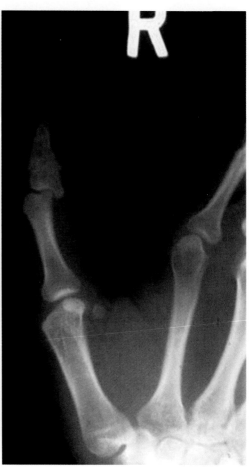

图 5-19-14 三节拇指的 X 线片

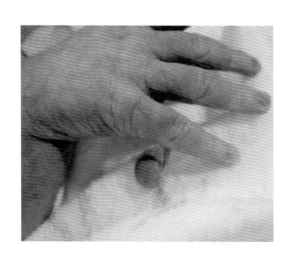

图 5-19-15 轴后多指

病理学上有 3 种不同的类型：1 型——脂肪纤维错构瘤（最常见）；2 型——多发型神经纤维瘤；3 型——骨肥大。

临床上，Flatt 将半肥大归为第 4 种临床类型，如 Proteus 综合征。

患者通常在 3 岁以内出现症状，表现为单个手指受累，常见于示指。表现为单个神经支配区域的增大，随着手指增大则继发出现僵硬和活动受限。

手术治疗的指征是僵直和审美的考虑。手术方法包括采用骨骺固定术以限制生长、楔形截骨术以纠正偏斜，以及手术切除，严重的病例则可以考虑切除拇指以外的手指。常见的手术并发症为延迟愈合，由于软组织肥大而其本身的血管细小或不足。

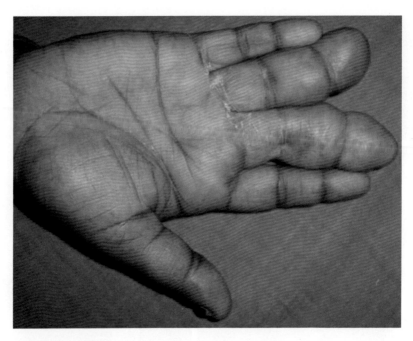

图 5-19-16　巨指症

第 8 节　发育不全

发育不全常累及手指、拇指或整个肢体。上肢发育不全相对常见，也可以是波伦综合征的一个表现（图 5-19-17）。

短指畸形是指手指过短。例如，短指并指畸形是手指短小或被小瘤或融合所替代。手部功能并非手术要解决的最重要问题。在部分病例中，手术方法包括并指分指、游离足趾移植、游离关节或骨骼移植，或者应用牵引技术来增加长度。

先天性拇指发育不全占所有手部先天畸形的 5%，这是一个重要的类别，因为拇指占整个手部功能的 40%。这种畸形可单发或伴发其他畸形，包括短指并指畸形、环状束带综合征、复拇指畸形，以及桡骨或尺骨发育异常。

Müller 最先将拇指发育不良分为 4 种类型，Blauth 将其扩展为 5 型。Manske 随后将Ⅲ型进行了扩展[40]（图 5-19-18）。

表 5-19-5 中列出改良的 Blauth 分型和手术治疗要点。表中所总结的各种方法包括采用"Z"字成形术来增加第一指蹼间隙、全层皮肤移植、拇指背侧或示指的局部组织转移、局部皮瓣或远位皮瓣重建。游离肌腱移植（如掌长肌）可用于尺侧副韧带重建。拇对掌肌可用中指或环指的屈指浅肌或小指展肌重建，后者的优点是可以提供肌肉以改善大鱼际隆起。拇指化通过将示指短缩和旋转来重建有功能的拇指。当考虑拇指化时，需确认准备拇指化的手指是否发育完好，其本身不存在发育不良，否则术后功能将不理想。

先天性束带综合征

先天性束带综合征在子宫内就发生，可累及部分或整个肢体（图 5-19-19），是手指截指的最常见原因，近端的肢体通常完好。发生率为1/15 000～1/5000。其病因仍然存

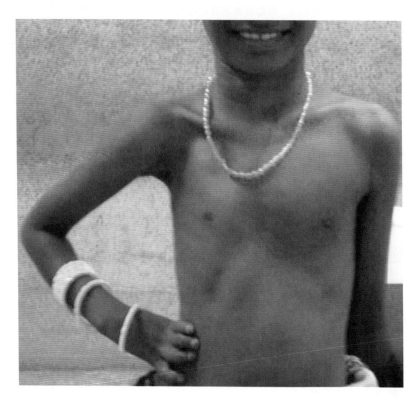

图 5-19-17　波伦综合征

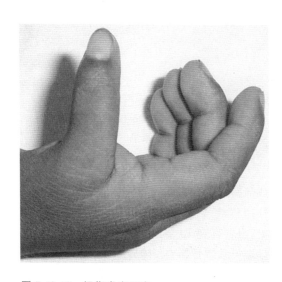

图 5-19-18　拇指发育不良

在争论。有理论认为收缩的束带是羊膜穿孔形成的羊膜束带,还有理论认为是束带的凋亡而造成。

Patterson 提出了先天性环指收缩的分类[41]:①单纯软组织收缩(凹槽状);②收缩伴手指畸形(±淋巴水肿);③收缩伴末端并指(末端部分融合),可分为 a. 足趾并指,b. 趾并指、指蹼合并,c. 足趾并指、无指蹼、完全性并指、近端静脉窦;④收缩导致自发性截肢。

治疗方式取决于畸形和功能缺陷的严重程度。简单的环形收缩可采用切开和多个"Z"形缝合,以防止瘢痕挛缩。常规下束带的每一次松解应不超过直径的 1/2 以防止远端坏死。为保留功能,在远端畸形和淋巴水肿的地方需要紧急手术以松解深部筋膜,给周围神经减压。环形收缩伴有远端融合的地方,需要手术分离和全层皮肤移植。治疗宫内截肢病例可有各种方法,包括残端修复、末端整形和足趾移植。

表 5-19-5   拇指发育不良的改良 Blauth 分型和治疗

类型	畸形	治疗
Ⅰ	小拇指细小,伴有对掌功能的内在肌发育不良(拇对掌肌和拇收肌)	通常不需要治疗
Ⅱ	正中神经支配的拇指内在肌不发育或发育不良,第一指蹼狭窄,第一掌指关节不稳定	加深第一指蹼,对掌成形术和稳定掌指关节
ⅢA	2 型所有的表现。此外还有外在肌腱的异常,如拇长伸肌缺失,拇长屈肌缺失或异常,或者两者之间异常连接 掌骨发育不全但稳定	和上述一样。同时考虑重建外在肌腱,示指固有伸肌移位转换为拇长伸肌功能,环指指浅屈肌转换为拇长屈肌
ⅢB	与 3A 型类似,但掌骨缺失或不稳定	示指拇指化
Ⅳ	"漂浮拇"或拇指由皮桥与手部相连	
Ⅴ	拇指完全缺失	

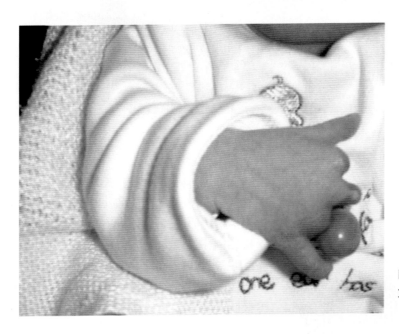

图 5-19-19   先天收缩性束带

第 9 节   常见的骨骼畸形

常见的骨骼畸形包括一系列广泛的疾病。有时畸形不容易归于某种类别分类。这里讨论几种常见的畸形。

一、马德隆畸形

马德隆畸形在一些文献中被归入部分形成障碍或发育不良的范畴。具有常染色体显性遗传性,占手部先天畸形的 1.7%。临床上,患者直到 10 岁时才表现出来,由于桡骨远端尺掌侧骨骺生长障碍而导致腕关节畸形(有时表现为刺刀样畸形)。常累及桡骨、尺骨和腕骨[42]。腕关节功能常保存完好,但是部分患者存在疼痛。运动范围减少主要影响腕关节背伸和桡偏,以及前臂旋后。患者通常采用非手术方法治疗,用夹板固定以减轻腕关节疼痛,常常能满意地控制症状。少数病例需要接受手术治疗,手术的目的是治疗严重疼痛和功能丧失。手术最基本的原则是纠正桡骨远端的平面（图 5-19-20）。

二、马方综合征

这是常染色体显性突变后表达的结果。它是由 15.14 染色体上 *Fibrillin* 1 基因突变造成[43]。马方综合征手部的临床表现为细长、过伸、蜘蛛爪样的手指。这就是用"蜘蛛脚样指"来描述这种畸形的原因。

三、软骨发育不全

这是一种常染色体显性遗传骨骼疾病，由于软骨内成骨不足而导致骨骼纵向生长

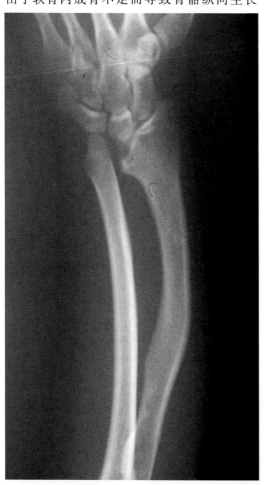

图 5-19-20　马德隆畸形的 X 线片

迟缓，发生率约为 1/100 000。受累基因是位于 4 号染色体的成纤维细胞生长因子受体 3[44]。有多种上肢畸形的表现（包括"三叉戟手畸形"）。常累及中指和环指，由于近节指骨不对称生长而导致手指分叉。这种畸形能在青少年期自我矫正。手指长度变化和肘关节伸直受限也是这种畸形的特征。手部很少进行手术，但是有文献报道可采用 Ilizarov 技术来延长肱骨[45]。

第 10 节　总　结

手部先天畸形很常见，发生率约为 1%。许多分类都是基于形态学和胚胎学。随着我们对人类基因的认识，这些分类系统变得越来越重要。基于形态学的难点，许多畸形是独特的，不能整齐地归入某一个类别。

手部畸形通常是独立发生的，但也可作为某个综合征的一部分。对儿童进行全面体检以确定其是否合并其他问题。遗传咨询可能对某些家庭有帮助，因为这些家庭的畸形是遗传基因造成，而不是孤立或零星的突变。对家长的支持和咨询也是多学科团队管理的重要组成部分。应满足父母的现实期望，尽早与家庭建立联系，制定长期的治疗计划。除了遗传学以外，先天性手部畸形的其他病因还包括母体药物摄入、感染或电离辐射造成的宫内损伤。

并非所有畸形都需要手术，例如，夹板固定也可纠正畸形而无须手术干预。许多上肢畸形并不导致功能缺陷。未经治疗的成人手部先天性畸形已经可以很好地适应，这类患者的手术要求是由于其复杂的心理因素，而非功能的需求。

手术指征是保留或恢复功能，限制生长过程中畸形的加重，减轻疼痛和改善外观。手术时机需要仔细考虑。儿童的手部是持续发育的，任何手术干预都不应妨碍其生

长。但有时发育可能对畸形的发展起到不良影响。早期手术(6～24个月)具有优势，但需要考虑全身麻醉的安全性及相关疾病。早期手术的优点在于手部能正常发育，改善瘢痕，且在儿童入学时已经成熟。早期进行重建的部分在生长过程中不会成为永久的畸形而影响发育。通过手术改善儿童的社会意识和形象意识，在这个年龄段，对功能没有更多的需求。

部分病例更适合延期手术。随着儿童的生长，组织增长，更易于处理。儿童对麻醉的耐受更强，并且能够配合术后的治疗方案。

最重要的是，治疗手部先天畸形的患者，应在有多学科团队的专业中心内进行。

参考文献

[1] Gallant GG, William Bora Jr F. Congenital deformities of the upper extremity. J Am Acad Orthop Surg,1996,4:162-171.

[2] Swanson AB. A classification for congenital limb malformations. J Hand Surg,1976,1:8-22.

[3] De Smet L. Classification for congenital anomalies of the hand: the IFSSH classification and the JSSH modification. Genet Couns,2002,13(3):331-338.

[4] Zguricas J, Bakker WF, et al. Genetics of limb development and congenital hand malformations. Plast Reconstr Surg,1998,101(4):1126-1135.

[5] Tayel SM, Fawzia MM, Al-Naqeeb NA, et al. A morpho-etiological description of congenital limb anomalies. Ann Saudi Med, 2005,25(3):219-227.

[6] Philip-Sarles N. Genetics of congenital hand malformations. Chir Main,2008,27(Suppl 1):S7-20.

[7] Sepulveda W, Treadwell MC, Fisk NM. Prenatal detection of preaxial upper limb reduction in trisomy 18. Obst Gynae,1995,85(5):847-850.

[8] Smithells RW. Defects and disabilities of thalidomide children. Br Med J,1973,1(5848):269-272.

[9] Kozin SH. Embryology. In: Green DP, Hotchkiss RN, Pederson WC, Wolfe SE, editors. Green's operative hand surgery, vol. 2005, Philadelphia: Elsevier Churchill Livingstone,2005:1375-1379.

[10] Rypens F, Dubois J, Garel L, et al. Obstetric US: watch the fetal hands. Radiographics, 2006,26(3):811-829; discussion 830-831.

[11] Watson S. The principles of management of congenital anomalies of the upper limb. Arch Dis Child,2000,83(1):10-17.

[12] Ogino T, Minami A, Kato H. Clinical features and roentgenograms of symbrachydactyly. J Hand Surg Br,1989,14(3):303-306.

[13] Manske PR, Oberg KC. Classification and developmental biology of congenital anomalies of the hand and upper extremity. J Bone Joint Surg Am,2009,91(Suppl 4):3-18.

[14] Goldfarb CA, Manske PR, Busa R, et al. Upper-extremity phocomelia reexamined: a longitudinal dysplasia. J Bone Joint Surg Am,2005,87(12):2639-2648.

[15] Frantz CH, O'Rahilly R. Congenital skeletal limb deficiencies. J Bone Joint Surg,1961,43:1202.

[16] Vilkki SK. Advances in microsurgical reconstruction of the congenitally adactylous hand. Clin Orthop Relat Res,1995,314:45-58.

[17] Manske PR, Goldfarb CA. Congenital failure of formation of the upper limb. Hand Clin, 2009,25(2):157-170.

[18] Manske PR, Halikis MN. Surgical classification of central deficiency according to the thumb web. J Hand Surg Am,1995,20(4):687-697.

[19] O'Brien M. Plastic and hand surgery in clinical practice-classifications and definitions. London: Springer,2009:31

[20] Flatt A. The care of congenital hand anomalies. St. Louis: CV Mosby, 1977: 99-117,

228-248.

[21] Cronin TD. Syndactylism: results of zig-zag incision to prevent postoperative contracture. Plast Reconstr Surg,1956,18:460-468.

[22] Upton III J. Management of disorders of separation-syndactyly. In: Mathes SJ, Heintz VR, editors. Plastic surgery. The hand and upper limb, vol. 8. Philadelphia: Saunders Elsevier,2006:139-184.

[23] Withey SJ, Kangesu T, Carver N,et al. The open finger technique for the release of syndactyly. J Hand Surg Eur,2001,26B:4-7.

[24] Jose RM, Timoney N, Vidyadharan R,et al. Syndactyly correction: an aesthetic reconstruction. J Hand Surg Eur Vol, 2010, 35 (6):446-450.

[25] Niranjan NS, Azad SM, Fleming ANM,et al. Long-term results of primary syndactyly correction by the trilobed flap technique. Br J Plast Surg,2005,58:14-21.

[26] Greuse M, Cossens BC. Congenital syndactyly:defatting facilitates closure without skin graft. J Hand Surg Am,2001,26:589-594.

[27] Ekerot L. Syndactyly correction without skin grafting. J Hand Surg Br,1996,21:330-337.

[28] Smith P. Lister's the hand. Edinburgh: Churchill Livingstone,2002:476.

[29] Hori M, Nakamura R, Inogue G,et al. Nonoperative treatment of camptodactyly. J Hand Surg (Am),1987,12:1061-1065.

[30] Dinham JM, Meggitt DF. Trigger thumbs in children. J Bone Joint Surg Br,1974,56(1): 153-155.

[31] Watson HK, Boyes JH. Congenital angular deformity of the digits-delta phalanx. J Bone Joint Surg,1976,49A:333-338.

[32] Hand, Congenital Hand deformities. Laub D. http://emedicine. medscape. com/article/1285233-overview

[33] Green WT, Mital M. Congenital radio-ulnar synostosis: surgical treatment. J Bone Joint

Surg,1979,61(A):738-748.

[34] Banker BQ. Neuropathologic aspects of arthrogryposis multiplex congenital. Clin Orthop Rel Res,1985,194:30-43.

[35] Watt AJ, Chung KC. Duplication. Hand Clin,2009,25(2):215-227.

[36] Townsend DJ, Lipp Jr EB, Chun K, et al. Thumb duplication, 66 years' experience-a review of surgical complications. J Hand Surg Am,1994,19(6):973-976.

[37] Naasan A, Page RE. Duplication of the thumb. A 20-year retrospective review. J Hand Surg Br,1994,19(3):355-360.

[38] Tsuyuguchi Y, Tada K, Yonenobu K. Mirror hand anomaly: reconstruction of the thumb, wrist, forearm, and elbow. Plast Reconstr Surg,1982,70(3):384-387.

[39] Barsky A. Macrodactyly. J Bone Joint Surg, 1967,49A:1255-1266.

[40] Manske PR, Oberg KC. Classification and developmental biology of congenital anomalies of the hand and upper extremity. J Bone Joint Surg Am,2009,91(Suppl 4):3-18.

[41] Patteron TJS. Congenital ring constrictions. Br J Plast Surg,1961,14:1-31.

[42] Ranawat CS, DeFiore J, Straub LR. Madelung's deformity: an end-result study of surgical treatment. J Bone Joint Surg, 1975, 57A:772.

[43] Robinson PN, Godfrey M. The molecular genetics of Marfan syndrome and related microfibrillopathies. J Med Genet, 2000, 37: 9-25.

[44] Laederich MB, Horton WA. Achondroplasia: pathogenesis and implications for future treatment. Curr Opin Pediatr,2010,22(4): 516-523.

[45] Shadi M, Koczewski P. Humeral lengthening with a monolateral external fixator in achondroplasia. Pediatr Endocrinol Diab Metab, 2007,13(3):121-124.

第 20 章　桡骨远端骨折的治疗

第 20 章

桡骨远端骨折的治疗

Philippe Kopylov，Antonio Abramo，Ante Mrkonjic，Magnus Tägil

摘要 桡骨远端骨折是上肢最为常见的骨折类型，不仅见于患有骨质疏松的女性，在年轻人遭遇高能量损伤时也可发生。既往倾向于非手术治疗的观点如今已被手术治疗方案所取代，即采取切开复位内固定的方式治疗。对此类骨折的最佳治疗有赖于对患者与骨折情况的双重评估。为了选择个体化适宜的治疗方案，除损伤与骨折类型外，患者的年龄、活动水平及功能需要程度均应纳入考量。治疗方案的选择应以治疗指南为准。充分关注患者的潜在问题，妥善的非手术治疗对于特定的患者仍可取得满意的疗效。手术治疗的主要指征建立在影像学测量骨折移位的基础上。对于背侧移位的骨折，向背侧大于10°的成角，和（或）尺骨移位大于 2 mm，和（或）关节面大于 1 mm 的台阶是不能接受的。对于向掌侧移位的骨折，仅容许轻微的移位，且极少有相对于中立面25°以上的移位。手术的目的在于通过闭合或开放的方法复位骨折，并在之后的愈合期内维持复位位置。如今，骨科界的观点更倾向于切开复位内固定，而内固定材料使用最多的是掌侧锁定接骨板。由于掌侧锁定接骨板的使用，手术适应证也正在迅速发生变化。但我们应当记住的是，这种激进的手术治疗并未被证实优于传统方法。闭合复位外固定仍然是不错的选择。对于复杂的病例，应预备多套方案，而最重要的仍是术前充分分析骨折类型和患者需要。

关键词 结果分析·病理解剖学和生物力学·分型·闭合治疗·并发症·诊断·桡骨远端骨折·流行病学·骨质疏松症·结果·手术适应证和技术·治疗目标

第 1 节 概 述

桡骨远端骨折是指桡骨下端骨折，是上肢最常见的骨折之一。根据 Colles 及许多作者的报道，该类损伤通过相对保守的治疗取得了满意疗效。如今，临床上有一种非常积极的治疗方法，即切开复位内固定治疗[1-2]。

对于不同的骨折分型及损伤特点，尤其是不同的人群特点，其年龄、活动水平者预期的活动水平等方面常存在一些混淆。应当仔细分析，不能对所有患者都采用市面上最新的植入物来治疗。对于桡骨远端骨折的最佳治疗方案仍存争议，究竟何种治疗方法更优，尚缺乏循证研究支持。那么，现在该如何做，未来又会向什么方向发展呢？众所周知，目前已知的解决方案并不会是终点，寄希望于循证学的发展，治疗标准也会随之发展。为了向经验尚乏的医生提供信

P. Kopylov (✉) · A. Abramo · A. Mrkonjic · M. Tägil
Hand and Upper Extremity Unit, Department of
Orthopedics, Lund University Hospital, Lund, Sweden
e-mail: philippe.kopylov@med.lu.se

G. Bentley (ed.), *European Surgical Orthopaedics and Traumatology*,
DOI 10.1007/978-3-642-34746-7_91, © EFORT 2014

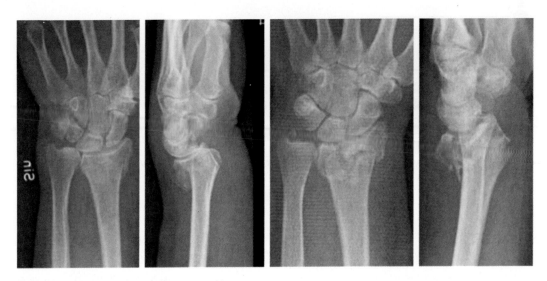

图 5-20-1 桡骨远端不同面观。左侧为两部分骨折,未累及关节面和掌侧粉碎骨折;右侧为关节内骨折, 掌背侧粉碎骨折

息,本章将回顾桡骨远端骨折的历史,既涵盖传统的分型与治疗,也包括较前沿的治疗方法,也会介绍首选的治疗方法。治疗的主要目标是恢复完整的腕关节功能,为了达到这一目的,桡骨远端骨折块需要维持解剖复位直至骨折愈合。但是总体来讲,治疗方式的选择应权衡改善的程度,并与患者的需求有关,至少不应导致更严重的后果(图 5-20-1)。

第 2 节　病因和分型

一、历史

早先 Hippocrates 从脱位的角度认识并描述了腕关节创伤。最初,腕关节脱位与骨折间存在混淆,Jean Louis Petit 在 18 世纪下半叶首先认识到这种发生于桡骨远端的骨折,并建议采用夹板固定予以治疗。另一位外科医生 Claude Pouteau 将这种损伤描述为桡骨远端特有的骨折。令人惋惜的是,他的研究并未得到公认,直至 1814 年,

Abraham Colles 精确描述该类损伤的文章问世。Colles 在文中提出了众所周知的观点:该类损伤预后良好。在对桡骨远端骨折的描述性阶段之后,随后的阶段里出现了大量对其治疗的发表和报道。众多作者描述了其不同的损伤机制,并提出了多种多样的复位手段及夹板的设计(Jupiter 和 Fernandez)。这些出版物对其治疗影响深远,直至今日[3]。直到最近数十年内才有其他诸如开放手术或内固定的治疗方法被提出,借以改善这种常见骨折的预后。不满足于 Colles 描述的预后,如今我们对此有了更高的目标。

二、定义

桡骨远端骨折指的是累及桡骨远端 1/3 的骨折。

按照定义,桡骨远端骨折是一种干骺端骨折,累及皮质骨、松质骨和软骨下骨。在判断骨折是否稳定和(或)能否牢固固定时,应牢记这些类型骨质不同的机械性能。合并尺骨骨折时,将其视为前臂骨折,它会有

其他的不稳定因素与特殊要求,上述定义已将此类排除在外。但实际上,定义中我们纳入了尺骨茎突的损伤和(或)稳定结构的损伤,如桡尺远侧关节(distal radio-ulnar joint,DRUJ)和三角纤维软骨复合体(triangular fibro-cartilage complex,TFCC)。

最常见的桡骨远端骨折是仅累及桡骨的闭合性骨折,但也可有开放性骨折或合并神经、肌腱、血管损伤。桡骨远端骨折也可能合并腕关节损伤,如韧带撕裂或腕骨骨折,CT 和 MRI 检查显示这些合并损伤呈高发。识别合并伤非常有必要。损伤后根据腕关节畸形可做出诊断,但只有通过影像学检查才有可能对骨折类型及其稳定性做出恰当的分析。

三、流行病学

桡骨远端骨折十分常见,约占骨折急诊手术的 1/6,占 35 岁以上成年人骨折总数的 1/10。桡骨远端骨折的居民发病率为 20~40/10 000,男女比例为 1:4。对年轻患者而言,该病的发病率在男女间是相同的。这些骨折常出高能量损伤所致,因此,处理时应与骨质疏松性骨折区别对待[4]。年轻患者常为关节内骨折,合并韧带损伤的概率高,最常累及的是舟月韧带。桡骨远端骨折患者随年龄增长更为常见,老年女性最为普遍,居民发病率达每年 60~120/10 000。

四、治疗费用

骨折为常见病,给社会造成了沉重的经济负担。随着人口老龄化的加剧,不仅在西方社会,而且对于发展中国家,桡骨远端骨折的花费始终是一个重要的、日益加剧的经济问题。然而,不仅是骨折治疗的费用,与患者期望不符的预后和功能障碍也是重要问题。可靠的客观测量非常重要,需要开发更好的测量工具。

五、分型

分型系统应当能够识别和定义骨折,指导治疗方案并描述病情预后。近数十年来,骨折病理生理学和新技术的发展使新分型变得更加必要[5]。多数桡骨远端骨折依靠传统的影像学手段进行诊断。三维 CT 与 MRI 的运用越来越广,尤其用于复杂损伤,但常用分型仍是以传统影像学检查为基础。应用最为广泛的 5 种分型如下。

1. Frykman 分型　在医学文献中常被使用。8 个分组按照单个桡腕关节、桡尺关节受累与否,以及是否存在尺骨茎突骨折进行划分(图 5-20-2)。

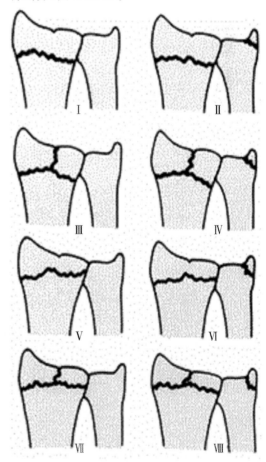

图 5-20-2　Frykman 分型

2. AO 分型　按照骨折位置划分为 3 个基本类型。A 型为关节外骨折,B 型为部分关节内骨折,C 型为复杂的累及关节的骨折。3 个分型(A、B、C)由亚分组组成,精准划分骨折。这种分型适用于计算机记录,对长骨骨折采用了相同的分型原则(图 5-20-3)。

3. Mayo 分型　专门针对关节内骨折,按照桡骨远端特定关节面受累情况分为 4 型。

4. Melone 分型　重点在于所谓的"中间复合体",它的表现既可以预测分型,也能对预后提出参考。

5. Fernandez 分型　以损伤机制为基础,具有实用性,可识别儿童等相关损伤,考虑稳定与不稳定的因素,并为治疗提供建议。1 型为弯曲型骨折,干骺端骨折的一侧皮质承受拉力断裂,对侧皮质粉碎;2 型为剪力型骨折,存在关节面的简单骨折;3 型为压缩型骨折,关节面可见软骨下和干骺端压缩骨折;4 型为撕脱型骨折,韧带止点受累,桡腕关节脱位;5 型为复合型骨折,由高能量损伤引起,为上述各型损伤机制的联合作用所致(图 5-20-4)。

作者推荐的分型:由于分型与最终临床效果关系较小,观察者间和观察者内对不同影像学分型的可靠性低,作者仅将分型用于研究和发表文章。日常临床工作中,应在复位前后分析脱位程度,仔细分析骨折线及其位置。这些因素都与患者年龄、骨骼质量相关,旨在评估桡骨远端骨折潜在的不稳定性。稳定性指标可帮助医生更好地确定对各个患者的治疗方案。

第 3 节　应用解剖、病理学与生物力学

一、正常解剖与骨折类型

桡骨远端包含 3 个重要的凹面,其中 2 个与腕骨成关节,即舟骨窝与月骨窝,另 1 个为乙状切迹,与尺骨成关节。3 个关节由共有韧带或其独有韧带维持稳定,在运动与负重时,韧带发生紧张,防止关节内的骨运动超出其正常范围。骨骼异常或韧带断裂时,腕骨向桡骨或桡骨向尺骨的负荷传导会发生紊乱,非生理性的压力会导致软骨退行性变,最终发展成骨性关节炎。舟骨窝呈三

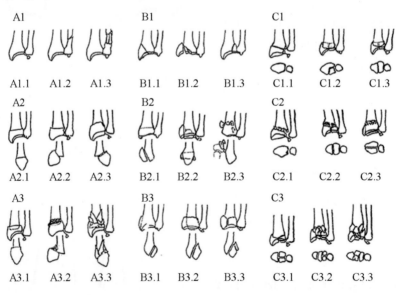

图 5-20-3　AO 分型

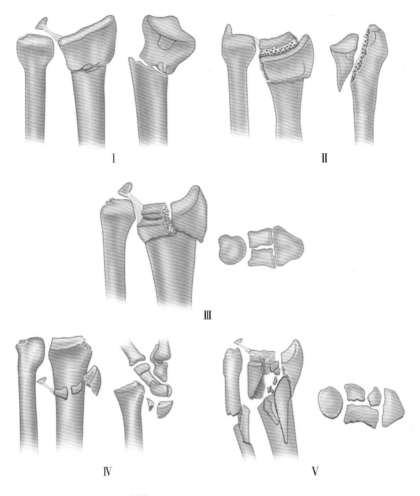

图 5-20-4 Fernandez 分型

角形,尖端指向桡骨茎突,与较小的月骨窝之间由一条小嵴相隔。两者对位要求较高,完整的舟月韧带功能十分重要。乙状切迹与尺骨头凸面成关节,桡尺远侧关节可看作与桡腕关节相关的一个独立关节。同样,对于桡尺远侧关节,TFCC 与尺三角韧带的功能十分重要,但相比桡舟关节和桡月关节,该关节所受约束更弱。非负重状态下,两关节面相对运动,而在对抗阻力状态下,TFCC 发生紧张。部分韧带功能不全的耐受性似乎更高,因为在桡骨骨折中,韧带损伤很常见,而症状通常可及时消退;但完全性的韧带撕裂会导致痛性关节失稳定和骨性关节炎。个体间骨关节协调性的差异可能对关节不稳定症状的发展有影响(图 5-20-5)。

二、骨与韧带解剖

干骺端的扩张起自腕关节以近约 2 cm 处,至分水岭处,远端部分附着稳定腕关节掌侧韧带,主要有桡侧副韧带、桡头韧带和桡三角韧带。在舟、月骨窝间嵴的位置,桡舟月韧带这一重要结构起自 Testut 结节,在腕关节侧位 X 线片片上可看到掌侧的"泪滴征"。在分水岭以近,桡骨掌侧面平坦处附着有旋前方肌。虽然位于干骺端,但掌侧骨皮质较背侧更厚,可以为接骨板固定提供更稳定的结构。背侧缘为一凸面并有 Lister 结节,贴近桡骨背侧的伸肌腱以此为

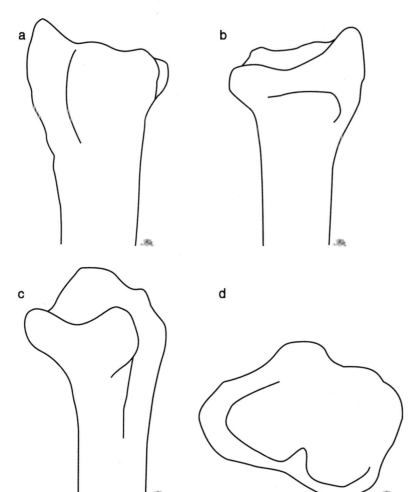

图 5-20-5　桡骨远段末端示意图

a. 背面观可见 Lister 结节；b. 掌面观，注意分水岭，即掌侧接骨板可放置的最远端位置；c. 尺侧观主要显示与尺骨的关节面；d. 关节面观可见与舟骨和月骨成关节的两窝及窝间嵴

支点，因此，掌侧螺钉向背侧穿透时存在风险。Lister 结节桡侧有拇长展肌和拇短伸肌切迹。解剖复位对功能恢复有重要意义，但解剖位置很少能准确预测。对较小的解剖位置偏差有相当大的耐受性，即使存在背侧压缩或关节内台阶也可取得满意结果。从经验上讲，骨折愈合后解剖位置偏差较大会对患者意味着更大的问题，包括外观方面，尽管这一点文献中未予报道。

三、生物力学注意事项

对人类而言，干骺端位于长骨末端，压力借此传导，由关节软骨至软骨下干骺端致密骨，再到骨干的皮质骨。在骨质疏松和老年患者中，软骨下骨支持关节软骨并保持其强度。在一些外科手术中会用到软骨下骨，可将针、钉、螺钉等放置于软骨下骨下方来维持位置。在 Die Punch 骨折中，近排腕骨压迫桡骨远端会造成软骨下骨骨折。单纯整复无法复位这些骨折，必须做切开处理。将压缩的软骨下骨撬拨起后，其下的空间行骨移植或骨替代物填充。剪切骨折（如 Chauffeur）骨折也会累及软骨下骨，但这些骨折多数并非粉碎骨折，较容易复位。尽管医生们认识到软骨无法恢复原状，较小的移位似乎不会引起后遗症，但是从长远来看，它们可导致骨性关节炎，因此最好予以避免。骨对位不良也可引起骨性关节炎（图 5-20-6）。

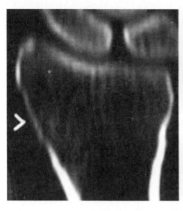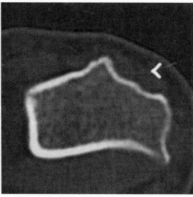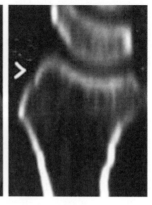

图 5-20-6　1 例 49 岁男子的桡骨远端 CT 显示骨皮质的厚度,注意桡侧和背侧缘皮质骨菲薄

四、桡骨远端骨折与骨质疏松症

过去数十年间,桡骨远端骨折发病率有所增加,尤其是 60 岁以上人群。老年女性发病率较高可以解释为骨质疏松症的发病率越来越高。对 50～75 岁腕关节骨折患者的筛查显示,仅有 19% 的患者髋关节和椎骨骨密度正常。桡骨远端骨折的发生可以作为髋部骨折的预测因素。在瑞典的一项研究中,女性在经历过一次桡骨远端骨折后发生髋关节骨折的总体相对风险为 1.54,男性为 2.27,而在美国的一项研究中,女性发生髋关节骨折的相对风险为 1.4,男性为 2.7。根据这些研究得出结论,男性骨质疏松症的发病率随着年龄的增长而增加。骨质疏松症的药物治疗成功降低了未来骨质疏松性骨折的风险[6-7]。

第 4 节　疗效评价

一、治疗目标

桡骨远端骨折治疗的目标不仅是在影像学上复位,更是要恢复腕关节的功能。外科治疗的目的是骨折解剖复位并在愈合过程中维持复位。但究竟怎样才算解剖复位、恢复功能? 愈合过程中遗留的骨折错位是否能够被接受? 医生能否预测腕关节功能的总体恢复情况? 桡骨远端骨折的结局怎样并如何评价? 骨折的最终结局很难去定义和评价。损伤类型、患者期望、和(或)医疗团队的期望都会对最终预测结果产生影响[8]。应从多种角度综合考量,如主观角度、客观角度及经济效益。为了全面评价所有的诊断与治疗选择,作者认为,无论是从患者角度出发的主观参数,还是客观的临床评估和影像学检查,都是有意义的,都应予利用。在临床与研究中,作者利用以下方法评估结果。

二、客观指标

分析指标应与未损伤的对侧肢体做对比。运动范围通过腕关节 3 个旋转轴来测量。桡腕关节发生屈伸、桡尺偏活动,桡尺关节近端、远端发生前臂旋转。握力可用测力计进行测量,以千克为单位,与对侧肢体作对比。

三、影像学

影像学被证实与最终的临床疗效相关性较差,对于不同的影像学分型,观察者间的可靠性与观察者内的可重复性较低。一些研究表明,初始与最终的影像学结果之间存在关联。Lafontaine 等建立了一项不稳定指数,初始 X 线片上包括更多不稳定性因素,如背侧成角大于 20°、背侧粉碎骨折、桡腕关节内骨折及合并尺骨骨折,年龄大于 60 周岁均与较差的影像学表现相关。Mackenney 证实了尺骨变异、干骺端粉碎骨折和患者年龄可预测影像学结果,背侧成角可用于预测原发性移位骨折。最近的研究表明,初始的影像学表现,桡骨短缩大于 2 mm、背侧成角大于 15°,桡侧成角大于 10° 与臂、肩、手残疾调查问卷(disability of arm shoulder and hand,DASH)评分较差显著相关(图 5-20-7)。

四、主观指标

为了试图获得更细微但对临床更有意义的变化,作者采用了区域特异性疗效评分系统,DASH 评分是最常用的区域特异性评分系统之一。简短的快速 DASH 评分由 11 个问题组成,目前更为常用。对于腕关节,患者腕关节功能自主评定表(patient rated wrist evaluation,PRWE)这一关节特异性的疗效评价工具相对于 DASH 评分,在一定程度上更具特异性[9-12]。

第 5 节　诊断与治疗

2004 年,瑞典南部桡骨远端骨折共识小组制定了一套以影像学表现为基础,兼顾患者年龄和需求的标准化治疗方案。该小组由瑞典南部骨科和手外科医生组成,他们对桡骨远端骨折的治疗有特殊的兴趣。治疗方案可作为治疗指南,但并不期望严格遵守。在一项前瞻性研究中,采用之前提到的 DASH 评分对大量患者进行随访,发现该指南对选择最佳处理方案的选择具有一定的参考价值(图 5-20-8)。

作者的桡骨远端骨折治疗计划(1)

1. 诊断　对于大多数病例,诊断桡骨远端骨折并不困难。患者典型的病史、腕关节畸形和疼痛定位使诊断确凿无疑。所有病例均需对肘部、前臂、手、腕进行全面检

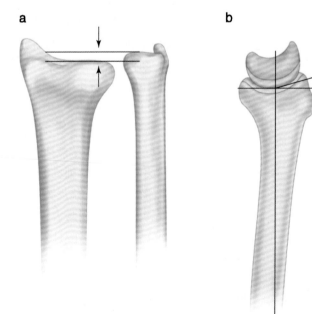

图 5-20-7　图示为影像学上需手术治疗错位的指征:背侧脱位骨折中背侧成角大于 10°,和(或)尺骨正变异大于 2 mm,和(或)关节台阶畸形大于 1 mm;在掌侧脱位骨折中掌侧脱位大于 25°

a. 尺骨正变异的测量及 DRUJ 处尺桡骨的长度差异;b. 桡骨关节面处测量掌背侧倾斜度

桡骨远端骨折治疗方案

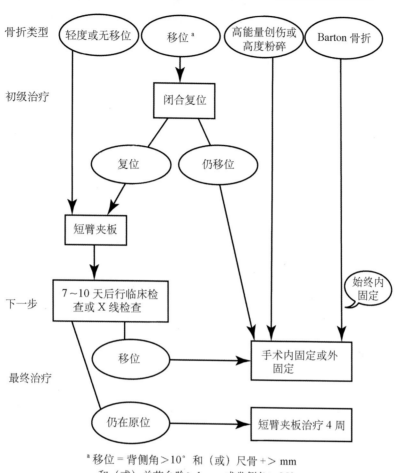

a 移位 = 背侧角＞10°和（或）尺骨＋＞ mm
和（或）关节台阶＞1 mm 或掌侧角＞25°

图 5-20-8　瑞典南部桡骨远端骨折共识小组对桡骨远端骨折的治疗共识。在选择治疗方案时，患者的年龄及需求也应考虑在内

查，寻找并识别相关病变（肌腱、血管、神经损伤、伴随关节脱位、腕关节损伤）。影像学检查（前臂无旋转下的正位、侧位）可明确诊断并对骨折复位及其稳定性给出重要的参考。所有诊断为移位的骨折均应予以复位。

2. 移位　背侧移位骨折是指背侧成角大于 10°，和（或）尺骨正变异大于 2 mm，和（或）关节台阶移位大于 1 mm。掌侧移位骨折是指掌侧成角大于 25°。

3. 复位　局部麻醉或静脉局部麻醉后进行牵引复位。牵引可以缓解患者疼痛但应至少维持 10 分钟以上。在此之后，如有需要，才可以进行进一步的复位或其他操作。如果复位骨折需要过度屈曲掌侧，应避免在这个位置固定腕关节。月骨在掌屈、尺偏状态下维持骨折位置，在固定月骨的位置后，通过背伸腕中关节将腕关节固定在更安全的位置。如闭合复位失败，应行切开复位。

4. 固定　即使多数情况下复位并不困难，但考虑到骨折愈合期间要维持这一位置,固定仍然存在诸多问题。背侧骨折采用支具背侧固定、掌侧骨折采用支具掌侧固定,再行影像学检查确认骨折复位情况。如果骨折按照移位标准已经复位,无明显的掌背侧粉碎骨折,无确诊或可疑的合并伤,则患者可采用非手术治疗,预期固定5周。

5. 患者须知与带固定训练　应告知患者手和手指会发生水肿,以及预防水肿的训练计划。同时为预防肩、肘出现反射性营养障碍,也应行相应训练。

6. 临床与影像学随访　所有患者在术后7～10天需复查以诊断和处理广泛肿胀和反射性营养障碍。再次行影像学检查明确有无复位后的再移位。如果移位的标准不能满足石膏固定以外的治疗方法,需要与患者讨论其他方法。再次复位行支具固定很少能获得成功。切记医生治疗的是患者而不是 X 线片,影像学上的骨折情况不能单独作为手术指征,需考虑患者的需求、患者的年龄和骨骼质量。

第6节　手术与适应证

如闭合复位失败和(或)支具固定失败时,需行手术治疗[13]。下列情况下应终止骨科的支具固定治疗。①复位不符合以下标准:背侧成角小于 10°,和(或)尺骨正变异小于 2 mm,和(或)关节面台阶移位小于 1 mm,对于掌侧脱位骨折,掌侧脱位小于 25°;②随访中原始的复位发生移位;③掌侧和(或)背侧粉碎骨折;④桡骨远端骨折合并腕骨骨折或腕部韧带损伤;⑤桡骨远端骨折合并尺骨茎突以近的尺骨骨折;⑥患者有特殊需求;⑦双侧桡骨远端骨折;⑧患者多发伤,存在多处骨折。

在这些情况下可选择手术治疗,再次复位支具固定不能够取得满意疗效。

术前准备

根据适应证应行手术治疗,与患者沟通后仔细准备。对于年轻患者,只要术后疼痛得到有效控制,该手术可作为日间护理手术,推荐采用局部麻醉。该手术非急诊手术,不应在深夜进行,因为夜间的情况下难有完整且有资格的团队。患者在手术台上取合适体位、患肢驱血及 C 形臂是必备的。对于特殊的病例,接受过相关训练的医生可采用关节镜治疗关节内骨折。

术前准备时应考虑的事宜包括以下几点。①尽可能达到解剖复位并提供有效固定,无移位风险的情况下进行早期活动;②麻醉类型与术后镇痛;③采用切开复位还是闭合复位;④依据骨折类型选择内固定方式;⑤选用何种切口和入路。

第7节　手术技术

一、闭合复位术

(一)外固定

桡骨远端骨折外固定技术已经应用了30 多年,至今仍被许多人使用,被认为是骨折手术治疗的标准方法,因此,该方法被用作评价新疗法的参照。

外固定术利用了韧带复位法,既复位骨折,也能在愈合期内维持骨折位置。在术后2.5 年时评估,与肘下支具固定相比,外固定的疗效更佳,但被认为有更多的并发症。外固定也可用于复杂的和关节内的骨折。建议的制动时间各不相同,从 4 周到 7、8 周不等。通常,长时间的制动会增加反射性交感神经营养不良的风险。作者所在的医院要求 5 周的制动期。牵引腕关节韧带可能引起关节僵硬,因此,建议采用关节装置动态固定或非桥接固定[14-18]。

外固定手术技术

确定外固定架位置以恢复理想的长度。在确定钢针位置时，外固定架不应完全牵开或压缩。在置入钢针时应注意勿要损伤神经或肌腱，尤其是桡神经近端。为了避免损伤桡神经，在置入钢针时，于切口内仔细解剖保护神经，使掌骨与桡骨背侧皮质间成角约45°。在引导下将钢针置入远端和近端。放松外固定架的夹具和螺钉。复位骨折并稍拧紧夹具和螺钉。X线透视下检查骨折位置，通过腕骨间距离调整牵引力，之后拧紧螺钉（图5-20-9）。

（二）钢钉

其他闭合复位技术包括使用钢钉固定骨折，如局部钢钉、局部髓内钉，或外固定架结合钢钉。有报道称该技术导致了大量的骨折畸形愈合，但也有报道称该方法结果满意。Cochrane对所有治疗桡骨远端骨折的随机研究进行meta分析认为，经皮钢钉治疗桡骨远端骨折发生并发症的概率较高。一项对比研究表明，与掌侧锁定接骨板相比，局部钢钉疗效较差。另一项对于60岁以上关节外骨折患者的研究表明，与仅采用单独的支具固定制动相比，钢钉治疗在影像学指标方面改善甚微。对于所有钢钉治疗的病例，必须辅以支具制动5周。

Kapandji 钢钉固定技术

在透视下，钢钉在骨折位置由近端向远端打入[20-21]。

钢钉沿需要的方向打入，将移位的骨折复位。纠正背侧角度缺失时，钢钉打入背侧皮质，纠正桡倾缺失时，钢钉沿着桡侧皮质打入。确保切口足够长，以避免钢钉横穿伸肌腱（图5-20-10）。

二、切开复位术

切开复位的主要目的是达到骨折解剖复位。复位后必须进行合适的固定，以在愈合期内稳定骨折，并尽早（如果可能的话）进行活动。

（一）接骨板

对于掌侧脱位骨折，最好应用掌侧接骨板。对于其他类型的桡骨远端骨折，可以考虑其他技术。标准的AO接骨板与螺钉可取得满意的疗效。为了获得良好的稳定性，通常需要固定2根或2根以上的桡骨皮质柱，

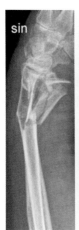
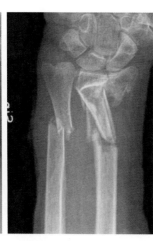
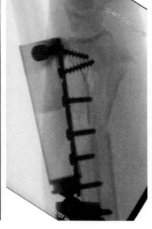
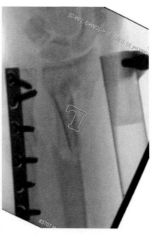

图 5-20-9　桡骨远端严重粉碎骨折合并尺骨干骨折，外固定架提供了很好的稳定性；尺骨采用接骨板固定；二期外固定架移除后，需采用骨移植加接骨板固定

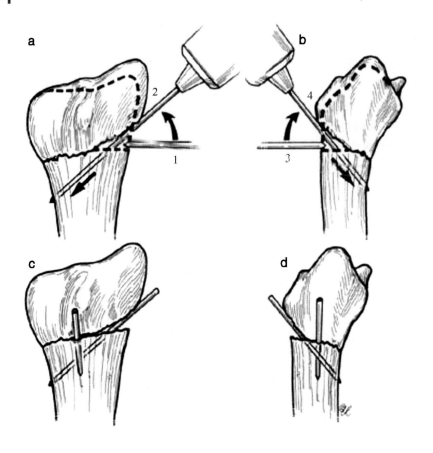

图 5-20-10 Kapandji 钢钉固定技术,钢钉于骨折处的桡侧缘(a)和背侧缘(b)置入,在钢钉的辅助下复位骨折,在桡侧(c)和背侧(d)进行固定

才能取得良好的效果。随着为桡骨远端专门设计的植入物的推广,开放式手术日渐广泛。Pi 型接骨板因其形似希腊字母 π 得名,设计应用于桡骨干骺端背侧。报道认为该法疗效满意,但会干扰伸肌腱,且并发症发生率较高。接骨板的设计急需改进。[22-26]

(二)特异性节段固定法

特异性节段固定系统分别定位桡侧柱、尺侧柱及掌、背侧缘的各骨折块,采用接骨板、钢钉、螺钉组合固定。首先,骨折依靠钢钉固定,但需要额外的稳定性来防止钢钉弯折或碎片滑动,所以增加接骨板把持钢钉增加稳定性。此外,也可使用金属丝来支撑软骨下骨和小碎片。该系统结构简单,稳定性好。通过位于第一、二伸肌间隔间的桡侧切

口置入钢钉及桡侧钢钉-接骨板固定,再通过第四伸肌间隔的另一切口置入钢丝型件、支撑钢钉和尺侧钢钉-接骨板固定。也可通过掌侧入路利用掌侧支撑钢钉固定骨折。手术入路取决于骨折类型和碎片的固定方式(图 5-20-11)[27-28]。

(三)掌侧锁定接骨板

掌侧锁定接骨板结合角度稳定钢钉或螺钉是目前最新的、应用最广的理念,其稳定性好,手术入路安全。生物力学测试表明掌侧锁定接骨板足以牢固固定背侧粉碎骨折,与特异性节段固定系统相比,能够提供同样的稳定性[29-33]。掌侧锁定接骨板与特异性节段固定系统相结合能够提供最佳的稳定性。有文献报道该法疗效满意,但其并

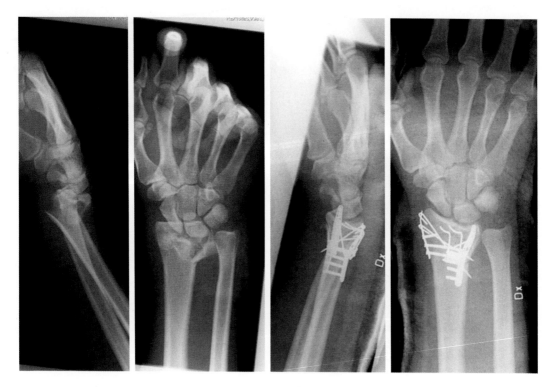

图 5-20-11　桡骨远端骨折术前术后 X 线片，手术采用特异性节段固定装置切开复位固定

发症亦有报道，如屈、伸肌腱损伤。必须严格注意将接骨板准确置于旋前方肌之下，并防止螺钉穿出背侧骨皮质(图 5-20-12)。

(四)骨移植与骨水泥

切开复位后，干骺端通常会存在由于松质骨压缩留下的间隙，需采用骨移植或骨替代物填充，并由内置物固定[34-35]。

1. 骨移植　最常用的骨移植方式为自体骨移植，通常取自髂骨。自体骨移植兼具骨引导(允许骨质长入)和骨诱导(诱导新骨形成)的优点。主要的缺点在于其可取用的骨量有限，以及供区的术后并发症。10％的患者会出现轻度感染或血肿，6％的患者合并严重的并发症，甚至需要住院治疗。因此，需要有替代自体骨移植的方法。由于存在传播病毒或未知疾病的风险，同种骨，甚至动物骨移植的吸引力仍有限。

2. 骨替代物　人工合成骨替代物的优点在于其拥有类似的力学特性，同时减少了疾病传播的风险。硫酸钙(熟石膏)自 19 世纪末以来开始广泛使用，但其缺点是强度低、吸收快。现已研发出吸收慢、强度更高的替代物。为了模拟骨骼，研究人员开发了各种骨骼替代物，采用骨的主要矿物组分——磷酸钙来模仿骨质。这种成分被用作溶解性很差的羟磷灰石 $Ca_{10}(PO_4)_6(OH)_2$ 和溶解性相对较差的 $Ca_3(PO_4)_2$，或者两者组合。这些替代物可作颗粒或大块使用，但为了尽可能减小手术创伤，已研发了注射型的替代物。上述骨替代物都具有高度的生物相容性，但与骨移植相比没有骨诱导特性。然而，在设计复合移植物时，可以解决这一问题，将骨替代物与促进生长的物质(如成骨蛋白)、骨髓提取物或减少吸收的物质(如双膦酸盐)结合使用。

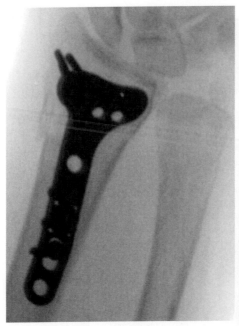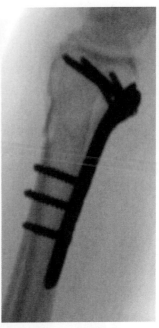

图 5-20-12　采用掌侧接骨板治疗骨折

第 8 节　手术入路

入路的选择取决于 2 点:分析骨折类型和器械使用的特殊需要。一般情况下,背侧移位骨折采用背侧入路、背侧固定,掌侧移位骨折采用掌侧入路、掌侧固定。掌侧锁定装置或特异性节段固定系统为手术入路提供了更多的选择和可能性。还应考虑到,伸肌腱紧贴桡骨背面,此处既没有放置厚重接骨板和器械的空间,也无处容纳由掌侧穿出的螺钉。相反,除了桡骨掌侧最远端处,屈肌腱并未与骨质紧贴。旋前方肌也可对肌腱有效保护。

一、背侧入路

一些类型的骨折需要采用桡骨背侧入路。这些类型包括关节内粉碎骨折累及桡、背侧皮质。桡骨背侧第一、二肌间隔间

入路用于桡侧远端骨折。注意勿要损伤桡神经背侧支。该切口可扩大至第一鞘管,并通过肱桡肌肌腱达到掌侧皮质处。第三、四肌间隔间入路用于暴露桡骨尺侧。伸肌支持带应采用逐步切开的方式,以期在手术结束时能够尽可能地延长伸肌支持带,同时也为重建拇长伸肌滑车提供可能(图 5-20-13)。

二、掌侧入路

应用改良的 Henry 入路经桡侧腕屈肌腱鞘从掌侧接近骨折部位。该法提供了桡骨掌侧部分的简易通道[36]。在桡侧腕屈肌上方做切口,如有需要,可向桡背侧延长。打开桡侧腕屈肌腱鞘并将肌腱牵向尺侧。打开腱鞘底部,注意避免损伤正中神经掌皮支,对于多数病例,该神经位于腱鞘尺侧。屈肌腱及前臂肌肉牵向尺侧,于桡侧缘切断旋前方肌,由桡骨将其掀起,手术期间保持固定其于尺侧。复位骨折并用掌侧锁定接骨

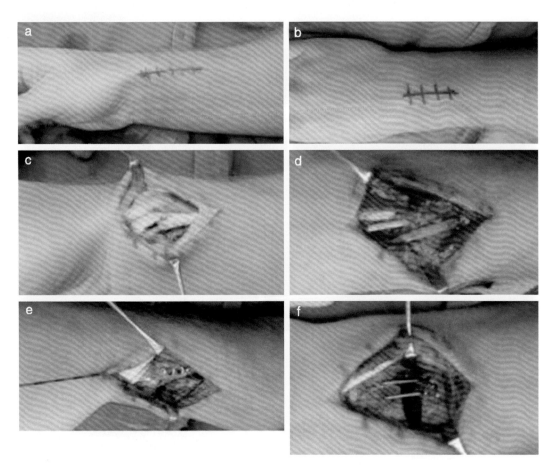

图 5-20-13 背侧和桡侧入路

a～b. 在右腕桡侧和背侧设计切口；c. 解剖游离桡侧边缘的拇长展肌和拇短伸肌；d. 指总伸肌和拇长伸肌在腕关节背侧；e. 复位骨折，骨折固定置于桡侧肌腱下方；f. 背侧紧贴骨质，桥接背侧粉碎部分

板固定。最终固定前，应在透视下仔细检查远端螺钉位置。螺钉应紧贴桡骨软骨下骨，但不能穿入关节内。应将上肢从手术台上提起 10°～20° 以检查关节线的位置。骨折复位固定有 2 种可用的方法：一是先放置好远端螺钉，再根据远端接骨板位置复位骨折，最后置入近端螺钉；另一种方法首先复位骨折，放置接骨板，由近端开始置入螺钉（图 5-20-14）。2 种方法都应注意在拧紧近端螺钉时，骨折不要移位。最常见的问题是由于旋前方肌的牵拉，使桡骨干偏向尺侧。在拧紧螺钉时，使用拉钩牵拉桡骨可避免这一问题（图 5-20-15）。

第 9 节 术后护理与康复

术后立即开始手指主动活动。桡骨远端骨折手术一般都是日间手术。术后疼痛控制是必须的，以避免肿胀和反射性交感神经营养不良等并发症。因此，区域神经丛阻滞对外科手术是一个很好的选择，能够在术后给予很好的疼痛缓解。有时需要应用镇静药时，患者需住院 1 晚。应告知患者患肢肿胀的问题，并要求患者手指、肘关节、肩关节制动。切开术后，患者需进行 2 周的短臂

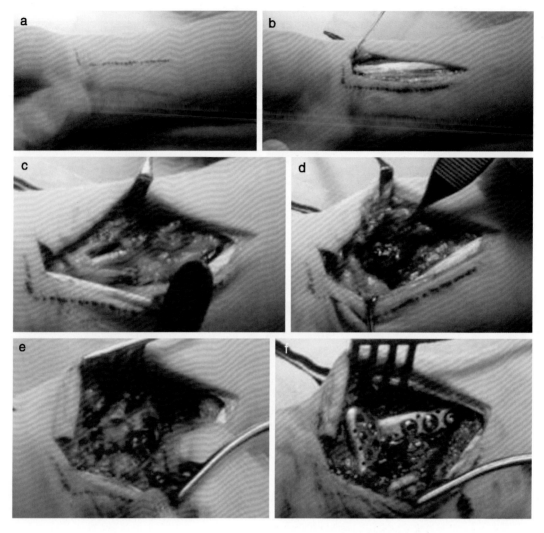

图 5-20-14　掌侧入路

a～b. 于右腕掌侧桡侧腕屈肌上方做纵行切口；c. 在桡侧腕屈肌下方,可识别屈指肌腱和正中神经；d. 将其牵向尺侧,以暴露旋前方肌,它最终与桡腕肌腱分离以使复位更容易；e. 暴露骨折端；f. 复位桡骨后,放置骨折固定物

支具固定。如采用外固定架或钢钉及支具固定,则需制动 5 周时间。去除支具固定后,患者仅使用可拆卸的软夹板即可。进行主动的腕关节活动,包括旋前和旋后运动,争取在前 3 个月内达到完全的活动范围。通常,理疗师需告知患者并控制功能恢复的进程。但对某些病例而言,则需要加强物理治疗。应注意疼痛情况以防止反射性交感神经营养不良,并避免其他并发症(如神经

卡压、肌腱刺激等)。利用新的固定装置,患肢可以早期进行渐进性的负重,但在 8 周之内,不能进行完全负重。

作者的桡骨远端骨折治疗计划(2)

1. 手术适应证　闭合复位失败和(或)支具制动失败,则需手术治疗。因此建议牢记治疗原则,影像学上存在以下畸形需手术治疗：背侧成角大于 10°,和(或)尺骨正变异大于 2mm 和(或)关节内台阶错位大于

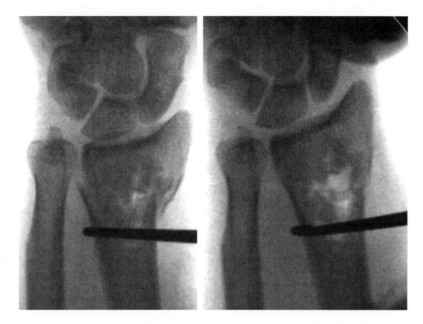

图 5-20-15　桡骨干向尺侧脱位需要通过向桡侧牵引桡骨干复位,而不是向远端牵拉桡骨远端部分

1 mm,掌侧移位骨折成角大于 25°。对于所有掌侧和(或)背侧粉碎的骨折都应考虑手术治疗。合并腕骨损伤、掌指骨骨折或合并尺骨茎突以近的尺骨骨折都是手术的绝对适应证。不能仅以影像学评估决定手术与否,患者必须在了解治疗方案的风险后参与决策。

2. 手术方法　作者所在科室几乎不使用闭合复位、钢钉支具固定。外固定如今虽更加少用,但对于粉碎严重、合并骨缺损的开放性干骺端骨折或桡骨骨折合并尺骨远端骨折的老年患者仍然适用。在决定手术治疗后,作者建议采用切开复位固定,以达到解剖复位和稳定固定,从而实现早期功能锻炼。

3. 骨折固定术的选择　掌侧锁定接骨板几乎可用于所有需手术治疗的桡骨远端骨折。对于远端骨折,需要使用角度可调的锁定螺钉。作者所在的科室应用特异性节段固定治疗桡骨远端骨折经验丰富,强烈推荐应用于远端掌侧粉碎骨折、"泪滴"骨折和尺背

侧缘累及 DRUJ 的桡骨远端骨折。对于 Chauffeur 骨折及近端桡骨干骨折合并尺骨脱位,作者也认为十分适合采用这套装置和桡侧接骨板。尺骨茎突骨折不一定需要固定。空心加压螺钉或张力带固定仅用于合并 DRUJ 不稳定的尺骨茎突基底骨折。

4. 桡骨截骨术　作者将桡骨截骨术看作桡骨远端骨折治疗方案之一,适用于采用复合骨替代物及骨折固定术后早期或晚期的畸形愈合。

第 10 节　并 发 症

一、畸形愈合

畸形愈合在骨折中发病率约为 5%,是导致后遗症的主要原因。患者关节活动范围减小、疼痛,尤其是在腕关节尺侧。引起这些症状的原因在于桡尺关节远端不协调导致的畸形愈合。除上述症状外,患者还会

出现握力下降和外观不佳的症状。畸形愈合通常采用桡骨远端截骨术。随着掌侧锁定接骨板使用的日益广泛,经掌侧入路治疗桡骨远端骨折也日益增多。在骨折愈合处用摆锯切断,利用开放截骨术来纠正长度和(或)角度。对于某些尺骨进行过手术的病例,如尺骨头切除术(Darrach 术)或尺骨颈截骨、桡尺远侧关节融合术(Kapandji-Sauvee 术),可使用闭合截骨。通常采用髂骨移植填补截骨间隙,也可使用单块带皮质的松质骨或非结构性的松质骨移植。供体部位存在疼痛、感染及神经损伤的风险。已有一些将骨替代物应用于桡骨远端截骨术的报道,但病例数较少。从作者个人经验来看,骨移植的病例疗效满意,但很少在桡骨远端截骨术时使用骨移植[37-41]。

二、反射性交感神经营养不良

反射性交感神经营养不良在桡骨远端骨折后的发生率为 2%～3%。文献上报道其发生率既有高达 24%,也有低至 1%。积极的预防计划是减少反射性交感神经营养不良发生的最重要手段。入院后应告知所有患者进行手指、肘关节、肩关节主动活动。应行早期随访以发现早期的反射性交感神经营养不良病例,并加强物理治疗进行早期预防。

三、腕管综合征

腕管综合征是桡骨远端骨折最为普遍的并发症之一,在手术治疗的病例中,其发生率为 5%～6%。术后仔细监测可以发现需要手术的病例,但大多数腕管综合征初期症状患者均可自愈。对于最初几天无缓解或症状恶化的患者,应行腕管减压术。手术治疗骨折时有无必要进行预防性的正中神经减压尚存争议。但由于合并腕管综合征的病例较少且情况一般较好,易于处理,作者不建议进行预防性的减压。

预防腕管综合征的另一点在于采用支具或外固定架治疗骨折时手的位置。在腕关节中立位时,桡骨远端骨折患者腕管内压力为 18 mmHg,而在腕关节屈曲和背伸时压力会增高。屈曲 20°时压力为 27 mmHg,屈曲 40°时压力为 47 mmHg,背伸 20°为 35 mmHg。因此,为预防患者发生腕管综合征,应采取中立位固定。

四、拇长伸肌腱断裂

拇长伸肌腱断裂是桡骨远端骨折熟知的并发症,但并不十分常见。通常发生于无移位的骨折,第三伸肌鞘管出血导致压力升高是其病因。患者骨折后 1～2 个月发现拇指不能伸直,可将示指固有伸肌腱转移到拇长伸肌腱进行修复。

五、其他肌腱断裂

随着金属体在桡骨远端骨折治疗中应用的增多,其他肌腱断裂也有报道。据报道,接受外固定架治疗的患者有时会发生伸肌腱断裂。"π"形接骨板及其他置于腕关节背侧的较厚重的接骨板有时也会引发伸肌腱断裂。掌侧锁定接骨板导致腕关节掌、背侧肌腱断裂。因此,在放置接骨板及螺钉时应格外注意。远端螺钉切勿穿透背侧皮质,由于在背侧肌腱与桡骨紧贴,即便仅穿出 1 mm,也可以导致肌腱断裂。掌侧接骨板不能放置过于靠远端,因为桡骨的曲度可能导致接骨板突出远端,成为导致肌腱损伤的潜在原因。

第 11 节　总　结

桡骨远端骨折是一种累及桡骨末端的常见骨折,然而,骨科医生在实践中面对的情况却千变万化，不同的患者也要求迥异。医生需要辨认不同的骨折形态和分型。不能将所有的桡骨远端骨折都认为是柯莱斯骨折，因此，也不能据此采用相同的疗法治疗以期得到满意的结果。医生处理桡骨远端骨折时不仅能够矫正骨折并做非手术治疗，还应该能辨别不稳定骨折，并在必要时行手术治疗。因此，骨科医生应该熟悉解剖、手术可能的入路及固定方法。并非所有骨折均为两部分骨折，也并不是所有骨折都应该采用掌侧锁定接骨板固定。骨折类型和患者需求各有不同，这要求治疗和手术方法也要与之相适应。

参考文献

[1] Kopylov P, Johnell O, Redlund-Johnell I, et al. Fractures of the distal end of the radius in young adults: a 30-year follow-up. J Hand Surg Br, 1993, 18(1): 45-49.

[2] McQueen MM. Redisplaced unstable fractures of the distal radius. A randomised, prospective study of bridging versus non-bridging external fixation. J Bone Joint Surg Br, 1998, 80(4): 665-669.

[3] Fernandez DL, Jupiter J. Fractures of the distal radius. A practical approach to management. 2nd ed. New York: Springer, 1996.

[4] Brogren E, Petranek M, Atroshi I. Incidence and characteristics of distal radius fractures in a southern Swedish region. BMC Musculoskelet Disord, 2007, 8: 48.

[5] Flinkkilä T, Raatikainen T, Hämäläinen M. AO and Frykman's classifications of Colles' fracture. No prognostic value in 652 patients evaluated after 5 years. Acta Orthop Scand, 1998, 69(1): 77-81.

[6] Åstrand J, Thorngren KG, Tägil M. One fracture is enough! Experience with a prospective and consecutive osteoporosis screening program with 239 fracture patients. Acta Orthop, 2006, 77(1): 3-8.

[7] Borgström F, Zethraeus N, Johnell O, et al. Costs and quality of life associated with osteoporosis-related fractures in Sweden. Osteoporos Int, 2006, 17(5): 637-650.

[8] Altissimi M, Antenucci R, Fiacca C, et al. Long-term results of conservative treatment of fractures of the distal radius. Clin Orthop Relat Res, 1986, 206: 202-210.

[9] Abramo A, Kopylov P, Tagil M. Evaluation of a treatment protocol in distal radius fractures: a prospective study in 581 patients using DASH as outcome. Acta Orthop, 2008, 79(3): 376-385.

[10] Gummesson C, Atroshi I, Ekdahl C. The disabilities of the arm, shoulder and hand (DASH) outcome questionnaire: longitudinal construct validity and measuring self-rated health change after surgery. BMC Musculoskelet Disord, 2003, 4(1): 11.

[11] Hudak PL, Amadio PC, Bombardier C. Development of an upper extremity outcome measure: the DASH (disabilities of the arm, shoulder and hand) [corrected]. The Upper Extremity Collaborative Group (UECG). Am J Ind Med, 1996, 29(6): 602-608.

[12] Wilcke MK, Abbaszadegan H, Adolphson PY. Patient-perceived outcome after displaced distal radius fractures. A comparison between radiological parameters, objective physical variables, and the DASH score. J Hand Ther, 2007, 20(4): 290-299.

[13] Handoll HH, Madhok R. Conservative interventions for treating distal radial fractures in adults. Cochrane Database Syst Rev 2003, (2): CD000314.

[14] Cooney 3rd WP, Linscheid RL, Dobyns JH. External pin fixation for unstable Colles' fractures. J Bone Joint Surg Am, 1979, 61(6A): 840-845.

[15] Gausepohl T, Pennig D, Mader K. Principles of external fixation and supplementary techniques in distal radius fractures. Injury, 2000, 31 Suppl 1: 56-70.

[16] Handoll HH, Huntley JS, Madhok R. Dif-

ferent methods of external fixation for treating distal radial fractures in adults. Cochrane Database Syst Rev, 2008, (1): CD006522. Review.

[17] Handoll HH, Huntley JS, Madhok R. External fixation versus conservative treatment for distal radial fractures in adults. Cochrane Database Syst Rev, 2007, (3): CD006194. Review.

[18] Handoll HH, Madhok R. Closed reduction methods for treating distal radial fractures in adults. Cochrane Database Syst Rev 2003, (1): CD003763.

[19] Handoll HH, Vaghela MV, Madhok R. Percutaneous pinning for treating distal radial fractures in adults. Cochrane Database Syst Rev 2007, (3): CD006080.

[20] Kapandji A. Intra-focal pinning of fractures of the distal end of the radius 10 years later. Ann Chir Main, 1987, 6(1): 57-63.

[21] Oshige T, Sakai A, Zenke Y, et al. A comparative study of clinical and radiological outcomes of dorsally angulated, unstable distal radius fractures in elderly patients: intrafocal pinning versus volar locking plating. J Hand Surg Am, 2007, 32(9): 1385-1392.

[22] Abramo A, Kopylov P, Geijer M, et al. Open reduction and internal fixation compared to closed reduction and external fixation in distal radial fractures. A randomized study of 50 patients. Acta Orthop, 2009, 80 (4): 478-485.

[23] Anglen J, Kyle RF, Marsh JL, et al. Locking plates for extremity fractures. J Am Acad Orthop Surg, 2009, 17(7): 465-472.

[24] Jakubietz RG, Gruenert JG, Kloss DF, et al. A randomised clinical study comparing palmar and dorsal fixedangle plates for the internal fixation of AO C-type fractures of the distal radius in the elderly. J Hand Surg Eur Vol, 2008, 33(5): 600-604.

[25] Krukhaug Y, Hove L. Experience with the AO Pi-plate for displaced intra-articular fractures of the distal radius. Scand J Plast Reconstr Surg Hand Surg, 2004, 38 (5): 293-296.

[26] Rikli DA, Regazzoni P. The double plating technique for distal radius fractures. Tech Hand Up Extrem Surg, 2000, 4(2): 107-114.

[27] Benson LS, Minihane KP, Stern LD, et al. The outcome of intra-articular distal radius fractures treated with fragment-specific fixation. J Hand Surg Am, 2006, 31 (8): 1333-1339.

[28] Taylor KF, Parks BG, Segalman KA. Biomechanical stability of a fixed-angle volar plate versus fragmentspecific fixation system: cyclic testing in a c2-type distal radius cadaver fracture model. J Hand Surg Am, 2006, 31(3): 373-381.

[29] Arora R, Lutz M, Hennerbichler A, Krappinger D, et al. Complications following internal fixation of unstable distal radius fracture with a palmar locking-plate. J Orthop Trauma, 2007, 21(5): 316-322.

[30] Berglund LM, Messer TM. Complications of volar plate fixation for managing distal radius fractures. J Am Acad Orthop Surg, 2009, 17 (6): 369-377.

[31] Downing ND, Karantana A. A revolution in the management of fractures of the distal radius? J Bone Joint Surg Br, 2008, 90 (10): 1271-1275.

[32] Grewal R, Perey B, Wilmink M, et al. A randomized prospective study on the treatment of intra-articular distal radius fractures: open reduction and internal fixation with dorsal plating versus mini open reduction, percutaneous fi tion, and external fixation. J Hand Surg [Am], 2005, 30(4): 764-772.

[33] Wilcke MK, Abbaszadegan H, Adolphson PY. Wrist function recovers more rapidly after volar locked plating than after external fixation but the outcomes are similar after 1 year. Acta Orthop, 2011, 82(1): 76-81.

[34] Abramo A, Tagil M, Geijer M, et al. Osteotomy of dorsally displaced malunited fractures of the distal radius: no loss of radio-

graphic correction during healing with a minimally invasive fixation technique and an injectable bone substitute. Acta Orthop,2008,79(2):262-268.

[35] Lindau T. Distal radial fractures and effects of associated ligament injury. Lund: Lund University Thesis,2000.

[36] Musgrave DS, Idler RS. Volar fixation of dorsally displaced distal radius fractures using the 2.4-mm locking compression plates. J Hand Surg Am,2005,30(4):743-749.

[37] Kopylov P, Jonsson K, Thorngren KG,et al. Injectable calcium phosphate in the treatment of distal radial fractures. J Hand Surg Br,1996,21(6):768-771.

[38] Suhm N, Gisep A. Injectable bone cement augmentation for the treatment of distal radius fractures: a review. J Orthop Trauma,2008,22 Suppl 8:S121-125.

[39] Patel VP, Paksima N. Complications of distal radius fracture fixation. Bull NYU Hosp Jt Dis,2010,68(2):112-118.

[40] Sasso RC, LeHuec JC, Shaffrey C. Iliac crest bone graft donor site pain after anterior lumbar interbody fusion: a prospective patient satisfaction outcome assessment. J Spinal Disord Tech,2005,18(Suppl): S77-81.

[41] Bengner U, Johnell O. Increasing incidence of forearm fractures. A comparison of epidemiologic patterns 25 years apart. Acta Orthop Scand,1985,56(2):158-160.

第21章 舟骨和腕骨骨折

第 21 章

舟骨和腕骨骨折

Joseph J. Dias, Harvinder Singh

摘要 舟骨骨折占全部腕骨骨折的 60%，这种骨折时有漏诊发生。其对 X 线片的质量要求高，检查也需要十分仔细。对无移位的舟骨腰部骨折，采用肘下支具固定即可，拇指可不进行固定。采用石膏管型固定期间，可以建议患者手部活动以避免功能丧失。CT 检查可评价骨折移位及愈合情况。移位骨折存在骨不连或骨畸形愈合的风险，可能需要采取固定。外科手术推荐应用于复杂骨折，包括月骨周围骨折脱位、开放骨折或多发骨折。骨折不愈合的发生率为 10%，且几乎全部会发展为关节炎。

关键词 解剖·腕骨·分型·并发症·非手术治疗和手术治疗·诊断·移位骨折与非移位骨折·骨折·影像学·骨不连·疗效·舟骨·治疗

第 1 节 解 剖

一、解剖（形态、血供）

舟骨（scaphoid bone）中的"scaphoid"来源于希腊语的"skaphe"，意思是船。舟骨角度倾斜，在腕关节桡侧连接腕骨远侧列和近侧列。舟骨有 6 个面，其中 4 个为关节面，这在腕骨中是独一无二的。舟骨表面积[77] 为 1482（SD 212）mm^2，其中 42% 为关节软骨覆盖[662（SD 95）mm^2]，58% 为非关节[860（SD 137）mm^2]。

舟骨近端为一凸面，与桡骨的舟骨窝形成桡舟关节。尺侧面为半月形，与月骨成舟月关节。远端尺侧为一凹面，与头状骨头部桡侧部分成关节。最后，舟骨最远端的部分为一凸面，在矢状面上由一光滑的嵴分为 2 部分，侧方与大多角骨成关节，中间与小多角骨成关节（舟、大、小多角骨关节）[79]。

舟骨血供并不恒定，主要来自于桡动脉的分支。背侧关节囊附着于其背侧嵴处，来自桡动脉的穿支提供了骨质 75% 的血供。通过血液逆流，背侧支也供应舟骨近极的血供。Obletz 和 Halbstein 对 297 具尸体解剖发现，只有 67% 的舟骨有多个动脉孔分布在其全长。其余病例中，13% 病例的动脉孔分布在远端 1/3，20% 的病例绝大部分动脉孔分布在舟骨腰部区域，而在近端 1/3 分布不超过 1 个。1/3 的舟骨骨折发生于近端 1/3 部分，因此，骨折后可能导致该处供血不足，其骨坏死的发生率达 35%。近端 1/3 处的骨折预期愈合时间会更久，其骨折不愈合的发生率可能会更高[76]。

Gleberman 和 Menon 发现，桡动脉的

J. J. Dias(✉) · H. Singh
University Hospitals of Leicester NHS Trust, Leicester General Hospital, Leicester, UK
e-mail: jd96@le.ac.uk

G. Bentley (ed.), *European Surgical Orthopaedics and Traumatology*,
DOI 10.1007/978-3-642-34746-7_84, © EFORT 2014

分支于背侧嵴的位置进入，提供骨内循环和近极 70%～80% 的血供。在远端结节处，20%～30% 的骨质接受来自桡动脉掌侧支的血供[47]。Oehmke 等最近的一项研究采用印度墨水替代 Ward 蓝色乳胶溶解，用脱钙相染色替代 Spaltcholz 技术，证明舟骨掌、背侧血供充足，即便是近端 1/3 部分也有腕掌侧动脉大量的分支提供血供。他们考虑血管数量不足可能并非骨折不愈合的原因[77]。

二、韧带连接

尽管舟骨主要位于关节内，表面由软骨覆盖，但仍有一些重要韧带附着。在近端尺侧面，舟月骨间韧带连接舟骨与月骨[9]。舟骨骨折时，近端骨折块与月骨相连，远端骨块弯向屈侧，形成驼背畸形[3]。

桡舟月韧带直接连接于舟月骨间韧带，它并非真正意义上的韧带，而是起神经血管导管作用。桡舟头韧带更靠桡侧处，其成分嵌入舟骨腰部。在舟骨远端关节处是"V"形的舟、大多角韧带[11]。舟头韧带大体上与桡侧腕屈肌的骨纤维鞘管相融合，其由掌侧向大多角骨方向止于舟骨远端[10]。

三、影像学解剖

Compson 等[23] 通过对 50 例白种人干尸的舟骨进行研究，描述了其复杂的三维解剖结构。舟骨的形状可以简化为体部和结节部 2 个独立的部分，其中体部形似豆粒，而结节部与舟骨远端呈 45°偏斜，这能够解释舟骨扭曲的外观。背侧无关节面部分细长，在腕关节中立位时，垂直于肢体长轴，平行于桡骨远端关节面。舟骨有 2 个突出的特征，即背侧沟与背侧嵴（图 5-21-1）。

他们利用 X 线标志物进一步描述了舟骨这些突出的解剖特征，方法是将舟骨置入蜡块中，在同一坐标轴内获得蜡块的射线照片，作为舟骨"标准的"六面观。将获得的影像与临床影像学进行比较，确认哪些影像能够清楚、可靠地显示舟骨解剖标志。他们推断需要 5 个角度的成像才能在 X 线平片上了解舟骨的解剖，分别是：①尺偏后前位；②尺偏后前位并与肘关节夹角 20°——Ziter 位[108]；③尺偏后前位并与肘关节夹角 20°——Stecher 位[93]；④侧倾 45°后前位（半旋后）；⑤侧倾 45°前后位（半旋前）。最适合观察舟骨真正的解剖学腰部的视角是尺偏后前位并与肘关节夹角 20°[24]。侧倾 45°前后位（半旋前）最适宜评估舟骨骨不连时的屈曲畸形情况，并对围术期评估腰部骨折情况十分重要。

第 2 节　病因和分型

一、损伤机制

在腕关节极度背屈的情况下，压力传导至手掌桡侧，常导致舟骨中 1/3 骨折。Weber 和 Chao 通过在尸体上将腕关节背屈 95°～100°制造了舟骨骨折。当舟骨近端固定于桡骨舟骨窝内，而远端被挤压向背侧时，桡舟关节的压力可放大 4 倍。在腕关节背屈幅度较大时，掌侧韧带传导拉力负荷，而背侧韧带松弛[105]。

摔倒时手掌张开着地多可造成该损伤。向后方摔倒时手指向前撑地，更容易造成极度背屈时受力[21]。Kozin 采用多种损伤机制及负荷条件进行了多项尸体研究，他认为损伤机制并不能预测舟骨骨折情况[63]。

舟骨远端撕脱骨折发生于儿童和青年，约占所有手和腕关节骨折的 2%。这种撕脱伤继发于屈曲尺偏时受压[21]。一些其他原因也可通过背屈暴力造成舟骨骨折，如参加球类运动时球击中手掌或机动车事故

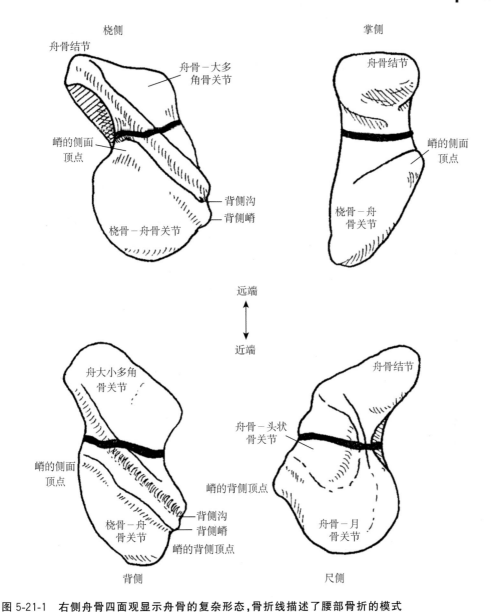

图 5-21-1　右侧舟骨四面观显示舟骨的复杂形态,骨折线描述了腰部骨折的模式

［引自 Compson JP,Waterman JK,Heatley FW. The radiological anatomy of the scaphoid. Part 1:Osteology. J Hand Surg Br. 1994 Apr;19(2):183-187,已获得 Elsevier 许可］

中手用力对抗方向盘等。直接击打舟骨也可造成骨折。"手摇曲柄反冲"也是舟骨骨折的常见原因,由于受力过大导致骨折移位、倾斜、不稳定的发生率较高[65]。

　　其他较少见的损伤机制可能还有强迫腕关节屈曲[90]及握拳时腕关节承受轴向负荷[57]。病史询问应包括损伤后开始出现肿胀和疼痛的时间。

二、分型

　　舟骨骨折的 3 个常用分型包括 Russe 分型、Mayo 分型和 Herbert 分型。

　　Russe 分型依据骨折线走行进行分型,并能对预后做出判断。骨折线可以是水平斜形、横形或垂直斜形[87]。垂直斜形骨折仅占总数 5%,这类骨折中,骨折处承受的剪力最大,因此骨折不稳定。在水平斜形骨折中,断端处挤压力最大,而横形骨折既存在挤压力,也存在剪力。

Mayo 临床分型将舟骨骨折分为近 1/3 骨折(占 30%)、中 1/3 骨折(占 65%)、远 1/3 骨折(占 5%)。在远 1/3 骨折中,分型还区分了远端关节面骨折和远端结节骨折。骨折的位置对愈合率和愈合时间均有影响。近、中、远 1/3 骨折愈合率分别为 64%、80% 和 100%[25]。

Hebert 分型以骨折稳定性划分,较难理解。A 型骨折为急性稳定型骨折,B 型为急性不稳定型骨折。稳定骨折(A 型)包括结节骨折(A1)和腰部不完全骨折(A2),这些骨折均无须手术治疗。根据这个定义,所有舟骨腰部骨折均为不稳定骨折,需要手术治疗。急性不稳定型骨折(B 型)包括舟骨远 1/3 斜形骨折(B1);腰部移位骨折或不稳骨折(B2);近端骨折(B3);骨折脱位(B4);粉碎性骨折(B5)。C 型骨折是指支具制动 6 周以上延迟愈合的骨折。D 型为明确的骨不连,包括纤维性骨不连(D1)和硬化性骨不连(D2)[55]。

Compson 等通过在透明的甲基丙烯酸甲酯制作的舟骨模型上绘制放射学骨折线,制定了影像学分型系统。按照 50 例白种人舟骨的解剖标志制作模型,以此观察标准的影像学图像。在能够准确确定骨折线的舟骨中,研究发现了 3 种主要的骨折类型,即外科腰部、背侧沟和近端。背侧沟处骨折线与腰部和舟骨长轴成角均为 45°。这一分组进一步划分为 3 个亚型:骨折线通过近端、远端及两端均通过。在第 3 个亚型中,蝶形骨块发生粉碎和移位。研究认为远端 1/3 骨折或远端的骨折是由于背侧沟骨折形成塌陷,造成影像学上的骨重叠。背侧沟骨折的稳定性远不如外科腰部骨折,会导致驼背畸形[22]。

Prosser 等扩展了远端骨折的分型。Ⅰ型为结节骨折,Ⅱ型为远端关节内骨折,Ⅲ型为骨软骨骨折。有些研究认为舟骨骨折分型对预后意义有限,且组内、组间的可靠性较差[29]。然而,这些分型在论著中应用广泛,许多学者认为分型对于治疗选择及预后判断有所帮助。

第 3 节 诊 断

一、临床检查

舟骨骨折的诊断有时很难,因为在早期,患者的影像学结果可能是正常的。多数患者存在鼻烟窝或远侧舟骨结节压痛,拇指纵向挤压痛,活动范围受限且在最大限度时疼痛,尤其是在腕关节屈曲和桡偏时[50,78]。但是,即便是影像学上明确有舟骨骨折的患者,也不都存在压痛。总的来说,尽管特异性只有 74%~80%,临床检查的敏感性还是很高的[21,105]。

腕关节存在腕骨骨折时会有明显的或可见的血液渗出,或可利用超声扫描检查,但该法诊断骨折的敏感性只有 50%,特异度为 91%。Munk 等推断超声检查诊断急性舟骨骨折并不可靠。如损伤时间很短(<4 小时),渗出量或许并不能达到可探测的水平。同样,如损伤时间已有若干天(>4 天),渗出或许已被吸收[71]。Dias 认为通常鼻烟窝处的肿胀在一定时间后才能被发现,最好的方法通过拇指外展在该处形成一个凹面,通过比较双侧的凹面深度来判断。如果采用 Jamar 测力计测定,通常握力下降>20%。

舟骨骨折的经典表现是鼻烟窝压痛。单单这一表现不足以诊断舟骨骨折,甚至是隐匿性的骨折。对于舟骨骨折,鼻烟窝压痛的敏感性为 90%,但特异性为 40%。而舟骨结节压痛对舟骨骨折的诊断敏感性为 87%,特异性为 57%。舟骨结节位于远端腕横纹与桡侧腕屈肌交界处。腕关节桡偏时,舟骨屈曲,在腕掌桡侧形成一突起。触诊舟骨结节直接压迫舟骨,对骨折处产生压力,尤其是在腕关节桡偏时,而鼻烟窝触诊并没有这样直接[44]。鼻烟窝和舟骨结节压痛阴性时,几乎可以排除舟骨骨折。

多数腕关节损伤会导致关节积液从而产生鼻烟窝压痛。腕关节损伤后积液可能导致广泛的疼痛,仔细检查最明显的痛点十分重要。单纯的鼻烟窝压痛可见于大多角骨或桡骨茎突骨折、桡骨茎突狭窄性腱鞘炎或第一腕掌关节炎[19]。Chen 提出了舟骨挤压试验,用以鉴别舟骨骨折以外其他原因引起的鼻烟窝压痛。舟骨挤压试验的方法是一只手握住患肢的拇指,另一只手稳定住前臂。在其对 52 例腕关节损伤伴有鼻烟窝压痛的研究中认为,该法对于舟骨骨折的诊断有很高的敏感度和特异度。

一些作者报道了包括被动偏斜腕关节检查舟骨骨折的方法,但这些方法的特异度并不高。Powell 等指出,舟骨骨折患者患侧腕关节在尺偏、旋前时会出现鼻烟窝疼痛,这在正常人中是没有的。该法阳性预测率为 52%,阴性预测率为 100%[81]。

其他方法[102]无法达到这样高的特异度。Davis 等建议检查时应当从腕关节尺侧开始,最后再检查特定区域。在对两侧腕舟骨施以相似的压力时,患侧的压痛更严重。通过对 52 例患者进行研究,其中 12 例有舟骨骨折临床表现,23 例影像学确诊舟骨骨折,这些作者认同没有哪一种特定的临床检查或操作对诊断有特异性和实用性。在伤后数日和 2 周对这些症状进行检查。

一项前瞻性研究中,在 2 个独立的中心对 250 例可疑舟骨骨折的患者进行研究,旨在评估鼻烟窝压痛、舟骨结节压痛、拇指纵向挤压痛和拇指活动范围。在对舟骨骨折判定时,初期检查中鼻烟窝压痛、舟骨结节压痛、拇指纵向挤压痛的敏感性均为100%,特异性分别为 9%、30% 和 48%。伤后 24 小时内将这些方法联用,敏感性达到100%,特异性提高至 74%。作者认为单用一种方法诊断舟骨骨折并不充分,多法联用可获得更精准的临床诊断[78]。

二、调查

对于"临床的"舟骨骨折(诊断不明确)(图 5-21-2),早期影像学检查发现骨折的概率可达到 70%～90%[65],但约有 16% 是隐匿的[58]。直到 6 周后,X 线片上可见明显的骨折[102]。

2 周后症状并未消失仍疑有舟骨骨折时,不同作者对受伤腕关节的处理意见不同。这些可能性包括:①告知患者骨折的可能性及

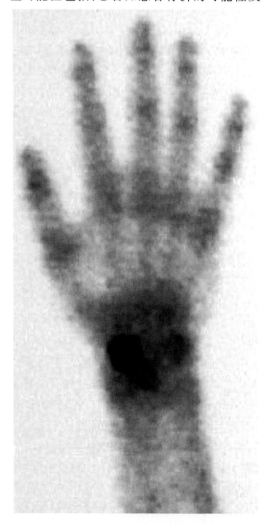

图 5-21-2 骨扫描显示高度热点提示舟骨骨折

10%左右的骨折不愈合率;②建议患者限制活动或在手活动时采用可拆卸的夹板以限制腕,即舟骨的活动;③患者可选择采用支具固定,有 0.5% 的概率随后可确认骨折;④2～3 周后复查患者,如在此间期临床症状提示骨折(肿胀、鼻烟窝压痛、握力受限 >20%),进一步行 X 线检查或其他影像学检查。

当临床上高度怀疑骨折而影像学表现正常时,通常采用腕关节制动。患者在 10～14 天后要求复查以进一步进行临床和影像学评估,直到诊断明确或症状消失。Barton 认为"医生对多数患者过度治疗是为了避免对少数患者治疗不充分"[7]。

随着时间的推移,骨折部位附近的骨再吸收,可使骨折明确[104]。Dias 等通过对舟骨骨折影像学诊断的 20 位观察者进行研究后发现,2～3 周后 X 线片误诊发生情况与初始 X 线片误诊差距并不大,将 2 个时间点的照片同时观察,可靠性也没有提高。观察者的资历和经验并没有提高其正确解释 X 线片的能力。因此,X 线片检查在疑似舟骨损伤的早期治疗中价值不大,其治疗应依赖于仔细的临床检查和其他影像学方法[33]。

舟骨骨折标准 X 线片检查多数情况下包括腕关节 4 个角度:①尺偏后前位;②侧位;③半旋前倾斜;④半旋后倾斜。

为了提高诊断的准确性,建议采用 3 个[103]、4 个[87] 甚至 16 个[49] 投照位置的 X 线。Leslie 和 Dickson[65] 报道,在对 222 例舟骨骨折患者的研究中,98% 患者在初诊时 X 线片可见骨折。剩余 2% 骨折 2 周后变为可见。Compson[22] 建议为了确诊全部骨折,采用的一系列舟骨投照位置应包括 45° 后前位倾斜(半旋前)和 45° 前后位倾斜(半旋后),以及一个能显示舟骨长轴的角度,如尺偏后前位、射线向肘成 20° 角。研究认为外科腰部骨折最适合的观察角度是正侧位和尺偏后前位与肘成 20° 角。背侧沟骨折最适合的观察角度是 45° 后前位倾斜(半旋前),在此位置上,骨折线由背侧嵴邻近月骨的顶点倾斜通过。近端骨折特定的观察角度是 45° 前后位倾斜(半旋后)摄片,此时可显示骨折通过桡舟关节。

Terry 和 Ramin 与 1975 年建议腕关节 X 线片也应当评估骨折的软组织体征。尤其应当关注舟骨脂肪线移位,即前后位上可见一条邻近舟骨桡侧的放射状线条。舟骨脂肪线桡侧凸起或消失应考虑诊断骨折,据报道称其敏感性在 95% 的范围内,但也有其他作者发现软组织 X 线征象并不可靠。

三、超声

Hauger 等[52] 描述了采用高空间分辨率超声诊断隐匿的舟骨腰部骨折。他对 54 例临床上疑有舟骨骨折而初始影像学检查包括舟骨超声检查正常的患者进行研究,将初始的结果与伤后 10～14 天再行影像学检查的结果相对比。以皮质断裂作为诊断标准,研究发现,应用高空间分辨率超声诊断舟骨骨折的敏感性、特异性和精确性分别达到 100%、98% 和 98%。Fuesetti 等[45] 建议,皮质断裂、桡腕关节积液及舟、大、小多角关节积液 3 条指标阳性时,高度提示骨折。但超声检查需要患者高度的依从性。

四、骨扫描

对于可疑舟骨骨折,采用塑料支具固定伤腕 2 周可能会导致不必要的制动,影响重新工作,需要反复的影像学和临床检查,以及可能需要更换夹板或支具固定[14]。判断早期骨折的方法之一是采用骨扫描、CT 或 MRI(图 5-21-3)。

骨扫描对于舟骨可疑骨折是一种有效的判别手段,其敏感度高,但特异度不强[75]。84 例临床表现为舟骨骨折的患者中,19 例出现闪烁扫描术中舟骨局部的摄取率增高,但只有 7 例在之后复查 X 线片(5 例)

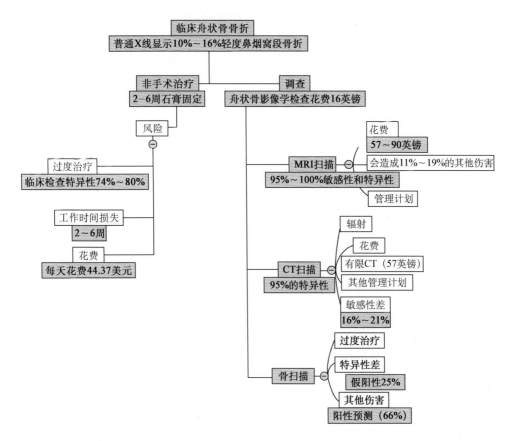

图 5-21-3　临床舟骨骨折后选择与预后流程图

和 CT(2 例)中显示为舟骨骨折,其余均为正常。在 Murphy 的研究中,54 例患者中只有 8 例(14.8%)存在舟骨骨折。其中 6 例通过锝射线骨扫描可明确诊断,但再次进行 X 线检查结果仍为阴性表现。这项研究证明了对患者通过临床诊断的舟骨骨折,其实际发生率较低。

五、MRI

在发现隐匿性的舟骨骨折方面,MRI 优于反复的 X 线检查。对于舟骨骨折的早期诊断,尤其是"临床舟骨骨折",MRI 已成为金标准。MRI 检查的患者一致性更高,假阳性率更低,并可进行韧带损伤和腕骨不连的诊断。195 例急诊就诊、疑有舟骨骨折且 X 线平片显示正常的患者在 25 个月内行腕关节 MRI 检查,结果显示 90% 的患者需改变治疗方案[15]。与骨同位素显像相比,MRI 对于隐匿性舟骨骨折的敏感性和特异性更高[43]。MRI 的敏感性达到 95%~100%,特异性接近 100%[96]。

Brooks 等[14]对一项包含 28 例患者的随机对照试验进行分析,对比隐匿性舟骨骨折在损伤 5 天内进行 MRI 和常规处理的成本效益。MRI 组患者制动时间短,医疗护理资源消耗少,但治疗花费增高。在另一项研究中,标准的随访方案和 MRI 检查方案花费差距很小,其原因在于 75% 具有舟骨骨折临床征象的患者都需要制动[35]。

在急性骨折中,采用大剂量钆处理后行动态 MRI 扫描评估通过骨质的血流,但不测量灌注[27]。该技术评估骨髓血液供应,进而评估舟状血管的充血情况[73]。按照动态 MRI 评估,X 线片上的骨硬化与血流之间并无明显相关性。

MRI 能够预测舟骨骨不连的血供情况，精确率达到 100%，相比而言，外科检查的精确率只有 80%，传统的 X 线片只有 40%。对于坏死骨和存活骨，T_1 和 T_2 加权像的信号复杂多变，非增强 MRI 无法确定缺血程度。钆对比-增强 MRI 能够对近端骨折块坏死范围进行量化，与手术和组织学表现及随后骨不连愈合情况有良好的相关性[72]。

六、CT

CT 可用于明确骨折的位置、形态及移位情况。Sanders 确定了舟骨真正的纵轴。患者在扫描仪上取俯卧位，手举过头，充分旋前，屈伸取中立位可获得矢状面图像[6]。扫描平面与舟骨纵轴对齐时获得可复制的图像，并与"目标征"进行确认。在拇指相对于手平面充分外展时，舟骨矢状面与第一掌骨轴的矢状面相似[6]，以此可评估骨质结构。

骨折移位与舟骨骨折骨不连相关[38,25]。舟骨骨折移位的定义标准如下：①骨折块间隙≥1 mm；②骨折块平移≥1 mm；③骨折部位成角；④在正侧位上，第三掌骨与桡骨平行时，月骨背侧倾斜＞15°。

根据最近的一项研究[42]，舟骨 CT 扫描能提高骨折处移位与成角测量的观察者间和观察者内的可靠性，是判断移位最可靠的指征。

Bain 等[5]描述了测量驼背畸形的侧方舟骨内角、背侧皮质角和高长比。侧方舟骨内角测量的观察者间和观察者内可靠性差，背侧皮质角的可靠性中到优，高长比的可靠性优。急性舟骨骨折[12]在 MRI 层扫上测量高长比、侧方舟骨内角、背侧皮质角与 CT 扫描正常舟骨[86]并不准确，倾向于产生观察者间和观察者内变异。然而，尽管并不完全[12]，高长比仍被认为是 3 种测量骨不连[5,86]方法中可重复性最好的。

在一项对 50 例患者的研究中，Bhat 等通过 MRI 扫描发现矢状面中骨折块的平移

和间隙，并发现 3 种移位不愈合的骨折，但该研究的病例太少，可靠度不高。Filan 和 Herbert[40]指出 X 线片上移位表现和手术发现之间相关性较差。

Amadio[3]描述了三螺旋 CT 在移位骨折研究中的应用。他发现侧方舟骨内角＞45°的患者中，27% 临床疗效满意，54% 出现术后创伤性关节炎。

第 4 节 舟骨骨折治疗

一、支具固定

可以预见，舟骨腰部骨折采用支具固定 2~3 周后有 90%~95% 的患者愈合[32,106]，但在固定期间可能造成患者生活不便和工作受限，一些外科医生提倡采用螺钉内固定术[82,94]（图 5-21-4）。

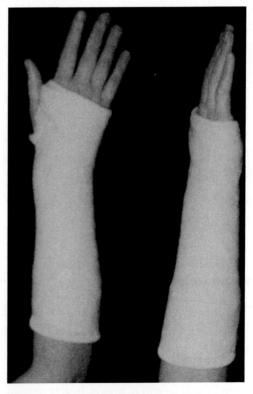

图 5-21-4 肘下管型石膏治疗舟骨骨折

1b 级前瞻性随机研究认为,不固定拇指的短臂支具固定能够为舟骨骨折提供足够的固定。Clay 等[20]将 392 例采用肘下支具固定的舟骨骨折患者随机分配是否固定拇指指间关节。根据骨折分型不同进行分层,无论采取何种支具固定,横形骨折均有 10% 的骨折不愈合率。采用这种支具可以固定手,肘部可以活动。

腕关节的位置不影响愈合。Hambidge 等[51]随机将 121 例舟骨腰部和远端骨折患者采用肘下塑料支具于微屈和微伸位固定,均不固定拇指,发现其骨不连、腕关节屈曲、握力、疼痛的发生率相同,但屈曲位固定患者在恢复伸直活动时更加困难。

二、无移位骨折

目前有 6 个临床途径对比支具与手术治疗急性舟骨骨折的疗效。2 种方法的骨愈合率均高于 90%。对于无移位的急性舟骨骨折患者,最好的方法是考虑患者个体的情况,以及权衡非手术治疗与手术治疗的利弊(表 5-21-1)。

Yin 等[106]进行了一项系统回顾,对比支具固定与手术治疗无移位的舟骨骨折。研究发现,骨折愈合率和重返工作时间差别不大,而任何手术的优势都是短暂的($P >$ 0.05)。手术组的次要并发症发生率更高。Dias 等报道了可能出现失败的最大值(支具固定组 10/44 vs 手术组 0/44,$P < 0.001$)。他们将骨不连定义为 12 周时 X 线片未见愈合征象,以及 16 周时 CT 扫描存在缝隙;然而,其中 1 例骨不连患者未采取额外的处理取得了愈合,10 例患者中,有 4 例在手术时未发现可见的骨折线或移位征象,可代表部分愈合[91](图 5-21-5)。

Davis 等对切开复位内固定法和支具固定治疗舟骨中腰部无移位骨折进行了对比

表 5-21-1 回顾性随机对照试验:急性舟骨骨折的石膏与手术固定

研究	患者数量	骨折类型	治疗组	差异	评价
Adolfsson 等[2]	53	无移位	肘下管型石膏固定且固定拇指对比 Acutrak 螺钉固定	手术组初期运动明显改善	愈合率、运动或握力无差异
Bond 等[13]	25	腰部无移位	长臂石膏对比经皮空心螺钉固定	螺钉固定后复工时间缩短	随访 2 年,愈合率、握力、活动度无差异
Dias 等[34]	88	无移位	肘下管型石膏固定 8 周拇指自由对比 Herbert 螺钉固定	石膏组愈合率 95%,手术组 100%	12 周后无差异,手术组并发症发生率 30%(轻度瘢痕相关并发症)
McQueen 等[70]	60	舟骨腰部(移位和无移位)	Colles 石膏固定拇指自由对比经皮空心螺钉固定	手术组握力、捏力和活动范围恢复更快	1 年愈合率、强度或活动范围无差异
Saéden 等[88]	62	急性	肘下管型石膏固定且固定拇指对比手术组	多数接受手术的患者在受伤 12 年后发生关节炎	各组在功能、骨折的放射治疗方面无明显差异
Vinnars 等[101]	52	无移位	Herbert 螺钉固定对比石膏固定	手术患者在受伤 10 年后发生关节炎	症状、运动、握力或愈合无明显差异

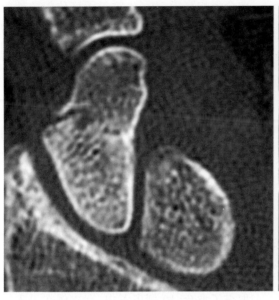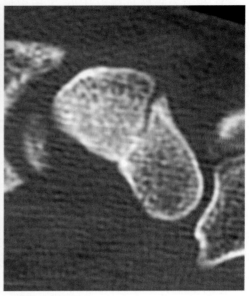

图 5-21-5 舟骨 CT 扫描显示骨折部分愈合

分析,支具固定法采用长臂石膏支具,将肘关节置于正确角度制动,将手臂与手置于几乎无法使用的体位。他们推断,手术和支具固定分别需要 0.17 年(8.8 周)和 0.33 年(17.2 周)的休息时间。如果只考虑医疗保险报销的直接成本,支具固定花费少于切开复位内固定(605 美元 vs. 1747 美元)。Arora 等[4]将患者分为支具固定组和手术内固定组,两组制动时间具有显著性差异(76 天 vs. 11 天,P<0.05),且休息时间明显缩短(55 天 vs. 8 天,P<0.05)。然而,手术的直接花费更高。作者报道手术并发症的发生率为 19%(4/21),包括 1 例骨不连,1 例浅表伤口感染,2 例复杂区域疼痛综合征。但并发症花费并未纳入统计。

三、移位骨折

移位骨折有骨不连的风险。非手术治疗可以愈合,但可能是畸形愈合。与积极的非手术治疗相比,急性舟骨骨折早期固定并无明显的优势[34],轻度的畸形愈合是可以耐受的。对 49 例舟骨腰部骨折非手术治疗

13 周的患者进行回顾分析,40 例非移位骨折患者愈合,9 例移位骨折患者中 6 例愈合,其他可能畸形愈合的患者施以骨折复位[12]。这项研究发现,49 例骨折中仅有 3 例(6%)可能从手术治疗中受益,取得愈合。

移位的骨折块通过稳定的内固定重新对位,从而获益。对于多数病例,掌侧入路减少了对舟骨血供的损伤[48]。而通过背侧入路更易于定位近端骨折。无头螺钉已成为普遍使用的器械,使用对位夹具技术困难,现已弃用。因为夹具的使用会损伤舟大多角关节[1]。

空心螺钉固定不需要使用夹具,无论是开放固定还是经皮固定,都已普遍应用。将克氏针插入舟骨各骨折块作为操作杆复位骨折。插入额外的克氏针将骨折块稳定在复位的位置,同时将导引螺钉置入。对于粉碎骨折的患者,尤其是累及掌侧皮质者,可考虑一期骨移植,但很少见。

螺钉置入舟骨的位置会影响愈合,螺钉置入中间 1/3 时愈合时间更短。中央螺钉置入时,采用空心螺钉较 Herbert 钉可更为坚实[97]。采用闭合技术或有限切开技术获

得满意复位的成功率未被评估。对畸形愈合严重程度的研究较为困难，畸形愈合与临床症状的相关性尚未确定。

四、重返活动

多数研究认为，在 8～16 周期间，采用内固定术对比不同方式的石膏固定，握力和活动度可获得改善，但此后或最终评估时并无差异。持久的肘下石膏固定患者难以耐受，尤其是对于年轻且希望尽早重返工作和体育活动的患者。对于运动员来说，治疗方案已被修改，在比赛日将标准的玻璃纤维支具更换为质软的或有垫料的支具。软质支具需要尽量降低对运动员造成的损伤。只要治疗未延迟，这种方法就不会导致愈合问题[85]。另一种可选方案是对微小或无移位骨折采用手术固定，该法使 12 名运动员在平均 6 周的时间内重返赛场，如篮球、棒球和射箭。在平均 3 年的随访时间里，11 人取得明显的临床和影像学愈合。与其他非手术方法相比如石膏支具愈合率相近。

五、舟骨近端骨折

在所有舟骨骨折中，10%～15% 会累及近端[63]。切开复位内固定术后愈合率约为 66%[26]。

首先应注意近端骨折块体积小、无血供。近端血供最为脆弱，这或能解释不愈合的高发生率[47]。有关急性近端骨折的特征数据极少。然而，长时间的制动与不愈合的高发生率鲜有报道[20]。因此，许多学者赞成对于所有舟骨近 1/3 骨折均采取手术固定。

固定方式的选择取决于近端骨块的大小。如果骨折块大，可使用无头加压螺钉。相比于螺钉类型选择，进入点的选择更为重要，应从近端背侧进入。关键是要获得适宜

的中央位置定位近端骨折块，在理想情况下，螺钉应与骨折平面垂直放置。如骨折块过小无法置入螺钉，则采用克氏针复位骨折，有时需要经关节固定。

第 5 节 术前准备与计划

手术固定前需慎重决定手术入路，这取决于骨折位置、暴露范围、韧带是否需保护或修复、是否可能需要髂骨移植，以及采用骨钻对移植骨塑性。

建议并帮助吸烟者减少吸烟，避免吸烟影响愈合。患者还应检查韧带是否松弛。

第 6 节 手术技术

近端骨折采用背侧入路，注意不要损伤软骨。如需要骨移植可从桡骨远端取骨，采用 1～2 枚螺钉固定骨折。远端骨折有时很薄、位于软骨下，无法采用螺钉固定，可能需要多根克氏针固定。

注意事项包括以下几点。①患者职业；②损伤时间（如 4 周以上、未行支具固定，考虑切开复位内固定术）；③是否确定存在骨折（如不确定，考虑 CT/MRI）；④骨折位置：近端（考虑切开复位内固定术）、腰部骨折、远端骨折；⑤移位：间隙>1 mm、台阶、平移，或腕中间体背伸不稳定（dorsal intercalated segment instability, DISI）畸形，考虑 CT 扫描和（或）固定；⑥与患者讨论支具固定的时间；⑦充分的随访和回顾；⑧在 8～12 周进行 CT 扫描确定骨折愈合情况。

一、治疗决策

无论非手术治疗还是手术治疗，超过 90% 骨折能够愈合。2 种治疗方法都存在骨不连的风险。骨不连应予固定，避免骨性

关节炎的发生。

(一)非手术治疗

1. 支具固定6～8周。

2. 支具固定后允许早期功能锻炼以避免僵硬。

3. 骨不连发生的风险为7%～10%。

4. 停止运动3～4个月。

5. 无论何种治疗，6个月后功能无差异。

如果骨折移位明显，引起DISI畸形，应考虑手术固定，防止畸形愈合与不愈合的风险。

(二)手术管理

1. 骨不连风险为5%～7%[34]。

2. 瘢痕并发症（15%）。

3. 疼痛综合征（3%）。

4. 神经损伤（掌皮支）（2%）。

5. 感染（<1%）。

6. 需取出内固定物。

7. 停止运动3～4个月。

8. 无论何种治疗，6个月后功能无区别。

二、切开技术

(一)掌侧入路

掌侧入路视野暴露充分，损伤背侧舟骨主要血供的风险小。该切口用于螺钉逆行置入。于桡侧腕屈肌桡侧做纵行切口，延向尺侧。切口远端跨过舟骨结节，形成一曲棍球杆形的切口。于掌侧腕关节囊做纵行切口，局部分离桡舟头韧带。水平切开舟大多角关节处的关节囊，对于关节僵硬的病例，可切除大多角骨近端非关节面部分，以显露舟骨中央部位置入螺钉。如有需要，可采用克氏针以"操纵杆"法复位骨折。克氏针可用以稳定骨折。置入空心螺钉可使用复位/对位引导。采用空心螺钉系统时，在透视引导下导针自远端置入。

该切口可检查全部的舟骨掌侧面。其缺点在于：①损伤掌侧桡腕韧带的风险；②无法检查背侧的舟月韧带；③可能形成瘢痕，限制腕关节屈伸活动；④存在损伤正中神经掌皮支的风险，因为该神经位于桡侧腕屈肌腱鞘的尺侧面。

(二)背侧入路

背侧入路在屈曲腕关节时，可以暴露舟骨近侧部分，是处理近端骨折的首选，其中点在Lister结节处。采用横行或斜行的切口，横行切开伸肌支持带，以固定第二、三伸肌腱鞘内的肌腱。背侧二、三腱鞘间的间隔可能需要去除。注意不要分离关节囊于背侧缘的附着处，舟骨主要的血供行经于此。腕关节囊横向切开，如有需要，可向远端尺侧延伸，避免损伤深层的舟月韧带。可采用导针置入空心钉，或者徒手置入微型Herbert螺钉。

三、观察点

术中有以下5个观察点。

1. 骨折处存在间隙。

2. 骨折移位情况记录为无、轻度、明显，以及骨折相对面有无硬化。

3. 骨折块各面血供情况记录为出血良好、少量出血、无出血。

4. 评估桡舟关节的活动度和范围，了解关节炎的情况。

5. 最后，通过舟骨近端与月骨相对活动情况评估舟月关节的松弛度。

四、经皮技术

经皮技术适用于无移位骨折或通过闭合法、关节镜下辅助法能够达到解剖复位的病例。患者取仰卧位，上肢置于手桌。采用掌侧经皮入路，舟骨背侧面作为固定的进针点。导针穿过大多角骨以达到舟骨的中央位置。微型投射机用以检查骨折复位。

对于背侧入路，进针点选在舟骨近端。保持腕关节屈曲尺偏，用一根粗大的钻针通过腕关节背侧皮肤引导内置物进入舟骨近端。

联合关节镜来观察骨折位置,但应用很少。如骨折需要复位,可在透射机引导或关节镜直视下完成,采用克氏针做操作杆控制舟骨骨折块。如闭合下无法复位骨折,可采用开放复位。关节镜可评估其他相关的关节内损伤,如韧带断裂。

导针经皮沿舟骨中央轴置入后采用空心钉固定。螺钉置入应尽可能位于中央,以在骨折处提供最大的挤压力。多种内固定均可采用经皮技术,如无头加压螺钉,Herbert-Whipple 螺钉,Acutrak 螺钉或其他的空心钉。内置物在舟骨两端均应进至软骨水平下,以防止桡舟关节和舟大多角关节处产生关节炎。螺钉长度一般较测量的导针长度短 4mm。一般小切口可采用胶条或1~2 针尼龙线闭合。

第 7 节　术后护理与康复

应根据患者及骨折特点实施个体化管理。如患者依从性好,手部通常使用绷带或 Futuro 夹板制动。我们采用肘下石膏支具固定 6~8 周,之后如果无法确定患者是否配合,我们会评估是否需要 Futuro 夹板。

建议患者 2~3 个月内避免接触性的体育运动,反复告知其再骨折的风险。骨折愈合的评估需要反复的临床检查和连续的放射检查,我们认为,在骨折自然愈合的时间里,愈合是一个过程,而非某一特定时间点上的孤立事件。骨折愈合时间的监测并不完善,因为这取决于何时进行影像学检查或扫描。

第 8 节　并 发 症

一、畸形愈合

Lindström 和 Nyström[66] 评估了 229

例急性舟骨骨折患者,均为未经手术治疗获得愈合者,其中 11% 患者存在持续性的症状,包括休息时疼痛(3%)、活动范围受限(6%)、腕关节运动时疼痛(10%),以及握力下降(11%)。12 例患者出现影像学改变,提示桡骨茎突与舟骨之间出现创伤后骨性关节炎,除 1 例外,其余均为 1 度,关节间隙轻度减小。

Amadio[3] 报道了舟骨骨折的畸形愈合,表现为缩短、屈曲的驼背畸形,且与功能受损、创伤后骨性关节炎相关。然而,他们对 105 例患者中的 45 例进行了研究,其中 26 例骨不连需要开放植骨手术。舟骨畸形愈合是采用三螺旋断层评定,测量侧方舟骨内角,预后采用改良的 Green 和 O'Brien 量表评估。侧方舟骨内角随后被证明对于舟骨解剖的评价并不可靠[5],Green 和 O'Brien 功能分级在舟骨骨折中没有得到验证[30]。该报道可能更令人困惑:畸形愈合组 27 例中有 20 例出现骨不连,而对照组 19 例中只有 6 例无畸形。对于舟骨骨不连与急性舟骨骨折病例,如两者均在同一角度上获得畸形愈合,骨不连患者的预后看似较急性骨折者更佳。然而,这项研究并不支持畸形愈合可能引起症状的观点。

根据另外一项研究发现,26 例舟骨骨折骨不连经 Russe 骨移植治疗成功后的患者,术后 11 年畸形愈合与功能障碍之间并无关联,而畸形愈合与握力下降之间存在较小但显著的相关性,畸形愈合与屈伸活动范围之间无关联[61]。急性骨折骨不连的影响因素并不确定,因为组织粘连可能会掩盖或干扰影响畸形愈合的特殊因素。

二、无血供

近端骨折块 X 线片射线不透程度增高考虑舟骨缺血坏死。Russe[87] 观察发现,急性舟骨骨折患者中约 30% 近端骨折块出现密度增高,认为这是由于营养血管损伤引起的一种短暂现象。骨密度增高可能是由于周围出现骨质疏松或新生骨附着于近端骨块坏死的骨小梁上。在舟骨骨折12周后的影像学检查中[32]，观察者们在骨折处或骨折附近是否存在硬化及舟骨近侧部分是否无血供两点问题上意见不一致。术中所观察到的血供对预后价值不大。然而，骨密度增加也有可能是由近端骨块旋转所引起的。

血供也可在手术时通过活检进行评估。由于缺血性坏死的斑片状结构，活检可能具有误导性。活检标本可能包含活的和死的骨细胞，不能准确预测整个骨块的组织学状态。因此，要证明完全无血管坏死，需要对整个近端骨块连续切片[98]。放射性同位素骨扫描可敏感地发现早期缺血坏死，但对于急性骨折不够精确，无法量化。在一项研究中其特异度仅为18%，因为局部的微小损伤或滑膜炎可能造成阳性结果[83]。

三、骨不连

舟骨骨不连的诊断常被延误，大部分患者记不起手或腕部的损伤，很多患者年轻时参加过接触性的体育活动。急性骨折经治疗后持续存在缝隙时应考虑骨不连。螺钉周围透明也提示愈合失败。患者可能存在桡、背侧肿胀和压痛。舟骨结节在极度背伸情况下也会有压痛。舟骨骨不连患者普遍存在腕关节活动范围减小，这是由于腕关节塌陷、掌侧关节囊挛缩造成的[53]。尺偏、桡偏活动同样会受限，握力出现下降（图5-21-6）。

通常骨不连借助X线片进行诊断。骨折块移位、清晰的缝隙、囊肿形成、硬化均提示骨不连。这些征象需要数月后才能出现。Dias等[32]发现，即便是有经验的外科医生和放射科医生，在伤后12周的X线片上，对于舟骨骨不连的诊断，也无法始终保持一致。CT扫描尤其是沿舟骨长轴的薄层CT，可用以确诊骨不连。MRI尽管对于骨

结构显示不佳，但能够明确骨折块的血供情况，尤其是怀疑近端缺血坏死时。骨扫描特异性不高，但能够客观地突出骨不连区域。这些方法均不能明确骨折部位的活动。

舟骨骨不连主要分为4种。D1型为纤维连结，D2型为骨不连处假关节，D3型为骨不连伴DISI畸形和任何假关节面的硬化，D4型骨不连存在缺血坏死，近端塌陷[54]。

Slade和Geissler[92]按照治疗分型系统对舟骨骨不连进行了分类。他们建议当急性舟骨骨折表现为延迟型，超过1个月的，应当采用严格的固定治疗（Ⅰ级）。纤维连结表现为愈合牢固，但抗弯曲、扭转力时出现重构不足（Ⅱ级）。通常，仅需严格固定以待愈合。对位良好的舟骨骨不连伴微小的骨折硬化提示骨折处微动和早期吸收（Ⅲ级）。缝隙<1 mm的为稳定骨折，这类骨不连需要采用严格的固定直到愈合。应采用CT扫描确认之前的骨不连仅表现为极小的硬化线（<1 mm）且舟骨两部分对线良好。舟骨骨不连合并骨折处囊性改变代表骨折处存在广泛的再吸收和不可再生组织（Ⅳ级）。这类骨不连代表硬化区域在1~5 mm之间。这类骨不连需要小范围的清创，骨移植和牢固的固定。如果这些骨折碎片的成骨能力存在问题，可行MRI检查。CT扫描用于确定局部破坏的程度和正确的结构对线。舟骨骨不连合并假关节和（或）畸形需要结构骨移植以获得力学支撑（Ⅴ级），经皮骨移植效果存疑。舟骨骨不连合并骨坏死需要带血管蒂骨移植，骨不连合并舟骨骨不连进行性塌陷（SNAC Ⅵ级）可考虑采用舟骨切除、腕关节重构。

Mack和Lichtman[69]按照移位程度对舟骨骨不连进行分型。Mack-Lichtman分型Ⅰ型是指无移位的、稳定的、无退行性改变的骨不连，可以采用骨移植，是否使用金属物固定均可。Ⅱ型骨不连是指由于骨折块移位造成不稳定，需要恢复正常的腕关节

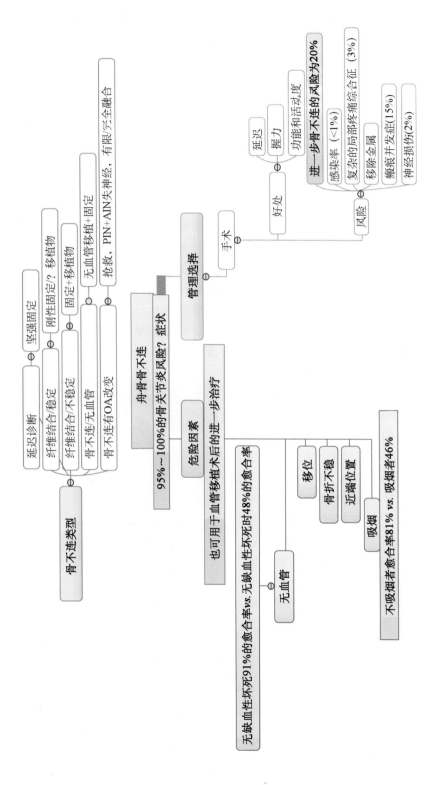

图 5-21-6 舟骨骨折骨不连的危险因素、类型与管理流程图

稳定性以防止由于不稳定所造成的向下方旋转,进而引起塌陷和关节炎。舟骨骨不连合并轻度的关节炎属于 Mack-Lichtman 分型Ⅲ型。桡腕关节炎的早期表现包括桡骨茎突鸟嘴样改变,桡舟关节间隙变窄。治疗包括处理骨不连和关节炎,需要采用切开复位、骨移植、内固定,使用或不使用桡骨茎突切除术。Mack-Lichtman 分型Ⅳ型和Ⅴ型分别指舟骨骨不连、中腕关节炎、无/有桡月关节炎。这 2 型最好的治疗方法是部分或全部腕关节融合。

舟骨骨不连会导致特殊类型的骨性关节炎[100],首先累及桡骨与舟骨远端骨块之间的关节,这也是桡骨茎突截骨术缓解症状的原理所在。三维 CT 可以检测到这一过程的早期阶段[56]。随后会累及腕中关节中头状骨与近端舟骨之间的部分,之后是头状骨与月骨之间的部分。桡骨与近端舟骨块之间、桡骨与月骨之间的关节极少受累。

Fisk[41]阐述了采用楔形植骨治疗舟骨骨不连的目标,即恢复舟骨正常的解剖,重建掌侧桡腕韧带的张力。Fernandez[39]根据对侧腕关节影像学制定的术前计划、掌侧入路、骨不连部分的切除、髂骨植骨插入和内固定的方式对 Fisk 原术式进行了改进。Zaidemberg 等[107]叙述了带血管骨移植治疗舟骨骨不连,采用了桡骨远端骨移植,取自第一、二指伸肌间隔之间,利用第一、二间室间支持带上动脉。多种其他方式的带血管骨移植也有报道,骨质取自桡骨、第二掌骨、舟骨结节和豌豆骨。游离髂骨和股骨内侧髁带血管蒂骨移植也有报道。

四、骨移植

不带血管的骨移植或许能够满足大多数腕骨骨折骨不连,以及近端骨块有血供时的治疗需要。如果标准的骨移植失败,进一步的治疗可能也会失败[94]。带血管骨移植治疗舟骨骨不连的优点包括保留血供、骨折一期愈合和维持结构完整性。因此,应当考虑采用带血管的骨移植(图 5-21-7)。

在最近的一项[18]研究中,对 51 例患者的 52 例骨不连带血管骨移植治疗的结果和并发症进行了分析。第一、二间室间支持带上动脉利用逆行血管蒂骨移植治疗舟骨骨不连。总体来看,72%的舟骨骨折采用带血管骨移植获得了愈合(36/50),愈合时间平均为 16 周(8~40 周)。对骨折愈合率有负面影响的因素有性别(愈合率:女性 30%,男性 82%)、吸烟(愈合率:不吸烟者 81%,吸烟者 46%)、近端血供(愈合率:有缺血坏死表现者 48%,无缺血坏死表现者 91%)。简单的克氏针固定愈合率为 53%,而螺钉固定愈合率为 88%。在失败病例中 50%出现腕关节塌陷合并弓背畸形,11%的患者之

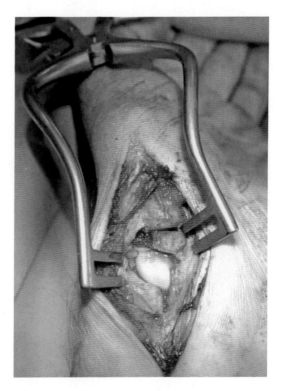

图 5-21-7　术中照片示利用骨钻塑形后,楔形骨移植置于缝隙内

后获得了愈合。骨折脱位对愈合率无影响，腕骨骨折愈合率达到 70％，近端骨折愈合率达到 72％。既往接受过手术患者愈合率为 64％，未接受过手术患者愈合率为 73％。

34 例患者接受了带血管骨移植治疗慢性舟骨骨不连，针对其疗效进行了回顾。其中近端骨折 18 例，舟骨中 1/3 骨折 16 例。26 例患者近端骨折块被认为无血供。16 例患者之前接受过舟骨固定和不带血管骨移植。在 1～3 年的随访期内（平均 1.6 年），34 例舟骨骨不连患者中 15 例获得了愈合。惯用手受伤和骨不连持续时间会明显增加失败的风险。近端 1/3 骨折和近端无血供的骨折更常出现长期的骨不连，但这些差异并未达到有统计学意义的水平[62]。

第 9 节　预　后

Dias、Brenkel 和 Finlay 发现，20％的患者在舟骨骨折愈合后 1.7～2.6 年存在一定的疼痛和压痛，但握力和腕关节活动接近正常。他们认为，这种持续性的症状来源于损伤同时发生的关节软骨损伤[31]。Lindström 和 Nyström 也发现，在舟骨骨折正常愈合的病例中，有 5％腕关节骨性关节炎[66]。Duppe[37]发现，在骨折愈合的患者中，2％发展为桡腕关节骨性关节炎；而在骨不连组中更为常见，发生率为 55.6％（5/9）。显著的骨性关节炎看似也与疼痛、无力相关：在复查时无任何症状者仅为 6％，相比起来，有症状者为 42.9％（3/7）。2001 年，Saéden 等[88]对采用石膏或 Herbert 螺钉固定患者术后 10～12 年的 CT 扫描进行了回顾。16 例非手术治疗患者中，7 例出现桡腕关节处骨性关节炎，7 例在舟、大多角关节处出现骨性关节炎。该组中骨性关节炎的高发生率可能是因为 CT 扫描揭示的。

通过对 42 例腕舟骨腰部骨折的非手术治疗患者进行连续研究，以了解畸形愈合对于 1 年临床疗效影响。他们在受伤后 12～18 周接受了纵向 CT 扫描来确认骨折愈合，并评估畸形愈合情况。疗效评估［活动范围、握力、蛋白质能量营养不良（PEM）和上肢功能（DASH）评分］与畸形愈合 3 项指标（长高比、背侧皮质角、侧方舟骨内角）之间，没有显著联系[42]。Jiranek 等[61]比较了 13 例畸形愈合的患者与 13 例愈合满意的患者，畸形愈合的标准为侧方舟骨内角＞45°。两者均采用 Russe 法处理骨不连。两者在症状与功能方面无差异。畸形愈合者中，12 例虽然存在畸形，仍恢复了较高的功能水平。

许多人对截骨术纠正畸形愈合存疑。Lynch 和 Linscheid[68]术后 1.5～19.0 年时回顾了 5 例矫正截骨的患者，证明尽管握力有所提升，但并不能阻止骨性关节炎的发生。Nakamura 等[74]证明了矫正截骨术后，握力与活动有所改善，但是他们对于畸形愈合的诊断标准为 DISI 畸形，也就是严重的畸形愈合。其他作者仍然对截骨持谨慎态度，这仍然是难以愈合的首要问题。

对不进行处理的舟骨骨不连进行长期随访可在 X 线片上发现骨性关节炎，但多数患者仍无症状。Mack 等[69]对舟骨骨不连后 5～53 年的随访中发现了 X 线片上的 3 种形态：硬化、囊肿形成，以及骨吸收改变——局限于舟骨（Ⅰ组）、桡舟关节炎（Ⅱ组）、腕关节广泛的关节炎（Ⅲ组）。他们发现伴腕关节不稳定的骨折移位与退行性改变严重度之间有很高的相关性。基于关节炎的高发生率，他们推荐，无论有无症状，在退行性改变发生以前，所有移位未愈合的舟骨骨折都应复位并植骨。应告知无移位、骨不连稳定的无症状患者今后退行性改变的可能性。Inoue 和 Sakuma[59]发现在骨不连 10 年后，有症状的患者 100％存在骨性关节炎，但症状与关节炎严重程度或骨不连时间之间并没有联系。Lindström 和 Nyström[67]在 12 年后对 33 例未处理的骨折患者进行回顾，所有患者 X 线片上均有明确的骨性关节炎,但 5 例患者仍无症状。进一步随访至骨折后 17 年时,2 例出现疼痛、无力和僵硬,1 例出现腕关节轻度肿胀但无疼痛,2 例患者死亡。

手术治疗舟骨骨不连的结果难以预测。术后临床疗效与影像结果之间存在不符。确定为骨不连的患者在骨移植后可能有持续疼痛。Inoue、Shionoya 和 Kuwahata[60] 回顾了 215 例舟骨骨不连采用骨移植、Herbert 螺钉治疗的患者。30 例患者术前有轻度骨关节炎,愈后症状和影像学表现均较差。Filan 和 Herbert[40] 对 304 例患者进行了 6.0～34.2 个月的随访(163 例因骨不连而接受治疗),研究发现桡腕关节骨性关节炎的患者占 40%,术后占 49%,而对于严重的骨关节炎,其发病率仅从 3%上升到 7%。他们推断,骨性关节炎的进展可以通过良好的内固定来降低,但长期来看改善不明显。

通过预防性手术治疗无症状的舟骨骨不连以预防骨性关节炎的案例并不可靠。手术必然会带来不便,并且需要一段时间的休息,这可能会导致腕关节活动的减少。1/5 患者会出现愈合失败,其余 4/5 中有的会发展为骨性关节炎,但也许发生的时间比不做手术晚一些。手术也许能更好地预防疼痛发作,但骨折愈合并不能保证患者不疼痛[8]。在目前文献的基础上,作者仍然建议对于多数骨不连采用内固定、骨移植治疗,并依照每个患者骨不连的类型和位置讨论手术优缺点。

尽管在诊断和治疗方面做了最大的努力,舟骨骨不连仍可能愈合失败。由于腕骨塌陷和关节炎疼痛,很可能需要补救措施。这些补救措施包括保守观察、临时注射或使用夹板、桡骨茎突切除加部分舟骨切除、和(或)骨间前、后神经切除术。更复杂的手术包括局限性的腕间关节融合、保留头状骨关节面行近排腕骨切除术、舟骨切除和四角融合,还可行全腕关节融合。

第 10 节 总 结

笔者对大多数舟骨骨折患者采用肘下石膏固定 6～8 周,不固定拇指。笔者认为,手术治疗适用于导致 DISI 畸形的移位性舟骨骨折、近端骨折、合并月骨周围脱位的骨折、开放骨折和多发伤患者的骨折。其他影响治疗选择的因素包括长期制动是否存在很大的潜在风险、患者的职业,以及骨折非手术治疗后确定愈合失败。

第 11 节 钩骨骨折

舟骨骨折少见,占腕骨骨折 2%～4%。损伤通常来自于直接的击打或在握棒球棒、高尔夫杆、网球拍等物体时的间接损伤。钩骨骨折可累及钩骨钩、钩骨体和多个关节面。用力握住手部近端可以引起疼痛,压力作用于豌豆骨稍远、桡侧处的骨性突起。腕管视角(图 5-21-8)可能显示骨折,但通常在 CT(图 5-21-9)上更适合观察。患者双手可置于一起做祈祷状,从而观察双腕。双侧异常提示钩骨先天变异。

钩骨钩骨折可采用支具固定 6 周至 4 个月。大约 50%病例可获得愈合。骨不连

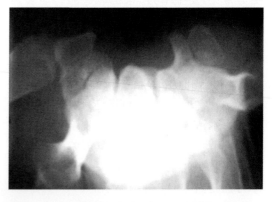

图 5-21-8 腕管视角显示钩骨和三角骨

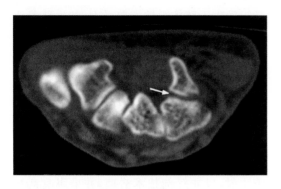

图 5-21-9　CT 扫描显示钩骨骨不连
[引自 Frederic DeSchrijver, Luc De Smet. Fracture of the hook of the hamate, often misdiagnosed as "wrist sprain". J Emerg Med. 2001, 20(1): 47-51. 获得 Elsevier 许可]

可采用切除治疗,极少需要切开复位内固定。体部骨折除明显移位外,可采用支具固定。关节面骨折移位达到 1 mm 或更多,尤其是存在台阶时,需要切开复位内固定治疗。在一些重复性活动中,如高尔夫球,钩骨钩可发展为应力性骨折。未诊断的钩骨钩压力性骨折可导致尺神经运动支短暂的麻痹。大多数实例中,除了诊断延迟者,制动后通常能愈合,但对于骨不连、持续疼痛或尺神经麻痹者,需要骨块切除。

第 12 节　头状骨骨折

头状骨骨折常合并背侧的腕掌关节脱位,尤其好发于头状骨背侧缘。头状骨骨折极少单发,而常在合并月骨周围骨折脱位时表现为舟头骨综合征。通常由第三掌骨轴向负荷所致,极少病例出现不愈合。舟头骨综合征(图 5-21-10)合并了舟骨腰部骨折、头状骨近端骨折、伴或不伴桡骨远端骨折。其表现为经舟骨、头状骨月骨周围脱位自然的复位,其中头状骨近端在最初的移位后部分复位发生旋转。偶有近端骨块翻转,使关节面邻近骨折线。这种损伤需要切开复位内固定,采用无头螺钉或经关节金属线固定舟骨和头状骨。

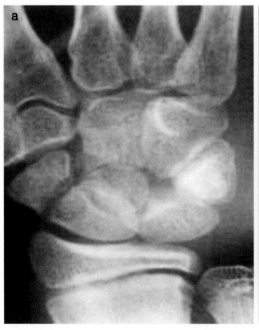
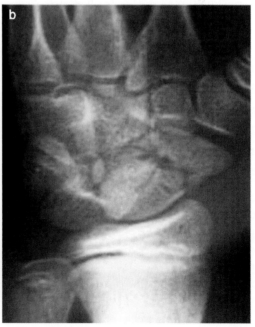

图 5-21-10　损伤后后前位和斜位显示舟头骨综合征
[引自 Sawant M, Miller J, Scaphocapitate syndrome in an adolescent. J Hand Surg Am, 2000, 25(6): 1096-1099. 获得 Elsevier 许可]; a. 后前位; b. 斜位

Vander Grend 等[99]通过离体动脉灌注研究了头状骨的血供与临床上缺血坏死之间的关联。他们发现掌侧血供是头状骨血供的主要来源。近端部分仅接受来自舟骨腰部的逆行血供,这与舟骨近端类似。3例近端塌陷、无菌性坏死的患者采用搔刮植骨后治愈。其余2例合并塌陷、头状骨周围退行性改变者,采用了腕中关节融合术治疗。

第13节　大、小多角骨骨折

大、小多角骨骨折少见(腕关节骨折中1%~5%),在伴有桡骨骨折脱位和其他腕骨骨折时可能呈粉碎性。这类骨折通常可以在腕关节腕管角度X线片和CT扫描上看到。骨折线行经体部或大多角骨嵴,可能合并发生第一腕掌关节脱位。Palmer将大多角骨嵴骨折分为2型:Ⅰ型骨折位于嵴的基部,采用石膏制动可愈合;Ⅱ型为嵴的尖部撕脱,通常采用制动无法愈合。

移位的大多角骨骨折需要切开复位。体部骨折通过第一掌骨桡侧的"J"形切口暴露,中央的弯折点在腕横纹处。大多角骨嵴部不愈合的骨折块可在"J"形切口近端部分切除,也可以通过鱼际横纹处纵向切口切除。应当注意避免损伤正中神经掌皮支。小多角骨骨折在所有腕骨骨折中发生最少,通常在其他腕掌骨损伤时损伤,尤其是第二掌骨损伤。移位的骨折需要复位内固定。

第14节　月骨骨折

月骨骨折是一种少见的骨折,尺骨变异可能是慢性重复性创伤综合征的危险因素。骨折发生于肢体纵轴方向受力,如手部着地和拳击。腕关节过伸时可能会导致背侧骨折,在X线平片上难以发现,可能需要CT扫描以诊断骨折。月骨血供来自于腕部掌桡侧弓,血管分支进入骨内。月骨损伤可能累及该循环,导致骨坏死。Gelberman等[10]通过35具新鲜尸体肢体描述了3种类型的骨内和骨外月骨血供。标本采用乳胶注射,以非解剖技术清理,并采用改良的Spalteholtz法清洁。骨外血供丰富,背侧有2~3支、掌侧有3~4支血管供应掌背侧关节囊丛。每具标本中,骨内血供会形成3种固定类型(交叉型、Y型、单一血管型)中的1种,形成掌背侧的吻合。

血供类型支持了反复创伤导致的压缩骨折是Kienböck疾病原因之一的理论。最具有骨坏死风险的月骨为血管单一或一面暴露于血供表面者,约占月骨总数的20%。月骨骨折可为无移位、大块移位、撕脱性的,尤其是背侧或粉碎性。无移位或无移位粉碎骨折可采用支具制动。骨折移位>1 mm和撕脱骨折可能需要复位。内固定技术包括克氏针、小的空心螺钉和缝合锚钉。

第15节　三角骨骨折

三角骨骨折通常由直接击打所致,分为3种类型:背侧桡三角韧带或尺三角韧带撕脱骨折、背侧压缩骨折和体部骨折。这需要仔细的临床查体和后前位、侧位、斜位X线检查或CT扫描。微小移位者应采用短臂石膏固定4~6周。当移位>1 mm和分离>2 mm者需要切开或经皮复位固定。采用背侧或尺侧入路通过第五伸肌间隔切口。碎片或撕脱骨折(图5-21-11)常见,由被动过屈所致。其发生于桡腕韧带附着处撕脱,有症状者采用制动治疗。

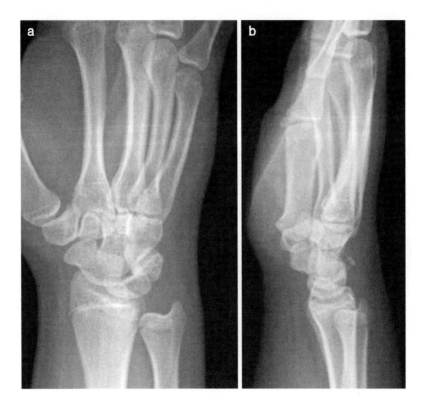

图 5-21-11   X线片显示三角骨碎片撕脱骨折

第 16 节   豌豆骨骨折

这类骨折少见（1%～3%），由直接打击所致，很少由尺侧腕屈肌撕脱引起。豌豆骨骨折采用对症治疗，如果不成功也可以切除。Carrol 和 Coyle[16]对 42 例患者进行豌豆骨切除。尺神经病变与骨折、豌豆骨脱位、半脱位有关。外展肌、小指屈肌和腕掌侧韧带纤维起点处最常对尺神经形成卡压。豌豆管切除能够完全缓解局部的小鱼际疼痛，且对腕关节运动和力量无影响。神经松解术能够使感觉和运动完全恢复。

参考文献

[1] Adams BD，Blair WF，Reagan DS，et al. Technical factors related to Herbert screw fixation. J Hand Surg Am，1988，13：893-899.

[2] Adolfsson L，Lindau T，Arner M. Acutrak screw fixation versus cast immobilisation for undisplaced scaphoid waist fractures. J Hand Surg Br，2001，26：192-195.

[3] Amadio PC，Berquist TH，Smith DK，et al. Scaphoid malunion. J Hand Surg Am，1989，14：679-687.

[4] Arora R，Gschwentner M，Krappinger D，et al. Fixation of nondisplaced scaphoid fractures：making treatment cost effective. Prospective controlled trial. Arch Orthop Trauma Surg，2007，127：39-46.

[5] Bain GI，Bennett JD，MacDermid JC，et al. Measurement of the scaphoid humpback deformity using longitudinal computed tomography：intra-and interobserver variability using various measurement techniques. J Hand Surg，1998，23：76-81.

[6] Bain GI，Bennett JD，Richards RS，et al.

Longitudinal computed tomography of the scaphoid: a new technique. Skeletal Radiol, 1995,24:271-273.

[7] Barton NJ. Twenty questions about scaphoid fractures. J Hand Surg Br,1992,1:289-310.

[8] Barton NJ. Experience with scaphoid grafting. J Hand Surg Br,1997,22:153-160.

[9] Berger RA. The gross and histologic anatomy of the scapholunate interosseous ligament. J Hand Surg Am,1996,21:170-178.

[10] Berger RA. The anatomy of the scaphoid. Hand Clin,2001,17:525-532.

[11] Bettinger PC, Linscheid RL, Berger RA,et al. An anatomic study of the stabilizing ligaments of the trapezium and trapezio-metacarpal joint. J Hand Surg Am, 1999, 24: 786-798.

[12] Bhat M, McCarthy M, Davis TR,et al. MRI and plain radiography in the assessment of displaced fractures of the waist of the carpal scaphoid. J Bone Joint Surg Br,2004,86:705-713.

[13] Bond CD, Shin AY, McBride MT, Dao KD. Percutaneous screw fixation or cast immobilization for nondisplaced scaphoid fractures. J Bone Joint Surg Am,2001,83:483-488.

[14] Brooks S, Cicuttini FM, Lim S, et al. Cost effectiveness of adding magnetic resonance imaging to the usual management of suspected scaphoid fractures. Br J Sports Med, 2005,39:75-79.

[15] Brydie A, Raby N. Early MRI in the management of clinical scaphoid fracture. Br J Radiol,2003,76:296-300.

[16] Carroll RE, Coyle Jr MP. Dysfunction of the pisotriquetral joint: treatment by excision of the pisiform. J Hand Surg Am, 1985, 10: 703-707.

[17] Cerezal L, Abascal F, Canga A, et al. Usefulness of gadolinium-enhanced MR imaging in the evaluation of the vascularity of scaphoid nonunions. AJR Am J Roentgenol,2000, 174:141-149.

[18] Chang MA, Bishop AT, Moran SL,et al.

The outcomes and complications of 1,2-intercompartmental supraretinacular artery pedicled vascularized bone grafting of scaphoid nonunions. J Hand Surg Am, 2006, 31: 387-396.

[19] Chen SC. The scaphoid compression test. J Hand Surg Br,1989,14:323-325.

[20] Clay NR, Dias JJ, Costigan PS,et al. Need the thumb be immobilised in scaphoid fractures? A randomised prospective trial. J Bone Joint Surg Br,1991,73:828-832.

[21] Cockshott WP. Distal avulsion fractures of the scaphoid. Br J Radiol, 1980, 53: 1037-1040.

[22] Compson JP. The anatomy of acute scaphoid fractures: a three-dimensional analysis of patterns. J Bone Joint Surg Br,1998,80:218-224.

[23] Compson JP, Waterman JK, Heatley FW. The radio-logical anatomy of the scaphoid. Part 1: osteology. J Hand Surg Br,1994,19: 183-187.

[24] Compson JP, Waterman JK, Heatley FW. The radiological anatomy of the scaphoid. Part 2: radiology. J Hand Surg Br,1997,22: 8-15.

[25] Cooney WP, Dobyns JH, Linscheid RL. Fractures of the scaphoid: a rational approach to management. Clin Orthop Relat Res, 1980,149:90-97.

[26] Cooney WP, Linscheid RL, Dobyns JH,et al. Scaphoid nonunion: role of anterior interpositional bone grafts. J Hand Surg, 1988, 13:635-650.

[27] Cova M, Kang YS, Tsukamoto H, et al. Bone marrow perfusion evaluated with gadolinium-enhanced dynamic fast MR imaging in a dog model. Radiology,1991,179:535-539.

[28] Davis EN, Chung KC, Kotsis SV,et al. A cost/utility analysis of open reduction and internal fixation versus cast immobilization for acute nondisplaced midwaist scaphoid fractures. Plast Reconstr Surg, 2006, 117: 1223-1235.

[29] Desai VV, Davis TR, Barton NJ. The prognostic value and reproducibility of the radiological features of the fractured scaphoid. J Hand Surg Br 1999,24:586-590.

[30] Dias JJ. Definition of union after acute fracture and surgery for fracture nonunion of the scaphoid. J Hand Surg Br Vol,2001,26:321-325.

[31] Dias JJ, Brenkel IJ, Finlay DB. Patterns of union in fractures of the waist of the scaphoid. J Bone Joint Surg Br,1989,71:307-310.

[32] Dias JJ, Taylor M, Thompson J,et al. Radiographic signs of union of scaphoid fractures An analysis of inter-observer agreement and reproducibility. J Bone Joint Surg Br,1988, 70:299-301.

[33] Dias JJ, Thompson J, Barton NJ,et al. Suspected scaphoid fractures. The value of radiographs. J Bone Joint Surg Br, 1990, 72: 98-101.

[34] Dias JJ, Wildin CJ, Bhowal B,et al. Should acute scaphoid fractures be fixed? A randomized controlled trial. J Bone Joint Surg Am, 2005,87:2160-2168.

[35] Dorsay TA, Major NM, Helms CA. Costeffectiveness of immediate MR imaging versus tra-ditional follow-up for revealing radiographically occult scaphoid fractures. AJR Am J Roentgenol, 2001,177:1257-1263.

[36] Downing ND, Oni JA, Davis TR, et al. The relationship between proximal pole blood flow and the subjective assessment of increased density of the proximal pole in acute scaphoid fractures. J Hand Surg Am 2002, 27:402-408.

[37] Duppe H, Johnell O, Lundborg G, et al. Long-term results of fracture of the scaphoid. A follow-up study of more than thirty years. J Bone Joint Surg Am, 1994, 76: 249-252.

[38] Eddeland A, Eiken O, Hellgren E, et al. Fractures of the scaphoid. Scand J Plast Reconstr Surg,1975,9:234-239.

[39] Fernandez DL. A technique for anterior wedgeshaped grafts for scaphoid nonunions with carpal instability. J Hand Surg Am 1984,9:733-737.

[40] Filan SL, Herbert TJ. Herbert screw fixation of scaphoid fractures. J Bone Joint Surg Br,1996,78:519-529.

[41] Fisk GR. An overview of injuries of the wrist. Clin Orthop Relat Res, 1980, 149: 137-144.

[42] Forward DP, Singh HP, Dawson S, et al. The clinical outcome of scaphoid fracture malunion at 1 year. J Hand Surg Eur,2009, 34:40-46.

[43] Fowler C, Sullivan B, Williams LA, et al. A comparison of bone scintigraphy and MRI in the early diagnosis of the occult scaphoid waist fracture. Skeletal Radiol, 1998, 27: 683-687.

[44] Freeland P. Scaphoid tubercle tenderness: a better indicator of scaphoid fractures? Arch Emerg Med,1989,6:46-50.

[45] Fusetti C, Poletti PA, Pradel PH, et al. Diagnosis of occult scaphoid fracture with high-spatial-resolution sonography: a prospective blind study. J Trauma Inj Infec Crit Care, 2005,59:677-681.

[46] Gelberman RH, Bauman TD, Menon J, et al. The vascularity of the lunate bone and Kienbock's disease. J Hand Surg Am,1980, 5:272-278.

[47] Gelberman RH, Menon J. The vascularity of the scaphoid bone. J Hand Surg Am,1980, 5:508-513.

[48] Gelberman RH, Wolock BS, Siegel DB. Fractures and non-unions of the carpal scaphoid. J Bone Joint Surg Am, 1989, 71: 1560-1565.

[49] Graziani A. L'esame radiologico del carpo. Radiol Med (Torino),1940,27:382-392.

[50] Grover R. Clinical assessment of scaphoid injuries and the detection of fractures. J Hand Surg Br,1996,21:341-343.

[51] Hambidge JE, Desai VV, Schranz PJ, et al. Acute fractures of the scaphoid. Treatment

by cast immobilisation with the wrist in flor extension? J Bone Joint Surg Br,1999,81:91-92.

[52] Hauger O, Bonnefoy O, Moinard M, Bersani D, Diard F. Occult fractures of the waist of the scaphoid: early diagnosis by high-spatial-resolution sonography. AJR Am J Roentgenol,2002,178: 1239-1245.

[53] Herbert TJ. The fractured scaphoid. St. Louis: Quality Medical Publishing,1990:31.

[54] Herbert TJ, Filan SL. Proximal scaphoid nonunion-osteosynthesis. Handchir Mikrochir Plast Chir,1999,31:169-173.

[55] Herbert TJ, Fisher WE. Management of the fractured scaphoid using a new bone screw. J Bone Joint Surg Br,1984,66:114-123.

[56] Hidaka Y, Nakamura R. Progressive patterns of degenerative arthritis in scaphoid nonunion demonstrated by three-dimensional computed tomography. J Hand Surg Br, 1998,23:765-770.

[57] Horii E, Nakamura R, Watanabe K, et al. Scaphoid fracture as a "puncher's fracture". J Orthop Trauma,1994,8:107-110.

[58] Hunter JC, Escobedo EM, Wilson AJ, et al. MR imaging of clinically suspected scaphoid fractures. AJR Am J Roentgenol,1997,168: 1287-1293.

[59] Inoue G, Sakuma M. The natural history of scaphoid non-union. Radiographical and clinical analysis in 102 cases. Arch Orthop Trauma Surg,1996,115:1-4.

[60] Inoue G, Shionoya K, Kuwahata Y. Herbert screw fixation for scaphoid nonunions. An analysis of factors influencing outcome. Clin Orthop Relat Res,1997,343:99-106.

[61] Jiranek WA, Ruby LK, Millender LB, et al. Long-term results after Russe bonegrafting: the effect of malunion of the scaphoid. J Bone Joint Surg Am,1992,74:1217-1228.

[62] Kapoor AK, Thompson NW, Rafiq I, et al. Vascularised bone grafting in the management of scaphoid non-union-a review of 34 cases. J Hand Surg Eur,2008,33:628-631.

[63] Kozin SH. Incidence, mechanism, and natural history of scaphoid fractures. Hand Clin, 2001,17:515-524.

[64] Kukla C, Gaebler C, Breitenseher MJ,et al. Occult fractures of the scaphoid. The diagnostic usefulness and indirect economic repercussions of radiography versus magnetic resonance scanning. J Hand Surg Br,1997,22: 810-813.

[65] Leslie IJ, Dickson RA. The fractured carpal scaphoid. Natural history and factors influencing outcome. J Bone Joint Surg Br, 1981, 63:225-230.

[66] Lindström G, Nyström A. Incidence of post-traumatic arthrosis after primary healing of scaphoid fractures: a clinical and radiological study. J Hand Surg Br,1990,15:11-13.

[67] Lindström G, Nyström A. Natural history of scaphoid non-union, with special reference to asymptomatic cases. J Hand Surg Br,1992, 17:697-700.

[68] Lynch NM, Linscheid RL. Corrective osteotomy for scaphoid malunion: technique and long-term follow-up evaluation. J Hand Surg Am,1997,22:35-43.

[69] Mack GR, Bosse MJ, Gelberman RH,et al. The natural history of scaphoid non-union. J Bone Joint Surg Am,1984,66:504-509.

[70] McQueen MM, Gelbke MK, Wakefield A,et al. Percutaneous screw fixation versus conservative treatment for fractures of the waist of the scaphoid: a prospective randomised study. J Bone Joint Surg Br,2008,90:66-71.

[71] Munk B, Bolvig L, Kroner K, et al. Ultrasound for diagnosis of scaphoid fractures. J Hand Surg Br,2000,25:369-371.

[72] Munk PL, Lee MJ. Gadolinium-enhanced MR imaging of scaphoid nonunions. AJR Am J Roentgenol,2000,175:1184-1185.

[73] Munk PL, Lee MJ, Janzen DL, et al. Gadoliniumenhanced dynamic MRI of the fractured carpal scaphoid: preliminary results. Australas Radiol,1998,42:10-15.

[74] Nakamura P, Imaeda T, Miura T. Scaphoid

malunion. J Bone Joint Surg Br，1991，73：134-137.

[75] Nielsen PT，Hedeboe J，Thommesen P. Bone scintigraphy in the evaluation of fracture of the carpal scaphoid bone. Acta Orthop Scand，1983，54：303-306.

[76] Ohletz BE，Halbstein BM. Non-union of fractures of the carpal navicular. J Bone Joint Surg Am，1938，20：424-428.

[77] Oehmke MJ，Podranski T，Klaus R，et al. The blood supply of the scaphoid bone. J Hand Surg Eur，2009，34：351-357.

[78] Parvizi J，Wayman J，Kelly P，Moran CG. Combining the clinical signs improves diagnosis of scaphoid fractures. A prospective study with follow-up. J Hand Surg Br，1998，23：324-327.

[79] Patterson RM，Moritomo H，Yamaguchi H，et al. Scaphoid anatomy and mechanics：uodate and review. Oper Tech Orthop，2003，13：2-10.

[80] Perlik PC，Guilford WB. Magnetic resonance imaging to assess vascularity of scaphoid nonunions. J Hand Surg Am，1991，16：479-484.

[81] Powell JM，Lloyd GJ，Rintoul RF. New clinical test for fracture of the scaphoid. Can J Surg，1988，31：237-238.

[82] Prosser AJ，Brenkel IJ，Irvine GB. Articular fractures of the distal scaphoid. J Hand Surg Br，1988，13：87-91.

[83] Reinus WR，Conway WF，Totty WG，et al. Carpal avascular necrosis：MR imaging. Radiology，1986，160：689-693.

[84] Rettig ME，Kozin SH，Cooney WP. Open reduction and internal fixation of acute displaced scaphoid waist fractures. J Hand Surg，2001，26：271-276.

[85] Riester JN，Baker BE，Mosher JF，et al. A review of scaphoid fracture healing in competitive athletes. Am J Sports Med，1985，13：159-161.

[86] Ring D，Patterson JD，Levitz S，et al. Both scanning plane and observer affect measurements of scaphoid deformity. J Hand Surg Am，2005，30：696-701.

[87] Russe O. Fracture of the carpal navicular. Diagnosis，nonoperative treatment and operative treatment. J Bone Joint Surg Am，1960，42A：759-768.

[88] Saeden B，Tornkvist H，Ponzer S，et al. Fracture of the carpal scaphoid. A prospective，randomised 12-year follow-up comparing operative and conservative treatment. J Bone Joint Surg Br，2001，83：230-234.

[89] Sanders WE. Evaluation of the humpback scaphoid by computed tomography in the longitudinal axial plane of the scaphoid. J Hand Surg Am，1988，13：182-187.

[90] Shestak K，Ruby LK. An unusual fracture of the scaphoid. J Hand Surg Am，1983，8：925-928.

[91] Singh HP，Forward D，Davis TRC，et al. Partial union of acute scaphoid fractures. J Hand Surg Br，2005，30：440-445.

[92] Slade III JF，Geissler WB，Gutow AP，et al. Percutaneous internal fixation of selected scaphoid nonunions with an arthroscopically assisted dorsal approach. J Bone Joint Surg Am，2003，85-A Suppl 4：20-32.

[93] Stechers WR. Roentgenography of the carpal navic-ular bone. Am J Roentgenol Radium Ther Nucl Med，1937，37：704-705.

[94] Steinmann SP，Bishop AT，Berger RA. Use of the 1，2 intercompartmental supraretinacular artery as a vascularized pedicle bone graft for difficult scaphoid nonunion. J Hand Surg Am，2002，27：391-401.

[95] Terry Jr DW，Ramin JE. The navicular fat stripe：a useful roentgen feature for evaluating wrist trauma. Am J Roentgenol Radium Ther Nucl Med，1975，124：25-28.

[96] Thorpe AP，Murray AD，Smith FW，et al. Clinically suspected scaphoid fracture：a comparison of magnetic resonance imaging and bone scintigraphy. Br J Radiol，1996，69：109-113.

[97] Trumble TE，Clarke T，Kreder HJ. Non-u-

nion of the scaphoid. Treatment with cannulated screws compared with treatment with Herbert screws. J Bone Joint Surg Am, 1996,78:1829-1837.

[98] Urban MA, Green DP, Aufdemorte TB. The patchy configuration of scaphoid avascular necrosis. J Hand Surg Am, 1993; 18: 669-674.

[99] Vander GR, Dell PC, Glowczewskie F, et al. Intraosseous blood supply of the capitate and its correlation with aseptic necrosis. J Hand Surg Am, 1984,9:677-683.

[100] Vender MI, Watson HK, Wiener BD, et al. Degenerative change in symptomatic scaphoid non-union. J Hand Surg Am, 1987,12: 514-519.

[101] Vinnars B, Pietreanu M, Bodestedt A, et al. Nonoperative compared with operative treatment of acute scaphoid fractures. A randomized clinical trial. J Bone Joint Surg Am, 2008,90:1176-1185.

[102] Waizenegger M, Barton NJ, Davis TR, et al. Clinical signs in scaphoid fractures. J Hand Surg Br, 1994,19:743-747.

[103] Watson-Jones R. Fractures and joint injuries. 3rd ed. Edinburgh: E & S Livingstone, 1943.

[104] Watson-Jones R. Fractures and joint injuries. 4th ed. Baltimore. Williams and Wilkins Co, 1952:86-89.

[105] Weber ER, Chao EY. An experimental approach to the mechanism of scaphoid waist fractures. J Hand Surg Am, 1978, 3: 142-148.

[106] Yin ZG, Zhang JB, Kan SL, et al. Treatment of acute scaphoid fractures: systematic review and meta-analysis. Clin Orthop Relat Res, 2007,460:142-151.

[107] Zaidemberg C, Siebert JW, Angrigiani C. A new vascularized bone graft for scaphoid nonunion. J Hand Surg, 1991,16:474-478.

[108] Ziter Jr FM. A modified view of the carpal navicular. Radiology, 1973,108:706-707.

第 22 章　Kienböck 病——月骨无菌性坏死

第 22 章

Kienböck病——月骨无菌性坏死

Ian A. Trail

摘要 月骨无菌性坏死即 Kienböck 病又称缺血性坏死好发于青年人腕关节,它是一种相对罕见的疾病。本病起病隐匿,伴有持续性疼痛、僵硬、手腕的力量减退的特征。X 线检查可有助于诊断,在早期阶段可行骨扫描。CT 或 MRI 可提供进一步的信息,包括月骨的形状、其他骨折、腕骨塌陷的程度及相关结果。

月骨坏死分型采用传统的 Lichtman 分型。必要时可行重建术和修复术。若月骨的外形较为完整且无塌陷,可考虑行重建术。手术技巧通常包括桡腕关节水准测量修复和桡骨缩短伴骨移植。月骨的塌陷及畸形处理方法包括腕关节部分或全部融合,以及行近排腕骨切除术。前者手术较为理想,可保留强有力的手腕,后者可最大限度保留腕关节的活动度。若在疾病的后期,发生骨关节炎时,治疗则主要针对的是关节炎而不是月骨。

关键词 病因学·应用解剖学与生物力学·分类·诊断·手·手术适应证·Kienböck 病·疗效·外科手术技巧

第 1 节 概 述

1843 年,Peste 首次提出了月骨塌陷,1910 年,来自维也纳的 Kienböck 描述了月骨塌陷 X 线的表现。此后,世界各地报道该类疾病。该病的发病率较低,诊断对象多为青年人,本病起病隐匿,主要表现为持续性疼痛及腕关节僵硬。据报道,骨科医生每年可确诊 1~2 个病例,而手外科专业的医生诊断的病例数可能更多。

Kienböck 病的确切病因仍不明确。一般认为,可能与创伤导致的血管异常有关。此外,1928 年,Hulten 首次提出 Kienböck 病与尺骨变异有关[7]。

手术治疗可分为 2 类。第 1 类为重建术,重建月骨血供维持其正常形状。第 2 类为修复治疗,适用于月骨塌陷不能被重建的情况。可选择腕关节固定术,如腕关节全部或部分融合及近端腕骨切除术。

本章的目的是对 Kienböck 病进行概述,主要描述本病的诊断方法及各种手术治疗适应证。

I. A. Trail
Hand and Upper Limb Surgery, Wrightington Hospital, Wigan, Lancashire, UK
e-mail: upperlimb@wrightington.org.uk

G. Bentley (ed.), *European Surgical Orthopaedics and Traumatology*, DOI 10.1007/978-3-642-34746-7_106,© EFORT 2014

第 2 节　病因学、应用解剖学和生物力学

所有组织均可因无血管供应导致缺血坏死，因此，彻底了解正常血管的解剖至关重要。Gelberman 等率先研究了月骨的血供[6]，并提出了 3 种腕骨的血供图，分别为占 59% 标本的"Y"模式、占 31% 标本的"I"模式和占 10% 标本的"X"模式（图 5-22-1）。该研究发现靠近径向关节面的月骨截面无血管供应。在此基础上进一步推测，与接受双重或更多的血液供应相比，接受单一血供的月骨发生缺血性坏死的风险更高。

1928 年，Hulten 发现尺骨负向变异与月骨无菌性坏死有关，他认为这是一个显著病因因子（图 5-22-2），此结果已被其他人证实。然而，其相关性并不是疾病发展的条件，主要涉及改变生物力学和通过月骨传递力。Werner 和 Palmer[27] 通过研究正常尸体的手腕，发现在中性尺骨变异中 81.6% 会传送到桡腕侧，18.4% 会传送到尺腕侧。当尺骨负向变异达到 2.5 mm 时，桡腕侧的负荷将增加到 96%，而尺腕侧仅承受 4%。因此，当发生负向尺骨变异时，负荷分布明显不均。当存在负向尺骨变异无血管供应时，桡侧部分比尺侧部分塌陷更快、范围更广。

虽然创伤的作用已被确认，但多年来争议不休。Kienböck 认为此症状可能与骨折有关。当月骨无菌坏死患者合并骨折时，常见的骨折部位为骨软骨及近端关节面。这种情况是否是缺血性坏死的原因仍不清楚。在 1996 年发表的系列文章中，仅有 50% 患者有重大的腕部外伤史。

第 3 节　诊　断

一、病史和检查

许多患者自诉有创伤史，最初的主诉是腕背正中出现持续疼痛，部分患者可以回忆起一个特殊的创伤事件，过度使用会加剧疼痛，休息后可缓解。本病好发于 20～40 岁。据报道，男性比女性更常见，此外，除了疼痛症状外，还伴有腕背肿胀、腕关节活动范围减少及握力的降低。

鉴别诊断主要包括关节炎、月骨韧带损伤、舟状骨骨折不愈合、桡骨远端骨折后遗症（骨关节炎）、三角纤维软骨板损伤及下尺桡关节分离等。

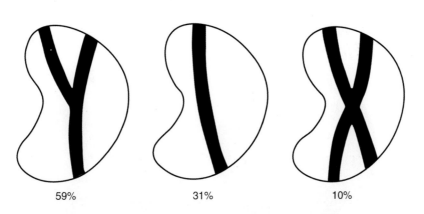

59%　　31%　　10%

图 5-22-1　月骨血液供应的图解[6]，显示分叉单一，双侧动脉血供

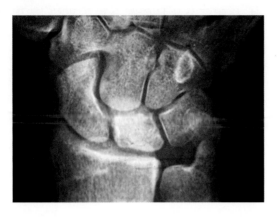

图 5-22-2　腕关节 AP 位 X 线片显示尺骨负向变异

二、调查

一般通过 X 线片进行诊断，初期骨密度增高，随后可能引发骨折，严重的情况下，可形成碎片和月骨的塌陷（图 5-22-3）。通过 CT 和 MRI 能进一步评估月骨的情况，通过对月骨软骨的检测，可准确地检测骨折的形成，更进一步地评估塌陷（图 5-22-4）。

最后，在早期明确 X 线的改变之前，可行 MRI 或骨扫描显示骨是否缺血性坏死。

三、分型

最常使用的分型是 Lichtman 于 1997 年提出，是在 Stahl 于 1947 年提出分型的基础上进行修正。此分型以 K 线为依据（表 5-22-1，图 5-22-5）。

第 4 节　手术适应证

并非所有的月骨无菌性坏死患者都需要手术干预。常见的手术指征为持续性的疼痛，且经镇痛治疗后无效，导致睡眠障碍和影响日常活动。此外，还导致运动及握力减弱，最终引起功能丧失。对日常生活的影响包括无法正常工作、运动及重体力劳动。大多数患者采用非手术治疗，可采用石膏或夹板固定。虽然非手术治疗无法阻止影像学的发展，但对于月骨无菌性坏死患者最重要的是治疗而不是影像学结果。

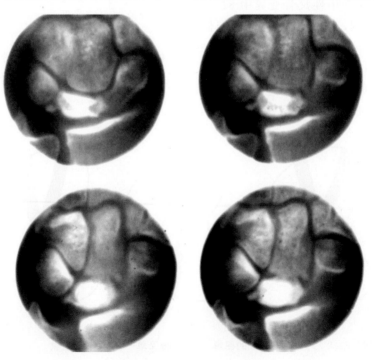

图 5-22-3　腕关节 X 线断层片显示在晚期患者中月骨塌陷的情况

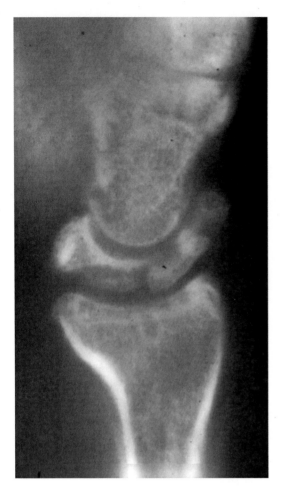

图 5-22-4　侧位 X 线片显示月骨桡面骨折

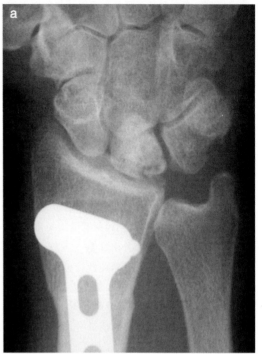

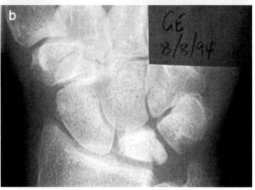

图 5-22-5　Lichtman 阶段的影像学结果
a.2 阶段并无月骨与腕骨塌陷；b.3b 阶段伴有月骨与腕骨的塌陷

表 5-22-1　Lichtman 分类

阶段	描述
1	影像学并无改变，可通过同位素或 MRI 进行诊断
2	X 线片显示月骨的放射密度增加，并不伴有月骨或腕骨塌陷
3a	月骨的放射密度增加同时伴有塌陷。通常塌陷位于前后位，侧位显示月骨延长
3b	月骨进一步塌陷并伴有腕骨不稳，后者包括舟状骨的屈曲畸形
4	主要特征为广泛的退行性改变：腕骨和舟状骨的半脱位及月骨塌陷

如果非手术治疗无效，可行手术治疗。可供选择的手术技术较多，分为 2 类，第 1 类是重建术，重建月骨的血供，以防导致进一步月骨塌陷；第 2 类是切除术，当月骨塌陷或者粉碎严重无法重建时行切除术。重建术主要包括游离或局部血管化的骨移植，同时伴有关节矫正术即桡骨缩短术。切除术包括部分或全腕关节融合或近排腕骨切除术（表 5-22-2）。

表 5-22-2　不同阶段治疗月骨无菌性坏死的方法

阶段	描述
1	若存在尺骨负向变异及头状骨缩短,则行血管重建伴桡骨缩短;若存在尺骨中性变异,则行舟骨、大、小多角骨融合
2	若存在尺骨负向变异及头状骨缩短,则行血管重建伴桡骨缩短;若存在尺骨中性变异,则行舟骨、大、小多角骨融合
3a	假如月骨无粉碎性骨折,只是单纯的骨折或无明显的塌陷,伴有尺骨负向变异时,应行血管重建伴桡骨缩短术;若为尺骨中性变异,则行头状骨缩短术或舟骨、大、小多角骨融合术
3b	如果月骨塌陷并伴粉碎性骨折,此时应行血管重建及修复术,包括近排腕骨切除术或部分/全腕关节融合术
4	包括近排腕骨切除术或部分/全腕关节融合术

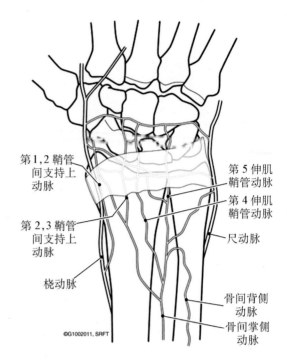

图 5-22-6　桡骨远端和尺骨背部的血管分布图

（图中标注：第1,2鞘管间支持上动脉；第2,3鞘管间支持上动脉；桡动脉；第5伸肌鞘管动脉；第4伸肌鞘管动脉；尺动脉；骨间背侧动脉；骨间掌侧动脉；©G1002011, SRFT）

第 5 节　手术技术:重建术

在本章并不过多阐述桡骨远端局部血管骨移植术的选择和植入。作者在文中提及的技术是由 Zaidemberg 等[28] 提出,经 Moran 等[11] 进一步推广。笔者采用的是桡骨远端松质骨移植和局部血管移植(第 1、2 掌背动脉或第 4、5 伸肌动脉)相结合(图 5-22-6)。后者无疑提供了更长的血管蒂,使得再植更容易,这是首选的方法。其他技术包括如由 Erbs 和 Bohm 描述的带血管蒂的豌豆骨移植,或者 Horii 描述的第 2、3 掌骨动脉和静脉移植。

关节矫直手术的目的是减少月骨窝传递的力量,将其传递到舟骨或舟骨窝,也可传递到腕关节的三角纤维软骨负荷体。一些生物力学研究证实此手术可能会导致尺骨延长、桡骨缩短、头状骨缩短及和舟骨与大小多角骨融合,其基本原理是减少压缩负荷,增加月骨血供。

1950 年,Persson 描述了尺骨延长术,并在之后一直使用。但由于骨不连的发生,此手术被桡骨缩短术所取代,并广泛在临床中应用。

桡骨短缩术

患者取仰卧位,双臂外展,无菌消毒下行全身麻醉,上臂近端预置气压止血带。沿桡侧腕屈肌做一长约 6 cm 的纵行切口(图 5-22-7),向远侧延伸至桡腕关节。将桡侧腕屈肌腱向尺侧剥离并纵向切开腱鞘,将桡动脉和拇长屈肌腱牵向桡侧,暴露旋前方肌。沿桡侧切断旋前方肌并将其牵向尺侧,暴露桡骨远端。使用克氏针或 X 线片辨别桡腕关节。

术中通过透视确定截骨位置,截骨后使用桡骨远端骨折接骨板进行固定,通常需要 3～4 个带孔钢板,并标记桡骨截骨的部位(图 5-22-8)。此时钢板远端横向部分可临时用 2～3 个螺钉固定。在此阶段要

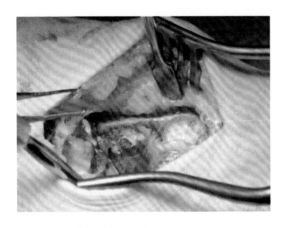

图 5-22-7　沿腕关节行一切口

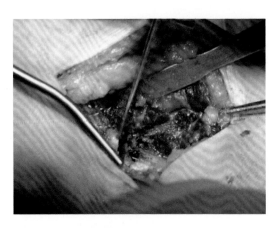

图 5-22-9　桡骨截骨术取骨处

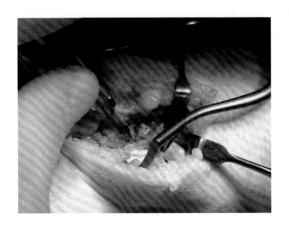

图 5-22-8　切除桡骨后段部分

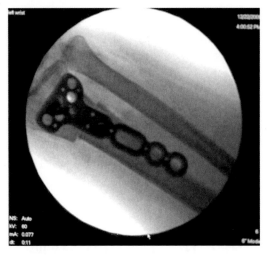

图 5-22-10　术后 X 线片

检查钢板的位置是否对齐，然后，取下钢板和螺钉，截取一小段骨（图 5-22-9）。此阶段用骨膜起子绕过桡骨以保护背侧的软组织。通过使用摆锯、骨凿和咬骨钳完成截骨术。切除的具体长度，可根据术前 X 线片计算得出。为了避免大的偏差，一般控制在 2 mm 即可。

截骨术完成后，在 X 线透视下，首先固定接骨板远端，然后在近端钻孔并置入合适的螺钉，最后填充远端螺孔。手术最后阶段检查钢板的位置是否正确及螺钉的长度是否过长，背部突出的螺钉会损伤伸肌腱，因此，检查下尺桡关节的旋前-旋后运动不受限制同样重要（图 5-22-10）。

伤口冲洗并彻底止血，缝合皮肤，放置引流管。伤口引流 24～48 小时，2 周后拆除缝线。为了缓解疼痛，前臂用夹板固定 2 周。同时锻炼尺桡关节和桡腕关节，防止并发症的发生。

如果患者存在尺骨变异，那么桡骨短缩术为其相对禁忌证。在这样的情况下，应使用舟骨大小多角骨融合伴头状骨缩短术[24,26]，后者并不能明显减少手腕的有效活动度。第 3 种选择是 Tsumura 等描述的桡骨闭合楔形截骨术[22]，可以减轻月骨的压力，但不会改变桡尺关节远端的生物力学。

第6节 手术治疗:修复

修复过程包括腕关节的部分或全部融合,或者近排腕骨切除术。腕骨间融合术用于治疗月骨无菌性坏死病,其类型有多种,包括舟月大小多角骨的融合、舟月关节融合及舟月三角骨的融合,虽然治疗结果不可预知,但至少可以保留手腕的部分自主运动。

关于选择腕关节完全融合术还是近排腕骨切除术仍存在较大争议。对从事重体力劳动患者而言,全腕关节融合术是最好的一个选择。该手术能缓解疼痛,增加关节力量,促进功能恢复。其缺点是在一定程度上影响桡腕关节的功能。有时患者不能完全接受这种缺陷,可用石膏固定一段时间,可能会有所帮助。

近排腕骨摘除术不仅能减轻疼痛,还能保留患者的部分运动功能。然而,其缺点在于腕部力量减弱及发生畸形。因此,近排腕骨摘除对于不需要从事重体力劳动的患者是一个不错的选择。

第7节 手术治疗:其他手术方案

腕关节置换术目前仍处于探索阶段,主要适用于重度关节炎的患者,但仍存有很大争议。对于30多岁的患者而言,不建议行腕关节置换术,用当前的手术治疗可持续30～40年。

Buck-Gramcko提倡腕关节去神经化治疗重度关节炎患者[3],此类术式可在一定程度上缓解疼痛,但仍具有不可预测性。

其他临床医生尝试行月骨置换术。最常用的是Swanson提出的硅胶和钛的假体置换。目前常用的是热解碳装置,但还没有长期随访结果。

第8节 结 果

一、非手术治疗

关于月骨无菌性坏死疾病进程报道较少,最终结局可能是导致月骨塌陷和骨折。因此,由于腕骨塌陷及舟状骨处于过度屈曲位,使生物力学的改变,最终发展为腕关节炎[9]。Keith等[8]研究了这一进展过程,但这一进展过程存在很大的差异,例如,部分患者可迅速进展至3b期;而其他患者进展缓慢,甚至未到3a期。这种进展可通过DASH量表评分监测,同时可测量手腕的活动度;此外,也可通过影像学测量桡舟角。

1998年,Delaere等[5]进行了一项长达5年的随访研究,将患者分为2组,一组患者采用不同的手术进行治疗,另外一组则进行非手术治疗,结果显示2组的治疗效果相似。因此,得出应慎重考虑手术治疗的结论。

二、关节水平测量

尺骨延长术用于治疗月骨无菌性坏死已有多年。1968年,Tillberg[19]报道了一项对10例月骨无菌坏死患者平均随访13.5年的研究,对患者均采用尺骨延长术,其研究结果显示术后效果良好,患者均比较满意,且无发生骨关节炎的风险。

1996年,Trail等[21]报道Mayo诊所就诊的20例行尺骨延长术的患者,并随后进行了11年的随访,结果显示术后的临床及影像学评估良好,患者主诉疼痛症状比术前明显减轻,统计学显示活动范围和握力显著增加。但仍有许多患者影像学检查显示月骨骨折及破碎。

桡骨短缩截骨术由Hulten于1935年首次报道[13],之后得到广泛应用。1984年

Razemon 报道了 28 例行桡骨短缩术的患者,术后预后良好,其中 12 人随访 10 年以上。Almquist 和 Burn[1] 进行了进一步的随访研究,随访时间长达 18～26 年,随访结果令人满意,与 Quenzer 等[12] 的报道相同。在后续的研究中,1/3 的患者月骨完全愈合。此外,研究者认为月骨重建术和带血管蒂的骨移植可进一步改善疗效。2009 年,Takahara[16] 报道利用桡骨短缩术治疗月骨无菌性坏死,其结果显示月骨无菌坏死和负尺骨变异有关,其中包括一例楔形截骨的患者。Salmon 等[14] 对桡骨短缩和非手术治疗进行了对比研究,其结论是与非手术治疗相比,桡骨缩短术能减轻疼痛,增强握力。事实上,三期患者应用非手术治疗时均会迅速恶化,导致腕骨塌陷。虽然桡骨短缩术也不能阻止这种趋势,但可以延缓这一过程的进展。

Wada 等[25] 进行了径向闭合式楔形截骨术,并进行了为期 14 年的随访,结果显示对患者疗效较好,但影像学的检查结果并无明显变化。

舟骨、大、小多角骨关节融合术用于治疗月骨无菌性坏死的疗效仍存在争议。1985 年 Kirk Watson 等报道了 16 例行此术的患者,经过 20 个月随访,结果显示疼痛较之前缓解。在某些情况下需行月骨置换术。

Van den Dungen[23] 报道的结果则相反,与非手术治疗相比,手术治疗后患者的运动能力下降,恢复时间较长。

三、骨移植

大量研究报道,通常为小样本,越来越多的患者行局部带蒂血管骨移植术。2005 年,Daecke 等[4] 报道行带血管蒂的豌豆骨移植术治疗月骨无菌坏死,并进行了 12 年随访,其结果显示此术可有效改善疼痛,增加运动范围及增强握力。20 个患者的影像学检查结果显示,11 例无变化,6 例有所改善,7 例发生骨关节炎。在大多数情况下,骨移植术能有效防止月骨塌陷。

Moran 等[11] 报道使用 4、5 伸肌间室带血管蒂骨移植治疗月骨无菌性坏死。虽然随访时间较短,但效果显著,可明显缓解疼痛及增强握力。影像学检查结果显示并无明显的塌陷,MRI 扫描结果显示血管重建,T_2/T_1 信号有所改善。

2007 年,Araro 等[2] 描述了游离的带血管蒂的髂骨和嵴骨移植术,结果显示,大部分患者临床疗效有所改善,影像学结果表明腕骨高度恢复。

四、部分或全腕关节融合

2001 年,Takase 和 Imakiire[17] 报道了行月骨切除术和腕骨间关节融合术治疗晚期月骨无菌性坏死,并进行长期随访。该关节融合术为 Graner 改良术,适用于除了大多角骨和豌豆骨外的所有腕骨间关节。这些小样本研究结果显示患者的疼痛有所缓解,握力恢复到健侧的 80%,但 X 线结果显示所有患者均发生了骨性关节炎。

Tambe 等[18] 则表达了不同的观点,通过小样本病例比较单一腕关节融合术和全腕关节融合术,结果显示在 VAS 疼痛评分、患者满意度和功能评分方面,全腕关节融合术组优于单一腕关节融合术组,而范围运动和握力方面的评估单一腕关节融合术组疗效更好,但结果并无统计学差异。30% 单一腕关节融合术组患者,即 4 例发生骨不连,需再次手术。因此,对于晚期月骨无菌性坏死的患者应尽早行全腕关节融合术。

五、近排腕骨切除术

Tomaino 等[20] 报道了对 23 例行近排腕骨切除术的患者进行长达 6 年的随访,其中 1 例患者的手术适应证为月骨无菌性坏死。此研究结果显示近排腕骨切除术能缓解疼痛,改善功能,运动范围可达健侧的 60%,握力可达健侧的 79%。其中有 3 名患者(15%)发生腕关节炎,但只有 1 例需要进行手术治疗。

六、选择性手术

Schweizer 等[15]报道了腕关节去神经支配治疗月骨无菌性坏死,回顾对 70 例患者的 71 个腕关节进行长达 9.6 年的随访,结果显示,该治疗方法能完全缓解或显著减轻约 2/3 患者的疼痛。

Lichtman 等[10]进行了硅胶关节假体置换术,其中 20 例腕关节中 14 例的效果比较满意。Lichtman 等认为应在月骨无菌性坏死早期阶段进行手术。

第 9 节 总 结

月骨无菌性坏死病或缺血性坏死在青年中较为罕见。发病初期较隐匿,伴有持续疼痛、僵硬、手腕力量减弱。一般可通过 X 线检查进行诊断,在早期阶段也可进行骨扫描。此外,通过 CT 或 MRI 可观察到月骨的形状、是否有裂缝的存在、月骨的塌陷程度及任何其他相关的结果。

分类方法是按照传统的 Lichtman 分级。外科手术治疗分成重建术或修复术。若月骨的形状大部分有所保留且没有塌陷,则可考虑行重建术。常用的手术技术包括关节延长术、桡骨短缩术及骨移植。若月骨骨折和畸形,最好选择手术修复,包括部分或全腕关节融合术,或者近排腕骨切除术。前者有利于增强握力,后者有助于增加活动范围。对于晚期阶段,当发展到骨关节炎时,治疗主要针对的是关节炎而不是月骨。

参考文献

[1] Almquist EE, Burns Jr JF. Radial shortening for the treatment of Kienböcks' disease: a 5 to 10 year follow-up. J Hand Surg Am, 1982,7:348-352.

[2] Arora R, Lutz M, Deml C, Krappinger D, et al. Longterm subjective and radiological outcome after reconstruction of Kienböck's disease stage 3 treated by a free vascularised iliac bone graft. J Hand Surg Am, 2008,33: 175-181.

[3] Buck-Gramcko D. Wrist denervation procedures in the treatment of Kienböck's disease. Hand Clin,1993,9,3:517-520.

[4] Daecke W, Lorenz S, Wieloch P, et al. Vascularized os pisiform for reinforcement of the lunate in Kienböck's disease: an average of 12 years of follow-up study. J Hand Surg Am,2005,30:915-922.

[5] Delaere O, Dury M, Molderez A, et al. Conservative versus operative treatment for Kienböck's disease. A retrospective study. J Hand Surg Br,1998,23,1:33-36.

[6] Gelberman RH, Bauman TD, Menon J, et al. The vascularity of the lunate bone and Kienböck's disease. J Hand Surg Am,1980, 5:272-278.

[7] Hulten O. Über anatomische Variationen der Handgelenknochen. Ein Beitrag zur Kenntuis der Genese zwei verschiedener Mondbeinveranderungen. Acta Radiol,1928,9:155-168.

[8] Keith PPA, Nuttall D, Trail IA. Long-term outcome of nonsurgically managed Kienböck's disease. J Hand Surg Am,2004,29,1:63-67.

[9] Kristensen SS, Thomassen E, Christensen F. Kienböck's disease-Late results by nonsurgical treatment. A follow up study. J Hand Surg Br,1986,11,3:422-425.

[10] Lichtman DM, Mack GR, MacDonald RI, et al. Kienböck's disease: the role of silicone replacement arthroplasty. J Bone Joint Surg

Am，1977，59，7：899-908.

[11] Moran SL，Cooney WP，Berger RA，et al. The use of the 4 + 5 extensor compartmental vascularized bone graft for the treatment of Kienböck's disease. J Hand Surg Am，2005，30：50-58.

[12] Quenzer DE，Dobyns JH，Linscheid RL，et al. Radial recession osteotomy for Kienböck's disease. J Hand Surg Am，1997，22：386-395.

[13] Razemon JP. Treatment of Kienböck's disease with segmentary shortening of the radius：a propos of 28 cases. Chirurgie，1984，110：600-607.

[14] Salmon J，Stanley JK，Trail IA. Kienboöck's disease，conservative management versus radial shortening. J Bone Joint Surg Br，2000，82：820-823.

[15] Schweizer A，von Känel O，Kammer E，et al. Longterm follow-up evaluation of denervation of the wrist. J Hand Surg Am，2006，31：559-564.

[16] Takahara M，Watanabe T，Tsuchida H，et al. Long-term follow-up of radial shortening osteotomy for Kienböck disease. J Bone Joint Surg Am，2009，91(Suppl 2 Pt 2)：184-190.

[17] Takase K，Imakiire A. Lunate excision，capitate osteotomy，and intercarpal arthrodesis for advanced Kienböck disease-long term follow up. J Bone Joint Surg Am，2001，83，2：177-183.

[18] Tambe AD，Trail IA，Stanley JK. Wrist fusion versus limited carpal fusion in advanced Kienböck's disease. Inter Orthop (SICOT)，2005，29：355-358.

[19] Tillberg B. Kienböcks disease treated with osteotomy to lengthen the ulna. Acta Orthop Scand，1968，39，3：359-368.

[20] Tomaino MM，Delsignore J，Burton RI. Long-term results following proximal row carpectomy. J Hand Surg Am，1994，19：694-703.

[21] Trail IA，Linscheid RL，Quenzer DE，et al. Ulnar lengthening and radial recession procedures for Kienböck's disease，long-term clinical and radiological follow-up. J Hand Surg Br，1996，21(2)：169-176.

[22] Tsumura H，Himeno S，Kojima T，et al. Biomechanical analysis of Kienböck's disease：it's cause and treatment. Seikeigeka，1982，33：1400-1402.

[23] Van den Dungen S，Dury M，Foucher G，et al. Conservative treatment versus scaphotrapeziotrapezoid arthrodesis for Kienböck's disease. A retrospective study. Chir Main，2006，25：141-145.

[24] Viola RW，Kiser PK，Bach AW，et al. Biomechanical analysis of capitate shortening with capitate hamate fusion in the treatment of Kienböck's disease. J Hand Surg Am，1998，23：395-401.

[25] Wada A，Miura H，Kubota H，et al. Radial closing wedge osteotomy for Kienböck's disease：an over 10 year clinical and radiographic follow-up. J Hand Surg Br，2002，27(2)：175-179.

[26] Watson HK，Ryu J，DiBella A. An approach to Kienböck's disease：triscaphae arthrodesis. J Hand Surg Am，1985，10：179-187.

[27] Werner FW，Murphy DJ，Palmar AK. Pressures in the distal radioulnar joint：effect of surgical procedures used for Kienböck's disease. J Orthop Res，1989，7：445-450.

[28] Zaidemberg C，Siebert JW，Angigiani C. A new vascularised bone graft for scaphoid non union. J Hand Surg，1991，16A：474-478.

第 23 章　腕关节韧带损伤

第23章

腕关节韧带损伤

Carlos Heras-Palou

摘要 腕关节韧带损伤通常由过度伸展引起，并伴有特定的模式。损伤类型从轻微的扭伤到完全脱位。对于急性损伤而言，需要精准的诊断和及时治疗，力求达到最佳的疗效。

近年来，对慢性腕关节不稳定性的理解不断加深。病史和临床检查是诊断的基础。成像模式发展和腕关节镜的应用进一步加速这一领域的发展。

关键词 解剖·分类·诊断·韧带损伤·病理机制·适应证·手术方法·腕关节

第1节 概 述

腕关节损伤是发病、残疾和休工的重要原因[14]。急性韧带损伤通常是由跌倒时手部过度伸展而引起，损伤范围较大。轻微腕部扭伤一般在4周内痊愈。若4周后仍有症状，则需重新进行评估，并做进一步检查[1]。若不及时干预，可能导致慢性腕关节不稳定。

稳定性的定义是在生理负载下，能够维持骨与关节正常的活动范围。腕关节不稳定表现为疼痛、骨摩擦音、肿胀和无力。

C. Heras-Palou
Pulvertaft Hand Centre, Derby, UK
e-mail: carlos. heras-palou@virgin. net

G. Bentley（ed.）, *European Surgical Orthopaedics and Traumatology*, DOI 10. 1007/978-3-642-34746-7_99,© EFORT 2014

第2节 解 剖

腕韧带分为固有性韧带和外源性韧带。固有性韧带连接2个腕骨，而外源性韧带连接腕骨和前臂骨。外源性韧带僵硬，抗屈强度较低，不易断裂。腕关节韧带中有丰富的机械性感受器，在肌肉运动过程中发挥重要的作用[7]。

腕关节韧带中除了横向腕韧带、连接钩骨和第五掌骨的韧带，大部分为关节囊内韧带。在开放性手术中，很难被识别，但手腕关节镜检查时，在一层薄薄的滑膜鞘下，很容易被识别。

一、外源性韧带

腕关节不像铰链，并无副韧带。腕关节有2个运动轴，一个用于桡腕关节，另一个用于腕骨间关节。腕关节无纵向韧带，因为这样可能限制腕关节的特定运动。所有的腕关节的外源性韧带均为倾斜的。

腕关节背部只有一个外源性韧带，即桡三角韧带，也称为背侧桡腕韧带。

在掌侧的外在韧带形状像一个近端"V"和远端"V"，由Poirier分隔开，分别伸向尺侧和桡侧。

二、固有性韧带

固有性韧带具有较高的柔韧度,通常容易撕脱而非直接断裂,主要连接的是同排腕骨或相邻两排腕骨。固有性韧带主要包括舟月韧带、背侧月三角韧带、腕骨间韧带和远排腕骨韧带。

舟月骨间韧带包括 1 条背侧韧带、近端纤维软骨膜及 1 条掌侧韧带。背侧韧带较短而粗壮,对维持舟月骨的稳定性起重要作用。但近端纤维软骨膜所起的作用较小,掌侧韧带相对较长且较为倾斜,用以维持舟月关节的旋转[2]。

背侧月三角韧带包括掌侧骨间韧带、背侧骨间韧带和近端纤维软骨膜,其中掌侧韧带更有力并对维持稳定性起重要作用[13]。

腕关节背部只有 1 条韧带横穿腕骨间关节,即背侧腕骨间韧带,起自三角骨的背侧,横穿月骨远端,止于舟骨及大、小多角骨的背侧缘。作用原理就像一个"关节盂唇",进一步加深腕骨间关节窝。

远排腕骨间韧带较多,且强壮有力,使得大多角骨、小多角骨、头状骨、舟骨间活动范围变小,从生物力学角度而言,整个腕骨远端结构更加稳定。

第 3 节　病理机制

腕部韧带损伤的原因分为直接因素和间接因素。当外力直接作用于腕部时(例如,被机器压碎手腕),其作用力倾向于轴向压力。然而,大多数腕关节韧带损伤是由间接作用力引起,例如,高空坠落或车祸伤而导致腕关节过度背伸。

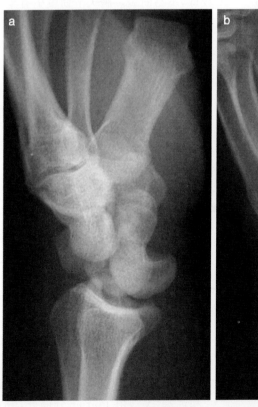
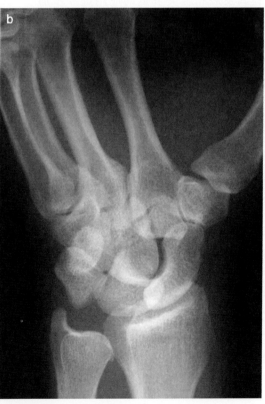

图 5-23-1　a. 月骨周围脱位侧位 X 线片显示"溢出的茶杯"征,此时头状骨未在月骨凹陷内;b. 月骨周围脱位的 PA 位 X 线片,损伤的弧度较小,包含月骨周围的韧带,且不伴有腕骨骨折

Mayfield 研究了腕部韧带损伤的受伤顺序及机制[10]，大部分的月骨脱位遵循渐进式的不稳定发展，损伤范围较广，从舟月骨的扭伤至月骨周围完全脱位。损伤可能导致月骨周围韧带的损伤，损伤的弧度较小（图 5-23-1），或者可能导致腕骨骨折，损伤弧度较大（图 5-23-2）。

损伤起自腕关节桡侧向尺侧进一步延伸，发展过程可分为以下 4 个阶段。

第 1 阶段：当腕关节处于过伸位时，月骨就会被掌侧的韧带牢牢固定，同时，掌侧的腕骨间舟骨及大、小角骨韧带和舟月韧带都被拉紧，使舟骨处于过伸位（图 5-23-3a）。如果外力继续增大，舟状骨延长，舟月韧带可能被撕裂（图 5-23-3b），紧接着会由掌侧向背侧发展，导致月骨完全脱位。如果作用于腕关节的外力为轴向方向，桡舟头韧带就

会限制舟骨近端的移动，导致舟状骨骨折。

第 2 阶段：如果腕关节持续过伸，可能导致远排腕骨向背侧移位及月骨、头状骨分离（图 5-23-3c），严重者可能导致头状骨骨折。而腕骨掌侧可能出现 Poirier 间隙撕裂。

第 3 阶段：随着腕关节继续向背侧移位，背侧月三角韧带可能撕裂，并发生三角骨骨折。

第 4 阶段：当腕关节复位时，向背侧移位头骨将月骨向掌侧推移，穿过撕裂的 Poirier 间隙，进入腕管，造成月骨脱位（图 5-23-3d）。

从韧带损伤的角度来看，第 3 阶段和第 4 阶段有些相似，主要取决于损伤后反冲力的大小。在第 4 阶段，月骨会压迫正中神经，导致严重的腕管综合征。

在腕关节过伸损伤期间，最主要的是考虑外源性韧带，主要取决于损伤期间的移位（图 5-23-4）。

桡侧腕关节不稳定主要是由于月骨周围渐进性不稳造成。但并不能解释尺骨侧腕关节不稳定。当作用力施加到手腕的尺侧，引起腕关节的过伸和内旋时，最终导致背侧月三角韧带损伤[15]。

一、舟月骨不稳定

当近排腕骨受压时，舟状骨趋于屈曲，三角骨趋于延伸，只要在韧带的承受范围内，就能达到平衡。一旦舟月骨不稳定，弯曲的舟骨和伸长的三角骨会进一步促使月骨延长，出现背侧插入节段不稳定（dorsal intercalated segment instability，DISI），导致舟月之间出现间隙，在影像学上称为"Terry Thomas"征（此征是由一个演员的名字命名，他的门牙之间留有间隙）。舟状骨在影像学的形态为短而圆，像个图章戒指。

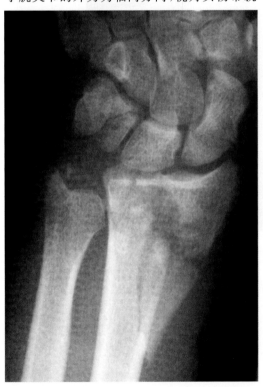

图 5-23-2　1 例车祸伤患者，桡骨远端骨折。腕关节 X 线片显示舟骨、月骨、头状骨、三角骨、桡骨和尺骨茎突骨折，损伤的弧度较大

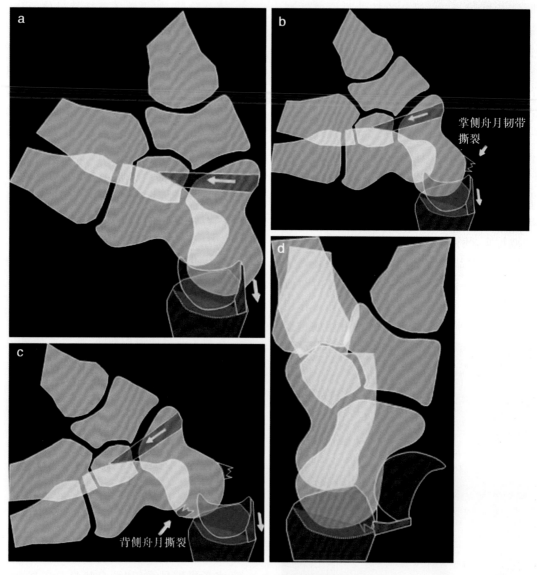

图 5-23-3　a. 手腕完全伸展时,掌侧的桡月韧带和尺月韧带将月骨固定于桡骨,此时腕骨间韧带使舟状骨延伸;b. 随着伸展过度,掌侧舟月韧带断裂;c. 显示舟状韧带的近端和部分背侧撕裂,头状骨背侧脱位,随着损伤的加重,背侧月角韧带撕裂,根据损伤时所涉及的移位和能量,对外源性韧带造成不同程度的损伤;d. 手向后退缩时,可将月骨推进腕管

　　舟骨屈曲改变了承受力的分配,如果这种不稳定不能及时处理,就会导致软骨磨损,从而导致舟月骨塌陷或舟月进行性腕塌陷[16]。腕关节退变的顺序依次为桡舟关节、舟月关节及头月关节。

二、月三角骨不稳定

　　当月三角骨不稳定时,三角骨趋于延伸,月骨和舟状骨趋于屈曲,出现掌侧插入节段不稳定(volar intercalated segment instability,VISI)。这种情况发生时,不仅月三角韧带损伤,

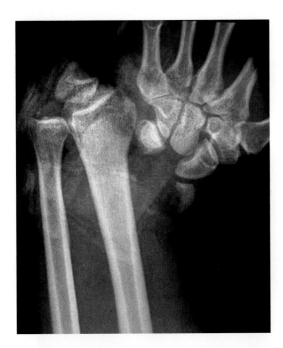

图 5-23-4　摩托车撞击伤导致腕关节过度伸展损伤，经桡骨茎突月骨周围脱位，桡腕韧带完全撕裂（包含桡骨茎突），但月骨仍保持在原位置

外源性韧带也同样受到损伤。但 X 线片显示的月三角骨不稳定大部分为正常。

三、腕骨间不稳定

在腕关节不稳定的所有类型中，腕骨间不稳定是最难理解的，一部分原因在于这种不稳定包含的类型较多，另一部分原因在于其力学机制较为复杂。它属于腕骨近排（舟骨、月骨和三角骨）非游离性不稳定[9]。

当尺桡关节分离时，近排腕骨由屈曲变伸展。在腕骨间关节不稳定中，最常见的是近排腕骨保持弯曲的同时向尺侧移位，导致腕骨间关节半脱位，此时，近排腕骨由弯曲变过伸的范围减少，产生弹响。

四、轴向移位

轴向移位通常是由挤压伤造成的，通常

发生在工业环境中。这些严重的损伤往往沿纵向方向移动。常伴有软组织的损伤。此时，需彻底清创。固定及包扎，制动 6～8 周，并加强理疗防止腕关节僵硬。

五、桡腕关节脱位

桡腕关节脱位是一种较为罕见的高能量损伤，通常伴有桡骨茎突骨折及周围韧带的断裂[4]。

第 4 节　分　类

韧带损伤通常是由外伤引起，但还有其他因素，如炎症性关节炎、感染及医源性因素。

Dobyns 和 Linscheid 将腕关节不稳定分为以下 4 类[3]。①分离性腕关节不稳定（carpal instability dissociative，CID）：是指同排骨之间的分离，如舟月骨不稳定和月三角骨不稳定；②非分离性腕骨关节不稳定（carpal instability non-dissociative，CIND）：是指不同排骨之间的分离，如腕骨间关节不稳定；③复杂的腕骨间不稳定（carpal instability complex，CIC）：结合了前 2 种情况，如月骨周围脱位；④适应性腕关节不稳定（carpal instability adaptive，CIA）：主要由腕骨外部原因引起，如桡骨远端骨折畸形愈合引起的腕关节不稳定。

腕关节不稳定经常出现在 DISI 和 VISI2 种模式中（图 5-23-5）。近排腕骨被看作是一个插入节段，因为舟骨、月骨及三角骨周围无肌腱，所以，此节段的移动较为被动，只能依赖韧带维持其正常的功能。在 DISI 模式中，月骨在侧位 X 线片上表现为延伸，而在 VISI 模式下表现为弯曲。

静态不稳定是指在 X 线下观察到腕骨错位，而如果平片显示正常，但在加强下显示不稳定，称之为动态不稳定（图 5-23-6）。

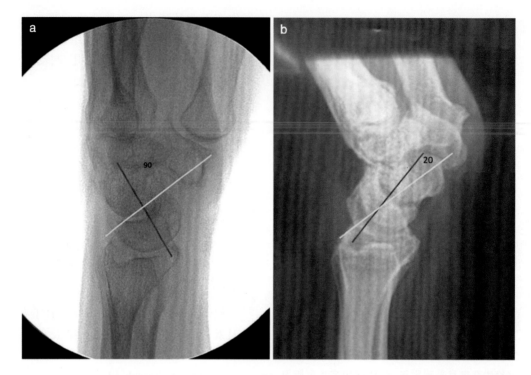

图 5-23-5　a. DISI，月骨延伸，舟状骨屈曲，使舟状角增加到 90°；b. VISI，月骨屈曲，使舟月韧带减少到 20°

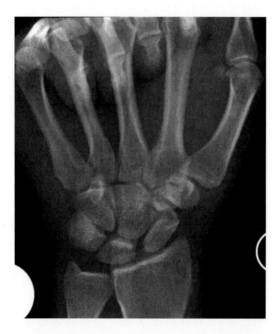

图 5-23-6　加强 X 线片显示正常，但握拳时，舟骨与月骨之间出现间隙（Terry Thomas 征），表明舟月骨动态不稳定

当腕骨错位的原因不是腕骨本身，例如，桡骨远端畸形愈合导致腕关节不稳定，这种情况不是真正意义上的腕关节不稳定，但 X 线下可见腕骨错位。治疗方面应解决最主要问题，如桡骨截骨术。

桡腕关节脱位可以分为 2 种类型：Ⅰ 型是纯粹的桡腕关节脱位或伴小块桡骨茎突骨折；Ⅱ 型与桡骨茎突骨折有关，超过舟状窝宽度的 1/3。

第 5 节　诊　断

腕关节韧带损伤的严重程度，从损伤到出现症状，从出现的急性症状到长时间后出现的慢性症状，都存在很大的差异。

首先应评估病史和体格检查，必须详细记录受伤的时间、受伤的情况及受伤方式。对于慢性病例，应明确患者的症状，包括疼痛、骨摩擦音、肿胀、僵硬及无力。

严重的腕关节韧带损伤，由于疼痛使临

床检查较为困难。在损伤当天,畸形和肿胀不太明显,在早期阶段诊断过程中容易误诊。此时触诊有助于检查局部的压痛点。对急性损伤的患者,由于疼痛,评估运动的范围(如主动和被动活动)也比较困难,在慢性腕关节损伤的病例中,腕部的系统检查是诊断的关键。

腕关节韧带损伤时需要评估神经血管的状态,同样要检查一下前臂和肘部是否损伤,如舟状骨骨折及桡骨小头骨折。

一、X 线平片

腕关节损伤怀疑有腕骨损伤时,应行 X 线检查,包含 4 个位置,即后前(postero-anterior,PA)位、侧位、前后尺偏位、半俯卧45°位[17]。PA 视图下应将前臂处于中立旋后位,同时保持肩外展 90°、屈肘 90°。侧位 X 线片必须为腕部的正侧位,其中豌豆骨的掌皮质位于舟状骨结节的掌侧与头状骨的掌侧之间。

在腕关节严重急性损伤并伴有肿胀和疼痛的患者,手腕活动比较困难,需拍摄侧位和 PA 位 X 线片。

在 PA 视图中,用 3 个平滑的弧线(Gilula 线)来绘制正常腕关节的关系(图 5-23-7)。若弧线间存在间隔或间隙表明腕骨间存在错位。正常情况下,腕骨间是平行的且间隔距离为 2 mm,不会重叠,间隙过大或有重叠则表明腕骨异常。

侧位 X 线片显示月骨位于桡骨的凹陷内,头状骨应位于月骨的凹陷内。在静态不稳定的情况下,月骨可能会延长即出现 DISI,若屈曲则出现 VISI。在近排腕骨中,舟骨、月骨及三角骨均无肌腱抵止,所以在韧带及远排骨的驱动下被动移动,因此称之为"插入节段"。

在侧位 X 线片上,可测量月骨的轴线和舟骨的轴线之间的角度,正常为 30°~60°,发生 DISI 时月骨伸长而舟骨弯曲,则角度增大,提示舟月骨不稳定。

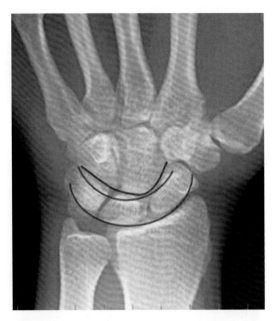

图 5-23-7 Gilula 线,在正常的 PA 视图下,3 个弧线应该是圆的、平滑的且无间隙。第 1 个弧线为近排的近端,第 2 个弧线为近排的远端,第 3 个弧线为远排的近端

二、动态 X 线片

腕骨间不稳定在 X 线片中显示为正常,其不稳定主要体现在腕关节运动(运动学不稳定)或承重(力学不稳定)时。因此,非常有必要在加强或 X 线下检查,牵引视图下能提供有效的信息并且能清晰地看到损伤的程度。

急性期无须进一步的影像学检查,而慢性病例诊断较为困难,需要进一步的影像学检查。目前较少使用腕关节造影,因为结果与症状的起源部位的相关性较差。

三、横断面成像

CT 扫描能进一步观察骨损伤的程度,对制定手术重建方案具有指导意义(图 5-23-8)。CT 关节造影可显示韧带损伤,而 CT 平扫无法显示。MRI 或联合 CT 造影

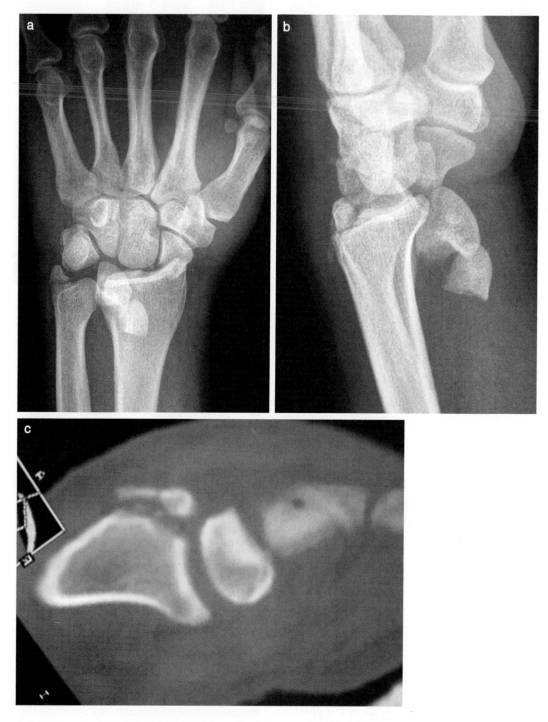

图 5-23-8　a、b. 腕关节舟骨月骨周围脱位:将月骨和舟骨的近端推入腕管,此为 Mayfield 提出的第Ⅳ期

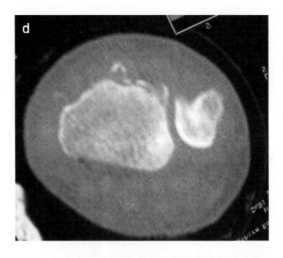

图 5-23-8(续)　　c、d. 一旦复位成功,应行 CT 评估桡骨背侧缘损伤

术有助于诊断腕关节韧带损伤。近年来,随着腕关节专用线圈和新型扫描仪的出现,诊断的敏感度和特异度明显提高。

第 6 节　手术指征

一、月骨周围脱位

急性月骨周围脱位需快速复位,通常应用 Tavernier 方法进行闭合复位,使用指夹器将前臂垂直悬挂 10 分钟,对受伤的腕关节缓慢施加牵引力。然后将手腕伸展,术者用拇指从掌侧月骨施加压力,压缩月骨使其位于桡骨上端,再将手腕屈曲。当 X 线片显示复位成功,则用石膏固定,并制定相应的治疗计划。

以前推荐石膏固定,固定时间可达 12 周。由于近排腕骨的不稳定性,最新的观点主张使用克氏针,将克氏针分别固定于舟骨和月骨以解剖复位。然后,用 1.2 mm 或 1.5 mm 克氏针固定舟月关节、头月关节及月三角关节,维持腕关节的位置,利于韧带的愈合。前臂用石膏固定 8 周后拔出克氏针,继续用支具固定 4 周。

一般而言,手术中解剖复位越好,患者的功能恢复的越快。采用切开复位内固定术及韧带修复术,其效果优于非手术治疗和闭合复位内固定术。部分学者主张手术入路方式为背侧入路,而其他学者则主张掌侧和背侧同时入路。

月骨周围脱位占 16% ～ 25%,但诊断尚未明确[8,12],延迟治疗影响预后疗效。有时延迟治疗可减少腕关节并修复韧带,如果不能做到这一点,行近端椎体切除术和腕关节固定术。

掌侧月骨周围脱位较为罕见,约占 3%,且非常不稳定。需行切开复位内固定术和韧带修复(图 5-23-9)。

二、舟月骨不稳定

早期的舟月骨韧带损伤不易诊断,要明确诊断应进行临床查体和影像学检查。对于 6 周内的损伤,应行腕关节镜检查并行韧带修复。

目前,腕关节镜检查是诊断腕部韧带损伤的金标准。Geissler 将固有性韧带关节镜下损伤程度分为 4 级[6]。Ⅰ级:韧带变薄或出血,无腕骨排列不一致;Ⅱ级:腕部间隙

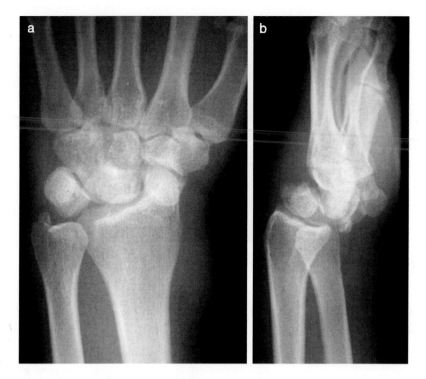

图 5-23-9 　 掌侧月骨周围脱位。此损伤是由过度屈曲和旋转引起,较为罕见且不稳定

不一致或塌陷,间隙小于探针的宽度;Ⅲ级:腕骨间隙不一致或塌陷,探针可在骨缝之间;Ⅳ级:不一致或塌陷,探针可穿过间隙(2.7 mm)。

6 周后修复的韧带的愈合能力下降,轻度慢性患者可尝试非手术治疗,其目的在于恢复桡侧腕屈肌腱功能。对病情较重的、非手术治疗无效的患者,可行手术治疗,包括背侧关节囊固定术、骨韧带骨移植术、腕骨间关节融合术、肌腱重建术和肌腱移植术。

三、月三角骨不稳定

月骨和三角骨之间的不稳定是由创伤或退行性病变引起,与舟月骨不稳定相比,并不常见。常与其他疾病相关,如三角纤维软骨复合体撕裂或尺骨-腕骨粘连。

在关节镜下进行评估,彻底清创,并用克氏针固定 8 周,此方法对于早期诊断的患者非常有效[11]。慢性患者应行韧带修复、尺侧腕伸肌肌腱固定及月三角骨融合术。

四、腕骨间不稳定

对于此类患者而言,多数可采用非手术治疗,如感受器及前臂训练。重度和顽固性的患者提倡手术治疗。据报道,桡侧腕长伸肌肌腱重建术及关节融合术具有良好的临床效果。针对这种情况选择骨外科手术时选择桡月及腕骨间融合术。

五、桡腕关节脱位

桡腕关节脱位通常比较容易脱位,但是极不稳定(图 5-23-10)。对于茎突骨折的患者,可采用内固定术,将其附着于桡腕韧带。对桡腕关节脱位不伴有骨折,或伴有小片茎突骨折的患者,建议行掌侧入路修复韧带。

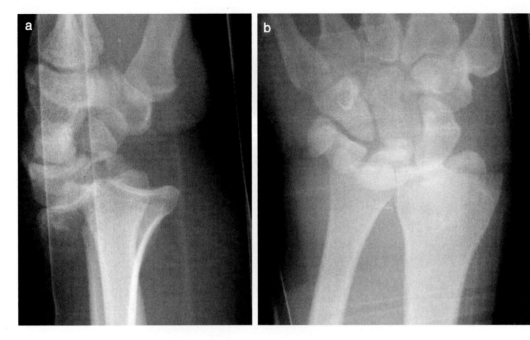

图 5-23-10 桡腕关节脱位伴桡侧茎突骨折

第 7 节 手术方法

一、月骨周围脱位

月骨周围脱位最早可采用手法复位,而后治疗包括开放性复位、内固定及韧带修复术。

作者建议行掌侧和背侧入路(图 5-23-10)。掌侧入路可允许进入腕骨隧道,如有必要,可进行月骨复位,修复月三角骨韧带。术中重点是不要切除 Poirier 间隙,以免使腕关节伸展不足。背侧入路能固定舟状骨骨折或舟月骨韧带的修复。在舟状骨和月骨上各打 1 个克氏针作为操作杆,协助复位。一旦解剖复位成功,将克氏针从舟状骨穿过月骨和头状骨,再从三角骨穿过月骨(图 5-23-11),然后进行韧带修复和重建。有时韧带需要通过直接缝合或使用锚钉重新连接(图 5-23-12)。

二、舟月骨不稳定

目前,对舟月骨不稳定的外科治疗已日渐成熟,从腕关节融合术发展到韧带重建术。以下描述了几种关节囊固定术和肌腱固定术。

关节囊固定术包括旋转腕关节囊背侧皮瓣,并将其插入到舟状骨背部,防止舟状骨过度屈曲。临床疗效是可变的,尽管早期疗效比较好,但术后可能复发。

虽然之前描述过几种肌腱固定术,但目前最常用的是第三韧带肌腱固定术(3-ligament tenodesis,3LT)。在这个过程中,掌侧入路将桡侧腕屈肌肌腱的 1/2 切除,插入到左侧远端,然后,穿过舟状骨的纵向隧道通过背侧入路进入腕部。然后将剩余的半侧肌腱附着于月骨并绕过背侧桡三角韧带。通过这种方式,将舟骨连接到远端行掌侧韧带、背侧舟月韧带和背侧腕骨韧带重建术,这是此术名的由来[5]。

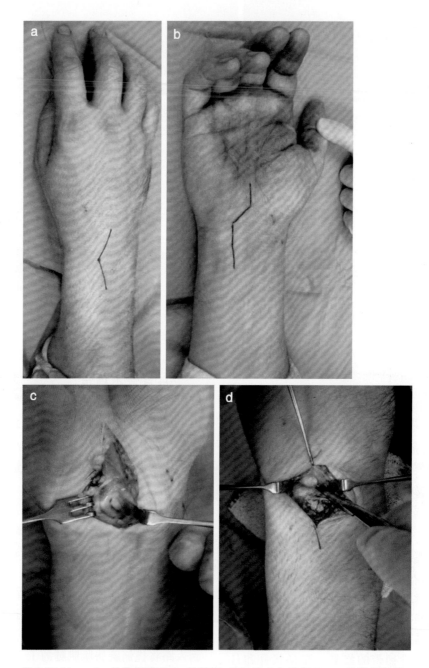

图 5-23-11　a、b. 月骨周围脱位,第Ⅳ期,标记手术入路切口;c. 行掌侧入路,正中神经回缩,暴露脱位的月骨;d. 行背侧入路,显露舟骨的近端,修复背侧舟月骨韧带

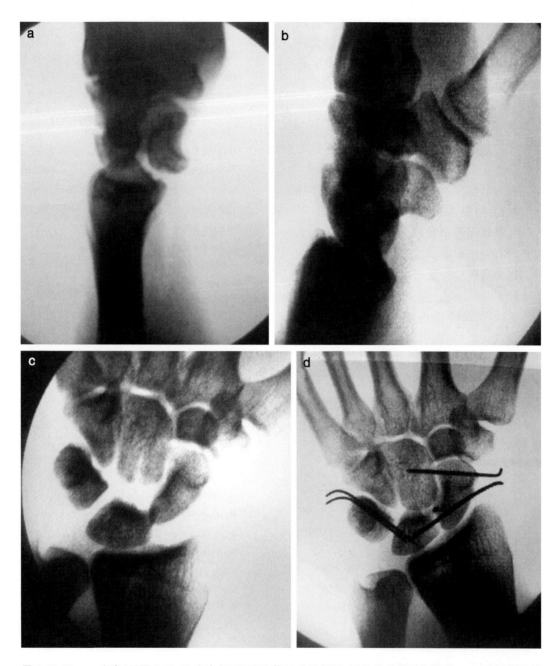

图 5-23-12　a. 患者(同图 5-23-11 患者相同)腕关节 X 线透视图,脱位的月骨进入腕管;b. X 线透视下显示切开复位效果良好;c. 术中牵引图证实舟月骨和月三角骨间隙损伤;d. 锚钉和克氏针用于固定舟状骨背侧,以保护舟月骨和掌侧月三角韧带修复

针对此问题,可使用桡侧腕长伸肌肌腱固定方法。舟月骨不稳定主要是舟骨的屈曲不稳定,从而导致腕骨塌陷。在这个过程中,切开桡侧腕长伸肌肌腱并向远端插入舟骨的背侧,成为"舟骨伸肌",从而减少了舟骨的弯曲。

第8节　总　结

大多数腕关节韧带损伤是由于过度伸展引起,并遵循 Mayfield 损伤定律。

月骨周围骨折脱位往往容易被忽略,X线平片有助于诊断。

腕关节脱位应及时复位,然后进行下一步治疗。

腕关节韧带损伤后行修复术的疗效最佳。

对于慢性患者,不可使用修复术。对于舟月骨、月三角骨和腕骨间不稳定的患者,可行重建术。

参考文献

[1] Adolfsson L, Povlsen B. Arthroscopic findings in wrists with severe post-traumatic pain despite normal standard radiographs. J Hand Surg Br, 2004, 29(3):208-213.

[2] Berger RA. The ligaments of the wrist. A current overview of anatomy with considerations of their potential functions. Hand Clin, 1997, 13(1):63-82.

[3] Dobyns J, Linscheid R. Traumatic Instability of the wrist. J Bone Joint Surg, 1972, 54-A: 1612-1632.

[4] Dumontier C, Meyer zu Reckendorf G, Sautet A, et al. Radiocarpal dislocations: classification and proposal for treatment. A review of twenty-seven cases. J Bone Joint Surg Am, 2001, 83-A(2):212-218.

[5] Garcia-Elias M, Lluch AL, Stanley JK. Three-ligament tenodesis for the treatment of scapholunate dissociation: indications and surgical technique. J Hand Surg Am, 2006, 31(1):125-134.

[6] Geissler WB, Freeland AE, Savoie FH, et al. Intracarpal soft-tissue lesions associated with an intra-articular fracture of the distal end of the radius. J Bone Joint Surg Am, 1996, 78(3):357-365.

[7] Hagert E, Garcia-Elias M, Forsgren S, et al. Immunohistochemical analysis of wrist ligament innervation in relation to their structural composition. J Hand Surg Am, 2007, 32(1):30-36.

[8] Inoue G, Shionoya K. Late treatment of unreduced perilunate dislocations. J Hand Surg Br, 1999, 24(2): 221-225.

[9] Lichtman DM, Wroten ES. Understanding midcarpal instability. J Hand Surg Am, 2006, 31(3):491-498.

[10] Mayfield JK, Johnson RP, Kilcoyne RK. Carpal dislocations: pathomechanics and progressive perilunar instability. J Hand Surg Am, 1980, 5(3): 226-241.

[11] Osterman AL, Seidman GD. The role of arthroscopy in the treatment of lunatotriquetral ligament injuries. Hand Clin, 1995, 11(1): 41-50.

[12] Rettig ME, Raskin KB. Long-term assessment of proximal row carpectomy for chronic perilunate dislocations. J Hand Surg Am, 1999, 24(6):1231-1236.

[13] Ritt MJ, Linscheid RL, Cooney 3rd WP, et al. The lunotriquetral joint: kinematic effects of sequential ligament sectioning, ligament repair, and arthrodesis. J Hand Surg Am, 1998, 23(3): 432-445.

[14] van der Molen AB, Groothoff JW, Visser GJ, et al. Time off work due to scaphoid fractures and other carpal injuries in The Netherlands in the period 1990 to 1993. J Hand Surg Br, 1999, 24(2):193-198.

[15] Viegas SF, Patterson RM, Peterson PD, et al. Ulnar-sided perilunate instability: an ana-

tomic and biomechanic study. J Hand Surg Am,1990,15(2):268-278.

[16] Watson HK，Ballet FL. The SLAC wrist：scapholunate advanced collapse pattern of degenerative arthritis. J Hand Surg Am,1984,9(3):358-365.

[17] Yin Y，Gilula LA. Imaging of the symptomatic wrist. In：Watson HK，Weinzweig J，editors. The wrist. Philadelphia：Lippincott-Raven,2001:61-82.

第 24 章 尺侧角(桡尺远侧关节)

第 24 章

尺侧角（桡尺远侧关节）

David Warwick，Eleni Balabanidou

摘要 引起尺侧角疼痛和功能障碍的因素有很多。本章将介绍常见的及罕见的尺侧角疼痛和功能障碍的病因及治疗方法。

关键词 解剖·关节炎·腕骨不稳定·桡尺远侧关节·不稳定肌腱·桡尺关节 TFCC 损伤·尺侧角·尺骨短缩·尺骨小头切除和置换·腕关节镜指征和并发症

第 1 节 解 剖

了解功能解剖学对尺侧角诊断和治疗至关重要。

一、骨骼

尺骨头向桡侧与乙状切迹相关节。尺骨头和切迹的旋转中心不同，允许在前后平面上部分滑动。在背侧，尺骨头与月骨和三角骨基底面相关节，表面覆盖有三角纤维软骨（triangular fibrocartilage，TFCC）的中央部（TFCC 复合体）。与前臂内旋的桡骨相比（尺侧变异），尺骨相对更长。大约 80％的压力通过桡腕关节传递，20％通过尺腕关节传递。减少 2.5 mm 的变异，则减少 5％的尺腕关节压力；增加 2.5 mm 的变异，则增加 40％的尺腕关节压力。

尺侧腕中关节由远排头骨和钩骨与近排的三角骨和月骨组成。豆状骨是一个籽骨，尺侧腕屈肌（flexor carpi ulnaris，FCU）抵止于其上，基底部与三角骨相关节。

二、肌腱

尺侧腕伸肌（extensor carpi ulnaris muscle，ECU）在桡尺远侧关节（distal radioulnar joint，DRUJ）稳定中起次要作用，可以阻挡尺骨头的背侧尺侧移位。其通过尺骨头上的凹陷穿行于本身的腱鞘（移行于 TFCC）之内。剥离腱鞘显露第六伸肌间隔内的支持带。腕关节旋前时起尺偏作用，前臂旋后时起背伸作用，FCU 对腕关节有屈曲和尺偏作用。小指固有伸肌走行于第五伸肌间隔支持带内，位于 DRUJ 关节囊的背侧。

三、稳定性

尺骨头由前方和后方的桡尺韧带固定，该韧带连接于乙状切迹和尺骨茎突基底之

D. Warwick(⊠)
Hand Surgery, University Hospital Southampton,
Southampton, UK
e-mail: davidwarwick@handsurgery. co. uk;
davidwarwick@me. com

E. Balabanidou
University Hospital Southampton, Southampton, UK
e-mail: balabanidou@yahoo. gr

G. Bentley (ed.), *European Surgical Orthopaedics and Traumatology*,
DOI 10. 1007/978-3-642-34746-7_109,© EFORT 2014

间。DRUJ 关节囊、ECU 肌腱、ECU 腱鞘基底部、尺腕韧带、骨间膜、乙状切迹和尺骨头的匹配,直接(旋前方肌)或间接(屈指肌)跨过桡骨和尺骨的肌肉的张力,都能更大程度地增加稳定性。

第 2 节　不稳定

一、病因

- 韧带松弛(类风湿、联结韧带疾病)
- TFCC 创伤性前部或背侧部撕裂
- TFCC 创伤性隐窝部撕脱
- 尺骨茎突基底骨折移位或不稳定
- 桡骨畸形愈合(桡骨远端、桡骨干)继发的乙状切迹不匹配
- 先期的尺骨头切除(Sauve-Kapandji 手术、Darrach 手术)
- Essex-Lopresti 损伤(桡骨头骨折伴有骨间膜分离)
- 桡骨骨折伴有 DRUJ 脱位(Galeazzi 骨折)

二、临床表现

在 DRUJ 旋转或抓握时常有咔哒声,伴或不伴疼痛。放松时检查尺骨头有时会突出,有时在压力下突出(握住手掌后向尺侧倾斜以放松尺腕韧带的限制后,前后方推挤患者尺骨头)。

三、检查

依靠临床病因进行检查。X 线片可以显示尺骨茎突骨折和桡骨远端畸形愈合。旋前位和旋后位的横断面 CT 检查能确定尺骨头和乙状切迹的匹配度。MRI 能显示 TFCC 损伤。麻醉下透视检查可确定动态

不稳定。腕关节镜检查 TFCC 紧张度及附属结构的损伤。

四、治疗

依据不稳定的病因进行治疗。

五、三角纤维软骨损伤

(一)关节镜辅助重建连接

3-4 入路下检查 TFCC,6-R 入路用探针进行"蹦床试验"来确定 TFCC 的松弛度。确定 TFCC 于尺骨茎突桡侧缘的隐窝处的止点,暴露尺骨茎突尺侧的关节囊。非可吸收缝线经关节囊,穿过周围纤维后在关节囊外面打结(图 5-24-1～图 5-24-3)。

(二)开放手术重建连接

使用骨锚钉固定隐窝处的修复更牢固。通过第五伸肌腱间隔,暴露 TFCC(图 5-24-4)。

用手术刀分离 TFCC 基底部和隐窝远端表面,骨锚钉钻入隐窝,缝线穿过 TFCC 周围边缘后系紧。

用锚钉开发修复 TFCC 如图 5-24-5 所示。

开放修复 TFCC 如图 5-24-6～图 5-24-9 所示。

(三)尺骨茎突不愈合

由于 TFCC 抵止于尺骨茎突基底,因此,经茎突基底部的骨折可能导致不稳定的发生。如伤后很快确诊(大部分伴有桡骨远端骨折),骨折块需采用无头空心螺钉固定。如发现较晚,则主张采用植骨和固定促进其愈合。茎突手术入路可以采用直接切口。打开 ECU 腱鞘,牵开 ECU,尺神经的腕背支需要辨认和保护。刮除不愈合的部分,从 Lister 结节取松质骨填塞。空心无头螺钉是确保修复最有效的方法(图 5-24-10),张力带或有头螺钉可能导致 ECU 肌腱炎。

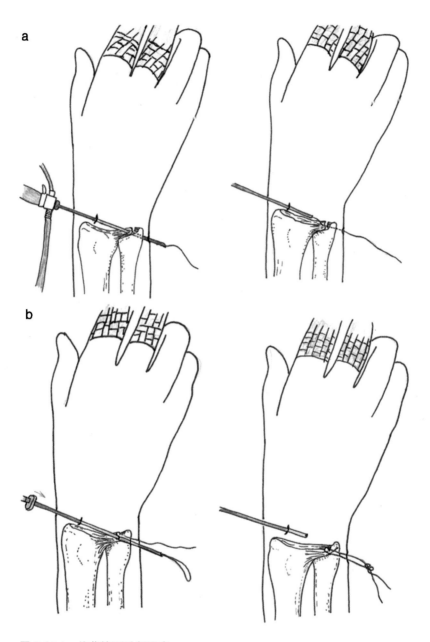

图 5-24-1　关节镜下重新固定

a. 关节镜下置入缝合针；b. 打结和修复三角纤维软骨复合体 TFCC

(四)尺骨短缩

平行的乙状切迹和尺骨头之间相对微小的不稳定,可以通过尺骨短缩截骨后拉紧尺侧角来治疗,操作过程将在后面介绍。

(五)韧带解剖的重建

多数明显的不稳定或简单重建的失败病例,最好采用韧带解剖重建。将掌长肌(如果缺损,则采用一半的桡侧腕屈肌)沿着乙状切迹穿过 TFCC 止点下方的钻孔,再沿

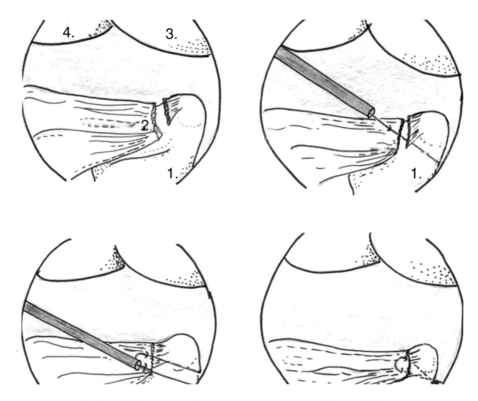

图 5-24-2 关节镜下修复 TFCC。尺骨头(1);TFCC(2);三角骨(3);月骨(4)

着 TFCC 掌背侧将肌腱由前向后穿过关节,将肌腱穿过隐窝处的斜形钻孔后确保包绕尺骨头(图 5-24-11 至图 5-24-13)。

六、乙状切迹不良

(一)桡骨截骨

桡骨远端骨折伴有远端骨折块向背侧(图 5-24-14)或掌侧倾斜,尺骨头在旋转时会失去乙状切迹的限制。可通过 CT 确定此情况(图 5-24-15)。正确的治疗方法是恢复桡骨的解剖形态,通过桡骨截骨来恢复合适的切迹。

(二)切迹成形术

如通过 CT 诊断出不稳定并伴有浅切迹,可通过在切迹深面楔形截骨来加深切迹,再植入皮质骨,以确保楔形的开放(图 5-24-16)。

(三)尺骨头切除

切勿用尺骨头切除(Darrach 或 Sauve-Kapandji 手术)来治疗不稳定,这类手术将进一步导致前臂不稳定,从而使不稳定不能被有效地纠正。

(四)桡尺骨融合术

桡尺骨融合术是最终的挽救性手术。融合的位置取决于个体的功能需求,中立位通常最合适。桡尺骨融合术仅用于其他方法都尝试且无效以后,用来解决顽固的痛性不稳定。遗憾的是,有时之所以需行此术,只是因为在治疗不稳定时,而错误地选择了手术(Darrach 或 Sauve-Kapandji 手术)后。

七、Essex-Lopresti 损伤

前臂是由桡骨、尺骨、桡尺近侧关节、桡尺远侧关节和骨间膜组成的四边形关节

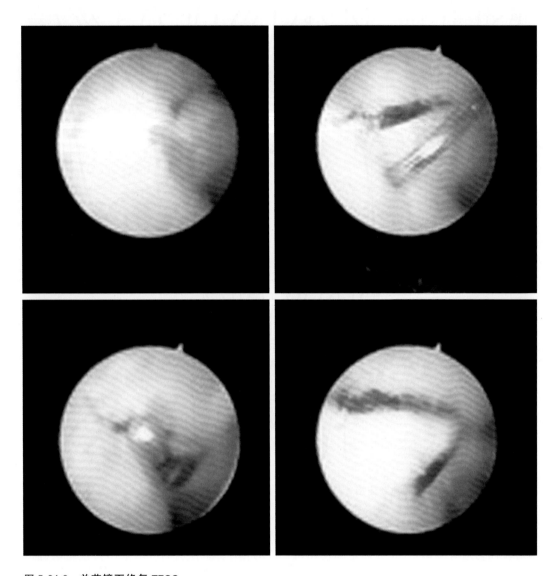

图 5-24-3 关节镜下修复 TFCC

（图 5-24-17，图 5-24-18）。摔伤时，手掌着地可能会折断桡骨头，拉伸骨间膜，损伤 TFCC 的前后肢。如果桡骨头急速离体（如果怀疑这是一种伴发的前臂损伤，则是一个严重的错误），整个四边形的前臂关节将变得不稳定。现阶段的治疗方式没有统一的标准，仍不能可靠地修复骨间膜，但桡骨头置换和尺骨短缩术可能有效。

第 3 节　肌腱问题

一、尺侧腕伸肌腱炎

ECU 肌腱炎为自发性疾病，也可见于痛风、类风湿关节炎和非习惯性的劳损。一般在屈曲和尺偏时疼痛，腱鞘部位可有压痛和捻发音。X 线片可见钙化（图 5-24-19）。

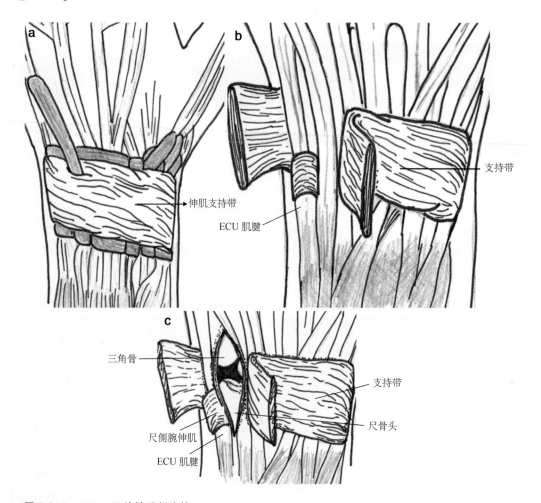

图 5-24-4　TFCC 开放性重新连接

a. 伸肌支持带；b. 剥离伸肌支持带；c. TFCC 视图

病情较轻的患者应休息、夹板固定和使用抗炎药。严重的患者可以注射可的松治疗，很少需要手术(滑膜切除术和钙化清理)治疗。

二、尺侧腕伸肌不稳定

ECU 肌腱即使在旋前和旋后时有横向的张力，也可安全地走行于腱鞘之内。如果腱鞘没有起到作用，通常是在突发创伤后(如网球运动损伤)，旋前和旋后时肌腱会从尺骨头上的小沟中脱位而产生疼痛(图 5-

24-20)。急性病例可以采用夹板固定(前臂旋前腕关节轻度尺偏的肘上支具)，但急性修复更可靠。MRI 和动态超声都是有效的检查方法。直接修复损伤的腱鞘优先于间接重建。手术后，前臂用中立位的肘上支具固定 5 周。

三、肌腱断裂

EDM 和 EDC（Ⅴ），EDC（Ⅳ）在 DRUJ 背侧经过。伴有 DRUJ 类风湿关节

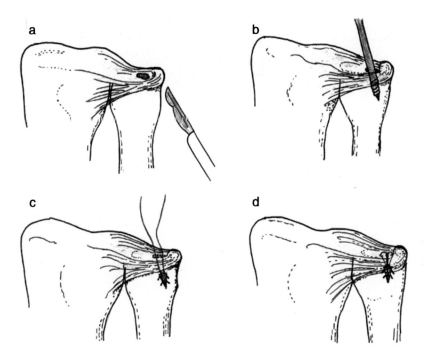

图 5-24-5　使用锚钉进行 TFCC 开放修复（a）、切口（b）、钻孔（c）、置入锚钉（d），缝合 TFCC

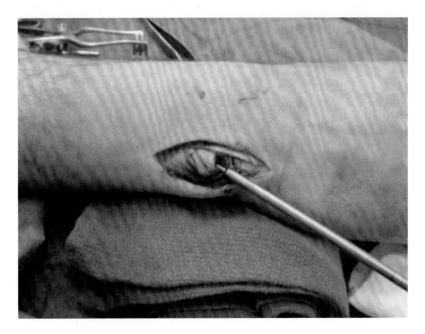

图 5-24-6　TFCC 开放修复：钻孔

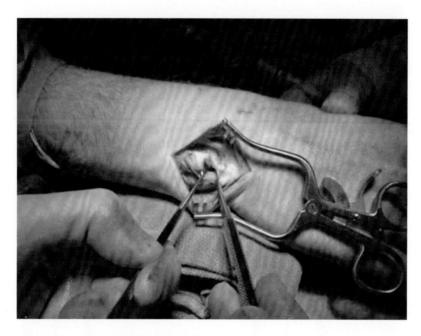

图 5-24-7 TFCC 开放修复:置入锚钉

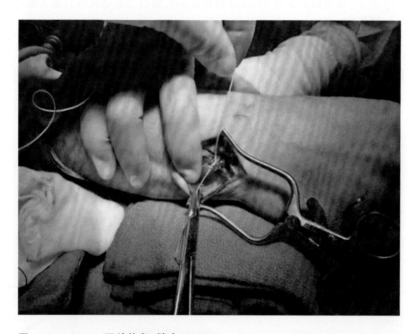

图 5-24-8 TFCC 开放修复:缝合 TFCC

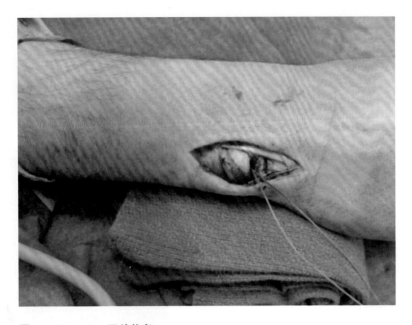

图 5-24-9　TFCC 开放修复

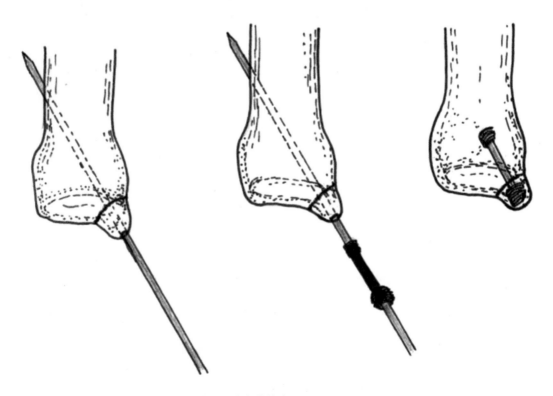

图 5-24-10　使用空心螺钉固定尺骨茎突不愈合的技术

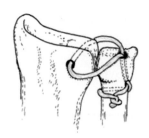

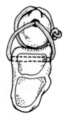

图 5-24-11　TFCC 解剖重建示意图

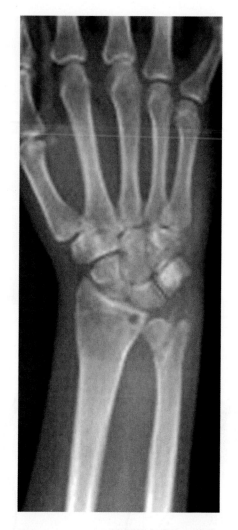

图 5-24-12　TFCC 解剖重建后的 X 线片

炎和骨关节炎有断裂的倾向（后者为 Vaughan-Jackson 综合征）。检查时手指的 MCP 下垂（图 5-24-21），可能是基础病变的体征。

治疗方式为肌腱重建[通常是 EIP 转位或编制缝合到 EDC（Ⅲ）]。但基本的 DRUJ 病变也需要解决。当对功能有需求、保存乙状切迹和足够的软组织存在时，应考虑尺骨头置换。以上条件不具备时，采用尺骨头切除术（Darrach 或 Sauve-Kapandji 手术），但这将导致不可逆的不稳定。

第 4 节　钩骨钩不愈合

一、临床表现

通常在高尔夫球击球失败或网球拍击中地面后，在握住杆时对手掌进行打击，会将钩骨钩从其基底部撕脱下来。最初的疼痛缓解后会出现手掌尺侧的疼痛，在握力时加重。

检查时手掌根部有触痛，阻力下环指指尖屈曲可引起疼痛[由于钩骨钩像滑轮一样将 FDP（Ⅳ）和 FDP（Ⅴ）牵向桡侧]。

通过 X 线片进行诊断非常困难，CT 扫描能清晰地显示出不愈合。

二、治疗

手术切除效果极佳。通过腕管切口显露钩骨钩，在骨膜下切除，避免尺动脉浅支和尺神经深支（非常接近钩骨钩）损伤。不推荐植骨和螺钉固定（原因为技术复杂、尺神经深支损伤风险、愈合率低及潜在的疼痛）。

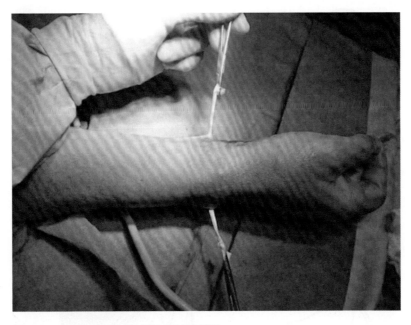

图 5-24-13　术中照片：掌长肌通过骨隧道

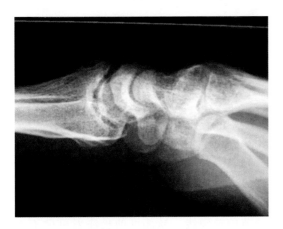

图 5-24-14　桡骨远端愈合不良，导致远端桡尺关节 DRUJ 不一致

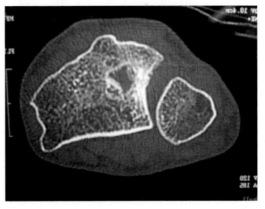

图 5-24-15　CT 下显示 DRUJ 不一致

第 5 节　豆三角关节

一、解剖

豌豆骨是最小的腕骨，是唯一有肌腱附着的腕骨（FCU 的嵌入式籽骨），仅与三角骨有一个关节面。

二、关节炎

豆三角关节炎可在摔倒时手掌根部着地或长期的慢性不稳定后出现。在握拳屈

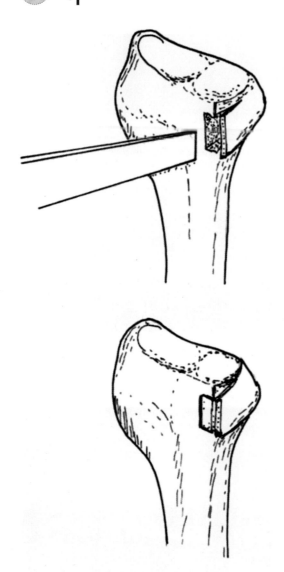

图 5-24-16　乙状结肠切迹成形术示意图

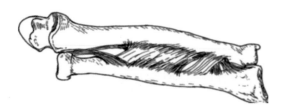

图 5-24-17　前臂四边形关节

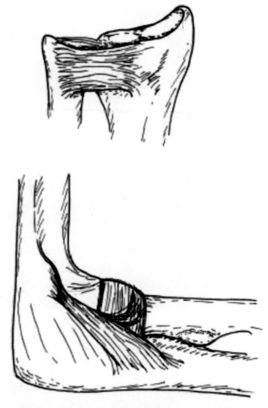

图 5-24-18　桡尺关节近端和远端

腕尺偏时出现疼痛(如切肉、拿熨斗时)。检查时轻度屈腕,将豌豆骨向桡背侧与三角骨剪切时出现捻压痛。可能导致 FDP(Ⅴ)自发性断裂,继发性的尺神经病变也很常见。侧位 X 线片无法显现豆三角关节,旋前 25°的侧位 X 线片可以提供有诊断性的豆三角关节的轮廓线。局部可的松注射可助于诊断并暂时缓解疼痛。手术切除豌豆骨可以显著缓解疼痛(图 5-24-22)。豌豆骨的切除通过一个位于 FCU 和豌豆骨远端的锯齿形切口来完成,将 FCU 沿长轴剖开露出豌豆骨,然后,在骨膜下将豌豆骨切除。应特别注意的是,不要损伤邻近的尺神经运动支。用可吸收缝线修复 FCU 后,用支具固定腕关节 2 周。

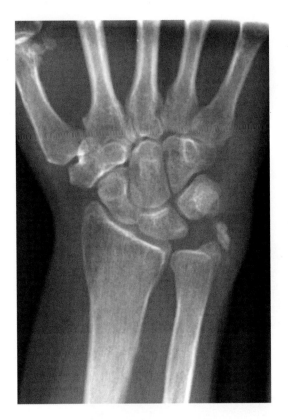

图 5-24-19　尺侧腕伸肌钙化的 X 线片

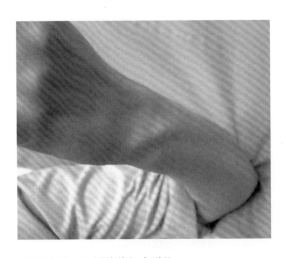

图 5-24-20　尺侧腕伸肌半脱位

三、豆三角关节不稳定

腕关节的不稳定可自发，或者发生在腕关节创伤后（直接摔倒或被动过伸）。腕

关节在握拳屈曲/尺偏多时会出现疼痛和咔哒声。检查时腕关节轻度屈曲，将豌豆骨沿着深面的三角骨向桡侧推挤时会出现咔哒声。如果临床不能确诊，CT 可以显示豆三角关节的排列紊乱。治疗则可以使用绷带固定和局部注射可的松，严重时可以手术切除豌豆骨。精细的韧带修复已有报道。

四、腱鞘囊肿

起源于豆钩关节区域的囊肿会导致手掌尺侧角部位疼痛，常伴发尺神经卡压。通过 MRI、超声和神经传导检查可以确定诊断。治疗时在 Guyon 管表面做锯齿形切口，暴露尺神经及其分支之后，将囊肿切除。

第 6 节　桡尺远侧关节炎

一、病因

桡尺远侧关节炎的发生通常无明显诱因，但也可能出现在关节内骨折、慢性不稳定、桡骨远端骨折畸形愈合引起的关节不匹配，或者出现在既往尺骨短缩所导致的关节负重改变以后。

二、临床表现

临床上会出现 DRUJ 部位的疼痛或局限性的压痛，旋转时会出现疼痛性的骨擦音（图 5-24-23）。有时会出现 EDM 和 EDC 的断裂（Vaughan-Jackson 综合征），这是肌腱在尖锐的骨骼边缘上磨损造成。

三、治疗

休息、改变运动方式、局部注射可的松

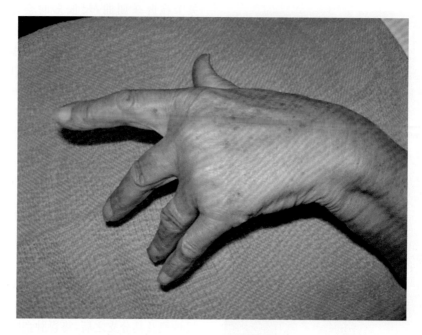

图 5-24-21　伸肌腱断裂

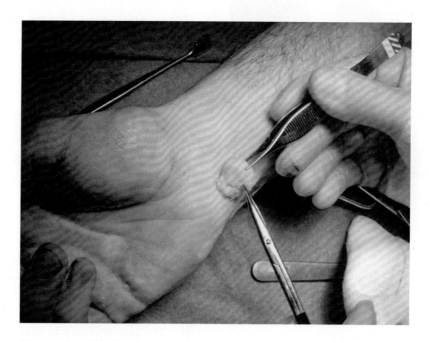

图 5-24-22　切除豌豆骨

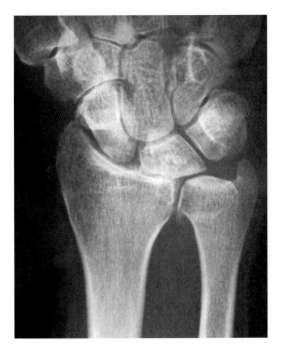

图 5-24-23 远端桡尺骨关节 DRUJ 和放射性关节炎 X 线片

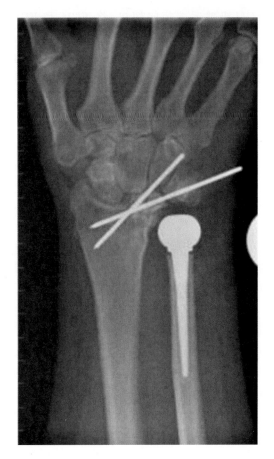

图 5-24-24 使用尺骨头替换治疗之前的关节炎和桡骨 - 月骨融合

和抗炎药物会有帮助。以往建议尺骨头切除 (Darrach 手术或 Sauve-Kapandji 手术),但是这类手术疗效不确定,并且有导致 DRUJ 不稳定的风险,因此,对于有工作要求的患者不推荐此类手术。尺骨头替换是合理和安全的选择方法,如有需要,重建伸肌腱 (图 5-24-24)。

第 7 节 桡尺远侧关节僵直

腕关节旋转功能的丧失会显著影响手部功能。应依据病因进行检查和治疗。

一、桡骨远端骨折畸形愈合

前文中提过,部分桡骨的乙状切迹更深一些。乙状切迹越深,倾角固定的桡骨远端在矢状面上的旋转范围损失得越多。平槽能很好地弥补脊部畸形愈合,而深槽则不

能。CT 扫描显示在旋转的不同位置出现横向不一致的切口。通常,桡骨截骨矫形术可恢复旋转。

二、桡尺远侧关节炎

如前文所述。

三、关节囊挛缩

创伤后 (如桡骨远端骨折伴 DRUJ 脱位) 导致的关节囊挛缩,通常表现为旋后丢失。如果 CT 扫描显示桡骨位置正常,乙状切迹与尺骨头部匹配,这时行关节囊松解非常有效。在 DRUJ 前部上方桡侧向

FCU 肌腱远端径向切口,将 FCU 和 FDS 肌腱向两侧牵开(避免过度牵拉尺神经),暴露 DRUJ 关节囊;在图像增强下,纵向切开关节囊。保留 TFCC,将前臂旋后以矫正畸形,并应用支具将前臂固定于旋后位,术后手部治疗师应鼓励患者进行主动和被动旋转。

第8节   月三角关节不稳定

导致月三角关节不稳定的原因很多,包括自发退行性变、外伤(伸手位摔倒)和尺腕撞击(请见下文)。

患者通常主诉腕尺侧疼痛,抓握时明显。体格检查时,剪切试验呈阳性。检查者用一只手拇指和示指固定豌豆骨和三角骨,另一只手示指和拇指固定月骨。在腕背挤压剪切月三角关节。

X 线平片可见月骨和三角骨之间有台阶或间隙。在侧位 X 线片上,月骨呈过度掌屈(掌侧不稳定,VISI)。X 线片也可显示尺骨正变异及月骨、三角骨软骨下囊肿。MRI 关节造影也可精准判断,关节镜检查是本病诊断的金标准。

目前治疗尚无统一标准。在过去,融合效果并不确切。但现在随着无头加压螺钉及桡骨远端植骨的应用,融合已取得满意效果(图 5-24-25)。另外,已有使用韧带编织进行各种软组织重建的文献报道。

第9节   创伤性三角纤维软骨损伤

三角形纤维软骨易损伤,通常是由于跌倒时手处于伸展位。可能伴有 DRUJ 脱位、桡骨远端骨折、桡骨头骨折(Essex-Lopresti 损伤)或月三角骨间韧带撕裂。

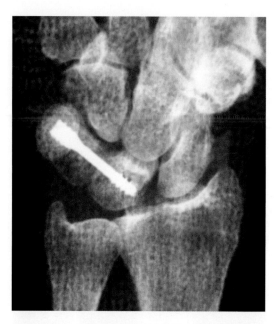

图 5-24-25   使用无头螺钉行月骨-三角骨融合 X 线片

一、临床特征

TFCC 中央穿孔导致腕尺侧疼痛,尤以抓握时明显。体格检查表现为尺骨头部压痛,尺骨被动活动时明显疼痛。但是,DRUJ 是稳定的,TFCC 从尺骨茎突基部到乙状切迹边缘的尺凹部撕脱可能导致 DRUJ 不稳定。

二、诊断

X 线平片可显示相关的骨折,以及由于 DRUJ 长期不稳定导致的关节炎。尺骨正变异则易导致 TFCC 中央穿孔。MRI 关节造影的特异度和敏感度不高。腕关节镜可以直接显示中央穿孔和撕裂,并评估外周撕脱的不稳定性(失去"蹦床效应")。

三、治疗

TFCC 中央穿孔最初可通过休息来缓

解。关节腔注射可的松也有一定作用。若症状不缓解，可使用关节镜进行清理及热疗。如果合并尺骨正变异，则考虑关节镜下尺骨穹顶切除术或尺骨短缩截骨术。

Palmer Ⅰ型创伤性 TFCC 撕裂：

A 中央穿孔

B 尺侧撕脱伤（伴或不伴尺骨骨折）

C 远端撕脱

D 桡侧撕脱（伴或不伴乙状切迹骨折）

第 10 节　三角纤维软骨穿孔与尺腕撞击

TFCC 会随着年龄的增长而退化，通常无症状，如同身体其他部位一样，是正常老化的一部分。然而，进行性退变可能与尺骨相对于桡骨较长（尺骨正变异）有关。尺骨头部撞击月骨三角骨关节下方（即尺腕撞击综合征）。

一、临床特征

患者主诉为腕尺侧疼痛，尤其以抓握时明显。体格检查时尺骨头有压痛，尺骨被动活动时疼痛明显。X 线片通常显示相对较长的尺骨，在晚期病例中，在月三角关节下可能有囊性变。MRI 可见 TFCC 中央穿孔和月三角关节处的压力变化，有时还可见韧带穿孔（图 5-24-26）。

二、治疗

初始治疗可用简单的镇痛药、支具固定和注射类固醇激素。如果初始治疗无效，应使用腕关节镜评估 TFCC 和月三角关节。可用关节镜经 6R 入路行尺骨头薄层切除术。如乙状切迹短小，应避免此手

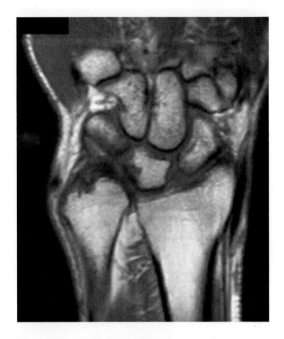

图 5-24-26　月骨－腕骨撞击的 MRI 图像

术，因为关节负荷增加可能导致 DRUJ 关节炎。

如关节镜手术无效或乙状切迹短小，可选尺骨短缩术（图 5-24-27）。手术切口位于尺骨远端的尺骨缘，尺神经的背侧感觉支通常在伤口远端，手术时必须加以保护。在尺侧腕屈肌和尺侧腕伸肌之间暴露尺骨，然后，用一个特殊的截骨导向器，行尺骨楔形截骨。为避免骨不连，应避免骨膜剥离，锯片应保持冷却。然后，用加压钢板和拉力螺钉固定，术后佩戴夹板 6 周，再次拍摄 X 线片以评估愈合情况。

并发症包括延迟愈合、骨不连、钢板突出（约 30% 愈合后需取出）、尺神经背侧皮支损伤（麻木、神经瘤、营养不良）和 DRUJ 关节炎（如果 DRUJ 反向倾斜，会导致接触面积减小，压力增加）。

对于这种情况，尺骨头本身永远不应该切除。

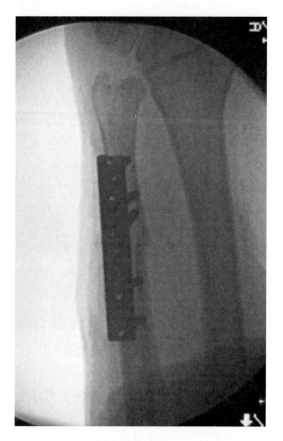

图 5-24-27　尺骨缩短截骨术的术中观察

第 11 节　尺腕不稳定

在这种情况下,腕骨向后倾斜,从尺骨头上看,三角骨和钩骨下垂。尺骨头部看起来很突出,但在乙状切迹内稳定。它是由尺月韧带和尺三角韧带失效、类风湿关节炎、全身韧带松弛和偶发的创伤引起。

如果软组织充分,则可紧缩桡三角韧带来纠正不稳定,这可以通过尺侧腕伸肌腱来加强。

如果软组织不充分,则不稳定。桡月融合术是有效的选择,腕关节可很好地适应这个过程。在桡月关节背部切口,分开网状结构,可见并且第四间室的肌腱呈放射状收缩。打开关节囊,暴露桡月关节,将月骨复位于月状窝,并且用钢丝维持月骨适当的轴

线旋转。用小的截骨器横跨关节开槽,在这个槽内填满了来自 Lister 结节下面的松质骨。必须保持月骨高度,可用 2 个无头螺钉固定桡月关节。克氏针、记忆螺钉或小型钢板都是可选方案。

第 12 节　其他原因的尺侧角疼痛

一、尺骨茎突(茎腕骨)撞击

这是一种罕见的情况,长尺骨茎突紧靠三角骨的下侧。可能为发育异常,也可能发生在桡骨远端骨折或尺骨头部分切除后。

患者主诉尺侧角部疼痛,尺偏时疼痛加重。通过腕尺偏的 X 线片可确认诊断。

治疗方法是骨膜下尺骨茎突切除术或尺骨截骨短缩术。

二、第四和第五掌骨-钩骨关节炎

这种情况多为创伤后导致,多见于以前有(经常遗漏或治疗不当)第五掌骨骨折脱位("反 Bennett 骨折")或第四和第五掌骨骨折脱位患者。患者尺侧疼痛,尤其是抓握时明显(抓握时第四和第五掌骨在钩骨上屈曲)。局部肿胀、压痛,被动运动时有明显疼痛。

X 线平片诊断比较困难,CT 平扫可明确关节炎,并且可以确定第四和第五腕掌关节是否均受累。

对于经长时间休息或注射可的松后症状未改善的患者,应考虑手术治疗。如果只涉及第五腕掌关节,截骨融合关节成形术非常有效(图 5-24-28)。通过背侧纵向切口,小心避开尺神经背侧支的终支,将第五掌骨的基底干骺端通过桡骨远端的植骨融合到第四掌骨基底,然后用钢丝或螺钉

固定(图 5-24-29);切除约 5 mm 的第五掌骨基底部。将第四和第五掌骨作为一个整体移动,仅在第四腕掌关节上进行关节连接。术后石膏支具固定 6 周后,拍 X 线片以确定愈合情况。

如果同时累及第四和第五腕掌关节(如有疑问,应进行 CT 扫描),则行钩骨-第四和第五掌骨融合。再次通过背侧纵向切口,

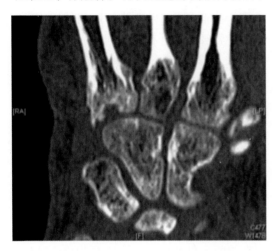

图 5-24-28 第五腕掌(CMC)关节创伤后关节炎的 CT

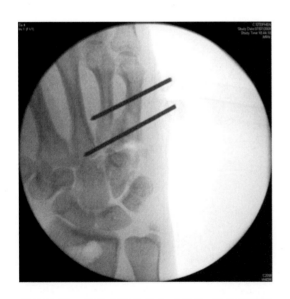

图 5-24-29 关节成形术术中 X 线片,将第五掌骨融合至第四掌骨

避开神经,暴露关节并剥离软骨面(圆形骨移植取芯装置很有用)。将取自 Lister 结节下远端桡骨的移植骨填充到空间中,并用克氏针、记忆合金钉、螺钉或圆形钢板固定。

三、月骨-钩骨关节炎

这是一种罕见的关节炎类型,常伴有 Ⅱ型月骨和月三角韧带不稳定。

- Ⅰ型月骨:占 30%,不与钩骨相关节。
- Ⅱ型月骨:占 70%,与钩骨相关节。

患者有尺侧疼痛,尺偏严重,局部压痛存在。关节镜经桡、腕中入口检查确定诊断,同时,用关节镜刨刀经腕中关节尺侧入路切除钩骨近端。

四、神经源性疼痛

神经源性疼痛影响手腕和尺侧,包括腕尺管综合征、肘管综合征和 C_8 神经根型颈椎病,应通过仔细询问病史及检查来明确诊断(±神经生理学研究和颈椎 MRI)。

尺侧角的其他病理(如豆三角骨关节炎、DRUJ 不稳定)可引起因尺神经刺激而出现的继发性神经症状。

五、神经瘤

尺神经背侧感觉支在尺骨茎突尺侧近 2~10 cm 处离开主干,然后向背侧和尺骨方向走行,在三角骨背部分成终末支。神经容易受到直接打击,穿透性创伤,特别是手术(尺骨缩短,尺骨茎突切除,6R 关节镜下入口,尺骨腕背重建)。

患者有神经源性疼痛,可能有代谢性营养不良(复杂区域疼痛综合征)。

受伤部位有压痛,痛点 Tinel 征阳性,手尺背侧感觉减退或感觉障碍。

这种情况,通常是医源性的,可通过精细手术来避免。像所有其他部位神经瘤一样,治疗比较困难。

六、小鱼际锤击综合征

本病是由于反复击打手掌尺侧造成的,例如体力劳动和武术训练。手部各种结构脆弱易引起相关症状,如豆三角关节炎、尺神经的神经源性症状、尺动脉瘤形成导致的冷不耐受,甚至在小指和示指的微血栓形成。

应进行神经生理学检查,如怀疑动脉瘤,需行超声和血管造影。CT 扫描检查豆三角关节。

对该病的治疗依赖于静脉反向移植重建动脉,切除豌豆骨行尺神经松解。

第 13 节 腕关节镜

一、适应证

(一)诊断

腕部不明原因的机械性疼痛;关节炎的定位(例如,决定是近排腕关节切除术还是四角融合术),骨间韧带不稳定性的评估;TFCC 松弛程度的评估。

(二)治疗

TFCC 穿孔清理术;局部或完全滑膜切除术;去除隐匿性腕神经节;桡骨茎突切除术;游离体取出,关节囊松弛紧缩术;引导骨折复位和韧带固定;TFCC 止点重建;尺头穿顶切除或尺骨头全切;去除背侧软组织或骨撞击;近排腕骨切除术;结晶性关节病灌洗;脓毒症灌洗;关节囊松解术。

二、手术技术

用手指固定装置固定住 2 个手指,用牵引器悬吊腕关节,通过 3-4 入口用生理盐水扩张桡腕关节(图 5-24-30)。此时,腕中关节或 DRUJ 的间隙扩大提示骨间韧带撕裂或 TFCC 穿孔。在 3-4 入口上做一个小的垂直于皮肤切口,将皮肤向两侧伸展,用一个探针轻轻地牵开神经和肌腱。然后,用探针将关节囊穿破,并插入关节镜(约 2.9 mm)。随后的入口可以插入仪器(探针、冲头、咬骨器、旋转磨刀器、透热磨刀器等)。如有需要,可以为腕中关节和桡尺远端关节提供进一步的入口。

三、并发症

约 3% 的患者会出现并发症,包括神经瘤引起的入口处疼痛(1-2 入口为桡浅神经,6R 入口为尺神经背支)。细致的软组织分离是避免这种并发症的关键。其他并发症包括反射性营养不良和肌腱断裂。

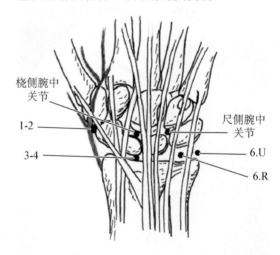

图 5-24-30 关节镜入口

炎（如果 DRUJ 反向倾斜，会导致接触面积减小，压力增加）。

第 14 节　尺骨短缩

一、适应证

适应证包括尺腕撞击综合征、DRUJ 松弛、Madelung 畸形、桡骨远端畸形愈合伴轴向缩短但没有倾斜（比桡骨延长更容易）、月三角韧带松弛、中央创伤性 TFCC 撕裂。

二、手术技术

常规使用止血带，在尺骨远端外缘做尺中切口，小心避开尺神经背侧皮支。在尺侧腕伸肌及尺侧腕屈肌之间暴露尺骨，不剥离骨膜，使用冷却锯进行双平行截骨，建议使用切割夹具，截骨后使用加压钢板和拉力螺钉固定（图 5-24-27，图 5-24-31）。

三、并发症

并发症包括延迟愈合、骨不连、钢板突出（约 30% 愈合后需要取出）、尺神经背侧皮支损伤（麻木、神经瘤、营养不良）和 DRUJ 关节

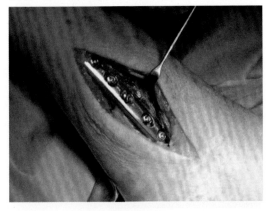

图 5-24-31　尺骨缩短截骨术和固定术的术中照片

第 15 节　尺骨头置换

一、适应证

不稳定的陈旧性尺骨头缺失、尺骨头骨关节炎或类风湿关节炎早期治疗阶段。

二、假体

1. 硅胶假体　由于多发滑膜炎和负载特性差而被淘汰。

2. 解剖性半关节置换术　有 1 个由陶瓷、钴铬和热解碳材料制成的头和 1 个有或没有涂层的金属茎（图 5-24-32）。它们可以通过压配固定或骨水泥植入固定。

3. 其他设备　半约束乙状切迹/尺骨头（用于不稳定的 DRUJ 关节炎）、球形头（费尔南德斯，用于翻修不稳定的 Sauve-Kapandji 手术）。

三、手术技术

精确的技术主要取决于适应证。术前模板制作很重要。通过手背侧第 5 间室暴露尺骨头，术中小心避开尺神经的多处皮支。切开关节囊，留下一个桡侧袖口以备修补。保留 TFCC 和尺侧腕伸肌腱鞘。其余程序应按生产商手册操作。

四、并发症

并发症包括不稳定、感染和脱位。有乙状切迹关节炎或关节破坏的风险，需要长期随访。

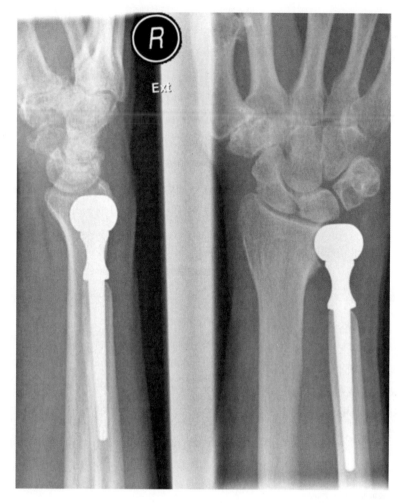

图 5-24-32　尺骨头替换术 X 线片(翻修术)

五、结果

暂无长期结果,但 2～5 年的结果表明,在选定的患者中,早期治疗预后良好,并发症发生率低。

第 16 节　切除关节成形术

一、适应证

应注意的是,以上介绍的术式均为破坏性手术,会造成无法挽回的痛性不稳定,以及尺骨残端和桡骨之间的冲击。应避免切除尺骨头,除非症状持续加重,或者需求较低和无重建替代方案。

经过仔细考虑,通常会有替代性的、更符合解剖学的方法,例如,腕关节骨折后 DRUJ 不协调的桡骨截骨术、尺腕关节撞击的尺骨缩短术、DRUJ 不稳定的韧带腱止点术、DRUJ 关节炎的人工关节头置换术。

在没有其他选择的情况下,罕见的适应证包括类风湿关节炎、尺骨头破坏、尺骨头不愈合或畸形愈合、乙状切迹不匹配。

二、手术技术

手术入路与上述描述的尺骨头置的入路一样。

1. Darrach 手术　尺骨头部切除后用前囊（Blatt）或 ECU 腱环稳定残端。

2. 尺骨匹配切除术　尺骨头弯曲，保留尺骨茎突，使旋转一致，减少不稳定。

3. Sauve-Kapandji 手术　尺骨头与乙状切迹融合，恢复旋转。这项手术有可能导致比 Darrach 手术更不稳定的情况出现。

4. Baldwin 手术　切除尺骨远端干骺端 1cm，尺骨头部保留在原处。

三、结果

在接受 Sauve-Kapandji 手术或 Darrach 手术的患者中，约有 20% 的患者有部分残端不稳定的问题，并可能导致残废（图 5-24-33）。只有在特定的需求较低的类风湿患者中，才能接受预期的结果。

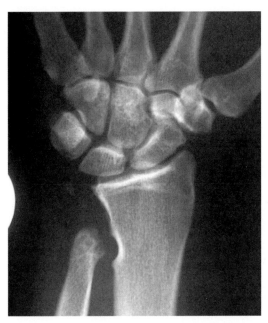

图 5-24-33　X 线显示 Darrach 术后尺骨－桡骨撞击

四、并发症

尺骨残端不稳定（疼痛、无力、外观畸形、笨拙）是非常棘手和难以解决的疾病。肌腱组织不足，尺骨头置换术的应用前景最为广阔。根据症状的发生频率和严重程度，有一种植入物尤其适合不稳定的 Sauve-Kapandji 术式（图 5-24-34）。Sauve-Kapandji 手术后可能出现骨不愈合，或偶尔出现截骨间隙的愈合，尺骨茎突在尺骨匹配切除术后可能撞击三角骨，伸肌腱可能在尺骨干远端断裂。尺神经背支则可能形成一个非常棘手的神经瘤。

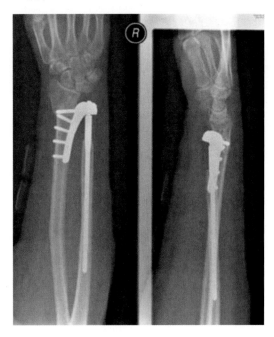

图 5-24-34　远端桡尺关节 DRUJ 全置换 X 线片

参考文献

［1］ Cheng SL, Axelrod TS. The management of complex dislocations of the distal radioulnar joint. Clin Orthop Relat Res, 1997, 341: 183-191.

［2］ King GJ, McMurtry RY, Rubenstein JD, Gertzbein SD. Kinematics of the distal radio-ulnar joint. J Hand Surg Am, 1988, 11A: 798-804.

［3］ Knirk JL, Jupiter J. Intraarticular fractures of the distal end of the radius in young a-dults. J Bone Joint Surg Am, 1986, 68A: 647-

659.

[4] Nordin M，Frankel V. Basic biomechanics of the musculoskeletal system. Philadelphia, PA：Lea and Febiger，1989.

[5] Palmer AK，Werner FW. Biomechanics of the distal radioulnar joint. Clin Orthop Relat Res，1984，187：26-35.

第25章 手指和拇指韧带损伤及不稳定

第 25 章
手指和拇指韧带损伤及不稳定

Frank Burke, Mark G. Swindells

关键词 关节固定术·脱位·手指·关节
不稳定·韧带松弛·固定(克氏针)·拇指

第 1 节 概 述

手指和拇指急性韧带损伤和慢性关节
不稳定是手功能障碍的重要原因。患者错
误地认为,与手部骨折相比,手指扭伤并不
严重。但是,手指骨骨折通常可在 2~3 个
月内痊愈且不伴有疼痛,运动功能也完全恢
复。相反,近端指间关节(proximal inter-
phalangeal,PIP)严重扭伤导致的疼痛、肿
胀和僵直可能长达 18 个月,此后,僵直可能
一直持续。慢性关节不稳定[特别是拇指掌
指(metacarpophalangeal,MP)关节和腕掌
(carpometacarpal,CMC)关节]也可能导致
手部疼痛,尤其是青春期和二十几岁的女
性,但通常容易被忽视。一般 X 线下显示
无异常病变,检查者需行关节松弛试验及加
强 X 线检查才能确诊。

F. Burke (✉)
The Pulvertaft Hand Centre, Derbyshire Royal Hospital,
Derby, UK
e-mail: frank. burke@virgin. net

M. G. Swindells
Pulvertaft Hand Centre, Derby, UK

第 2 节 拇指损伤:相关解剖

一、稳定拇指指间关节的软组织解剖

拇指指间关节(interphalangeal joint,
IPJ)是一种只允许屈曲和伸直的铰链关节,
屈曲有轻微的内翻。在近节指骨头部有一
对同轴髁,其与相应的末节指骨关节面相连
接。此两髁被髁间切迹隔开,此结构与远端
底部中嵴相连,以提供稳定性。IPJ 的稳定
性由侧副韧带和掌板维持。此外,在指骨远
端基底部插入拇长屈肌(flexor pollicis lon-
gus,FPL)和拇长伸肌(extensor pollicis
longus,EPL)有助于稳定 IPJ。

二、拇指指间关节损伤治疗

脱位可发生在任何年龄,一般由车祸、
坠落伤及拇指过度背屈导致。远节指骨向
背侧脱位,牵引拇长屈肌肌腱至近节指骨上
方。肌腱止点通常不会受累,尽管有时从远
节指骨关节面掌侧缘掀起 1 个小骨片。诊
断延迟时可行闭合复位术,若失败,可通过
背侧切口行切开复位术,更好地将远节指骨
复位,应注意保护伸肌腱的完整性。老年患
者(受伤的风险较大)发生再脱位的风险较

G. Bentley (ed.), *European Surgical Orthopaedics and Traumatology*,
DOI 10. 1007/978-3-642-34746-7_207,©EFORT 2014

高,尤其是关节边缘曾发生过骨折的患者。复位后关节可能不太稳定,需用纵向的克氏针固定 3～4 周。通过早期行创伤修复,可保持关节的协调性。然后由理疗师移除克氏针,进行关节活动。

患者晚期发生关节不稳定的情况较为罕见,虽然患者拇指指间关节的活动范围有所减少,但整体功能让人满意。

三、拇指指间关节不稳定

拇指指间关节不稳定的表现形式有 3 种,年轻人表现为拇指发育不全;老年人由于关节类风湿性滑膜炎导致韧带约束减弱;此外,在老年人中,严重的拇指指间关节骨性关节炎很少与关节不稳定有关。

指间关节活动度在实体识别中发挥重要作用(在拇指和示指之间操作物体),促进形状和纹理的识别。如果症状无法治愈,则行指间关节融合术,疗效显著但可能伴有轻度的活动丧失。虽然可能会丧失部分活动,但在整个恢复过程中,可显著缓解患者的疼痛,增加稳定性。做一背侧"H"形切口入路(图 5-25-1),显露双侧关节面,继续向下延伸至近节指骨头部和远节指骨的基底部(保留生发基质的完整性)。使用摆锯进行骨切除术,向近节指骨掌侧倾斜 10°并垂直于远端指骨的长轴。使用电钻或克氏针由切面横行钻一个 3～4 mm 孔,该孔通过带有环扎线的绿针(21 号),与近节指骨长轴屈曲成约 20°角,从切割面引入克氏针,并从近节指骨背面穿出。然后,将克氏针拉向近端,直至凸出骨面 2～3 mm。克氏针进入远端指骨的过程中,两关节面一直保持相对,直到尖端与骨掌侧皮质相融合。同时拧紧环扎线,切断扭曲端并弯曲,使其位于融合区的侧面。将克氏针弯曲至 90°并剪短,旋转至最小的弧度(图 5-25-2)。缝合伸肌腱,注意不要太紧,最大限度地减少克氏针对皮肤造成的损伤。闭合伤口,拇指用夹板固定

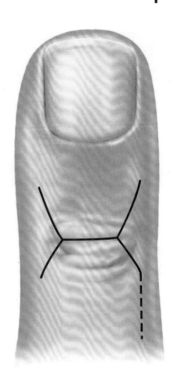

图 5-25-1 关节远端

4 周后开始活动。

四、拇指掌指关节

拇指掌指关节(metacarpophalangeal joint,MPJ)骨折包括指间关节和掌指关节骨折。掌指关节是一种可屈伸的铰链关节。关节向桡侧屈曲并内旋,同时伸展尺侧副韧带,这有助于增加关节的稳定性。

拇指掌指关节软组织结构由以下 3 部分构成[10](图 5-25-3)。

1. 侧副韧带止于近节指骨及掌板,副韧带向一侧止于侧副韧带并与籽骨相邻,籽骨位于掌板内,与掌骨髁相关节。拇长屈肌腱走形于籽骨下方。

2. 拇短屈肌和拇短展肌止于桡侧籽骨,拇收肌斜头止于尺侧籽骨。掌侧的肌肉附着可获得稳定性及灵活性。

3. 掌侧的内源性肌肉可进一步提高动力学支持。

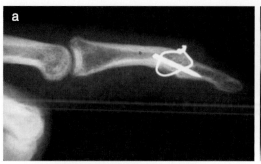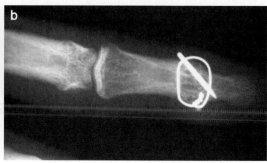

图 5-25-2 拇指指间关节融合术

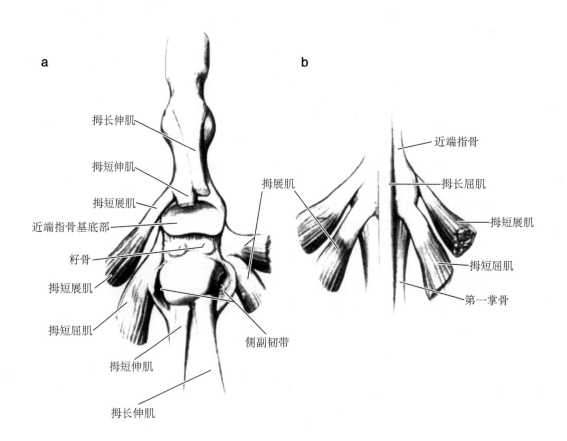

图 5-25-3 a. 拇指掌指关节背面图；b. 掌指关节掌侧面图

［引自 Kaplan EB，Riordan DC. The Thumb. In Spinner M（ed）：Kaplan's Functional and Surgical Anatomy of the Hand. Philadelphia，J. B. Lippincott Company，1984：119］

五、拇指掌指关节脱位

拇指掌指关节通常向背侧脱位，损伤表现为掌指关节过伸和指间关节屈曲，可通过 X 线进行确诊。在局部麻醉下应用 Farabeuf 法获得复位。近节指骨的基底部向背侧推移直至到达掌指关节，与掌骨齐平。只有在这样的情况下，掌指关节才能屈曲。这种方法可避免籽骨卡压于掌指关节内，否则需进行手术复位（图 5-25-4）。

六、拇指掌指关节创伤性不稳定

拇指掌指关节侧副韧带容易受损，但大部分情况下可用非手术治疗。慢性创伤性较常见，一旦漏诊后果较严重。前期损伤机制决定了损伤类型，例如，尺侧不稳定是由坠落伤导致的手部被迫向尺侧偏移，从而导致尺侧副韧带（collateral ligament，UCL）撕裂引起。

如果关节不稳定是由创伤引起，则需通过病史、查体及放射学检查来确诊。重要的是需检查两拇指以比较关节松弛的角度。将掌指关节完全屈曲以测试副韧带的功能，然后将其屈曲 40°评估侧副韧带的功能[11]。旋转不稳定伴掌侧半脱位表明前复合体损伤。尺侧副韧带比桡侧副韧带损伤更常见。松弛表明韧带扭伤，而施加压力时止点缺失表示韧带撕裂。

Stener 损伤是由尺侧副韧带严重扭伤造成[12]，远端破裂的尺侧副韧带近侧向内收肌外侧移动，影响了尺侧副韧带的愈合，需行手术修补。

应行 X 线检查确定是否存在撕脱骨折，如果骨块大，应行手术治疗。如果检查结果不明确，采用加强 X 线片来进一步明确诊断。

根据拇指掌指关节急性韧带损伤程度来决定不同的治疗方法。Ⅰ度扭伤，疼痛不伴松弛，采用夹板进行短期制动；Ⅱ度扭伤，伴或不伴非移位性骨块的中度松弛，制动时间为 4 周；Ⅲ度扭伤，明显松弛伴或不伴骨性撕裂，应早期行手术修补及内固定术。

慢性关节松弛需手术治疗，这取决于掌指关节面的情况。如果关节情况良好，可行韧带重建术，如果存在创伤后关节炎，可行关节固定术。

七、拇指指间关节非创伤性不稳定

拇指指间关节非创伤性不稳定通常发生于几岁到十几岁的女性，临床表现为全关节松弛伴活动时疼痛（可能是扭伤后）或过伸损伤后掌板出现问题。

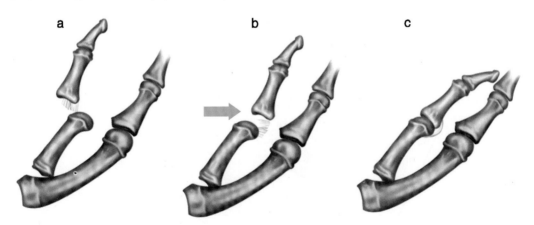

图 5-25-4　Farabeuf 法

a. 将近节指骨推向第一掌骨的背侧端；b. 拇指位于掌指关节间隙上方；c. 穿过掌指关节间隙后屈曲拇指（引自 Finger Bone and Joint Injuries，Martin Dunitz，1999：211）

八、关节广泛松弛

轻症的患者可间断使用夹板固定,对于严重的患者可行关节融合术。资深作者发现在皮下打 1 个克氏针以便更好地实施融合术。如果数周内疗效好,使用克氏针和环扎线行融合术,应从背侧做一纵行切口。此手术技术已在"指间关节"描述。

九、游离于掌指关节掌板松弛

游离于掌指关节掌板松弛可能是由于过度伸展或在非损伤的情况下发生(常见于二十几岁的女性)。掌板变薄弱或丧失其与掌骨颈的附着。如果拇指出现过度伸展伴疼痛的症状,则需干预。一般情况下可用夹板固定,但对于大多数有症状的患者,需钢板固定。锚钉的出现使得手术更加简单。从侧面暴露关节,向掌侧牵拉鱼际肌,显露

掌骨下表面进一步辨别掌板近端。对于有症状的患者,其韧带比较松弛,所以在矫正关节过度伸直时应谨慎,尤其是将锚钉放置于掌骨颈表面时。当掌板近缘与锚钉吻合时,将关节屈曲 25°,固定锚钉。接下来几个月内,患者逐渐练习收缩,但短时间内向掌或背侧屈曲可能无法达到。对于拇指采用夹板固定的患者,手术结束后即鼓励患者早期进行弯曲锻炼,4～6 周后移除夹板。

十、拇指腕掌关节

腕掌关节或大多角骨掌骨关节(trapeziometacarpal joint,TMJ)是一种双凹面/凸面或鞍状关节。拇指可以做反向及旋转运动,这是一种特殊关节。这一骨性结构提供的稳定性较差,因此需依靠一系列韧带来维持活动范围。

稳定 TMJ 的韧带包括以下几种[3](图5-25-5)。

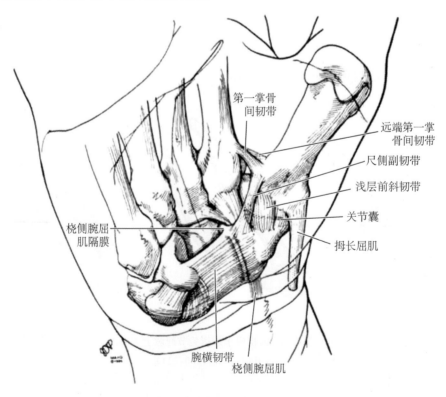

图 5-25-5　第一腕掌关节和大多角骨的掌浅韧带(图引自 Mayo 基金会)

1. 前侧上韧带　位于大鱼际肌肉群深面,附着于拇指腕掌关节掌侧之上。关节活动时,韧带较松弛,而在拇指极度伸直和内旋时,该韧带则处于拉紧状态。

2. 前侧深韧带　位于关节内及前侧浅韧带深面。该韧带起于大多角骨掌侧,止于拇指掌骨基底掌侧结节。拇指伸直、内旋和外展时,该韧带处于拉紧状态,可防止向尺或背侧发生 TMJ 半脱位。

3. 手背桡侧韧带　是一种短、宽、扇形韧带。起自大多角骨手背桡侧结节,止于拇指掌骨基底背侧。它可阻止桡背侧半脱位,在屈曲及内旋时紧张。

4. 后侧韧带　是一种关节囊韧带,起自大多角骨手背尺侧面,位于手背桡侧韧带下,止于拇指掌骨手背尺侧面。在拇指旋后、反向及外展时紧张,阻止拇指掌骨向尺侧移位。

5. 尺侧副韧带　是一种关节外韧带,起自腕横韧带和大多角骨缘,止于拇指手掌尺侧结节。在伸展、内旋、外展时拉紧,阻止掌侧半脱位。

6. 掌骨间韧带　是一种关节外韧带,起自示指掌骨背侧基底部,止于拇指手掌尺侧结节。在反向、旋后及外展时拉紧,阻止向掌侧、桡侧移位。

7. 掌骨间背侧韧带　是一种关节外韧带,起自示指掌骨桡背侧结节,止于拇指手背尺侧缘。拇指内旋时拉紧,阻止向背侧及桡侧移位。

以上 7 条韧带均在大多角骨和拇指掌骨间起稳定拇指掌指关节的作用。此外,另起自大多角骨的 9 条韧带用于稳定小多角骨、舟骨、头状骨,同时稳定示指与中指之间的活动[2]。

十一、腕掌关节急性脱位

拇指腕掌关节脱位并不常见。通常为桡背侧脱位,尽管之前有前侧及尺侧脱位的报道。拇长展肌(abductor pollicis longus,APL)负责牵拉桡背侧。前侧韧带及掌骨间韧带均是稳定腕掌关节的重要韧带,且在脱位过程中容易撕裂。

X 线平片被用于确诊脱位(图 5-25-6a)。脱位后一般复位较为容易,由于拇长展肌腱的牵拉维持复位较为困难。单纯使用石膏固定可能无法避免半脱位或再次脱位的风险,此时还再需克氏针固定(图 5-25-6b)。晚期则需行切开复位内固定术及韧带重建术。

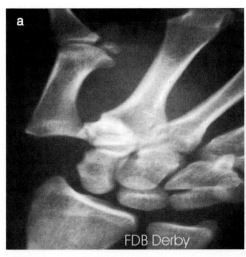
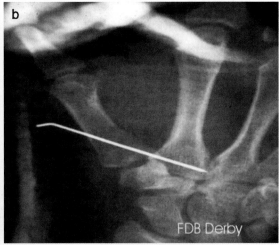

图 5-25-6　第一腕掌关节急性脱位,用克氏针进行固定

较常见的腕掌关节骨折伴脱位是由 Bennett 于 1881 年首次提出[1]。手掌背侧的掌骨干发生半脱位，由于前斜韧带的保护，手掌尺侧端的骨块未发生移位。这些损伤的治疗原则是在骨愈合过程中持续保持复位，而石膏固定不能做到这一点，因此需行内固定术。可采用不同的内固定器，如果骨块较大，则用螺钉，可用克氏针持续复位。

十二、拇指腕掌关节不稳定

拇指腕掌关节不稳定较为常见且发生率较高，在前 2 次就诊时容易被医生忽视。Eaton 和 Littler[8] 描述了一种稳定拇指基底部关节的手术，这引起了手外科医生的注意。

有症状的腕掌关节不稳定通常多发生于 20 岁左右的女性，通常伴有广泛韧带松弛。由于拇指基底关节的松弛，患者易发生扭伤，或在无损伤的情况下可自发产生症状。患者腕部桡侧缘及拇指在活动时易出现疼痛，通常被认为是腱鞘炎。普通 X 线片无异常，但加强 X 线检查下（图 5-25-7）显示第一掌骨明显移位。此时，不能使用夹板固定，而关节镜下关节囊紧缩在短期内有效[5]，据文献报道，之后可能会复发。

Eaton 和 Littler[8] 报道了多年来将韧带重建术应用于部分患者，均取得良好的效果。随后，越来越多的患者选择相似的术式治疗另一患肢，效果亦显著。在桡侧腕屈肌上方做一横向小切口，在肌肉-肌腱连接处将肌腱的尺侧半分离并向远侧牵拉。腕部的肌腱纤维呈螺旋状，肌腱束位于桡侧边缘。暴露第一掌骨近端靠近关节的部分，在靠近关节面的部位钻孔。有经验的术者会将肌腱束穿过第一掌骨基底，同时还穿过或环绕第二掌骨基底。移植肌腱的末端拉紧缝合直至穿过第一掌骨基底的位置，或者如 Eaton 和 Littler 所报道，将末端绕过桡侧腕屈肌残余部分后反折，缝合于第一掌骨基底部（图 5-25-8）。拇指用夹板固定 6～8 周（僵硬对患者来说不是很大的风险，不适当地反复松弛更令人担忧）。然后移动拇指，能取得令人满意的效果。利用加强 CT 可有效评估掌骨基底部移动的程度以进行进一步的诊断。

第 3 节　手指损伤：相关解剖

一、稳定手指远端指间关节的软组织

远端指间关节和近端较为相似，虽然运动的弧度较小，但允许精确的指尖定位。中

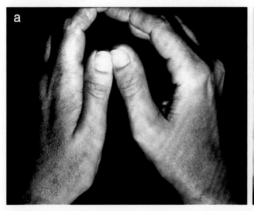
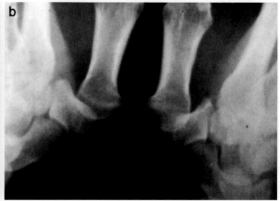

图 5-25-7　拇指关节基底部加强视图

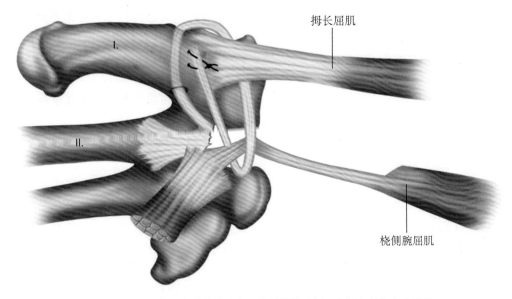

拇长屈肌

桡侧腕屈肌

掌侧和桡侧韧带重建方案。肌腱带的走向可在关节的掌侧，背侧和径向向内增强。

图 5-25-8　Eaton 和 Littler 收缩术：第一腕掌关节松弛

节指骨头为双髁，中央凹陷，与末节指骨的双凹基底部形成关节。各手指远端指间关节处的形态稍有不同。示指的桡侧骨节更为明显（远侧凸起），当远端指间关节旋转时，食指向尺侧旋转，而小指和环指向桡侧旋转。中指骨节为对称，因此不会产生旋转。

在近端指间关节和远端指间关节之间还有另一个差异——近节和中节指骨头部软骨的分布不同。与近节指骨相比，中节指骨头部的软骨更偏向背侧分布，而非掌侧。这就反映了远端指间关节的伸展度较大而屈曲度较小。

远端指间关节及近端指间关节均通过侧副韧带和附属侧副韧带保持稳定。侧腱束对于维持远端指间关节的稳定性起到次要作用，连接到一起形成背侧伸肌腱终腱。掌板对稳定远端指间关节起一定的作用，但是与近端指间关节相比，其止点处比起点处的附着更加牢固。这样形成的结构更为灵活，能更好地防止背侧脱位，关节发生过伸，而非背侧脱位（与远端指间关节相比，在近端指间关节更为常见）。背侧伸肌

腱终点处又宽又薄，止于远端指骨的基底部，紧邻关节。与近端指间关节相比，远端指间关节外源性关节支持较少。起次要稳定作用的是筋膜，将骨、关节和皮肤紧紧包围。

二、远端指间关节不稳定

远端指间关节出现不稳定通常考虑以下 3 个方面：①急性脱位；②骨折-脱位；③慢性关节不稳定。

相对来说，手指远端指间关节的急性脱位较为罕见，通常是由跌倒时手掌朝下引起，从而导致远端指骨向背侧脱位。受伤后的前几个小时内可采用闭合复位术，但如果诊治延迟，则需从背侧行切开复位内固定术。再脱位是常见的并发症，特别是小孩（可能缺乏依从性）和老年人。为此，若复位时出现关节过度不稳定，部分医生建议使用克氏针固定 3~4 周以维持关节的稳定性。如果未使用克氏针而是用夹板固定，复位 1 周后复查 X 线片，确保无再脱位的发生。

三、脱位伴掌背侧缘骨折

这些骨折(特别是超过关节面 1/3 的骨折)通常是与关节半脱位有关。在少数情况下可发生全脱位。伸肌腱止下背侧缘骨质的狭小区域,即使是背侧缘的小骨折,也可能合并有伸肌腱止点的完全断裂,从而形成锤状指。屈指深肌腱在末节指骨掌侧(近 1/3 部分)止点宽大,即便掌侧面有大块骨折,屈指深肌腱止点可能依然存在。出现大块骨折或肌腱完整性破坏时,更有可能需要行切开复位治疗脱位,同时,通过稳定骨折块来重建肌腱止点,可以使用克氏针、环扎线或锚钉来进行固定。

四、远端指间关节的慢性不稳定

远端指间关节的慢性不稳定发生较为罕见,但随着骨关节的进展,常发生于手指远端指间关节(可能由捏持、抓握肘的慢性侧方压力引起)。这种慢性不稳定通常被看作是类风湿关节炎的手部畸形。若引起严重的疼痛或功能障碍,可经背侧入路行关节融合术,灵活度损失最小的情况下重获关节稳定性。对于骨关节炎的患者,可使用环扎线及斜行克氏针进行固定。而对于风湿性关节炎患者,由于骨质较差,考虑使用纵向螺钉,可更好地稳定和加速康复锻炼。

五、近端指间关节局部软组织

近端指间关节是一种被严格控制的屈戌关节。近端指骨的头部有 2 个弯曲的髁面,与中节指骨基底部的凹陷紧密吻合。近端指骨的髁面被中心的凹槽分开,中节指骨的 2 个凹面间凸起的中央部分走行于此。这种骨质结构利于稳定关节。

近端指间关节的稳定性主要由以下 4 个组织结构维持(图 5-25-9)。

1. 侧方的侧副韧带均有背侧和掌侧束。它们起自近节指骨髁的侧面,附着于中节指骨基底远端的尺桡侧。

2. 副侧副韧带多位于掌侧,穿过近端指骨髁侧面,最终止于掌板。当近端指间关节完全伸直时,侧副韧带被拉紧,以避免向侧位移动。在屈曲位时,侧副韧带的背侧纤维被拉紧,限制侧向移动。

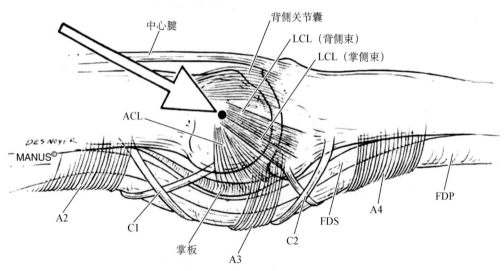

图 5-25-9　近端指间关节侧面观

(引自 Hand Clinics,W. B. Saunders, Vol 9:4,660)[6]

3. 掌板与侧副韧带有助于稳定关节并限制过度伸展。掌板是一种纤维软骨结构，起始于近端指骨的掌脊，止于中段指骨的掌侧基底部，向远侧和侧方逐渐增厚和增强。中央部及近侧部较为薄弱，以使各指动脉的分支能为与其直接相邻的屈肌腱鞘提供血液供应。

4. 指总伸肌的中央腱束穿行于近端指间关节背侧，止于中节指骨的基底部。当近端指间关节屈曲时，中央腱束被拉长，向远侧至近端指骨头部的髁间凹槽。

除此之外，还有其他几个组织结构提供一定程度的外部支持。内在肌侧腱束和侧韧带走行于关节两侧，增强其稳定性。横韧带纤维起自屈肌腱鞘和掌侧关节囊，并止于侧带和中央腱束，大多数围绕近节指间关节。

六、近端指间关节急性脱位

近端指间关节急性脱位是由于跌倒时手掌朝下，中节指骨的基底部向背侧脱位导致。如果只是单纯的向背侧的力量而不伴向两侧，那么侧副韧带可能不会断裂。侧方力量可能会撕裂侧副韧带，引起侧方成角畸形。治疗的难点在于如何进行科学的术后活动，过早术后活动可能导致慢性不稳定，过晚术后活动又可能导致关节僵硬。

远端指间关节僵硬对手部功能影响不大，但近端并非如此，因为其功能依赖于关节的稳定及活动范围。如侧副韧带完整，通常行闭合复位术，并用夹板进行固定，逐渐练习关节屈曲（角度为 25°～90°）。3 周后拆除夹板。

当脱位合并侧副韧带断裂时，关节损伤较重，其三面的结构均有破坏。此时，需行切开复位并修复韧带，并用锚钉固定关节。可在伸直位支具的保护下小心地活动手指。

七、近端指间关节骨折-脱位

近端指间关节骨折-脱位缘于手指压缩负重（如板球击打指尖）。Pilon 骨折发生于中节指骨基底掌侧面。如果关节面受累严重，中节指骨会向背侧移位并伴关节不稳定。非常有必要进行 X 线检查，即使轻度半脱位也可能减弱关节屈曲能力。当损伤被确诊后，在 X 线下仔细检查远端指骨可能也存在相似的骨折（通常涉及关节背侧缘）。中节指骨基底骨折为粉碎性的，可用伸直阻挡型夹板固定，能获得满意的屈曲范围。通常存在的伸直受限并不是导致功能障碍的主要原因，许多患者通过过度伸展掌指关节来解决。

正如 Suzuki 等[13] 所述，这些复杂的骨折可通过动态固定装置取得最佳治疗效果，在 Hynes 和 Giddins [9]，以及 Debus 等[7] 的研究中进一步验证。在近端指间关节近侧使用横向克氏针，两针相互弯曲缠绕，并在牵引下活动近端指间关节。Giddins 查阅相关文献认为，此技术能达到最佳的治疗效果。

八、近端指间关节慢性不稳定

近端指间关节慢性不稳定较为罕见。治疗时可使用肌腱移植和（或）锚钉行侧副韧带修补术，但此术对于维持稳定性和恢复运动仍存有争议。使用环扎线和克氏针行融合术可达到满意的疗效。示指屈曲 25°可促进精细技能的提高。小指屈曲 40°可获最大的抓握能力。

九、限制手指掌指关节的软组织

与远端指间关节或近端指间关节相比，手指掌指关节的侧方和旋转运动幅度更大，这可能是由于骨性解剖和软组织结构支持的结果。掌骨头部为圆形,掌侧关节面向近侧延伸。近节指骨基底浅而凹,关节表面平滑不伴有绞锁的骨髁,不能稳定骨关节。示指掌指关节表面轻微向尺侧旋转,而小指和环指则向桡侧旋转。这引起手指向中指聚集,增强了抓握功能。

伸直时掌指关节可向侧方运动,而屈曲时运动较小。这是因为掌骨头掌侧半要比背侧半宽。因此,在屈曲位,关节接触面增加稳定性最大。

软组织成分包括以下几点。

1. 侧副韧带和副侧副韧带均起自相邻掌骨头部。侧副韧带止于近端指骨掌侧基底部,而副侧副韧带止于掌板。在伸直位时,两束韧带均相对松弛,关节屈曲时则被拉紧,因为其伸展到掌骨头较宽的掌侧半。

2. 掌指关节掌板,纤维软骨板内可包含籽骨,坚固附着于近端指骨基底并且固定于副侧副韧带侧方。掌板近端薄而成膜性,附着于掌骨头部,但不是很牢固,可能最终导致掌指关节过度伸展。

3. 掌深横韧带(掌板间)韧带链接掌板两侧并稳定关节。中环指受双侧韧带的支持,而示指和小指受单侧韧带支持。

关节外部支撑由内在肌腱提供,骨间背侧肌止于近节指骨基底并起到稳定关节的作用。

十、掌指关节脱位

掌指关节脱位较为罕见,且通常为背侧脱位。早期行闭合复位内固定术可使掌指关节功能快速恢复至邻近手指和近端指骨的水平。

十一、掌指关节骨折伴脱位

掌指关节骨折伴脱位较为罕见,通常与近节指骨基底部骨折有关。骨块位于掌侧。

掌指关节对于关节内损伤较为耐受,数年后发生关节炎的风险较低。

对于中间的手指,除非骨块移位严重,一般采用闭合复位、夹板固定即可。靠边的手指支持较少,如果后前位 X 线片显示近节指骨基底相对掌骨头发生移位时,需切开复位内固定。这类病例经过一段时间可能会产生关节退行性病变。

关于掌骨头部骨折,若骨折幅度较小,无须行内固定术,若骨折幅度较大,则需行切开复位内固定术,同时使用拉力螺钉和接骨板固定。术后早期活动有利于骨折的恢复。

十二、掌指关节慢性不稳定

掌指关节慢性不稳定较为罕见,当症状出现可使用环扎线或张力带钢丝将关节屈曲约 20°进行治疗。掌指关节融合术的前提是保留指间关节的完整性,这样利于保留关节的功能。

十三、限制手指腕掌关节的软组织

除小指为鞍状关节外,其余手指腕掌关节均为滑动关节。手指掌骨与腕骨远排相连。示指的基底部与小多角骨尺侧与大多角骨桡侧相关节。中指掌骨与头状骨相关节。附着于示指和中指的韧带粗且硬,限制其活动,不易发生脱位(图 5-25-10a)。

环指的链接处具有可变性,有时与钩骨的桡侧相连,有时与钩骨和头状骨相连。该关节韧带附着较少,与示指、中指的腕掌关节相比,其活动度更大,而小指腕掌关节的活动度最大。小指腕掌关节是一个鞍形关节,掌侧与钩骨尺侧面相连。该关节旋转时屈曲旋后,在掌桡侧方向实现对掌功能。示指到小指各掌骨颈间依靠掌骨间韧带维持稳定,而环小指间的该韧带对小指腕掌关节的稳定最为重要(图 5-25-10b)。

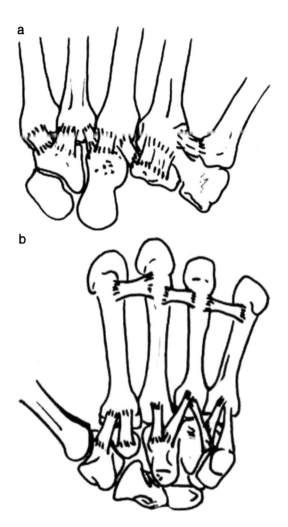

图 5-25-10　腕掌关节韧带

a. 掌侧附着 2 个韧带，各附着于腕骨基底部；b. 背侧附着，除了第五指（仅 1 个）和掌骨间韧带外，连接腕骨与指骨（引自 Finger Bone and Joint Injuries，Martin Dunitz，1999：198）[4]

十四、手指腕掌关节急性脱位

手指腕掌关节脱位常见于撞击伤（通常为骑摩托车者）可伴有长骨骨折，有时头部、胸部及腹部也可能损伤，这些损伤严重威胁生命。尤其是遇到多发伤的情况，腕掌关节急性脱位往往容易被忽视。所以在查体时除了外部明显的损伤外，还要注意到患者的手部。患者住院 2～3 天后，无生命危险时，

对四肢进行重新评估。侧位及斜位 X 线片通常可显示脱位及半脱位。对于疑似病例应做 CT 检查并进一步确诊。

如果诊断为半脱位或脱位的话，可行闭合复位内固定术，并用克氏针进行固定。若经验不足或诊断延迟，可行切开复位内固定术。不建议单纯使用夹板固定，易发生再脱位或半脱位的风险。克氏针固定应维持 6 周，拆除后关节逐渐获得稳定性。

有时骨折伴脱位可用同一种方法治疗，但较为常见的是切开复位术，同时使用螺钉或钢板固定，进一步稳定关节。

损伤后小部分患者可能发展为有症状的慢性腕掌关节不稳定，常见于环指和小指处，因为其腕掌关节较为松弛。如果症状较为严重，需行关节融合术，同时使用"T"形钢板及螺钉固定。

参考文献

[1] Bennett EH. On fracture of the metacarpal bone of the thumb. Br Med J，1881，3：12.

[2] Bettinger PC，Berger RA. Functional ligamentous anatomy of the trapezium and trapeziometacarpal joint（jointandarthroscopic）. HandClin，2001，17：151-168.

[3] Bettinger PC，Linscheid RL，Berger RA. An anatomic study of the stabilizing ligaments of the trapezium and trapeziometacarpal joint. J Hand Surg（Am），1999，24：786-798.

[4] Brüser P，Gilbert A. Finger bone and joint injuries. London：Martin Dunitz，1999.

[5] Chu PJ，Lee HM，Chung LJ，et al. Electrothermal treatment of thumb basal joint instability. Arthroscopy，2009，25（3）：290-295.

[6] Craig SM. Anatomy of the joints of the fingers. Hand Clin，1992，8（4）：693-700.

[7] Debus G，Courvoisier A，Wimsey S，et al. Pins and rubber traction system for intraarticular proximal interphalangeal joint fractures revisited. J Hand Surg，2010，35E：396-401.

[8] Eaton RG，Littler JW. Ligament reconstruction for the painful thumb carpometacarpal joint. J Bone Joint Surg，1973，55A：1655-1666.

[9] Hynes MC，Giddins GEB. Dynamic external fixation for pilon fractures of the interphalangeal joints. J Hand Surg，2001，26B：122-124.

[10] Leversedge FJ. Anatomy and pathomechanics of the thumb. Hand Clin，2008，24(3)：219-229.

[11] Smith RJ. Post-traumatic instability of the metacarpo-phalangeal joint of the thumb. J Bone Joint Surg，1977，59A：14-21.

[12] Stener B. Displacement of the ruptured ulnar collateral ligament of the metacarpophalangeal joint of the thumb. A clinical and anatomical study. J Bone Joint Surg，1962，44B：869-879.

[13] Suzuki Y，Matsunaga T，Sato S，et al. The pins and rubbers traction system for treatment of comminuted intraarticular fractures and fracture-dislocations in the hand. J Hand Surg (Br)，1994，19(1)：98-107.

第 26 章　拇指基底部骨性关节炎

第 26 章

拇指基底部骨性关节炎

Frank Burke, Dan Armstrong

关键词 关节融合术·关节成形术·关节松弛·骨关节炎·非手术治疗：夹板固定·甾体药物注射·拇指

第 1 节 概 述

拇指在手及上肢的功能中起着至关重要的作用。目前，对于关节的演变过程（从屈曲运动的单轴铰链，到伴相关拮抗肌的发展而形成的鞍状关节）是否有助于稳定仍存在争议。拇指关节基底部的解剖结构特征导致其易患骨关节炎。由于关节的本质属性和伴垂直于对立平面的特点，使其活动受限并伴不协调，但却使拇指的活动范围因此增大。此外，稳定关节的手掌韧带功能较差，导致关节松弛并增加 2 个关节面之间的剪切力。

Swigart 等[40]认为关节炎在成人中十分常见，其患病率约为 22%。Armstrong 等[2]调查了在急诊科做 X 线检查的 50 岁以上女性，其中 1/3 的患者在影像学方面显示患有拇指基底关节炎。但患者可能未出现症状，往往根据患者的主诉来确诊本病。男女发病率比率为 1:10～15。

女性发病率高可能是由于其关节松弛。拇指关节基底部加强 X 线片（图 5-26-1）显示 20～40 岁女性发生半脱位的发生率为 33%～50%[35]。关节松弛可能会导致关节面点状负重加重，从而引起关节面的异常磨损。

拇指示指挤压时产生极高的应力，1 kg 的挤压力可对拇指关节基底部产生≥12 kg 的应力[6]，进一步增加软骨的磨损。

男性发生拇指基底关节炎的发病率较低。通常认为是贝内特骨折的晚期并发症，这种情况并不常见。Livesley 等[27]发现虽然 X 线片诊断为拇指基底部关节炎且握力降低，但贝内特骨折并无疼痛的症状。

第 2 节 咨 询

知识赋予患者权利。初次诊断时所花费的时间可帮助患者就治疗做出正确的决策，并在后期咨询中更加高效省时，患者可能需要进行较长的时间治疗和干预。其症状表现为拇指基底部疼痛及因疼痛引起的

F. Burke(✉)
The Pulvertaft Hand Centre, Derbyshire Royal Infirmary,
Derby, UK
e-mail: frank. burke@virgin. net

D. Armstrong
Pulvertaft Hand Centre, Derby, UK

G. Bentley (ed.), *European Surgical Orthopaedics and Traumatology*,
DOI 10.1007/978-3-642-34746-7_95, © EFORT 2014

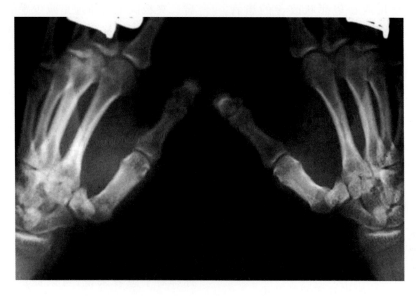

图 5-26-1　加强 CT 下显示拇指基底关节半脱位

握力减低[37]。X 线片显示拇指基底部存在退行性病变,分级可采用 Eaton 和 Littler 提出的 4 期分级[13]。患者应该从一开始就了解所有治疗方法的作用及这些干预措施的优缺点。患者应了解退行性改变是不可逆的,但疾病的症状可以控制,能通过调整工作或家务活动使症状减轻。

第 3 节　非手术治疗方法

所有非手术治疗均为非治愈性疗法。对于不可逆的疾病而言,其目的是减轻患者的症状并提供应对策略,它还为患者提供了接受其新功能水平的机会。如果功能改善不佳,患者可考虑是否进行手术干预。

一、活动调整

尽管活动调整对拇指基底关节炎的疗效未得到广泛的研究,但关节炎的总体治疗理念得到了有力的证实[29,38]。单侧拇指基底关节炎患者的治疗比较容易。患者分析自己的日常活动并确定哪些活动会增加疼痛。通常仅限于部分活动,然后通过改变活动的方式,以减少拇指关节基底部的压力。如果患者愿意或能够调整自己的工作或日常活动,可有效控制症状到令人满意的程度。调整措施包括更换工具,如使用更易握持的宽柄工具。更换工具的基本原则是将拇指示指挤压和卡压力(拇指、示指、中指)转移成手指屈曲力。这一阶段,对于患者来说经验丰富的手外科专家非常重要,尤其是对从事轻工业及厨师职业的患者而言。

许多早、中期患者,经适当咨询,并不需要特殊治疗。当患者无法控制症状时,要及时入院复查。但需注意的是一些患者可能不愿意分析及调整自身活动,认为只有外科干预才能彻底治疗。

二、镇痛药和非甾体抗炎药

通常患者长期规律服药的依从性差,因为他们认为这样会遮盖病程(根据 WHO 阶梯镇痛原则,单纯使用镇痛药对于患者而言是有益的)。此时,间歇性使用抗炎药是一种长期备用医嘱。此类患者可根据情况适当调整。间断使用抗炎药可改善症状,尤其是对于过度使用或希望症状改善的患者。持续使用相对较低的剂量的药物仍能有效的控制症状。

三、拇指功能锻炼

这一干预措施缺乏足够的证据支持。功能锻炼的目的在于加强拇长屈肌，进一步稳定关节并减轻疼痛。然而，随着退变的不断进展，关节僵硬在年轻患者中的发生率日益增高。拇指基底部关节炎患者伴关节松弛的发生率较低。由于经验不足，并不鼓励患者进行功能锻炼。作者认为，拇指功能锻炼并不能有效治疗拇指基底部关节炎。

四、夹板固定

夹板固定是治疗拇指基底部关节炎的一种非常重要的方法[15]。通常患者更愿意使用手部夹板，而不愿意让夹板延长至上臂。夹板固定的原理是减少手的活动，将部分力从指尖转移到前臂，这样减轻了部分关节所承受的压力。Swigart 等[40]报道称 Eaton 和 Littler 1 期和 2 期中，76％的患者症状得到改善，而在 Eaton 和 Littler 3 期和 4 期中，只有 54％的患者症状得到改善。夹板固定 6 个月后，症状严重程度评分显示症状改善程度为 54％～61％。

由于夹板固定是治疗拇指基底部骨关节炎主要的非手术治疗方法之一，因此，更需要有经验的医生来操作[45]。患者应使用合适的夹板，依从性会更好。在诊断和涉及工作、家庭活动调整方面，经验丰富的治疗师对于患者来说，可以提供有用的信息资源。起初，治疗师使用的是"成品"夹板，2 周后需检查夹板是否适应良好、是否有压力点刺激，以及患者的依从性是否良好。在治疗期间，患者和治疗师需要不断调整夹板，以达到最合适的角度。如果简易夹板无法提供足够的支撑，则需定制[45]（图 5-26-2）。

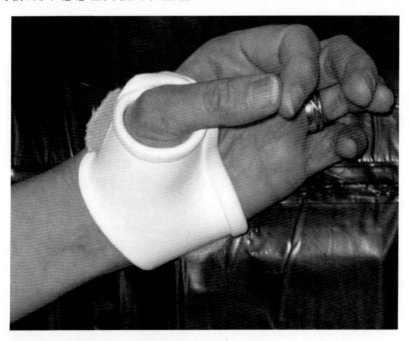

图 5-26-2　为拇指基底部关节炎定制的夹板

对于患者来说，使用夹板的时间及获益是不同的。有些患者喜欢在夜间使用夹板，以便更有效地缓解滑膜炎及减轻手部疼痛，有些患者则相反。有些患者认为白天和夜晚全天使用夹板固定也能改善症状。Beggren 等[1]进行了一项长达 7 年的队列研究，结果表明，通过使用夹板固定和遵从专业医生的建议，70% 的患者可避免手术治疗。

其他的非手术干预措施只有注射甾体类药物。在进行相应护理之前，应充分评估夹板固定的情况。

第 4 节　拇指关节基底部注射甾体类药物

关节内注射对于患者的治疗非常有帮助。但是，应使患者明白其疗效是暂时且持续时间短[8]。Day 等[10]研究表明该方法对于 Eaton 和 Littler 1 期拇指基底部关节炎患者效果最好。药效时间可持续 8 周，在医生的建议下，患者可获得更长的症状缓解期。如果患者能够保护注射的拇指不受过度压力，将能更有效地缓解症状。第 2 次注射不如初次注射效果好（考虑到症状改善的程度及持续时间）。注射次数越多，效果越差。

药物注射治疗可能对即将退休的工人比较有帮助，仍可使患者保持独立，满足日常生活需求。退休后，患者因生活方式有所改变，症状缓解，无须手术治疗。医生应当避免对患者进行手术干预，如果患者提前退休与实施手术的治疗效果相同，或者提前退休比实施手术的治疗效果更好，那么应选择提前退休，避免实施手术。

拇指基底关节炎药物注射治疗技术实施起来很难。Helm 等[22]报道在 X 线透视下，42% 的患者注射方法不恰当。凸出的骨赘使关节边缘变窄，使进入关节的通道被

堵。选择合适的注射部位是治疗成功的关键，如果注射到拇指关节基底部外，可能疗效较差，但不适用于扳机指患者。关节腔最多可容纳 1.0～1.5 ml 的液体，如果注射的局部麻醉药＞0.5 ml，可能会稀释甾体类药物，影响进一步的疗效。

注射技术

在透视下可完成注射。常规消毒皮肤，由于拇指基底关节自身解剖结构呈鞍状，使得进针通道不能与掌骨体垂直，与近侧约成 20°进针（图 5-26-3）。在透视引导下，使用 23G 穿刺针由皮肤到达关节边缘。通过对关节的牵引，可使得穿刺更容易。再无透视情况下确定是否穿刺成功的一种方法如下：若甾体类药物位于关节腔内（此时针尖仍在关节腔内），当解除注射器活塞上的压力时，活塞会上升，同时出现液体回流（活塞效应）。这是因为关节腔内充满甾体类药物和局部麻醉药，且充满压力。如果针尖位于周围软组织，则不会出现这种现象。确定药物进入关节内，可拔出针头。若在透视下操作，当关节间隙增宽，表明穿刺成功。

若无透视机，最好的方法是将局部麻醉药注入第一掌骨基底部，几分钟后将甾体类药物注入大多角骨附近。这样针尖进入到关节时，能使患者感到更加舒适。

第 5 节　术前咨询

如果非手术治疗无法控制患者的症状，应考虑手术干预。在手术之前，外科医生/治疗师应充分了解患者症状的严重程度，并对患者做详细的术前评估（包括评估工作环境），让患者充分了解手术风险及益处（这能最大限度地降低患者术后不满意的风险）。

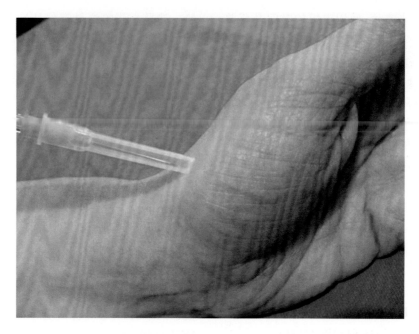

图 5-26-3 将甾体类药物注射到拇指基底部关节

第 6 节 手术干预

如果所有非手术治疗方法均无效,且患者仍想继续治疗,可行手术治疗,但应向患者解释其手术风险及益处。此时患者的症状大多为疼痛、畸形、无力,严重干扰其日常功能。医生应根据患者的年龄、需求、关节炎累及的部位(是否仅累及第一掌骨基底部,或者同时累及大多角骨)来选择合适的手术。

根据影像学分期(Eaton 和 Littler 1~4期)选择合适的手术方式。表 5-26-1 列出了各期影像学表现及对应的手术治疗方法。

表 5-26-1 拇指基底部骨性关节炎各期影像学表现及对应的手术治疗方法

分期	影像学特征	手术治疗方法
1期	关节轮廓正常	腕掌关节滑膜切除术和清创术(关节镜下)
	关节间隙可能增宽	拇指基底关节去神经术
	潜在轻度关节半脱位	掌骨切除术
		关节松弛行韧带重建术
2期	关节轮廓正常	关节镜下清创及肌腱填塞术
	关节间隙轻度狭窄	拇指基底关节去神经术
	轻度软骨下骨硬化	大多角骨部分切除及肌腱填塞术
	骨赘<2 mm	掌骨切除术
		假体关节成形术
		大多角骨切除及韧带重建肌腱团填塞术
		拇指腕掌关节融合术

（续　表）

分期	影像学特征	手术治疗方法
3 期	腕掌关节狭窄 硬化或囊性改变 骨赘＞2 mm 舟骨大多角骨完整	拇指基底关节去神经术 大多角骨部分切除及肌腱团填塞术 假体关节成形术 大多角骨切除术±韧带重建肌腱团填塞术 拇指腕掌关节融合术
4 期	大多角骨全关节炎 腕掌关节和舟大多角骨关节严重退行性变	大多角骨切除术±韧带重建肌腱团填塞术

第 7 节　早期（1 期）疾病

如早期疾病非手术治疗无效，可选择的手术方法有以下 4 种：去神经术、固定、大多角骨切除术及掌骨切除术。这些治疗措施的目的在于保留关节，但目前并无循证学依据。

一、去神经术

在一项尸体解剖研究中，Lorea 介绍了拇指腕掌关节去神经术[28]。其研究结果表明，在放大镜下解剖、辨出那些可切除的神经后，切除这些神经会导致第一腕掌关节神经支配消失。这些神经发自正中神经（对向肌）运动支、正中神经皮支、桡神经第一骨间穿支和前臂外侧皮神经 Cruveilhier 支。手术前可通过向关节内注射局部麻醉药和甾体类药物，或者通过解剖标志确认相关神经进行集中注射的方法模拟去神经术。去神经术可保留股骨头，症状持续加重时行进一步干预。沿鼻烟窝处做一切口，保留桡神经终末支。切开拇伸肌腱，暴露拇指基底关节囊——从第一掌骨基底部至肩胛关节近端（牵开桡动脉和相关静脉）及小多角骨掌背侧。然后，用双极电凝烧灼切口周围组织以使支配关节囊的神经脱落。手部用夹板固定 2 周后开始活动。该手术的缺点在于可

能存在潜在的疾病及畸形，并伴有相关生物力学损害。

作者认为，对于经非手术治疗失败的 1、2、3 期患者而言，应考虑行去神经术。此方法通常较为有效。若后期效果不好，再考虑其他方法[18]。

二、拇指延长截骨术

拇指延长截骨术的优点在于能缓解疼痛，矫正内收挛缩畸形，但其作用原理仍不明确。Pellegrini 等[34]通过行此术对生物力学进行了探究，其研究结果表明，其生物力学原理在于力量转移，从掌侧向背侧转移。对于关节半脱位及多方向关节不稳定的患者而言，该手术可避免行截骨术，是替代韧带重建术的一种生物力学疗法。Hobby 等[23]研究结果表明，与传统大多角骨切除术相比，该术能有效缓解 80% 的患者疼痛，患者的收缩力及握力增强，且术者需具有丰富的经验。

三、固定

Eaton 和 Littler[14]报道使用桡侧腕屈肌重建前斜韧带或鹰嘴。此类方法适用于关节面狭窄且伴轻微的软骨软化的患者，术前诊断比较困难。由于患者数量有限，且可能不会选择手术干预。手术的前提是本身结构较为稳定，以防关节面比预期要差。

对于 1 期疾病,该手术的目的在于复制一种掌部静态约束力,以阻止关节向侧半脱位。在前臂中点水平,桡侧腕屈肌肌腱上方做一小横切口,邻近肌腱与肌肉连接处。切断尺侧半肌腱,将切口向远侧延伸至腕横纹水平。肌腱纤维的螺旋走行导致肌腱桡侧带嵌入第二掌骨底,然后穿过第一掌骨底基底,最终到达尺侧腕屈肌。有经验的术者更倾向于摆脱肌腱的约束,其方法为穿过第一掌骨基底部,绕过第二掌骨基底,然后将其缝于桡侧腕屈肌,以期使拇指基底关节更加稳定。拇指用石膏固定,8 周后开始活动(图 5-26-4)。通过该技术可复制前斜韧带,同时,有助于稳定掌侧关节的稳定性。近期的生物力学研究主要着眼于背侧韧带功能,该韧带有助于稳定桡侧腕屈肌腱及掌骨基底部。

Lane 和 Eaton[26] 对 25 例 1 期大多角骨掌骨关节炎患者进行了长达 5.2 年的随访,效果显著。在随访期间,72％的患者未出现疼痛,28％偶尔出现疼痛,只在过度使用时才会出现。此外,患者的收缩力效果良好(90％的患者正常或接近正常)。为期 1 年的随访 X 线片显示,84％患者并未出现退行性改变。

四、大多角骨半切除术

Kessler[25] 设计了一种置于大多角骨与掌骨间的圆形硅树脂薄片,但其缺点为容易导致关节炎和不稳定。Ashworth 等[3] 将颅骨钻孔盖修改为大多角骨垫片,也未成功。1985 年,非骨水泥钛人工股骨头问世,目前尚无长期疗效的报道。大多角骨半切除术较少应用于拇指基底部关节炎的治疗,外科医生更倾向于行大多角骨全切除术,能更好地保留拇指和示指之间的宽度。同时,大多角骨半切除术较为复杂,容易忽略舟骨大多角骨关节炎而导致术后残端疼痛。

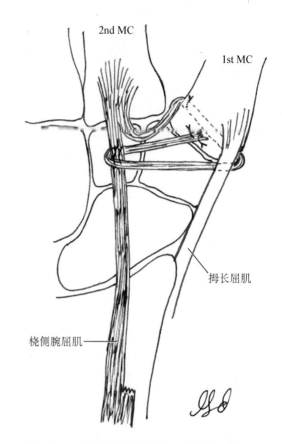

图 5-26-4　桡侧腕屈肌用于稳定拇指(Anna Barnard 画图)

五、大多角骨切除术

大多角骨切除术是目前应用最广泛和最被认可的手术,尤其是对于大多角骨关节炎患者[20]。在鼻烟窝处做一切口,注意保护桡神经终末的感觉分支。牵开拇指伸肌或屈肌腱,暴露大多角骨,桡动脉覆盖于大多角骨舟骨关节连接近端。剥离将桡动脉,切开舟骨-大多角骨关节囊,从近端分离大多角骨。延长切口,自小多角骨掌背侧暴露大多角骨。将大多角骨近末端的骨膜皮瓣抬高,剩余附着于第一掌骨基底部的皮瓣(图 5-26-5a)。然后,用骨凿将大骨角骨分为 6 部分(图 5-26-5b),通常撬除中间 2 部分,保留周围骨块,并将其与邻近腕骨完全分离,暴露桡侧腕屈肌。然后,将皮瓣置于

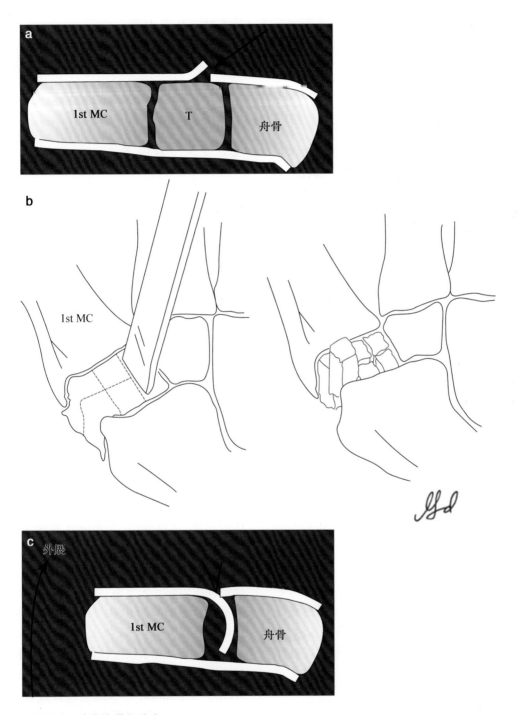

图 5-26-5　大多角骨切除术

a. 抬高大多角骨骨膜皮瓣；b. 将大多角骨分为 6 部分（Anna Barnard 画图）；c. 插入骨膜皮瓣

舟骨与第一掌骨基底之间，拇指外展，用非吸收线间断缝合 30 针固定（图 5-26-5c）。2 周后拆线。有时术后需用夹板将手指固定更长时间。

六、大多角骨半切除术、韧带重建肌腱团填塞术

有学者认为单纯行大多角骨切除术可能会导致第一指列缩短及不稳定。因此，尝试将填充材料引入大多角骨空隙以解决这些问题。填充术的优点在于将软组织填充于大多角骨空隙，从而进一步防止塌陷。然而，近端塌陷的程度对手术的疗效影响不是很大，其影响仍不可知。

Weilby[44] 介绍了一种悬浮成形术，其方法为用一半桡侧腕屈肌环绕拇长屈肌腱。一些外科医生更倾向于使用整条肌腱进行填充，这样缺失不是很明显，且不伴有握力和耐力的减低[42]。Illarramendi 等[24] 截取一半的桡侧腕短伸肌，并将其从第一掌骨基底钻孔穿出，然后自第二掌骨肌腱插入处悬浮第一掌骨。将掌长肌卷起并插入空隙[12] 或用一小片桡侧腕屈肌替代[30]。从猪胶原蛋白中提取的 Permacol 被用作垫片，但 Belcher 和 Zic[4] 报道称移植材料会引起局部组织反应。与大多角骨切除术相比，Dell 并未发现软组织填充术的疗效，这与 Field 及 Buchanon 的研究结果一致[16]。Cooney 等[7] 报道对于大多角骨治疗失败的患者，建议行软组织填充术，结果显示 3/4 的患者疗效显著。然而，Davis 等[9] 研究结果显示，行大多角骨切除术的同时行韧带重建肌腱团填塞术并不会对疗效有任何影响，其证实单纯行大多角骨切除术是合理的。

据报道，该术式的并发症为 15%[4]～34%[9]。并发症包括感觉丧失、瘢痕痛、感染、肌腱痛或肌腱炎、肌腱断裂、腕掌关节不稳定、关节反复疼痛、腕掌关节近侧僵硬、复杂性局部痛综合征及腕管综合征。Belcher 和 Zic[4] 提出，与韧带重建肌腱团填塞术（LRTI）中止血带使用 42 分钟相比，梯形切除术时间为 27 分钟。

人们已经注意到，梯形切除术和 LRTI 关节置换术在术后会随着时间的推移而有所改善[42]，如果患者在术前咨询时意识到这一趋势，将很有帮助。

七、全关节置换术

自 20 世纪 60 年代以来，全关节置换术一直用于治疗拇指基底关节退行性病变。大多角骨切除术会缩短第一列骨长度，而关节融合术伴有骨不连及僵硬，这些担忧在一定程度上促使了行全关节置换的探索。但与身体其他部位关节相比，结果不太令人满意。目前缺乏长期随访的数据，常见的并发症为假体松动。由于拇指基底关节承受多重的受力，其最终可能导致假体松动。起初植入物松动多见于大多角骨，初始并无症状，若关节承受力较大，可能导致关节假体进一步侵蚀恶化。无论是掌指关节末端还是舟骨及大、小多角骨关节近端，之前若发生过关节融合或僵硬，将会增加植入物松脱的风险。

Swanson 等[39] 报道了很多植入橡胶假体的病例，结果表明，大部分患者的功能改善及疗效显著。此外，有一些病例发生了关节半脱位，为了预防并发症的发生，通常用桡侧腕屈肌固定关节囊。Amadio 等[1] 认为该术式产生的临床疗效与大多角骨切除术相似。Taylor 等[41] 认为大多角骨切除术、关节融合术及硅橡胶置换产生的疗效相同，尽管拇指融合伴随的再次手术率更高。Weilby 和 Sondorf[43] 报道 1/3 行硅橡胶置换术的患者发生了关节半脱位或全脱位，但对于这部分患者来说，考虑在大多角骨切除及韧带填塞后行矫正术可获得满意效果，可避免再次手术。

目前，各种各样的假体被设计出用以尝

试重建拇指基底关节功能。De la Caffiniere 和 Aucouturier[11] 将关节修成球窝关节，并在大多角骨上拧入一个关节窝螺钉，可缓解疼痛及促进功能恢复，但由于植入物承受的力较大，20％的患者容易出现假体松动（尤其是近端）。Nicholas 和 Calderwood[32] 对 20 例行关节置换的患者进行长达 12 年的随访研究，结果显示，10％（2 例患者）患者结果不理想，其中 1 例发生创伤性脱位，另 1 例发生假体松动，但总体均能有效缓解疼痛和促进功能恢复。

目前，可供选择的假体越来越多，多项随访研究显示术后患者在短期时间内可快速恢复其功能[7]。据报道骨异位的发生率为 36％，这将对假体功能产生直接的损害，因此，研究者进一步研制出骨水泥假体。Perez-Ubeda 等[36] 报道了鞍形非限制性植入物。大多角骨成分（钴铬合金）与聚乙烯掌骨基底相关节，2 种植入物通过骨水泥型假体柄稳定地与骨连接。据报道，3 年内 55％的患者发生松动，其中 20％需要进行二次手术。另 1 项类似的研究报道，在 3 年以上的随访中，关节松动的发生率为 18％。

目前，许多医生越来越关注腕掌关节成形术，但与大多角骨切除术相比，其价格昂贵，并发症的发生率极高，并不具有明显优势。

八、拇指腕掌关节融合术

关节融合术能有效缓解疼痛，且效果与韧带重建术相同。其适应证为单一关节炎；禁忌证为大多角骨广泛病变。主要适应人群为年轻仍可进行体力劳动的患者（图 5-26-6）。

该术式会导致患者的拇指活动降低，即便如此，一些外科医生仍接受此手术方式，患者一般很少主诉活动受限，但有些患者会主诉无法伸展手掌并且术后拇指敏捷性丧失，很难做插兜动作。该手术不适用于拇指掌指关节僵硬的患者，因为额外的融合会极度影响拇指功能。正常拇指掌指关节移动

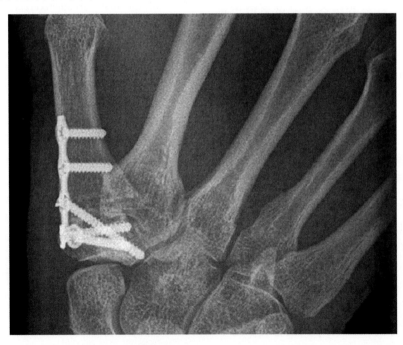

图 5-26-6　拇指基底关节融合术

性通常会代偿性增高。邻近未融合关节可能发生异常磨损。与大多角骨切除术相比，关节融合术后需要固定的时间较长（Mureau 等[31]报道关节融合术术后固定时间需9周,而大多角骨切除术术后固定时间为5周),此外,还伴有骨不连(13%)及假体损害。

Fulton 和 Stern[19]介绍了术中克氏针的应用,伴或不伴植骨。术后固定时间为6~8周,然后拆除克氏针。报道称手术能有效缓解疼痛,但骨不连的发生率为7%。Pardini 等[33]报道少数患者使用张力带钢丝,关节融合率为100%。Forseth 和 Stern[17]将之前使用的克氏针线固定法与后来使用微型"T"形钢板固定法进行比较,不融合的发生率相似（分别为 7% 和 8%）,但27% 的行钢板固定术的患者因钢板近端螺丝钉过长而需进一步手术取出钢板。使用克氏针固定的患者满意度更高。Hartigan 等[21]比较了关节融合术与大多角骨切除术的疗效,两者均能缓解疼痛且握力相当,但行关节融合术组患者捏力可能更高。Mureau 等[31]报道称大多角骨切除术后并发症较少,并且发现 2 种手术均可获得相似的捏力和握力。关节融合组骨不连发生率为 28%,但只有 8% 的患者出现症状。

九、拇指腕掌关节镜检查

1 期（或包括 2 期）患者可行关节成形术和射频消融关节囊缩减术进行治疗。无论是单极脉冲还是双极脉冲,均可引起组织发热及继发胶原蛋白透明样变、纤维挛缩和变粗。关节囊缩减程度取决于能量水平及暴露时长。该技术可用于关节囊缩减滑膜切除及关节冲洗,也可用于其他替代术的术前关节面评估。该项技术虽然新颖但未被证实,可能对早期病例有效。

参考文献

[1] Amadio PC，Millender LH，Smith RJ. Silicon spacer or tendon spacer for trapezium resection arthroplasty: comparison of results. J Hand Surg,1982,7A:1997 311.

[2] Armstrong AL，Hunter JB，Davis TRC. The prevalence of degenerative arthritis of the base of the thumb in postmenopausal women. J Hand Surg,1994,19B:340-341.

[3] Ashworth CR，Blatt G，Chuinard RG，Stark HH. Silicone rubber interposition arthroplasty of the carpometacarpal joint of the thumb. J Hand Surg,1997,2:345-347.

[4] Belcher HJCR，Zic R. Adverse effect of porcine collagen interposition after Trapeziectomy-a comparative study. J Hand Surg,2001,26B(2):159-164.

[5] Berggren M，Joost Davidson A，Lindstrand J,et al. Reduction in the need for operation after conservative treatment of osteoarthritis of the first carpometacarpal joint: a seven year prospective study. Scand J Plast Reconstr Surg,2001,35:415-417.

[6] Cooney WP，Chao EYS. Biomechanical analysis of static forces in the thumb during hand function. J Bone Joint Surg,1977,59A:27-36.

[7] Cooney WP，Leddy TP，Larson DR. Revision of thumb trapeziometacarpal arthroplasty. J Hand,2006,31A:219-227.

[8] Creamer P. Intraarticualr cortico-steroid injections in osteaoarthritis-do they work and if so how? Ann Rheumat Dis,1997,56:634-636.

[9] Davis TRC，Brady O，Barton NJ,et al. Trapeziectomy alone，with tendon interposition or with ligament reconstruction. J Hand Surg,1997,22B(6):689-694.

[10] Day CS，Gelberman R，Patel AA,et al. Basal joint osteoarthritis of the thumb: a prospective trial of steroid injection ad splinting.

J Hand Surg,2004,29A:247-251.

[11] De la Caffiniere JY, Aucouturier P. Trapezio metacarpal arthroplasty by total prosthesis. Hand,1979,11(1):41-46.

[12] Dell PC, Brushart TM, Smith RJ. Treatment of trapezio metacarpal arthritis-results of resection arthroplasty. J Hand Surg,1978, 3(3):243-249.

[13] Eaton RG, Glickel SZ. Trapezio matacarpal osteorarthritis-staging as a rationale for treatment. Hand Clin,1987,3:455-469.

[14] Eaton RG, Littler JW. Ligament reconstruction of the painful thumb carpometacarpal joint. J Bone Joint Surg, 1973, 55A: 1655-1666.

[15] Egan MY, Brusseau L. Splinting for osteoarthritis for carpometacarpal joint: a review of the evidence. Am J Occup Ther,2007,61:70-78.

[16] Field J, Buchanon B. To suspend or not to suspend: a randomised single blind trial of simple Trapeziectomy versus trapeziectomy and flexor carpi radialis suspension. J Hand Surg,2007,32E(4):462-466.

[17] Forseth MJ, Stern PJ. Complications of trapezio metacarpal arthrodesis using plate and screw fixation. J Hand Surg,2003,28A:342-345.

[18] Foucher G, Long Pretz P, Erhard L. La Denervation articular, une response simple a des problems complees de chirurgie de la main. Chirurgie,1998,123:183-188.

[19] Fulton DB, Stern PJ. Trapezio metacarpal arthrodesis in primary osteoarthritis: a minimum two years follow-up. J Hand Surg, 2001,26A:109-114.

[20] Gervis WH. Excision of the trapezium for osteoarthritis of the trapezio-metacarpal joint. J Bone Joint Surg,1949,31B:537-539.

[21] Hartigan BJ, Stern PJ, Kiefhaber TR. Thumb carpometacarpal osteoarthritis: arthrodesis compared with ligament reconstruction and tendon interposition. J Bone Joint Surg,2001,83A(10):1470-1478.

[22] Helm AT, Higgins G, Rajkumar P, Redfern DRM. Accuracy of intra-articular injections for osteoarthritis of the trapeziometacarpal joint. Int J Clin Pract,2003,57(4):265-266.

[23] Hobby JL, Lyall HA, Meggit BF. First metacarpal osteotomy for trapezio metacarpal arthritis. J Bone Joint Surg, 1998, 80B, 508-512.

[24] Illarramendi AA, Boretto JG, Gallucci GL,et al. Trapeziectomy and intermetacarpal ligament reconstruction with extensor carpi radialis longus for osteoarthritis of the trapezio metacarpal joint: surgical techniques and long term results. J Hand Surg, 2006, 31A: 1315-1321.

[25] Kessler I. Silicone arthroplasty of the trapeziometacarpal joint. J Bone Joint Surg,1973, 55B:285-291.

[26] Lane LB, Eaton RG. Ligament reconstruction of the painful 'pre-arthritic' thumb carpometacarpal joint. Clin Orthop, 1987, 220:52-57.

[27] Livesley JP, Norris SH, Page RE. First carpometacarpal joint arthritis. J Hand Surg, 1996,21B:182-188.

[28] Lorea PD. First carpometacarpal joint denervation:anatomy and surgical technique. Tech Hand Up Extrem Surg,2003,7(1):26-31.

[29] Marks R, Allegrante JP. Non-operative management of osteoarthritis. Crit Rev Phys Rehab Med,2001,13:131-158.

[30] Menon J, Schoene HR, Hohl JC. Trapezio metacarpal arthritis-results of tendon interposition arthroplasty. J Hand Surg,1981,6(5): 442-446.

[31] Mureau MAM, Rademaker RPC, Verhaar JAN,et al. Tendon interposition arthroplasty versus arthrodesis for the treatment of trapezio metacarpal arthritis: a retrospective study. J Hand Surg,2001,26A:869-876.

[32] Nicholas RM, Calderwood JW. De la Caffiniere arthroplasty for basal thumb joint osteoarthritis. J Bone Joint Surg, 1992, 74B: 309-312.

[33] Pardini AG, Lazaroni AP, Tavares KE.

Compression arthrodesis of the carpometacarpal joint of the thumb. Hand,1982,14 (3):291-294.

[34] Pellegrini VD, Parentis M, Judins A, et al. Extension metacarpal osteotomy in the treatment of trapezio metacarpal osteoarthritis: a biomechanical study. J Hand Surg, 1996, 21A:16-23.

[35] Pellegrini VD. Pathomechanics of the thumb trapeziometacarpal joint. Hand Clin,1991,17 (2):175-184.

[36] Perez-Ubeda MJ, Garcia Lopez A, Martinez FM,et al. The results of cemented SR trapezio metacarpal prosthesis in the treatment of thumb carpometacarpal arthritis. J Hand Surg,2003,28A:917-925.

[37] Rivers PA, Rosenwaiser MP, Mow VC. Osteoarthritic changes in the biochemical composition of the thumb carpometacarpal joint cartilage and correlation of biomechanical properties. J Hand Surg, 2000, 25A: 458-463.

[38] Stamm TA, Machold KP, Smolen JS. Joint protection and home exercises to improve hand function in patients with hand osteoarthritis: a randomised control trial. Arthritis Care Res,2002,47:44-49.

[39] Swanson AB, Swanson GD, Watermeier JJ. Trapezium implant arthroplasty. J Hand Surg,1981,6A (2):125-141.

[40] Swigart CR, Eaton RG, Glickel SZ, et al. Splinting in the treatment of arthritis of the first carpometacarpal joint. J Hand Surg, 1999,24A:86-91.

[41] Taylor EJ, Desari K, D'Arcy JC, et al. A comparison of fusion, Trapeziectomy and silastic replacement for the treatment of osteoarthritis of the trapezio metacarpal joint. J Hand Surg,2005,30B (1):45-49.

[42] Tomaino MM, Pellegrini VD, Burton R. Arthroplasty of the basal joint of the thumb long term follow-up after ligamentous reconstruction with tendon interposition. J Bone Joint Surg,1995,77A:346-357.

[43] Weilby A, Sondorf J. Results following removal of silicone trapezium metacarpal implants. J Hand Surg,1978,3A(2):154-156.

[44] Weilby A. Tendon interposition arthroplasty of the first carpometacarpal joint. J Hand Surg,1988,13B:421-425.

[45] Weis S, Lastayo P, Mills A,et al. Prospective analysis of splinting first carpometacarpal joint. An objective, subjective and radiographic assessment. J Hand Ther,2000,13: 218-226.

第27章 手指骨关节炎

第 27 章

手指骨关节炎

Tim A. Coughlin, Timothy Cresswell

摘要 手指骨关节炎是一种常见疾病,各个年龄阶段的人均有患病的可能。由于日常生活和许多工作功能都依赖于手,患者患病后可能会导致手指活动功能大幅下降。因此,有效的治疗对患者大有裨益。

本章重点介绍原发性和继发性手指骨关节炎的诊断和治疗原则。包括非手术治疗和手术治疗。手术治疗仔细介绍了关节融合术和关节置换术,包括基本的手术方式、术前处理和术后处理。

关键词 病因学・解剖学・并发症・诊断・手・骨关节炎・骨关节炎的病理生理学・分型・康复・关节融合术和关节置换术・非手术治疗

第 1 节 概 述

所有手部关节均有可能受到骨关节炎(osteoarthritis, OA)的侵袭。据估计,在普通人群中,手部疼痛的 OA 患病率为 12%～21%,而在老年人中,大部分的手部疼痛也是由 OA 引起。

手指 OA 是一种综合征,疼痛和影像学改变与疾病的严重程度之间没有相关性。在 80 岁以上的远侧指间关节 OA 女性患者中,70% 的患者有 X 线影像学的改变,但是有很多在影像学表现出重度关节炎症状的患者几乎没有相关的临床症状。

手指 OA 的治疗方法十分复杂,通常最初选择非手术治疗。然而,现在有一系列的外科干预措施可供选择,包括关节融合术和关节置换术。随着初诊医生对可选择手术治疗的意识的提高和患者对疼痛和手功能不良耐受性的下降,患者选择进一步治疗的比例越来越高。

第 2 节 病因和分类

一、病因

原发性手指 OA 在远侧指间关节(distal interphalangeal joint, DIPJ)最常见,其次是近侧指间关节(proximal interphalangeal joint, PIPJ),然后是掌指关节(metacarpophalangeal joint, MCPJ)。原发性手指 OA 随着年龄的增长而逐渐发展,有时见于年轻人群,通常为继发性疾病。

原发性手指 OA 的确切病因尚未明确。但是,继发性手指 OA 的病因与许多因素相关,包括痛风、软组织松弛和免疫学改变,与身体其他部位的 OA 一样,都是退

T. A. Coughlin(✉) · T. Cresswell
Pulvertaft Hand Centre, Royal Derby Hospital, Derby, UK
e-mail: timcoughlin@mac.com

G. Bentley (ed.), *European Surgical Orthopaedics and Traumatology*,
DOI 10.1007/978-3-642-34746-7_105, © EFORT 2014

行性改变。关节软骨受损，周围软组织炎症反应小。

创伤是手指 OA 的常见原因，尤其是对于年轻患者。诊断时有明确的关节创伤或骨折史的通常为继发性 OA。

第 3 种更罕见的手指 OA 亚型称为侵蚀性 OA。它通常为进展迅速的单关节 OA并伴明显的炎症反应。该 OA 亚型对 PIPJ 的影响更为常见，常发生在女性群体中（超过 90% 的患者为女性）。该病一般在 50 岁左右发病，早于原发性 OA，可导致关节在短时间内完全破坏。要诊断这种难以与风湿性关节炎或银屑病性关节炎等炎症性关节病区分的疾病，通常需要符合以下诊断标准：①OA 出现在手部的其他部位；②类风湿因子为阴性；③无银屑病性关节炎病史；④无结晶性关节炎病史；⑤侵蚀的放射性证据；⑥红细胞沉降率和 C 反应蛋白正常。

目前对本病的了解仍相对不足，如何进行治疗是难点，使用抗风湿药物进行治疗已被证明有一定的效果，但缺乏临床试验数据。

在原发性手指 OA 的发生发展过程中，具有明显的遗传因素，往往更倾向于女性。双生子中 OA 遗传发育的早期研究显示，在 DIPJ 中 OA 的染色体 2 和 3 上有显著的连锁峰，双手的 Kellgren-Lawrence（K-L）分级评分为 1 和 19（见下文）。

二、分类

1957 年，Kellgren 和 Lawrence 提出的分级评分系统可适用于手指 OA，是根据手部后前位 X 线表现制定。在各种研究中发现，手指关节的影像学表现能对内在相关性进行良好观察，使它成为可重复使用的评分系统。

表 5-27-1 概括了应用于手的分级标准。表 5-27-2 通过图例显示了手指 PIPJ 的 K-L 分级评分。

表 5-27-1 应用于手的分级标准

级别	描述	特点
0	未患 OA	无放射学表现
1	可疑 OA	可疑骨赘形成
2	轻度 OA	确诊为 OA，关节间隙正常
3	中度 OA	关节间隙变窄
4	重度 OA	关节间隙软骨下硬化致关节间隙狭窄

表 5-27-2 手指 PIPJ 的 K-L 分级评分图例

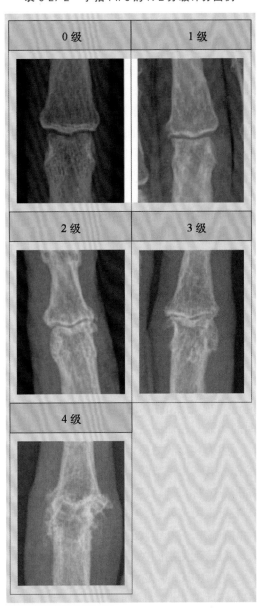

第3节 解剖学和生物力学

解剖学

(一)掌指关节

掌指关节是掌侧远端和指骨近端之间的关节。掌骨的头部有一个软骨表面,在正面和侧面呈圆形。关节表面两侧各有1个结节。它与有凹圆形基底部的近节指骨的近端表面相连接。

掌指关节是铰链关节,可以弯曲、伸展、外展、内收和旋转。正常的弯曲范围为 0°~90°。弯曲状态时不能外展和内收有以下 2个原因。①掌骨头是向前扁平的,当近节指骨底移动到这个表面上时,不能横向移动;②屈曲时侧副韧带紧张也阻止了横向移动,而且使关节更加稳定,更有利于增加捏的力量。骨间肌能使掌指关节更加稳定。

手指的掌指关节由囊间韧带连接,能防止抓取时手掌伸展。它是一种连接关节囊的坚固连续的结缔组织带(而不是掌骨本身)。它们有时被称为掌骨间韧带,严格意义上讲,这个术语是不正确的,因为它们与掌骨实际并没有连接。

(二)近侧指间关节

手指 PIPJ 是双髁铰链关节(Greek-hinge),它是近节指骨远端和中节指骨近端间的关节。屈曲的正常范围为 0°~100°。

因为其形状的原因,只能做弯曲或伸展动作。与掌指关节相比,侧支韧带在屈曲时紧张,这使得关节具有很大的横向稳定性。

后方关节囊被伸肌腱扩张所取代。前囊由有致密的纤维软骨的掌侧韧带组成。

(三)远侧指间关节

手指 DIPJ 也是双髁铰链关节,是中节指骨和远节指骨之间的关节。正常屈曲范围为 0°~80°,能进行有限程度的被动扩展。

关节周围的韧带与 PIPJ 的韧带相似,在整个运动过程中同样紧张。

第4节 病理生理学

随着年龄的增长,关节软骨的组成也发生变化。这些变化与 OA 的变化过程不同,最终导致加速退化。OA 的一个重要变化是水含量增加导致渗透性增加和强度降低。尽管蛋白聚糖的合成有所增加,但其含量有所下降,降低了整体抗压强度。硫酸角蛋白含量也下降,硫酸软骨素的含量几乎没有变化或增加。

Ⅱ型胶原在关节软骨中占 90% 以上,Ⅴ型、Ⅵ型、Ⅸ型、Ⅹ型和Ⅺ型胶原占比较小。随着年龄的增长,胶原蛋白成分仍然相对不变。但是,随着 OA 的进展,胶原蛋白的含量也发生变化,Ⅵ型胶原蛋白增加,而且由于基质降解,导致胶原蛋白序列改变。

实际结果是减少关节软骨的弹性。随着剪切应力的增加,关节发生退化,由此产生的塑性变形导致关节表面的纤维化。这一过程进一步进展为侵蚀,最终关节软骨完全缺失,骨面暴露。

第5节 诊 断

一、症状和体征

原发性 OA 中最易受到影响的是DIPJ,其次是 PIPJ,然后是掌指关节。这种情况随着年龄的增长而逐渐发展,有时在较年轻的人群中也会出现。有许多因素已被证明与手部 OA 有关,但确切的病因尚未明确。患者通常有家族史,尤其是年轻患者。继发性 OA 的原因包括创伤史、痛风、软组织松弛和免疫学变化。如果存在以上病史，都应该考虑患者有手指 OA 的可能。

手部 OA 出现的相关症状是多样的。疾病早期患者主诉通常为炎性滑膜炎导致的疼痛，随着 OA 的进展，会逐渐出现畸形和功能丧失。随着时间的推移，疼痛不再是手部 OA 的主要症状，畸形成为主要症状。僵硬和强度下降也是常见的特征。

OA 与 DIPJ 的 Heberden 结节的形成密切相关，而 PIPJ 的 Bouchard 结节较为少见。这些是临床明显的软骨和骨的局部肿块，病因不明。有 2 种类型，一种在关节线外侧，一种在关节线上方的中线上。中线结节被证明是伸肌肌腱中的牵引刺，以响应组织的拉伸或收缩，因此不是真正的骨赘。另一种类型通常与外侧结节和骨赘有关，开始于关节边缘的新骨和软骨。它们在阻力最小的路径上生长，在关节线周围形成各种形态。

在一般人群中，侧方骨赘最常发生在惯用手，在第二和第三指骨的常见程度是第四和第五指骨的 2 倍。这些位置对应于精准抓握时使用最大应力的区域。

腱鞘囊肿与手 OA 有关。在受到刺激时形成，退化的关节和滑膜组织肿胀并从关节延伸，形成囊状结构。通常为多发，随着时间的推移，聚集在一起形成更大的结构。最常出现的位置在手腕背部，占 65%，也可以发生在屈肌腱鞘（10%～15%）（图 5-27-1）。

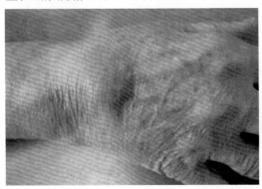

图 5-27-1　手背腱鞘囊肿

DIPJ 周围的囊肿被称为黏液囊肿。偶尔也会出现在骨内，称为骨间囊肿，最常见的部位是舟骨和月骨（图 5-27-2）。

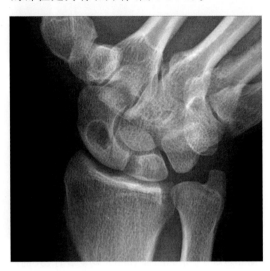

图 5-27-2　舟骨间囊肿后前位 X 线片

二、影像学

普通 X 线检查是 OA 的主要诊断依据。理想情况下，后前位、斜位和侧位 X 线片如图 5-27-3 所示。

Brewerton 视图是一种特殊的视图，可以通过观察掌骨头和指骨基底部的细微变化来评估早期 OA。拍摄时需要掌指关节屈曲 65°，近节指骨指背放置在 X 线板上，X 线与从尺侧中线呈 15°角向桡侧投照（图 5-27-4）。

手部 OA 的影像学改变与其他关节相似，包括关节间隙狭窄、软骨下硬化、囊肿和骨赘（图 5-27-5）。

在放射学检查结果不明确的情况下，骨扫描可能在普通 X 线发生改变之前显示热点。它们在早期类风湿关节炎的病例中也可能是阳性的，这不能区分两者。在某些患者中同样可以使用 MRI。它能显示软组织和关节面的完整性，是选择关节置换术的重要考虑因素。

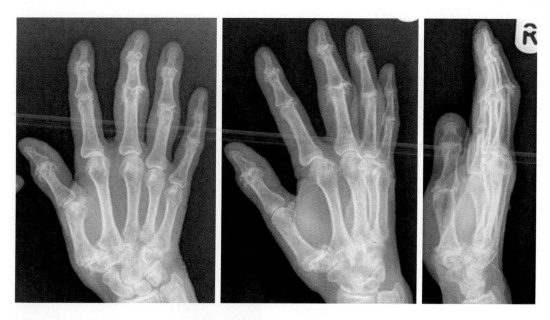

图 5-27-3　显示 PIPJ 和 DIPJ 广泛发展的 OA 的后前位、斜位和侧位 X 线片

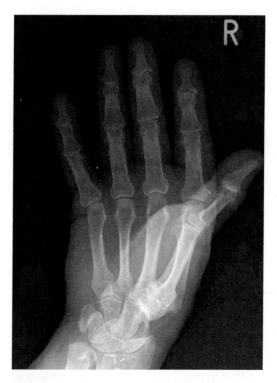

图 5-27-4　患者早期掌指关节 OA 的 Brewerton 位
X 线片

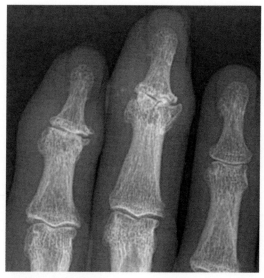

图 5-27-5　示指和中指的 PIPJ 和 DIPJ 的 OA 在不
同阶段的发展

第 6 节　手术适应证

一、腱鞘囊肿

当腱鞘或黏液囊肿患者出现疼痛时，要考虑囊肿本身是否疼痛，可能是潜在的 OA 导致的疼痛。可能囊肿没有症状，在这种情况下切除囊肿没有解除疼痛的根本原因。

在患者咨询时切记需要告知其许多囊肿会自行消退。对于注重外表或可能发生恶性肿瘤的患者，吸引术是一种好的选择。但是，须让患者知晓手术切除后的复发率高达 40%。

当手术切除囊肿后，防止复发的最佳方法是通过关节融合术或关节置换术治疗潜在疾病。也有一些成功行囊肿切除和骨赘清创术复发率较低的报道。

二、手指骨关节炎

手指 OA 的初步治疗是非手术治疗。疼痛的药物治疗可根据世界卫生组织（WHO）的疼痛梯度选择常见的镇痛药。非甾体抗炎药缓解疼痛效果好，但可导致胃肠道并发症和可逆的气道疾病，因此限制其在某些患者中的使用。

关节内注射类固醇和局部麻醉可以取得良好的效果，但需要避免多次注射。最好是在图像增强器的指导下进行操作。

当药物治疗不能控制患者的症状时，有 2 种主要的手术选择，即关节融合术和关节置换术。

三、术前准备和计划

患者应该清楚地了解手术预期和潜在结果。尤其是关节融合术，术后不会恢复到正常关节功能水平。手术的主要目的是在治疗疼痛的同时尽可能地保持最佳的整体功能。在为关节融合术患者提供咨询时，应明确关节的活动能力会丧失，目前正在寻求的是保持手的整体功能，同时减轻疼痛的方式。

患者应清楚与手术相关的一般风险，包括感染、神经和血管损伤、麻醉并发症和手术特异性并发症。患者应了解手术后固定的本质和潜在持续时间，以及随后的手部康复方法，以获得最大化的疗效。

尤其是在关节置换术中，患者在术前应该清楚，一旦手术开始就不能停止。因此可能需要进行长期的随访。年轻患者尤其应该意识到，当植入失败后，他们可能需要进行翻修手术，由此带来的预期结果可能比基本的手术更糟糕。

第 7 节　手术方式

一、关节融合术

关节融合术是将关节融合在一个功能位，最常应用于示指和中指，因为这些手指的主要功能是在捏的动作中作为一个支柱。PIPJ 融合会减少 50% 的手指功能，这可能会引起患者不满意，术前需要仔细地咨询和尊重患者的选择。

关节融合术可使用螺丝固定、张力带布线或克氏针骨内交叉固定。总之，实现骨愈合的绝对稳定性至关重要。总体而言，骨不连的发生率高达 10%，关于螺钉固定或张力带布线固定具有较低的骨不连发生率的报道结果不同。

成功的关节融合术关键原则之一是用最少的热量切除骨头，无论是用磨钻还是摆锯，都需要器械用最少的热量精准切割。如果产生的热量过多，骨受损，将影响愈合。

（一）掌指关节融合术

掌指关节很少进行关节融合术，除非是

合并情况复杂的神经系统疾病,手术有助于预防手指畸形。

(二)PIPJ 融合术

PIPJ 融合术通常是选择背侧切口入路,移除关节表面,用克氏针和背侧张力钢丝,或者张力钢板进行固定。通常需要夹板固定数周直到骨愈合。

PIPJ 融合角度建议示指和中指 20°～30°,环指和小指 40°～50°,以保证最佳功能位(图 5-27-6)。

(三)DIPJ 融合术

在 DIPJ 行 1 个背侧切口,可以是 1 个弯曲的或"S"形或活板门式切口。切断伸指肌腱,移除关节表面,用小技巧或克氏针和圆形可塑性钢丝,或者通过 1 个在指尖的单独的切口用螺钉固定进行关节融合术。术后通常用夹板固定数周以确保融合(图 5-27-7)。

二、关节置换术

关节置换术能预防疼痛和保留手指功能。植入物有铰链假体、柔性假体和更新的第三代假体 3 种基本类型。植入物使用的难题之一是植入的时机。通常是在手部畸形晚期考虑关节置换术。然而,在这种情况下,手术只是一种补救措施,手术结果可达

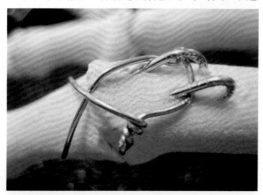

图 5-27-6 展示用背侧张力带钢丝进行 PIPJ 融合术的骨骼模型

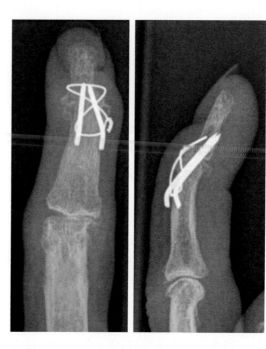

图 5-27-7 X 线片显示中指 DIPJ 用张力带固定的关节融合术,如图所示,融合在一个轻度屈曲位

到中度的手部功能恢复。

(一)掌指关节置换术

掌指关节入路可以通过一个单一的纵向切口,如果需要更换多个关节,可以做横向切口,但是操作更加困难。伸肌肌腱可以在中线处切断,也可以在矢状肌束处切断,将关节囊切成一条单独的线以供一个单独的关节入路。为了避免损伤侧副韧带,操作时要非常小心,根据厂家为特定假体植入提供的方法切除骨表面。

在进行骨切除时必须小心,既要确保掌指关节不会太紧限制运动,又不会太松导致关节半脱位或脱位。如果关节屈曲或伸展状态时都过紧,可以从近节指骨的基底部取出更多的骨头。如果手指屈曲受阻,可能是掌骨掌侧的骨赘阻碍了手指弯曲,否则,如手指在屈曲中绷紧,可能有必要缩小掌骨部分,尽管有些设计不可能做到这一点。关节囊可用可吸收缝线缝合,伸肌装置可用适当的皮肤缝合。术后 48 小时内可用夹板固定。然后开始早期运动。前几周,如果侧副

韧带松弛,偶尔可使用悬臂夹板固定。

掌指关节置换的一个例子是表面置换假体(图 5-27-8)。设计思路是通过假体减轻负载以保证软组织结构的稳定。此方法的前提是存在正常的肌腱和完整的副韧带,这可能会排除许多患者,因为副韧带断裂是晚期于 OA 的常见特征。因此,最好在疾病发展的早期,或者在疾病发展到晚期之前应用。

(二)近侧指间关节置换术

PIPJ 可以选择背侧或掌侧入路。背侧入路由一个弯曲的背侧切口开始,可以通过伸肌腱远端三角形部分的 Chamay 皮瓣接近关节,从而进入 PIPJ,或者利用伸肌腱的中线分裂,注意不要从插入的中节指骨的中央滑脱。另一种方法是分离中心腱束,然后重新附着,尽管一系列报道称会发生伸肌滞后和随后的关节畸形(钮孔)愈合的问题。根据厂家的技术要求进行骨切除,术后夹板保持在最低限度以允许早期动员。有时需要一个动力夹板来保护侧副韧带。

掌侧入路包括 Brunner-type 切口,对神经血管束的识别,侧屈肌鞘的脱离及另一侧屈肌鞘和其内容物的处理。手指处于过度伸展位以进入关节,根据厂家的要求换上假体关节。需特别注意的是一些厂家的支具不适用于掌侧入路,因为它们是专为背侧入路设计。掌侧入路在手术技术和患者术后康复配合方面都有很高要求。

PIPJ 的张力应该保持相对宽松,因为紧密的关节置换的耐受性非常差。虽然侧副韧带的作用在 PIPJ 不像在掌指关节那么重要,但操作时也必须非常小心地保护侧副韧带。图 5-27-9 展示了一个 PIPJ 置换。

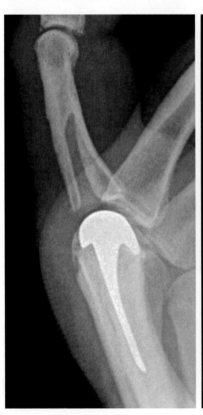
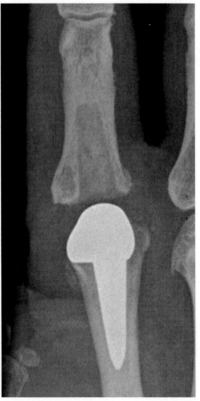

图 5-27-8　示指掌指关节的表面置换假体

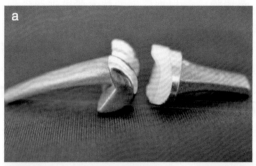

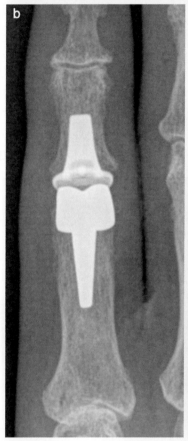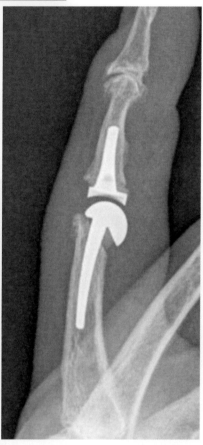

图 5-27-9　a. OA PIPJ 置换假体的照片；b. 相同植入物的 X 线片

(三)DIPJ 关节置换术

DIPJ 关节置换术并不是非常适合 DIPJ。因为其骨头小,不能很好地容纳植入物。可以选择关节融合术,整个手部功能不会因为关节缺乏运动而受到明显损害。尽管有病例报道成功应用 PIPJ 假体进行 DIPJ 置换,但这并不普遍。

第8节　术后护理和康复

术后护理要从手术切口愈合开始。为了实现这一目标,伤口应该使用非黏附性敷料,然后使用强力绷带包扎。可根据手术方式,使用石膏或预制夹板固定。初期,通常术后 24～48 小时内的关键是患肢抬高,可以减少术后早期的出血和组织水肿的发生率,从而降低感染和僵硬的风险。敷料应保持原状,直到术后 7～14 天按计划检查伤口为止。如果需要拆除缝线,可在检查伤口时进行。

一旦确认固定是不必要的,手部治疗应该尽快开始。这是患者手指恢复功能的最佳时机,尽可能地防止手术相邻关节的僵硬。特别是在术后早期,应注意抬高,不仅固定了手,也固定了肘部和肩。应鼓励患者尽早活动这些关节,以防止关节僵硬和其他并发症,如肩部粘连性关节囊炎。

术后护理的关键因素之一是外科团队与手部治疗紧密结合。每个团队通常有以小组形式制定的具体方案,具体细节不在本章的讨论范围内。通常涉及术后在疼痛范围内进行早期的功能恢复和运动。

第 9 节　并 发 症

一、关节融合术

关节融合术的失败率为 2%～15%,常见并发症有感染、畸形愈合和不愈合。

四指挛缩是关节融合术的 1 个特殊并发症。由于瘢痕组织束缚指伸屈肌腱,导致所有手指失去灵活性,因为 1 根指深屈肌腱肌腱的束缚阻止所有肌腱缩短,阻止了拳头的形成。

二、关节置换术

在任何关节置换术中,感染都是最主要的问题,它的后果是毁灭性的。深部的感染必须快速、积极治疗。如果抗感染治疗失败,通常需要移除植入物。

植入失败是术后中长期关注的一个重要问题,通常导致骨吸收的结局。植入物的微动导致碎片的产生,继而激活巨噬细胞反应。诱导破骨细胞骨吸收,最终导致假体松动,引起大幅度运动(图 5-27-10)。

手术时可能损伤手指神经。可能是神经挫伤或牵拉损伤,或者手术中意外横断损伤。如果发生神经损伤,恢复是长期的和多变的,患者在术前应该清楚这一风险。

与正常手指相比,关节置换术后的关节僵硬不可避免。手术的目的是恢复或保持功能位的活动而不是恢复正常范围的活动。手术的成功取决于手术前后的因素及术前关节损伤的程度。偶尔需要进行肌腱松解以解决严重的活动受限。

术后关节周围的软组织不稳定是一个问题。这会导致握力和捏力功能下降。当病情严重时,需要进行翻修手术。

当植入物移动时,其表面的微小碎片可引起滑膜炎,导致关节反复肿胀和疼痛。

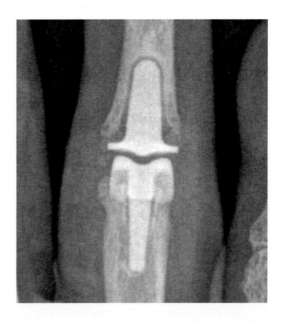

图 5-27-10　PIPJ 关节置换术的 X 线片,远端游离骨明显丢失

第10节　总　结

手指 OA 是一种常见疾病,随着患者对其后果的耐受性下降,越来越多的人开始接受进一步治疗。对于该病的治疗,从非手术治疗、药物治疗到人工关节置换术,有多种阶梯治疗方式。每种治疗方式都有其自身的风险和优势,患者的咨询和选择是取得成功的关键。随着时间的推移,随着新假体的出现,本病外科治疗方式也在不断发展。

参考文献

[1]　Zhang Y, Niu J, Kelly-Hayes M, et al. Prevalence of symptomatic hand osteoarthritis and its impact on functional status among the elderly. The Framingham study. Am J Epidemiol, 2002, 156(11): 1021-1027.

[2]　Dahaghin S, Bierma-Zeinstra S, Reijman M, et al. Prevalence and determinants of one month hand pain and hand related disability in the elderly (Rotterdam study). Ann Rheum Dis, 2005, 64(1): 99-104.

[3]　Uhl RL. Proximal interphalangeal joint arthrodesis using the tension band technique. J Hand Surg Am, 2007, 32(6): 914-917.

[4]　Jonsson H, Manolescu I, Stefansson SE, et al. The inheritance of hand osteoarthritis in Iceland. Arthritis Rheum, 2003, 48(2): 391-395.

[5]　Alexander CJ. Heberden's and Bouchard's nodes. Ann Rheum Dis, 1999, 58: 675-678.

[6]　Buckland-Wright JC, Macfarlane DG, Lynch JA. Osteophytes in the osteoarthritic hand: their incidence, size, distribution, and progression. Ann Rheum Dis, 1991, 50(9): 627-630.

[7]　Soren A. Pathogenesis and treatment of ganglion. Clin Orthop Relat Res, 1966, 48: 173-179.

[8]　Hartley RM, Liang MH, Weissman BN, et al. The value of conventional views and radiographic magnification in evaluating early rheumatoid arthritis. Arthritis Rheum, 1984, 27(7): 744-751.

[9]　Tan AL, Grainger AJ, Tanner SF, et al. High-resolution magnetic resonance imaging for the assessment of hand osteoarthritis. Arthritis Rheum, 2005, 52(8): 2355-2365.

[10]　Docken WP. Clinical features and medical management of osteoarthritis at the hand and wrist. Hand Clin, 1987, 3(3): 337-349.

[11]　Chu CR, Coyle CH, Chu CT, et al. In vivo effects of single intra-articular injection of 0.5% Bupivacaine on articular cartilage. J Bone Joint Surg Am, 2010, 92(3): 599-608.

[12]　Grishko V, Xu M, Wilson G, et al. Apoptosis and mitochondrial dysfunction in human chondrocytes following exposure to lidocaine, Bupivacaine, and Ropivacaine. J Bone Joint Surg Am, 2010, 92(3): 609-618.

[13]　Seshadri V, Coyle CH, Chu CR. Lidocaine potentiates the chondrotoxicity of methylprednisolone. Arthroscopy, 2009, 25(4): 337-347.

[14]　Leibovic SJ. Instructional course lecture. Arthrodesis of the interphalangeal joints with headless compression screws. J Hand Surg Am, 2007, 32(7): 1113-1119.

[15]　Stern PJ, Fulton DB. Distal interphalangeal joint arthrodesis: an analysis of complications. J Hand Surg Am, 1992, 17(6): 1139-1145.

[16]　Uhl RL, Schneider LH. Tension band arthrodesis of finger joints: a retrospective review of 76 consecutive cases. J Hand Surg Am, 1992, 17(3): 518-522.

[17]　Horton TC, Sauerland S, Davis TR. The effect of flexor digitorum profundus quadriga on grip strength. J Hand Surg Am, 2007, 32(2): 130-134.

[18]　Linscheid RL, Murray PM, Vidal MA, et al. Development of a surface replacement arthroplasty for proximal interphalangeal joints. J Hand Surg Am, 1997, 22(2): 286-298.

第28章 手和腕部的肿物

第 28 章

手和腕部的肿物

Tim Hems

摘要 手和腕部的肿物是患者来手外科就诊的常见原因之一。肿物可来自手的任何组织,多由肿瘤、退变、炎症和感染所致。手部肿物多数是良性的,但也有恶性的。许多肿物仅引起轻微症状,无须治疗。如果行手术切除,必须仔细辨别和保护神经及周围其他组织结构。囊肿最为常见,最常见于腕关节背侧和掌侧、屈肌腱鞘和远位指间关节。如果症状持续存在,建议切除。最常见的实性软组织肿物是腱鞘巨细胞瘤。本章介绍了手部肿物的治疗原则和某些特定情况下的处理原则。

关键词 手和腕部肿物·隆突·软组织的腱鞘巨细胞瘤·滑膜囊肿·皮肤肿瘤·脂肪瘤和血管瘤·神经和骨肿物的诊断·影像·手术

第 1 节 概 述

手和腕部的肿物是患者来手外科就诊的最常见原因之一。同身体其他部位一样,肿物可发生于手的任何组织,分类依据是根据肿物的组织来源(表5-28-1)。该表并不

T. Hems
The Hand Clinic, Department of Orthopaedic Surgery, The Victoria Infirmary, Glasgow, UK
e-mail: t. e. j. hems@doctors. org. uk

G. Bentley (ed.), *European Surgical Orthopaedics and Traumatology*, DOI 10. 1007/978-3-642-34746-7_85,© EFORT 2014

详尽。肿物可能是良性或恶性肿瘤,可能由退变、炎症和感染所致。有些肿物如囊肿、腱鞘巨细胞瘤和黏液囊肿较常见,临床上很容易诊断。许多手部的肿物并无症状,无须治疗,但有恶变的可能。如果肿物的表现与预期不同,应行进一步检查,如组织活检。临床评估、检查和治疗的原则与其他部位肿物相似。

临床评价

评价手和腕部肿物的性质一定要详细询问病史。肿物最初的表现、是否有其他类似肿物,或者全身性疾病的病史都有助于诊断。有些病变发生在某些特定的年龄段。需注意肿物刚开始出现时的性质及其大小的变化情况。尽管良性的腱鞘囊肿大小不一,但肿物迅速增大并伴有疼痛常提示有恶变的可能。

检查同其他部位的肿物。要记录其部位、大小、形状、颜色、质地及肿物与邻近组织之间是否有活动度,还需注意是否有触痛及循环或神经功能的异常。

第 2 节 影 像 学

一、X 线片

手部的许多肿物病变是否来源于骨质,软组织肿物对骨质的影响、潜在的关节病变

及软组织的钙化情况都需要通过拍 X 线片检查。尽管 MRI 等影像学技术应用越来越广泛,但是对于诊断骨肿瘤来说,X 线片仍然非常重要。

表 5-28-1　手和腕部肿物的分类

	良性	恶性
皮肤	表皮样囊肿	基底细胞癌
		鳞状细胞癌
	化脓性肉芽肿	恶性黑色素瘤
	角化棘皮瘤	
	鲍恩病	
	汗腺肿瘤	
皮下组织	异物损伤	上皮样肉瘤
	纤维瘤	纤维肉瘤
	皮肤纤维瘤	恶性纤维组织肉瘤
	脂肪瘤	
	掌腱膜挛缩症	
神经	神经鞘瘤	恶性周围神经鞘瘤
	神经纤维瘤	
	脂肪纤维错构瘤	
血管	血管瘤	血管肉瘤
	先天性血管畸形	
	血管球瘤	卡波西肉瘤
	血管平滑肌瘤	
	动脉瘤	
肌肉	颗粒细胞成肌细胞瘤	横纹肌肉瘤
	异位骨化	
肌腱和滑膜	腱鞘囊肿	滑膜肉瘤
	腕掌骨性凸起	
	腱鞘巨细胞瘤	
	滑膜囊肿	
	滑膜炎	
骨骼	内生软骨瘤	软骨肉瘤
	骨软骨瘤	骨肉瘤
	动脉瘤样骨囊肿	尤因肉瘤
	骨巨细胞瘤	
	甲状旁腺功能亢进性棕色瘤	
	成软骨细胞瘤	
	滑膜软骨瘤病	
	嗜酸性肉芽肿	
	纤维结构不良	
	成骨细胞瘤	
	骨样骨瘤	
	单纯性(单房)骨囊肿	

二、同位素骨扫描

当 X 线片上显示不明显时,同位素骨扫描有助于明确骨的病变部位,且可以诊断多处病变,如转移瘤。

三、CT

CT 检查在显示手部肿物方面作用有限,但有时可有助于确定骨质病变程度和骨皮质的具体情况。

四、MRI

MRI 结果对于许多肿物来讲最有价值,能够明确软组织病变的部位和程度,以及周围结构是否受累。

尽管通常来讲影像学不能提供可靠的组织学诊断,但有些病变在 MRI 上会有特征性的信号改变。

第 3 节　手部肿瘤的手术原则

当进行手部肿物活检或彻底切除时,要顾及周围的结构。骨结构、肌腱、血管和神经的损伤会严重影响手的功能。除非已经明确是恶性肿物,一般不建议切除正常的结构,尤其是切除神经。

术中应该应用臂部或手指的止血带来提供一个无血的手术视野,以便辨认肿物周围的结构并加以保护。如果肿物位于手指的远端,允许使用手指止血带,此时采用局部麻醉药进行环形阻滞,麻醉效果好。近端的肿物,需要应用臂部的止血带,此时就需要行区域麻醉或全身麻醉。应当使用放大镜。手部切口要遵循常规的原则,尽量减少

瘢痕挛缩,同时还要充分暴露肿物和辨认周围结构。一般在肿物近端暴露神经,并沿其向远端分离,将神经从肿物中分离出来。

第 4 节　囊　肿

囊肿是手和腕部最常见的软组织肿物,其内充满来自滑膜关节或腱鞘的黏液。囊肿最常发生于 10～40 岁人群,女性多于男性。

囊肿可单发或多发,外表光滑,呈白色或半透明状。薄的囊壁由内衬扁平细胞的扁平状胶原纤维组成。没有上皮或滑膜内层。囊肿内含有黏的、清亮的胶冻状液体,主要成分为氨基葡萄糖、清蛋白、球蛋白和透明质酸。大的囊肿通过弯曲的管道与深层的关节相通。

一、发病机制

囊肿的病因不清。一般认为是由黏液蛋白退变、胶原纤维的原纤维形成,以及细胞内外黏蛋白的堆积所引起。有人对其进行了修正[2],认为囊肿是由创伤或对软组织的刺激后形成。创伤后,滑膜关节囊的滑膜细胞受到刺激发生变化,产生黏液蛋白和透明质酸。黏液蛋白沿着附着的关节韧带和关节囊形成一个囊性的管道,好似一个瓣膜样结构,形成一个储液腔。这个黏液蛋白的管道和储液腔就形成了囊肿。

二、诊断

一般根据临床表现来诊断,在典型的部位可见一个肿物,与深层的关节囊或腱鞘相连。除非囊肿很小或很深,一般可以透光。肿物的大小可能发生变化。囊肿是可以活动的,在不同部位其活动度不同。能清楚地感到有的囊肿内充满液体,有的囊肿质地很

硬无活动性,如屈肌腱鞘囊肿。

三、自然病程

囊肿持续增大,但并非不可避免,一般情况下不常见。许多囊肿会停止生长、变小或消退。特殊部位囊肿的自然病程详见下述。

四、非手术治疗

囊肿是良性病变。如果诊断明确,除非它压迫神经引起疼痛或者神经功能受损,一般无须治疗。例如,Guyon 管内囊肿来源于钩骨旁关节,有可能压迫尺神经,引起运动和(或)感觉功能丧失。此时,需要尽早手术切除以免对神经造成永久性损害。

非手术治疗包括安慰和鼓励患者,可结合类固醇和透明质酸酶注射。使用类固醇时要特别注意,避免引起明显的皮下组织萎缩和皮肤的去色素化。

五、手术切除的原则

囊肿切除术后有复发的可能,若切除彻底,复发率较低。要充分麻醉并应用止血带。手术的关键是切除囊肿的来源,即关节囊和(或)腱鞘部分。有可能蒂部距离囊肿本身较远,须沿着囊肿的颈部追踪其来源。有些部位的囊肿,如指背囊肿和腕背囊肿,有固定的起源,手术时先暴露并切除蒂部,然后再切除囊肿,有时也可不必切除囊肿。

六、部位

尽管囊肿可以起自手部或腕部的任何关节,但常见部位有 4 个:①腕背侧囊肿;②腕掌侧囊肿;③屈肌腱鞘囊肿;④指背囊肿或黏液囊肿。

其他部位包括近侧指间关节、伸肌腱、腕管、Guyon 管和腕关节尺侧。

七、腕背侧囊肿

囊肿是腕关节周围最常见的肿物,绝大多数位于背侧[2]。发生率高,从基层医院手外科的数据来看,在过去 10 年中,从每年 44/100 000 升至每年 55/100 000[5]。多见于 20～40 岁的女性[4,19]。

患者因肿物而就诊,主要是因为其外观及可能会恶变。手活动时可能会引发疼痛。肿物的位置一般在腕关节的桡背侧,在桡侧腕伸肌腱和拇长伸肌腱(外侧)和伸指肌腱(内侧)之间。在腕关节掌面的囊肿隆起更明显。腕背侧囊肿常特发于腕关节囊与舟月韧带附着部分[1]。

有时,患者没有明显的肿物,但会出现腕部疼痛,称为"隐性囊肿"。舟月关节处会有典型的疼痛,当腕关节屈曲时可能会显现出小肿物。通过 MRI 可以确诊(图 5-28-1)。

一项 6 年的前瞻性研究显示,42% 的腕背侧囊肿可以自行消退[10]。此外,一项随访 10 年的英国德比的内部资料显示,腕背侧囊肿自发消退率为 51%[5]。因此,许多患者被告知他们的囊肿是良性病变,且无须治疗。

抽吸囊肿可减小体积和缓解症状。同时确定诊断,使患者放心。据报道,单纯抽吸成功率为 33%。有人推荐抽吸后注入类固醇类药物,但是并没有明确证据表明其明显提高成功率[22]。类固醇结合透明质酸酶可能会减少复发率[21]。

可通过开放手术或关节镜手术将囊肿切除。如果在关节镜下切除,可以通过腕关节镜的标准入路用刨刀将囊肿从舟月韧带上分离下来。Kang 等[15] 报道关节镜手术和开放手术的复发率相近。

文献报道的手术切除后复发率差异很大,为 1%～40%[1,7,10]。

Angelides 和 Wallace[1] 报道了采用从舟月韧带上切除囊肿的方法,经过最短 9 个

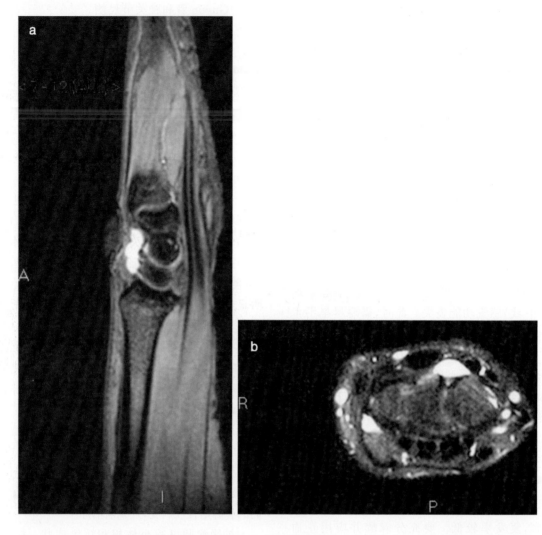

图 5-28-1　a～b. MRI 显示(矢状面和横断面的 T_2 加权像)腕部有一个小的、与舟月关节相关的腕背囊肿

月的随访,346 例患者中有 3 例复发。Clay 和 Clement[7] 随访了在全身麻醉下彻底切除蒂部和关节囊附着处的 62 例患者,其中 2 例(3%)复发。手术后 73% 的患者症状消失,17% 的患者只有轻微疼痛,10% 的患者仍有中度或重度疼痛。79% 的患者症状获得了改善。Dias 等[10] 报道患者的复发率为 39%,但手术是在多家医院、不同的麻醉方式和手术方法下进行的。

尽管许多患者无须手术,但有些患者因美观原因或为了缓解疼痛而要求将囊肿切除。

八、开放切除术

在全身麻醉或臂丛阻滞麻醉下、应用臂部止血带进行手术切除。局部浸润麻醉对于彻底切除肿物来说效果欠佳。手术切口要便于暴露舟月结合处,如果肿物也在暴露范围内,将其一并切除。

在桡腕关节横纹远端做腕背的横行切口(图 5-28-2)。分离真皮下,掀起皮缘。皮下组织纵向进行分离,避开桡神经浅支的分支,将皮肤从伸肌支持带上掀起。沿着伸肌支持带纤维方向在桡腕关节远端劈开支持带,向桡侧牵开桡侧腕长伸肌和拇长伸肌肌腱,向尺侧牵开伸肌腱。尽可能切除主要囊肿,辨认其蒂部。斜行切开腕背关节囊,保留桡月三角韧带,辨认舟月结合部。关节囊内的囊肿常在舟月结合处附着。舟月韧带的背侧部分很重要,切除囊肿时要予以保留。可以使用咬骨剪。有时会有一个充满黏液的管道穿过舟月韧带与深层的关节相通。

关节囊和伸肌支持带不缝合。通常用皮内缝合法缝合皮肤。轻度屈曲位支具固定腕关节 2 周,以防止术后屈曲功能的丧失。

九、腕掌侧囊肿

这类囊肿发生在腕关节的桡掌侧,在腕横纹的近端位于桡腕关节,或者位于远端舟大多角骨关节。位于桡腕关节的囊肿常与桡动脉关系密切。

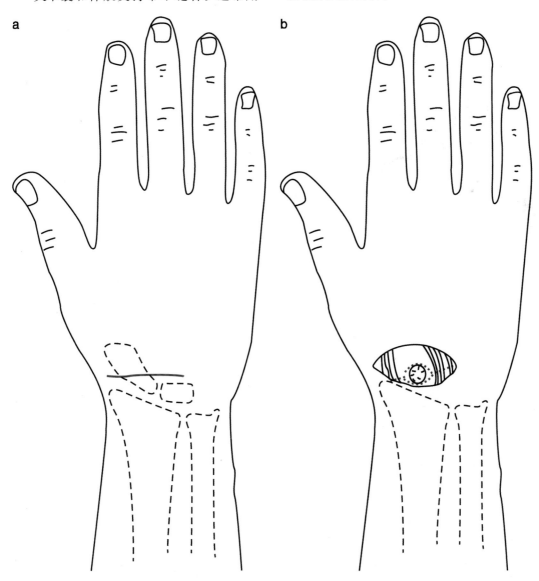

图 5-28-2　腕背囊肿切除步骤示意图

a. 横行切口的部位;b. 牵开伸肌腱后切开关节囊

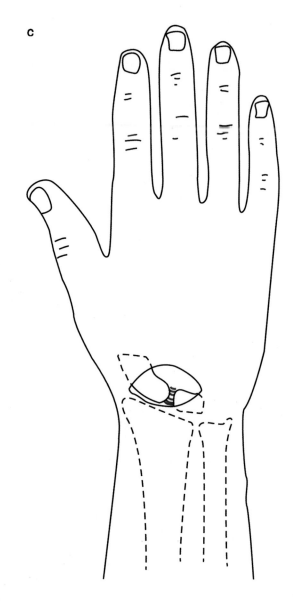

c

图 5-28-2(续)

c. 囊肿切除后暴露舟月韧带

据报道,掌侧囊肿的自发消退率为 50%[9]。手术切除后复发率为 42%。

手术操作技巧

在全身麻醉或局部麻醉下,使用臂部止血带,在肿物表面做纵行切口,如跨越腕横纹,则行弧形切口。小心分离囊肿,保护桡动脉和表面的桡神经分支。手术中所见的囊肿常较临床检查的范围大。囊肿的蒂部可追踪到关节,将其和部分关节囊一同切除。不需缝合关节囊。关闭伤口前要放松止血带并排除桡动脉的损伤,必要时予以修复。

并发症包括桡动脉的假性动脉瘤、桡神经分支的疼痛性神经瘤及瘢痕增生。以笔者的经验,掌侧囊肿切除后的复发率远较腕背侧囊肿高,这可能与在手术中很难辨认其起源有关。

十、屈肌腱鞘囊肿

屈肌腱鞘囊肿常发生于手指腱鞘的 A1 或 A2 滑车。表现为直径约 5 mm 大小的质硬肿物,与腱鞘相连。患者常因手抓握物体时肿物疼痛而就诊。

用针经皮可将屈肌腱鞘囊肿刺破,但复发率非常高。手术切除效果较好。

手术操作

手术常在局部麻醉下进行。在肿物表面做斜切口或"V"形切口(图 5-28-3)。暴露囊肿时要辨认并保护指神经血管束。切除囊肿及其相连的部分腱鞘。伤口缝合后鼓励早期活动。手术切除后极少复发。

十一、指背囊肿

指背囊肿也称黏液囊肿,一般好发于 40~70 岁的人群。起自于远侧指间关节伸肌腱和侧副韧带之间关节囊的薄弱部位。常表现为手指远侧指间关节表面或稍远端的尺背侧或桡背侧直径约 5 mm 的肿物。肿物可远至甲皱襞,压迫甲基质,造成指甲畸形。如果囊肿位于甲床和骨膜之间,会导致指甲弯曲、粗糙或隆起形成甲脊。如果囊肿位于甲床浅层的甲皱襞内,导致指甲出现纵沟(图 5-28-4)。常伴有 Heberden 结节及 X 线片显示有骨关节炎改变。囊肿表面的皮肤常常有退变,可能会反复破裂。囊肿再次充盈提示感染的可能。

许多指背囊肿可自行消退。有些患者没有明显的症状,无须治疗。若囊肿持续存在,可以行手术切除。

手术操作

采用局部环形阻滞麻醉。在肿物表面做纵行切口,直达该侧远侧指间关节。寻找与囊肿相连的关节囊。在伸肌腱和侧副韧带之间将其连同关节囊一起切除。深面的骨赘也一并去除。

如果表面的皮肤薄,不能与囊壁分离,则将其切除。根据需要,可用局部的旋转皮瓣来闭合创面(图 5-28-5)。术后可进行早期活动。

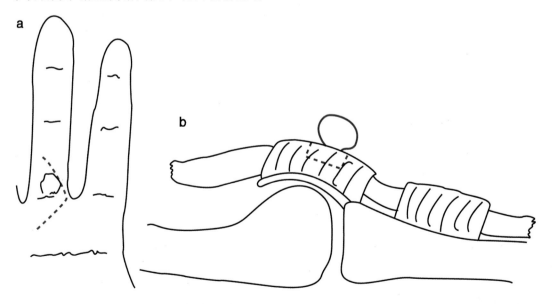

图 5-28-3 屈肌腱鞘囊肿的手术切除方法
a. "V"形切口;b. 切除囊肿,同时切除一部分鞘管

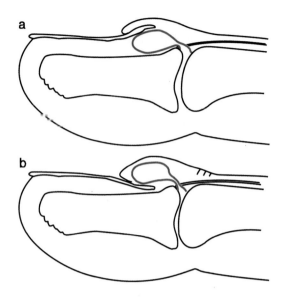

图 5-28-4　指背囊肿造成指甲畸形的机制
a. 囊肿位于甲床深面；b. 囊肿位于甲床浅面

另一个方法[11]是在远侧指间关节处做切口。切除囊肿蒂及相连的关节囊和骨赘，囊肿原位旷置，使其自行消退。皮肤的并发症较少见。

解除对甲基质的压迫可使指甲恢复正常的外观。并发症为伤口延迟愈合、感染和复发。

十二、骨内囊肿

骨内囊肿偶尔发生在腕骨。X 线片中可以清晰地看到直径约 5 mm 的透亮区，通常为偶然发现。虽然骨内囊肿可能是腕关节疼痛的原因，但是很难判断症状与 X 线片表现之间是否有确切的关系。在考虑行局部病灶刮除植骨术前，一定要排除造成腕部疼痛的其他原因。

第 5 节　腕掌关节的隆突

腕掌关节的隆突（腕背隆突）是一个发生在腕掌关节处第二、三掌骨基底的骨性突起。该病常见于 30～40 岁女性患者的右手。患者主诉局部隆起，可能伴有疼痛。该隆起可磨损伸肌腱，可与腕背侧囊肿相混淆。然而，有时腕背隆突处可有一个小的囊肿。除了局部隆起外，当压迫第二、三腕掌关节时可出现疼痛。

X 线片可显示在腕掌关节背侧有一个骨赘或骨性突起，当手旋后 30°～40°、尺偏 20°～30°时显示最清楚。腕掌关节本身常无明显异常。同位素骨扫描可显示局部摄取过多，提示腕掌关节的退行性骨关节炎。

病因为儿童期的骨折、职业劳损、桡侧腕伸肌腱止点牵拉所诱发的骨膜炎，以及先天性的易患病体质。Artz 等[3] 报道大约 1/3 的病例有明确的损伤病史，患者主诉有不适症状。另有 1/3 患者从事需要局部重复活动的职业。建议制动第二、第三腕掌关节以改善这些关节韧带的负荷。过度的应力有可能导致背侧韧带的微小撕裂，启动骨化反应。没有明确的证据显示腕背隆突是由创伤或职业引起。

通过手术可以切除骨性突起，如果有相关联的囊肿，也可切除。在骨突表面做横行或纵行切口。要保护桡神经浅支的分支。骨膜下剥离暴露骨质，去除骨赘至正常的腕掌关节软骨。缝合关节处的关节囊、骨膜和腕伸肌腱。

尽管一些学者报道腕背隆突切除后效果好，但 Clarke 等[6] 报道只有 50% 的患者症状有所缓解。并发症包括隆突复发和腕掌关节不稳定。鉴于单纯切除效果不佳，也有人建议在第一次手术时或在首次切除失败后应行第二、第三腕掌关节的融合。文献报道显示这种方法的结果各异。Lorea 等[18] 报道只融合第三腕掌关节症状就能有可靠的缓解。其他学者的报道认为手术很难做到真正的骨性融合[6]，术后结果不可预测。

患者有持续疼痛或伸肌腱磨损时，可考虑手术。

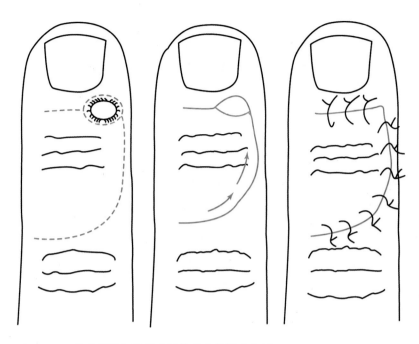

图 5-28-5　指背囊肿切除后采用旋转皮瓣闭合伤口

第 6 节　腱鞘巨细胞瘤

腱鞘巨细胞瘤（色素沉着绒毛结节性腱鞘炎）是手部最常见的良性实性软组织肿瘤，患病率仅次于囊肿。病因暂未知，常源自屈肌腱鞘或指间关节的滑膜组织。显微镜下为胶原基质，含铁血黄素沉着，多核巨细胞和特征性的多面组织细胞。组织化学研究显示单核细胞和多核巨细胞表现出破骨细胞特性，表型与骨髓源性一致。

腱鞘巨细胞瘤好发于示指和中指，最常见于 20～50 岁人群。临床表现为缓慢增长、质硬的结节和无痛性肿物，常见于手指的掌侧面[20]。生长速度不同。常与深层的骨或腱鞘相连。典型的肿物外观稍青，透光试验阴性。偶尔在 X 线片上可见深层指骨上出现压迹（图 5-28-6），极少侵蚀骨质，压迫指神经会造成感觉障碍。MRI 上在 T_1 和 T_2 加权像呈现低信号，这在软组织肿物中不常见。

一般建议手术切除以明确诊断，防止进一步发展。要使用臂部或手指的止血带。手指掌侧的肿瘤遵循 Bruner 切口，手指侧方肿瘤可以采用侧方正中切口。暴露要足够充分，以便仔细辨认和保护指神经血管束。尽管神经血管束可因肿瘤而移位，但一般不会有明显的粘连和侵犯。肿瘤有一个特征性的黄褐色斑驳外观。可以完整地沿其边缘进行锐性的分离、切除。要仔细寻找是否残留卫星病灶。可能需要追踪肿瘤至屈肌腱鞘或指间关节，必要时切除部分腱鞘和关节囊。某些病变广泛，甚至累及手指周围。

文献报道复发率为 5%～50%，可能与切除不完全有关[12]。NM23 基因不表达，阻碍了正常细胞的渗透，与高复发率相关[13]。尚无手部恶变的报道。

第 7 节　滑膜炎和腱鞘炎

手部的肿物可源于手和腕关节的滑膜

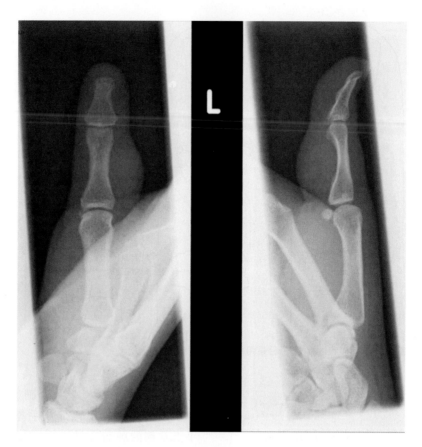

图 5-28-6　前后位和侧位 X 线片显示拇指近节指骨有扇形压迹,伴有一个大的屈肌腱鞘巨细胞瘤

或滑膜腱鞘。肿物通常较软,出现于受累关节的表面,或者沿着腱鞘方向走行。肿物的位置和形状受肌腱纤维支持带的影响。可能累及的腱鞘包括以下 3 个。

1. 腕部伸肌腱　肿物位于腕关节背侧,在伸肌支持带近端和远端,随着伸肌腱的活动而活动。伸肌腱腱鞘炎可与腕关节的滑膜炎鉴别开来,肿物常位于腕关节的桡背侧。

2. 手指屈肌腱　肿物最常位于环形滑车的近端掌面,伴有患指屈肌腱鞘的轻度增厚。手指的屈曲可能受限,伴有屈肌腱的捻发音。

3. 腕部的指屈肌腱　此处的肿物常不明显,但可出现在手和前臂远端的掌面,腕管的近端和远端。可有症状和正中神经受压的表现。

以上疾病的病因最可能是患者有炎性关节炎病史,单纯表现为滑膜炎的患者,要进行一系列的检查确认是否有炎性病变,包括炎性标志物和类风湿因子。如果病因仍不明确,要进行组织活检和细菌培养。慢性感染(如分枝杆菌感染)也可能表现为腱鞘炎。

第 8 节　皮肤和皮下组织肿物

一、表皮囊肿

表皮样或皮样囊肿是皮肤的上皮细胞由于创伤而长入深部组织所形成。手部的表皮囊肿中，16％需要手术切除[17]。该无痛性肿物常位于手掌或指尖曾受外伤的部位。肿物常常边界清楚，质硬，在软组织中则有轻微移动度。囊肿可累及骨质，最常见的原因是在指尖外伤后累及远节指骨，在 X 线片上呈现边界清楚的溶骨性病变。

治疗方法是切除局部病灶，如果累及骨质，应同时行病变搔刮。部分学者建议，当原来损伤处有瘢痕时，应同时切除肿物表面的皮肤。Lincowski 等报道[17]切除术后的复发率为 11％。

二、化脓性肉芽肿

化脓性肉芽肿临床表现为手指小伤口部位肉芽样组织的过度生长。肉芽样组织增生突起，可有蒂。尽管病变可能自行消退，但大多数患者要求切除以缓解症状，同时有利于明确诊断。其与无色素的黑色素瘤有相似的外观。在切除化脓性肉芽肿时，切除周围少许皮肤边缘。

三、鳞状细胞癌

鳞状细胞癌是手部最常见的恶性肿瘤，通常表现为皮肤上一个干燥、轻微隆起的痂皮样病变，也可能是一个硬的肉芽样病变（图 5-28-7a），或者是边缘呈堆积样的开放性溃疡，可伴有淋巴结转移。

小的病损可切除边缘 1 cm 进行活检。如需更广泛的手术，术前必须在病变边缘进行活检。大多数的鳞状细胞癌不累及深部组织。必要时采用皮肤移植或用局部皮瓣覆盖手术切除后的皮肤缺损（图 5-28-7 b～c）。如果深部组织受累，可能需要行患指截指术。

鲍恩病是一种原位癌，在手部同样常见。它表现为干燥的鳞状病变，很难与鳞状细胞癌进行鉴别诊断。通常需要手术切除来证实诊断。

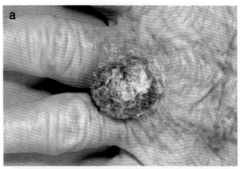
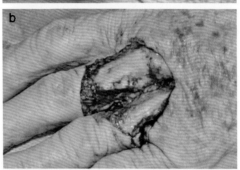
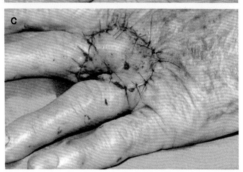

图 5-28-7　手背大的鳞状细胞癌
a. 切除边缘 1 cm；b～c. 皮肤缺损的修复；c. 采用全厚皮片移植

四、基底细胞癌

手部的基底细胞癌比鳞状细胞癌少见。珍珠样边界的轻微隆起是其外观特征。组织学检查证实切除边缘 5 mm 即可。

五、恶性黑色素瘤

恶性黑色素瘤可发生于手部的皮肤，通常表现为色素沉着样病变。当原有色素沉着样病变发生变化，如增大、颜色改变、出现结节、出血或瘙痒等,要警惕恶变的可能。甲下黑色素瘤可表现为指甲深面的暗黑色病变。无色素性黑色素瘤呈现无色素的肉芽肿样外观,容易与化脓性肉芽肿相混淆。对可疑病变应行活检。小的病变可切除后活检;大的病变或累及深部组织的病变在计划切除前要做局部组织的活检,根据活检的结果行截指术。

六、异物

手部小的软组织肿物的一个常见原因是异物残留及伴有的慢性炎症反应。玻璃、木头和金属在伤后都有可能残留在手部。肿物通常伴有疼痛,常有创伤史。X 线检查可以显示不透射线的材料(如玻璃、金属)。超声检查可以发现其他材料的异物。切除并进行活检可以缓解症状,明确诊断。

七、脂肪瘤

脂肪瘤是常见的良性脂肪组织肿瘤,较少发生于手部。常见于皮下,也可见于肌内或其他部位(如腕管)。表现为缓慢生长的质软、无痛肿物,偶尔可压迫神经。X 线片可见典型灰色软组织阴影,如果病变位于深部,可与骨和肌肉区别开。MRI 上脂肪瘤表现为 T_1 和 T_2 加权像上高信号,此特征非常有助于诊断。

当有症状时可行手术切除。肿物通常很容易从周围组织中分离出,但有时可能会包裹神经或血管。偶尔会复发,尤其是肌内脂肪瘤。

第 9 节　血管肿物

一、血管球瘤

血管球瘤来源于血管球。它是一个皮肤内的动静脉吻合通道,可以调节皮肤的血流量和温度。它的细胞均为血管球细胞,因此,血管球瘤实际上是一种错构瘤。最常发生于甲床,也可发生于其他部位。表现为疼痛、指甲有明显的触痛感及冷敏度。甲下或某一小片皮肤呈蓝色。指甲可被抬起。X 线片偶尔可见肿瘤深面的末节指骨有扇形压迹(图 5-28-8)。当不能确诊时,MRI 能够有效分辨甲下≥5 mm 的肿瘤[6]。

治疗方法是在局部麻醉下手术切除,术中需采用手指止血带。甲下血管球瘤需要拔除甲板。可见甲床上有浅蓝色的肿物。做肿瘤表面纵行切口,在手术放大镜下锐性分离切除肿物。通常肿瘤边界清晰。用无色可吸收的

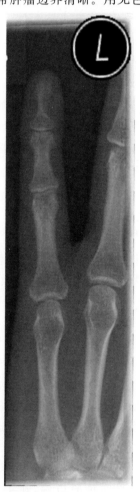

图 5-28-8　X 线片显示甲床血管球瘤侵蚀远节指骨

细线修复甲床。将甲板回置以保护甲床。

二、血管瘤

血管瘤的特征是内皮细胞的异常增生或增殖，发生于儿童的浅表病变呈大小不同、稍隆起的皮肤酒红色斑、草莓痣。如果累及深部组织、大的血管，则被称为海绵状血管瘤。在出生时不明显，数周内出现，在第一年经历一个飞速增生的过程，在 2～3 岁时趋于稳定。在儿童期逐渐消退，7 岁以内有 70％可完全消退。大多数病例仅需观察和对患儿家属进行解释。可出现并发症，包括肿物造成的组织扭曲，溃疡、出血、充血性心力衰竭、贫血及血小板减少。针对并发症，可以在病变处或全身应用皮质类固醇药物，近年来，有报道称采用普萘洛尔治疗该病安全有效。

三、血管畸形

血管畸形是罕见的血管肿物，通常在出生时就存在。它们不会自行消退，且有逐渐发展的趋势。表现为发育的异常，包括血管通道异常，无内皮细胞增生。根据所含不同血管（如毛细血管、静脉、淋巴管和动脉）的比例不同可进一步分类。静脉畸形血流量小，动脉畸形血流丰富。症状包括肿物、活动或某些情况下酸痛。多数血管畸形无须治疗。穿着有压迫作用的衣服可以防止静脉畸形进一步恶化。必要时采用介入技术注射硬化剂可以控制症状，但并不能治愈疾病。由于本病手术不易彻底切除，故复发率高。

第 10 节　神经肿物

一、神经鞘膜瘤

神经鞘膜瘤是来源于神经鞘膜组织的良性肿瘤，分为施万细胞瘤和神经纤维瘤 2 类。可发生于手部，但更常见于前臂或上臂。

施万细胞瘤通常单发，好发年龄 30～60 岁。多数（但非全部）源于神经干，为生长缓慢、边界清楚的偏心性肿物（图 5-28-9a）。疼痛程度不等。肿瘤压迫可造成受累神经分布区的疼痛性感觉异常。神经功能障碍不常见，除非肿瘤发生的部位空间有限，此时应警惕发展为恶性肿瘤的可能。肿物在横向有一定的活动度，但在纵向无活动度。

神经纤维瘤可单发，1 型神经纤维瘤病（von Recklinghausen disease）时常为多发。

神经鞘膜瘤的临床诊断较为容易，但单发病变须进一步检查以明确组织学诊断。神经鞘膜瘤的 MRI 信号特征与其他软组织肿瘤相似，但常能看到该肿瘤与神经干关系密切，由此可提示为神经鞘膜瘤[14]。如果怀疑肿物为恶性或需要避免手术切除活检时，在超声引导下行切割针穿刺活检安全有效。要避免开放手术活检时未做彻底切除，因为术后瘢痕不利于日后彻底切除。

肿物切除活检是最常用的治疗方法。在全身麻醉或区域阻滞麻醉下做肿物表面纵切口。肿瘤常有典型的黄色或棕色外观，移动肿瘤辨认其近端和远端的神经。可采用手术放大镜和神经刺激器。对于施万细胞瘤，可见到未累及的神经纤维在肿瘤的一侧绕过。纵向打开囊壁，避免损伤神经纤维束，围绕肿瘤剥离（5-28-9b）。施万细胞瘤常可以与神经干分离，有时会有一条神经纤维受累致其失去功能，必须将其切断。术后出现神经功能障碍的患者＜10％[16]。术前的疼痛症状通常有所缓解。术后复发和恶变均罕见。

神经纤维瘤可能累及某一神经纤维或纤维束，或者累及更广泛的神经干，被称为丛状神经纤维瘤。切除时可能需要横断部分或全部的神经，因此，必须衡量切除后的

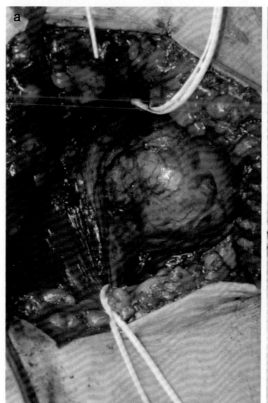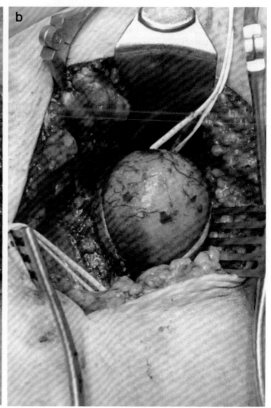

图 5-28-9　发生于尺神经的施万细胞瘤

a. 可看到神经(线圈标示处)位于肿物的下极；b. 在切除时，已打开囊壁，在肿物周围分离以便将其"剥出"

利与弊。单发神经纤维瘤有明确的恶变风险(约 1‰)，多发的神经纤维瘤病恶变率较高。当出现肿瘤增大、疼痛和神经功能障碍时应警惕恶变的可能。

二、脂肪纤维错构瘤

脂肪纤维错构瘤是一种不常见的周围神经肿瘤，最常见于儿童或青少年的正中神经。表现为前臂远端和手掌的肿大，伴有神经压迫症状。可以伴有手指的巨指症。MRI 呈现特异性表现[14]。手术探查肩神经弥漫性增粗。肿瘤不能从神经纤维中分离出来。活检时要取皮支明确诊断，同时对神经进行松解。肿物切除和神经功能重建通常不被采用。

第 11 节　骨 肿 瘤

一、内生软骨瘤

内生软骨瘤是最常见的手部原发性骨肿瘤，约占 90%。多发于 30～40 岁人群。多数发生于管状骨和近节指骨，其次是掌骨和中节指骨，腕骨极少发生。患者表现为无痛性肿物，有些时候表现为病理性骨折。

X 线片显示位于中央的、边界清晰的溶骨性病变，内生软骨瘤内可有钙化点。有骨的膨胀和皮质变薄(图 5-28-10)。如发生病理性骨折可出现皮质的断裂，否则应考虑恶变的可能。

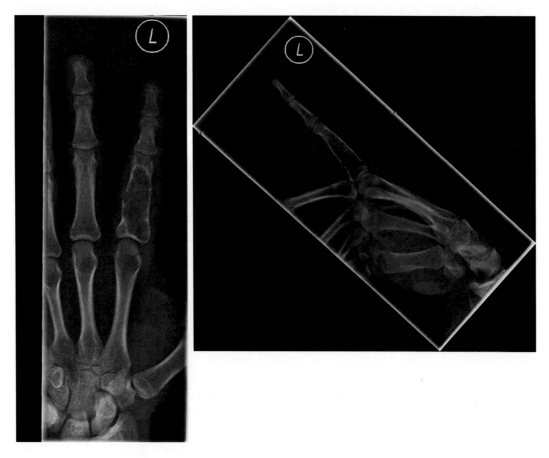

图 5-28-10　前后位和侧位 X 线片显示近节指骨的内生软骨瘤,伴有病理骨折

　　许多小的内生软骨瘤无须治疗,但需要定期复查。对于大的、有症状的内生软骨瘤,以及未明确诊断的可疑病例,应考虑行活检和刮除。如果已出现病理性骨折,最好等到骨折愈合后再进行手术。有些病变在骨折后可自行消退。当有骨折的风险时,应行刮除和植骨手术。

　　指骨病变可取侧方或背侧切口。尽量减少对伸肌装置的分离,以减少术后的粘连。掌骨病变通常采取背侧切口。在骨皮质上先用克氏针或小磨钻钻孔,然后用骨凿开窗。软骨内容物呈胶样稠度,须将其彻底刮除,并送组织学检查。关于是否用骨移植物或其他材料填充空腔的必要性,目前仍存在争议。传统的做法是从髂骨嵴或桡骨远端取自体骨做移植,有些学者建议采用经过照射的冻干异体骨移植物、人工骨替代物或骨水泥。

　　为了避免手部僵硬,应早期活动。如有骨折的危险,则用保护性支具固定 6 周后拍 X 线片复查。局部复发率约为 5％。极少恶变为软骨肉瘤,但也曾有过报道。

　　多发性软骨瘤见于奥利埃病,是一种罕见的非遗传性骨骼疾病。手部可出现外观畸形和功能障碍。有大约 30％ 的恶变可能,表现为骨骼成熟后的病理性生长、X 线片上的病变及疼痛。

二、骨软骨瘤

　　骨软骨瘤是发自干骺端或肌腱止点的、外被软骨的骨性突起。在躯干骨上较常见,除了多发外生骨疣（骨干性软骨发育不全）的患者，该病在手部的发生率并不高。大多数发生在近节指骨的远端。肿物会引起外观畸形，由于阻碍关节的活动而导致功能障碍。可能影响生长发育。只有出现症状的骨软骨瘤才需要切除。

三、局部侵袭性骨肿瘤

有些手部骨肿瘤尽管非恶性，但呈局部侵袭的特征。这种肿瘤非常少见，包括动脉瘤样骨囊肿、骨巨细胞瘤和纤维结构不良。动脉瘤样骨囊肿呈现膨胀生长的溶骨性病变，皮质很薄。MRI可见特征性的液平。治疗方法通常为刮除和骨移植，常见局部复发。

上肢骨巨细胞瘤好发于桡骨远端，也可发生于掌骨、指骨或腕骨。预后较其他部位差。发病年龄为20～40岁。X线片显示中央透亮区呈膨胀性，边缘无硬化（图5-28-11）。MRI可显示病变可破坏皮质并延伸至软组织。对可疑病例应进行活检。确切的治疗包括病变刮除术，若病变没有突破骨皮质，残留骨量足够，可用骨水泥或骨移植进行重建。若有皮质穿透，则需要扩大切除范围，进行重建术或截肢（指）术。

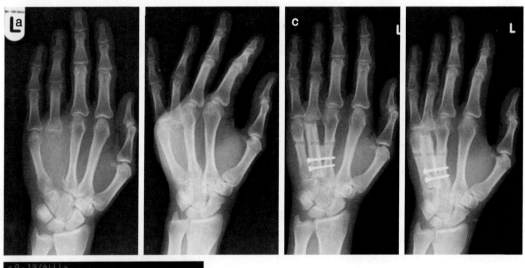

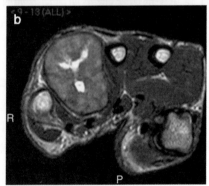

图5-28-11 巨细胞瘤累及整个第四掌骨
a. X线片；b. MRI；c. 整块切除后，用腓骨移植和硅橡胶掌指关节假体进行重建

参考文献

[1]　Angelides AC, Wallace PF. The dorsal ganglion of the wrist: Its pathogenesis, gross and miroscopic anatomy, and surgical treatment. J Hand Surg,1976,1A:228-235.

[2]　Angelides AC. Ganglions of the hand and wrist. In:Green DP, Hotchkiss RN, Pederson WC, editors. Green's operative hand surgery. 4th ed. New York: Churchill Livingstone,1998:2171-2183.

[3]　Artz TD, Posch JL. The carpometcarpal boss. J Bone Joint Surg Am,1973,55A:747-752.

[4]　Barnes WE, Larson RD, Posch JL. Review of ganglia of the hand a wrist with analysis of surgical treatment. Plast Reconstr Surg, 1964,34:570-578.

[5]　Burke FD, Melkyan EY, Bradly MJ,et al. Primary care protocol for wrist ganglia. Postgrad Med J,2003,79:329.

[6]　Clarke AM, Wheen DJ, Visvanathan S,et al. The symptomatic carpal boss. Is simple excision enough? J Hand Surg, 1999, 24B: 591-595.

[7]　Clay NR, Clement DA. The treatment of dorsal wrist ganglia by radical excision. J Hand Surg (Br), 1988,13:187-191.

[8]　Dape JL, Idy-Pereti I, Goetmann S, et al. Subungual glomus tumors: evaluation with MR imaging. Radiology,1995,195:507-515.

[9]　Dias J, Buch K. Palmar wrist ganglion: does intervention improve outcome? A prospective study of the natural history and patient-reported treatment outcomes. J Hand Surg (Br),2003,28(2):172-176.

[10]　Dias JJ, Dhukaram V, Kumar P. The natural history of untreated dorsal wrist ganglia and patient reported outcome 6 years after intervention. J Hand Surg (Eur vol),2007,32(5):502-508.

[11]　Gingrass MK, Brown R, Zook EG. Treatment of fingernail deformities secondary to ganglions of the distal interphalageal joint. J

Hand Surg,1995,20A:502-505.

[12]　Glowacki KA, Weiss A-PC. Giant cell tumors of tendon sheath. Hand Clinics, 1995,11:245-253.

[13]　Grover R, Grobblaar AO, Richman PI,et al. Measurement of invasive potential provides an accurate prognostic marker for giant cell tumour of tendon sheath. J Hand Surg, 1998,23B:728-734.

[14]　Hems TEJ, Burge PD, Wilson DJ. The role of magnetic resonance imaging in the management of peripheral nerve tumours. J Hand Surg,1997,22B:57-60.

[15]　Kang L, Akelman E, Weiss A-PC. Arthroscopic versus open dorsal ganglion excision: a prospective, randomized comparison of rates of recurrence and of residual pain. J Hand Surg,2008,33A:471-475.

[16]　Knight D, Birch R, Pringle J. Benign solitary schwannoma. A review of 234 cases. J Bone Joint Surg,2007,89-B:382-387.

[17]　Lincowski CJ, Bush DC, Millon SJ. Epidermoid cysts in the hand. J Hand Surg,2009, 34E:792-796.

[18]　Lorea P, Schmitz S, Sschilian M,et al. The preliminary results of treatment of symptomatic carpal boss by wedge joint resection, radial bone grafting and arthrodesis with a shape memory staple. J Hand Surg, 2008, 33E:174-178.

[19]　Minotti P, Taras JS. Ganglion cysts of the wrist. J Am Soc Surg Hand, 2002, 2: 102-107.

[20]　Moore JR, Weiland AJ, Curtis RM. Localized nodular tenosynovitis: experience with 115 cases. J Hand Surg,1984,9A:412-417.

[21]　Paul AS, Sochart DH. Improving the results of ganglion aspiration by the use of hyaluronidase. J Hand Surg (Br),1997,22(2):219-221.

[22]　Varley GW, Needoff M, Davis TR, et al. Conservative management of wrist ganglia. Aspiration versus steroid infiltration. J Hand Surg (Br),1997,22(5):636-637.

第 29 章　手部骨折

第 29 章

手部骨折

Tracy Horton

关键词 概念和目的·骨折脱位·骨折· 手·掌骨干·颈·关节内骨折·指骨骨 折——近节、中节、末节·非手术治疗·手 术技术·手术治疗·拇指骨折

- 髁部骨折
- 基底骨折
- 末节指骨骨折

第 1 节 概 述

掌骨和指骨骨折是临床常见的手部疾病。大多数掌骨和指骨骨折仅需细致的非手术治疗即可。应仔细区分哪些骨折需要更密切的观察随访，才能获得更好的效果。同时，还应仔细分辨有 5%～15% 的手部骨折是需要手术治疗才能获得更好的功能。

本章系统地介绍掌骨和指骨骨折的治疗方法，包括：

- 手部骨折治疗的重要概念
- 手术方法
- 掌骨骨折
  - 关节外骨折
  - 关节内骨折
  - 拇指骨折（关节外和关节内）
- 指骨骨折
  - 干部骨折

第 2 节 手部骨折治疗的重要概念

手部骨折治疗的目标为：①骨折愈合；②恢复功能；③避免并发症的发生；④满意的外观。

手部骨折的治疗方案需要审慎地制定，除了综合考虑患者因素、软组织条件、骨折类型和合并损伤的情况外，也需要考虑医疗条件，包括术者的经验、合适的手术设施和术后康复设备。患者因素包括患者的年龄、基础疾病、功能要求、职业和心理因素。软组织条件包括有无开放性伤口，以及是否合并神经、肌腱、血管和韧带的损伤。骨折的部位、形态、有无移位和稳定性也需要考虑。手部多发骨折和身体其他部位合并损伤（即多发伤）也是需要考虑的重要因素之一。受伤手指不同，治疗方案也不同，特别是拇指。

手部骨折的体格检查关键是对旋转畸形的评估，因为手指对旋转畸形的耐受性最差。检查旋转畸形需要在手指伸直位（与邻指和对侧同指相比，观察患指甲板的角度及有无交叉）和屈曲位（看指甲有无重叠）进

T. Horton
Pulvertaft Hand Centre, Royal Derby Hospital, Derby, UK
e-mail: tracyhorton1@me.com

G. Bentley (ed.), *European Surgical Orthopaedics and Traumatology*,
DOI 10.1007/978-3-642-34746-7_202,© EFORT 2014

行。肌腱固定效应对判断旋转对线亦有帮助。还需仔细评估软组织(皮肤、肌腱、神经、血管)的情况。

手部屈伸肌腱均紧贴骨面。伤后的纤维化会导致滑动面粘连,使手指僵硬。成人的手部骨折一般在 3～4 周内愈合,而儿童的手部骨折在 2 周左右愈合。手部的愈合时间比身体其他部位骨折的愈合时间短,因此,手部固定的时间不能过长,应早期活动。同时,术后应抬高患肢减轻肿胀,防止纤维化和手指僵硬。

成功的手部骨折治疗离不开有经验的手部治疗师。患者、手术医生和治疗师之间针对骨折的严重程度、骨折稳定性、拟定康复方案和预期治疗效果并进行流畅的口头和书面交流,这对成功治疗骨折非常重要。

切开复位内固定术对于手部多发骨折的患者益处良多,患者可在术后早期进行各种功能锻炼。当手部骨折合并明显的软组织损伤时,预后较差,且这种影响与所涉及的软组织数量成正比。开放骨折应该在早期使用抗生素、进行创面冲洗,并进行适当的固定。

进行手部骨折手术时,要确保能获得足够的稳定性,术后 48 小时内可进行早期活动。进行开放手术的手指若制动,会引起患者手部难以接受的僵硬,手部功能差。考虑到这一点,需要重新审视非手术治疗的必要性。术前计划有助于避免此类并发症和培养有序的思维,相关手术室人员应做好充分准备,以确保最大化的手术效率。

需要注意的是,在 X 线片上看到明显骨痂之前,手部骨折常能愈合,且已能承受一定的负荷。应采用临床评价标准判断愈合的程度。

大多数手部骨折可在局部麻醉或全身麻醉下完成,患者取仰卧位,臂部使用止血带,将患肢置于手桌上。对于开放骨折拟使用金属内固定物时,需要在止血带充气之前静脉注射抗生素(通常为 1.2 g 阿莫西林克拉维酸钾)。小型 C 形臂机非常有帮助。手术结束前,需进行 2 个垂直平面的透视,检查手指的力线和旋转。有条件时,可使用小型 C 形臂机透视获得骨折牵引位的影像、评估复位情况和动静态的稳定性。

第 3 节　掌骨骨折

一、关节外骨折

关节外骨折可分为掌骨干骨折和掌骨颈骨折,第四和第五掌骨骨折最常见。

要仔细进行临床检查,注意软组织的损伤情况、骨折的力线和有无旋转。X 线检查应该包括手后前位和旋前斜位,以及纯侧位片以观察掌侧的成角。牵引位 X 线片对高能量、挤压伤的评估有帮助。

二、掌骨干骨折

掌骨干骨折可分为横形、斜形、螺旋形和粉碎骨折。

横形骨折是由于弯曲力矩产生的张力引起,例如,戳伤或直接击打掌骨干。

由于掌骨呈屈曲状,再加上骨间肌和蚓状肌的作用,使得此类骨折易于向掌侧成角,即角的尖端指向背侧。

掌骨的颈部和干部骨折可耐受的成角度数因掌骨骨折的部位而异。

手部尺侧腕掌关节的活动度更大(第五腕掌关节 20°,第四腕掌关节 10°),为手部提供了灵活的握力。尺侧掌骨骨折的成角畸形可被其相应的腕掌关节所代偿,所以少量残留的成角畸形不会影响功能。

示指和中指的主要功能是指示和拿捏。它们的腕掌关节活动度较小,所以能耐受的成角角度相对较小。

掌骨干骨折所能耐受的掌侧成角度数:小指 30°,环指 20°,中指 10°,示指 10°。

(一)非手术治疗

大多数闭合、单一的掌骨干骨折可以选择非手术治疗,采用短石膏管型在骨折部位背侧施压、在掌骨基底和掌骨头部位掌侧施压固定 3~4 周(图 5-29-1a,局部施压的短管型石膏)。也可以用邻指绷带或 Bedford 绷带控制旋转(图 5-29-1b),同时加掌侧支具进行固定。3~4 周后,评估骨折的愈合和僵硬程度,然后进行物理治疗。

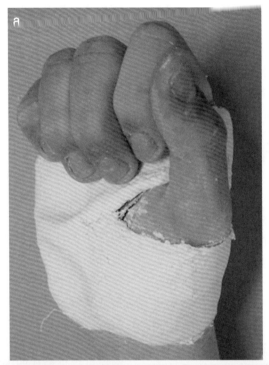

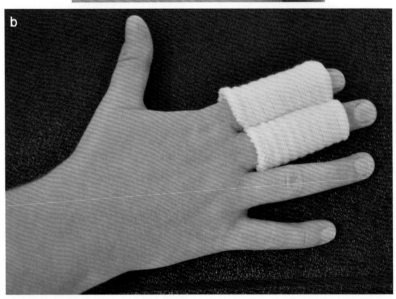

图 5-29-1　掌骨干骨折的非手术治疗
a. 短管型石膏;b. Bedford 绷带

当出现严重移位时需要复位,常采用Jahss复位法(图 5-29-2)。血肿处阻滞并将掌指关节屈曲 90°,使侧副韧带紧张,使作用于手指的力量传导至掌骨来纠正旋转畸形。向背侧抬起近节指骨的同时稳定掌骨近端可纠正掌侧成角,最后用短石膏或支具进行固定。

复位后应立即拍摄 X 线片,术后 1 周再次复查 X 线片,确定骨折是否复位良好。若出现骨折再移位,术者能尽早发现,从而确定是否需要手术干预。若无法确定稳定性,则需要每周进行 X 线检查。靠近边缘部位的掌骨骨折稳定性往往更差。

(二)手术治疗

1. 克氏针 当石膏或支具固定无法维持复位时,可考虑使用经皮克氏针。操作需谨慎,患者一般预后良好(见"手部骨折的克氏针固定")。操作方法如下。

(1)横行克氏针:此法适用于示指和小指的横形或短斜形骨折。骨折复位后通过 2 枚平行克氏针将骨折远端横行固定于相邻掌骨或中间掌骨上,达到支具固定的效果,近端骨折较稳定,用 1 枚横行克氏针固定即可。

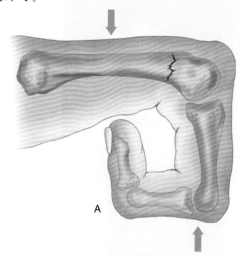

图 5-29-2　Jahss 法复位背侧有成角的掌骨干骨折

(2)髓内克氏针:此方法适用于单纯的横形和短斜形掌骨骨折,但不能纠正短缩和旋转畸形。在掌骨近端的干骺端背侧做一 2 cm 纵行切口,注意保护伸肌腱和感觉神经分支,用开孔器或 3.5 mm 钻头在掌骨近端背侧皮质上开窗,轻轻折弯一枚 0.8 mm 钝头克氏针,其顶端会有明显弯曲(图5-29-3)。复位骨折,将克氏针反成角方向插入髓内,跨过骨折,直达掌骨头的软骨下骨。理论上,骨内曲线在髓内可获得三点固定。如有可能,再用同法穿入另一枚克氏针。X 线片显示骨折位置无误后,剪短克氏针,并将其完全植入髓腔以减少肌腱损伤。术后可开始轻度活动。如果术后未出现并发症,不需要去除克氏针,因为去除克氏针可能存在困难。可能出现的并发症包括克氏针进入掌指关节、畸形愈合和伸肌腱损伤。

2. 背侧钢板固定 钢板固定需要直接切开复位。对于简单骨折应解剖复位,骨折断端间加压以提供绝对的稳定,以便患者术后能够进行早期活动。对于横形骨折,背侧钢板可提供最佳的生物力学稳定性,对于短斜形骨折,应在钢板的基础上结合螺钉进行治疗。对于开放骨折、多发骨折、骨折合并肌腱损伤及需要早期锻炼的患者,最好采用这种治疗方法。

钢板固定较克氏针固定软组织损伤更大,骨膜剥离多,除非患者进行早期活动,否则将会导致手指僵硬。精确、稳定的固定非常重要。虽然手部血供良好,但是切开复位内固定(open reduction and internal fixation,ORIF)的感染率和不愈合率均高于非手术治疗,需要仔细处理软组织,以最大限度地降低这种风险。

掌骨背侧入路:采取以骨折部位为中心的纵行切口。如果相邻的掌骨亦有骨折,切口可选在两掌骨之间。保护背侧皮神经以免形成神经瘤,伸肌腱也需要小心牵开。剥离开掌骨上的骨间肌可暴露骨折,要尽可能

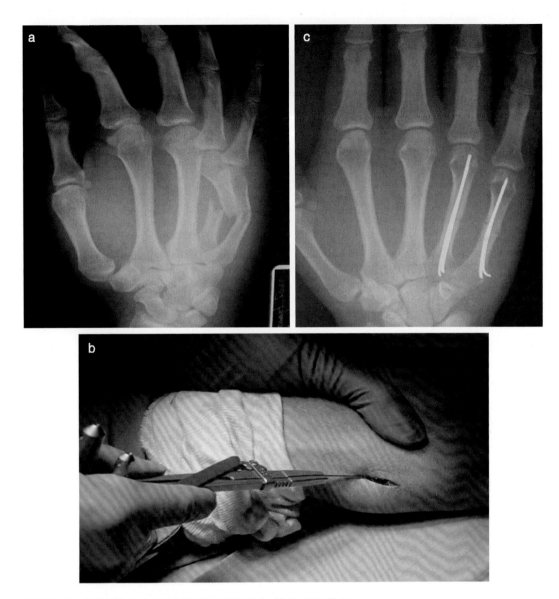

图 5-29-3　克氏针治疗小指和环指掌骨干的闭合、横形、移形骨折

a. 后前位 X 线片；b. 从背侧的小切口内插入克氏针；c. 闭合复位克氏针内固定后的 X 线片

少地剥离骨膜（图 5-29-4）。多发掌骨骨折时，一般先固定第二掌骨，便于后续固定。

固定完成后，冲洗并缝合骨膜和骨间肌筋膜来覆盖内固定物，可以减少内固定物和伸肌腱之间的粘连。

掌骨背侧钢板的耐受性要好于指骨背侧钢板的耐受性。当出现手指僵硬时，可取出钢板并松解肌腱，必要时也可松解关节囊

以获得良好的效果。在手部骨折内固定方面，钛板与不锈钢钢板相比没有任何优势，且发生粘连可能性会更多。

3. 掌骨干横形骨折的背侧钢板技术

（1）掌骨干骨折适合使用 2.0 或 2.4 mm 的钢板（图 5-29-5），近节指骨骨折适合使用 1.5 mm 的钢板，中节指骨骨干骨折适合使用 1.5 或 1.3 mm 的钢板。

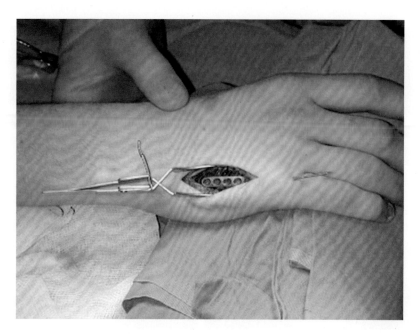

图 5-29-4　掌骨的背侧入路

（2）稳定固定需要骨折断端两侧至少固定 4～6 层皮质（2 或 3 枚螺钉）。

（3）将远端碎片暂时复位至近端碎片，并正确旋转。

（4）预弯钢板，避免放置钢板后引起骨折的掌侧裂开。

（5）将钢板置于骨折近端的背侧中线上，并用 2 枚螺钉中位固定。

（6）小心维持复位，助手在骨折远端偏心位置上打入 1 枚螺钉以获得骨折断端间的加压。

（7）植入其他中位螺钉。

4. 短斜形骨干骨折的拉力螺钉和中位技术　此技术适合骨折长度小于 2 倍骨直径（骨折中点处）的斜行骨折（＞30°）（图 5-29-6）。单一螺钉可使骨折断端间加压但不能控制旋转。拉力螺钉可单独使用，通过钢板固定更加稳定，且不需要额外剥离软组织。

（1）选择合适型号的钢板（见横形骨折的背侧钢板固定）。

（2）应用点状复位钳解剖复位。

（3）钢板塑形防止再移位。

（4）用 2 枚中位螺钉将钢板固定于骨折片上，使得钢板与骨之间形成一个"腋部"，同时设置拉力螺钉的最佳位置。

（5）将骨折另一端复位于"腋部"并使用偏心孔螺钉提供加压。

（6）骨折断端间加压（见"拉力螺钉技术"）。

（7）植入其余的中位螺钉。

间接旋转应力可导致螺旋形和长斜形骨折。此类骨折易出现旋转畸形和短缩。掌骨间韧带位于掌骨颈水平，当其完整时，一般短缩＜5 mm。短缩 2 mm 可引起 7°的伸肌滞后，超过 3～4 mm 的短缩将影响手的功能。任何旋转都是不可接受的。

非手术治疗适用于无移位的骨折或复位后能维持稳定的骨折（如 Zimmer 夹板牵引）。此类骨折有移位的风险，需要每周复查 X 线片直至骨折临床愈合。要告知患者，如出现移位，可能需要进行手术。患者需要在康复师的指导下进行活动。

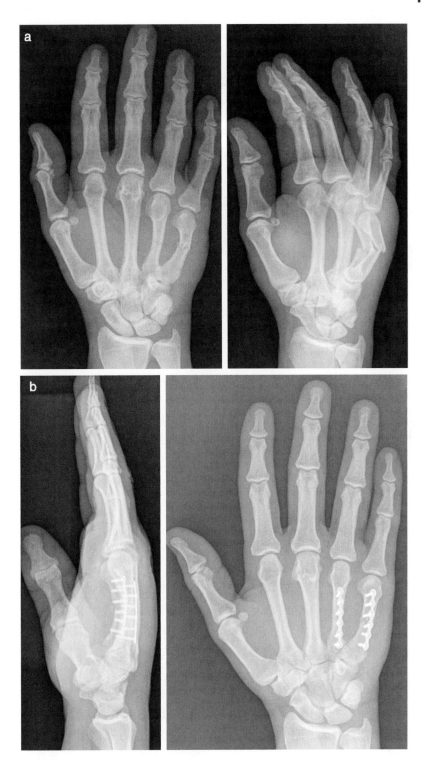

图 5-29-5 闭合、有移位的小指和环指的横形掌骨干骨折

a. 斜位 X 线片;b. 复位并用背侧加压钢板固定

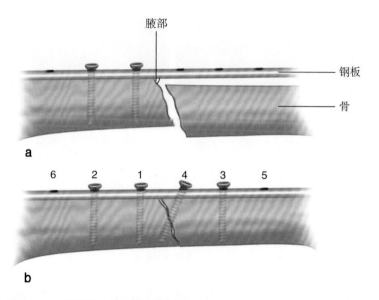

图 5-29-6　腋部拉力螺钉和钢板技术

　　不可复位和不稳定的骨折需要切开复位并用多枚拉力螺钉固定。

　　手术入路与钢板固定相同。

　　拉力螺钉技术：应在直视下观察骨折端，确保准确复位（图 5-29-7）。拉力螺钉滑动，使骨折的远端、近端加压。①解剖复位；②垂直骨折线钻滑动孔（钻孔直径＝螺钉的螺纹直径）；③在滑动孔内置入导向器；④在导向器内钻前端的孔（钻孔直径＝螺钉的轴直径）；⑤尽量埋头以减少与其他组织的接触并增加稳定性；⑥测量螺钉的长度（由于手部骨折块非常小，正确测量螺钉长度十分重要；调整测深尺尖端的角度以准确测量）；⑦植入螺钉加压。

　　此技术要求严格，能提供最强的加压。如果没有第 3、4 步骤中的"导向器"，也可使用逆行的拉力螺钉技术（先钻导向孔，然后用粗钻头打滑动孔）。固定小的骨折块时，它的直径需大于螺帽直径的 3 倍，以免拧入螺钉时发生碎裂。

　　5. 长斜形和螺旋形骨折的多枚螺钉固定技术

　　（1）此技术适用于骨折长度大于骨折中点处直径的 2 倍时。

　　（2）掌骨干骨折使用 2.0 或 2.4 mm 的螺钉，指骨干骨折使用 1.1～1.5 mm 的螺钉。

　　（3）在不影响固定的情况下，暴露骨折时应减少软组织的损伤和骨膜的剥离。

　　（4）用点状复位钳进行复位。

　　（5）查看骨折端，确定解剖复位。

　　（6）考虑使用克氏针临时固定，其钉道可用于植入螺钉。

　　（7）螺钉要垂直骨折线植入，以确保最大加压，因此，方向要随骨折螺旋平面而变化

　　（8）螺钉应与骨折线保持至少 1 个螺帽的距离，以免骨折片劈裂。

　　（9）避免在细纹骨折处操作以免骨折范围扩大。

　　（10）埋头会降低螺钉和骨面的接触压力，同时也减小了螺钉的轮廓，应避免在质地较软的干骺端使用。

　　经皮拉力螺钉固定仅适用于能够闭合解剖复位的骨折。其优势在于软组织损伤少，降低了瘢痕和手指僵硬的风险。仅在有限切开且不影响解剖复位和稳定固定的情况下才有以上优势。成功的经皮固定离不开术前的周密计划和术中的谨慎操作。

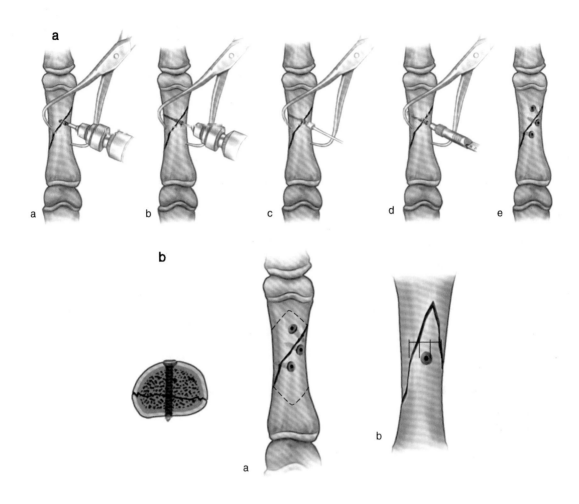

图 5-29-7 拉力螺钉技术

粉碎骨折多见于高能量的挤压伤。它可造成各种畸形且可能合并骨质缺损。软组织的情况影响治疗的选择,也影响骨折的预后。非手术治疗将需要较长时间的制动,不可避免地会导致严重的手指僵硬。

骨干骨折和近关节的骨折使用桥接钢板作为髓外支架,目的是恢复长度、力线和旋转。使用间接复位技术,不直接处理骨折端,可以更好地保护骨折片的血供。粉碎骨折本身的稳定性差,锁定钢板极具优势。钢板和螺钉之间固定的角度可大大提高骨折固定的稳定性,这种稳定性超过使用普通钢板。同时,鼓励患者术后早期功能锻炼至关

重要。

还可采用外固定法。固定针不能穿过伸肌腱,否则会影响手指的活动。此法仅适用于边缘的掌骨(第二掌骨和第五掌骨),此时固定针可从侧方置入。

有大量骨缺损时需要行皮质-松质骨移植。此时,可结合使用钢板(锁定钢板或普通钢板)或进行外固定。

手部锁定钢板:锁定钢板通过固定的成角装置改变了钢板/螺钉之间的结构。对于大部分手部骨折来说,无须使用锁定钢板。手部锁定钢板的适应证为:①粉碎骨折中作为桥接钢板使用;②骨折线靠近关节,关节

部分的骨块植入螺钉位置有限。

(三)掌骨颈骨折

第五掌骨颈骨折是手部最常见的骨折。有证据支持单纯的闭合性此类骨折应选择非手术治疗。

非手术治疗的结果一般无功能障碍,且患者满意度高。手术治疗无明显优势,且可能延误康复。

此类骨折常出现典型的掌向成角,但成角的大小与功能恢复间无相关性。这是因为掌骨的骨折越靠近远端,其掌向成角对功能的影响就越小。同时,小指的腕掌关节也发挥一定的代偿作用。掌骨颈的成角无须纠正,但是必须纠正旋转畸形。

非手术治疗包括与邻指一起固定、纠正旋转,以及在疼痛能够耐受的情况下早期活动。有时需要在手的尺侧行石膏固定 1 周以缓解疼痛。要向患者交代该病的自然病程,要使他们了解,在受伤初期出现的伸肌滞后,随着病程在之后的几个月会逐渐好转,活动度和力量将会完全恢复。

患者可能有掌骨头的塌陷和骨折部位的隆起,随着时间的延长会有所改善。可能出现对冷的不耐受。患者可随时来诊,无须进行常规随访。

若示指和中指的掌骨干骨折成角超过 $10°\sim15°$,需要用 Jahss 法(见前文所述)进行复位。可用掌侧石膏托或石膏管型维持复位。如果复位失败,可用克氏针或内固定板固定。

对于此类骨折,用并行的克氏针进行固定是一个好方法。掌指关节屈曲 90°,使侧副韧带紧张,控制远端骨折片。从后前(PA)位片上掌骨头两侧的侧凹处侧副韧带的起点进针,进入远端骨折片后进行复位。克氏针通过骨折线,进入掌骨基底。不可在骨折线处穿出,否则会造成旋转不稳定。掌指关节屈曲 60°,掌侧石膏托固定,$1\sim2$ 周后可以根据情况逐渐开始活动。

背侧切口、牵开伸肌腱(分离或不分离

矢状束)行开放复位钢板固定,可进行早期活动。当骨折的关节侧放置螺钉的空间有限时,锁定钢板能够提高稳定性。手外科手术中,极少使用锁定钢板,关节周围骨折即是适应证之一。在术前做一些评估有助于判断究竟是否可以达到绝对的稳定。

三、关节内骨折

掌骨头和基底骨折都是关节内骨折,可伴有关节脱位。

(一)掌骨头骨折

只有 $4\%\sim5\%$ 的掌骨骨折伴有掌骨头骨折。最易受累的手指为示指,其次是小指(均为边缘手指)。骨折可伴有掌指关节的背侧脱位,骨折线也可延至掌骨颈或骨干。常见的损伤机制为击打伤。临床检查时应排除旋转畸形,查看是否有软组织损伤的开放伤口。冲突中导致的开放骨折极有可能感染。应彻底冲洗、使用抗生素并留院观察。

标准 X 线片上提供移位和骨折复杂性的相关信息不足以制定治疗计划。Brewerton 片可以显示侧副韧带的撕脱骨折,而且能进一步显示掌骨头,具体方法为:手指的掌指关节屈曲 65°,指背放置在 X 线板上,X 线呈 15°角从尺侧向桡侧投照。Skyline 片也可以显示骨折片。如果对重建的可行性仍有疑问,可行 CT 扫描。

波及关节面＜25％的简单骨折或关节面移位＜1 mm 时,最好采用开放复位内固定术。

在掌指关节表面做背侧弧形切口(图 5-29-8),纵向劈开伸肌腱或分离矢状束,纵向切开关节囊,小心保护侧副韧带。使用牙科针挑拨使骨折片复位,临时用 0.8 mm 克氏针固定。最后固定时,将 1.0 和 1.3 mm 的螺钉埋入关节软骨面下。延及骨干的骨折可用点状复位钳夹持复位,避开侧副韧带,用 1.5 和 2.0 mm 的埋头螺钉固定。用不可吸收缝线仔细修复伸肌腱,以便能承受早期的主动活动。

复杂的粉碎骨折可能无法重建,不稳定的内固定会延误康复治疗,导致预后差。因此,最好采用非手术治疗。

非手术治疗和术后康复应该强调在早期每天进行数次的主动活动。在开始的2～3周,每次锻炼的间隔期间应在掌侧佩戴休息位支具,掌指关节屈曲60°。

无论采用何种方法治疗掌骨头骨折,都要提前告知患者僵硬是主要的并发症。

(二)掌骨基底骨折

掌骨基底骨折常为腕掌关节骨折脱位的一部分,可同时伴有远侧列腕骨的钩骨、头状骨和小多角骨骨折。由于小指基底更

加外露,腕掌关节的保护组织较少,因此,该类骨折常见于小指基底(图5-29-9)。

常为高能量损伤,尤其是在示指和中指的掌骨基底受累时。一个屈曲的力作用于掌骨头时,可使其基底向背侧撬出。可同时伴有剪切骨折。进一步的轴向应力可出现骨折片碎裂和压缩。在小指,桡侧骨折片常由于有韧带的附着而留在第四掌骨基底旁,其余的骨折片则由于尺侧腕屈肌和小指展肌的牵拉作用而移向近端和尺背侧。

临床查体时,如果在手的基底有肿胀和淤青,要考虑是否有腕掌关节骨折、脱位。有开放伤时,尤其要评估伸肌腱的情况。尺神经运动支在腕掌关节掌面、绕钩骨钩走行。要检查第一背侧骨间肌的肌力来判断

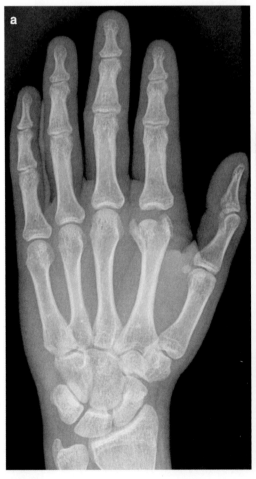

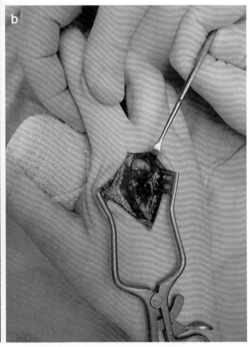

图 5-29-8　掌骨头骨折

a. 术前 X 线片;b. 手术入路

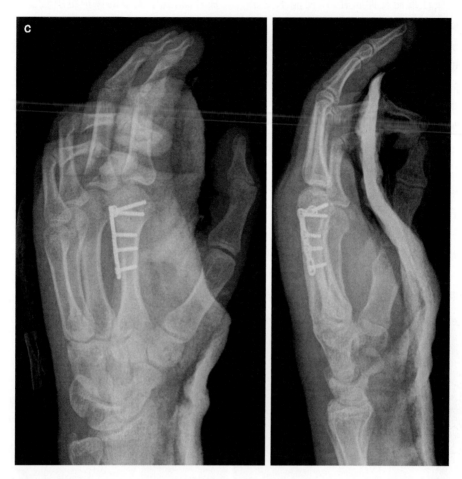

图 5-29-8(续)

c. 固定后,PA 位和侧位 X 线片

尺神经运动支是否有损伤。

腕掌关节骨折脱位患者常常被漏诊。为避免漏诊,要仔细阅读手的侧位 X 线片。斜位 X 线片有助于判断骨折的形态。60°旋后位 X 线片可显示环小指的腕掌关节,拍摄时要将环小指背面贴向 X 线板。60°旋前位 X 线片可显示示指和中指的腕掌关节。

CT 扫描(临时固定后拍摄)可以更清楚地显示复杂的骨折和压缩情况,有助于选择合适的治疗方法。

治疗包括石膏固定、闭合复位经皮克氏针固定术、开放复位克氏针或钢板固定术。解剖复位关节面可以减少创伤性关节炎疼痛的发生。

如果骨折脱位复位后位置尚可,可采用非手术治疗,当掌指关节屈曲 60°,行肘下石膏固定。由于肿胀消退后常发生再移位(或脱位),因此,需要每周拍摄 X 线片(包括纯侧位片)进行复查。

为了防止再移位,可用 1.1 mm 克氏针经皮固定("手部骨折的克氏针固定")。复位时,纵向牵引手指,直接按压掌骨基底背侧。在打入克氏针时,可能会伤及手背尺侧或桡侧的皮神经分支。为了避免损伤这些神经分支,可做一个小的切口,用 14 号注射针头作为套筒引导入针。手法维持复位后位置,将克氏针从骨干干骺端尺侧皮质斜行进入,穿过主要骨折片,打入远排腕骨。可

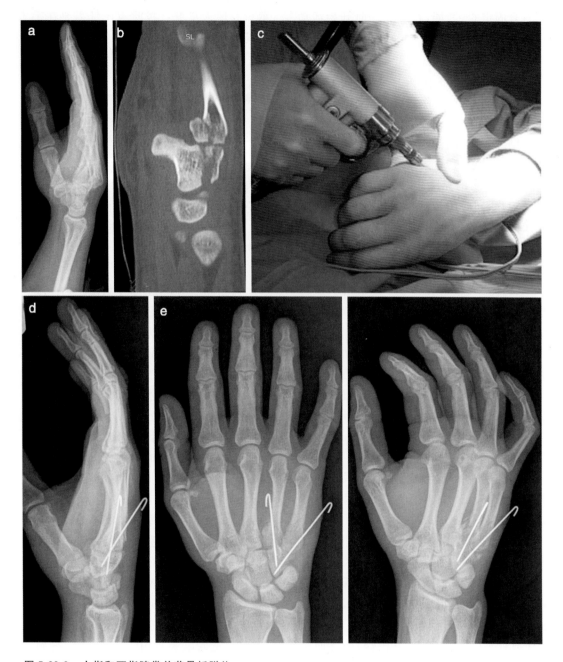

图 5-29-9　小指和环指腕掌关节骨折脱位

a. 侧位 X 线片；b. CT 扫描显示伴有钩骨骨折；c. 闭合复位克氏针固定；d～e. 术后侧位和 PA 位 X 线片

再横行打入 1 枚克氏针至相邻掌骨，或者逆行打入 1 枚克氏针固定腕掌关节。再次检查对应关系，以及是否有旋转。

　　急性脱位往往可以进行闭合复位。如果掌骨基底骨折仍然有压缩或明显移位，则需切开复位。在手背的腕掌关节表面纵行

切开皮肤，向深部分离，注意保护伸肌腱和背侧皮神经。可将与之相对应的关节面作为模板，用牙科针挑拨压缩的粉碎骨折片使其复位。植骨填塞骨缺损，克氏针固定防止再移位（同上）。简单的、骨折片大而少的骨折可选用埋头螺钉或钢板固定。术后用手

部石膏固定6~8周,在第3周时开始活动掌指关节。

即使关节面复位良好,软骨的损伤仍会导致创伤后的关节炎。多达40%的腕掌关节骨折脱位患者会遗留疼痛和无力。关节疼痛可以行腕掌关节融合术,然而,如果融合了手尺侧的腕掌关节,握力就会减弱。

手部骨折的克氏针固定:如果骨折适合手术治疗,同时闭合复位的情况良好,采用克氏针固定是一种非常理想的方法。它们可以提供相对稳定的内固定,而且不影响骨痂形成。

(1)优点:①暴露少,周围软组织损伤小;②不剥离骨膜;③可做临时固定;④廉价;⑤容易获得;⑥方便使用。

(2)缺点:①相对稳定,但对骨折部位无加压作用;②妨碍功能锻炼;③可造成软组织压迫;④有感染的可能;⑤需要移除;⑥固定不佳可致畸形愈合、不愈合和骨坏死;⑦操作需谨慎——操作人员须有一定经验和技巧。

(3)技巧:①一定要确定治疗效果优于非手术治疗及其他手术方式;②术前仔细计划。

(4)辅助透视:①使用中空的钻;②使用尖端为菱形的针;③助手。

(5)争取一次成功:① 先将克氏针放在表面,利用透视确定其正确的方向,并在皮肤上标示;② 切开时要谨慎;③用1枚14号注射针头(适于1 mm克氏针)或导向钻保护周围的软组织,并使针尖固定在骨面上不打滑;④避免热损伤,应用大小合适的针(0.70~1.25 mm),在局部冲洗降温的情况下低速钻入;⑤避免反复使用。

(6)如果计划4周内拔除克氏针,在不压迫皮肤、保持局部清洁、避免感染的情况下,可以使克氏针针尾外露,之后可在诊所将其拔除。若患者需要保留克氏针4周以上,由于感染的风险增加,此时应将克氏针剪短并埋入皮肤。拔除克氏针需要在手术室局部麻醉下进行。

四、第一掌骨骨折

(一)概述

拇指的功能约占整体手功能的50%,对捏、握和抓都非常重要。由于有一些独特的因素需要考虑,本节将拇指的掌骨单独讨论。

合并拇指掌指关节脱位的骨折和韧带损伤已在本书其他章描述。

(二)关节外骨干骨折

拇指屈曲时,相对于手指来说,有60°~80°的内旋,因此不受手指掌骨及其骨间韧带的整体保护。这就意味着在手指掌骨上相对稳定的骨折类型对于拇指的掌骨将不稳定,更多的时候需要手术固定。

由于拇长展肌腱(abductor pollicis longus,APL)作用于近端骨折片,同时,拇内收肌向手掌牵拉掌骨头,两者共同作用会使斜形骨折出现短缩和移位。

相比手指而言,拇指的腕掌关节活动度更大,可以代偿一定程度的畸形。因此,掌侧屈曲30°、轻度旋转的掌骨干骨折是可以接受的。如果畸形超过上述程度,虎口间隙则会变窄,影响患者的抓握。

横形骨折相对稳定,复位后可用拇指人字石膏固定4周,不固定指间关节(interphalangeal joint,IPJ)。斜形和螺旋形骨折易错位,通常需要采用经皮克氏针、螺钉或钢板固定术(见"拉力螺钉、加压钢板和中位固定")。

手术入路采取掌骨干桡背侧纵行切口,注意保护APL止点和桡神经浅支。尺背侧可以看到拇长伸肌(extensor pollicis longus,EPL)。

掌骨基底的关节外骨折很常见。位于内固定板对侧的尺掌侧骨折片可使骨折处出现掌侧成角。此种情况下采用1枚2.4

锁定"T"形或"L"形内固定板更为合适。它应与骨质贴合良好,避免螺钉穿透至腕掌关节。

稳定的固定可允许早期活动,但在骨折连接之前避免捏握动作,用拇人字石膏将患手固定在休息位。

(三)第一掌骨关节内骨折

腕掌关节是第一掌骨基底和大多角骨之间的一个双凹面鞍状关节。屈/伸、外展/内收活动度非常大。

第一掌骨基底骨折的致伤机制是由拇指远端传来的轴向外力作用在半屈曲的掌骨上。从拇指远端至掌骨基底力臂很长,因此,拇指捏握时会在腕掌关节产生一个 12 倍于它的反作用力。

腕掌关节周围主要有 5 条较松弛的韧带,其中前斜韧带(掌侧部分)和桡背侧韧带对关节的稳定性起主要作用。前斜韧带止于掌骨基底的尺掌侧突起,这有助于理解和治疗此种骨折。

临床查体可发现淤青、肿胀和第一掌骨基底的触痛。在第一掌骨基底的桡侧可触及移位的掌骨干。

标准位 X 线片可能无法良好显示骨折的移位情况,因此,需要拍摄一个拇指基底的纯前后位(AP 位)片(Robert 片)。将拇指的背侧放在 X 线板上,前臂过度旋前。为拍摄一个纯拇指基底侧位片(Billings 和 Gedda 片),首先要将手掌放在 X 线板上,拇指桡侧外展。前臂进一步旋前 20°(以使大鱼际离开成像板)。使 X 线略向远端呈 15°～35°角,投射在拇指基底的尺侧。

第一掌骨基底骨折主要有 Bennett 骨折和 Rolando 骨折两大类。

1. Bennett 骨折　这是一种波及部分第一掌骨基底的二分关节内骨折(图 5-29-10)。小的尺掌侧骨折片有掌斜韧带的附着,防止发生移位。因骨折线呈垂直或斜形,另一部分关节面会由于 APL 和拇内收肌的牵拉而移位。无移位的骨折可用拇指

人字石膏(不固定 IPJ)固定 4～6 周。

复位时,应将第一掌骨干对向尺掌侧的小骨片,方法是行纵向牵引,在旋前、外展拇指的同时按压第一掌骨近端。佩戴拇人字石膏时很难拍摄一个清晰的腕掌关节 X 线片。为了防止再脱位,可经皮用一枚 1.1 mm 克氏针固定 4～6 周。由于拇指活动时可能会使克氏针弯曲或折断,因此,仍然需要佩戴拇人字石膏直至骨折愈合。

一枚克氏针从掌骨干的桡侧皮质斜穿复位后的腕掌关节,进入腕骨。无须固定小的骨折片。另一枚克氏针用同样的方法从拇指穿至第二掌骨。

超过 30% 关节面的骨折,尤其当试行复位后关节面仍遗留 >2 mm 的间隙或移位时,可用埋头螺钉进行固定。

Wagner 切口(图 5-29-10)可以非常好地暴露拇指腕掌关节。弧形切口始于从桡侧腕屈肌腱鞘,跨过腕掌关节,必要时沿掌骨的桡侧缘延伸。从骨膜掀起大鱼际肌,切开关节囊。此切口要注意保护正中神经的掌皮支、前臂皮神经的终末支及桡神经的浅支。

将掌骨旋后以暴露骨折。从骨折线向外(逆行)钻孔,以确保 2.0 mm 的埋头螺钉正好位于小骨折块的中央。如果骨折块够大,也可应用 2 枚螺钉以获得更好的固定。不能直接判断是否已经复位,需拍摄 X 线片进行确认,并查看螺钉是否钻入关节或对第二掌骨产生挤压(腕掌关节 AP 位和侧位 X 线片,参见上文)。

术后 48 小时开始在保护下进行活动,但要避免捏握直至骨折愈合。佩戴保护性拇人字石膏 4～6 周。

2. Rolando 骨折　任何第一掌骨基底的粉碎骨折都可称为 Rolando 骨折(图 5-29-10)。然而,传统的 Rolando 骨折是指第一掌骨基底完全的关节内骨折,骨折线呈"T"形或"Y"形。桡背侧的骨折片通常大于与掌侧斜行韧带相连的尺掌侧关节内骨折片。

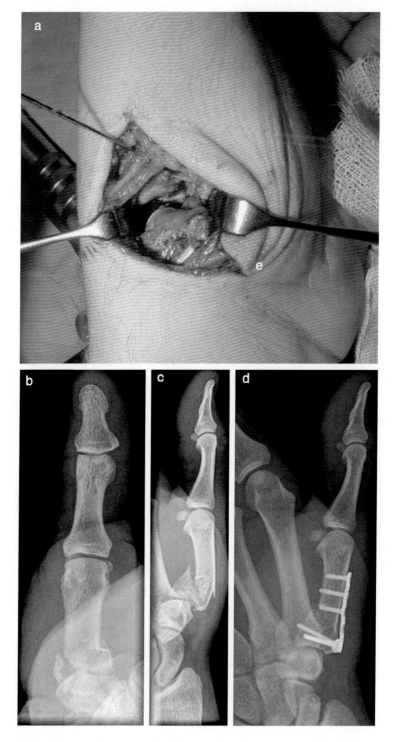

图 5-29-10　腕掌关节的 Wagner 入路

a. 手术入路；b. Rolando 骨折的 AP 位 X 线片；c. Rolando 骨折的侧位 X 线片；d. 使用"T"形内固定板和螺钉行 ORIF

Rolando 骨折的形成机制和所致畸形与 Bennett 骨折相同,均为高能量损伤,可产生关节面的压缩和更多的复杂骨折片。

除了腕掌关节的正 AP 位和侧位 X 线片外,拍摄牵引 X 线片有助于判断骨折是否能通过整复术复位。不固定 IPJ 的拇人字石膏适用于无移位的骨折,应固定 4～6 周。

有移位的骨折闭合复位成功后,可与 Bennett 骨折一样,用 1.1 mm 克氏针固定。

很多时候无法进行闭合复位。如果闭合复位失败,关节面间隙＞2 mm 或关节面对合不良,应引起注意。有许多小骨折片的骨折常常不能获得可靠的固定。ORIF 有继发感染、骨不连和僵硬的风险,同时,常常无法达到真正的解剖复位,不能为早期活动提供足够的稳定。此时,应做如下处理。

(1)休息位拇人字石膏固定,在 2 周内早期活动,使关节面依据大多角骨塑形。

(2)在大多角骨和第一掌骨远端骨干之间安装桥式外固定架,或者在第一掌骨和第二掌骨间安装四边形外固定架。然而,由于无法使其闭合复位,需行开放复位,因此,有出现早期并发症的风险。

如果骨折相对简单,拟行 ORIF,此时行 CT 扫描有助于明确骨折的具体情况。如果证实为简单骨折,可采用 Wagner 切口用埋头螺钉或内固定板将其固定(图 5-29-10,Wagner 切口和 Rolando 固定)。锁定板的螺钉和板之间有固定的角度,在这种复杂情况下可提供更好的稳定性。

将第一掌骨干旋后,暴露骨折,去除骨折块间血肿。用 0.8 mm 克氏针和牙科用针小心剥离骨折片。

首先,在直视下仔细复位关节面。可临时用 0.8 mm 克氏针固定。然后,在加压模式下,用 2.0 或 2.4 mm 的"T"形内固定板纠正力线和旋转畸形,将重建后的关节面与主要的骨干骨折片对合,内固定板一定要塑

形,以免拧入螺钉时造成再移位。

应用偏心螺钉可以在主要的关节内骨折块间产生加压作用,而且,当对拇指进行轴向加压时,也会在骨干和关节之间产生加压。一定要注意避免出现螺钉交错和误入关节的情况

术后,患者行拇指人字石膏将拇指固定在 45°桡掌侧外展休息位 4～6 周,然后开始早期的主动活动。骨折愈合后再开始捏握。

3. 第一掌骨基底骨折的结果　在决定治疗方法前,应了解该损伤的自然病程和已报道的诸多结果。

第一掌骨基底的关节内骨折非常常见,女性占 10％。到专业手外科诊所就诊的第一掌骨基底骨关节炎的患者绝大多数是女性,其中极少曾有骨折病史。另一方面,90％的骨折患者为男性,但发生第一掌骨基底骨关节炎的男性患者非常少。

尽管多数第一掌骨基底骨折的患者会在伤后 10 年出现一些创伤后关节炎的 X 线征象,患者却没有症状。

一些患者在伤后前 2 年有轻微不适,一般都能完全恢复。此类患者的长期随访满意度很高,许多研究显示,其症状的发展与原始的骨折类型、骨折的移位程度、采取的治疗方法及 X 线片上的骨关节炎改变并无相关性。这可能是因为拇指的腕掌关节本身就相对松弛,在大多数的运动范围内匹配欠佳。

对此类病例的处理应选择最简单、风险最低的方法。如果行切开复位内固定术,应将准确复位和稳定固定每一骨折块的可能性与失败后发生并发症的风险进行仔细评估,然后再做决定。

第 4 节　指骨骨折

对于指骨来说,软组织对骨折的影响尤为重要。

由于手指的解剖结构特殊,骨折常合并肌腱、神经和血管损伤,因此,应详细检查并予以修复。30%～50%的指骨骨折为开放性骨折。

拍摄 AP 位和纯侧位 X 线片,一定要拍摄真正的侧位片,以便测量背向/掌向成角,同时避免遗漏不明显的关节半脱位和旋转畸形。在纯正侧位 X 线片中,近节指骨基底的一部分可能会被掌骨头所掩盖,此处的骨折拍摄斜位 X 线片能显示得更好。在制定粉碎骨折和骨折脱位的治疗方案时,拍摄牵引位 X 线片会有所帮助。

对于大多数指骨骨折而言,如无移位或复位后足够稳定,非手术治疗是理想的治疗方法。然而,在做此决之前一定要经过慎重的考虑。为了得到最佳效果,要制定明确的治疗方案。该方案应根据患者、软组织及骨折的情况量身定做,同时必须能够应对变数和并发症。应进行常规、仔细的临床和 X 线检查以明确骨折是否再次移位,确保活动范围会如期逐渐改善。由于手指没有伸肌腱鞘,指骨骨折后在伸肌腱和骨质之间会形成血肿,继而在两者之间形成粘连。这样会影响手指主动伸直,并限制手指的屈曲活动。早期活动有助于防止粘连。非手术治疗时要在制动(防止发生畸形)和早期活动(防止关节僵硬)之间找到微妙的平衡点。若非手术治疗期间处理不慎,则易引起上述 2 种并发症。

手术治疗发生并发症的总体风险较高。对于无法复位的、反复出现不稳定的、开放的、多发的骨折和伴有肌腱损伤的骨折,应进行手术治疗。

手指的屈伸肌腱紧贴在指骨干的骨膜上。这限制了可行的手术入路及掌背侧金属固定物的放置。在侧面,掌指关节和指间关节的侧副韧带、指神经血管束也会同样影响入路和内固定物的位置。手术固定要达到一个微妙的平衡点,既要能够牢固固定以期早期活动、防止骨折畸形愈合,又要尽量保护软组织及减少额外损伤,避免出现关节僵硬。

近节指骨和中节指骨的解剖相似,故将两者的关节外骨折和关节内的髁部骨折一并叙述,末节指骨骨折和非常棘手的中节指骨基底骨折将单独进行讨论。

一、关节外骨干骨折(P1 和 P2)

指骨干骨折有横形、斜形、螺旋形和粉碎骨折。各类型骨折的损伤机制同掌骨干骨折相似。

1. 横形和短斜形骨折 对于横形和短斜形骨折,最常见的移位为掌向成角。

在近节指骨骨折中,近侧骨折块由于手内在肌的牵拉作用而屈曲,远侧骨折块则因伸肌腱的牵拉而背伸(图 5-29-11)。在中节指骨骨折中,近侧骨折块因指浅屈肌腱的附着而屈曲,远侧骨折块因伸肌腱终腱的作用而背伸(图 5-29-12)。

发生在指浅屈肌腱止点近端的中节指骨骨折较为特殊,指浅屈肌腱作用在远端骨折块上使其屈曲,因而骨折部位会出现背向成角。

在进行闭合复位时最好采用手掌部局部阻滞麻醉,因为手指和血肿内的阻滞麻醉会使手指更加肿胀,增加了复位的难度。牵引手指,反向用力纠正成角和旋转畸形。当掌指关节屈曲时复位近节指骨骨折较为容易,因为这样可以稳定近侧骨折块。一旦复位,应立即拍摄 AP 位和侧位 X 线片,或者进行透视查看位置。手掌部阻滞麻醉便于在主动屈伸手指时评价骨折的稳定性和有无旋转。如果骨折断端之间有韧带或肌腱嵌入,无法闭合复位,则需要行开放复位固定术。

非手术治疗适用于无移位的骨折和那些复位后稳定的骨折(见上文)。此时,仅需要对其进行简单的邻指固定。如果担心移位,可先用手指支具或石膏固定1～2周,再

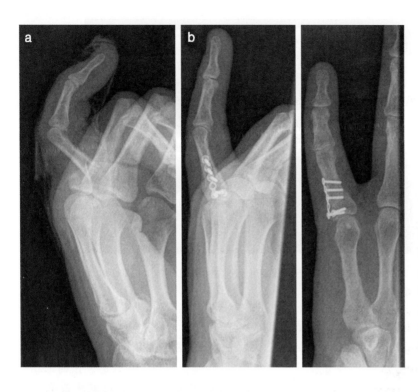

图 5-29-11　近节指骨干横形骨折

a. 侧位 X 线片显示有典型的移位；b. 用"T"形板及螺钉行切开复位内固定后的后前位（PA 位）和侧位 X 线片

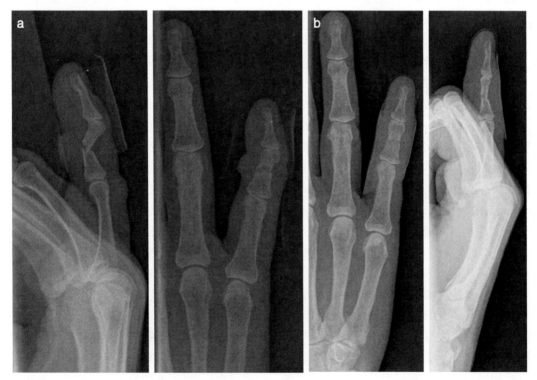

图 5-29-12　中节指骨干横形骨折

a. 侧位和后前位 X 线片显示指浅屈肌腱止点远端骨折的典型移位；b. 闭合复位，用手掌部支具进行非手术治疗

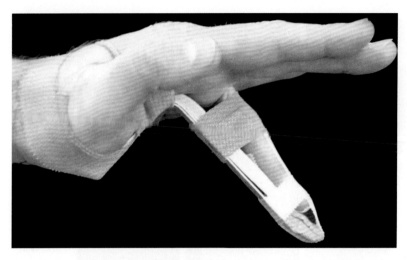

图 5-29-13　用背侧垫有泡沫橡胶的铝板进行保护（掌指关节 60°，IPJ 伸直位），最大限度地减少关节僵硬

用休息位支具固定 2 周（图 5-29-13）。当固定 ＞4 周，关节僵直的风险将大大增加。如果预计会发生这种情况，或者出现复位丢失，需要再次考虑行手术治疗。

移位的指骨干横形骨折可在闭合复位后用经皮的克氏针进行固定。这样可以避免切开固定的风险。最常用的方法是从指骨基底穿入髓内交叉针进行固定。对于近节指骨，克氏针选择在伸肌装置偏掌侧的掌骨头旁进入，且进针时保持掌指关节屈曲以稳定近端骨折块。该方法在骨干骨折时很难操作，因而限制了其在近端干骺端骨折时的应用。这样固定稳定性不足，不能立即活动，而且内固定针穿住的软组织也会妨碍康复锻炼，直至其被拔除。由于克氏针穿过了掌指关节，针道感染时可能会引起化脓性关节炎。

切开复位内固定可通过背侧或侧方中轴切口进行。要根据骨折部位和术前的内固定设计选择入路方式。

背侧入路（图 5-29-14）采用以骨折为中心的纵向弧形或直切口。应尽可能地保护背侧静脉。纵行切开伸肌腱即可暴露骨折，但必须保护中央腱的止点，这可能会影响近节指骨远端和中节指骨近端背侧的暴露。

中央腱的断裂必须予以修复，术后要加以保护，否则会出现钮孔畸形。该畸形结局很糟糕，会不可避免地引起更严重的关节僵硬。

也可以选择在中央腱侧方和侧腱束之间进行切开。然后牵开伸肌腱，注意保护腱周组织以减少粘连。由于必须保护矢状束，这一入路限制了近节指骨近端的暴露。

为了避免断开伸肌腱，减少粘连，可以试行侧方中轴入路（图 5-29-15）。沿指骨纵轴做皮肤切口。由于指骨位于手指背侧的 2/3，此切口位于手指侧中线的背侧。指神经血管束位于手指侧中线的掌侧，应避免其损伤。通过充分屈曲手指，在手指侧面标记关节横纹的背侧顶点来确定切口位置。切开或部分切除侧腱束以减少粘连。由于矢状束的存在，该切口对近节指骨的暴露不佳。

近节指骨干横形骨折可采用背侧或侧方钢板进行固定，以获得良好的稳定性并允许早期活动（近节指骨干骨折用 1.5 mm 钢板，中节指骨干骨折用 1.5 和 1.3 mm 钢板）。即使背侧的钢板非常薄也会使伸肌装置紧张，使其缩短、拉紧，限制手指的屈曲。

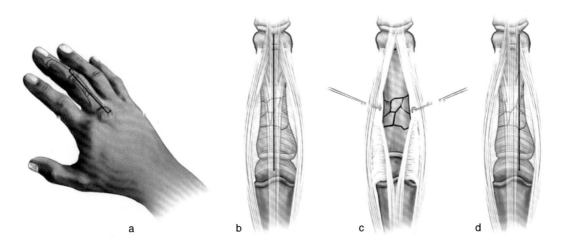

图 5-29-14 近节指骨的背侧入路

a. 背侧正中纵向直切口或弧形切口;b~c. 沿着背侧中线纵行劈开伸肌装置以暴露骨折的两个侧面;d. 如果只需暴露骨折的一个侧面,可在侧腱束和中央腱束之间切开(或者可安全地切断一侧侧腱束以减轻粘连)

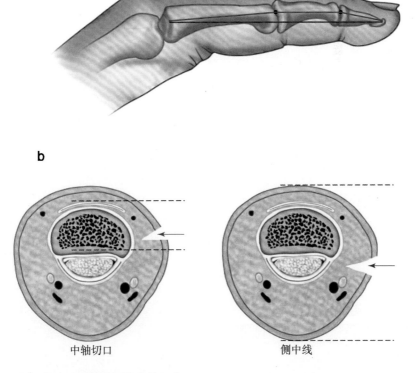

中轴切口　　　　　　　侧中线

图 5-29-15 手指的侧方中轴入路

a. 侧方中轴切口(黑色)和手指侧中线(红色);b. 手指的横截面,显示指神经血管束相对安全,侧方中轴入路暴露方便

中节指骨使用侧方板时这一问题尤为突出。

应注意保留骨膜,仅在骨折部位将其掀起以帮助复位。背侧上板时应仔细测量螺钉长度以免损伤屈肌腱。在骨折线的每一侧都使用4枚(如有可能,应使用6枚)皮质骨螺钉以获得稳定性。"T"形板和"L"形板适合用于短的干骺端骨折,锁定板可以增强稳定性。

骨间钢丝捆绑法(90°/90°布线)减少了伸肌装置下方金属固定物的体积,但需要更大范围的暴露,这样会刺激形成更多的瘢痕组织,此方法并无优势。

伸肌腱修复可用4.0不可吸收线缝合,其强度足够牢固,允许术后立即开始活动。术后48小时,要在治疗师的监督及休息位支具的保护下处理肿胀,并开始活动。

2. 螺旋形和长斜形骨折　螺旋形和长斜形的指骨干骨折本身不稳定,会出现短缩和旋转畸形,可引起功能障碍。无移位的该类骨折可采用非手术治疗,但必须密切观察是否有移位出现,应尽早活动防止粘连。

伴有移位的螺旋形和长斜形骨折通常需要切开复位,并用多枚埋头螺钉进行内固定(图5-29-16)。通常要使用2～3枚埋头螺钉以维持稳定,而且尽量在骨折的同一侧放入,以减少剥离。

侧方中轴入路更易暴露骨折,但应根据骨折的形状来选择从尺侧或桡侧进入。通常应由较小骨折块向较大骨折块植入螺钉,这样误差容许度更大。每个骨折块都要仔细暴露,以确保解剖复位,但仅可在骨折部位掀起骨膜。

点状复位钳放置在中轴线的远端骨折块上以避开指神经和血管。纵向牵引手指,用钳子矫正旋转畸形。早期活动非常重要。

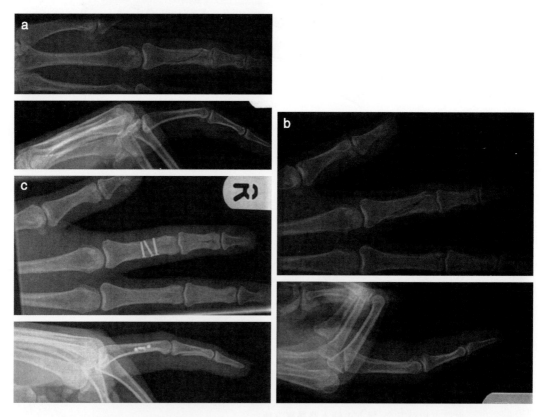

图5-29-16　a. 无移位的近节指骨螺旋形骨折,后前位(PA位)和侧位X线片(注意中节指骨也存在无移位的骨折);b. 非手术治疗骨折发生移位;c. 切开复位,使用多枚埋头螺钉内固定

解剖闭合复位的前提是经皮固定。X
线透视对于评估复位非常重要。只有获得
解剖复位,才有可能行经皮克氏针或埋头螺
钉固定。如果固定后稳定性不足,无法早期
活动,那么此方法就失去了优势。

有报道称垂直骨折线打入多枚克氏针
并将其钉尾埋在皮下,同时在活动之前采用
支具固定手指 2 周,可维持复位。使用埋头
螺钉进行固定,术后需要立刻进行康复。这
种术式适用于使用埋头螺钉进行固定后无
法立刻进行康复的患者。

3. 粉碎骨折　粉碎性指骨干骨折为高
能量损伤,且不稳定,常伴有软组织损伤。
考虑到关节僵硬的因素,预后可能较差。单
纯的楔形骨折可选用埋头螺钉或钢板螺钉
固定,复杂的粉碎骨折可选用桥式钢板和外
固定(±骨移植)。一般来说,与掌骨粉碎骨
折的治疗相似(图 5-29-17)。

对于有骨质缺损的指骨干粉碎骨折,很
少采用静态外固定架。与锁定的桥式板相
比,静态外固定架更加不稳定。静态外固定
架不应跨越手指的关节,且固定针不能伤及
伸肌装置和神经血管束。对于非边缘性手
指,佩戴外固定架很难适应。

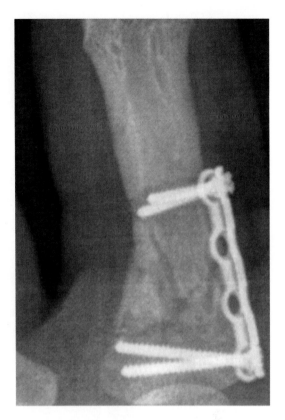

图 5-29-17　近节指骨关节周围粉碎骨折伴骨质缺
损,锁定板提供更坚强的稳定性

二、髁部骨折 (近节和中节指骨)

指骨头的髁部骨折最常发生于近节指
骨,常为关节内骨折,可为单髁骨折(伴或不
伴相对于骨干的斜形背侧移位)(图 5-29-
18),或者更不稳定的双髁骨折(图 5-29-
19)。单纯背侧骨折和三平面骨折通常较
少见。

当偏心的轴向负荷作用于指尖时(如板
球)会发生这种骨折。由于不稳定,可导致
关节半脱位及成角或旋转畸形。临床检查
可以发现髁骨折伴畸形。伸直时常有明显
的成角,屈曲时常有明显的旋转。

受伤手指的 PA 位和侧位 X 线片可以
帮助确认骨折的类型和移位情况,包括关节
面不平、间隙形成和关节半脱位。

非移位骨折可用夹板固定[掌指关节
60°,近侧指间关节(proximal interphalange-
al joint,PIPJ)伸直位],48 小时后开始早期
主动活动,每 2 小时 1 次。密切观察,防止
骨折再移位。或者采用闭合复位克氏针固
定,可允许更大幅度的康复训练,不必过于
担心发生移位。

闭合复位移位的关节内骨折时要进行
牵引,同时直接旋转复位,或者用点状复位
钳在中轴线上夹持中节指骨进行复位,注意
避开神经血管束(见上文)。如果失败,可用
经皮克氏针进行撬拨,或者小心使用点状复
位钳复位。闭合复位成功后,用 0.6 或 0.8
mm 克氏针经皮固定,早期进行轻微的活动,
并配以休息位夹板固定。通常 3～4 周
骨折愈合后再拔除克氏针。

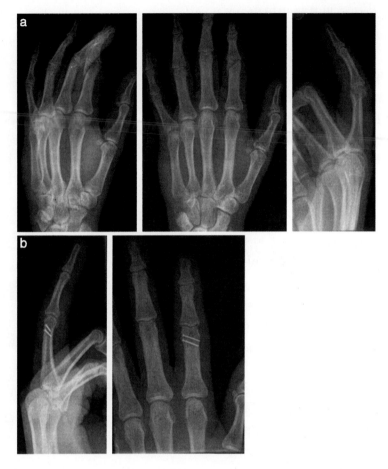

图 5-29-18　a. 示指近节指骨单髁骨折,PA 位、斜位和侧位 X 线片;b. 切开复位埋头螺钉内固定

当闭合复位术失败时,需要行 ORIF 来准确对合关节面,以保证关节面处没有移位。由指骨背侧入路经中央腱束和外侧束间(图 5-29-20)达骨折处,两边为双髁骨折处,暴露充分(见上文)。可以掀起远端蒂的中央腱束,但修复后必须对其加以保护,防止发生钮孔畸形,延缓康复。对于罕见的掌侧剪切骨折而言,采取掌侧入路更好些。

掌骨头通过侧副韧带获得血供。应细致分离,保护所有与小骨折块相连的软组织。切开复位内固定时应使用埋头螺钉。然而,如果存在干骺端的粉碎骨折,可使用钢板固定。当关节骨块特别小时,可将埋头

螺钉和克氏针联合使用。必须暴露骨折近端的顶点以准确复位,并切开关节囊直视确认关节复位。

螺钉的植入应仔细计划,既要在早期活动保持足够稳定,又要避免影响侧韧带。

使用 X 线透视准确控制钻的进针点和方向,建议使用 1.0 或 1.3 mm 的螺钉。从较小的骨折块向较大的骨折块进行固定是确保螺钉完美植入小骨折块的最容易的方式。在软的干骺端上扩孔时必须小心,因为这可能损伤骨与螺钉的接触面。指骨头远端的掌侧面最适合应用螺钉固定。对于双髁骨折,最好先将最大的髁部骨折块与指骨干解剖复位并固定,这样就形成了一个涉及

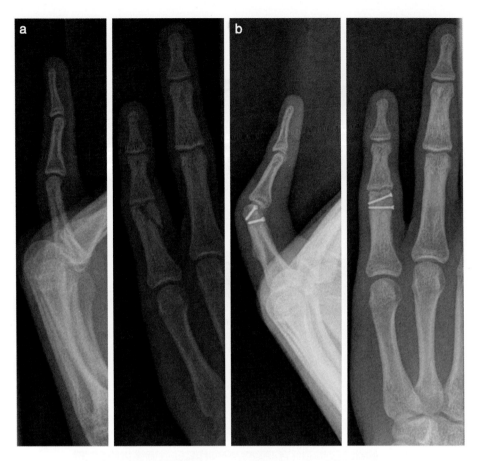

图 5-29-19　a. 小指近节指骨双髁骨折 PA 位和侧位 X 线片；b. 切开复位埋头螺钉内固定

部分关节的骨折,继而再进行较小髁部骨折块的复位和固定。

侧副韧带的绞锁会不可避免地导致关节僵硬。因此,应做到以下几点。

1. 熟悉侧副韧带和副侧副韧带的解剖。起点——指骨头背侧;止点——中节指骨掌侧基底和掌板(图 5-29-21)。

2. 准确测量螺钉长度,避免螺钉尖端绞锁对面侧副韧带,并在 X 线透视下进行检查。

3. 对于长斜形骨折,将螺钉置于侧副韧带起点的近端。

4. 掀起部分侧副韧带的起点,将螺钉置于其下方(埋头或不埋头)。

5. 在侧副韧带上开窗以植入螺钉(将其埋头,避免韧带卷入)。

6. 直到近侧指间关节屈曲时侧副韧带向掌侧滑行,暴露指骨头背侧部分,可以植入螺钉(将其埋头避免韧带卷入)。

最常见的并发症为近侧指间关节出现固定的屈曲畸形,可由侧副韧带损伤或伸肌装置粘连引起。连续夹板或动力夹板固定 3～4 周(骨折愈合后),开始早期的积极活动可防止并发症发生。

三、近侧指间关节的骨折脱位

这类损伤治疗困难。没有一种技术能适合所有的情况。即使经过仔细和恰当的治疗,仍可能发生肿胀、僵硬、疼痛和创伤后关节炎。

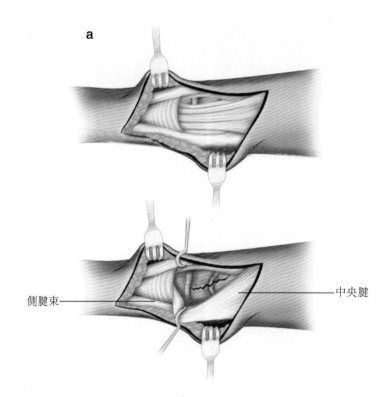

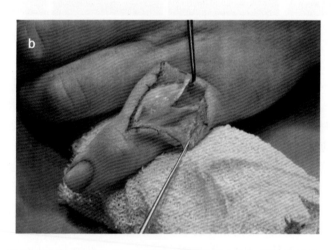

图 5-29-20　髁部骨折采取背侧入路,从侧腱束和中央腱束之间暴露骨折并固定

治疗的主要目标是获得关节的匹配,其次是复位掌侧缘的骨折块,待骨折愈合后可以有效防止关节的背侧脱位。这 2 点对患者的预后最重要。尽管仍要尽量将所有关节的骨折块解剖复位,但对预后来讲,影响不大,有时也难以实现。

PIPJ 的骨折脱位有 3 种常见类型,均涉及中节指骨基底。有时可能同时存在近节指骨头的骨折。

1. 向背侧半脱位的中节指骨掌侧缘骨折　这是最常见的类型,发生于关节过伸和轴向负荷时。中节指骨关节面的掌侧缘和

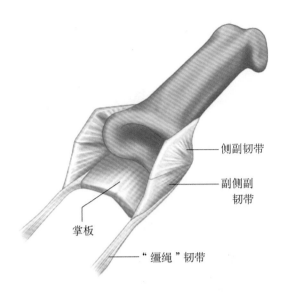

侧副韧带

副侧副韧带

掌板

"缰绳"韧带

图 5-29-21 近侧指间关节解剖,副侧副韧带止于中节指骨基底侧面的掌侧,止于掌板

其上附着的掌板限制了 PIPJ 的中节指骨向背侧半脱位。屈曲时,侧副韧带发挥非常重要的作用。广泛的掌侧缘骨折可破坏其在中节指骨基底的附着。可根据关节面骨折的大小来推测背侧不稳定的程度。这些掌侧缘骨折脱位分为 3 组(图 5-29-22)。

(1)a 组:骨折累及掌侧关节面 30% 以下,即使在完全伸直时仍然稳定,不会发生背侧移位。在 PIPJ 的整个活动范围中,关节匹配良好。这类骨折应采用休息位夹板固定,同时辅以早期活动。

(2)b 组:骨折累及 50% 或以上关节面,通常不稳定。

(3)c 组:骨折累及 30%～50% 关节面,较为少见,可稳定或不稳定。如 PIPJ 屈曲＜40°可使关节对位良好,则视为稳定骨折。这类骨折可采用阻碍伸直的夹板进行固定,或者行钢针固定,不会发生严重的屈曲挛缩。

可以通过侧位 X 线片或透视下查看关节面是否平行、近节指骨干和中节指骨干轴线是否一致,以及"V"形征是否消失以评估关节的对应关系。存在"V"形征表明背侧的关节间隙增宽(图 5-29-23)。此时,关节活动时会呈现为骨折区绞锁,而非中节指骨基底沿着近节指骨头滑动。这会导致结局变差。

须严密随访背侧阻挡夹板的固定情况。夹板维持 3～4 周后,应将伸直阻挡的角度每周减少 10°(要确保在侧位 X 线片显示关节匹配)。

另一种方法为采用伸直阻挡针固定。沿与近节指骨纵轴约 30°方向将 1 枚 1.1 mm 克氏针经皮逆行打入近节指骨头远端背侧。注意将 PIPJ 完全屈曲,以最大限度地减少对伸肌腱的牵扯。然后被动伸直关节,利用克氏针的作用,在侧位 X 线片上检查关节的对位情况。该方法能有效防止 PIPJ 过伸,需维持 3 周。因为经皮克氏针必须进入关节,故该方法的主要缺点是存在化脓性关节炎的风险。

如果需要 PIPJ 屈曲＞40°才能获得关节的匹配,则不应选择伸直阻挡技术。这类骨折不稳定,首先应考虑手术。

有时,1～2 个大块掌侧缘骨折应考虑由掌侧入路行切开复位内固定术。

2. 掌侧入路 以 PIPJ 屈侧横纹为顶点做"V"形(Brunner)皮肤切口。沿屈肌腱鞘表面掀起全厚皮瓣。保护两侧血管神经束。在覆盖 PIPJ 的 A3 滑车上做"H"形切口,牵开屈指深浅肌腱。切开侧副韧带暴露关节,使术者可以直视整个关节面。保留韧带的远端残端以备修复。

用锐口牙刮匙和复位钳完成复位,然后用 0.8 mm 克氏针临时固定。使用 1.1～1.5 mm 的螺钉,如要使螺钉进入远端背侧,应选择较长的螺钉,把持住足够的骨质。突出于背侧皮质的螺钉可能会牵扯伸肌装置,在手术结束时应在侧位 X 线片上检查螺钉长度。掌侧缘骨折必须稳定固定后才可以进行早期的主动活动(图 5-29-24)。

掌侧缘粉碎骨折闭合牵引复位后可用动力外固定架固定,必要时加用伸直阻挡针。其他不稳定的掌侧缘粉碎骨折可采用掌板关节成形或行半钩骨软骨自体移植。

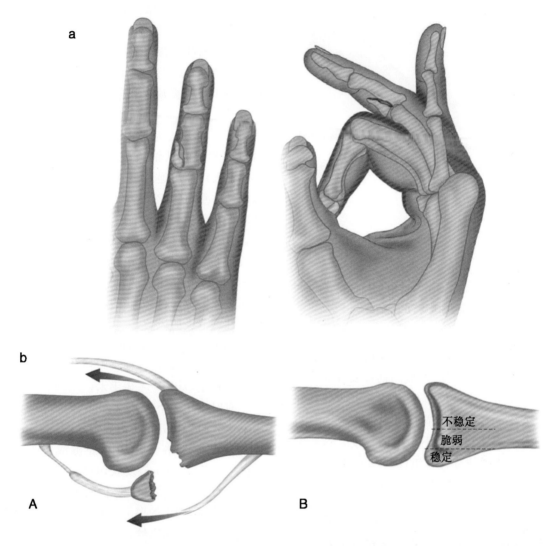

图 5-29-22　中节指骨掌板骨折,可通过掌侧基底骨折块的大小推测骨折的稳定性

3. 半钩骨软骨自体移植　钩骨远端关节面(与第四掌骨、第五掌骨基底相关节)的顶端用来重塑中节指骨的中间嵴和掌侧缘(图 5-29-25)。需要采用掌侧入路,切开侧副韧带以暴露 PIPJ。能将移植部分进行固定的前提是背侧皮质的完整。用 2～3 枚 1.0 或 1.3 mm 的埋头螺钉固定,可允许早期活动。具体细节见"参考文献"部分。

4. 掌板关节成形术　该技术是指去除掌侧缘骨折片后,将断面形成一个横向的骨槽,容纳前移的掌板(图 5-29-26)。该手术需要 50%的背侧皮质完整。

由掌侧入路,切断侧副韧带直接暴露 PIPJ。从中节指骨/骨折片的掌侧基底剥离掌板的止点。用一根 3.0 的不可吸收缝线牢固缝合抓紧掌板后,将两线尾穿过骨隧道在中节指骨背侧皮质上打结。隧道入口选在掌侧横行骨槽的两侧边缘。隧道的出口位于中节指骨背侧中央腱止点稍远处。隧道位于三角韧带的中央,最大限度地减少了缝线打结时对伸肌腱的牵扯。

须注意不能有成角和旋转畸形,保留足够的活动范围。需要应用克氏针 2～3 周予以保护。

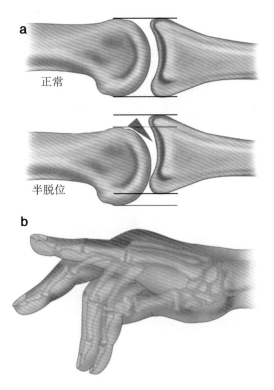

图 5-29-23　背侧"V"形征表示 PIPJ 向背侧半脱位

5. 中节指骨背侧缘骨折伴掌侧半脱位
中节指骨背侧缘骨折伴掌侧半脱位发生在屈曲的关节被暴力伸直时,但较少见。

不稳定且移位的骨折要通过背侧入路行 ORIF。可能需要重建伸肌装置的中央腱止点。

6. Pilon 骨折　这类骨折涉及掌、背侧缘,通常为粉碎骨折,伴随关节面的压缩。由手指轴向压力所引起(图 5-29-27)。相对稳定、无明显移位的 Pilon 骨折可通过休息位夹板保护,同时进行早期的主动活动来治疗。当牵引位 X 线片显示关节对应关系改善时,可通过使用牵引支具或动态外固定架来加强骨折的复位。

挽救措施包括掌板关节成形术,hemi-hamate 自体骨软骨移植、关节固定术和关节置换成形术。

四、末节指骨骨折

末节指骨骨折是最常见的手部骨折。可能同时存在背侧结构(甲板、甲床和伸肌腱止点)、掌侧结构(指腹和屈指深肌腱止点)、神经血管束终末支和远侧指间关节(distal interphalangeal joint,DIPJ)侧副韧带的损伤。

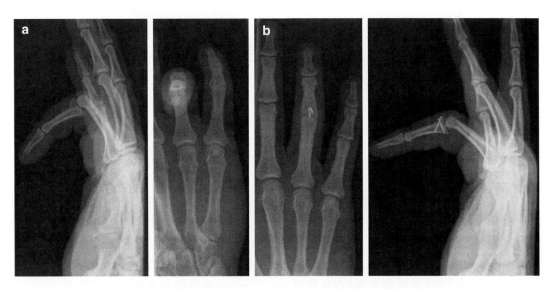

图 5-29-24　a. 掌侧骨折脱位伴背侧边缘骨折;b. 切开复位内固定后前位和侧位 X 线片

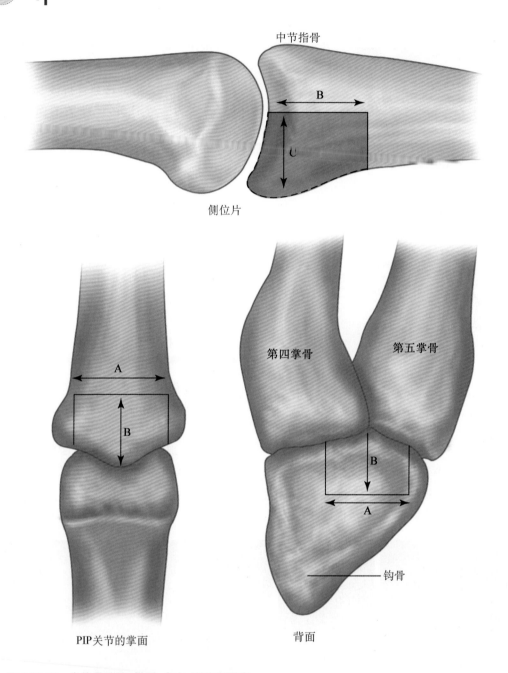

中节指骨

B

側位片

A

B

PIP关节的掌面

第四掌骨   第五掌骨

B

A

钩骨

背面

图 5-29-25 半钩骨移植：供区、大小、定位和固定

临床检查的重点是软组织的损伤情况，并排除可能存在的近端骨折。要拍摄伤指后前位和纯侧位 X 线片。

大多数末节指骨骨折可采取非手术治疗，采用不影响 PIPJ 活动的夹板（石膏或背侧带有泡沫的铝板）进行固定。

指端损伤、软组织缺损、有骨质外露时最好采用残端修整术治疗。神经瘤形成、麻木、寒冷耐受不良、指甲畸形、指腹缺损、DIPJ 僵硬、伸肌滞后是指端损伤的常见并发症，而畸形愈合和痛性不愈合则少见（图 5-29-28）。

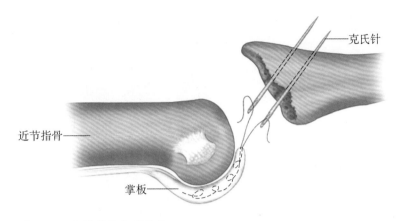

图 5-29-26 掌板关节成形术

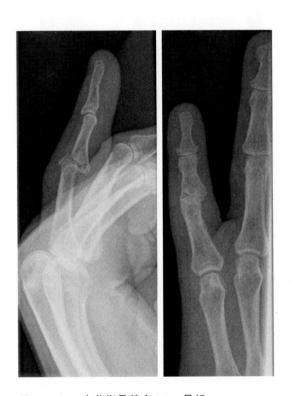

图 5-29-27 中节指骨基底 Plion 骨折

粗隆骨折通常由挤压伤引起，常采取非手术治疗。查体应包括评估相关软组织的损伤。痛性甲下血肿可行局部减压（如用加热的回形针），再用无菌敷料覆盖。甲床损伤应予以修复。要保留甲板或将其回置，用以支撑远节指骨。指端用支具保护以缓解疼痛，并维持 3 周。即使出现纤维连接或骨不愈合，通常结果也良好。

骨干骨折可为横形、纵形或粉碎状，大多数骨折可采取非手术治疗。

横形骨折且有明显移位，或有甲板自甲上皮处翘起的骨折相对少见，但需要特殊处理。此时，可用 1 枚纵行克氏针（应穿过DIPJ）作为外固定夹板的补充。此外，广泛移位的两部分纵形骨折可使用横向埋头螺钉行切开复位内固定。

骨性锤状指为末节指骨基底背侧累及部分关节面的骨折。当伸直位手指突遇暴力屈曲 DIPJ 时，伸肌腱及其附着的骨质一并撕脱，即形成骨性锤状指。大多数可采取非手术治疗，用石膏或背侧泡沫的铝夹板持续固定 3～4 周。拆除夹板清洗时，应保持手指处于伸直位。此类锤状指所需的固定时间较软组织性锤状指更短。

DIPJ 侧副韧带的背侧纤维可阻止出现超过 45°的伸肌滞后。

累及 30% 以上关节面的骨折移位不稳定。如果在末节指骨伸直时骨折和关节的半脱位可复位，可行非手术治疗；如果不能复位，则需手术治疗，包括伸直阻挡克氏针和切开复位内固定。此类损伤在"手部屈肌腱和伸肌腱损伤"章节有进一步讨论。

指深屈肌腱撕脱骨折也在"手部屈肌腱和伸肌腱损伤"章节中讨论。

总而言之，掌骨和指骨骨折在临床中非常常见，治疗方法以非手术治疗为主，治疗的

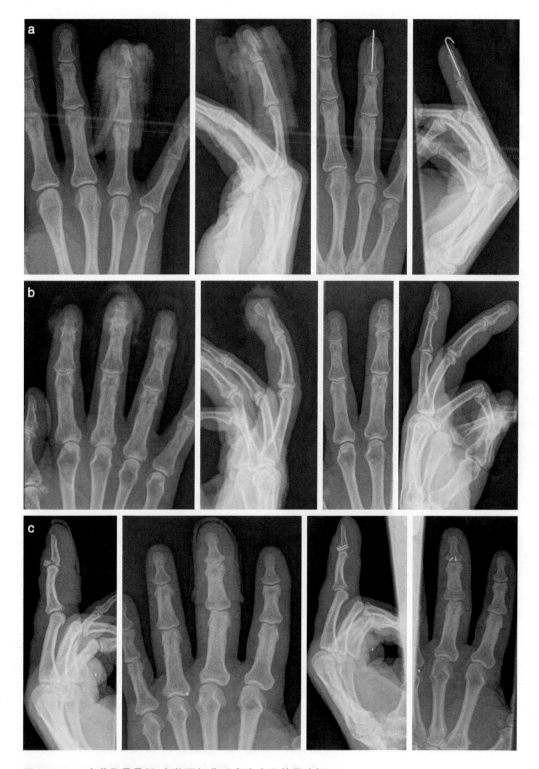

图 5-29-28　末节指骨骨折,多数可行非手术治疗且效果确切

a. 左图为有移位的末节指骨干骨折,右图为复位和克氏针纵向固定;b. 左图为末节指骨干开放的、移位的横形骨折,右图为甲床修复后即复位;c. 左图为超过 40% 关节面的、有移位的骨性锤状指,右图为切开复位,应用微型骨块螺钉内固定

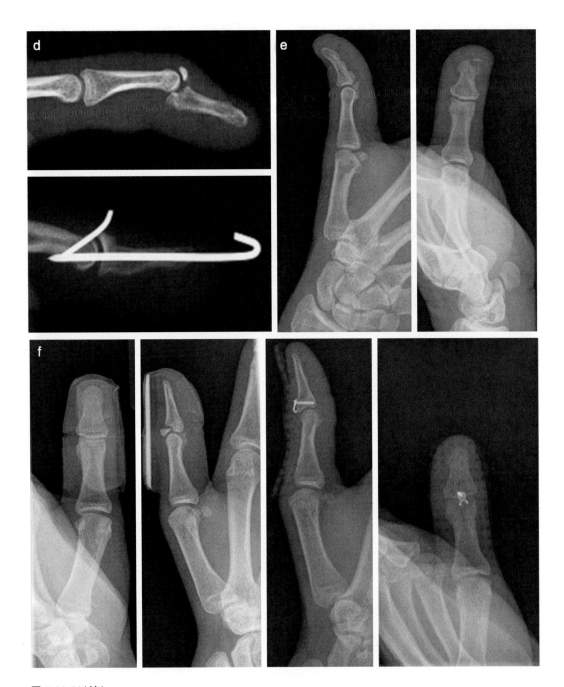

图 5-29-28(续)

d. 上图为骨性锤状指,下图为采用伸直阻挡针复位和维持稳定;e. 左图为指骨粗隆骨折,右图为采用 stack 夹板固定进行非手术治疗;f. 左图为拇指有移位的骨性锤状指,伸直位甲板固定不能复位,右图为切开复位应用钩板行内固定

重点是明确诊断,并进行密切随访以确保疗效。当需要手术治疗时,患者的选择与决策、认真且细致的手术操作,以及术后的物理治疗和专业治疗同样重要。

参考文献

[1] Black D, Mann RJ, Constein R, et al. Comparison of internal fixation techniques in metacarpal fractures. J Hand Surg [Am], 1985,10A:466-472.

[2] Blazar PE, Robbe R, Lawton JN. Treatment of dorsal fracture/dislocations of the proximal interphalangeal joint by volar plate arthroplasty. Tech Hand Up Extrem Surg, 2001,5:148-152.

[3] Bosscha K, Snellen JP. Internal fixation of metacarpal or phalangeal fractures treated with minifragment screws and plates: a prospective study. Injury,1993,24:166-168.

[4] Davis TRC, Hatton M, Horton TC. A prospective randomised study comparing lag screw with K wire fixation in spiral fractures of the proximal phalanx. J Hand Surg [Br], 2003,28(1):5-9.

[5] Jupiter JB, Ring DC. AO manual of fracture management hand and wrist. New York: AO Publishing Thieme,2005.

[6] Lawliss Ⅲ JF, Gunther SF. Carpometacarpal dislocations. J Bone Joint Surg Am, 1991,73A:52-58.

[7] Lee IY, Teoh LC. Dorsal fracture dislocations of the proximal interphalangeal joint treated by open reduction and interfragmentary screw fixation: indications, approaches and results. J Hand Surg [Br],2006,31:138-146.

[8] McKerrell J, Bowen V, Johnston G, Zondervan J. Boxers fracture-conservative or operative management? J Trauma, 1987, 27(5): 486-490.

[9] Schneider LH. Fractures of the distal phalanx. Hand Clin,2008,4(3):537-547.

[10] Weis APC, Hastings H. Distal unicondylar fractures of the proximal phalanx. J Hand Surg [Am],1993,18:594-599.

[11] Williams RMM, Hastings Ⅱ H. Kiefhaber Tr. PIP fracture dislocations treatment technique: use of a hemi-hamate resurfacing arthroplasty. Tech Hand Up Extrem Surg, 2002,6:185-192.

第 30 章　上肢神经卡压

第 30 章

上肢神经卡压

Frank Burke，A. Barnard

关键词 粘连性神经炎·减压术·神经卡压·神经传导检查·夹板固定·类固醇注射·上臂正中神经·尺神经和桡神经

第1节 概 述

上肢神经卡压是基于标准神经解剖知识进行诊断和治疗的常见病。可通过病史、实验室检查或电生理学检查鉴别神经功能受损情况。其中最常见的是腕管综合征和肘管综合征。正中神经近端卡压和尺神经远端卡压也较常见。桡神经卡压虽然不太常见，但争论较多。解剖变异可能会导致令人困惑的临床表现。

有很多的非手术治疗方案可以应用于治疗大多数类型的神经卡压，但很多情况下也需要进行外科手术给卡压的神经松解。

第2节 神经卡压的病理生理学基础

神经卡压的临床疗效取决于压力的大小和持续时间。图 5-30-1 是 1 个周围神经的正常解剖图。大纤维更容易受到卡压并产生局部缺血，表面的纤维比中央的神经纤维更容易卡压[31]。

周围神经有广泛的外在和内在的血管网，这也解释了为什么相对较长段神经有时能耐受移动[30]。神经内膜的组成部分特别容易卡压致闭塞。即使是轻微的外部压力也会导致神经循环的持续变化，这一点已经被证实[32]。这些血管变化可能导致继发性神经纤维损伤。离散卡卡点使神经节段之间形成剪切力而损害神经纤维。这些原发性和触发性损伤可能导致神经脱髓鞘和沃勒变性。减压后的再生在某种程度上取决于卡压的程度和持续时间。

机体的整体病变也可影响神经功能，例如，糖尿病、甲状腺疾病、血管疾病、遗传性神经病变等疾病，易使患者出现神经卡压症状，且影响神经恢复。这种情况还会导致孤立的、单一神经病变，在这种情况下，神经传导的检查可能有助于阐明整体而非局部传导缺陷。

第3节 神经卡压分型

各种局部病理过程可因压力的解除而使神经功能受损。

F. Burke (✉)
The Pulvertaft Hand Centre, Derbyshire Royal Hospital, Derby, UK
e-mail: frank. burke@virgin. net

A. Barnard
Pulvertaft Hand Centre, Derby, UK

G. Bentley (ed.), *European Surgical Orthopaedics and Traumatology*,
DOI 10. 1007/978-3-642-34746-7_88,© EFORT 2014

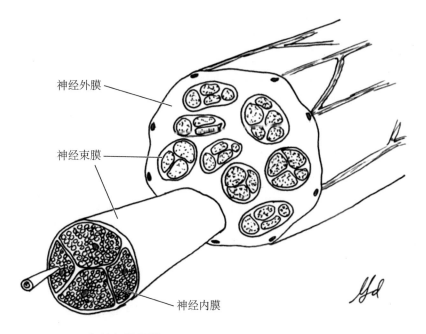

神经外膜

神经束膜

神经内膜

图 5-30-1　一般神经解剖图

- 短期外部压力：使神经缺血，但不会造成神经束的永久性损伤，因而是神经功能最容易恢复的情况，及时行松解术可彻底缓解症状。
- 慢性外部压力：如果有相应的硬膜内纤维化，即使外部压力解除，也无法恢复神经功能。
- 粘连性神经炎：在关节处对神经的一种动态卡压。神经在屈伸时无法向近端移位。手术主要目的不是寻求解除外部压力，而是恢复纵向偏移，这在神经松解后可能很难保持。
- 神经挫伤：在损伤时有出血和水肿，导致神经束内密集纤维化。因为既存的神经内损伤，释放外部压力不太可能显著改善症状。

病变之间、肘管综合征和胸廓出口综合征之间存在的某种联系。对于该现象的生理学原理有较多争论。他们提出，一个部位的神经卡压症状可能会增加同一神经在不同部位受到卡压的脆弱性，2 个部位轴浆流效应的叠加会影响整条神经的功能。

这或许可以解释为什么腕管松解术有时可以缓解前臂和上臂的症状，以及为什么术中组织外观相对正常，患者的症状也可得到缓解。如果认为有多个部位的卡压症状，应谨慎进行最简单的松解（如肘管减压），可避免在胸廓出口等处进一步行高风险手术[16]。

全身性疾病易使患者出现神经传导问题，如糖尿病可能是造成多重挤压现象中的一个因素[35]。

第 4 节　多重挤压现象

Upton 和 McComas[58] 用"双重挤压现象"这个词来解释腕管综合征和颈椎神经根

第 5 节　神经卡压相关研究

神经卡压通常是通过病史、临床检查和激发试验进行诊断。

神经传导检查常作为各种卡压症状的辅助手段。该检查通过电刺激周围神经测量指定点的感觉和运动输出。通过识别肌肉本身的动作电位测量感觉信号,顺行测量运动信号。在不同部位测量神经的传导速度和延迟,并与正常范围作比较,通常根据严重程度对识别出的传导缺陷进行分级(例如,腕管综合征的轻度分级[6])。这些检查只评估较大的有髓纤维,这些纤维被认为比小的无髓鞘纤维更容易受到卡压,并且它们还可进行包括轻触和运动功能等信号传导[9]。

这些检查能够区分特定解剖部位的局灶性传导变化和整个神经的一般性变化。由于神经在发生卡压的情况下仍可表现出正常的信号,应谨慎地对检查进行解释。例如,在解剖变异的情况下,因为卡压是间歇性的,或者存在足够数量的有髓纤维,仍可保持良好的神经传导。有时用肌电图评估肌肉纤维的电活动,尽管其在检测神经卡压时并非必须,但在研究神经分支时很有用。

例如,对于疑似有神经根卡压的患者,有时可使用颈椎 MRI 和 X 线片等影像学检测。如果症状是由外周神经损伤引起,则放射检查的用处不大。

下文将讨论上肢正中神经、尺神经、桡神经卡压的诊断和治疗。

第 6 节　正中神经

一、腕管综合征

(一)介绍

腕管综合征(carpal tunnel syndrome, CTS)是上肢最常见的神经卡压综合征。特别是在成年女性中常见且易于诊断。非手术治疗对轻度、中度的病例有效。重度病例及非手术治疗后效果不佳者经手术治疗,通常能够缓解症状。

(二)流行病学

De Krom 在荷兰调查了腕管综合征的患病率[14],通过问卷调查来识别所有可能患有 CTS 的成年女性。对腕部正中神经卡压者的神经传导进行研究。3.4% 的女性知道自己患有 CTS,5.8% 是第一次被诊断。Ferry 等[21]在英国进行了类似的研究,并认为 CTS 患病率为 7%~16%(取决于评估的方式和方法)。在许多国家,随着临床医生对 CTS 的诊断越来越重视,以及公众通过互联网获得越来越多的医疗信息,转到医院的病例迅速增加。Wildin 等[63]注意到,在英国,由社区医疗机构转诊至医院的患者数量在近 10 年里翻了 1 番,而据报道,美国也有类似的数字。

(三)解剖学

正中神经从前臂屈肌间通过腕管进入手部,伴行于 9 条肌腱(大拇指有 1 屈肌腱,其余每个手指有 2 条屈肌腱)。中央腕骨形成腕管的底部。桡骨缘由舟骨结节和大多角骨构成,尺缘由钩骨钩构成。腕管的顶部由腕横韧带构成,它从钩骨钩和豌豆骨的顶端延伸至舟骨结节和大多角骨。腕管起始于腕横纹处向远端延伸约 3 cm,止于钩骨钩部。正中神经分为常见的指神经、在腕管的远端,毗邻掌浅和掌深弓(手掌中桡侧动脉和尺侧动脉之间的连接),为正中神经、拇指和手指提供感觉,以及桡侧 2 个蚓状神经。正中神经的掌骨皮肤离开主干,在离腕横纹不远处支配着手掌隆起。正中神经运动分支离开腕管内的主干,支配着手掌部分肌肉,尤其是拇短展肌。

(四)相关病症

类风湿关节炎患者通常伴有腕管综合征(与腕管内存在屈肌腱滑膜炎有关)。糖尿病和甲状腺功能减退也与腕管综合征的发展有关。柯莱斯骨折是一种桡骨在背侧倾斜时合并的骨折,通常在骨折后几个月发生腕管综合征。重体力劳动可能造成蚓状肌肥大,当手指最大限度地弯曲时,蚓状肌肥大可能卡压腕管末端的正中神经。腕管综合征也与女性的荷尔蒙变化有关(绝经期、妊娠、口服避孕药和卵巢切除)。肥胖和腕管综合征的发展有密切的联系[5,7],体重减轻可以使症状缓解。如果患者一侧手部出现腕管综合征那么另一侧最终也会出现。Padua 等[43]在 87% 的病例中发现了双侧症状。Radecki[46]观察到 30% 的女性和 24% 的男性有阳性家族史。

(五)与工作的关系

手部的频繁使用与腕管综合征之间的关系尚未明确。Silverstein 认为该因素可引起屈肌腱鞘类而增加罹患腕管综合征的风险。然而,Dias 等[18]认为与从事其他工作及同龄的家庭主妇相比,频繁使用手的女性腕管综合征发病率并没有增加。Kerr 等[28]仅在 625 例腕管减压术中发现 1 例急性腱鞘炎,其中 23 例为慢性腱鞘炎。Atroshi 等[3]研究了键盘使用程度不同的工作人员,发现腕管综合征最常发生于键盘使用频率低的人群中,而键盘使用频率高的人患腕管综合征的概率较低。Lozano-Calderon 等[29]评估了与腕管综合征发展相关的各种因素的证据质量和强度。认为在所有被评估的因素中,重复性工作是诱因的支持证据最为薄弱。

(六)腕管综合征和接触振动

使用震动工具的患者,可能出现血管和感觉神经症状,即手臂振动综合征,且夜间症状恶化,神经传导检查显示其腕正中神经传导减慢[11]。英国工伤顾问委员会认为,使用接触震动工具的工人患腕管综合征的风险增加 2 倍以上。其机制尚不清楚,这些额外的感觉神经的症状并没有呈现剂量反应。有基础震动史的工人与未曾暴露于震动下的工人相比,前者减压效果可能稍差一些。在大多数情况下手术减压是有效的,特别是对于没有严重暴露于震动下的患者[23]。

(七)诊断

腕管综合征的典型特征是受正中神经支配的部位麻木和刺痛,疼痛症状夜间或清晨加重,患者可在睡眠中痛醒。夜间症状的加剧最具诊断价值[24]。可以使用一些引起疼痛症状的刺激性测试。Tinel 征指叩击近端手腕横纹的正中神经。如果正中神经支配区产生刺痛,提示为腕管综合征。Szabo 等[57]认为 Tinel 征的信号敏感性为 64%、特异性为 99%。他们发现人为卡压正中神经(Durkan 测试)对 CTS 具有更大的诊断价值(敏感性为 89%,特异性为 91%)。腕关节位于中立位时腕管内压力最小。手腕的伸展和屈曲会使手腕压力增加。Phalen 测试将腕关节屈曲,观察腕管内基线压力升高时患者是否出现正中神经症状。症状在 30 秒内出现,表明正中神经卡压明显;症状在 30~60 秒出现,表明正中神经的卡压程度较轻。Szabo 等[57]认为 Phalen 测试的敏感性为 75%,特异性 95%。卡压时间越长,外展拇短肌就越弱,最终导致萎缩。神经传导检查有助于对非典型症状患者进行识别和正确诊断。电生理测试因存在假阳性和假阴性的可能而不能作为诊断的金标准。通常是根据临床表现和刺激性测试结果来进行诊断;疑难病例应保留电生理测试。在腕管口周围注射类固醇作为诊断非常有效,它能暂时缓解症状,若几周之后症状恢复,表明腕部正中神经卡压。

(八)非手术治疗

非手术治疗可以有效地缓解腕管综合征的症状,尤其对于轻度或中度症状。因为担心影响工作时间或对手术的恐惧,一些患者更愿意先进行非手术治疗。居家和在工作场所改变工作内容有利于症状的控制;调整工作强度或使用工具可以有效防止极端的关节运动,也有助于控制症状;轮岗和休息可以减少患腕管综合征的风险。Rozmaryn 等[50]提倡使用神经和肌腱滑动运动,使需要手术治疗的腕管综合征患者的数量减半。

腕关节在中立位时,腕管中的压力最低。在轻度至中度的病例中,应用腕夹板进行中性扩展能有效缓解症状。Story 等[55]报道了在初级保健机构中,经验丰富的手部治疗师对轻至中度腕管综合征患者进行治疗的结果。手部治疗师给予任务的修改建议和夹板在腕关节中立位手背屈曲的应用。几周后复查,46% 的患者自觉不需要去医院进行手术减压。在 2 年后对这些病例进行复查,只有 1 例非手术治疗患者被转诊到医院进行手术治疗。

在腕管口注射类固醇也是一种有效的治疗方法。注射通常会缓解症状直到分娩后,都无须进一步干预。可以使用类固醇注射诊断图区分腕管综合征和颈椎引起的疼痛。通过在腕部局部注射类固醇来缓解症状,确定病理学位于远端。

(九)手术适应证

1. 非手术治疗失败,手指内侧正中神经持续麻木或刺痛。

2. 拇短展肌无力或萎缩可进行手术松解。

(十)术前准备

患者需要注意手术的潜在并发症。在一项针对 186 例减压术的局部研究中[10],68% 的患者手术后完全治愈,24% 的患者有轻微的症状残留,8% 的患者有严重的症状,通常无法改善或留有疼痛性瘢痕。腕管减压很少使患者病情恶化。治疗效果不佳组中的部分患者有其他因素可能与不佳结果有关(如糖尿病、颈神经根病双重挤压现象)。建议患者术后 6 周内避免重体力劳动。

(十一)手术技术

手术在局部浸润麻醉下进行。局部麻醉药入针点可选腕横纹处,麻醉正中神经掌皮支。在正中神经和尺神经之间的空隙注入大约 5 ml 局部麻醉药。然后,沿皮肤和腕横韧带之间的切口线再注入 2～3 ml。充气止血带应用于已消毒并覆盖皮肤保护膜的上臂上。在皮肤上做一切口,使腕横韧带的入路偏向尺侧。这可以减少正中神经掌皮支受损的风险。经过适当的麻醉后,切口通过脂肪和掌短肌加深至腕横韧带,然后小心地将韧带纤维从近端到远端分开,直到看见腕管。MacDonald 解剖器可以实现从手腕皱痕到单可远端充分松解,从而保护腕管内容物的完整性。检查正中神经是否有卡压症状,并进行手术记录。这一点对于手术预后不佳的患者尤为重要。在松解时出现严重卡压,表明很可能出现神经内纤维化,再次减压效果也不佳。由于正中神经运动支支配大鱼际,若拇短展肌出现明显萎缩,有助于对神经受压情况做出评价。然后进行皮肤缝合并使用敷料止血。

(十二)手术后的护理

患者可于术后 1～2 个小时出院,建议进行轻度的活动来锻炼手指,并保持肢体抬高。在 10～14 天复查。拆除缝线后,少数患者因为手指僵硬需要理疗。6 周后再次评估,通常患者此时可恢复所有活动,不需要再次复查。

(十三)并发症

并发症包括罕见的 1 型复杂区域疼痛综合征、持续的瘢痕痛、中枢性神经或其分支的改善失败或损伤。深部的伤口感染极为罕见,但缝合线周围的炎症常见。

(十四)微创技术

内镜下腕管松解术是在更快速恢复工作和爱好的基础上提出的。现有的文献确实支持这一观点[8,34]。然而,也有文献指出开放性腕管减压术与微创手术在恢复工作所需时间方面几乎没有区别[20]。Cresswell 等[13]研究发现在 3 个月复查时,在功能评分、捏、握、瘢痕压痛方面没有显著差异。正中神经在微创技术下成像较差,这可能轻度增加了松解时神经或肌腱损伤的风险。一项长期研究比较了微创和开放手术(每组100 例)的情况,结果显示,手术后 7 年,微创组的并发症较多,腕管综合征的复发率较高[13]。

(十五)总结

该种神经卡压症状通常容易诊断。非手术治疗对控制中短期症状有效。严重的病例及非手术治疗无效的病例通常选择手术减压。

二、旋前圆肌综合征

肘部正中神经穿过纤维化的腱膜边缘或旋前圆肌的两个头时,可能出现神经卡压综合征[27]。腱弓处也能产生卡压。这种情况并不是特别常见,但在非典型腕管综合征中应予以考虑。旋前圆肌综合征和远端卡压的重要区别在于症状不会在夜间加重,刺激性试验(Tinel 征和 Phalen 征)通常为阴性。患者主诉正中神经支配区的感觉改变和前臂上端不适,可能与肘部远端 Tinel 征阳性有关。神经传导检查可靠性较低(与远端正中神经卡压相比)。应对可能导致压迫的结构进行刺激性测试,如果结果为阳性,可能有助于诊断。测试内容包括肘关节伸直位前臂抗旋前力,手肘屈曲阻力,或者所有指浅屈肌的负载。改变工作或活动方式有时可以控制症状。但通常需要手术减压。

三、骨间前神经麻痹

该神经起自肘关节附近的正中神经,除了为受该神经支配的 3 块前臂肌肉提供机械感受器(拇长屈肌、示指深屈肌、偶有中指指深屈肌和旋前方肌)外,没有感觉功能。神经卡压可能源自旋前圆肌综合征中提到的相同结构,也可能来自于血栓或异常动脉[54]。麻痹发作时,患者的前臂不适常见。捏力大大减弱,活动特征是拇指与示指对捏时外观呈方形,拇指的 IP 关节和示指的 DIP 关节处于完全伸展状态(图 5-30-2)。前臂内旋和肘关节最大屈曲力量减弱,但该生理现象不易被察觉。

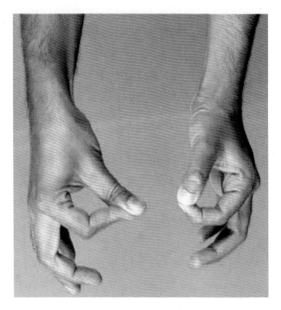

图 5-30-2　骨间前神经麻痹

不同专业的医生在疾病的病因和治疗上存在分歧,外科医生认为该症状是由于卡压引起,建议观察 6～12 周,以期自行缓解。若症状持续则需行手术减压。内科医生多认为原因是肌萎缩,是在前角细胞水平的炎症过程,并预计在 6～18 个月缓慢的自行消退。当手术减压后,虽然运动端板距离减压部位只有 3～4 cm,神经再支配通常需要几个月的时间。Sood 和 Burke[52] 回顾了 16 例病例,结果倾向于支持肌萎缩,而不是局部神经卡压。他们建议手术减压仅限于有确切的骨间前神经损失的患者,任何不完全性麻痹,或者伴有其他神经功能异常的患者应该被视为肌萎缩。

第 7 节　尺　神　经

一、功能解剖学

尺神经是臂丛内侧束(C_8,T_1)的延续,也含有一些走行于外侧束的 C_7 纤维。因此,椎弓根出口孔处的神经卡压可能形成多种挤压而导致尺神经功能障碍。神经下行于上臂肱动脉内侧和前臂内侧皮神经后方。在肘管松解术中，感觉神经的分支支配鹰嘴、内上髁和前臂尺侧周围的皮肤，常穿过手术野，因此，应注意避免损伤。然后，在肘部上方大约 8 cm 处从前向后延伸。因此，在肌间膈的锐利边缘或神经经过 Struthers 弓状组织结构中纤维筋膜层的位置，可能会有静态或动态的卡压（图 5-30-3）。

随后，尺神经经肘关节内上髁后方走行于肘管内，位于 Osborne 筋膜下。肘管内的卡压可能是静态的，也可能是动态的，神经外膜与 Osborne 筋膜间的任何粘连都会干扰肘关节屈曲时正常的神经偏移。Wright 等[65] 的研究显示在肩部、肘部和腕部的联合运动中，肘部和腕部的最大神经偏移值分别为 21.9 mm 和 23.2 mm。单纯肘关节屈曲 10°～90°需要平均 5.1 mm 尺神经偏移。

神经进入尺侧腕屈肌（flexor carpi ulnaris，FCU）两个头之间的前臂，FCU 的硬筋膜可能导致卡压。运动分支进入 FCU 和指深屈肌（flexor digitorum profundus，FDP）尺侧部分，神经沿着尺动脉在这些前臂肌肉间穿行。当在肘管远端松解时，应该小心避免损伤 FCU 分支（图 5-30-3）。

腕部以上有 2 个感觉分支：手掌皮肤分支和手背下隆起皮肤和手背侧皮肤分支，它环绕 FCU 肌腱下的尺侧头，支配手部和手指尺侧的背侧皮肤。此背支在第四和第五掌骨骨折固定时特别容易受伤。

主要的神经汇合于 FCU 肌腱下端，并与尺动脉一起通过斜行的骨纤维隧道（Guyon 管）进入豌豆骨桡侧和钩状钩尺侧。在这个管的入口，顶部是掌侧腕韧带，底部是腕横韧带。在它的远端，豆钩韧带和豆掌韧带伸展到底部，小鱼际筋膜形成上层。在小鱼际肌起点的腱弓处，神经分成浅表和深部分支。此时，深运动支特别容易受到韧带底板和纤维弓之间的卡压，神经容易受到整个 Guyon 管和远端小鱼际肌群的卡压（图 5-30-4）。

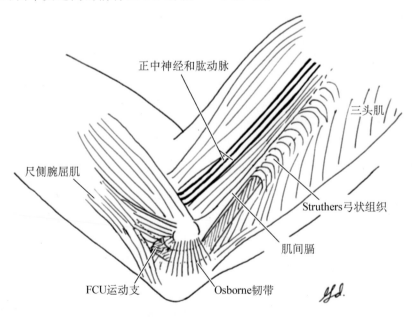

正中神经和肱动脉　三头肌　尺侧腕屈肌　Struthers弓状组织　肌间膈　FCU运动支　Osborne韧带

图 5-30-3　肘部尺神经解剖

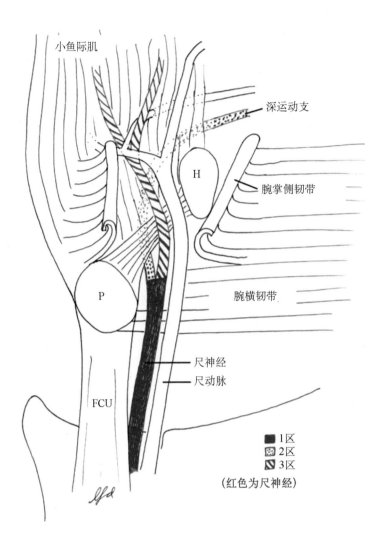

区域	解剖	结果
1	尺神经分叉前，走行于腕掌侧韧带和腕横韧带之间	**运动体征：** 丧失足底和内在力量 **感觉体征：** 指神经至 1 指
2	分叉后深部运动支通过小鱼际肌纤维弓下，绕钩状钩呈放射状分布	**仅运动征象：** 丧失足底动力（仅近端 2 区病变） 丧失固有动力
3	感觉／运动分叉后的浅支，穿行于掌骨短肌和足底筋膜间	**仅感觉体征：** 指神经至尺 1 指 （仅掌短肌受影响，未发现运动体征）

图 5-30-4　腕部尺神经的解剖及有功能区

腕部与手部的尺神经的分支模式复杂多变,经常导致难以解释患者的症状[2]。浅支为掌短肌提供运动神经支配,末端为尺侧第1、5指掌侧的2个感觉分支和远端指骨的背侧皮肤感觉分支。深部运动支通过小鱼际起始处的腱弓下方,走行于小指展肌(abductor digiti minimi,ADM)和小指屈肌之间形成对侧,并在沿手掌深动脉弓横穿手掌之前供应尺侧2个蚓状肌,骨间肌和最终的拇收肌3块肌肉。因此,拇收肌和第一骨间背侧肌通常是神经修复后或松解后最晚恢复功能的肌肉。

尺骨悖论:在完全的尺神经病变中,典型的爪状手畸形是由于环指和小指蚓状肌麻痹导致过度的掌指关节伸展和指间关节屈曲。尺骨悖论指的是一种与直觉相反的现象,即与神经远端病变相比,尺神经近端病变引起爪状手畸形较少。这是因为前臂FDP尺侧部分受近端运动分支的支配,在近端病变中,该肌肉失去神经支配,但在远端病变时,小指和环指支配FDP的神经被保留,使原有的因手部肌肉麻痹而导致的爪状手畸形进一步恶化。

二、肘部尺神经卡压

肘管综合征是仅次于腕管综合征的第二常见的外周神经卡压症状,肘部是尺神经卡压最常见的部位。肘管在内上髁和鹰嘴突之间,底部由肘关节囊和内侧副韧带构成。顶部是由Osborne韧带通过两骨突之间形成,与远端FCU腱膜相连(图5-30-3)。在全身麻醉期间如果保护不当,使神经容易因炎症、肘关节外翻畸形、肘关节关节炎和外部压力的影响而受到卡压。虽然重复屈肘可能加重症状,但没有证据支持尺神经卡压和职业之间有直接因果关系。

利用MRI成像进行解剖学研究发现,肘管的横截面随肘关节的运动由圆形变为三角形,然后随屈曲增加而逐渐变平[44]。

这与进一步的研究有很好的相关性,这些研究已经证明屈肘能增加肘管压力[22,61]。

(一)诊断

典型症状是刺痛和(或)麻木,影响手的尺侧1.5指和尺侧边缘,常与握力减弱或感觉手笨拙有关。患者有时主诉肘部内侧疼痛,但比腕管综合征少见。反复弯曲肘部或压力直接作用在肘部时症状加重,患者在夜间睡眠时,因弯曲手腕和肘部可能导致病情更为严重。

感觉运动的检查结果可能完全正常,因此可使用一些刺激测试(见下文)。受尺神经支配的手指可能会对轻触和振动有微妙的感觉变化,由两点辨别感觉减弱至深度麻木。如果手的尺侧背侧感觉支感觉减弱,则提示腕部尺侧神经远端受损。握力明显下降,在严重的情况下,会出现背肌间肌萎缩,小鱼际隆起,甚至前臂屈肌尺侧萎缩。前面描述的经典"爪形手"可能发生在卡压疾病晚期。Froment征是指拇指内收肌瘫痪时拇指指间关节代偿性FPL屈曲。Wartenberg征指小指MCP关节在固有瘫痪状态下,由于长伸肌的偏心牵拉而出现明显的外展畸形。

临床图像可能因被解剖变异而混淆,如Martin-Gruber吻合术[48],提供了前臂中位或骨间前神经到尺神经的运动连接,尽管连接近端的尺神经完全损伤,但是仍能维持手部的内在肌肉功能。Riche-Cannieu吻合术是手掌正中神经与尺神经之间几种潜在的运动连接之一,在正中神经完全损伤的情况下,可能通过尺神经保持手掌的肌肉功能。

以下是2个对临床确诊有用的刺激性测试。

1. Tinel征:叩击肘管出现征象。Novak等[40]报道的敏感性为70%,Rayan等证明的特异性为76%[47]。

2. 结合屈肘和压力刺激:用2个手指压近端肘部弯曲处的肘管。Novak等[40]表示这个测试的敏感性优于单独的屈曲或压力测试（30 秒后为 91%，具有高特异性，为 97%）。

使用不同直径的单丝纤维可能是评估灵敏性最可靠的方法。直径较大单纤维只在较高的压力下变形。一组 5 根直径逐渐增加的单丝区分正常的触觉、轻度触觉的保护性感觉减弱、保护性感觉丧失和完全的感觉丧失。

神经传导检查有助于支持临床诊断，特别是近端神经卡压的症状非常相似。需排除颈椎病或颈椎间盘突出，T_1 神经根卡压、肺部顶端肿瘤入侵，以及胸廓出口综合征。

(二)分类

肘管综合征通常是根据症状严重程度分级，但神经传导的研究还提供了对传导能力的客观评估。典型的临床分类是改良后的 McGowan 分级[36-42]。

1. 轻度的症状，间歇性的感觉异常或触觉减退，无运动改变。

2. 持续的感觉异常或触觉减退，尺神经支配的肌肉有不同程度的无力或萎缩。

3. 持续感觉症状，肌肉明显萎缩或无力。

(三)非手术治疗

建议患者避免直接压迫肘部神经，并避免过度重复屈肘。定制的热塑性或预制夹板通常用来保持肘部从约 40° 到完全伸展。夹板不适用于白天活动，通常在夜间使用。

类固醇注射不推荐用于治疗肘管综合征，意外损伤神经的风险较高。

一项前瞻性随机研究[56]观察了 70 例肘管综合征轻度、中度症状的患者，经过非手术治疗 6 个月后的结果。在研究开始时，大部分新患者的神经生理学是正常的。3 组的所有患者均被告知应避免加重病情的体位和运动，一组被给予额外的夜间屈曲阻断夹板，另一组进行神经滑动训练。在完成随访的 57 例患者中，89.5% 的患者

病情得到了改善，只有 6 例（每组 2 例）需要进行手术。3 组间的结果没有显著性差异。这一研究结果表明，对于大多数早期轻度卡压的患者，对疾病的性质和避免症状加重的措施进行教育就足够了。当地的经验表明，神经传导检查中的阳性患者非手术治疗无效（包括夹板固定）。Mowlavi 等的荟萃分析[39]显示，最低临床分级疾病复发率为 18%，中度疾病复发率为 87%，非手术治疗的中度疾病复发率为 13%，严重疾病复发率为 25%。

(四)手术适应证

1. 非手术治疗失败。

2. 控制的弱点。

3. 持续的感觉障碍。

4. 可见肌肉萎缩。

5. 神经传导检查中，神经传导速度明显减慢，伴或不伴感觉/运动纤维变性。

对肘管综合征手术选项包括：①现场减压；②神经的皮下移位；③神经的肌肉下移位；④肱骨内上髁切除术。

手术方式的选择由术者偏好决定，85%～95% 的患者无论采取哪种技术都能获得满意的结果[15]。最近一项对 10 项研究的荟萃分析发现，与皮下或肌下神经前置术相比，单纯解压后的治疗效果没有发现显著差异[33]。尽管术前不能精确地测定严重程度，半脱位的患者可能会在原位减压后会继续出现换位。在另一项对 30 项研究中所有治疗方式（非手术治疗和外科治疗）进行的荟萃分析结果显示[39]，轻度卡压的患者对所有治疗方法都满意，但内上髁截骨术的症状缓解率更高；满意度和症状缓解方面，中度卡压以肌下移位的治疗效果最好，非手术治疗效果最差，严重卡压的结果不一致。

(五)术前准备和计划

术前要注意弯曲伸缩范围观察是否有任何明显的神经半脱位。

考虑患者的一般医疗状况和肩膀的舒

适的运动范围,因为这将影响麻醉和术中体位。通常情况下,这种情况下的外科手术都可以在局部麻醉下进行,并在上肢使用充气止血带。2个常用的体位如下。

1. 仰卧位 固定肩部并外展,肘部屈曲。曲常需要1名助理在肘下支撑合适的垫子来保持手臂的位置。患者需能平躺。

2. 侧位 手术肢体位于最上方,患侧上臂前内旋,使前臂悬垂,肘部悬吊在一个填充良好的杆上,可达肘部内侧缘。有抬头的手术台可用于有心肺问题的患者。

(六)原位减压

19世纪以来,尺神经减压的方法已有描述,Osborne推动了肘管的简单松解[41]。

笔者的技巧:在整个松解过程中,对神经的处理应保持最低限度。为了保护外部血液供应,除非需要进行移位手术或广泛粘连限制了移位,否则在手术台上尽量少进行周向剥离。在内侧上髁和鹰嘴切开8～12 cm的弧形切口。仔细分离脂肪,以识别和保留所有穿过的感觉神经分支。通常是可以触到神经来指导更深层次的解剖,一般首先识别靠近FCU起始处远端的神经。

切开肘管支持带(Osborne韧带),前部留一组织唇瓣以阻止神经半脱位。通过FCU筋膜松解远端,该处可能存在粘连或纤维带,注意保护肌肉的运动支。远端松解后,继续分离近端,分离Struthers弓形结构及侵犯神经的肌间隔的组成部分。当异常的转子外周肌肉从尺骨鹰嘴和邻近的三头肌进入内侧髁时,可能需要劈开异常肌肉,可能会遇到突出的三头肌内侧头。

神经完全放松时,肘部应该弯曲和扩展确认游离偏移,并确定内上髁的半脱位。Frank不全脱位需要神经移位或内侧上髁切除术。

(七)前移位

如果尺骨神经在术前或术中屈曲时肘关节内侧上髁发生半脱位,应该考虑尺神经的前移位。固有的神经血管供应确实允许在合理长度范围内移动,以实现无张力的移位,但卡压的神经根可能减少血液供应。解剖研究表明运动可能会使脆弱的神经丧失血管功能,产生毁灭性的后果[25]。因此,我们建议常规转位仅限于那些在屈肘时有半脱位的患者。Bartels等[4]前瞻性地比较了简单的减压和前转位在非半脱位神经中的疗效发现了类似的症状,但是前转位并发症发生率要更高。

皮下转位依赖于足够的软组织填充来保护神经,所以非常瘦的患者和运动员可能缺乏神经保护,最好采取肌下手术[12]。

技术(皮下转位术):原位减压后,尺神经可轻微活动,其纵向血液供应从Struthers拱形结构和近端肌间隔向FCU远端走行。如果供应神经的任何节段的血管不影响活动,则应该保留。从远侧看,FCU筋膜的裂口可能需要延长,常常需要做一小楔形切口,防止神经扭曲。近端肌间隔部分切除,直到神经可以自由通过。轻轻地更换皮瓣,并使用可吸收缝线将其固定在内侧上髁前,以确保不会对前囊神经造成卡压。检查肘部的屈伸,确保在伤口闭合前,神经在新囊内和近、远筋膜边缘周围自由滑动。

技术(肌下转位):需要更广泛活动尺神经。屈肌内翻肌群由内侧上髁释放,尺神经移位至正中神经附近。屈肌旋前圆肌和内上髁复位。肘部可以休息,让肌肉充分愈合[64]但有留下瘢痕的风险,受束缚的神经限制整个关节活动。笔者更倾向于简单的皮下转位,这样能够早活动,并且减少神经粘连的风险。

(八)内上髁截骨术

此术式基本上是一种最终手术方案,在肘关节屈曲时实现神经前置脱出肘管。当肘管附近还有其他问题,如骨赘、神经节和内上髁炎[42]时可以使用。

方法:原位减压后,屈肌/旋前圆肌在骨

膜下平面上髁内侧近端抬高。大约 20% 的内上髁（5～7 mm 深）被小骨凿切除至边缘平滑，保护神经。保守性切除应该更可靠地保留前肘内侧副韧带（anterior medial collateral ligament，AMCL），而不是传统的以滑车内侧缘截骨为向导的技术[1,42]。当骨膜瓣缝合回截骨部位时，肘部应伸展，以准确替换屈肌或内翻肌肿块。肘部应再次弯曲和伸展以检查神经偏移，并在伤口关闭前确定所有的牵拉或卡压。

（九）手术的风险

1. 肘部麻木或感觉过敏　手臂内侧皮神经感觉分支的损伤可以通过积极识别和保留这个直径 2～4 mm 的分支来最小化，因为它们斜穿过皮下脂肪很深的纵向伤口。

2. 术前稳定，术中神经半脱位术　确保在肘管减压时肘管支持带筋膜唇保留在内上髁。如果术前有半脱位，那么这项技术将不适用。

3. 在肘部附近建立一个新的卡压点　确保在转位期间，在闭锁前测试肘关节屈曲和伸展的全范围。转位后动态撞击的常见部位是肌间隔和 FCU 筋膜，可切除楔形物以容纳交感神经。此外，在手术结束时，神经应该能够在转位的囊内滑动。

4. 血肿　特别注意在伤口的近端部分的止血，在肌间隔远端（通常是后部）周围通常有多支静脉，这些静脉可能继续流入到减压产生的低阻囊。

5. 内侧肘关节不稳定（内上髁切除术）　保守的上髁切除术（约 20% 的上髁）保留内侧副韧带以避免肘不稳定性外翻。

（十）术后护理和康复

患者在术后 2～3 天应休息并抬高患肢，在疼痛允许的情况下逐步进行温和主动的伸屈。通常在第 10～14 天进行伤口检查，鼓励自由活动肘部和轻度动动。要尽早进行瘢痕护理（按摩和润肤霜）以减少痛苦和敏感。患者在 6 周内应避免繁重或剧烈的上肢运动。

（十一）并发症

肘管松解的最常见的并发症包括持续症状、症状复发、肘部感觉改变，瘢痕敏感、感染和血肿。广泛地阻断血供很少可引起神经兴奋性衰退。单纯减压后可能出现症状性半脱位，随后需行转位手术。肘部僵硬通常是长期固定造成的，笔者建议，在所有手术中，在肘部使用填充良好的绷带固定的保护下，温和、早期、积极地活动。

如果症状恶化，持续或复发，可重复进行神经传导检查。如果结果改善，很可能已经确定硬膜内纤维化或束状退变，进一步松解将是无益的。

（十二）持续性翻修手术

如果减压后症状持续存在，应检查是否有更多的近端神经根卡压，以及是否有造成神经卡压的其他原因。可能存在不可逆的神经纤维化或束状变性，术前与患者进行充分的沟通，有助于制定切合实际的方案。如果短暂的改善后再复发，可能是粘连导致神经牵拉或卡压。术后早期活动可使这种可能性降到最低，但如果物理治疗不能解决问题，可进行翻修手术。

三、腕部尺神经卡压（腕尺管综合征）

如上所述，尺神经管和周围组织的解剖特点，使尺神经容易在手腕或小鱼际隆起处卡压。在 20 世纪初，人们就已经认识到尺神经易在此处受到卡压，尽管腕尺管综合征比肘管综合征少见。

任何占位性病变如腱鞘囊肿、脂肪瘤、局部创伤（如钩状的断裂或手腕受伤），均可因复杂的远端神经的分支导致卡压症状。神经症状可能与尺动脉病变同时发生，也可能是病变影响尺动脉的结果。在工作或休闲活动，如骑自行车，重复性的腕关节伸展或对椎管的局部压迫可能导致神经卡压。

应注意腕尺管综合征比肘管综合征更

易出现肿块而引起卡压。Vanderpool 等[59]发现 62% 的病例是由远端神经节引起。

Shea 和 McLain[51] 在一项回顾性研究的 136 例患者中发现，28.9% 的患者由手腕神经节引起，28% 是由软组织或骨创伤引起，23.5% 是由于职业活动引起，8% 是由于尺动脉病变引起。

腕尺管综合征也可能与腕管综合征有关，有时会在腕管松解后[60]缓解。

（一）诊断

当尺骨神经出现症状时，尺神经的背侧感觉分支支配区域感觉减退，提示卡压在手腕或远端，因为此分支是由尺骨茎突近端 8～16 cm 处发出。但应考虑和排除肘管综合征和近端神经根病。

仔细评估小鱼际和内在肌肉力量，尤其是第一背侧骨间肌。虽然环指通常与正中神经重叠，但应该评估小鱼际隆起和尺骨 1 指的感觉。为辅助诊断，根据典型分支模式（图 5-30-4）可以将神经分为 3 个功能区域[51]。

1. 神经传导检查可以评估整个尺骨神经，并能确定手腕的节段性传导缺陷。它们有单独的感觉和运动功能评估的附加优势，虽然在短暂或轻微的卡压下有出现假阴性的可能。

2. 腕关节 X 线片显示关节炎变化或急性损伤。

3. 掌心向上，手旋后 30°的视图显示了豆三角关节和钩骨钩，以及豆三角关节潜在的退行性改变，或者钩骨断裂（图 5-30-5）。

4. 腕关节的超声或 MRI 可显示隐匿的神经节、脂肪瘤或其他软组织异常。

5. 血管造影在评估尺动脉时有帮助。

Moniem[38] 回顾了文献中的 121 个病例发现，48% 的患者出现 1 区的卡压症状，44% 患者出现孤立运动症状（2 区），只有 8% 的患者有孤立的感觉症状（3 区）。

（二）治疗

如果症状轻微且没有明显的运动缺陷，

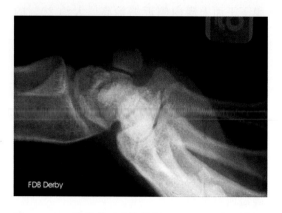

图 5-30-5　腕关节 30°俯视图，显示豆三角关节和钩状钩

能找出病因并合理调整，可尝试一段时间非手术治疗并密切观察。可调整活动和用夹板固定手腕，防止极端伸展。如果手腕或手掌近期受伤，骨折或脱位复位稳定后，经过一段时间的休息和抬高患肢后即可。

如果存在运动无力，有明确的卡压原因（如神经节），或者非手术治疗失败，建议手术探查，将神经从前臂远端暴露至 Guyon 管外。

技巧：在整个过程中，除非有明显的局部病理提示，应尽量避免直接处理神经和避免对神经进行分离，以保护血管。

在局部麻醉和止血带控制下，对钩状软骨表面进行标记。在这些标志物之间做一个斜切口并从前臂近端向远侧端沿着小鱼际隆起按需要切开 3～4 cm。尺神经血管束首先可通过向尺侧收缩 FCU 肌腱识别，此时前臂远端筋膜应被松解。神经是斜着进 Guyon 管，松解掌侧腕韧带，掌短肌和小鱼际筋膜上层。

应沿着尺动脉走行检查，特别是靠近位于神经浅支处，穿过小鱼际肌起始点。将硅胶吊索套在 Guyon 管内的尺神经上，轻轻提起，显露后方上升的运动支，在钩状肌周围深入。应轻柔地探查椎管以确定肿块，如神经节、脂肪瘤、骨赘、骨折块，特别是在豌豆骨钩骨间韧带与豌豆骨掌骨间之间韧带。

切开粗大的小鱼际肌起始纤维弓并释放钩状骨,松解深层运动支,注意保护其伴随的脉管系统。该运动支应该跟随小鱼际肌,在小指展肌和屈肌之间,以确保从 Guyon 管[60]出口起无卡压。

止血并闭合之后,用简单的绷带包扎。

术后患者应提高肢体,并开始温和的锻炼,完全伸开手指。在 10～14 天拆除缝合线,并鼓励手腕运动,预计 6～8 周恢复正常活动。

第 8 节　桡 神 经

桡神经卡压综合征没有正中神经和尺神经常见。然而,因其经常混淆,或者与其他常见的上肢疾病共同存在,通常较难诊断和治疗。桡神经卡压有以下 5 种形式最常见。

1. 手腕——桡神经浅支(Wartenberg综合征)。

2. 手腕——骨间后神经。

3. 手肘——桡管综合征。

4. 手肘——骨间后综合征。

5. 上臂。

桡神经是臂神经丛后束($C_{5\sim 8}$ 和 T_1)的延续,经过肩胛下肌、大圆肌和背阔肌的前部,发自于臂的感觉后皮神经,然后进入手臂后腔室的侧面,位于肱部和三头肌的长头之间,它支配三头肌,靠近(有时沿着远端)螺旋沟运动[62]。

进一步感觉分支出现在臂外侧皮神经和前臂后皮神经,在桡神经穿过前外侧肌间隔继续向前支配臂桡肌和桡长伸腕肌时,它们在远端上臂之间穿过。神经沿肱外侧边界穿过肘关节前,穿过桡骨环韧带,止于外侧上髁下 5～10 cm 处,主要为桡神经浅支,大部分为运动骨间后神经(posterior interosseous nerve, PIN)(图 5-30-6)。

PIN 进入解剖结构上不同的神经管,一般起始于上肢肱桡肌表面和肱桡肌之间的纤维束,从浅表至桡间关节深部,桡骨头骨折易损伤PIN。继续在后侧肌的浅头和深

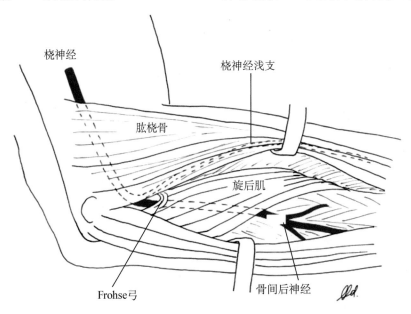

图 5-30-6　桡神经与前臂旋后肌的关系

头之间进入前臂伸肌室，支配前臂的伸肌室，在外展拇长肌的起点上方。成人旋后肌浅头的起源可能纤维化，形成 Frohse 弓[53]，这证明接受抗压释放治疗的患者中，该肌腱弓比尸体研究中的更厚[26]。桡动脉返支和伴静脉分支共同形成"Henry 血管"，通常在神经离开肘关节之前跨过神经。

PIN 于前臂中 1/3 处显露，在浅伸肌和深伸肌之间走行至骨间膜，前臂骨折后，此处可能严重损伤或包裹于瘢痕组织。它最终终止于腕关节囊背侧，在穿过腕背第四伸肌腔室后对其进行神经支配，并且可能也有神经支配第一伸肌腔室肌肉。

桡神经起自前臂近端，继续延伸到肱桡肌下方，并在前臂远端短腕伸肌和桡侧短腕伸肌之间通过，使得桡浅神经在前旋时容易受到这 2 块肌肉之间的卡压。它继续在皮下穿过手背拇指与示指形成的三角凹处，终止于感觉分支至桡侧 3 指背侧和手背部分。在少数人中，它分布于整个拇指肌内。在腕关节的桡侧边缘，通常有几个非常表浅的感觉分支，容易受到卡压。

一、腕部骨间后神经卡压

应明确 PIN 不是单纯的运动神经，其同时还为腕关节和腕背囊提供感觉神经支配。因此卡压或刺激此神经可能导致手背手腕疼痛，通常发生于受伤或手术后。

（一）诊断

在检查中可能没有明确发现，当腕关节屈曲、伸展或第四伸肌室压力可能加重或重现症状，因为 PIN 沿骨膜在此处走行。以上发现可以通过对桡腕关节近端的第四伸肌室局部麻醉证实，这可以缓解不适并改善与疼痛有关的腕部活动范围或握力减弱[19]。

（二）治疗

排除腕背疼痛的常见原因（如腱鞘囊肿，病理性桡腕关节、病理性桡尺关节远侧病变），必须进行一段时间的腕夹板和抗炎治疗，并对其活动性进行调整。如果 3 个月后没有反应，且局部注射局部麻醉后的症状已经良好定位，可通过骨间后神经切除进行手术干预。Eaton 和 Lister[19] 建议术前检查应谨慎，以确保 LA 阻滞后未观察到骨间背肌无力。

技术：在局部阻滞和止血带控制下，在第四伸肌室做横向或纵向切口。打开间室，轻轻缩回指间伸肌腱和固有伸肌腱，暴露沿底部成放射状分布的神经和骨间后动脉。切除至少 1 cm 的神经段并灼烧近端残端。然后用夹板固定手腕，10～14 天后开始活动。

二、腕部桡神经浅支卡压（Wartenberg 综合征）

前臂反复前旋可能会通过筋膜挤压 ECRL 和肱桡肌之间的神经，可能导致出现与工作相关的损伤。手腕部神经是皮下神经，终末为几支感觉支，容易受到急性或慢性卡压。炎症或直接局部损伤组织（如手术），可能引起局部瘢痕或纤维化造成的卡压。手腕直接受力或周围坚硬的物体，如沉重的手镯或手表、手铐或不合适的石膏模型，可能会直接刺激神经。

（一）诊断

典型症状为前臂远端和腕部桡侧压痛，疼痛影响手、手腕和前臂神经支配的皮肤（可能与前臂内旋有关）。患者经常很难准确描述，常见烧灼感、射击疼痛和麻木或刺痛。

检查可能显示神经敏感以及在瘢痕或潜在的夹闭解剖部位附近 Tinel 征呈阳性。腕关节屈曲和尺侧偏斜或极端内旋可能加重症状。

局部麻醉阻断肱桡肌筋膜连接处的背侧通常可以减轻症状。如果没有，可能会有因前臂外侧皮神经的重叠区域引起的症状。

(二)治疗

首先应尝试积极的修补、抗炎、物理治疗等非手术治疗。手腕严禁佩戴任何物品,如手表。用夹板固定手腕可能对患者有益,应避免进一步卡压神经,最好采用可拆卸夹板,以接触辐射神经支配的皮肤,特别是在瘢痕敏感或感觉过敏需要脱敏时。Dellon 和 Mackinnon[17] 报道了采取 6 个月非手术治疗的患者中,37% 的患者病情有所改善,并指出,近期出现症状较多且创伤较轻的患者情况更好。86% 的接受手术治疗的患者获得良好的疗效。

如果非手术治疗失败,局部麻醉能定位症状,则可以尝试手术减压。

技术:在局部麻醉和止血带控制下,沿前臂远端桡侧边缘做纵向切口至神经的预期方向。桡浅神经应从肱桡肌和 ECRL 之间的筋膜(可能需要松解),经肱桡肌肌腱(可能附着于此),至第一伸肌间室进行最小限度的处理和追踪。在这个层面上,可能有纤维化或类固醇诱导组织萎缩相关的既往或活动的 Quervain 病。部分作者主张在神经瘤、严重的神经损伤,或卡压反复发作的患者中,对神经进行分割并将残肢埋于 BR,但只有在局部阻滞试验证实拇指髓敏感度保留的情况下,才可考虑这种方法。

术后手腕应该暂时处于功能位,休息 10~14 天后再活动,但应尽早检查伤口,伤口愈合后应尽早进行瘢痕按摩以减少后续的敏感度。

三、骨间后神经综合征

这种情况的主要特性是无力,也有疼痛和感觉障碍的症状。男性发病率是女性的 2 倍多,通常影响优势手臂,且在剧烈活动或受伤后发生。损伤后的桡骨头因位置不当可直接卡压神经。

(一)诊断

患者通常主诉手腕处于中立位时,难以伸展掌指关节和外展拇指。由于保留了桡侧腕长伸肌和桡侧腕短伸肌,患者通常可以伸展腕关节,经常利用伸肌腱固定术和固有肌肉来伸展腕关节屈曲时的手指。运动功能障碍通常不完整,电生理检查可能有助于诊断。

如出现更严重症状,应及时检查在肘关节附近的占位性病变,如腱鞘囊肿或脂肪瘤,超声检查可能会有所帮助。

(二)治疗

轻微的症状可能无须干预就能缓解。活动矫正和夹板治疗可能有用,症状轻微时,功能性手指可能只需绑在邻近的手指上,直到其恢复。在更严重的伸肌麻痹中,伸臂夹板通过悬吊手指近端指骨和近端前臂以增强手腕弯曲的腱固定效果,比用静态夹板固定更有效。但是,应首先排除占位性病变和受损后的桡骨头问题,如存在这种情况,不经手术矫正无法得到改善。如果几个月后没有改善,应进一步考虑手术减压。

技术:在臂丛麻醉和止血带控制下,可以横向或纵向接近 PIN,然后将肱桡肌的纤维分开,或者在肱桡肌和肱桡肌之间进行,使神经沿其走行方向在前臂近端暴露。所有的潜在卡压结构都应该分离,包括旋后肌及其在旋后肌腱弓的起点、ERCB 内侧边界和 Henry 血管束。神经可能表现正常,特别是当卡压源是动态时,在术中前臂内翻时卡压部位可能更明显[19]。

四、桡管综合征

主要症状是疼痛,通常没有任何运动障碍。这种症状模式首先被 Michelle 和 Krueger[37] 描述为“桡骨前旋综合征”。后来,Roles 和 Maudsley[49] 提出“桡管综合征”,对手术后几例耐药明显的肱骨外上髁炎患者行外科手术后探查发现,桡神经在由旋后肌,桡侧腕长伸肌和肱桡肌组成的解剖隧道中受到卡压。

(一)诊断

患者通常主诉肘部外侧、前臂和腕关节背侧疼痛,一般在夜间或运动后出现。早期可能出现前臂的疲劳或无力,但与骨间后综合征相比,通常没有任何客观力量减弱。这些症状可能在剧烈运动后逐渐或突然出现。

检查时前伸肌肿块深部有压痛和桡浅神经分布区可能有感觉的改变。与肱骨外上髁炎的压痛点在伸肌起始处最大不同,最大压痛点通常在桡骨颈以上。在桡管综合征中,抗阻力伸中指比肱骨外上侧髁炎更痛,而在肱骨外上侧髁炎中,伸肌被动拉伸通常更痛。

(二)治疗

改善活动和抗炎治疗是常规的非手术治疗方法。如果症状持续超过 6 个月或加重,应考虑手术治疗。

技术:方法与 PIN 松解术一样,但引起卡压的结构可能是肌腱,而非其他占位性病变。

五、桡神经近端卡压

上臂桡神经的慢性卡压一般不常见。急性损伤可能发生剧烈活动后,这可能是由于肱三头肌外侧头下方或身体内的卡压造成。肱骨骨折可能引起急性神经损伤,由于骨折愈伤组织、软组织纤维化导致慢性卡压。经典的"周六夜间麻痹"是由持续的腋窝压力引起,被看作是急性挤压或拉伸损伤。

(一)诊断

桡神经近端完全损伤会导致手腕下垂并伴有前臂后桡神经和手部麻木。如果病变位置非常高,可能导致后上臂和肱三头肌的无力和麻木。由于肱二头肌功能完好,屈肘和前臂旋后相对不受影响。

(二)治疗

除非有明确的证据表明在肱骨骨折部位有急性夹闭或钢板固定需立即解除,否则应优先考虑非手术治疗。首先使用静态手腕伸展夹板,配合积极的肌肉练习。如果在 4 周内未见改善,则需要转换为肌腱夹板固定术。在 4 个月内应定期观察指征恢复情况,无论是临床症状还是电生理检查结果[45]。如果症状无明显改善,应在 1 年内考虑手术探查,超过 1 年则减压的疗效差。如果探查是在后期进行的,那么应用时进行肌腱转位(旋前圆肌转位至 ECRB,恢复腕关节伸展)是合理的。

如果减压术后手指伸展没有恢复,可以考虑进行肌腱转位。但是,如果发生桡神经部分恢复,通常可以通过腕关节屈曲的肌腱固定术和固有的指伸肌机制来充分弥补这一缺陷,因为相对于手部精细运动功能而言,外伸肌功能不如内伸肌和长屈肌重要。

六、桡神经卡压误诊和漏诊的原因

桡神经卡压误诊和漏诊的原因见表 5-30-1。

表 5-30-1　桡神经卡压误诊和漏诊原因

情况	特点	桡神经问题	说明
De Quervain 肌腱炎	第一伸肌间室疼痛伴声响/肿胀 Finkelstein 测试拇指被动屈曲和外展的疼痛	腕部浅表感觉卡压	LA 阻断可使神经内旋过度加重 Fals＋Finkelstein 测试:无论拇指位置如何,手腕均有疼痛
肱骨外上髁炎	伸肌起点 中指的伸展尚可 被动伸肌伸展非常痛苦	桡管综合征	桡骨颈压痛 中指伸展很痛 被动伸肌伸展尚可

（续 表）

情况	特点	桡神经问题	说明
肘部附近的脂肪瘤或腱鞘囊肿	骨间后神经麻痹	骨间后综合征	在更严重的病例应行超声检查
慢性伸肌间室综合征	活动相关的前臂背部疼痛	桡管综合征	检查运动情况是否持续恶化＋测量室压
C₇神经根病变	疼痛放射至上臂外侧和前臂至中指	桡管综合征	神经生理测试和（或）脊髓成像可能有助于鉴别单发或多发的神经根病变

参考文献

［1］ Amako M，Nemato K，Kawaguchi M，et al. Comparison between partial and minimal medial epicondylectomy combined with decompression for the treatment of cubital tunnel syndrome. J Hand Surg Am,2000,25(6):1043-1050.

［2］ Atkins SE，Logan B，McGrouther DA. The deep(motor)branch of the ulnar nerve：a detailed examination of its course and the clinical significance of its damage. J Hand Surg(E),2009,34E:47-57.

［3］ Atroshi I，Gummesson C，Ornstein E,et al. Carpal tunnel syndrome and keyboard use at work. Arthritis Rheum, 2007, 56 (11):3620-3625.

［4］ Bartels R，Verhagen W，van der Wilt G，et al. Prospective randomised controlled study comparing simple decompression versus anterior subcutaneous transposition for idiopathic neuropathy of the ulnar nerve at the elbow：part 1. Neurosurgery,2005,56(3):522-530.

［5］ Becker J，Nora DB，Gomes I,et al. An evaluation of gender，obesity，age and diabetes mellitus as risk factors for carpal tunnel syndrome. Clin Neurophysiol, 2002, 113:1429-1434.

［6］ Bland JD. A neurophysiological grading system for carpal tunnel syndrome. Muscle Nerve,2000,23(8):1280-1283.

［7］ Bodavula V，Burke FD，Dubin NH,et al. A prospective longitudinal outcomes study of patients with carpal tunnel surgery and the relationship with body mass index. Hand,2007,2:27-33.

［8］ Brown RA，Gelberman RH，Seiler JG. Carpal tunnel release：a prospective randomised assessment of open and endoscopic methods. J Bone Joint Surg,1993,75A:1265-1275.

［9］ Brumback RA，Bobele GB，Rayan GM. Electrodiagnosis of compressive nerve lesions. Hand Clin,1992,8(2):241-254.

［10］ Burke FD，Dias JJ，Webster H. Median nerve compression syndrome at the wrist. In：Hunter J，Schnider LH，Mackin EJ，editors. Tendon and nerve surgery in the hand-a third decade. St. Louis：Mosby,1997.

［11］ Burke FD，Lawson IL，McGeoch KL,et al. Carpal tunnel syndrome in association with hand-arm vibration；a review of claimants seeking compensation in the mining industry. J Hand Surg,2005,30B:199-203.

［12］ Catalano LW，Barron OA. Anterior subcutaneous transposition of the ulnar nerve. Hand Clin,2007,23:339-344.

［13］ Cresswell TR，Heras Palou C，Bradley MJ,et al. Long term outcome after carpal tunnel decompression-a prospective randomised study of the Indiana Tome and a standard limited palmar incision. J Hand Surg(Eur Vol),2008,33E(3):332-336.

［14］ De Krom MC，Knipschild PG，Kester AD,et al. Carpal tunnel syndrome：prevalence in the general population. J Clin Epidemiol,1992,45(4):373-376.

[15] Dellon AL. Review of treatment results for ulnar nerve entrapment at the elbow. J Hand Surg Am,1989,14(4):688-700.

[16] Dellon AL. Patient evaluation and management considerations in nerve compression. Hand Clin,1992,8(2):229-239.

[17] Dellon AL,Mackinnon SE. Radial sensory nerve entrapment in the forearm. J Hand Surg Am,1986,11(2):199-205.

[18] Dias JJ,Burke FD,Wildin CJ,et al. Carpal tunnel syndrome and work. J Hand Surg, 2004,29B(4):329-333.

[19] Eaton CJ,Lister GD. Radial nerve compression. Hand Clin,1992,8(2):345-356.

[20] Ferdinand RD,MacLean JGB. Endoscopic versus open carpal tunnel release in bilateral carpal tunnel syndrome: a prospective randomised blinded assessment. J Bone Joint Surg,2002,84B:375-379.

[21] Ferry S,Pritchard T,Keenan J,et al. Estimating the prevalence of delayed median nerve conduction in the general population. Br J Rheumatol,1998,37:630-635.

[22] Gelberman RH,Yamaguchi K,Hollstein SB,et al. Changes in interstitial pressure and cross-sectional area of the cubital tunnel and of the ulnar nerve with flexion of the elbow: an experimental study in human cadavera. J Bone Joint Surg Am,1998,80(4):492-501.

[23] Hagberg M,Nystrom A,Zetterlund B. Recovery from symptoms after carpal tunnel syndrome surgery in males in relation to vibration exposure. J Hand Surg,1991,16A: 66-71.

[24] Harrington JM,Carter JT,Birrell L,et al. Surveillance case definitions for work related upper limb pain syndromes. Occup Environ Med,1998,55:264-271.

[25] Heithoff SJ. Cubital tunnel syndrome does not require transposition of the ulnar nerve. J Hand Surg (Am),1999,24A:898-905.

[26] Hong GX,Steffens K,Koob E. The supinator syndrome. An anatomical and clinical study. Handchir Mikrochir Plast Chir,1989, 21:147-152.

[27] Johnson RK,Spinner M,Shrewsbury MM. Median nerve entrapment syndromes in the proximal forearm. J Hand Surg,1979,4: 48-52.

[28] Kerr CD,Sybert DR,Albarracin NS. An analysis of flexor synovium in idiopathic carpal tunnel syndrome: report of 625 cases. J Hand Surg,1992,17A:1028-1030.

[29] Lozano-Calderon S,Anthony S,Ring D. The quality and strength of evidence for aetiology: example of carpal tunnel syndrome. J Hand Surg,2008,33A:525-538.

[30] Lundborg G. Ischaemic nerve injury. Experimental studies on intraneural microvascular pathophysiology and nerve function in a limb subjected to temporary circulatory arrest. Scand J Plast Reconstr Surg Suppl,1970,6:3-113.

[31] Lundborg G,Dahlin LB. The pathophysiology of nerve compression. Hand Clin,1992,8 (2):215-227.

[32] Lundborg G,Myers R,Powell H. Nerve compression injury and increased endoneurial fluid pressure: a "miniature compartment syndrome". J Neurol Neurosurg Psychiatry, 1983,46(12):1119-1124.

[33] Macadam SA,Gandhi R,Bezuhly M,et al. Simple decompression versus anterior subcutaneous and submuscular transposition of the ulnar nerve for cubital tunnel syndrome: a meta-analysis. J Hand Surg [Am],2008,33 (8):1314.

[34] MacDermid JC,Richards RS,Roth JH,et al. Endoscopic versus open carpal tunnel release: a randomised trial. J Hand Surg, 2003,28A:475-480.

[35] Mackinnon SE. Double and multiple "crush" syndromes. Hand Clin,1992,8(2):369-390.

[36] McGowan AJ. The results of transposition of the ulnar nerve for traumatic ulnar neuritis. J Bone Joint Surg Br,1950,32B(3):293-301.

[37] Michelle AA,Krueger FJ. Lateral epicondylitis of the elbow treated by fasciotomy. Sur-

gery,1955,39:277-284.

[38] Moniem MS. Ulnar nerve compression at the wrist: ulnar tunnel syndrome. Hand Clin, 1992,8(2):337-344.

[39] Mowlavi A, Andrews K, Lille S, et al. The management of cubital tunnel syndrome: a meta-analysis of clinical studies. Plast Reconstr Surg,2000,106(2):327-334.

[40] Novak CB, Lee GW, Mackinnon SE, et al. Provocative testing for cubital tunnel syndrome. J Hand Surg [Am], 1994,19(5): 817-820.

[41] Osborne GV. The surgical treatment of tardy ulnar neuropathy. J Bone Joint Surg Br, 1957,39:782.

[42] Osterman AL, Speiss AM. Medial epicondylectomy. Hand Clin,2007,23:329-337.

[43] Padua L, Padua R, Aprile I, et al. Italian multicenter study on carpal tunnel syndrome. Differences in the clinical and neurophysiological features between male and female cases. J Hand Surg,1999,24:579-582.

[44] Patel VV, Heidenreich Jr FP, Bindra RR, et al. Morphological changes in the ulnar nerve at the elbow with flexion and extension: a magnetic resonance imaging study with 3-dimensional reconstruction. J Shoulder Elbow Surg,1998,7(4):368-374.

[45] Pollock FH, Drake D, Bovill EG, et al. Treatment of radial neuropathy associated with fractures of the humerus. J Bone Joint Surg Am,1981,63(2):239-243.

[46] Radecki P. The familial occurrence of carpal tunnel syndrome. Muscle Nerve, 1994, 17: 325-330.

[47] Rayan GM, Jensen C, Duke J. Elbow flexion test in the normal population. J Hand Surg [Am],1992,17(1):86-89.

[48] Rodriguez-Niedenführ M, Vazquez T, Parkin I, et al. Martin-Gruber anastomosis revisited. Clin Anat,2002,15(2):129-134.

[49] Roles NC, Maudsley RH. Radial tunnel syndrome: resistant tennis elbow as a nerve entrapment. J Bone Joint Surg Br,1972,54(3):

499-508.

[50] Rozmaryn LM, Dovelle S, Rothman ER, et al. Nerve and tendon gliding exercises and the conservative management of carpal tunnel syndrome. J Hand Ther,1998,11:171-179.

[51] Shea JD, McClain EJ. Ulnar nerve compression syndromes at and below the wrist. J Bone Joint Surg Am,1969,51:1095-1103.

[52] Sood MK, Burke FD. Anterior interosseous nerve palsy-a review of 16 cases. J Hand Surg,1997,22(B1):64-68.

[53] Spinner M. The arcade of Frohse and its relationship to posterior interosseous nerve paralysis. J Bone Joint Surg Br, 1968, 50B: 809-812.

[54] Spinner M. Injuries to the major branches of the peripheral nerves of the forearm. 2nd ed. Philadelphia: WB Saunders,1978.

[55] Storey PA, Dear H, Bradley MJ,et al. Audit of a therapist led clinic for carpal tunnel syndrome in primary care. Brit J Hand Ther, 2008,13(3):72-78.

[56] Svernlöv B, Larsson M, Rehn K,et al. Conservative treatment of the cubital tunnel syndrome. J Hand Surg (E), 2009, 34E(2): 201-207.

[57] Szabo RM, Slater RR, Farver TB,et al. The value of diagnostic testing in carpal tunnel syndrome. J Hand Surg,1999,24A:704-714.

[58] Upton AR, McComas AJ. The double crush in nerve entrapment syndromes. Lancet, 1973,2(7825):359-362.

[59] Vanderpool DW, Chalmers J, Whiston TB. Peripheral compression lesions of the ulnar nerve. J Bone Joint Surg Br, 1968, 50: 792-803.

[60] Waugh RP, Pellegrini VD. Ulnar tunnel syndrome. Hand Clin,2007,23:301-310.

[61] Werner CO, Ohlin P, Elmqvist D. Pressures recorded in ulnar neuropathy. Acta Orthop Scand,1985,56(5):404-406.

[62] Whitson RO. Relation of the radial nerve to the shaft of the humerus. J Bone Joint Surg, 1954,36:85-88.

［63］ Wildin C，Dias JJ，Heras-Palou C，et al. Trends in elective hand surgery referrals from primary care. Ann R Coll Surg，2006，88：543-546.

［64］ Williams EH，Dellon AL. Anterior submuscular transposition. Hand Clin，2007，23：345-358.

［65］ Wright TW，Glowczewskie F，Cowin D，et al. Ulnar nerve excursion and strain at the elbow and wrist associated with upper extremity motion. J Hand Surg Am，2001，26（4）：655-662.

第 31 章　神经痛的治疗

第 31 章

神经痛的治疗

David Elliot，H. van Dam

摘要 在手外科，大多数医生经常会遇到这样一些患者，他们在创伤和手术当中及之后即刻就出现异常的、严重的周围神经痛。本章介绍了采用局部非手术治疗和手术治疗此类创伤和（或）手术后出现严重神经痛的一些经验。编写者认为，大多数此类患者的疼痛可以被手外科医生治愈，无须再到疼痛科就诊。

关键词 评价·神经断端神经瘤疼痛·超敏反应·神经痛的分类·连续性神经瘤·反射性交感神经营养不良综合征·瘢痕神经·非手术治疗·手术治疗

第 1 节 概 述

在手外科，大多数医生会遇到神经痛的患者，这种非正常的疼痛可发生在创伤或手术中，也可能发生在创伤或手术之后的短期内。尽管大多数此类患者可能曾经有过神经损伤的经历，但部分患者损伤的可能仅仅是神经周围组织，在愈合过程中由于机体在创伤部位形成瘢痕，继而累及神经。瘢痕对邻近的神经可形成单面或环形的卡压。此类疼痛大多由创伤造成，但也有些是由患者自身或由其他医生做的手部手术造成，有时是手术失误，但有时手术做得非常成功，仅因愈合过程中出现了一些问题导致。

第 2 节 神经痛的病因

除了神经卡压综合征，有 3 种手外科医生常见的外周神经系统严重的神经痛的病理表现，即神经断端神经瘤、连续性神经瘤、瘢痕神经。

其中，神经断端神经瘤最容易理解和治疗，另外 2 种神经痛在症状上很相似，可能是一个问题的不同表现。连续性神经瘤往往被周围的瘢痕组织卡压，有时在去除大的连续性神经瘤周边的瘢痕组织后，实际的神经瘤成分相对较小，这种神经瘤的肿胀变得不明显。此时神经和相连的周围瘢痕组织较难处理，相关的文献报道也较少。

肌腱断裂、舟骨骨折会造成局部解剖关系的明显异常易于理解，但当一条神经损伤后出现疼痛时，却可能让人困惑。如果用比喻的说法描述这 3 种神经痛，医生会将神经断端神经瘤看作切断的、通电的"电线"，虽然这种描述在与患者交流时比较形象，但实际上并不准确。如果你触摸一根通电的电线，被电击的是你本人，而不

D. Elliot (⊠)·H. van Dam
Hand Surgery Department，St Andrew's Centre for Plastic Surgery，Broomfield Hospital，Chelmsford，Essex，UK
e-mail：david@david-elliot.co.uk

G. Bentley (ed.)，*European Surgical Orthopaedics and Traumatology*，DOI 10.1007/978-3-642-34746-7_97，© EFORT 2014

是你所在的房屋。对于后 2 种神经痛的病理表现,很难找到合适的比喻来描述疼痛的发生过程。在这种情况下,大部分局部治疗的成与败可以用一个简单的两部分模型来解释,即一条受激惹的神经和将其困住的周围瘢痕组织。可以神经的"疼痛"部位想象为由于炎症或其他原因而自发燃烧(放电)所致。目前,尚不清楚神经为何被"激惹",可能由于某些化学产物触发了这种自发放电,但具体机制和来源还不明确。如果这根疼痛的神经同时被周围纤维化的组织困压,可以想象其因剪切力而发生扭曲,故周围组织的移动会诱发疼痛。直接的压力(如神经被直接压迫在骨面上不能移动)或剪切力的作用,同样也会增加神经自发放电的概率。尽管这种机械性的模型过于简单,但有助于理解这个治疗难题。至于这种机械性压迫如何转变为距离神经受伤部位较远的神经干和细胞内部的化学反应,目前尚不清楚。

以上 3 种神经痛病理改变的临床表现非常相似,可以采取相同的治疗方案,本章的其他部分会有具体讲解。

第 3 节　神经痛治疗中远端神经功能的意义

恢复远端神经的感觉是治疗感神经的终极目标。临床上,不应单纯考虑神经损伤的疼痛而不顾及远端神经。医生对疼痛的治疗和控制应包括如何最好地恢复远端神经的感觉或最大程度保留远端神经现有的感觉。这些因素应在选择神经痛治疗方法时应加以考虑。如果疼痛发生在神经损伤后,可能会影响整个患肢的功能,此时缓解和治疗疼痛应作为医生治疗主要目的,有时也是唯一的目的,要优于远端神经感觉功能的保留和恢复。为了控制疼痛,可能需要完全牺牲受累神经远端支配区的感觉。幸运

的是,许多在神经修复部位有明显疼痛或瘢痕卡压的患者,其远端的神经支配区很少出现有用的感觉,且神经断端神经瘤的远端也无感觉。在无法与神经末梢进行有效的重新连接的情况下,不能通过神经重新连接的常规方法改善远端感觉,无须在治疗计划中进一步考虑。

第 4 节　神经痛治疗的相关回顾

要想治疗严重的周围神经痛,手外科医生面临的首要难题是没有可以参照的"规范",也缺少可以即时提供建议的外科医生,更缺少精通该治疗的外科专家。

本书相关章节中的"神经瘤",一般是指神经断端神经瘤。本节回顾了历史上各种物理的或化学的、处理芽生神经断端的方法。有文献报道,处理神经断端神经瘤的方法超过 150 余种[1]。在 Sunderland 的著作《神经和神经损伤》一书中[2],一篇综述罗列了处理神经断端神经瘤的多种方法。但没有发现一种既简单又安全的方法。在这些治疗方法的描述中,结尾常出现"这些研究结果并不确切"或"此系列研究规模小,数据不具有很强的说服力"。该书中有很多信息提示医生可以怎么做,而不是应该怎么做。虽然能够获得同行的帮助(常来自对疼痛感兴趣的麻醉医生)非常有益,但并非简单地推荐患者去疼痛门诊治疗该类疼痛。一般情况下,疼痛门诊的一些药物和技术对疼痛非常有效,但其对上述的外周神经痛也鲜有经验,同样不擅长治疗该类疼痛。

神经痛的语言表述

对每一位患者来说,疼痛常是一种复杂的、不愉快的症状,而不是一种简单的不适。医生通常无法用合适的语言来描述疼痛。

没有通用的描述,就很难和患者沟通,很难理解患者特有的问题,也无法制定个体化的治疗方案。1986 年,Dellon 和 Mackinnon 在《整形和重建外科杂志》上发表了一篇文章。Tupper 提出他们在讨论部分描述"神经瘤疼痛"时表述模糊,他建议用更客观的皮肤敏感度来评估神经断端神经瘤的疼痛。他在一项涉及 172 例患者、348 个神经断端神经瘤的大样本研究中采用了上述方法[3]。虽然他的建议值得借鉴,但皮肤敏感度也含有主观因素,同时也只是困扰这些患者的主诉症状之一。根据笔者的经验,神经断端神经瘤和其他神经痛的患者主要有 4 个主诉,即自发性疼痛、压迫性疼痛、移动性疼痛及超敏反应(轻触不适)。

最后一个主诉症状很复杂,会引起多种不适,可用不同的术语描述,如超敏反应、痛觉过敏、触摸痛等,之间仅有少许不同。医生通用超敏反应,避免歧义。以上 4 种疼痛各自程度如何,不同的患者表现各异。但疼痛的表述模式足以让医生有一个讨论的基础,医生可以凭借简单的语言与患有周围神经痛的任何一位患者沟通,也可以在外科论坛上进行交流,记录治疗中存在的问题、经验等。

对于压迫性疼痛或皮肤敏感度,因果关系非常清楚。可以想象,压力经过皮肤或直接传导至某根神经的敏感部分,或传导至其周围的纤维瘢痕组织,再将压力传导到神经,也可能再通过周围瘢痕组织的移动造成该神经敏感部分发生扭曲。也可以想象,邻近肌腱或关节移动引发的神经痛——移动性疼痛,其发生机制与压迫性疼痛相似,即神经与邻近的肌腱和(或)关节囊之间有瘢痕粘连,扭曲了神经的敏感部分。此时,超敏反应一般会发生在直接覆盖在受累神经表面的皮肤,疼痛常表现为"开-关"模式,即当局部皮肤受压时症状最明显,解除压迫后症状消失。但也并非

一定如此,病变部位突然受压时,患者会有抽搐退避的反应;当压力持续存在时,患者会再次放松,说明单纯的压力不足以促使深层神经产生压迫性疼痛;当将手移除时,患者再次出现抽搐退避反应。对于这类患者,袖口的间断性触碰摩擦是一个独特的诱发因素,为此许多患者更愿意穿短袖衣服。从另一方面来讲,戴护腕或手套可以有效治疗这种超敏反应。虽然这种超敏反应在一定程度上可能由深层受损神经长出的侧支支配表面覆盖的皮肤所致,但真正的诱因和发生机制尚不清楚,尤其是当过度敏感发生于因瘢痕困扰的神经而神经本身的外膜并未破损时。除了神经受损以外,超敏反应还可发生于多种情况。鉴于这种疼痛非常独特,之后会单独介绍。

最难以理解和不适感最高的疼痛为自发性疼痛,几乎总是存在。自发性疼痛常是持续性的,或称为"基础性的自发性疼痛";伴有阵发性疼痛加重或称为"强化性的自发性疼痛",这种疼痛往往非常剧烈,发作不定时,可能间隔数分钟,更多时候可在一天内发作数次。每次阵发的疼痛达到高峰时,反射性的肌肉活动可能导致上肢出现痉挛抽搐。Weir Mitchell 报道,在美国内战时士兵对疼痛的描述中,这种持续性疼痛和阵发性疼痛可以被识别出来[4]。大多数人可能只认为这种疼痛与牙痛相似,但事实上要严重许多倍。自发性疼痛患者治疗效果欠佳,而且疼痛特征变化多样,观察这部分患者可能会得出是否是意识上的某种倾向引起神经痛的猜想。一般情况下,2 小时的牙痛会引起患者大量疼痛特征的改变,会让其对日常活动几乎完全失去兴趣!自发性疼痛患者甚至需要长年累月忍受疼痛。避免受累肢体与外界接触可能可以避免压迫性疼痛和移动性疼痛加重,但自发性疼痛患者没有医学的帮助就无法摆脱痛苦。

第 5 节　神经痛程度的评估

要想分析和治疗疼痛,首先要记录疼痛的程度。实际上,任何疼痛的评估方法都是主观的。常用的疼痛评分量表将疼痛分为 0～10 分或 0～5 分,看起来很科学,但其仍建立在患者主观意识的基础上。并且,患者常认为这种评估方法很难理解。临床上,患者需要花费一些时间去清晰记录评分所需的内容,有时他们对正在记录的内容也并不确定。在临床工作中,医生通过询问患者,将疼痛分为"重度""中度""轻微"或"无疼痛"来记录疼痛的程度会更容易,反应会更迅速,通常也会更准确。也可以把它们转换成数字以满足科研的需要。

疼痛的记录

根据上述疼痛的描述和分级,可以建立一个量表来评估初始疼痛的程度和局部手术或其他治疗方法的疗效。例如,神经断端神经瘤重置部位治疗的效果必须考虑神经重置的部位,"重置"只是简单移动神经断端神经瘤的位置,到此并未解决问题。必须要衡量将神经断端神经瘤从初始位置移动到新位置后的利与弊。表 5-31-1 是一个典型的量表,记录了局部手术重置神经断端神经瘤后的结果,其中神经断端神经瘤的疼痛在初始部位已经完全缓解,但重置部位的疼痛仍完全保持。连续性神经瘤和瘢痕栓系引起的疼痛基本上与神经断端神经瘤一致。因此,对于这 2 种疼痛,可以应用相同的记录系统,无须记录重置的部位,术后只评估初始部位各种类型疼痛的变化情况。

第 6 节　重置法治疗神经断端神经瘤

是否可以采用重置法或其他无须重新修复神经的方法来治疗神经断端神经瘤,需要考虑的因素较多且十分复杂。局部解剖因素可能不允许重新连接神经,或即使重新连接了神经也无法改善神经的远端功能,更不能缓解神经断端神经瘤的疼痛。这种情况有时是因为远端神经纤维数目过少且错乱混杂在致密的瘢痕组织中;有时是因为神经断端间隙太大无法生长过去,不能直接缝合,也不适合做移植;或有些迷失的神经片段已经发芽,长出了许多更细小的分支。

表 5-31-1　典型的神经重置患者量表

	原始部位		二次重置部位	
	术前	术后	术前	术后
自发性疼痛				
(a)基础疼痛	中度	无	—	无
(b)峰值疼痛	重度	无	—	无
	4×天			
压迫性疼痛	重度	无		无
移动性疼痛	重度[a]	无	—	轻微[b]
超敏反应	中度	无	—	无

注:a. 腕关节和小指伸肌腱的任何活动都出现重度疼痛;b. 只在腕关节极度背伸时才出下轻微疼痛;"—"表示无内容

治疗了 300 余例神经断端神经瘤的患者后,笔者的治疗方法越来越明确。在尝试过几种课本中提到的神经断端神经瘤的治疗方法后,笔者将切断的神经断端重置在更近、更深的部位。应用这种独特的方法治疗神经断端神经瘤有一个前提,那就是以将不可能再重新修复神经,即神经断端要永久留在患者体内。但也可以将神经断端重置在其他不易受伤的部位,也就不易引起疼痛。笔者一开始只是想减少导致压迫性疼痛和移动性疼痛的机械性刺激,实际却发现神经断端的近端重置既减轻了自发性疼痛的基础疼痛和剧烈的峰值疼痛,也解决了超敏反应的问题。

关于将神经断端神经瘤行近端重置如何能发挥作用的具体机制尚未明确。神经断端移位的力学作用可能能够解释神经重置后的一些改变。重置可以将神经断端从原来受伤部位瘢痕的压迫中解放出来,去除了反复刺激神经断端的诱因,甚至起到缓解自发性疼痛的作用。将神经断端从一个频繁受刺激的部位移到一个刺激少的部位可能会减少对神经断端的反复激惹。在受伤后和初次手术后的前几个月,当上肢完全伸直使神经置于完全被牵拉的状态下时,几乎所有的截指术后和指神经缝合术后的患者都会出现损伤部位的疼痛。在受伤后的前几个月,医生会告知此类患者及在更近部位行神经修复术后的患者,常规进行伸展手臂的训练,以增加神经的活动度,减少瘢痕导致的神经粘连。除了这种简单的力学作用以外,还应该有其他更微妙的因素在发挥着作用。1984 年,Dellon、McKinnon 及其同事发现,与重置前的初始神经瘤相比,放置在肌肉内的神经断端神经瘤在显微镜下有一些外观上的不同,他们认为周围环境的改变在一定程度上对神经残端产生了积极的影响,降低了它的兴奋性[5-6]。最近的研究[7]发现,神经断端神经瘤中高水平的神经生长因子在将神经断端重新植入肌肉或骨

骼中后就消失了。神经生长因子究竟是个激惹因素,或仅仅是个标志物,尚不明确。可能神经生长因子并非来源于神经,而是来源于神经断端周围受损的组织或瘢痕。在另外 2 种神经病变中,"激惹"机制是否与上述一致,尚不明确。

尽管简单地将神经断端移至稍近些的脂肪组织内常可解决很多问题,但当 1 例有明显神经断端神经瘤性疼痛的患者称在日常使用手时,轻微、反复的损伤也会引起疼痛,医者发现这种重置仍然不够远。有时医生在初次手术时也常会将神经断端简单地切断,使其回缩,但并未记录,故当患者出现明确的神经痛时再做同样的手术完全没有必要。因此,医生可直接将神经断端远离初始放置部位,移到一个效果更加确定、从临床经验上来讲可缓解神经痛的部位。

第 7 节　膨大神经瘤的治疗

过去,关于在重置神经断端神经瘤时是否需要将膨大的神经瘤切除或不予处理,一直存在争议。笔者认为这种争论无关紧要。神经断端神经瘤疼痛的程度似乎与神经瘤的大小无关,并且迅速切断神经断端又会形成一个新的膨大神经瘤。通过对术后疼痛程度和重置后远期疗效的观察,也并未发现神经瘤切除与否对结果有何影响。从具体操作来讲,常规切除膨大的神经断端神经瘤时,在将神经向近端重置到足够远离初始创伤的部位后,常会发现神经过长。切除膨大神经瘤和一段神经可以使神经在重置部位的长度更合适。此外,断端重置在许多情况下是植入骨内的,钻的孔相对较小,与膨大神经瘤相比,更适合容纳新切断的神经断端,这是将膨大神经瘤切除的另一个原因。这种短缩不会形成一个更大的神经断端,最终也不会在近端形成一个比之前更大的神经瘤,因为近端切断的神经断端的神经纤维数目与原来

的神经断端神经瘤相比是完全一样的。在大多数情况下,仅需要将一根小的或中等大小的神经整个从周围脂肪组织中分离出来,有时一根主要神经内尚有部分神经束有连续性,此时可能需要在神经外膜内进行神经束的分离。后文将为做叙述。

第 8 节　神经断端神经瘤的分类

神经重置的文献极少,讨论上肢周围神经切断、神经瘤形成的文献也不多。但文献中提到的关于重置部位的选择非常明确,与笔者的临床经验基本一致。为了讨论神经重置,可以将容易受伤的上肢远端分成 3 个区域(图 5-31-1)。这并不是单纯的解剖分区,是基于神经的解剖部位和神经断端合适的重置部位的分区。Ⅰ区包括掌远纹以远所有指神经的损伤。Ⅱ区包括近端手掌、手背和腕部的神经,包括指总神经、指固有神经的近端手掌部分、尺神经的背侧支及正中神经与尺神经的掌皮支。Ⅲ区包括前臂皮神经,其中最难处理的是前臂远端桡侧的桡神经浅支和前臂外侧皮神经或前臂掌面的神经。有时,更近端的前臂损伤会产生前臂

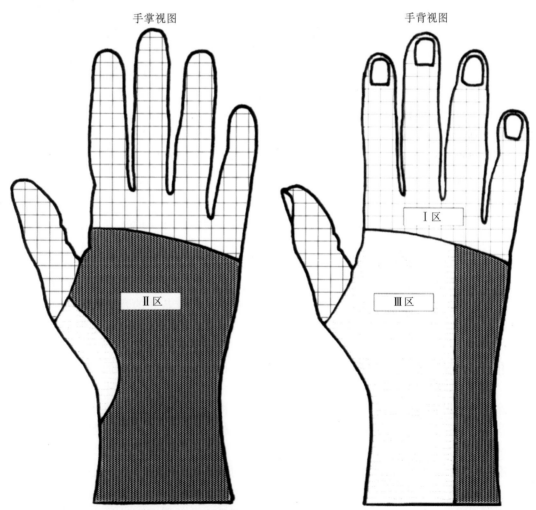

手掌视图　　　　　　　　手背视图

图 5-31-1　手的分区,可作为手和腕部神经断端神经瘤重置的指导

屈侧的前臂内侧皮神经分支或伸侧的前臂后侧皮神经的断端神经瘤。这些神经发自臂部的正中神经和桡神经,分别走行于肘内侧和肘外侧,支配前臂近端和中段的皮肤。虽然前臂中部深达肌肉的裂伤非常常见,这些神经的分支由于非常细小,在一期手术时常不予修复,但因这2根神经导致的疼痛并不常见。肘部的尺神经松解手术也可能导致前臂内侧皮神经近端分支出现问题。

第9节　与患者的术前谈话

临床上,在术前非常有必要对患者说明疼痛的原因,神经断端重置的理念,以及选择重置的原因。大多数患者容易接受通电的电线这种比喻。解释疼痛的原因时还需要讲解肢体神经的常见解剖,在肢体上画出邻近疼痛部位的神经有利于讲解。这就需要外科医生熟悉神经瘤所在区域的所有神经的基础解剖,并且知道哪些部位的多条神经可能受累,哪些部位可能存在解剖变异。关于这方面的一些问题在后面不同分区的神经重置的章节中有所讨论。需要告知患者,要想通过局部手术得到最佳获益,有时需要实施多次手术,其原因后面会讨论。

第10节　术前局部麻醉的评估

除了那些患有恐针症的患者,一般都要在术前采用局部注射麻醉药的方法对支配疼痛区域的神经进行确认。这种方法并不完全准确,结果尽管有帮助,但也需要谨慎对待,原因很多,如操作者的神经解剖知识、他或她在拟阻滞的神经旁扎针的准确程度、患者皮下脂肪层的厚度、可能累及的邻近其他神经及肢体神经解剖的变异等,都会对结果造成不同程度的影响。不同分区出现的具体问题将在后面进行讨论。在局封时可应用2%利多卡因,因其用药量少,起效快,有可能做到对距离很近的不同神经进行单独阻滞。

第11节　Ⅰ区神经断端神经瘤重置部位的选择

较易判断指神经疼痛主要与哪根指神经相关。如果不能确定,在指根部注射少许局部麻醉药就会提示2条神经中是哪一根引起症状。手指背面皮肤的神经断端也可能引起疼痛,尤其是截指后的断端,这种情况必须考虑。临床常难以确定具体哪根神经引起手背疼痛,故需要做术前的局封试验来评估各自在疼痛中的作用。在临床检查后仍有疑问时,在行指根部指神经阻滞之前应该先行手背神经的局部阻滞。在大部分患者中,大多数手指的中远节背侧皮肤是由指神经的背侧支支配的。但指神经背侧支在手指远端和手指断端疼痛中的作用并不恒定。当截指远端的骨质是由背侧皮肤翻转覆盖时,指神经背侧支可能就是手指断端疼痛的唯一原因。很难在手指近端阻滞这些与指神经完全没有关系的神经,但可以通过在中节指骨基底的背外侧注射少量局部麻醉药的方法评估它们在远侧指间关节或更远水平手指断端疼痛中的作用。

在拇指、手指近侧指间关节或邻近的截指中,指背的皮肤由来自手背的桡神经浅支或尺神经背侧支支配[8],这些神经分支可能是引起此水平断端神经痛和截指神经痛的重要因素。Bas 和 Kleinert[8] 在对30具尸体的手指进行解剖后发现,100%的拇指、97%的小指,27%的示指及3%的环指和中指都是这种远端背侧神经支配模式。当遇到近节指骨水平断端神经痛的患者,尤其要考虑支配神经来自手背,看是否需要另行指列切除术或断端去神经化。在第一指蹼背侧(虎口区)疼痛行示指指列切除术时也要考虑这点。手背神经分支在手指的分布范围可以通过在掌指关节水平采用局部封闭的方法进行检测,如果是更近水平的断端,封闭部位也可以选择在手背。

早就有学者提出将神经断端埋入骨内来限制轴突的生长[9-12]。有 2 篇值得借鉴的小样本研究显示,将指神经的断端埋入指骨侧方或掌骨的背外侧可以使其有效地远离伤害[13-14]。笔者常使用这种方法。起初,由于顾及可能引起再移位神经本身支配区的感觉障碍,笔者将神经重置的范围限制在截指断端或神经损伤部位以近一节指骨之内,尽量缩小麻木的范围。由于多数此类患者都是手指远端的神经损伤,这时候的重置常选在中节或近节指骨上。但由于一些原因,这种重置有时候常不见效,具体如下。

第一,神经的重置部位仍距离指端太近,常会被触碰到而不能固定。第二,指端或断端还会残留神经支配,继而发生疼痛,因为支配每个指节掌面皮肤的小神经分支是从该节邻近的指神经主干上发出的。因此,将指神经主干向近移位一个指节可能无法做到重置那些真正引起疼痛的分支。第三,就是那些支配截指断端背侧皮肤的神经分支,它们需要予以考虑并进行重置(见后述)。由于前 2 个原因,术者一般将神经主干的断端改为向近移位 2 个指节。在常见的远侧指间关节附近或以远的截指断端,将指神经的断端神经瘤重置在近节指骨近端的侧方骨质内,尽可能地靠近指蹼(图 5-31-2)。对于更严重的手指近端断端,要将神经瘤的断端退到手掌,穿过骨间肌重置在钻孔的掌骨背外侧骨质内(图 5-31-3)。现已发表用这种方法重置 104 例 Ⅰ 区指神经的经验[15],研究的结果见表 5-31-2。其中 70 例神经瘤经过 1 次重置后获得了稳定,余者做 2 次重置术。表 5-31-2 显示了经过 1 次或 2 次重置后所有神经瘤最后的疼痛评分。

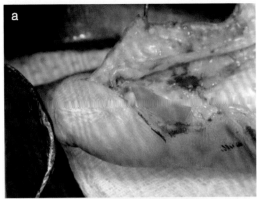

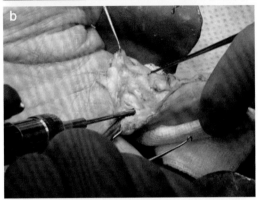

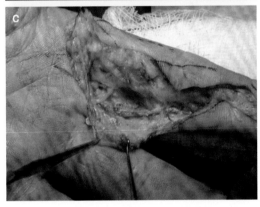

图 5-31-2　a. 有瘢痕的示指指尖尺侧指神经的神经断端神经瘤;b. 在示指近节指骨近端尺侧表面骨质上钻一个小孔;c. 短缩尺侧指神经,将其重置入近节指骨,注意翻转处长度和角度要合适

许多重置至近节指骨侧方的手指断端仍会比较脆弱。虽然神经断端距离正常或接近正常长度的手指断端已经足够远了,也最大限度减少了与外界接触的机会,但当手指并拢时,由于神经在骨洞边缘翻过,一些近节指骨部位的重置仍会引起不适。虽然

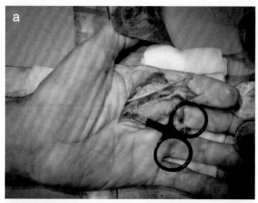

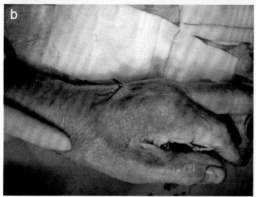

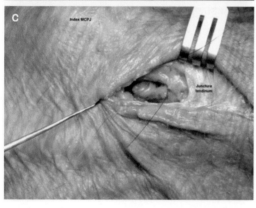

图 5-31-3　a. 示指两侧指神经的断端神经瘤,于掌中部切断;b. 用剪刀在示指和中指的掌骨间做一隧道穿至手背;c. 将神经穿过骨间肌重置入示指掌骨的背侧方

医生常规在神经翻过的所有骨洞的边缘上制造斜面,但是这个部位仍会偶尔出现上述问题。有部分病例还会在掌指关节完全伸直时出现神经的激惹,可能是因为此时神经被牵拉得过于紧张。因此,医生现在都将大部分指神经重置入掌骨内,除非神经损伤或

手指断端的平面非常远。在指神经损伤或手指断端的平面非常远时,尽管近节指骨重置偶尔会出一些问题,医生也不愿为了掌骨重置切除必要的近端神经,且掌骨重置也可能伴有一定风险(见后述)。在近节指骨重置后如果出现了问题,医生才会再进一步手术将神经断端重置入掌骨。

要想将指神经重置入掌骨的背外侧,需要将神经切除至掌中部,必要时要将其与邻近的指固有神经从指总神经处劈开,然后和伴行的动脉穿过骨间肌。这要在从掌面到背面的方向上操作,直视下穿过肌肉,大概在掌浅弓远处 1 cm 水平,带着沿该手指掌骨走行的、指神经伴行的相关组织。在能触及伴行动脉的地方做背侧皮肤切口,向深处分离,越过伸肌腱,注意保护皮下的皮神经分支。沿着掌骨剥开骨间肌,在其掌骨附着处的边缘纵向切开约 2 cm 的骨膜,尽量在掌骨的外侧表面钻一个稍大于指神经直径的孔,将孔的掌侧缘做成斜面,然后将伴行的指动脉反向(由背侧向掌侧)穿过该孔,牵拉神经穿至重置的部位。这些操作要在骨质钻完孔之后进行,否则由于空间狭小,如果钻孔时神经离钻头很近的话,很容易被伤及。之后将神经切除至合适的长度,使其断端嵌入掌骨内 3~4 mm。在切割神经时,要注意使神经在手掌部转向背侧入骨间肌处保持松弛。用 6-0 尼龙线将神经和骨膜缝合 2 针,将骨间肌在掌骨的背面覆盖神经,与背侧骨膜缝合,进一步保护重置的神经。

操作时,不能为了使神经埋入掌骨侧面而将神经置于距离掌骨背面非常远的位置。但神经断端被埋入骨质在一定程度上可减少压力性疼痛。在这个位置重置神经常会残留对直接压力(如在做手指检查时的压力)的敏感,这种情况可持续数月,有时时间会更长。在表 5-31-2 列出的 Ⅰ 区神经瘤患者中,很多患者(多数是重置于掌骨部位的患者)术后残留有重置部位的压力性疼痛。

表 5-31-2 术前和Ⅰ区重置后所有患者疼痛的程度和性质($n=104$个神经重置,57指,48例患者)

疼痛性质	原发部位								重置部位			
	术前				术后				术后			
	重度	中度	轻微	无痛	重度	中度	轻微	无痛	重度	中度	轻微	无痛
自发性疼痛-基础疼痛	12	45	9	38	0	0	0	104	0	0	12	92
自发性疼痛-峰值疼痛	56	8	2	38	0	0	0	104	0	2	4	88
压迫性疼痛	92	10	0	2	0	0	2	102	4[a]	13	26	61
移动性疼痛	28	40	0	36	0	0	0	104	2[b]	2	9	91
超敏反应	29	35	12	28	0	0	0	104	0	5	7	92

注:[a].2例患者在重置部位(2根神经重置入旋前方肌)施加压力时出现疼痛;[b].1例患者(2根神经重置入旋前方肌)在腕关节极度旋后和背伸时出现疼痛

但在大多数患者的疼痛程度明显降低了,因为每天神经断端在手背被触碰的频率要明显低于在手指断端或附近被触碰的频率。在那些工作中需要将手进入一个狭窄空间或从事重体力劳动的患者,这种重置方法在减轻压力性疼痛方面效果不佳,因为重置部位每天要受到非常频繁的触碰。但重置后这些患者可以返回原工作岗位,而在术前神经瘤接近截指断端时,他们是无法胜任的。对于这种患者,将神经重置入旋前方肌内可能更佳,这种方法医生常规用于Ⅱ区神经瘤(见后述),同时当神经断端重置入掌背仍不稳定时也可选择该术式。在原来的部位,移动性疼痛非常频繁地发生,当重置于掌背后,神经断端只是偶尔在伸肌腱滑动时受到刺激,但这种刺激到达一定程度后也需要解决。此时,重置至旋前方肌是效果最佳的。

基于上述这些掌骨背外侧重置伴随的问题及手背神经支配区随后可能出现的问题,并为了缩小解剖范围,笔者近来正在研究从掌面直接重置到掌骨侧面。初步的结果是令人振奋的,但在推广这种新术式之前还需要进一步调查。要清晰地认识到,这种新方法并不是将神经断端简单地埋入手掌面小肌肉内(包括大、小鱼际肌),否则手术将会失败,因为在手的活动中,神经断端会被握在这些部位,非常容易激活这些神经,引起疼痛[16-17]。

通过将神经断端重置于近节指骨或掌骨处,使得神经瘤的机械性刺激大大减少,自发性疼痛常常也会减轻,有时甚至会消失。这种减轻常常很快起效,有时也需要药物治疗,数周或数月见效,可应用抗癫痫药物减少疼痛增加。

掌部重置非常少见的一个问题是神经穿过手掌转向手背部位的疼痛。即使神经断端在手背部毫无症状,但会妨碍手掌紧握。这时可再次将神经重置至旋前方肌。但当分离范围较长、较复杂时,不建议将旋前方肌当作Ⅰ区重置的首选部位。在绝大多数Ⅰ区病例中,掌部重置效果良好。将指神经重置于旋前方肌需要将受累神经从穿过腕管和(或)Guyon 管的正中神经和(或)尺神经主干上进行神经内分离。尽管在显微镜下操作并不困难,分离时操作者仍会很紧张,因为可能会在神经主干上形成瘢痕,也可能会引起进一步的疼痛。到目前为止,尚未发生上述情况。对于手的桡侧区域,在Ⅰ区掌部重置出现问题时,需要长段地分离神经,旋前方肌重置是一个很好的选择。

掌骨内重置要优于其他将神经断端重置于手背和指背软组织内的方法。尽管在将手指神经瘤置于指背皮下组织尚缺乏经验[17],但笔者做了许多例将神经瘤从指尖重置到中节指骨背侧表面的患者,这些患者术后仍有疼痛。此类患者称重置于新位置的神经断端同在指腹时一样会被频繁地触碰,手指仍然疼痛得无法正常使用。显而易见,手在日常使用中,在视觉上最常见的是中节指骨的背侧。目前尚未用过将神经断端神经瘤置于指蹼背侧软组织内或掌骨间软组织内的方法[18]。

第 12 节　手指背侧神经的重置

任何由于指神经背侧支所引发的问题都可以简单地通过将其连同指神经主干一起进行常规重置来解决,无论重置部位在哪里。当向近端分离指神经主干时,背侧支同时也被切取下来,两者的结合部位很明显,常位于手掌部的指总神经和手指的近节指骨中段之间。两者的神经断端在新的部位一并放置。

如果合适的话,支配任何手指的手背神经分支都可以重置在掌骨背外侧的骨洞内,或旋前方肌(针对尺神经背侧支)或肱桡肌内(针对桡神经浅支)(图 5-31-4)。

在以往的解剖描述中,来自手背、分布至手指的神经分支其确切的作用尚不明确。笔者曾在某些情况下重置了指神经的主干,结果发现,手指的疼痛仅得到了部分缓解。对手指根部背侧神经的进一步研究解决了手指疼痛的残留问题。在 2 例此类患者中,笔者发现近节指骨基底背侧神经发出了非常细小的分支并绕过近节指骨的外侧面,推测其参与了手指掌面皮肤的支配。但由于前期已经做手指切口,对指神经主干做了重置,此时无法判断这些非常细小的神经分支究竟是与指神经主干有交通还是在掌面独自游离存在,或其在手指掌面止于哪里。Bas 和 Kleinert[8] 也发现了同样的分支,它们常来自背侧的神经,以 4 种独特的解剖方

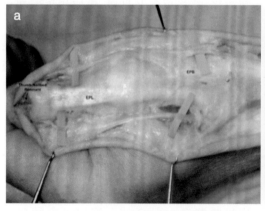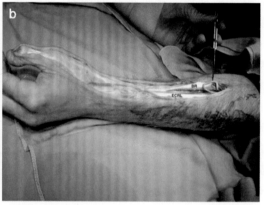

图 5-31-4　a. 患者在拇指指尖截指并用背侧皮肤覆盖断端,之后出现指尖处外观良好的桡神经浅支分支的重度神经断端神经瘤疼痛;b. 将桡神经浅支短缩,重置入肱桡肌的深面,因为该患者同时表现出拇指两侧指神经和正中神经掌皮支神经瘤的重度疼痛,所以选择在这个部位重置,而不将其稍做切除埋在拇指的掌骨内,如果将背侧的神经重置入拇指掌骨,可能会干扰手掌处的病变,最后可能需要将这 3 处神经都重置入旋前方肌内(见图 5-31-7)

式与相应的指神经背侧支交通,其交通部位常位于近节指骨的中部。这些交通支的确切作用尚需进一步研究。它们的存在可能可以解释指神经主干移位重置后手掌面仍然会残留的部分疼痛。起初 Bas 和 Kleinert[8] 旨在研究手部神经支配的传统解剖描述中有争议的远端感觉问题,但对医生理解手指的神经痛有重要意义,不仅因为上述提到的 2 点,还因为其鉴别了手背两大神经之间的其他交通支联系,并强化了手掌部正中神经和尺神经的交通联系。

第 13 节　指列切除术的重置

当进行手指的近端截指和指列切除术时,为了保留足够长度的神经可以有条件地重置在合适的部位,在截除手指之前要尽可能长地分离指神经。尽管教科书上说明进行示指和小指的指列切除术时要将指神经置入掌骨的残干,但这会在握拳时引起疼痛,因为神经在跨过掌骨残端坚硬的边缘时会受到触碰。现今在进行示指和小指的指列切除术时,常规在尽量远离掌骨残端的骨干近端侧方钻一个小孔,将指神经重置入该孔内。在进行中指和环指的指列切除术时,医生习惯去掉整个掌骨[19-20]。此时,将指神经埋入邻近掌骨的骨洞内。

由此可以看出,成功治疗手指的神经断端神经瘤需要考虑许多因素,如需要被重置的神经和重置部位的选择。往往一次手术不一定能够完全成功。术者和患者都要清楚这一点,要想消除疼痛可能需要多次手术。当首次手术失败或原始部位的疼痛仅得到部分缓解时,一定要相信患者的感觉。局部封闭常可以证实,术者可能没有完全弄清神经的支配,而患者的主诉确实客观存在。第二次重置术常可以完全解决问题。

这种情况下,要明智地认识到首次术后神经断端仍未固定,需要二次手术。通过不懈的努力,在明确局部神经解剖和对上述 3 种重置部位进行个体化分析和选择应用后,90% 指神经断端神经瘤疼痛的患者可以治愈,或将疼痛降低到可以耐受的水平,如表 5-31-2 所示。即使有些疼痛依然残留,大多数患者还会选择尽量避免引起疼痛,或逐步耐受自发性神经痛的偶然发作,而并不愿意选择长期服药治疗。

显而易见的是,手指神经的广泛重置使手指可以完全屈曲,而完全或几乎完全缓解疼痛有助于整个手部功能的恢复。

第 14 节　Ⅱ区神经断端神经瘤重置部位的选择

笔者采用将神经重置入前臂远端屈侧深面旋前方肌内的方法成功得治疗了 90% 的Ⅱ区神经断端神经瘤患者(图 5-31-5)。首选该法进行治疗的手部和腕部,是目前定义的Ⅱ区范围。在神经损伤区域的分区中,界定的Ⅰ区和Ⅱ区的边界就是指该处近端,指神经长度过短而无法重置入掌骨背外侧表面。如果可以成功地从掌面进行掌骨侧方重置,可能就需要对此重新界定。Evans 和 Dellon[21] 首次成功地应用旋前方肌重置治疗了 13 例正中神经掌皮支的神经断端神经瘤。笔者刚开始开展这种术式时,感觉该法比其他将神经断端放在前臂大肌肉的内部或深面的方法更加有效[16],故笔者不仅用该术式治疗正中神经掌皮支的神经断端神经瘤,而且治疗指固有神经和指总神经过短的情况,以及尺神经背侧支分支的病变。笔者对 33 例患者进行 33 个Ⅱ区重置的文章已发表[22],结果见 5-31-3。

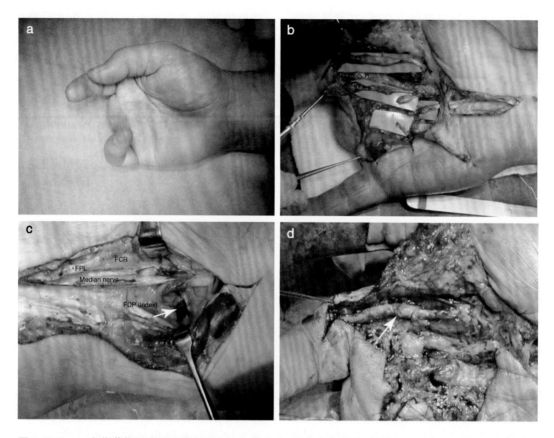

图 5-31-5　a. 多指截指后出现手掌部重度神经瘤疼痛,只有未伤及的示指桡侧、小指尺侧和拇指有感觉,示指桡侧沿长度方向感觉和疼痛减弱;b. 切开手掌可以看到示指尺侧指神经、中指桡侧神经、第三指蹼的指总神经及小指尺侧指神经都有神经断端神经瘤,示指桡侧指神经已经从瘢痕组织中分离出来;c. 将示指尺侧指神经、中指桡侧神经和第三指蹼的指总神经短缩后重置入旋前方肌内(箭头所示)(小指的桡侧指神经重置入环指掌骨的背外侧面);d. 示指桡侧指神经被静脉包裹

表 5-31-3　术前和Ⅱ区重置后所有患者疼痛的程度和性质($n=33$,33 例患者行 33 个神经重置)

疼痛性质	原发部位								重置部位			
	术前				术后				术后			
	重度	中度	轻微	无痛	重度	中度	轻微	无痛	重度	中度	轻微	无痛
自发性疼痛 基础疼痛＋峰值疼痛ª(初期研究 $n=13$)	11	1	0	1	0	0	0	13	0	0	0	13
自发性疼痛-基础疼痛($n=33$)	7	8	7	11	0	0	0	33	0	0	1	32
自发性疼痛-峰值疼痛($n=33$)	12	5	1	15	0	0	0	33	0	0	3	30

（续　表）

疼痛性质	原发部位								重置部位			
	术前				术后				术后			
	重度	中度	轻微	无痛	重度	中度	轻微	无痛	重度	中度	轻微	无痛
压迫性疼痛	40	6	0	0	2	0	0	44	0	3	12	30
移动性疼痛	21	7	3	15	2	0	0	44	0	7[b]	10[b]	29
超敏反应	23	11	2	10	2	0	1	43	0	0	1	45

注：[a]. 由 Sood 和 Elliot 发表（1998）的一项 13 例患者的初期研究，其中所有的自发性疼痛均被记录为同一种性质，在后来的患者中，自发性疼痛被记录为基础疼痛和峰值疼痛；[b]. 只发生在过度活动时

由于从损伤的解剖部位很容易判别哪根神经受损，Ⅱ区的病变常不需要行术前的局部麻醉药阻滞检查。但局部封闭有助于明确拟行的术式是否能达到预期效果，也有助于判定支配手背的 2 根神经中到底是哪根受累，因为常存在解剖变异。极少数情况下，尺神经的背侧支向桡侧可远达示指的掌背面（图 5-31-6），反之，对于桡神经浅支也同样如此。

笔者没有将神经瘤埋入前臂大肌肉内或置于其深面的相关经验，但根据文献，这样做失败的原因可能是手活动时前臂大肌肉的不停收缩，正如 Dellon 和 Mackinnon 所提到的[16]。在笔者收治的全部旋前肌内重置的病例中，只有 1 例神经束在屈肌腱平面向下行时被该水平的组织牵拉。在此病

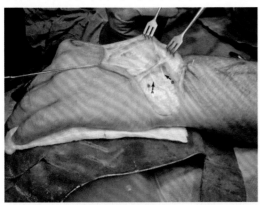

图 5-31-6　解剖分离手背部，见尺神经手背支的一个分支横跨支配示指掌骨背面的皮肤，稍近端常可见有另一分支横行支配腕关节桡侧

例中，下行至旋前方肌的正中神经主干桡侧的束支被瘢痕组织牵向屈肌腱，跨过示指和中指的屈肌腱下行至旋前方肌。轻压该瘢痕会引起疼痛，而且疼痛部位就在皮下，示指和中指活动时也会引起疼痛。且在此处用前臂掌面带血管的筋膜蒂皮瓣包裹神经也不能缓解疼痛。将神经重置于旋前方肌并没有出现上述问题，同时，从手部到旋前方肌需要分离的距离远小于到分离到前臂中段肌肉的距离。根据笔者的经验，与Ⅰ区神经重置入骨内相比，神经重置入旋前方肌后需要较长的时间才能稳定下来，同时需要固定患者的腕关节数周，甚至数月。在腕关节背伸最终达 10°～15° 或前臂旋后或旋前最终达 10°～15° 时，大多数患者会出现一些不确定性的疼痛，但这种疼痛通常是轻中度疼痛。有人推测这可能是因为在进行上述活动时，神经瘤在旋前方肌内受到挤压或牵拉所致。一般情况下，患者试着避免进行上述活动后会发现自发性疼痛、超敏反应基本上消失了，神经瘤的原始部位和新的重置部位也都没有发生压力性疼痛，与术前相比有了明显改善。手腕的这个部位在日常活动中也偶尔会被碰到。在Ⅱ区出现问题很少选择其他的重置方法，但当尺神经背侧支的远端分支支配更远的Ⅰ区时，有时可以很容易地将其游离出很短的长度，重置在以近 1～2cm 的掌骨背外侧。Ⅲ区桡神经浅支远端分支的神经瘤有时也可以采用这种方法，

效果良好,无须长距离地分离至肱桡肌。另有一部分在掌骨部仍不能获得稳定,可能是因为在手背部仍然会被不停地碰撞。

第15节　Ⅲ区神经断端神经瘤重置部位的选择

这里的Ⅲ区主要是用来描述前臂远端和腕关节桡侧损伤或手术后发生的神经痛的问题。这一区域的神经一般是受损的,或被瘢痕牵拉(主要原因是此区域的外伤),或桡骨茎突腱鞘炎,或其他该区域手术引起的损伤。在该区域引起前臂神经痛最常见的原因是桡神经浅支。尚不明确的是与桡浅神经有交叉支配或支配区域相邻的前臂外侧皮神经、前臂掌侧神经在该区域掌侧面的分布情况。少数情况下,该区域还可能受越过腕关节背面的尺神经背侧支的一个分支支配(图 5-31-6),以及受前臂背侧皮神经最桡侧终末支(为桡神经在肘上发出的一个分支)支配。所有这些神经支配腕部桡侧区域的变异很大,其方式是混合支配,而不是"非此即彼"。笔者已发表 33 例患者的 51 条桡浅神经和其他神经在 Ⅲ 区进行重置的文章[23],结果见表 5-31-4。

表 5-31-4　术前和Ⅲ区重置后所有患者疼痛的程度和性质(n=51,33 例患者行 51 个神经重置)

疼痛性质	原发部位								重置部位			
	术前				术后				术后			
	重度	中度	轻微	无痛	重度	中度	轻微	无痛	重度	中度	轻微	无痛
自发性疼痛-基础疼痛	14	23	59	9	0	0	0	51	0	1	2	48
自发性疼痛-峰值疼痛	37	8	0	6	0	0	0	51	0	1	0	50
压迫性疼痛	44	7	0	0	0	0	1	50	0	2	6	43
移动性疼痛	27	12	1	11	0	0	0	51	1	0	3	47
超敏反应	16	24	6	5	2	0	2	47	1	0	1	49

此区域的神经痛可能涉及 4 根神经,当此处的外伤发生神经痛时,医生会迷惑究竟需要对哪根神经进行重置。此时,局部封闭试验可能非常有利于腕部桡侧疼痛的早期处理。神经阻滞可以在一定程度上避免因仅将桡浅神经重置而导致的疼痛治疗失败。首先,在尺骨茎突附近很容易就能阻滞尺神经背侧支,继而排除由此引起的疼痛。尽管骨间后神经不是支配该区域感觉的常见神经,却仍可能引起超敏反应(见后述)。其次,应该在第 4 个伸肌腱鞘管腕关节稍近处对其进行阻滞。再次,在疼痛区域附近阻滞桡浅神经。但一般无法确定是否同时阻滞前臂外侧皮神经或更不常见的前臂背侧神经,尤其是当前臂脂肪组织较多时,因为这些神经在前臂远端走行过程中与桡浅神经离得很近。在肘部或前臂近端,虽然这些神经与桡浅神经有一定距离,但是想阻滞它们也是有困难的,尤其是当前臂脂肪组织较多时,很难判断针头需要扎入的深度。与肱桡肌近端深面走行的桡浅神经相比,在此水平阻滞前臂外侧皮神经要将麻醉药注射在相对表浅的部位。最后,可能需要重置某根或所有这些神经以缓解疼痛。与Ⅰ区和Ⅱ区相比,Ⅲ区需要进行二次手术的概率要大些,因为很难通过局部封闭(局封)的方法在术前精确地判断

哪根是病变的神经。有时,在术前反复查看患者和反复行局封试验,可能有益。

Dellon 和 Mackinnon[16] 报道,将走行于肱桡肌深面的桡浅神经重置在该肌肉的深面是一种治疗桡浅神经神经瘤非常有效的方法,目前笔者也采用该方法。将该神经逆向分离至肱桡肌的深面,短缩后埋入覆盖它的肱桡肌的肌腹内(图 5-31-7),就像将神经重置入旋前方肌内一样。大多数情况下,此部位的自发性疼痛经过数周很快就能缓解,有时需要在背侧用夹板来限制肘关节的完全伸直,否则会使神经断端周围的肱桡肌紧张而诱发疼痛。更多的时候,肘关节的完全屈曲也可引起疼痛。就远期效果来讲,肘关节的活动极少引发疼痛。在日常手的活动中,该部位很少被碰撞,所以在远期,神经很少出现压力性疼痛。压迫神经重置部位的肱桡肌时常会伤到神经断端,但这种疼痛在重置后的 1 年内往往会变得很轻微。神经瘤原始部位的超敏反应在重置后会消失,短期内也很少出现肱桡肌重置部位的超敏反应,但在 6~12 个月后,继发的超敏反应会出现在桡浅神经重置后已变得麻木的原始神经支配区内,之后再讨论。

由于很难辨别究竟是单独的桡浅神经还是桡浅神经和前臂外侧皮神经一起引发腕部桡侧疼痛,笔者在大多数情况下常在第一次手术中将 2 根神经都重置入肱桡肌内。由于桡浅神经常在肱桡肌深面的背侧穿出,故将桡浅神经分离后从肱桡肌的背侧埋入

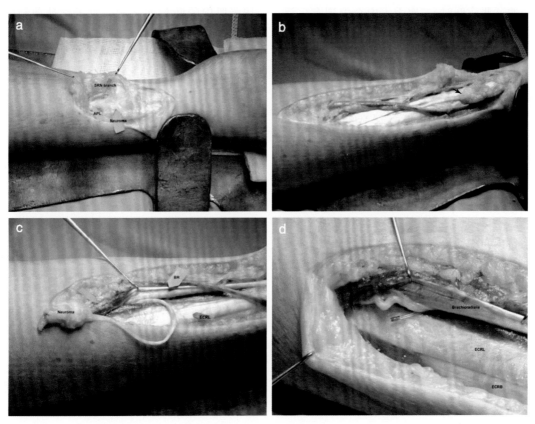

图 5-31-7　a. 患者在用冷冻肌肉移植修复桡骨茎突狭窄性腱鞘炎手术中断裂的桡神经浅支后出现该部位的疼痛,术中无法判断是神经断端神经瘤还是瘢痕卡压了移植物导致的疼痛;b. 游离神经断端神经瘤;c. 重置入近端的肱桡肌内;d. 短缩神经断端,埋入肱桡肌的深面,可看到在神经附近有一导管,用来在术后注入布比卡因

其深面的肌腹内；前臂外侧皮神经在向前臂远端走行的过程中在肱桡肌屈侧旁 1～3 cm 处经过，所以将其分离后穿过肱桡肌的屈侧深面埋入该肌的深面肌腹。

Ⅲ区其他神经的重置在以往的文献中并无报道，无论是Ⅲ区其他神经本身受伤，还是在腕桡侧疼痛中被波及。这些神经或可重置入旋前方肌内（远端神经独自受损），或可和桡浅神经一起向近端分离至肱桡肌水平，用前述方法埋入肌腹。有些时候，只有当桡浅神经重置入肱桡肌后才会发现前臂外侧皮神经也有损伤，并且在一定程度上导致了前臂远端的疼痛。究竟前臂外侧皮神经的损伤是原发性的还是受首次术后瘢痕牵拉所致，常常无法判别，因为在医生遇到的这些病例时，二次手术中会发现有广泛存在的瘢痕。在这种情况下，想辨清神经是断伤还是被瘢痕牵拉栓系是不可能的，尤其当营养神经非常细小的时候，即使放大来看也是不可能的。瘢痕内分离细小的神经甚至有可能将其切断。在这种情况下，为了避开原始的手术部位，以免干扰尚稳定的桡浅神经断端，可以另将前臂外侧皮神经重置在肘关节上方的肱肌内。此时最好采取横跨肘窝的横向切口，这样的切口形成的瘢痕会比跨越屈侧横纹的"S"形切口恢复得更佳。切口内向深面分离越过肘外侧静脉，就会发现前臂外侧皮神经就在前臂深筋膜的浅面或深面，走行在二头肌肌腱外侧，常在其分成 2 个分支的地方找到该神经，用拉钩拉开皮肤、皮下脂肪组织及二头肌，可以沿该神经向近端追踪至肘窝近端 3～4 cm 的位置，分离神经，将其重置入附近的肱肌内。手术横向切开皮肤，牵开表面覆盖的软组织，非常简便、快捷、有效。如果前臂中段或远段背侧皮神经最桡侧的分支被伤及，可以将其从肱桡肌的背侧重置入该肌深面的肌腹内。如果尺神经背侧支的分支被累及，可将其向近端分离至其发出部位，重置入腕关节屈侧的旋前方肌内。

在前臂近端，Verdan Ⅸ区伸肌的横向裂伤偶尔会伤及前臂背侧皮神经。有时，这些损伤导致神经断端神经瘤（常是多个分支形成多个独立的神经瘤）疼痛，此时可通过圆珠笔笔尖沿着瘢痕点触的方法来确定神经瘤的位置。在笔者遇到的 1 例或 2 例此类患者中，手术时将神经的分支重置入其贴附的肌腹内，但置入点在原来神经瘤附近的 2～3 cm 处。该神经最桡侧也是最大的分支，走行于肱桡肌旁，可以被埋在损伤部位近端肱桡肌的深面。

与之相类似的一些神经断端神经瘤偶尔也是神经痛的一个原因，如前臂内侧皮神经在绕过肘关节内侧面后，跨过前臂屈侧呈扇形散开，其可以伴随前臂中段横向伤口中屈侧肌肉的断裂而断裂。对于这种神经断端神经瘤，笔者经验很少。实际上，前臂这个水平的屈侧断裂伤很常见。向近端分离这些神经的分支可以发现其在肘关节和上臂远端的内侧汇合在一起，笔者将其重置在肘上肱二头肌肌腱形成部位稍近端的肱肌内，或置于同样水平的肱二头肌内。做肘部尺神经松解时，在显露肱骨内上髁远端的尺侧腕屈肌拱形结构时，如果不是在皮下脂肪层做钝性分离，就会非常容易损伤前臂内侧皮神经最近端的分支，对该支也使用同样的方法重置。

第 16 节　超敏反应

在多种情况下可出现皮肤的超敏反应，且症状各异，有的仅对患者有很小的妨碍，有的则成为患者的主诉，导致其无法使用某部分肢体，甚至整个上肢。症状常常（但不一定）有"开-关"的特点：即开始触碰皮肤时出现不适；当轻压保持时逐渐耐受，不适消失；当压力撤退时疼痛再现。在检查患者时可明显地发现，患者的患处被轻轻握住时患肢有退缩，然后放松并听之任之，检查者松开时患者再度出现退缩。衣服(如衬衣的袖筒)间断摩擦患处的皮肤会加重这种"开-关"症状,当病变部位在前臂或腕部时,许多患者穿短袖衣服和(或)长期在患处裹一个轻的弹力绷带(如 Tubigrip)。对于在手指或指尖部位有严重超敏反应的患者,有时会在患处戴一个形状合适的指环或绷带,许多患者严格地保护患指,避免碰到手的敏感区域。

任何神经损伤后,伤处远端的感觉包括正常、完全缺失、低敏或超敏。其中,本身会疼痛的只有超敏反应,有时神经恢复后所支配区域的超敏反应可被看作是第 4 种需要医生处理的周围神经痛。当再生的神经到达其目的地时,神经损伤或手术部位远端的超敏反应非常常见,可伴有或不伴有疼痛,一般随着时间的延长和(或)运用脱敏疗法会逐渐缓解。极少数情况下,超敏反应会一直存在并很严重,不仅完全阻碍了受累部分(常为手指)的正常使用,甚至波及整个手。这种情况处理起来非常困难,而且不会随着时间的延长而好转,无论是给予脱敏疗法还是辣椒碱的化学疗法常都不见效,松解近端损伤部位的神经同样无效。如果这种神经非常细小,可能需要切断原来的神经修复部位,按照处理神经断端神经瘤的方法处理神经的近断端。虽然要破坏数月前手术的成果,但可将一个无法解决的问题转变为部分区域麻木和简单的神经断端神经瘤重置,从而惠及患者。更少见的情况是在神经主干修复后出现远端的超敏反应,这种情况无法通过局部手术解决。切断神经主干会使远处的超敏反应转变成神经支配区域的完全麻木,需要在前臂或腕部重置一个大的神经断端,同样会使肢体失去功能。对此类患者早期进行脊神经根刺激可能会有帮助。

当神经断端神经瘤处存在超敏反应时,一般都可以通过前述方法将神经瘤重置在相对较近的深面部位而治愈。如果重置后原来的部位仍有超敏反应,常说明该原始部位的神经断端神经瘤没有处理干净,虽然主要的支配神经已经被移除了,但仍还残留一个或多个营养神经。如果是一个连续性神经瘤或一个有瘢痕的神经产生症状,包裹该神经有时无效或会复发。即使使用一个表面皮肤无感觉的大皮瓣覆盖该神经,其表面皮肤也可能再次出现神经的超敏反应,其原因可能是有来源于邻近神经或有连续性神经瘤或瘢痕神经的侧支长入该区域。这种情况极少发生,一般发生于腕部正中神经和尺神经的损伤,此时继发的超敏反应要比术前轻得多,故这种情况并不是该术式的禁忌证,通过佩戴 Tubigrip 可以控制。这类患者同样受益于早期的脊神经根电刺激治疗。

当神经切断导致远处神经支配区感觉丧失 6～12 个月后,也可以出现超敏反应,推测可能是邻近神经芽长入的结果。这在手和手指极少发生,但在前臂很常见,尤其是腕桡侧神经被切断后。患者可能有很长时间的前臂皮神经断裂伤史,时间长度满足条件后就出现了远处皮肤的超敏反应。这可能是此类患者唯一的主诉。多数情况下,此类患者既有伤处疼痛的神经瘤,也有远处皮肤的超敏反应。超敏反应远比神经断端神经瘤疼痛更难治疗。更多时候,患者在神经断伤之后不久就出现了神经断端神经瘤,可能伴有或不伴有超敏反应。神经重置后神经瘤部位的超敏反应消失了,极少再次出现在重置部位。然而,在Ⅲ区重置后,原始部位会遗留感觉麻木区长达 6～12 个月,麻木之后会再出现该区的超敏反应[25-26]。1949 年,Cannon 和 Rosenblueth 提出这可能是采用皮肤去神经化手术治疗前臂神经痛的继发现象,去神经化皮肤的面积越大,越有可能出现这种情况。如果仅局限于前臂,许多患者可以通过 Tubigrip 良好控制症状,但是如果超敏反应波及手和拇指的背侧,治疗起来非常困难。1989 年,Lluch 和 Beasley 提出,这种源自桡神经浅支支配区的情况(占前臂周围神经痛的大部分)可以通过在腕部近端切断骨间后神经(位于第四伸肌腱鞘管的底部)得到很大改善。笔者也应用骨间后神经切断术成功地治疗了几例尺神经背侧支支配区出现超敏反应的患者。关于为何这个支配腕关节的神经在附近皮肤失去神经支配后会芽生至该区域尚无明确的解释,但骨间后神经切断术可以解决这个棘手的问题,而且罕见不良反应。笔者曾经遇到前臂内侧皮神经支配区继发超敏反应的情况,但是不能确定芽生神经的来源,只能继续使用 Tubigrip 治疗。该患者的前臂一直戴着 Tubigrip,因为神经瘤远端皮肤超敏反应的问题成了其主诉,且将神经瘤成功重置入二头肌后超敏反应仍然存在。在另一例患者中,发生于桡神经浅支支配区的继发性超敏反应在将该神经瘤重置后 2 年获得了自行缓解。

在一项初步研究中,1 例重置之后残留原始部位或其周围超敏反应的 Ⅱ 区患者仍然有手掌尺侧指神经分支的断端神经瘤。基于此,可以认为,手掌部的损伤在伤及尺神经来源的指总神经或指固有神经的同时,也有可能伤及支配手掌小鱼际部的尺神经细小分支。还有一种可能,就是该损伤其实发生在重置术中,而不是在首次受伤时。无论是什么原因,处理这种将明显的指神经断端神经瘤重置入旋前方肌后仍然残留的小鱼际超敏反应非常棘手。Tubigrip 或并指手套可减轻这种"开-关"性敏感引起的不适。针对这种情况,没有简单的手术方法,因为在曾经的损伤部位或手术部位很难辨认、游离并向近端分离这些支配敏感区域的尺神经细小分支,同时又保证不伤及尺神经的其他完好分支。在 1 例这种情况的患者中,笔者采用从手掌完全移除尺神经残留感觉支的方法获得了成功。该患者在一次失败的屈肌腱手术后做了小指的指列切除术,导致小指两侧指神经断端神经瘤疼痛,然后又将该神经重置入旋前方肌内,环指尺侧指神经仍保留在原位,结果环指尺侧区域的感觉几乎完全丧失,同时

残存小鱼际隆起部位的超敏反应,使得整个手几乎没有功能。在面对手掌部尺神经支配区没有感觉,且不可避免地伴有手远端尺侧缘麻木的情况时,将尺神经手掌部其他的感觉分支都重置入旋前方肌会戏剧性地"治愈"小鱼际敏感的问题。

尽管应用辣椒碱(一种含有强烈辣椒成分的抗刺激药,用来治疗疱疹性神经痛)偶尔会非常有效,但用其治疗上述的超敏反应,大多效果欠佳。

第 17 节　神经断端神经瘤重置的结果

表 5-31-1 是根据 1 例神经瘤重置患者病例记录做的典型表格。对手术重置前后的原始部位和继发部位的神经断端进行 4 种类型疼痛的记录。表 5-31-2 至表 5-31-4 显示如何将个人的记录汇总,来评估神经重置与特定位置的价值。这些表格表明,神经重置后 4 种类型的疼痛都明显减轻。很少有患者在原始部位仍然还有疼痛。原始部位的疼痛或超敏反应治疗失败常意味着在原始部位仍残留有其他重要的神经支配。这种治疗的主要特点就是无论在原始部位还是在重置部位,自发性疼痛几乎完全消失。即使在重置部位仍残留症状,其程度也有减轻,而且使用止痛药更容易控制症状。虽然这些表格有助于明确术前和术后神经瘤的活动状态,但是它们不能确定或标明原始部位和重置部位受压力性疼痛或移动性疼痛刺激的相对频率。一般来说,在日常活动中,神经断端在重置部位受到损伤的概率要远低于原始部位。Ⅱ 区重置入旋前方肌有时会出现该部位在做前臂旋后或极度旋后时的疼痛。这些患者常会在日常活动中试着避免做这些极度活动,其实这些极度动作普通人也很少做。在深层组织内重置后一般不出现继发部位的超敏反应。Ⅰ 区重

置距离皮肤较近,相对容易出现超敏反应,但与原始部位相比,程度较轻。

神经断端神经瘤引起的周围神经痛是一个临床上很棘手的问题,在是否可以获得完全"治愈"方面医生要面对现实。从手外科其他难题的角度来讲,是医生"治愈"了它们,还是仅仅有所改善? 表 5-31-2 至表 5-31-4 有助于理解本章所描述的这些神经瘤重置能达到的具体的临床效果。这些表给出了应用此种手术可能"治愈"的一个现实蓝图。但正如图表所示,神经瘤重置往往只能做到减轻疼痛,使疼痛更易处理。

第 18 节　神经断端神经瘤治疗失败

若术后原始部位仍有疼痛和超敏反应,那么此时在原始部位还有来自其他神经的神经瘤。对该区域其他可能的支配神经进行局部麻醉药阻滞试验常会证实这一判断。鉴于前面所讨论的诸多原因,这种情况最常发生于Ⅲ区,后续采取何种方法治疗取决于究竟是漏掉了一根神经或多根支配神经还是出现了继发的超敏反应。这种情况也有可能出现在Ⅰ区手指中节的掌面,一侧的指神经被认为是引起疼痛的唯一神经,然后将其重置,另一根指神经或其一条或多条细小分支同时也被切断或遭到瘢痕组织的牵拉和栓系。如前所述,手指背侧的神经分布也有可能导致治疗失败。该情况也偶尔发生于Ⅱ区,尤其是手掌部,此处的指总神经之间距离较近,一处裂伤常伤及多根神经。跨越常见支配区域的正中神经和尺神经的变异分支,也可能是失败的原因,此时进一步行腕部神经主干的阻滞有助于确诊。Ⅰ区和Ⅱ区之间是否有真正的交叉支配尚不明确,从笔者的经验及 Bas 和 Kleinert 的解剖研究[8]来看,很可能在某些患者中存在交叉支配和神经之间的交通连接。笔者遇到一些患者,他们只表现为一侧指神经损伤,将其重置后,另一侧指神经或背侧的支配区出现了疼痛,需要再次重置。虽然可能会导致首次重置失败,但有时是由于症状出现的滞后(即手指开始无不适),而后才出现疼痛。局部阻滞试验证实疼痛来自于手指的另一根神经。由于这种滞后现象和背侧神经也可能出现疼痛(虽然背侧神经仅支配手指的近节,而该手指的损伤部位在远端),说明这不能被理解为是单纯的失败,而其他的神经分支也可能被伤及。同样,如果疼痛能被化学药物所诱发,说明其不是由于神经损伤而致,而是来自其他损伤。

第 19 节　重新吻合治疗神经断端神经瘤

无论是早期还是数月后发现的神经断裂伤,最理想的治疗方法是将神经的近断端和远断端重新吻合,以期恢复感觉(或)运动功能,以及容纳轴突发芽,避免产生神经断端神经瘤疼痛。之所以将其作为治疗神经断端神经瘤失败讨论内容的延伸部分,是因为这种治疗方法并不像想象的那样直接有效。当损伤后即刻发现神经断裂伤时,马上想到的最好的方法是将其重新吻合,以免形成神经断端神经瘤,并恢复远端的感觉。偶尔会形成连续性神经瘤或神经修复部位被瘢痕卡压/牵拉,继而出现疼痛。这种情况最常出现在前臂远端桡神经浅支修复后和手掌部示指桡侧指神经在掌远纹桡侧缘修复后。当在损伤数周或数月后才发现神经断裂时,神经断端可能已经回缩,形成一个有痛或无痛的神经断端神经瘤膨大。要进行神经吻合必须要将膨大的神经瘤切除,此时通过游离神经 2 个断端的方法很难消除之间的间隙。此时要做出判断,是需要用其他部位的神经做移植,还是用自体源性或人工材料来桥接断端的间隙,或是置之不管。

若用自体神经做移植,会造成局部感觉丧失,在供区也可能出现神经断端神经瘤疼痛。当前臂远端桡侧的桡神经浅支的 2 个断端之间有缺损时,由于其支配区感觉恢复与否并不重要,在 1.0～1.5 cm 以内的神经缺损常可用一小段静脉移植来代替神经移植,因为静脉很容易切取,甚至在开放的伤口内可以直接获得。如果神经支配区的感觉并很重要,但缺损较长,就可能需要通过重置来治疗神经瘤,因为有些病例神经的远断端无法寻及。尽管多种因素影响治疗术式的选择,如患者的意愿、年龄等,但如果局部已经出现疼痛,尤其是存在致密的瘢痕时,将神经近断端重置是非常明智的选择。在这种情况下,任何想重新吻合神经的做法都会导致神经受压,只是将神经断端神经瘤的疼痛转变为相似的瘢痕卡压神经的疼痛,后者更难处理。此时,除了正中神经和尺神经之外,笔者更倾向于将大多数瘢痕化的神经转变成一个神经断端,以进行近端重置。修复或移植修复疼痛的神经近端时,也可导致再生神经远端出现逐渐前移的蒂内尔征,但其神经痛也会随之前移。尽管该并发症非常少见,但在编写本书时,笔者就曾经遇到 1 例中年患者,在谨慎分离的基础上为其进行了神经移植,在腕部修复了疼痛的正中神经的断端神经瘤,一方面是想恢复远端的感觉,另一方面是想给疼痛的神经断端"戴帽"。术后蒂内尔征逐渐前移,同时伴有剧烈的疼痛和超敏反应,至今已到达手掌远端。对其他的神经来讲,如果再次切断神经,将其近端重置,可能会得到补救。但对于该例患者的腕部或附近大的正中神经和尺神经,尚无办法通过局部手术来解决(没有相关的局部手术解决方案)。因为这 2 个潜在并发症的存在(两者均涉及疼痛),可告知神经断裂后疼痛的患者,将神经重新修复后,该疼痛可能会持续存在或向远端迁移,有可能后期还需要手术,为了治疗神经断端神经瘤可重新选择重置术。

显微外科游离皮瓣移植技术的进步带来了一种新的方法来治疗那些无法与远端吻合的周围神经断裂伤。可以移植包含一段神经的游离组织来恢复远端感觉,同时还可以进行指体延长、提供带有软组织的良好骨质等。也可以用该方法给神经断端神经瘤"戴帽",捕获再生的轴突,缓解相应的疼痛。一个典型的例子就是应用足趾移植并行神经吻合来治疗有神经瘤疼痛的拇指断端,这样可以解决许多问题,其中包括患者的神经痛。Foucher 等[27]还阐述了众多手部局部皮瓣的具体做法。但这种方法在神经再生长入远端的过程中也可能出现疼痛的前移,所以在进行此项手术前一定要告知患者这种可能性。Foucher 等使用"戴帽"技术的经验有限,并认为该术式的并发症极少见,但一旦出现,对手术可能是毁灭性的。笔者曾遇见 1 例患者,在足趾移植再造拇指后出现了疼痛的前移和超敏反应,故认为这种状况要比术前原始的短拇指和断端疼痛要严重数倍。虽然该患者未在笔者处治疗,但针对这种情况,要将拇指去神经化,把指神经重置入旋前方肌,就像处理Ⅱ区神经断端神经瘤一样,这样虽然丧失了该手术的部分初衷,但却保留了拇指的长度。

神经移植和带神经的皮瓣移植在供区(手部或其他部位)仍会遗留一个神经断端。由于一小部分行神经移植的患者在供区会出现疼痛的神经断端神经瘤,无从知晓是原发的还是局部的,不管怎样,这种情况要予以考虑。

第 20 节　连续性神经痛——连续性神经瘤和瘢痕神经

余下的 2 种周围神经痛的原因,即连续性神经瘤和瘢痕神经,或曾被称作的"牵拉性神经炎",可以一并进行讨论。它们有许多共同的临床特征,治疗方法也大同小异。

目前,尚不知道这 2 种情况为何会发生疼痛,以及在疼痛加剧的来源和原因上两者是否有不同。无论机制如何,前文叙述的两部分模型(一条受激惹的神经和将其包裹的周围瘢痕组织)给医生在临床经验和患者主诉之间提供了一个大致印象。虽然简单,但在与患者交流时很有帮助。两组患者疼痛的症状非常相似,这同神经断端神经瘤患者的 4 个主诉一样,只不过在主诉的侧重点上与神经断端神经瘤稍有不同,有时两者间也稍有不同。大型连续性神经瘤的肿大使其在活动中对直接的压力性伤害更敏感,这偶尔会成为患者最大的主诉,尤其是当受累神经是腕部的正中神经时,因为此处的正中神经完全位于皮下,而皮下脂肪层常很薄。大型连续性神经瘤几乎都发生在上肢腕部的正中神经。神经受瘢痕牵拉的患者常抱怨在活动与神经相连的肌腱时出现疼痛。但这 2 种病变几乎所有的患者都有不同程度的自发性疼痛、压力性疼痛、移动性疼痛及表面皮肤的超敏反应。

各种损伤后神经周围组织愈合时的过度反应就足以引起瘢痕性或牵拉性神经炎,如跌倒时腕关节的过伸性损伤、其他牵拉性损伤、神经手术后的感染或神经周围组织的手术等。神经部分或完全断裂(无论缝合与否),甚至神经本身没有真正的锐性伤都可以导致神经周围过度的瘢痕牵拉。这些情况常发生于损伤部位与邻近组织的交界处。此时,可能有大量或少量的神经增生,形成连续性神经瘤。与以往所用的名词"牵拉性神经炎"相比,"瘢痕性神经炎"或"神经的瘢痕牵拉"可能更适合描述这种状况,因为前者仅简单地将病变与某一种病因或神经持续疼痛的可能机制联系在一起。术中可发现致密的瘢痕组织紧紧地将神经包裹在周围组织中。虽然损伤时形成瘢痕的程度与损伤的程度和修复呈正相关,但在给此类患者做手术时往往感到与其他在该区域损伤或手术的患者相比,他们更容易产生更多的瘢痕组织,就像在损伤或修复术后有些患者会出现皮肤或肌腱周围的增生性瘢痕一样。

连续性神经瘤足以引起神经损伤部位的肿大,造成表面皮肤明显隆起,但这种情况并不一定出现。如前所述,当病变发生在腕部正中神经时尤为常见。大多数其他神经及更近端的正中神经常没有这样明显的粗大。这时,只能通过神经损伤、修复的病史和术中是否看到了肿大的神经来与瘢痕性神经炎相鉴别。这 2 种情况几乎都是瘢痕组织将神经与周围的其他组织粘连在一起,距离可长可短。但瘢痕性神经炎没有这样明显的神经肿大。当切除了连续性神经瘤周围的瘢痕组织后,有时仅在损伤或修复部位残留非常小的神经肿大(图 5-31-8)。

第 21 节　神经移植在连续性神经痛中的作用

一般来讲,当修复后的神经无痛而远端感觉不佳时,应该考虑进行神经松解,同时将神经从邻近屈肌腱旁游离出来。当神经松解无效时,可以在原来神经修复处周围再重新切断该神经,进行一段神经移植,但这涉及一个问题,就是到底需要切除多长的神经。这很难做出决定,且当成年患者仍有少许感觉时,大多数医生不会采用这种方法。神经移植的效果往往不如原始的神经修复。采用神经移植是希望那些在首次修复后出现的问题是与相应手术(或伤情,或术者)有关,而不是因为神经再生潜力不足或是患者瘢痕体质的原因,故希望挽救手术能够获得最好的结果。

当疼痛部位是原始的神经修复部位时,要做一些新的考虑,同时还要注意远端的感觉问题。依目前的少许经验,在这种情况下单纯进行神经松解总会导致神经被瘢痕栓系,疼痛会加剧。可能刚开始远端的感觉有

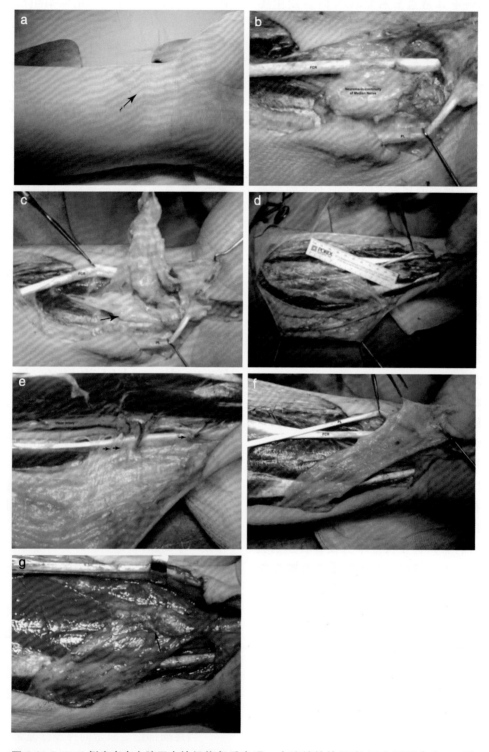

图 5-31-8　a. 1 例患者在左腕正中神经修复后出现一个连续性神经瘤,且有剧烈疼痛;b. 明显可见一个巨大的连续性神经瘤,通过瘢痕组织与周围组织粘连;c. 切除瘢痕后,该神经瘤明显变小;d. 掀起尺动脉一个小的掌面筋膜瓣;e. 近观筋膜瓣的血供;f. 筋膜瓣转移;g. 筋膜瓣包裹连续性神经瘤

改善,但常会再次恢复到原始水平,因为术后瘢痕组织重建至少需要 6 个月。当病变神经是一个主干神经时,目前选择的术式是神经肌腱松解术,然后进行神经包裹,而不是进行简单的神经松解,更多的是想治疗疼痛,而非改善远端的感觉。在治疗主干神经痛的问题上,没有医生会首先选择神经移植。单纯的神经松解或神经松解加包裹失败后进行神经移植,对于无痛病例来讲在逻辑上是一个延伸。笔者没有应用这种方法治疗疼痛病例的经验,在向世界上其他经验丰富的外科医生咨询后,也没发现其他医生有这方面的经验。如前所述,笔者曾用神经移植治疗有神经瘤疼痛的正中神经近端,出现了疼痛且前移的蒂内尔征,故不愿意尝试这种方法,也不建议采用局部切除后神经移植的方法来治疗类似连续性神经瘤疼痛或有瘢痕的主干神经。

之前笔者曾对手部非常细小的神经采用神经移植,目的是恢复远端的感觉并缓解局部疼痛。但无论是远端感觉的恢复还是局部疼痛的控制,效果都欠佳。这种疼痛多数只发生在抓握时,此时被瘢痕栓系的神经不能向侧方正常滑动,而是被卡压在抓握的物体和深部的骨质之间。虽然这种疼痛引起的功能障碍非常明显,但与连续性神经瘤或瘢痕性神经炎引起的疼痛相比,范围没有那么大。这种情况最常见于手掌远端外伤后累及的示指桡侧指神经或拇指基底外伤后累及的拇指的任何一侧神经。尽管拇指桡侧神经在抓握虎口内物体时不会直接受挤压,但当手指更加伸直进行抓握时,在拇指基底会压到该神经。让有这样病变的患者挤压宽径的 Jamar 测力计,很容易看到这一点。基于上述原因(早期对这样的病例进行神经移植,结果显示,无论是在疼痛的缓解方面,还是在改善远端的感觉方面,效果都欠佳),现在不再对这样的病例进行神经移植。有一段时间,笔者曾进行神经松解和静脉包裹,但都失败了(见后述)。目前,根据上述内容,对这些神经的疼痛部分进行游离和重置。虽然重置会使远端的感觉完全丧失,但解除疼痛的准确率更高。

第 22 节　连续性神经痛的治疗

概括来讲,根据当前稀少的采用手术治疗连续性神经瘤和瘢痕神经的外科医生的报道,传统的治疗方法是将受累部分的神经包裹在各种组织内。这些报道中手术的准确治疗方案仍不确定,因为其不是基于临床研究,而是更偏重理论,研究者们强调的重点也各不相同,包括给受损神经更好的营养、保护神经周围以避免外力的损伤、将神经从周围组织的活动中分离出来及术后尽量减少与这些组织的瘢痕粘连。有文献报道,这些方法的效果不可预测,成功率低于预期,如果首次神经包裹失败,就没有其他局部手术可供选择了。这与笔者个人的少许经验相吻合。作者在治疗 300 余例神经断端神经瘤的同时,治疗了约 30 例不得不治疗的、正中神经和尺神经的瘢痕神经和有连续性的神经瘤,绝大多数都在前臂远端[28]。

第 23 节　轻微连续性神经痛的治疗

10 年间,笔者在前臂远端累及桡神经浅支或累及手掌和手指根部的正中神经和尺神经的分支治疗了相似数量的病例。虽然这些神经的疼痛在开始时尚安定,但当数月后原始病变区域再次遭遇意外损伤时,常会出现再次疼痛。但此时应用传统的方法治疗效果可能不佳。可以比喻为除非患者用棉花包裹患肢,否则疼痛不能长期缓解,患者也无法回归到正常的生活中。遇到这种情况,除了前臂正中神经和尺神经外,上肢远端大多数更细小的神经可以通过在疼痛部位分离切断神经,形成一个神经断端,然后按照处理该神经原发性神经断端神经瘤的方法将其重置,往往非常有效。这样处理形成的神经断端一般问题不大,要比原始病变更容易治疗。

这样的治疗方法是以牺牲远端感觉为代价的。与正中神经、尺神经及其在手掌和指掌侧分支的支配区域相比,患者更容易接受前臂、手背及指背区域的感觉缺失。但对于任何一根神经,如果近端存在连续性神经瘤或瘢痕卡压,远端有用的感觉就非常少了。因此,即使是支配重要拇指、示指区域和小指尺侧缘的正中神经和尺神经的分支,在将其于损伤部位切断、合理重置后,远端感觉可能也不会有重要损失。对于这些细小的神经,可先将其包裹,如果仍不能安定或疼痛复发,再行切断和重置。随着操作者神经重置经验的增加和临床治疗效果的肯定,其可在一开始就对疼痛的连续性神经瘤和瘢痕神经进行重置,尤其是当该神经支配的远端感觉并不重要或因以前的损伤和(或)手术导致感觉严重受损时。在保留神经连续性的基础上治疗这种神经痛非常困难。

如果此类患者有保留远端感觉的要求,可采取其他方法。将示指尺侧的皮瓣转移至桡侧[29-31],或将拇指桡侧的皮瓣转移至尺侧[32],有助于保留在做"捏"的动作时所需要的感觉。对于那些在捏东西时已经改用中指而不是示指的示指桡侧指神经损伤患者,以及大多数拇指桡侧指神经损伤的患者,没有必要保留远端的感觉。

第 24 节　严重连续性 神经痛的治疗

即使远端已经完全没有感觉,谁又会把正中神经或尺神经切断在前臂重置? 在将三大主要神经都切断的前臂远端截肢患者中,很少见到这些神经的断端神经瘤。操作者担心这些神经痛的患者有一些体质上的问题,进行上述的重置会使现在的情况变成同样的、甚至更痛的、巨大的神经断端神经瘤。考虑到这一点和有必要保留远端即使很差的感觉的情况,不建议在大神经中使用重置来治疗疼痛的连续性神经瘤和瘢痕神经。

治疗腕部或附近大神经的疼痛,同时还要保留神经的连续性,可用的手术方法非常少。通过神经肌腱松解术将神经从周围瘢痕组织中游离出来,再用某种方式包裹神经,使之与周围组织尤其是屈肌腱离断,这样做的成功率比单纯行神经肌腱松解术稍高。1996 年 11 月,在 *Hand Clinics* 上有 3 篇文章综述了世界上关于神经包裹非常有限的一些文献,很好地描述了该方法的历史[33-35]。有整形外科手术经验的医生一般喜欢用各种各样局部带蒂或以游离的微小血管为蒂的肌肉瓣、筋膜瓣或皮瓣作为包裹物。用这样的皮瓣治疗周围神经痛源自于它们在治疗难治性臂丛神经痛上的成功应用[36-41]。也有些术者应用长段自体或异体静脉,将其切开,直接或螺旋状缝在神经外面[35]。很难说哪种方法更好,因为文献报道的病例结果很少,多数术者的个人经验也非常少,且常受某单个术式的限制。如果没有血管蒂的静脉包裹有效,说明这些方法的主要作用不是像数年前皮瓣热衷者认为的那样是给局部带来了新的血供,仅是将神经与周围移动组织的机械刺激做了物理性隔离,尤其是移动的屈肌腱及腕关节屈侧神经损伤时的腕关节屈侧表面。

由于笔者是整形外科医生,且在首次遇到这样病例时没有可以借鉴的静脉包裹的经验,刚开始治疗使用的是皮瓣包裹神经,现在还是如此。但不确定是否需要包裹组织一开始就有血供。如果包裹组织非常小,手术后数天就可以迅速建立新的血供,从而不经历组织坏死后形成瘢痕的过程。目前也不确定这样是否会影响最终的功能。有研究者认为静脉包裹会以其他任何游离组织一样的方式重新建立足够的血供。类似的例子还有游离脂肪组织移植的成功应用。在 20 世纪 90 年代，没有看到关于游离脂肪应用的任何优点，因为脂肪组织很容易直接建立血供，或从深筋膜建立血供，脂肪坏死的风险极小。Botte 等[33]报道了多种用小的局部肌肉瓣包裹腕管内正中神经的方法。虽然报道称这些组织瓣应用得很成功，但是它们较小，有时难以覆盖比腕管内正中神经稍长一点的神经。笔者缺乏该方面的经验，也没有使用过这样的组织瓣。

第 25 节　筋膜瓣包裹法

如果条件允许，应用带或不带脂肪和表面皮肤的局部带血管蒂的筋膜瓣包裹前臂的主要神经。这种组织瓣在前臂数量多，面积大，且在整形外科和手外科，切取由腕部桡、尺血管小分支供血的这种组织瓣非常简单，是常规的手术操作[42-46]。采用筋膜瓣包裹神经以利于其滑动这一概念最早由 Millesi 和 Rath 于 1985 年提出[47]。在损伤局部切取组织瓣，可避免其他部位的创伤，减轻肉眼可见的瘢痕，降低在其他部位再次出现神经痛的风险。因为切取远处的皮瓣会产生肉眼可见的瘢痕，还会切断身体其他部位的神经。单纯从血供和包裹神经方面来讲，游离的皮瓣或筋膜瓣、脂肪瓣、肌肉或网膜瓣比同样具有良好血供的局部皮瓣或组织瓣无任何优势，部分研究的结果也说明了这一点[28]。笔者不赞成以前研究者们采用游离皮瓣包裹前臂神经的做法[34,46]。游离皮瓣会给一部分患者带来风险，他们不愿意手术且由于各种原因较难管理，包括正经历着剧烈疼痛、曾经历过治疗失败且知道神经包裹手术有一定失败率却不知道游离皮瓣血管吻合的风险很小的患者，其中许多患者还用吸烟来缓解疼痛，这对游离皮瓣手术很危险。术后原来的疼痛会加重，此时与患者沟通仍非常困难。因此，尽管这种情况非常少见，但是无论从神经和神经痛的角度，还是从应对此类特殊患者所费精力的角度，这种游离皮瓣的失败都不是医生想要的。采用局部皮瓣并不需要显微外科技术，手术时间会史短。目前有 2 种常见的情况需要包裹神经，即在腕部松解完神经肌腱后需要覆盖正中神经或尺神经时，只常规采用 2 种局部皮瓣。

第 26 节　Becker 皮瓣包裹腕部疼痛的连续性神经

连续性疼痛的腕部神经瘤常累及正中神经，有时也会累及尺神经。由于这些神经瘤常位于局部，长度也有限，在神经肌腱松解后往往可以用一个较短的组织完全包裹起来。以腕部尺动脉供应背侧筋膜分支为蒂的 Becker 皮瓣[48]，其可翻转 90°跨过腕掌面，直接覆盖在典型的有连续性的正中神经瘤表面（图 5-31-9）。这样的横向跨越足以覆盖连续性神经瘤，还可以掀起一定长度，足以在神经瘤浅面覆盖筋膜、脂肪和皮肤，给神经瘤以附加的保护，同时缝合腕部皮肤也会更容易。如果皮瓣的远端只掀起筋膜或皮瓣切取后将脂肪和皮肤去除，筋膜瓣的远端还可以翻转至神经瘤的深面，将筋膜瓣的远端和筋膜瓣中部的深层缝合，这样就包裹了神经瘤，彻底把它从周围的指屈肌腱中分离出来。

第 27 节　前臂掌面筋膜瓣包裹腕部疼痛的连续性神经

腕部正中神经或尺神经的瘢痕有时会

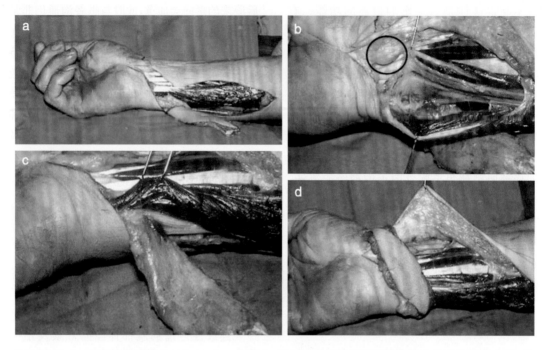

图 5-31-9　a. 在前臂尺侧掀起一个 Becker 皮瓣；b. 近观来自尺动脉背面的营养此筋膜皮瓣的血管，牵开尺侧屈腕的肌肉和肌腱以显露营养血管，正中神经的连续性神经瘤已用圆圈标出；c. 皮瓣位于尺侧腕屈肌腱深面；d. 皮瓣覆盖神经瘤，去除皮肤和脂肪后，皮瓣远端的筋膜填塞在神经的深面，然后反折后自身缝合，包裹神经瘤，使其与屈肌腱隔离开来

很长，以桡动脉或尺动脉掌侧在腕部附近发出的筋膜营养血管为蒂的筋膜皮瓣可以掀起达肘部，形成一个更大、更长的筋膜皮瓣，与 Becker 皮瓣相比，能够更容易地旋转覆盖神经受损部位的全长（图 5-31-8）。前臂远端甚至到手掌部的神经都可以被包裹在筋膜内（图 5-31-10）。如果连同脂肪组织一起切取，这种组织瓣就显得过于臃肿，皮肤很难缝合。在这种情况下，主要考虑将神经从移动的肌腱中分离出来，而不是将其当作衬垫来保护神经免受外界创伤，故切取这种组织瓣时不带脂肪组织。仅切取筋膜瓣时，由于脂肪尚留在皮肤上，与脂肪与筋膜瓣一起切取相比，切取前臂皮肤相对安全。

从 1996 年开始，临床上采用 Becker 皮瓣或前臂筋膜瓣包裹连续性神经瘤或前臂被瘢痕栓系的神经[28]。14 例患者的结果分析见表 5-31-5。这项回顾性研究报道了通过神经松解及松解后将前臂远端有神经源性疼痛的且有连续性的 12 例正中神经和 2 例尺神经包裹入有血供的前臂筋膜内（必要时结合其他的辅助疗法）的治疗方法。术前，14 例患者都有 5 种疼痛模式中至少 1 种模式的剧烈疼痛。14 例患者中有 8 例在神经松解和神经包裹后获得了全部疼痛模式的完全缓解，另 2 例患者只残留了 1 种或 2 种模式的轻微疼痛。对 4 例患者又进一步做了腕关节融合或腕关节融合加屈肌腱的选择性切除术后，14 例中有 9 例获得了全部疼痛模式的完全缓解，另有 3 例患者只残留了 3 种或更少模式的轻微疼痛，只有 1 例患者仍然有一种模式的剧烈疼痛。

第 28 节　筋膜瓣"治愈"疼痛的连续性神经

多数主要神经出现连续性神经瘤和瘢

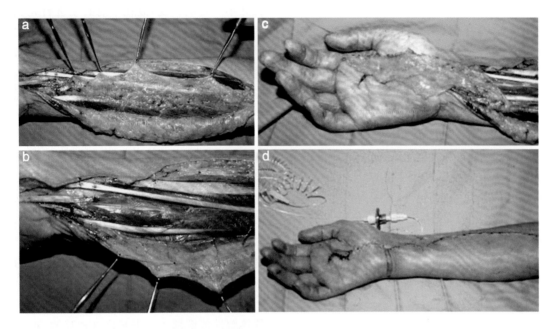

图 5-31-10　a. 取一个长的前臂掌面筋膜瓣覆盖有瘢痕的长段正中神经(从前臂远端至手掌);b. 筋膜瓣的营养血管在腕关节水平发自尺动脉;c. 翻转筋膜瓣,显示可能覆盖神经的范围;d. 将神经用筋膜瓣包裹后闭合伤口

表 5-31-5　神经松解合并单纯筋膜包裹神经前后及进一步手术后患者疼痛的程度和性质($n = 14$,14 例患者前臂远端神经包裹,其中包括 12 例正中神经和 2 例尺神经)

疼痛性质	术前				筋膜包裹后				进一步手术后			
	重度	中度	轻微	无痛	重度	中度	轻微	无痛	重度	中度	轻微	无痛
自发性疼痛-基础疼痛	2	7	0	5	0	1[a]	1	12[b]	0	0	1	13[a,b]
自发性疼痛-峰值疼痛	8	4	1	1	2[a,b]	0	0	12	0	0	0	14[a,b]
压迫性疼痛	9	2	2	1	2[a,b]	1	2	9	1[b]	0	1	2 · 10[a,b]
移动性疼痛	9	3	0	2	2[b]	2[a]	0	10	0	0	1	13[a]
超敏反应	1	5	4	4	2[b]	0	2	10[a]	0	1	2	11[a,b]

[a]. 患者在神经松解和筋膜瓣包裹神经后仍有中度的自发性疼痛-基础疼痛,重度的自发性疼痛-峰值疼痛,重度的压迫性疼痛和中度的腕关节移动性疼痛,腕关节融合后,任何疼痛均消失;[b]. 患者在神经松解和筋膜瓣包裹神经后仍有重度的自发性疼痛-峰值疼痛,重度的压迫性疼痛,重度的腕关节移动性疼痛和重度的超敏反应,腕关节融合后,只残留中度的压迫性疼痛,其他疼痛均消失

痕神经疼痛的情况比较少见,临床上治疗这种情况的经验也比治疗神经断端神经瘤疼痛要少得多。 如果不进行神经重置,要完全治愈连续性神经的疼痛非常困难,术后需要更长的时间才能使神经安定下来。

通过筋膜包裹手术可以完全缓解自发性疼痛和超敏反应,但是经历的时间可能比较长。 在此期间,有必要应用药物治疗。 如果术前屈指肌腱滑动时对腕部的正中神经和尺神经有压迫,术后也常会缓解,用手握物体时更方便。有时可能需要同时进行其他手术,如腕关节融合、示指或连同中指的屈指浅肌腱切断术,才能使手和腕部活动时完全没有疼痛。虽然这样做会丧失一部分运动功能,但是如果能够较大程度地改善疼痛,很好地恢复手的功能,还是利大于弊的。筋膜包裹虽然可以保护神经的膨大,但是有连续性的神经可能仍会残留压力性疼痛(见后述)。幸运的是,无论是神经包裹术前还是术后,这些腕部神经受累的患者极少受到该区域突然被撞击的困扰。这可能也反映一个事实,即在这种损伤中,腕掌面受到相对的保护。

第 29 节 脂肪瓣对腕部连续性神经瘤的保护作用

有时,腕部正中神经连续性神经瘤的主要问题或唯一问题就是局部增粗非常明显,以致在手的日常活动中会被反复碰触到,常以压力性疼痛为主要症状,有时仅为压力性疼痛。在这种情况下,前臂筋膜瓣中脂肪的厚度就不足以保护该神经瘤,必须寻求其他办法。肌肉瓣由于失神经的作用,随着时间的延长会逐渐变薄。因此,最好是采用包含较厚皮下脂肪的远处皮瓣。在这方面,许多患者遇到的特殊情况是其腹股沟区脂肪过少,而脐周的脂肪较厚,图 5-31-11 即是在这种情况下应用以脐周大血管分支供血的带蒂的脐周脂肪皮瓣覆盖膨大的神经瘤,二期再断蒂。在其他的患者中,可能采用腹股沟皮瓣及其他的带蒂或游离皮瓣会更简单。如图所示,任何试图在腕部正中神经表面覆盖较厚组织的方法外观较差。有 1 例患者接受了该手术的这个缺憾,他忍受了 15 年不能把腕部放到硬物表面的痛苦,但其他患者并不一定能接受,故在术前必须进行充分的沟通。笔者在这方面经验有限,用如此肥厚的皮瓣来保护正中神经的效果并不确定,在一定程度上患者更愿意在患处佩戴 Tubigrip 或其他的弹力绷带来稳定神经。同时,还可以适当地掩盖皮瓣,当皮瓣表面出现继发的超敏反应时也会发挥一定作用。有时会需要再次手术来进一步稳定该皮瓣,因为重力会使其内的脂肪团块移向腕部尺侧。Brown 和 Flynn[49] 对 4 例患者采用类似的腹部肥厚皮瓣覆盖手部疼痛的神经作为补救。但与覆盖在腕掌面相比,用这样肥厚的皮瓣覆盖手掌会对功能产生更大的影响。

如果外观可以接受的话,可以让患者佩戴热塑性的腕部支具来替代这种皮瓣,在该支具跨过神经瘤的地方有一个隆起。这个简单的护具虽然不美观,却可以非常有效地避免神经瘤与外界接触。

第 30 节 静脉包裹

由于在掌中部远端很难找到合适的组织(皮)瓣包裹,笔者曾对 10 例瘢痕栓系的手掌、指神经采用静脉包裹的方法(图 5-31-5,图 5-31-12)。但都只是在短期内缓解了疼痛。长期的结果显示,击打或紧握会再次引发疼痛。之后又对一些桡浅神经进行了静脉包裹或腕部桡侧的脂肪筋膜瓣覆盖,也只是获得了短期内的成功,腕部的击打伤会再次引发疼痛。这些方法不能在远期缓解疼痛的原因可能不是包裹材料的问题,而是这种部位损伤的神经在日常手的使用中无法避免再次受创,仅用包裹体来保护是远远不够的。

实际上,静脉包裹的报道很少,但在美国的一位外科医生的研究中显示,该方法成功治疗了 119 例瘢痕神经,其中 94 例是曾行正中神经、尺神经或足部的踝管神经松解

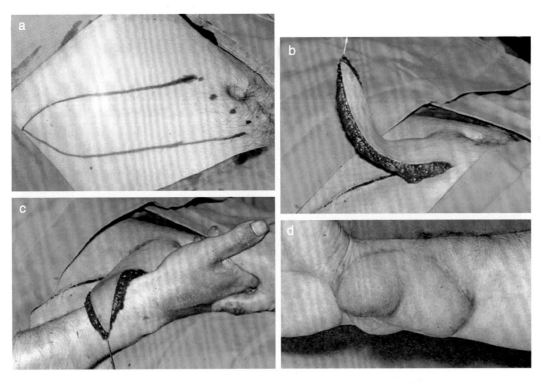

图 5-31-11　a. 在腹部脐旁划出准备掀起的皮瓣，该男性患者腹股沟区皮下组织较薄，在中腹部脂肪较厚，由于正中神经上有一个非常巨大的连续性神经瘤，导致其 15 年来都无法将右腕放在桌子上；b. 掀起皮瓣；c. 皮瓣覆盖腕部正中神经的神经瘤；d. 晚期皮瓣的外观，该皮瓣使他可以将手和前臂放松地放在桌子上

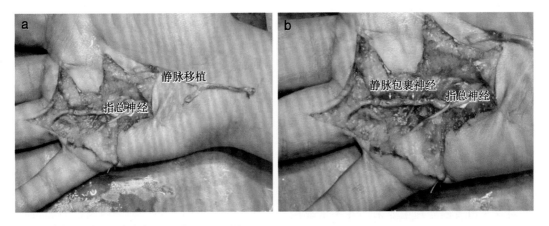

图 5-31-12　a. 神经松解后疼痛的第四指蹼处的指总神经，从腕部取一段头静脉；b. 静脉包裹后的同一根神经

术后失败的患者[35,50]。美国另 3 个医疗小组重复了这项工作，虽然病例数较少，但结果非常好[51-54]。目前，这种方法在手外科的文献中尚未得到同行评议，在 2000 年之后，上述这些学者也都没有这方面的近期报道，而该方法在一开始曾被认为是一个令人激动的"突破性进展"。有学者对大鼠进行实验，发现自体静脉移植包裹体不经历生物降

解过程,神经卡压性损伤不但可以获得很好的恢复,而且用静脉包裹的神经周围产生的瘢痕要比单纯松解的神经周围少[55-56]。该研究表明,在神经外膜和光滑的静脉内皮细胞表面之间瘢痕极少,且静脉内皮无任何损伤,说明自体静脉包裹体可以允许在其内滑动。Masear 和 Colgin[35] 改用戊二醛固定的人脐静脉进行研究,认为同种异体静脉的滑动层与静脉无关。上述学者们的另一项大鼠实验研究显示,与自体静脉包裹体相比,同种异体静脉包裹体的神经外膜与静脉之间会产生更多的瘢痕和粘连[57]。笔者对这种方法治疗失败的病例行再次手术分离和神经重置时发现,只有 2 例神经在其内仍保持游离状态。在所有的病例中,神经在出入静脉包裹体的地方都有致密的瘢痕组织粘连,也就是说,即使在包裹体内呈游离状态,疼痛的瘢痕粘连仍然存在,只是被移到了包裹体的近端。可能这种方法还需要经过进一步的研究考证后才能作为筋膜皮瓣的替代方法来包裹瘢痕神经。因为这种方法更简单,越来越多的医生会更愿意采纳它而不只是阐述皮瓣的手术。

第 31 节 术后处理

上述治疗神经痛的手术对于大多数患者来说是非常痛苦的,在术后早期需要对疼痛缓解给予很大的关注。虽然下面提及的疼痛治疗方案看似"过度治疗",但让患者在术后 1 个月就尽量无痛尤为重要。12 年来,对这些患者的处理主要采用在手术部位持续灌注局部麻醉药或近端神经阻滞的方法来控制术后疼痛[58-59]。在术中关闭伤口前,将 18G 或 20G 的硬膜外导管置入伤口(图 5-31-7)或稍近端支配该部位的神经附近。在手术部位被多个主要神经支配时,可以将将麻醉药直接灌注入手术部位,也可以将多根导管置入多个相应的感觉神经周围。

关闭伤口前在伤口的远端置入一枚小的开放的 Yates 引流管,以排出多余的麻醉药。置入的导管和引流管都与皮肤缝合,以免脱落。然后用敷料覆盖伤口,固定患肢,将导管与装有 0.325% 的布比卡因泵(4 支 10 ml 0.25% 的布比卡因＋2 支 10ml 0.5% 的布比卡因)相连,根据需要以 5 ml、3 ml 或 1 ml 的速度泵入,要完全阻滞所涉及的神经。如果阻滞 2 或 3 根神经的导管相互独立,则每 2 小时在泵入导管间转换一次。如果这种应用局部麻醉药的方法失败了,可以采用 PCA 吗啡泵,但一般用不到。如果没有禁忌证,这些患者还常规应用非甾体抗炎药。术后第一天早晨,患者开始应用一定剂量的长效吗啡,通常是每次 20～30mg,2 次/日,一般 24 小时起效。术后第 2 天的夜间,关掉局部麻醉药。如果吗啡镇痛效果不佳,可根据患者的需要在后半夜再次打开麻醉药的开关直至次日晨 8 点。对这样的病例,加大吗啡的用量,下一个夜晚继续重复这样的过程。对大多数患者来说,吗啡的效果足可以替代局部麻醉药。患者在第 3 天早晨就无须再因为偶尔的疼痛而应用长效吗啡、非甾体抗炎药和双氢可待因。为了减少因移动刺激产生疼痛而采用的患肢支具、出院药物要持续应用至少 1 周,一般 2 周。许多患者已经在夜间服用阿米替林作为镇痛药及加巴喷丁、普瑞巴林或拉莫三嗪其中之一的膜稳定药物。在手术期间和术后要持续应用这些药物,直到吗啡逐渐减量至术后 4～6 周完全停药。

第 32 节 局部手术治疗神经痛失败

在笔者收治的病例中,神经断端神经瘤、瘢痕神经的重置和大神经的筋膜包裹失败率为 10% 或以上。治疗失败是指局部控制不佳,数月后需要再行其他更中央型的疼痛治疗方法。此时,笔者多选择插入一个脊神经根刺激器。尽管该方法并没有受到患者的广泛认可,但结果证实将其作为治疗失败病例的进一步治疗方法是成功的。

第 33 节　周围神经痛治疗方法的选择

一些周围神经痛的患者不愿意接受局部或远端部位的手术。对于这些等待手术的患者和局部手术后效果欠佳的患者,虽然非手术治疗限制了患肢的使用,但可能有帮助。长效阿片类药物可用于缓解或减轻基础的自发性疼痛。也可以应用此类药物的外用膏药,很方便。镇痛效果稍弱的止痛药往往无效。如果这种方法有效且无不良反应,长期应用可能只会带来药物依赖的问题。对于无条件进行局部手术或远端部位手术的患者,疼痛可能就会伴随终身,是否让其长期使用阿片类药物,需要与终身疼痛综合起来权衡考虑。换句话说,他们与其他患有慢性疾病需要不断服药的患者一样。阵发的自发性疼痛对抗癫痫药加巴喷丁、普瑞巴林和拉莫三嗪常反应良好。压力性疼痛常能通过佩戴在神经损伤部位"泡状"鼓起的支具免除疼痛,尤其当病变在腕部的正中神经或尺神经时。支具也可以减轻因肌腱或关节活动引发的疼痛。用 Tubigrip 或手套可以缓解甚至消除超敏反应,应用 5% 利多卡因膏药敷于敏感部位效果也很好,但费用较高,且一贴只能维持 12 小时。有时,超敏反应的患者对大剂量加巴喷丁或辣椒碱反应也不错。

第 34 节　复杂的周围神经疾病

有 3 种情况需要在此提及,因为其常会干扰周围神经痛的治疗。

一、神经卡压

正中神经、尺神经卡压或桡神经在 Wartenberg 点或骨间背神经分支的卡压,可以继发于创伤和(或)手术后的肿胀独立存在[60],有时甚至需要手术松解。这些神经卡压可以伴随前述的周围神经痛,或作为初发症状,或出现在如前所述的局部手术治疗后。如果疼痛和首发症状混杂在一起,必须手术治疗。要对这种情况保持警惕,只要有一点可疑就要进行常规的临床检查,如 Phalen 试验。临床上为了避免延误病情进行手术解压可迅速有效地缓解疼痛。在进行这种手术前,建议怀疑腕管综合征时做 Phalen 试验,怀疑肘管综合征时做屈肘试验,怀疑桡浅神经在前臂中段 Wartenberg 点处卡压时做蒂内尔试验。如果有必要,在神经痛手术中松解卡压的神经。当在腕部包裹正中神经或尺神经时,也常规松解腕管和 Guyon 管。

二、1 型反射性交感神经营养不良综合征

1 型反射性交感神经营养不良综合征 (reflex sympathetic dystrophy syndrome, CRPS) 可发生于任何上肢损伤。患有 CRPS 的患者有很大一部分曾经有过神经的损伤(可能微不足道)或由于创伤、手术后出现的水肿导致了神经卡压。反之,有过神经创伤或卡压的患者似乎更易罹患 CRPS。在笔者的工作单位,无论是外科医生还是治疗师,对所有神经损伤的患者都保持很高的警惕性,尤其是遇到那些整个或部分手轻微发紫、轻微肿胀、疼痛加重并常伴有该手的运动恢复程度在特定康复阶段远不能达到治疗师的期望时警惕性更高。这些往往预示着 1 型 CRPS 的发生。1 型 CRPS 的疼

痛常掩盖上述原始神经病变和（或）神经卡压的疼痛，混淆了症状。这就是 1 型 CRPS 疼痛的严重性，即它有可能完全掩盖原有神经病变或神经卡压的疼痛，只有将 1 型 CRPS 控制后其原有的病变才能凸显。疼痛更有可能是由简单的神经卡压引起，而不是已经存在的原有神经病变所致。最终，有持续性神经疼痛的患者可能会出现周期性的 1 型 CRPS。该病的治疗效果欠佳，只要有潜在的神经病变或神经卡压持续存在，就会反复出现。这时的临床处理非常棘手，有必要在 1 型 CRPS 存在时或在其刚刚缓解时进行手术，去除一个神经痛的病因。笔者已经在 1 型 CRPS 存在的同时或其刚刚缓解后做了多例手术，解决了潜在的神经卡压，重置了神经断端神经瘤，或处理了其他未经验证的神经痛的原始病因。这样常可成功终止而不是加重 1 型 CRPS，也不遗留 1 型 CRPS 的其他症状，同时还明确了潜在神经痛的病因。经过术后的仔细观察，也未发现 1 型 CRPS 加重或复发。另外，对不稳定的 1 型 CRPS，也可以采用这样的方法。

针对所有的 1 型 CRPS 患者，治疗的方法有胍乙啶阻滞、强效镇痛药、非甾体抗炎药，并使用积极的物理治疗尽快恢复，根据需要可以结合强效的口服镇痛药和非甾体抗炎药作为辅助措施。患者出现可疑的 1 型 CRPS 表现时，1、2 天内收治入院，在周一、周三、周五进行胍乙啶阻滞。在笔者早期的治疗经验中，单纯阻滞的效果欠佳，要尽可能早地重新开始积极的功能训练。有时功能训练可在 2 次阻滞之间进行，但如果活动后不适感加重，就让患手休息，直到情况大部分改善且能够继续训练时再开始。如果 1 型 CRPS 能够很快缓解，在第一周末就不必再行胍乙啶阻滞；反之，则根据需要在接下来的一周重复该治疗方案。但是一般情况不需要重复治疗。在 20 世纪 70 年代，这个被 Hannington-Kiff 称为"基本治疗"的方案在大多数手外科患者中非常有

效[61-62]。目前已经应用该方案治疗数百例单纯的 1 型 CRPS 或合并周围神经痛的 1 型 CRPS 患者。有一些文献报道了许多其他方法可以阻止创伤后的这种反应，笔者采用综合治疗，并认为胍乙啶阻滞在其中发挥着极其重要的作用。

目前，在疼痛方面的文献和英国疼痛诊所对胍乙啶价值的讨论中，呈现了一个令人忧心的趋势——忽视胍乙啶的价值。笔者认为这是在丢弃这种非常有效的方法。患者转诊到大多数英国区级医院疼痛诊所往往会有数周乃至数月的延误，首先是因为医生忙于应对癌性疼痛或其他慢性疼痛，人员严重不足；其次是因为他们没有足够的床位收治这些"可自由活动的患者"，这样 1 型 CRPS 就被耽误到了 1 期后半阶段甚至到了 2 期才获得治疗，这时已经错过了应用胍乙啶阻滞治疗的最佳时机，至少治疗效果会减弱。也有一些有经验的疼痛科医生认为他们遇到的多达 30% 的 1 型 CRPS 晚期患者对胍乙啶治疗仍然有效，在这个难治的领域有此成功率可以理解。在笔者收治的病例中，一旦怀疑有 1 型 CRPS 出现，即使是 0 期，在数小时之内或在数天之内就会进行治疗，成功率相当高。笔者认为，使用胍乙啶阻滞治疗 1 型 CRPS 值得肯定，不应被同行左右。早期诊断，应用强效镇痛药阻断原始的疼痛感觉传入，同时阻断交感神经对患肢发放的冲动，这样控制 1 型 CRPS 疼痛的效果非常理想。

三、中枢神经系统

最后一个可能导致周围神经痛复杂化的问题是中枢神经系统。疼痛在很大程度上受患者的意识状态影响，周围神经痛的治疗可能涉及更多意识方面的考虑，远远超过医者预想。疼痛科医生和心理医生在治疗这方面的疼痛上非常有帮助。

神经痛的患者一般分为两组，"简单"的

患者和"复杂"的患者。典型的"简单"患者有如指尖断端这样的创伤病史,患有单侧指神经瘤,经过一次重置术后很快缓解,从诊所出院后恢复工作。"复杂"的患者表现多样,虽然较难"标签",却能够明确识别。这类患者过去可能曾经受过更严重的创伤,做过多次手术,但他们仍然频繁来诊,社会稳定性差,有较大心理、社会和婚姻方面的问题,任何一次手术都会很疼痛。针对这类患者,疼痛治疗措施很难获得满意的疗效。这种局部疾病混杂中枢神经系统因素的复杂情况在医学界的其他领域也可见到。在手外科领域,这种情况还比较少。但这却是手外科领域无法解决问题的一部分。

在编写本书时,一个被疼痛科医生普遍认为的观点就是疼痛会逐渐变得集中,在低级中枢神经系统回路内循环起来。这个观点在试图解决疼痛这个问题上有些适得其反。这种中枢循环意味着进行局部治疗不可能解决疼痛。如果真是这样,虽然许多周围神经痛可以通过局部注射麻醉药得到临时缓解,或通过如前所述的外周手术得以长期缓解,但不可能与外周传来的神经冲动彻底分离。虽然在本章提到了一些治疗外周神经痛彻底失败的例子,尤其是那些有连续性的正中神经和尺神经,但笔者还是通过局部手术的方法良好地控制了许多例这样的疼痛。这些失败的病例无论是形成了疼痛的中枢循环,还是由于局部化学因素刺激,都超出了外周手术所能解决的范围。在患者身上有时很难辨别这一点。一旦明确了这一点,有必要立即寻求其他科室的帮助。

遗憾的是,接受疼痛的中枢循环这一观点,同时接受外周神经系统的手术已无法起效这一事实,意味着这些患者要经历长期的疼痛。虽然采用医生惯用的那些好方法在不同程度上对其有所帮助,但这些患者的生活还是要受很大的影响和限制。鉴于笔者收治的患者相对比较年轻,没有危及生命的其他疾病,故笔者认为还应该坚持进行手术

方面的探索来想办法阻断外周信号的传入。

第 35 节　总　结

值得一提的是,在手外科,笔者见到的神经痛的病例非常少。每一个切口都经过一些细小的神经分支,却只有非常少的患者出现疼痛的神经断端神经瘤,极少数的神经在修复后会出现大的、疼痛的连续性神经瘤。所有的损伤在神经和周围组织之间都依靠瘢痕组织愈合,但却只有极少数患者的神经被瘢痕所困扰。这类人群以这种独特的方式对损伤发生反应,笔者和其他的学者致力于阐明其出现神经痛的化学基础。希望将来研发一种能控制周围神经痛的药物,其效果要远比目前作用于中枢神经系统的药物更好。在此之前,对于大多数患者来说,手术还是控制疼痛最有效的手段。因此,目前这种疼痛还是要靠手术来解决,医生所需要的就是能够更好地预见这种手术的结果,尤其对那些连续性的、疼痛的神经更是如此。

参考文献

[1] Wood VE, Mudge MK. Treatment of neuromas about a major amputation stump. J Hand Surg, 1987, 12A:302-306.

[2] Sunderland S. Nerves and nerve injuries. 2nd ed. Edinburgh: Churchill Livingstone, 1978: 188-200.

[3] Tupper JW, Booth DM. Treatment of painful neuromas of sensory nerves in the hand: a comparison of traditional and newer methods. J Hand Surg, 1976, 1:144-151.

[4] Mitchell SW. Injuries of nerves and their consequences. Philadelphia: Lippincott, 1872.

[5] Dellon AL, Mackinnon SE, Pestronk A. Implantation of sensory nerve into muscle: preliminary clinical and experimental observa-

tions on neuroma formation. Ann Plast Surg,1984,12:30-40.

[6] Mackinnon SE, Dellon AL, Hudson AR et al. Alteration of neuroma formation by manipulation of its microenvironment. Plast Reconstr Surg,1985,76: 345-353.

[7] Atherton DD, Taberzadeh O, Facer P,et al. The potential role of nerve growth factor (NGF) in painful neuromas and the mechanism of pain relief by their relocation to muscle. J Hand Surg,2006,31B:652-656.

[8] Bas H, Kleinert JM. Anatomic variations in sensory innervation of the hand and digits. J Hand Surg,1999,24A:1171-1184.

[9] Boldrey E. Amputation neuroma in nerves implanted in bone. Ann Surg, 1943, 118: 1052-1057.

[10] Contini V. Experimental study of amputation neuromas. Arch Ital Chir,1939,56:569-575.

[11] Fernandez J. Regeneracao nervosa apos diversos metodos cirgicos visando a prevencao do neuroma de amputacao. Arq Neuropsiquiatr,1960,18: 341-358.

[12] Solerio L, Ferrero R. L'impianto del moncone nervoso nella cavità ossea disfisaria per la prevenzione del neuroma doloroso negli amputati. Minerva Chir,1951,54:640-645.

[13] Goldstein SA, Sturim HS. Intraosseous nerve transposition for treatment of painful neuromas. J Hand Surg,1985,10A:270-274.

[14] Mass DP, Ciano MC, Tortosa R, et al. Treatment of painful hand neuromas by their transfer into bone. Plast Reconstr Surg, 1984,74:182-185.

[15] Hazari A, Elliot D. Treatment of end-neuromas, neuromas-in-continuity and scarred nerves of the digits by proximal relocation. J Hand Surg,2004,29B:338-350.

[16] Dellon AL, Mackinnon SE. Treatment of the painful neuroma by neuroma resection and muscle implantation. Plast Reconstr Surg, 1986,77:427-438.

[17] Laborde KJ, Kalisman M, Tsai T. Results of surgical treatment of painful neuromas of the hand. J Hand Surg,1982,7A:190-193.

[18] Herndon JH, Eaton RG, Littler JW. Management of painful neuromas in the hand. J Bone Joint Surg Am,1976,58A:369-373.

[19] Lyall H, Elliot D. Total middle ray amputation. J Hand Surg,1996,21B:675-680.

[20] Sood MK, Elliot D. Amputation of the middle ray in the primary treatment of severe injuries of the central hand. Plast Reconstr Surg,2000,106:115-118.

[21] Evans GRD, Dellon AL. Implantation of the palmar cutaneous branch the median nerve into the pronator quadratus for treatment of painful neuroma. J Hand Surg, 1994, 19A: 203-206.

[22] Atherton DD, Leong JCS, Anand P,et al. Relocation of painful end neuromas and scarred nerves from the zone II territory of the hand. J Hand Surg,2007,32E:38-44.

[23] Atherton DD, Fabre J, Anand P,et al. Relocation of painful neuromas in Zone III of the hand. J Hand Surg,2008,33E:155-162.

[24] Atherton DD, Elliot D. Relocation of neuromas of the lateral antebrachial cutaneous nerve of the forearm into the brachialis muscle. J Hand Surg,2007,32E:311-315.

[25] Cannon WB, Rosenblueth A. The supersensitivity of denervated structures. New York: Macmillan,1949.

[26] Lluch AL, Beasley RW. Treatment of dysesthesia of the sensory branch of the radial nerve by distal posterior interosseous neurectomy. J Hand Surg,1989,14A:121-124.

[27] Foucher G, Sammut D, Greant P,et al. Indications and results of skin flaps in painful digital neuroma. J Hand Surg, 1991, 16B: 25-29.

[28] Elliot D, Lloyd M, Hazari A,et al. Relief of the pain of neuromas-in-continuity and scarred median and ulnar nerves in the distal forearm and wrist by neurolysis, wrapping in forearm fascial flaps and adjunctive procedures. J Hand Surg,2010,35E:575-582.

[29] Foucher G, Smith D, Pempinello C,et al.

Homodigital neurovascular island flaps for digital pulp loss. J Hand Surg,1989,14B: 204-208.

[30] Littler JW. Principles of reconstructive surgery of the hand. In: Converse JM, editor. Reconstructive plastic surgery, The hand and upper extremity, vol. 6. 2nd ed. Philadelphia: WB Saunders,1977:3137-3142.

[31] Schuind F, Van Genechten F, Denuit P, et al. Homodigital neurovascular island flaps in hand surgery. A study of sixty cases. Ann Chir Main,1985,4:306-315.

[32] Elliot D, Southgate CM, Staiano JJ. A homodigital switch flap to restore sensation to the ulnar border of the thumb tip. J Hand Surg,2003,28B:409-413.

[33] Botte MJ, von Schroeder HP, Abrams RA, et al. Recurrent carpal tunnel syndrome. Hand Clin,1996,12:731-743.

[34] Jones NF. Treatment of chronic pain by 'wrapping'intact nerves with pedicle and free flaps. Hand Clin,1996,12:765-772.

[35] Masear VR, Colgin S. The treatment of epineural scarring with allograft vein wrapping. Hand Clin,1996,12:773-779.

[36] Brunelli G. Neurolysis and free microvascular omentum transfer in the treatment of postactinic palsies of the brachial plexus. Int Surg, 1980,65: 515-519.

[37] Brunelli G, Brunelli F. Surgical treatment of actinic brachial plexus lesion: free microvascular transfer of the greater omentum. J Reconstr Microsurg,1985,1:197-200.

[38] Kirikuta I. L'emploi du grand epiploon dans la chirurgie du sein cancereux. Presse Med, 1963,71:16-17.

[39] Millesi H, Zoch G, Rath T. The gliding apparatus of peripheral nerve and its clinical significance. Ann Chir Main Mem Super, 1990,9:87-97.

[40] Narakas AO. Operative treatment for radiation-induced and metastatic brachial plexopathy in 45 cases, 15 having an omentoplasty. Bull Hosp Jt Dis Orthop Inst, 1984, 44:

354-375.

[41] Uhlschmid G, Clodius L. Elne neue anwendung des frei transplantierten omentums. Chirurg,1978,49: 714-718.

[42] Bardsley AF, Soutar DS, Elliot D,et al. Reducing morbidity in the radial forearm flap donor site. Plast Reconstr Surg, 1990, 86: 287-294.

[43] Elliot D, Bardsley AF, Batchelor AG,et al. Direct closure of the radial forearm flap donor site. Br J Plast Surg,1988,41:358-360.

[44] Elliot D, Bainbridge LC. Ulnar fasciocutaneous flap closure of the wrist. J Hand Surg, 1988,13B:311-312.

[45] Yii NW, Niranjan NS. Fascial flaps based on perforators for reconstruction of defects in the distal forearm. Br J Plast Surg,1999,52: 534-540.

[46] Jones NF, Shaw WW, Katz RG. Circumferential wrapping of a flap around a scarred peripheral nerve for salvage of end-stage traction neuritis. J Hand Surg, 1997, 22A: 527-535.

[47] Millesi H, Rath T. Pain syndromes after nerve repair. Treatment by transplantation of gliding tissue. Meeting of the International Society of Reconstructive Microsurgery, Paris, France, 1985.

[48] Becker C, Gilbert A. Le lambeau cubital. Ann Chir Main,1988,7:136-142.

[49] Brown H, Flynn JE. Abdominal pedicle flap for hand neuromas and entrapped nerves. J Bone Joint Surg Am,1973,55A:575-579.

[50] Masear VR, Tullos JR, St Mary E, et al. Venous wrapping of nerves to prevent scarring. Presented at the 44th annual meeting of the American Society for Surgery of the Hand, Seattle, WA, 1989 and included in the proceedings of this meeting reported in the Journal of Hand Surgery (J Hand Surg [Am]),1990,15A:817-818.

[51] Gould JS. Treatment of the painful injured nerve in continuity. In: Gelberman RH, editor. Operative nerve repair and reconstruc-

tion. Philadelphia: Lippincott, 1991: 1541-1550.

[52] Koman LA, Neal B, Santichen J. Management of the post-operative painful median nerve at the wrist. Orthop Trans, 1994-1996, 18: 765.

[53] Sotereanos DG, Giannakopoulos PN, Mitsionis GI, et al. Veingraft wrapping for the treatment of recurrent compression of the median nerve. Microsurgery, 1995, 16: 752-756.

[54] Sotereanos DG, Xu J. Vein-wrapping for the treatment of recurrent carpal tunnel syndrome. Tech Hand Up Extrem Surg, 1997, 1: 35-40.

[55] Xu J, Sokratis EV, Fisher KJ, et al. The effect of wrapping scarred nerves with autogenous vein graft to treat recurrent chronic nerve compression. J Hand Surg, 2000, 25A: 93-103.

[56] Xu J, Sotereanos DG, Moller AR, et al. Nerve wrapping with vein grafts in a rat model: a safe technique for the treatment of recurrent chronic compressive neuropathy. J Reconstr Microsurg, 1998, 14: 323-330.

[57] Ruch DS, Spinner RM, Koman LA, et al. The histologic effect of barrier vein wrapping of peripheral nerves. J Reconstr Microsurg, 1996, 12: 291-295.

[58] Sood MK, Elliot D. Treatment of painful neuromas of the hand and wrist by relocation into the pronator quadratus muscle. J Hand Surg, 1998, 23B: 214-219.

[59] Kulkarni M, Elliot D. Local anaesthetic infusion for post-operative pain relief. J Hand Surg, 2003, 28B: 300-306.

[60] Figus A, Iwuagwu FC, Elliot D. Subacute nerve compressions after trauma and surgery of the hand. Plast Reconstr Surg, 2007, 120: 705-712.

[61] Hannington-Kiff JG. Relief of Sudeck's atrophy by regional intravenous Guanethidine. Lancet, 1977, 1: 1132-1133.

[62] Hannington-Kiff JG. Relief of Causalgia in limbs by regional intravenous Guanethidine. Br Med J, 1979, 2: 367-368.

第32章 手部屈肌腱和伸肌腱损伤

第 32 章

手部屈肌腱和伸肌腱损伤

Mary O'Brien, Frank Burke

摘要 "手同人们的生活、思想和表达息息相关,已经成为人类语言的一部分,如 handle(手柄)、handy(方便的)、second hand(中间人)、to give the hand in marriage(结婚)、all hands on deck(紧急集合)、rule with a strong hand(用强有力的手段统治)、at hand(即将到来)、on hand(附近)。拉丁文中的 manus(手)衍生出 manage(管理,动词)、management(管理,名词)、mandate(授权)、manipulate(操作)、maintain(维持)、manner(方式)、manuscript(手稿)、manufacture(制造);希腊语中的 cheiro(手)衍生出法语 chirurgie(外科学)和英语中的 surgery(外科学)。"

——Sterling Bunnell(手外科,1944)

关键词 病因·解剖·生物力学·分类·并发症·诊断和评估·远侧指间关节融合·屈、伸肌腱损伤·手·锤状指·钮孔畸形·人咬伤·预后·病理生理·术前建议·一期和延迟修复·手术适应证·手术技术·缝合方法

M. O'Brien (✉)
Pulvertaft Hand Centre, Derby, UK
e-mail: mary@plasticandhandsurgery.co.uk

F. Burke
The Pulvertaft Hand Centre, Derbyshire Royal Hospital, Derby, UK

第 1 节 概 述

手外伤很常见,在交通事故和突发事件中的发生率为 20%,相当于英国每年有超过 136 万人发生手外伤[1]。手外伤好发于年轻人,可造成患者身体受伤和残疾,在某种程度上还会使患者因长期无法工作而影响整个社会[2]。在最近的一项报道中,手外伤患者的平均年龄为 32 岁[3],以男性为主,但女性手外伤患者已从 1989—1900 年的 23% 上升至 2000—2003 年的 29%[3]。

与 10 年前相比,2000—2001 年手外伤的高发场所发生了变化。千禧年间,家庭手外伤明显增多,从 1990 年的 29% 上升至 2000 年的 37%;工作场所发生的手外伤由 1989—1990 年的 22% 下降至 2000—2001 年的 16%。此外,千禧年间,体育运动所致的手外伤占 22%[3]。在各类手外伤中,行肌腱重建术或修复术的患者术后康复过程较为漫长。

屈肌腱修复和重建的历史十分有趣[4],可以追溯到 Hippocrates 和 Galen 时期(公元 131—201)。Galen 的 "Ars Parva" 告诫众人,肌腱内留置缝线会引起疼痛、颤搐及不可控的惊厥。尽管 Avicenna(公元 980—1037)数百年后描述了肌腱的直接修复术。但是,Galen 的观点仍占主导地位,即不建

G. Bentley (ed.), *European Surgical Orthopaedics and Traumatology*,
DOI 10.1007/978-3-642-34746-7_96,© EFORT 2014

议修复肌腱。Meekren 认为肌腱具有不敏感性,随后 17、18 世纪涌现出了很多一期缝合肌腱的报道。直至 1850 年,肌腱缝合术才开始被人们接受。20 世纪后人们认识到保留鞘管（Biesalski,1910）、血供和运动（Mayer,1916）的重要性。Kirchmayr 在 1917 年提出了一种具有锁定或"抓握"的缝线。Bunnell 在屈肌腱解剖、生理和移植方面做出了巨大贡献。在 20 世纪 40—50 年代,美国 Graham、Littler 和 Boyes 执政时期,Guy Pulvertaft 在英国大力推广屈肌腱重建术。他曾在一个渔港工作,那里刀具锋利、鱼冰冷光滑,使得屈肌腱损伤的发生率非常高。在修复肌腱之前,常进行截指,以免出现继发性损伤,进而严重影响手的功能。1950 年,Verdan 描述了肌腱损伤的分区。Kleinert 描述了术后处理方案,其中介绍了橡皮筋牵引技术。20 世纪 60 年代,Bruner 描述了锯齿形（"Z"字形）切口入路。20 世纪 70 年代,Kessler、Tajima 和 Tsuge 介绍了流行的肌腱缝合方法。Lundborg 研究了肌腱的愈合和营养。在 20 世纪 80 年代和后续的时间里,Strickland 发布了很多相关的报道。

第 2 节　手部屈肌腱损伤

一、病因和分类

（一）病因

屈肌腱损伤分为开放性损伤和闭合性损伤。锐器伤导致的肌腱开放性损伤会引起一根或两根肌腱完全或不全断裂。钝性伤、原有疾病或自发性断裂等可引起肌腱的闭合性损伤。屈肌腱的自发性断裂较伸肌腱并不常见,即便发生,也多见于手掌部[5]。如果肌腱的活动表面不光滑,则容易磨损肌腱,从而引发断裂,该病往往由原发性疾

病（最常见的是类风湿关节炎）引起。类风湿疾病患者因拇长屈肌（flexor pollicis longus,FPL）腱在舟骨结节部位反复受到摩擦,故最容易累及,进而引发断裂（Mannerfelt 损伤）。肌腱并发腱鞘炎也会削弱肌腱自身。骨折断端同样会磨损肌腱,由于小指的指深屈肌（flexor digitorum profundus,FDP）腱走行在钩骨表面,因而最容易受累。其他如 Kienbock 病、舟骨不愈合或柯莱斯骨折也可造成肌腱的磨损性断裂。如果肌腱止点处的骨质发生病理改变,如内生软骨瘤,也有发生断裂的可能。钝性伤可导致撕脱性肌腱损伤。"橄榄球指（Rugby finger）"是指环指屈指深肌腱撕脱[6]。与中指相比,环指更容易受伤,因为其肌腱止点相对薄弱,同时滑程更长,更容易损伤。

金属植入物可反复摩擦肌腱引起医源性肌腱损伤。手术或类固醇、胶原酶注射也会导致肌腱断裂。屈肌腱鞘内感染偶尔也可引起肌腱断裂。

修复的屈肌腱还可以再次发生断裂。其原因可能是缝合欠佳、患者没有在术后配合使用保护性支具进行活动。Harris 等认为,在 Ⅱ 区屈肌腱修复后再次断裂的患者中,有近半数是因为一些"愚蠢的行为"导致的。肌腱再次断裂与年龄、性别、吸烟或首次修复的时间无明显相关性[7]。

（二）分类

对肌腱损伤进行分类便于疾病的记录和交流。对于手部理疗师来说,明确损伤的程度对有助于支具固定、制定康复方案和评估预后。还可以根据损伤区域及其他因素适当调整方案。

Verdan 的屈肌腱损伤分区[8] 如下。①手指区域:Ⅰ,指浅屈肌（flexor digitorum superficialis,FDS）腱止点远端,仅有指深屈肌腱;Ⅱ,A1 滑车近端至指浅屈肌腱止点（"无人区域"——Bunnell）;Ⅲ,腕管远端至A1 滑车近端;Ⅳ,腕管内（"敌区"）;Ⅴ,前臂远端腱腹交界处至腕管近端。②拇指区域:

Ⅰ,指间关节(interphalangeal joint ,IPJ)远端;Ⅱ,近节指骨相应区域(A1 滑车至 IPJ);Ⅲ,大鱼际区;Ⅳ,腕管内;Ⅴ,腕管以近(图5-32-1)。

1. 指深屈肌腱的闭合性撕脱 Leddy & Packer[9]:Ⅰ,肌腱回缩至手掌部位,腱细全部断裂;Ⅱ,近侧指间关节(proximal IPJ, PIPJ)水平的长腱纽尚与肌腱远端相连;Ⅲ, A4 滑车水平有骨折片,肌腱无法进一步回缩。

2. 肌腱愈合的分类
(1)外源性愈合。
(2)内源性愈合。

3. 肌腱愈合的分期
(1)血肿期。
(2)炎症期。
(3)增生期。
(4)重塑期。

二、应用解剖、基础知识和生物力学

(一)屈肌腱的成分

屈肌腱是由致密的、代谢异常活跃的结缔组织构成。正常的肌腱主要由Ⅰ型胶原纤维以规律的螺旋形排列成束。伤后早期,Ⅲ型胶原增多。在愈合过程中,Ⅰ型胶原和Ⅲ型胶原的比例会发生改变[10]。在细胞水平,肌腱由腱细胞、滑膜细胞和成纤维细胞组成。

(二)屈肌腱的解剖

指屈肌腱穿过一个纤维骨性滑车系统,该系统紧贴骨面。这种构造有利于相关关节发挥作用,即屈曲时握力最大,肌腱却不会呈弓弦状绷起。在手指区域,指浅屈肌腱分为两束,后在 Camper 交叉处联合,其间有指深屈肌腱穿过。指深屈肌腱止于远节

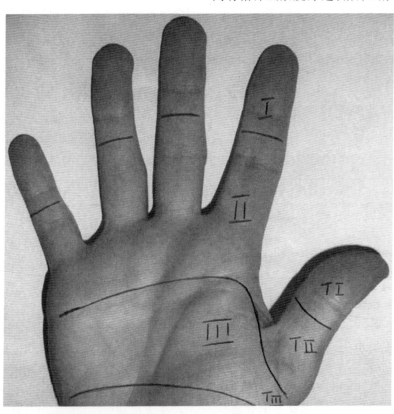

图 5-32-1　手部屈肌腱分区

指骨基底部，指浅屈肌腱的两束止于中节指骨基底部。肌腱在充满滑液的滑膜鞘管内滑动。鞘管分为膜部（脏层和壁层）和支持带。支持带的致密纤维形成环形滑车和交叉滑车。手部共有 5 个环形滑车和 3 个交叉滑车。与近节指骨和中节指骨处宽阔的 A2 和 A4 环形滑车相比，交叉滑车的结构不够强健，但是能更好地适应屈曲活动。拇指则不同，它有 3 个各自独立的滑车覆盖在

鞘管膜外。A1 滑车位于掌指关节（metacarpophalangeal joint，MCPJ）水平，斜行滑车位于近节指骨中部，A2 滑车位于拇指的指间关节水平。肌腱修复术的难点之一就是在高强度修复肌腱的同时还需要保持滑车系统的完整性，保留鞘管，使其在瘢痕最少、粘连最轻、没有弓弦状绷起的情况下滑行，患者经过康复训练之后，能够完成所有的活动（图 5-32-2，图 5-32-3）。

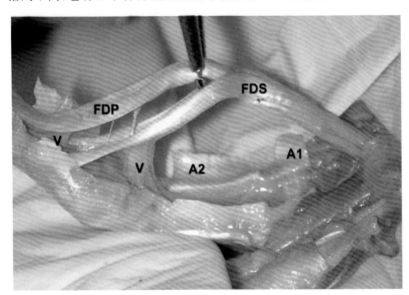

图 5-32-2　FDS、FDP 和腱纽（V）的关系
FDP. 指深屈肌；FDS. 指浅屈肌

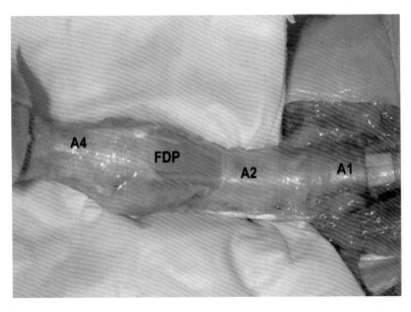

图 5-32-3　手指的滑车系统

(三)屈肌腱的营养

肌腱的营养来源有 2 种。第 1 种来源于血液,由 Hunter 描述的腱纽系统提供[11]。每根肌腱有长、短 2 个腱纽。第 2 种来源于滑液。滑膜鞘管内充满滑液,肌腱浸润其中并通过弥散作用获得营养。后者的作用更重要,Manske 等用示踪剂证实了这一点[12]。

(四)屈肌腱的愈合

肌腱的愈合有 2 种不同的机制,即内源性愈合和外源性愈合。内源性愈合指的是肌腱从滑液中获得营养而愈合,这种愈合方式具有粘连少的优点[13]。

Potenza 总结了外源性愈合。它是周围组织中成纤维细胞反应的结果,可引起粘连[14]。

(五)病理生理

屈肌腱的愈合过程可分为血肿期、炎症期、增生期和重塑期。血肿期以血管收缩、血小板沉积、血凝块形成(会增加粘连)为特征。炎症期可持续一周左右,该阶段受伤部位的中性粒细胞和巨噬细胞转运至血管外间隙,细胞因子释放,纤维连接蛋白构成支架以利于胶原蛋白和血管向内生长。增生期可见到成纤维细胞明显增生,腱鞘细胞移至损伤区域,胶原沉积,血管增多。伤后 6 周进入重塑期,新生的胶原纤维重新排列,抗拉强度增加。

(六)屈肌腱的生物力学

屈肌腱的生物力学功能发挥依赖于完整的滑车、滑液、关节柔软及肌腱滑动[15]。据报道,健康人在主动伸直和被动屈曲时,屈肌腱平均能产生 2～9 N(牛顿,1 牛顿力＝0.102 千克力)。在做无阻力的主动屈曲时,可达到 2～19 N。如果在腕关节和掌指关节屈曲的状态下主动屈曲指间关节,力量则增大。当手指处于某一静止姿势时,指深屈肌腱会产生比动态屈伸活动时更大的抓握力。修复屈肌腱后,肌腱的滑动阻力和屈曲负荷增大。一般情况下,术后肌腱的负荷约增加 50％。这与康复方案(早期制动减低负荷)、水肿程度、缝合技术、缝线粗细、缝线材料及外露的线结等有关[16]。

三、诊断和评估

手部屈肌腱损伤的评估应该结合详细的病史,包括年龄、优势手、职业、业余爱好及一般情况,尤其是损伤机制和手指受伤时所处的姿势。后者有助于判断肌腱断端回缩的位置。受伤和就诊的时间间隔也应重点记录。如果是数周前的陈旧性损伤,由于肌腹挛缩、肌腱近端回缩,可能无法直接缝合。

手的静息姿势取决于屈肌、伸肌的完整及其在静息时的平衡状态。这一姿势取决于肌腱固定术的效果。屈肌腱、伸肌腱完全断裂后手指会伸直,失去正常的排列关系。单纯的指深屈肌腱损伤会导致远侧指间关节(distal interphalangeal joint,DIPJ)不能屈曲。手掌可能会因肌腱断端回缩而出现肿块。

然而,手指形态正常可能会掩盖部分损伤。如果轻微地抗阻屈曲即诱发疼痛,应怀疑是否有部分损伤。如果仅是指浅屈肌腱断裂而指深屈肌腱连续,手指外观依然正常。因此,应该分别检查每一根手指的指浅屈肌腱和指深屈肌腱,并评估拇指的功能。拇长屈肌腱断裂使拇指指间关节完全伸直。值得注意的是,约 6％ 的人小指指浅屈肌腱缺如[17]。因此,尽管手的姿势有助于诊断,但仍要注意陈旧性损伤、部分损伤及肌腱之间的连续性等一些掩盖伤情的因素。

手的静息张力和主动活动度有助于诊断。对于幼童和不合作的患者,医生可在前臂掌侧持续加压,如果屈肌完整可诱发肌腱被动活动。这只是粗略的评估,更准确的诊断常需要术中探查。

医生还应记录手指神经血管和软组织的损伤情况。必要时还应拍摄 X 线片以除外骨折可能。如果同时合并骨折,应首先固定骨折,以便患者能够在指导下早期进行主动活动,并开展肌腱的康复训练。

早期医生应告知患者术后康复训练和佩戴保护性支具的重要性,并使患者知晓不遵循训练计划的后果。

对于那些修复后活动不佳的患者,若需进一步确定肌腱是断裂还是粘连,可进行超声检查。

四、手术适应证

通常情况下,医生治疗的是患者,而不仅仅是疾病。2 例相同损伤的患者可能会采用不同的治疗方法。对于肌腱损伤的治疗,由于涉及患者的术后康复训练,更是如此。

一般来说,手指出现近侧、远侧指间关节或拇指指间关节不能主动屈曲的开放性或闭合性损伤,应行手术治疗。应探查是否出现断裂,超过 50％ 的断裂需行修复。肌腱断裂的修复通常越早越好。既往史常有助于诊断,超声能鉴别肌腱究竟是断裂还是嵌顿。早期就诊的患者常可以行一期修复,而伤后数周的患者可能需要行分期手术。

肌腱松解术是试图通过手术将修复的肌腱从粘连组织中松解出来。在肌腱修复后的 6 个月内,由于瘢痕组织尚不成熟,肌腱再次断裂的风险较大,不建议进行肌腱松解术。

一期修复屈肌腱的禁忌证包括严重污染的伤口、感染伤口、广泛软组织损伤及大段屈肌腱缺损。

五、术前准备和计划

给予患者术前宣教是术前计划的重要部分。肌腱修复术的成功需要患者有高度的依从性,并积极进行康复训练。不是所有的患者都能严格执行康复计划。幼童、体弱的成年人、酒精依赖者及精神障碍患者需要针对其所处的环境,制定个性化的治疗方案。这对治疗师来说是个很大的挑战。这些患者可能更适合早期制动,而不是仅在常规指导下进行主动活动或训练。术前医生应同手部理疗师讨论行肌腱重建术患者的治疗方案。急性外伤患者一般不需要讨论,但若需要手术重建则有必要讨论。如果最初受伤时患者的依从性很差,那么重建的效果可能不佳。

肌腱损伤一期修复时,肌腱断端新鲜,容易牵拉抽出,可直接缝合。如果肌腱断端回缩至Ⅱ区,术前最好确认是否有牵拉器械和儿科的喂养管供使用。如果损伤部位位于Ⅰ区,应使用一枚无菌纽扣牵拉缝线,用克氏针将缝线穿过末节指骨以固定肌腱。

如果就诊时已超过伤后 3 周,则肌腹短缩,无法牵出肌腱断端。但有时肌腱近端的断端可能被腱纽或蚓状肌卡住,故即使伤后 3 周也应该进行手术探查,判断是否能够一期修复。

就诊较晚(超过数周)的患者若出现滑车系统塌陷和肌腹挛缩,肌腱则无法牵出。此时要考虑分期重建。并非所有的患者都如此。如果患者的指浅屈肌腱尚有功能,手的整体功能也比较好,考虑手术风险且复杂的手术还需康复训练才能获得更佳的效果,患者需要自己决定是否手术。

分期修复需要患者积极配合,且患者的软组织条件和被动活动范围良好。一期置入硅胶棒(直径 3 mm),二期进行肌腱移植术。术前要评估患侧的掌长肌腱是否可以作为供体,也可取健侧的掌长肌腱或跖腱作为供体。术前要告知患者术中探查时需要移植自体肌腱,故术前应检查供区。

六、手术方法

肌腱修复后的强度受许多因素影响。

术后早期，主要依靠修复本身提供的强度。缝线的材质、直径、穿过修复部位的缝线股数及中心缝线以外的腱外膜缝合都会影响修复强度。术中轻柔操作、尽可能保留滑车等操作同样非常重要。

(一)笔者的习惯

笔者习惯在局部麻醉下行屈肌腱手术，上臂止血带充气至 250 mmHg。若损伤非常严重，需要进行多处手术者，应选择全身麻醉。2 小时后放松止血带，如果需要再次充气，中间应至少间隔 15 分钟。铅手有助于在肌腱修复术中保持手指的正确位置。

(二)一期修复

如果皮肤有撕裂伤，应根据需要做侧正中切口或 Bruner 切口将其延长至手掌。Ⅱ区损伤时，伤口内看不到肌腱近端，此时可轻柔地挤压前臂，近侧断端有时可从伤口内露出。如果无法探及，也可采取 Sourmelis 和 McGrouther 方法，用一个小的导管将其牵出[18]。经滑车系统由远端伤口向近端穿出一导管，并另做一切口将其缝合至肌腱上。轻柔地牵拉导管可将肌腱拉出伤口。正确定位指浅屈肌腱和指深屈肌腱是使肌腱恢复顺畅滑动的关键。修复时用 3-0 尼龙线进行中心四股的改良 Kessler 缝合，并结合 6-0 Prolene(普理灵)缝线连续缝合腱外膜。其目的是使修复后的肌腱拥有最大的强度，以便在术后早期能够安全地进行控制下的主动运动(controlled active motion, CAM)。

术中要尽量多地保留滑车系统，尤其要保留 A2 和 A4 滑车的完整性。有时，由于肌腱断端肿胀和屈肌腱鞘管空虚塌陷，肌腱修复后不易在鞘管内滑动。此时，可以部分切开鞘管。如果肌腱修复后不能在鞘管内滑动或被滑车嵌顿，则手术失败。Tang 报道称Ⅱ区肌腱修复后，应切开部分关键部位的滑车，以减少肌腱滑动时的牵绊[19]。冲洗并缝合伤口，覆盖敷料，应用背侧支具做保护位固定。采用 Bradford 悬吊上肢，如

果患者无特殊不适，也可以在麻醉状态下回家休养，但医生应告知其如何护理患肢直至麻醉消退。术后 72 小时复查。

Ⅰ区肌腱损伤，远侧断端可能异常短小，即使屈曲手指的远侧指间关节也无法缝合。此时，可以在肌腱的近侧断端置一根中心缝线。用克氏针在末节指骨上钻 2 个孔，在生发基质远端的背侧甲板穿出。用注射针头沿着克氏针孔由背侧穿至伤口内，将中心缝线的两端引出至甲板背侧。甲板上垫一枚无菌纽扣，保持合适的张力后系紧缝线。要注意纽扣不要压迫甲基质，否则可导致指甲畸形。

(三)延迟修复

如果患者在受伤后的数周内就诊，仍然可能进行一期修复。如果肌腱牵拉后长度不够，而滑车系统尚未塌陷，可能需要肌腱移植。一般在前臂做多个短小的切口，切取同侧的掌长肌腱作为供体。切取部分掌腱膜可以增加其长度。如果滑车系统已经塌陷，可以插入一个硅胶棒，其远端呈锥状，与肌腱远端相接。3 个月后(常接近 6 个月时)再做二期手术。如果指深屈肌腱伤后数月才就诊，不一定可行肌腱重建术。部分患者仅有指浅屈肌腱，但功能尚可;部分患者则需行远侧指间关节融合术。

(四)分期重建

分期重建适合就诊非常晚、滑车系统也需要重建的患者。如前所述，该手术需要患者积极配合，并有良好的软组织条件和被动活动范围。术中插入一根 3 mm 的硅胶棒，其远端呈锥状，与屈肌腱的远端接触。3 个月后通过一个小切口将其移除，并将桥接移植的肌腱与其近端连接。当从远端抽出硅胶棒时，移植的肌腱就会顺势送入滑车内。

(五)肌腱松解术

肌腱松解术适用于被动屈曲活动度明显大于主动屈曲的患者，并确保骨质或软组织损伤已愈合。肌腱修复术后 6 个月内肌

腱再次断裂的风险较大,不能再行肌腱松解术。肌腱松解后,关闭伤口前常辅以可吸收的糖胺聚糖凝胶来阻止成纤维细胞的长入。

(六)部分损伤

肌腱横截面损伤大于50％者常不能再做修复,术后早期可以进行轻度训练。如果损伤部分的肌腱呈斜行,则发生断裂、嵌顿及弹响的风险较大,此时应清除或缝合斜行断裂的部分,以保证肌腱滑动。

(七)缝合方法

肌腱缝合的基本方法包括中心缝合和周边缝合,很多衍生的方法也已被报道。采用6-0线简单地连续缝合腱外膜可以在很大程度上增强修复的强度和抗缝隙的能力。如果在缝合腱外膜的同时缝合少许肌腱,则强度更好,还能使肌腱在鞘管内更顺畅地滑动。

肌腱修复后的抓握能力取决于中心缝合的方法和缝线的材质。如果肌腱的抓握能力超出了缝线的承受范围,修复部位就会出现缝隙,缝线就会脱出或断裂。用一根3-0线做中心缝合时,锁定环要比抓握环的强度和抗缝隙能力更强[20]。多股缝合修复肌腱的生物力学特性更强[21],其缺点为穿过的肌腱较多,且有可能破坏已置入的缝线等。

有报道称,增大环的横截面积可以增加最终强度(5％～15％)[22]。中心缝合最适宜的边距为1 cm[23]。缝线放置的位置尚有争议。如果放置在肌腱内部的背侧,强度更大[24]。但那些支持将缝线放置在掌面的学者则认为这将影响肌腱背侧的血供。但对于肌腱来说,其营养主要来自滑膜内滑液的弥散作用,故背侧放置缝线并非不可取。

缝线的材料应该方便使用,不能有记忆性。理想的缝线应该具有强度大、方便打结、组织反应小的特点。不锈钢等多种不可吸收材料都可用来制作缝线。单丝尼龙线和聚丙烯线容易穿插,生物相容性好,可分别用于中心缝合和腱外膜缝合。编织的聚酯线抗张强度更大,但需要多次打结以防止滑脱。一般不用可吸收缝线,因为其无法在肌腱的愈合过程中始终维持足够的强度,组织反应也较大。具有高弹特性的某些可吸收缝线(如聚对二氧环己酮)可导致较大的缝隙出现。

对缝线进行测试发现,缝线的直径同抗拉强度相关,但在提高抗缝隙形成能力方面尚未得到证明。进行中心缝合时,作者倾向于使用3-0缝线。但在修复单股指浅屈肌腱或小指肌腱时不建议使用。

有体内研究表明,将结置于肌腱的内部可增加修复的强度,这与体外研究的结果不同。

康复方案的不同也影响肌腱的修复。早期主动活动有助于其强度的恢复。

七、术后护理与康复

手术结束后伤口覆盖敷料,用石膏托或支具将手固定在屈曲位,防止背伸。用Bradford吊带抬高患肢,止痛,术后72小时后开始早期手部康复训练。如果术后72小时内就开始活动,有可能导致出血增多,加重粘连。

屈肌腱损伤有多种康复方案,包括持续的被动活动,控制下的间歇性被动活动,被动屈曲/主动伸直运动,橡皮带牵引下主动屈曲,早期控制下的主动运动,动态夹板和静态夹板。Thien等(2004)寻找最佳的康复方案并进行了相关研究,包括6个试验,共464例患者。结果发现,患者总体的功能恢复或并发症均无显著不同。因此认为,各类康复方案的有效性目前尚不清楚[25]。

作者所在医疗机构经常采用控制下的主动运动(CAM)康复方案。

首先,患者的肌腱修复质量应较好,同时患者应能够配合进行规律的康复训练。72小时之内要更换敷料,检查伤口。使用定制的、阻挡背伸的支具将腕关节保持在中立位,掌指关节屈曲40°,支具长度要超过指尖。嘱患者全天佩戴支具,并详细告知练习的内容。鼓励患者在家中进行被动屈曲、支具控制范围内的主动伸直及所有手指的主动屈曲活动,以上各项活动应每小时练习 3 次。此过程应在治疗师督导下进行,并在 2 周时开始瘢痕治疗。术后 5 周,在家移除支具,逐渐增加主动屈曲活动,但夜间和外出时仍需佩戴支具。可以在手指屈曲状态下开始轻柔地练习腕关节背伸活动。术后 6 周,彻底去掉支具,行职业训练和抗阻力练习。术后 7 周,允许更进一步的活动,包括腕和手的完全背伸,增加阻力的运动,以及适应工作的各种练习。术后 10 周可以开车,3 个月可恢复工作。

(一)部分损伤的康复

肌腱断裂不足 50% 且未进行修复者,往往不需要用石膏或支具固定,但要告知患者有迟发断裂的风险。告知患者在 1 个月内应避免同时伸腕、伸指,2 个月内避免重体力劳动和接触性运动。如果损伤超过 50% 且行手术修复,术后应采用常规 CAM 康复训练。

(二)儿童屈肌腱的康复

如果患儿无法进行 CAM 康复训练(一般约 7 岁前),术后可行屈肘 90°、腕关节中立、掌指关节屈曲 90°、指间关节伸直的支具固定。每周由治疗师移除支具,患儿在其指导下进行功能训练。术后 6 周可自由活动。

八、屈肌腱损伤的并发症及预防

屈肌腱损伤的并发症可由术前评估不足导致。如果漏诊部分损伤,可能会出现迟发性断裂、粘连、扳机指和指无力。详细询问病史和查体就显得尤为重要。

屈肌腱手术最常见的并发症是肌腱粘连。如果修复后的部位不活动,肌腱和腱鞘的伤口会粘连在一起,两者之间生成瘢痕组织[26]。此外,人体组织对缝线的反应、腱鞘的损伤程度也可造成粘连。合理选择手术方法,谨慎处理周围组织,有助于减少粘连。

术后早期在控制下行主动活动可减少粘连。粘连严重的病例,若活动 3 个月仍不能改善,应该考虑肌腱松解。为了减少肌腱再断裂的风险,一般术后 6 个月可行松解手术。术中在屈肌腱鞘的部位开一个"小窗",松解粘连。术后早期即行高强度的康复训练。

其他并发症包括僵硬、关节挛缩、再断裂和无力。Ⅱ区损伤并发症的发生概率最高。无论是原始损伤还是修复时医源性滑车丧失,都可出现肌腱呈弓弦样绷起。一般认为,A2 和 A4 滑车最重要,在修复时应予以保留。近来,Tang 对此观点提出了异议,他认为在某些情况下应该部分切开 A2 滑车,彻底切开 A4 滑车[19]。部分损伤可导致扳机指。其他不常见的并发症还包括四指畸形等。

分期重建手术在一期放置硅胶棒后可能会出现感染和外露,但并不常见。屈曲挛缩相对更常见,所需恢复期更长。

除此以外,还包括一般手术、麻醉等引发的常见并发症。

九、预后

Guy Pulvertaft 认为,准确、便于理解、不过于繁冗的评估方法,其结果要好于优、良、差的随意分类。屈肌腱手术的结局与许多因素相关,可大致分为患者因素(年龄、合并损伤、积极性和治疗的依从性)、损伤因素[手指术前的状况、以前的损伤情况、骨质和神经血管缺损情况、损伤机制(例如,是挤压伤还是锐性切割伤)、损伤部位]和治疗因素(手术方式、缝合方法、术后康复方案)。这些因素之间往往很难相互比较。

为了对肌腱损伤后的结局进行量化,很多专家学者做了大量尝试。但由于患者、损伤和治疗方面有很多难以控制的因素,因此,目前还没有提出一个理想的量化评估系统。现有的评价系统主要用于评价关节的活动度[美国手外科协会（American Society for Surgery of the Hand，ASSH)]，还有一些评价系统重在测量捏、握力（Gault）。Tang在其结果中将运动质量列为评价指标[19]，包括运动弧、协调性和速度。So等（1990）对5种不同的评价体系进行了前瞻对照研究，发现它们之间无显著差异。

（一）儿童

由于儿童不能配合术后康复训练，因此，应肘上石膏固定4周后再进行自由活动，一般可获得与早期康复训练同样的效果。

（二）部分损伤

对肌腱损伤百分率的评估具有主观性和不确切性。目前，关于部分损伤后是否需要修复，主要有2种观点。Wray和Weeks认为，对部分损伤的肌腱进行修复会降低未

损伤部分肌腱的抗张强度。Schlenker则认为如果不修复部分损伤的肌腱，可能会引起肌腱嵌顿、扳机指及再断裂。

当前文献中有许多关于屈肌腱手术结果的报道，表5-32-1是对过去20年常用手术治疗结局的总结[Strickland（1985)[27]]。

（三）Eliot、Moieman等的研究（1994）

采用最初的Strickland评估标准，手指Ⅱ区损伤修复后发生再断裂的概率为5.8%，拇指为16.6%。

（四）Tang等的研究（2005）

Tang报道的结果稍好。一期修复加上各种术后康复训练后，约75%的患者功能恢复达优良。手指Ⅱ区损伤一期修复后再断裂率为4%～10%，而拇长屈肌腱为3%～17%。值得注意的是，临床仍采用Strickland标准来进行评价，粘连和僵硬仍未考虑在此标准内。

表 5-32-1　过去 20 年常用手术治疗结局的总结

	Ⅱ区损伤一期修复	分期重建	肌腱松解术	
			修复后粘连	移植后粘连
优/良	56%	40%	67%	65%
优/良/可	—	66%	—	—
差	13%	28%	10%	12%
再断裂	4%	7%	8%	8%

注：—表示无数据；引自 Strickland JW. Results of flexor tendon surgery in zone II. Hand Clinics，1985，1（1）：167-179

第3节　手部伸肌腱损伤

一、伸肌腱系统的解剖

1734年，Albinus阐明了伸肌腱的解剖构成。20世纪40年代的Fowler，以及之后的Landsmeer，做了进一步的补充，阐明了伸肌在活动中的巧妙平衡作用。

手的伸肌装置包括外在肌和内在肌部分。长的伸肌属于外在肌系统，而内在肌系统包括骨间肌蚓状肌复合体。内在肌系统与指间关节的伸直和掌指关节的屈曲有关（图5-32-4）。

二、病理、基础知识和生物力学

伸肌发挥作用时需要微妙的力量平衡。当伸肌装置出现部分损伤时，该平衡被打

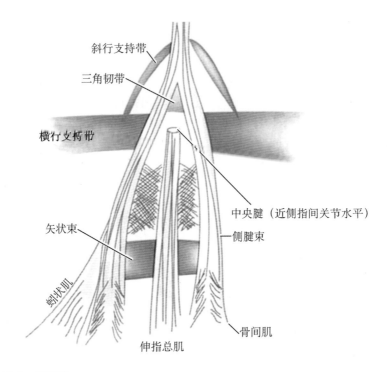

斜行支持带

三角韧带

横行支撑带

中央腱（近侧指间关节水平）

侧腱束

矢状束

蚓状肌

骨间肌

伸指总肌

图 5-32-4　伸肌腱

（引自 M. O'Brien. Plastic & hand surgery in clinical practice-classifications and definitions. London：Springer，2009）

破，作用于关节上的力的方向发生改变，进而引起畸形。

据文献报道，关节面骨折可导致不同程度的远侧指间关节脱位。Husain 等对尸体的手指进行解剖，发现超过一半的背侧关节面损伤可导致原来正常的手指发生掌侧半脱位[28]。

Warren 等在研究中发现，指伸肌腱的远端有一个缺乏血供的区域，这个血管相对贫瘠的区域可能影响锤状指的发病和治疗[29]。

三、病因和分类

（一）病因

伸肌腱位置相对表浅，更易受到各种机械性损伤，如切割伤、咬伤、灼伤及钝性伤。最易受伤的是中指伸肌腱（38%），其次是示指（28%）、环指和拇指（10%）及小指（10%）。掌骨部位最易累及[30]。导致伸肌

腱断裂的其他原因包括类风湿或因骨折、关节炎导致的局部摩损性断裂。

拇长伸肌（extensor pollicis longus，EPL）腱比较特殊，其断裂原因常为陈旧性损伤、桡骨远端骨折、钝性伤、锐性伤、类风湿关节炎、非甾体药物（局部或系统使用）及医源性损伤。

锤状指畸形的常见原因为钝性戳伤（常发生在铺床、跌倒时）或伸肌腱止点表面的锐性切割伤。

类风湿疾病是闭合性钮孔畸形最常见的病因。其他还包括近侧指间关节表面的切割伤、机械性创伤、灼伤、局部感染或其他类型的感染性关节炎。

（二）系统分类

根据解剖位置对伸肌腱损伤进行分类有助于与外科医生和治疗师进行交流。对术后康复方案的制定也很重要。手指和拇指的分区如下。

1. 手指分区

(1)Ⅰ:远侧指间关节区。

(2)Ⅱ:近侧指间关节和远侧指间关节之间的区域。

(3)Ⅲ:近侧指间关节区。

(4)Ⅳ:掌指关节与近侧指间关节之间。

(5)Ⅴ:掌指关节区。

(6)Ⅵ:伸肌支持带和掌指关节之间。

(7)Ⅶ:伸肌支持带区。

(8)Ⅷ:伸肌支持带以近。

2. 拇指分区

(1)Ⅰ:指间关节区。

(2)Ⅱ:近节指骨区。

(3)Ⅲ:掌指关节。

(4)Ⅳ:掌骨区。

(5)Ⅴ:腕骨区(图 5-32-5)。

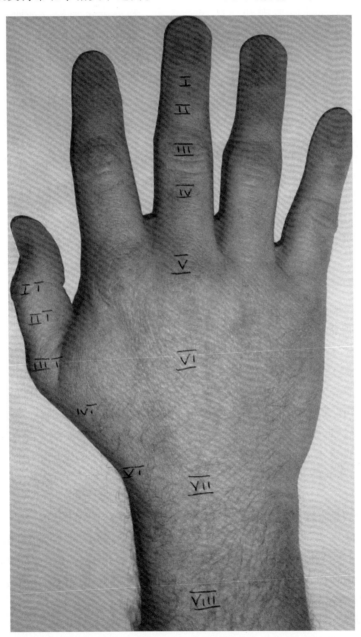

图 5-32-5　手的伸肌腱分区

3. 锤状指的 Doyle 分类[31]

(1)1 型:闭合性损伤,可合并或不合并撕脱性骨折(最常见)。

(2)2 型:开放性损伤,位于远侧指间关节及其近端的锐性伤,肌腱的连续性丧失。

(3)3 型:开放性损伤,合并软组织和肌腱缺损。

(4)4 型:A,骺板骨折;B,累及 20%～50%关节面的骨折(过屈型损伤);C,＞50%关节面的骨折,掌侧半脱位(过伸型损伤)。

4. 钮孔畸形的分类

(1)开放性或闭合性。

(2)急性或慢性。

5. 钮孔畸形的分期[32]

(1)Ⅰ:轻度伸直滞后,可被动矫正。

(2)Ⅱ:中度伸直滞后,可被动矫正。

(3)Ⅲ:轻度屈曲挛缩。

(4)Ⅳ:重度屈曲挛缩。

四、诊断

伸肌腱损伤的临床表现取决于损伤的水平。手的姿势可提供重要信息。锤状指、钮孔畸形和"垂指"说明伸肌装置损伤分别位于远侧指间关节、近侧指间关节和掌指关节水平。关于近侧指间关节水平的切割伤,伸肌滞后出现得往往较早;而闭合性损伤时,伸肌滞后在后期出现,常伴钮孔畸形。判断中央腱是否连续时,可在屈曲掌指关节的情况下测试患者主动背伸近侧指间关节的力量。

一般来说,与闭合性损伤相比,开放性损伤畸形出现得较早。手的形态受多种因素影响,部分损伤可被掩盖。这些因素包括内在肌的平衡、伸肌腱之间的腱联合、陈旧性损伤或部分损伤及示指和小指的固有伸肌腱是否独立存在。需要注意的是,手的形态并不一定能提示潜在的损伤。例如,近节指骨处伸肌腱损伤后,由于矢状束可以伸展

掌指关节,侧腱束可以伸展近侧指间关节,因此,手的形态改变就不明显。

掌指关节水平伸肌腱帽横行纤维断裂可出现伸肌腱半脱位,有时可被误诊为弹响指。

五、治疗

超过横断面 30%的肌腱切割伤需要修复。如果合并表面皮肤缺损、关节损伤及骨折,则更需要手术治疗。有些伸肌装置损伤可以采取非手术治疗,详见后述。

(一)锤状指畸形

伸肌腱在远侧指间关节水平断裂可出现锤状指,表现为伸肌滞后和不能主动伸直远侧指间关节。该畸形可由腱损伤或骨折引起,伴有或不伴有骨折的闭合性损伤(如果关节面尚平整)可严格佩戴支具 8 周。支具有很多种,包括堆叠夹板(stack splint)、有金属支撑的指托或定制的热塑性支具。使用前需将其调整至远侧指间关节轻度过伸的位置,以避免因支撑不足而使指尖下垂呈屈曲状。医生应反复向患者强调持续佩戴支具的重要性,并告知患者应在不改变手指姿势的情况下保持手部卫生。8 周后,评估患指抗轻阻力背伸的力量,恢复较好者,数周后可逐渐去除支具,仅在夜间佩戴至 12 周。患者在进行任何需要用力的活动时,都要佩戴支具保护,直至 12 周。如果患者在 8 周复查时出现滞后征象,那么在接下来的 4 周仍需持续佩戴支具。绝大多数(90%)患者可完全伸直,或出现约 10°的滞后[33]。

锤状指畸形有时会伴有末节指骨背侧的撕脱性骨折,故需要拍摄 X 线片来评估骨关节的情况。如果闭合复位结合支具固定不能维持关节面的平整,应考虑手术治疗。

(二)钮孔畸形

中央腱的损伤或病变可出现钮孔畸形。患者手指表现为特征性的近侧指间关节屈

曲、远侧指间关节过伸,其机制为侧腱束滑至近侧指间关节轴的掌侧,其力的方向导致近侧指间关节屈曲和远侧指间关节过伸。拇指也可出现钮孔畸形,常见于类风湿疾病。急性闭合性损伤可使用支具固定,使近侧指间关节伸直,同时允许掌指关节和远侧指间关节屈曲活动,并锻炼侧腱束。2 个月时允许患者在保护下练习屈曲近侧指间关节,同时注意查看中央腱的连续性。任何程度的伸直功能丧失都需延长佩戴近侧指间关节伸直位支具的时间。陈旧性闭合性损伤可通过佩戴各种支具进行治疗,但有的患者需手术治疗。

开放损伤需要手术探查、修复。术后行近侧指间关节伸直位支具固定 5～6 周。手术治疗还适用于中节指骨基底背侧有移位的撕脱性骨折,以及难以还原的近侧指间关节脱位。

(三)Ⅴ区和Ⅵ区损伤的"垂指"

伸肌腱在掌指关节水平损伤,患者表现为手指下垂。示指和小指伸指总肌的肌腱损伤后,其临床表现可因示指和小指固有伸肌腱的存在而被掩盖。腱联合的存在也可掩盖此区肌腱的部分损伤,甚至完全损伤(图 5-32-6)。

(四)人咬伤

该类伤应予以特殊注意。70%的人咬伤发生在上肢,10%发生感染[34]。牙齿刺透肌腱不仅导致肌腱损伤,还可能穿透掌指关节引起相关骨折,残留异物(牙齿)。伸拳时,掌指关节呈屈曲状。牙齿穿透手的皮肤,带入口腔细菌。手指伸直时,微生物残留在各层组织之间。引起感染迅速发展的原因包括:掌指关节和肌腱相对缺乏血供,人唾液中存在高浓度的病原微生物,以及掌指关节间隙的缺氧环境有利于细菌迅速繁殖(图 5-32-7)。

六、术前准备和计划

影像学资料有助于疾病的诊断。锤状指患者应拍摄 X 线片观察关节面是否平整。人咬伤同样需要影像学资料以排除掌骨头骨折和存留的异物。对于钮孔畸形,影像学资料有助于明确患者是否合并中节指骨基底骨折。

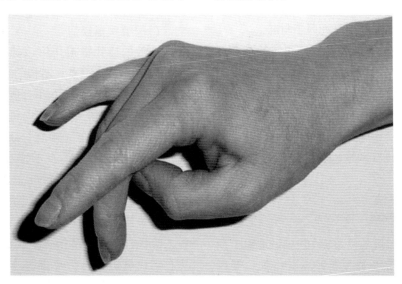

图 5-32-6　独立的固有伸肌腱的作用(示指固有伸肌腱和小指固有伸肌腱)

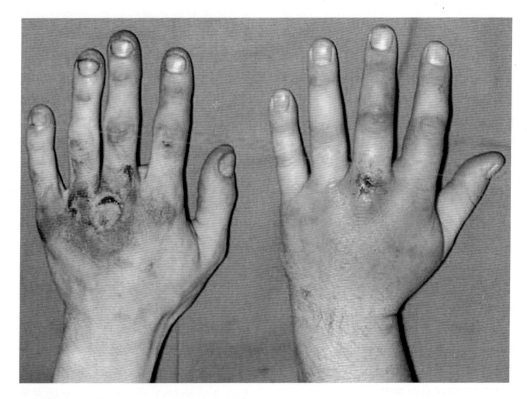

图 5-32-7　人咬伤,伤后 12 小时和 48 小时的表现(可见蜂窝织炎)

类风湿疾病可导致慢性钮孔畸形。应行放射学检查和血液化验。还应详细询问使用的抗类风湿药物的种类,因为有些药物可能延缓伤口愈合,如抗肿瘤坏死因子制剂。

对于钮孔畸形,术前恢复正常的被动活动对于手术来说至关重要,否则重建效果不佳,补救性手术如近侧指间关节融合可能更好。

人咬伤需用咽拭子做显微镜下涂片、微生物培养和药敏试验。

七、手术方法

虽然伸肌腱容易显露,但却很难根据损伤区域将其完全修复。Newport ML 等研究了伸肌腱修复的生物力学后发现,伸肌腱出现短缩,掌指关节、近侧指间关节的屈曲功能发生部分丢失。即使用同样的修复方法,伸肌腱修复后的强度仍弱于屈肌腱。

Kleinert 改良的 Bunnell 缝合术强度最满意,无缝隙,且对掌指关节和近侧指间关节屈曲的影响最小[35]。

(一)锤状指损伤

开放的锤状指损伤应该探查修复伸肌腱。作者喜欢使用半衰期长的可吸收缝线。由于指背皮肤相对较薄,不可吸收的缝线会刺激皮肤。远端的肌腱很薄,缝合时应保留足够的边距,以便能正确吻合断端。有时残留的伸肌腱质量很差,此时需要将肌腱、皮肤一体缝合。Kardestuncer 已报道应用此方法治疗儿童严重的晚期锤状指[36]。

对于波及关节面的骨性锤状指,可经皮打入克氏针纠正末节指骨半脱位,再打入另一枚克氏针防止骨折片进一步移位。关节面尚平整的闭合性骨折可采取非手术治疗。由于骨-骨愈合要优于腱-骨愈合,故骨性锤状指的愈合往往比单纯腱性锤状指的愈合要好(图 5-32-8)。

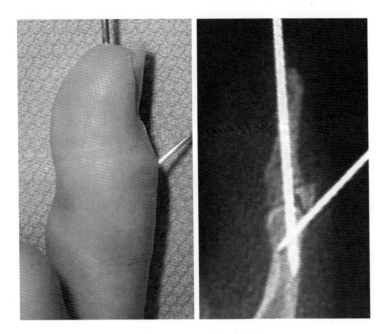

图 5-32-8 采用闭合克氏针手术治疗骨性锤状指

对于非手术治疗或手术治疗效果不佳的锤状指,只能行远侧指间关节融合。

(二)钮孔畸形

钮孔畸形需要手术治疗。重建术前一定要使被动活动范围达到最大。可供选择的手术方法有很多种。重建中央腱可采用指浅屈肌腱(Stack)[37]、一侧的侧腱束(Matev)[38]及将双侧侧腱束向背侧加强(Salvi)[39]的方法。此外,也有学者将外在肌和骨间肌肌腱同蚓状肌、斜形支持带分离,将侧腱束移至中央(Littler 和 Eaton)[40]。对于晚期钮孔畸形,可切断三角韧带远端的伸肌腱。近侧指间关节融合可作为最后的治疗选择。

人咬伤要彻底清创,行咽拭子镜检、菌培养及药敏试验,应用敏感抗生素。通常一期不闭合伤口,48 小时再查看伤口。此种情况下不应急诊修复肌腱。

八、术后护理与康复

鼓励在保护性支具下进行有控制的手指主动运动,这样可保证肌腱滑动,减少粘连。伸肌腱的纵向损伤通常不需要佩戴保护性支具,早期即开始温和的运动。

任何康复方案都要考虑合并的损伤。骨折内固定后应既能允许早期训练也不会影响骨质愈合。如果患者的多根肌腱修复良好,同时伴有 Ⅴ～Ⅶ区骨折,可给予早期主动活动的方案。保护性支具将腕关节固定在背伸 45°、掌指关节屈曲 50°及指间关节完全伸直的位置。嘱患者 48 小时内开始练习,包括摘下支具行主动完全伸指训练和在掌指关节伸直时主动屈曲指间关节。每天练习 4 次,每次练习 4 遍。不允许行主动完全的屈指动作。如果 5 周时存在伸肌滞后,应继续佩戴支具至 6 周并行功能训练。8～10 周时逐渐恢复全部功能。如果伸肌腱修复强度欠佳,患者练习的同时要佩戴支具(outrigger)加以保护。对于单纯 Ⅴ～Ⅶ区伸肌腱修复后的患者,一般采用改良的康复方案。针对锤状指和钮孔畸形肌腱损伤后的康复方案前文已有叙述。

九、并发症

屈肌腱的并发症同伸肌腱大致相同,包括漏诊、迟发性断裂、僵硬、修复后再断裂、粘连和无力。可出现近侧指间关节的挛缩、"鹅颈畸形"和钮孔畸形。由于伸肌腱修复后变短,故屈曲功能的丧失远多于医生的认知。

(一)锤状指损伤

非手术治疗很少引起并发症。最常见的是皮肤浸渍、疼痛,有时支具处可形成皮肤溃疡。去除支具后这些短暂的不适可恢复或改善。有报道称,40%～70%的非手术治疗患者会遗留约 10°的伸直功能丧失[41]。这与之前 Donald Lalonde 的报道不同[33]。晚期可出现鹅颈畸形。手术的并发症有感染、僵硬、指甲畸形、关节对应不良及远侧指间关节偏斜。

(二)钮孔畸形

钮孔畸形矫正术后经常出现并发症。通常非手术治疗是个好的选择。因为术后可能会遗留僵硬和挛缩。其他并发症还包括再断裂和化脓性关节炎。

(三)人咬伤

人咬伤的并发症很严重。如果急诊时处理不当或延误就诊,出现并发症的概率很高。功能丧失、疼痛、骨髓炎、截指、坏死性筋膜炎、脓毒性休克甚至死亡均有报道。

十、预后

(一)锤状指的预后

2004 年,Handoll 和 Vaghela 对不同方法治疗锤状指的临床疗效进行了研究。4 项试验涵盖了 278 例患者、283 例锤状指。评价了支具固定和克氏针固定随机治疗腱性锤状指和骨性锤状指的效果。结果发现,所有的评估试验质量均较差,

不能为手术提供足够的证据,也无法确定锤状指的最佳治疗方法。但他们认为正确佩戴支具进行固定很重要,而且要坚持每天佩戴[42]。

(二)钮孔畸形的预后

一项纳入 47 例创伤后钮孔畸形并随访 6 年的报道,采取切断、缝合中央腱及将侧腱束向背侧重置的方法治疗柔软的钮孔畸形,最终以近侧指间关节和远侧指间关节的主动活动度和疼痛作为评价标准,结果有 90%的患者获得了优良评价。效果欠佳的原因包括修复部位再断裂、脓毒性关节炎及患者术后不配合。僵硬性钮孔畸形的治疗效果均较差[43]。

(三)手背部伸肌腱损伤的预后

伸肌腱近端损伤(65%～75% 结果优良)的预后明显好于远端损伤(0～40% 结果优良)。其中一个原因为,与手背的肌腱相比,远端伸肌腱的结构更复杂,滑动范围更小,而且三面包绕骨质,粘连可能更广泛。近节指骨或近侧指间关节区肌腱损伤的结果最差,可引起近侧指间关节活动范围的丢失、鹅颈畸形或钮孔畸形。有研究显示,在 Ⅵ区,采用 Kleinert 改良的 Bunnell 缝合强度最大,生物力学性能最佳,不产生缝隙,且掌指关节和近侧指间关节屈曲的损失最小[44]。在一项包含 101 例指伸肌腱损伤的研究中,60%的患者伴有其他损伤(骨折、脱位、关节囊或屈肌腱的损伤)[45]。无合并损伤者的功能优良率为 64%,总体的主动活动度(total active motion,TAM)为 230°;合并损伤者的功能优良率为 45%,TAM 为 212°。

(四)人咬伤的预后

由于患者的依从性很差,很难达到最佳的治疗效果和随访。预后也与多种因素有关,最重要的就是时间的延误、清创不彻底及一期闭合伤口。但在部分已完成的随访研究中,最终结果显示良好率为 83%[46]。

第 4 节　总　结

肌腱损伤的治疗具有挑战性。医生处理好与患者和治疗师的关系在治疗中尤为重要。肌腱损伤的基础研究对于临床贡献巨大，使医生明白了肌腱如何愈合，组织对外来材料如何反应，以及肌腱的生物力学特性如何在损伤和修复中发挥作用。这使得医生能够正确选择缝合方法、谨慎选择缝线材料、仔细制定康复方案，最大可能地恢复肌腱的强度、滑动性和手的整体功能。在笔者看来，肌腱外科的未来可能要达到分子水平。随着医生对蛋白表达、基因功能、细胞调节因子及其他分子生物因素的不断深入理解，如将这些知识应用到肌腱修复领域并最终达到"无瘢痕愈合"，其前景不可估量。

参考文献

[1] Hand Surgery in the UK-Manpower, resources, standards and training. In: Report of a working party 2007, BSSH, London.

[2] Rosberg HE, Carlson KS, et al. Prospective study of patients with injuries to the hand and forearm: costs, function and general health. Scan J Plast Reconstr Surg Hand Surg, 2005, 39(6):360-369.

[3] Burke FD, Dias JJ, Heras Palou C, et al. Providing care for hand disorders a reappraisal of need. J Hand Surg, 2004, 29B(6): 575-579.

[4] Kleinert HE, et al. History of flexor tendon repair. J Hand Surg, 1995, 20A(3 Part 2): s46-s52.

[5] Smith P. Lister's the hand-diagnosis and indications. 4th ed. London: Churchill Livingstone, 2002:36.

[6] Lunn PG, Lamb DW. Rugby finger-avulsion of profundus of ring finger. J Hand Surg, 1984, 9(1):69-71.

[7] Harris SB, et al. The aetiology of acute rupture of flexor tendon repairs in zones 1 and 2 of the fingers during early mobilisation. J Hand Surg, 1999, 24(3):275-280.

[8] Verdan CE. Half a century of flexor tendon surgery. J Bone Joint Surg, 1972, 54A:472.

[9] Leddy JP, Packer JW. Avulsion of the profundus tendon in atheletes. J Hand Surg, 1977, 2A:66-69.

[10] Masuda K, et al. Biochemical analysis of collagen in adhesive tissue formed after digital flexor tendon injury. J Orthop Sci, 2002, 7: 665-671.

[11] Hunter JM. Anatomy of flexor tendons-pulley, vincula, synovia, and vascular structures. In: Spinner M, editor. Kaplan's functional and surgical anatomy of the hand. 3rded. Philadelphia: JB Lippincott, 1984: 65-92.

[12] Manske PR, Lesker PA. Flexor tendon nutrition. Hand Clinics, 1985, 1:13-24.

[13] Lundborg G, Holm S, Myrhage R. The role of the synovial fluid and tendon sheath for flexor tendon nutrition. Scand J Plast Reconstr Surg, 1980, 14:99-107.

[14] Potenza AD. The healing process in wounds of the digital flexor tendons and tendon grafts. An experimental study. In: Verdan C, editor. Tendon surgery of the hand. Edinburgh: Churchill Livingstone, 1979:40-54.

[15] Neumeister M, Wilhelmi B. Flexor tendon lacerations. http://emedicinemedscape. com/article 1238823.

[16] Viinikainen A, et al. Primary flexor tendon repair techniques. Scand J Surg, 2008, 97: 333-340.

[17] Puhanindran ME, et al. Absence of flexor digitorum superficialis tendon is not associated with decreased grip strength. J Hand Surg Eur Vol B, 2008, 22: 277-280.

[18] Sourmelis SG, McGrouther DA. Retrieval of the retracted flexor tendon. J Hand Surg

British,1987,12(1):109-111.

[19] Tang JB. Indications, methods, postoperative motion and outcome evaluation of primary flexor tendon repairs in zone 2. J Hand Surg,2007,32E (2):118-129.

[20] Hatanka H, Manske PR. Effect of suture size on locking and grasping flexor tendon repair techniques. Clin Orthop, 2000, 375: 267-274.

[21] Savage R, Risitano G. Flexor tendon repair using a "six strand" method of repair and early active mobilisation. J Hand Surg,1989, 14B:396-399.

[22] Hantanaka H, Manske PR. Effect of cross-sectional locking loops in flexor tendon repair. J Hand Surg,1999,24A:751-760.

[23] Cao Y, Zhu B, Xie RG,et al. Influence of core suture purchase length on strength of fourstrand tendon repairs. J Hand Surg, 2006,31A: 107-112.

[24] Komanduri M, Phillips CS, Mass DP. Tensile strength of flexor tendon repairs in a dynamic cadaver model. J Hand Surg, 1996, 21A:605-611.

[25] Schadel-Hopfner M, et al. Cochrane reviews and evidence based hand surgery. J Hand Surg,2008,33E (2):210-217.

[26] Wong JKF, et al. The cellular biology of flexor tendon adhesion formation: an old problem in a new paradigm. Am J Pathol, 2009,175(5):1938-1951.

[27] Strickland JW. Results of flexor tendon surgery in zone II. Hand Clinics, 1985, 1(1): 167-179.

[28] Husain SN, et al. A biomechanical study of distal interphalangeal joint subluxation after mallet fracture injury. J Hand Surg,2008,33 (1):26-30.

[29] Warren, et al. J Hand Surg, 1988, 13 (2): 161-163.

[30] Newport M. Extensor tendon injuries. In: Weinzweig J, editor. Plastic surgery secrets. Philadelphia:Hanley & Belfus Medical Publishers,1999:491.

[31] Doyle JR. Extensor tendons acute injuries. In: Green DP, editor. Operative hand surgery, vol. 2. 3rd ed. New York: Churchill-Livingstone,1993:1925-1954.

[32] http://eatonhand.com/dis/dis009.htm

[33] Lalonde DH. Tendon repair and reconstruction. In: Siemionow MZ, Eisenmann-Klein M, editors. Plastic and reconstructive surgery. London: Springer-Verlag,2010.

[34] The internet Journal of Emergency Medicine ISSN:1935-9551

[35] Newport M,et al. J Hand Surg Am,1992,17 (6):1117-1123.

[36] Kardestuncer T, et al. The results of tenodermodesis for severe chronic mallet finger deformities in children. J Pediatr Orthop, 2007,28:81-85.

[37] Stack HG. Button hole deformity. Hand, 1971,3(2):152-154.

[38] Matev I. Transposition of the lateral slips of the aponeurosis in treatment of long-standing "Boutonniere deformity" of the fingers. Br J Plast Surg,1964,17:281-286.

[39] Salvi V. Technique for the Buttonhole deformity. The Hand,1969,1(2):96-97.

[40] Littler JW, Eaton RG. Redistribution of forces in the correction of Boutonniere deformity. J Bone Joint Surg Am,1967,49(7): 1267-1274.

[41] Abouna JM, et al. The treatment of mallet finger. The results in a series of 148 consecutive cases and a review of the literature. Br J Surg,1968,55:653-667.

[42] Schadel-Hopfner M, et al. Cochrane reviews and evidence based hand surgery. J Hand Surg,2008,33E(2):110-117.

[43] Le Bellec Y, et al. Surgical treatment for boutonniere deformity of the fingers. Retrospective study of 47 patients. Chir Main, 2001,20(5):362-367.

[44] Newport ML, et al. Biomechanical characteristics of extensor tendon suture technique. J Hand Surg (AM),1992,17(6):1117-1123.

[45] Newport ML, et al. Long-term results of ex-

tensor tendon repair. J Hand Surg,1990,15
(6):961-966.

[46] Goon P, et al. Hand trauma pitfalls: a retro-
spective study of fight bites. Eur J Trauma
Emerg Surg,2008,34(2):135-140.

第33章 手部及腕部创伤性损伤的覆盖

第 33 章

手部及腕部创伤性损伤的覆盖

Mikko Larsen，Caroline Bijnen-Girardot，Marco J. P. F. Ritt

关键词 缺损・游离皮瓣・手部・适应证・局部皮瓣・区域皮瓣・皮肤覆盖・外科技术

第 1 节　概　述

手部软组织缺损，无论伴或不伴有骨折，其诊断和治疗仍是一个具有挑战性的问题。在过去的 30 年里，随着显微外科技术及治疗理念的不断发展，上肢重建取得了显著进步。

目前，闭合缺损的技术仍不成熟。治疗方式从缺损覆盖加二期功能重建发展为首次探查后尽可能重建或一周内行二次探查闭合伤口。治疗的最终目标在于重建手部的滑动和功能结构以恢复患肢的形态和功能，帮助患者快速回归工作及社会生活。任何治疗计划均应合理并应根据每位患者的不同需求量身定制。本章主要讨论创伤后手部及腕部的功能性闭合。同时对重建术

的操作进行介绍，重点强调术式的选择和一般原则，并讨论主要技术操作及常见的误区和临床重点，使治疗方案的选择更为简便、直接。

手部软组织的成功重建需遵守以下几项标准：①伤口的闭合必须稳固；②功能重建应允许早期活动；③返回正常生活及工作的康复时间可接受；④伤口的美观程度可接受。

全面或综合治疗理念的关键在于治疗团队术前决策、术中谨慎的操作及充分的术后护理（外科医生、护理人员、理疗师、职业治疗师、社会服务等）。

第 2 节　一般原则

手部软组织缺损获得成功治疗需遵守全面治疗的理念（表 5-33-1）：①一般外科整形原则；②缺损的相关因素；③同治疗相关的因素；④患者相关因素[1]。

以下为重建成功的基本原则：①符合患者个人需求，简单、可靠、持久地闭合伤口；②返回正常生活的康复时间可接受；③功能重建后允许早期活动；④治疗不应牺牲手部的整体功能；⑤尽可能保留长度；⑥用相似组织替代缺损；⑦追求满意的美容效果；⑧考虑患者依从性及治疗动机。

制订重建计划时应将"重建阶梯"纳入

M. Larsen (✉)
Department of Plastic, Reconstructive and Hand Surgery,
Launceston General Hospital, Launceston, TAS, Australia

C. Bijnen-Girardot
Hong Kong, Hong Kong SAR

M. J. P. F. Ritt
Department of Plastic, Reconstructive and Hand Surgery,
VU Medical Centre, Amsterdam, The Netherlands

G. Bentley (ed.), *European Surgical Orthopaedics and Traumatology*,
DOI 10.1007/978-3-642-34746-7_94, © EFORT 2014

考虑范围。该阶梯强调根据局部组织的需求及复杂性,先选择简单的技术,后选择复杂的技术,为闭合伤口提供系统的治疗方法。除一期及二期伤口闭合外,可用的手术方法包括单纯皮肤移植(全厚皮片、中厚皮片、网状皮片)、局部转移皮瓣、远处转移皮瓣及游离(微血管)皮瓣。手术方法的选择也取决于外科医生在紧急情况下遵照既有步骤实施手术的能力。外科医生的能力越高,越能熟练运用"重建阶梯",直接选择更复杂的技术以获得良好的手术效果。

成功治疗的基础在于准确地描述缺损,同时考虑损伤的机制、程度、局部情况、机械张力及伤口条件。

表 5-33-1　全部治疗理念

1. 整形外科基本原则	(2)供体组织缺损 *vs.* 受者缺损收益
(1)血供	(3)紧急情况 *vs.* 计划手术
(2)皮肤功能和美学单位	(4)外科医生经验
2. 缺损相关因素	(5)可使用的设备
(1)病因学	4. 患者相关因素
(2)缺损程度	(1)整体健康水平
(3)局部情况	(2)生物学年龄
(4)机械张力	(3)智商
(5)伤口条件	(4)性别
①解剖因素	(5)客观愿望及需求
・血管神经覆盖/暴露	(6)职业需求
・备用/损伤肌腱	①力量
・备用/损伤骨膜	②耐力
・关节开放/闭合	③敏感性
②病理生理学因素:优/良/差	④工作相关创伤的心理影响
③微生物学因素:细菌培养数目及类型	(7)社会环境
3. 治疗相关因素	(8)依从性
(1)治疗选择的不同	

第3节　评估策略

重建术前应明确诊断,必要时可行手术探查。如果情况允许,手术探查时应清除所有的无活性组织、固定骨折、重建血液循环及初步修复神经和肌腱。只要皮下组织有活性,就应尽可能早期闭合伤口。48 小时内行二次探查并完全覆盖伤口。一些病例因污染及组织活性不能确定,伤口闭合可延迟至伤后 4～5 天。

第4节　损伤机制

手部软组织缺损可分为急性缺损和慢性缺损。腕部和手部急性软组织缺损通常由高速事故、高空坠落、烧伤或枪伤引起。慢性软组织缺损通常由骨髓炎、多次术后瘢痕、辐射、血栓形成后综合征和神经缺损等引起。急性损伤可被进一步分为锐器伤、闭合性损伤及开放性损伤等亚型。

第 5 节　伤口损伤的程度

临床上,对于一些软组织明显缺损的病例,首先应确定缺损是组织固有弹性导致的软组织回缩还是存在真正的软组织缺损。伤口探查可发现血肿、瘀斑、擦伤、水肿等,可通过波动程度、皮肤颜色、肿胀及皮肤温度来评估组织的血液灌注情况,根据其功能评估运动和感觉功能。AO/AOSIF 提出了骨及软组织损伤的描述评分系统,其他的分类方法包括毁损极端严重程度评分(mangled extremity severity score,MESS)和手外伤严重程度评分(hand injury severity score,HISS)。其他的亚型分类法包括 Salter Harris 儿童骨骺骨折分类法、屈肌腱损伤 Verdan 分区、伸肌腱损伤分区、Mackinnon 神经损伤分类法及 Dupuytren 烧伤损伤分类法。

第 6 节　治疗策略

手外伤患者护理的一个关键方面是遵循治疗策略并牢记每种修复方法对应的指征。这是损伤评估的第一步。

患者情况稳定后,医生首先考虑的是采取什么措施才能尽可能保留功能,以及是否需要保留功能。如果损伤的结构并不重要或功能丧失不需要重建,初步清创即可。如果该结构需保留功能或损伤的结构很关键,应尽可能解剖修复。如果无法完成解剖修复,可使用血管化或非血管化移植物、复合组织移植物行结构修复或替代修复。遵照"重建阶梯"或"重建金字塔"原则,软组织覆盖后行一期闭合伤口,后续观察其愈合情况,并根据具体情况采用皮肤移植、局部皮瓣、远处带蒂皮瓣等方法进一步修复,伤口完全愈合后行康复训练,期间应根据手部骨

骼的稳定程度积极进行功能训练。

选择供区时,应保证供区造成的创伤小于受区。如果供者有多个供区,应选择影响最小的,尤其是妇女和儿童。患者的瘢痕会限制治疗方法的选择。如果计划选用远处带蒂皮瓣,就必须考虑上肢所有关节的活动性,以避免出现关节僵硬。

最佳的治疗方法应综合考虑患者的相关因素,如整体健康水平、生物学年龄、职业和业余活动、智商、依从性、社会环境及客观意愿等。

总之,如果皮肤缺损仅限于表皮,患者可自行愈合。掌侧真皮受损伤口也可自行愈合或行分层厚度皮肤移植术(split thickness skin grafting,STSG)。手背真皮和全皮损伤需行全厚度皮肤移植术(full thickness skin grafting,FTSG)或 STSG。供体组织仅应取自有活性的皮下组织或完整的腱旁组织。如果患者手掌伤口较深,且外形轮廓要求较高,则需用皮瓣覆盖。

第 7 节　解剖区域适应证

一、指甲和末节指骨

指甲复合伤的治疗取决于甲板是否完整。去除甲板和清除生发基质末端可清除甲下血肿。如果生发基质和无菌基质均完好,则可将指甲或人工指甲缝至指甲上皮皱褶下。如果生发基质遭到破坏,并伴有软组织损伤,可行皮肤移植或皮瓣(同指或异指岛状皮瓣,掌背动脉或邻指皮瓣)闭合缺损。也可用更先进的微血管复合甲床转移术进行重建。原始基质遭到破损并伴骨缺失可行融合或截肢术。单纯撕裂仅伤及无菌基质时,可用 6-0 或更细的可吸收缝线进行修复。小块无菌基质缺损可在有足够的指甲支撑时行二期修复。更大的缺损需从足趾

取材行复合移植。合并节段性骨缺失时,需适当缩短或延长末节,最终根据损伤的情况闭合缺损。背侧的斜形缺损通过缩短及应用掌侧皮瓣闭合伤口。尖顶端损伤需某种形态的软组织覆盖。如果无菌基质损伤但有足够的骨支撑,可在彻底清除生发基质后行皮肤移植,还可行更复杂的重建,如传统的方法或微血管甲床移植等。但通常将其视为一种选择性术式。

从手部整体功能来看,长指末节指骨必须有皮肤覆盖,不仅可以保证手的机械负重,还能维持手部良好的感觉,减轻疼痛及保证足够的手指长度。指尖损伤不伴骨暴露最好使用抗黏辅料包扎留至二期愈合修复,这一方法疗效满意,并发症发生率低[2]。指尖背面或侧面损伤的治疗如上文所述。掌侧组织缺损伴骨暴露也可二期修复,当骨块较小时可切除。此外,若斜行损伤位于不太重要的感觉区,可行植皮或用任何类型的皮瓣修复。重要感觉区(拇指尺侧或示指桡侧)可用皮瓣覆盖(V-Y 侧方推进皮瓣,用于第 2、3 指的大鱼际皮瓣、Littler 皮瓣和游离指腹转移皮瓣)或截指治疗[3]。由于术后患者较长时间无法工作,局部推进同指本体皮瓣愈来愈多地用于指腹不全离断。这一术式可获得满意的美容效果和功能,以及接近正常的手部感觉。神经血管束损伤或撕裂、毁损伤、人或动物咬伤致伤口污染均为局部推进同指本体皮瓣修复术的禁忌证。横向组织缺损可通过复合植皮(年龄在 3 岁以下)或皮瓣覆盖进行修复(V-Y 掌侧推进皮瓣-Moberg 拇指皮瓣,大鱼际皮瓣,Littler 皮瓣-第 1~3 指,游离指腹转移皮瓣)。如果成年患者骨完整,可将截除的指腹削薄作为 FTSG,进行移植修复,修复率为 40%~70%。对于大部分病例,可能会存在轻微感觉丧失。

二、拇指

需要特别注意的是拇指。末节指骨和指甲外伤伴骨外露时可通过二期愈合修复。超过一半以上骨外露的外伤可截肢后进行后期修复。末节缺损可用 V-Y 皮瓣闭合。横向缺损可用掌侧推进皮瓣(Moberg 皮瓣)、掌侧转化皮瓣或手背侧面岛状皮瓣闭合。侧方缺损(干背侧或手掌侧)可进一步用侧方推进皮瓣、指腹交换皮瓣或手掌侧方岛状皮瓣闭合。对于拇指近节指骨水平的缺损,如果无法用皮肤移植闭合,则可用平行四边形皮瓣闭合。对于那些背侧或掌侧或小或大的缺损,均可用其他特殊皮瓣修复。小型掌侧缺损可用逆行大鱼际皮瓣或手背侧逆行岛状皮瓣闭合。大的掌侧缺损可用中指岛状皮瓣或取自鼻烟窝及大鱼际、小鱼际的小片游离皮瓣或静脉无阻断分流皮瓣闭合。小的手背侧缺损可用手背侧方岛状皮瓣或尺背侧逆行岛状皮瓣闭合。大的背侧缺损同大型掌侧缺损的闭合方式相同。近节指骨掌背侧深部混合型缺损可用大鱼际皮瓣或微血管皮瓣闭合。小型或中型缺损可用带蒂或游离皮瓣,以及邻指带蒂或中指岛状皮瓣闭合。大型缺损可用(伴感觉神经附着)侧臂皮瓣、颞肌筋膜皮瓣或前臂对侧筋膜游离皮瓣闭合。末节指骨复合缺损需评估损伤组织是否可能保留或值得保留,甚至重建。如果值得,即可在上述原则指导下尽可能重建。如果不值得,应先截去损伤手指再行二期重建(取决于截指水平)。对于撕裂伤,在用(姆指)甲瓣或其他皮瓣行二期重建之前,可先用带蒂腹股沟皮瓣[4]闭合缺损[5]。二期重建包括游离足姆趾、游离足第二趾、姆化术、虎口加深和掌骨延长[6]。

三、近节和中节指骨

近节、末节和中节指骨缺损较深且较小时,可用转移皮瓣或同指逆行岛状皮瓣闭合,并应尽可能用同指本体皮瓣以利于早期活动。掌侧或背侧大的缺损可用同指岛状皮瓣或小型游离皮瓣闭合。实际上,掌侧大的缺损应首选邻指皮瓣[7],其次为同指岛状皮瓣或中指岛状皮瓣。该方法不会损伤未受伤的手指。背侧大的缺损优先采用逆行邻指皮瓣闭合,其次为长指延长皮瓣和掌骨背侧岛状皮瓣。近节指骨小缺损可用转移皮瓣或侧方转移皮瓣闭合。掌侧和背侧的大型缺损也应优先采用邻指皮瓣或逆行邻指皮瓣闭合,修复掌侧缺损的优先顺序依次为同指岛状皮瓣、长指延长皮瓣及小型游离皮瓣。如果缺损位于背侧,还可选用其他类型皮瓣,如掌骨背侧动脉皮瓣、同指轴型岛状皮瓣、旗形皮瓣及小型游离皮瓣。近节或中节指骨向深部延伸的缺损如果无须重建,可用射线切除和(或)射线转移治疗。手指掌侧或尺侧扩大缺损最常采用腹股沟皮瓣覆盖。如果患者有意向并提出要求,可用游离指腹或甲瓣及 Littler 皮瓣或同指岛状皮瓣行二期指腹重建。背侧缺损也可用掌骨背侧皮瓣闭合。还可在征得患者同意后二期行指甲复合重建。

四、多根手指

多根手指损伤的治疗原则为首先对骨折进行全面分类,然后确定哪些手指可行重建或值得挽救。如果手指已经离断,可将其作为供体,为移植提供皮肤、动脉、神经、肌腱、骨及带血管关节等。采用何种重建术修复组织结构及皮瓣覆盖缺损,均取决于患者的意愿、年龄、职业、智力等,故术前应充分了解患者的情况,并由此做出正确决定。背侧部分缺损的病例通常采用骨间后皮瓣、前臂桡侧皮瓣、掌骨背侧皮瓣或游离筋膜瓣覆盖及皮肤移植进行修复。过去通常采用远距带蒂皮瓣如胸肌皮瓣和交臂皮瓣治疗这种病例,腹股沟皮瓣仍是快速稳定覆盖大型手部组织缺损的最常用皮瓣,而功能重建可二期进行。掌部缺损可用多种邻指皮瓣、同指岛状皮瓣、游离筋膜瓣及皮肤移植进行

治疗。

五、手掌部及手背部

采用皮肤移植无法闭合的掌部缺损可用带蒂前臂皮瓣闭合,此时患者前臂血管应完整(Allen 试验正常允许阴性),否则应采用游离皮瓣覆盖。掌部的大面积皮肤缺损应用筋膜皮瓣覆盖后期可能会导致二期出现屈曲挛缩,但可能适用于感染性组织缺损,是局部或微血管皮瓣转移这类感染性缺损的禁忌证。筋膜瓣因其柔韧性好、较薄,通常优先选择,并且因颞顶筋膜瓣的供区相对不明显且可避免前臂形成瘢痕,故常用于女性患者,前臂桡侧或尺侧皮瓣可进一步修整为筋膜或皮肤穿支皮瓣。如果前臂血管完整,骨间后皮瓣也不失为一种好的选择。其他可供选择的皮瓣为足背侧岛状皮瓣,但是在这些患者中,筋膜皮瓣仍为首选。当无法确定皮瓣的成活能力时,可在初次手术时取下皮瓣,留置臂丛导管用于止痛,2～3 天后再将皮片二期植于伤口。小鱼际隆起部位的深大缺损可用手背尺侧神经血管蒂皮瓣覆盖。虽然存在手背感觉缺失,但这一方法对于有工作需求和感觉需求的手工业者是有效的。对于伴有血管、神经和(或)肌腱外露的掌中小型组织缺损,采用被覆皮片的拇收肌转移皮瓣或指小展肌局部转移皮瓣是另一种较好的选择。

手背组织缺损最常用局部转移皮瓣(Limberg,双叶或翼状成形术)覆盖。前提是缺损周围皮肤富有弹性,质量较好。如果不符合这些特点,可用局部带蒂岛状皮瓣覆盖,指逆行岛状皮瓣可用于手背中远侧 1/3 组织缺损,顺行和逆行掌骨皮瓣或小块游离皮瓣用于手背近侧 1/3 和腕背侧组织缺损。对于更大的缺损,如当前臂血管不完整时也会出现缺损,可用带蒂腹股沟皮瓣进行修复。对于可能因腹股沟皮瓣导致关节僵硬的老年患者和不愿留下明显瘢痕的女性患

者,可优先选用游离筋膜皮瓣。皮肤皮瓣或肌皮瓣如臂外侧肩胛旁皮瓣、股前外侧皮瓣和股薄肌皮瓣可作为进一步的选择。当前臂血管完整且 Allen 试验正常时,可用骨间桡侧、尺侧和后侧皮瓣进行覆盖。同样,这些皮瓣较少用于女性患者。与远距带蒂皮瓣相比,游离皮瓣具有早期活动、易于护理及引起较轻的心理创伤等优点。

掌背侧复合性组织缺损既可采用单一结构(神经、肌腱和血管)重建、皮瓣覆盖,也可用嵌合皮瓣重建和闭合伤口。例如,带血管蒂皮神经营养血管皮瓣、腱皮瓣或肌皮瓣,以及反流皮瓣。前臂的血管条件及患者的一般情况在很大程度上决定了选择哪种皮瓣。

六、腕部

较小的腕部深组织缺损可用局部转移皮瓣或双叶皮瓣闭合。前臂掌侧皮肤或筋膜末梢带蒂皮瓣可用于前臂血管完整的较大组织缺损。因术后瘢痕明显,女性患者应酌情选择以上方法。同样,更好的选择为游离皮瓣,年轻患者还可选择腹股沟皮瓣。首选的游离皮瓣包括肩胛旁皮瓣、颞筋膜皮瓣、臂外侧皮瓣、股前侧皮瓣或股薄肌皮瓣。前臂掌侧带蒂皮瓣如骨间后皮瓣和较少采用的骨间前皮瓣可用于前臂血管损伤但血管弓完整的患者。

第 8 节　主要技术:区域皮瓣

游离皮瓣技术请查阅相关文献[8-19]。

一、进展

(一)掌侧 V-Y 推进皮瓣(Atasoy)

1. 解剖　这种掌侧三角推进皮瓣的适应证为指尖背侧离断和指尖横向离断术。掌侧组织缺损或软组织毁损严重的患者禁用这种皮瓣[20-21]。

这种皮瓣在很大程度上依靠皮下微血管系统营养,故只能进行短距离转移。多余的组织可用于掌侧离断术中的跨指尖转位。

2. 基本皮瓣设计　该手术的目的为尽可能获取最大长度。修剪末端形成三角形的底边。该皮瓣末梢部分的宽度应与被截掉手指的甲床宽度一致。三角形顶点通常应远离邻近关节褶皱处。

3. 技术　一般只做一处皮肤切口,切开皮下纤维韧带,保留指神经和皮瓣血管(循环放大),直到皮瓣足以转移覆盖缺损区。分离皮下组织和屈肌腱鞘。切口底边应采用 V-Y 形闭合,可有效减少张力以促进皮瓣存活。

4. 其他类型　三角形 V-Y 推进皮瓣也可用于从双侧位置覆盖指尖(Kutler 外侧 V-Y 皮瓣)。

5. 注意事项　注意不要过紧缝合皮瓣,这可能会危及皮瓣的血供,还可能将指甲拉向掌侧,引发难治性甲钩状畸形。

(二)掌侧推进皮瓣(Moberg)

1. 解剖　这种皮瓣含有 2 条血管神经束,故血供极好。存在的主要问题是掀起供指皮瓣后,如何确保手背侧有足够的血供。对于拇指来说,这并不难[22],但对于其他手指,近侧指间关节末端血供可能会受到损害,而且曾有手背侧皮肤坏死的报道。因此,此种方法仅适用于拇指,除非患者仅含有单一的血管神经蒂[23](图 5-33-1,图 5-33-2)。

2. 基本皮瓣设计　拇指皮肤和指腹出现缺损时,可于近节和末节指骨前面做一皮瓣,并于指背两侧分别做一纵向切口直达血管神经束,接着在掌指关节横纹处横向连接 2 个纵切口。

3. 技术　通过横切口辨认 2 条血管神经束,将皮瓣浅层轻轻掀起至屈肌腱鞘,固定后,向近侧蒂部推进 1～2 cm。

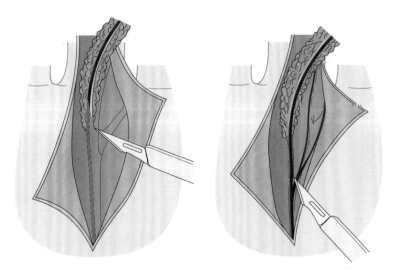

图 5-33-1　供体手指基部的解剖,以保留指神经的背侧分支

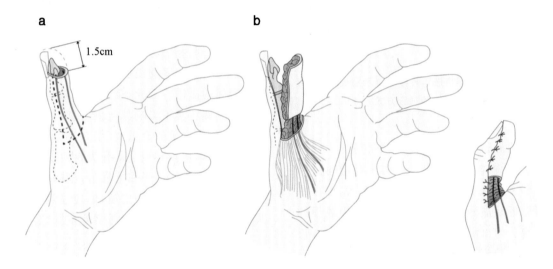

图 5-33-2　指掌侧双蒂皮瓣

a. 该切口用于掀起拇指的双蒂岛状皮瓣,注意两侧的切口在掌指褶皱处横向汇合;b. 将皮瓣掀起至浅表屈肌腱鞘表面,蒂部通过横切口向近侧转移

这种切口能够保证足够的推进距离,通常可轻度屈曲指间关节。如果指间关节需弯曲 45°以上,可在近侧皮肤行横向 V 或 Y 形切开,将该皮瓣转为血管神经岛状皮瓣。供区在 2～3 周内自行愈合。

4. 注意事项　如果拇指固定 2 周以上,指间关节可能会发生挛缩屈曲。应保留一侧背侧副韧带,以防背侧皮肤坏死。

(三)指背推进皮瓣或逆行皮瓣

1. 解剖　临床最初认为,采用这种横切口的皮瓣为随意皮瓣。实际上,这些皮瓣含有重要的动脉血供,其发自掌指动脉分支小动脉网并延续至手背。因此,任何含有外侧基底部的皮瓣均有发自指动脉的血供(图5-33-3)。

皮瓣蒂部可保证充分的静脉回流,纵向

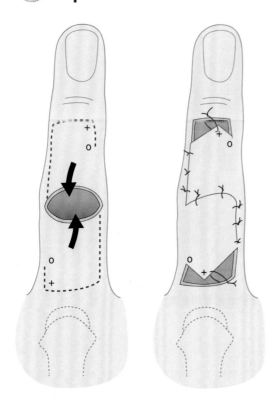

图 5-33-3 指背侧推进和转移皮瓣示意图,注意背侧的小切口及推进皮瓣的缝合方式

走行的静脉并不会干扰皮瓣的位置。

2. 基本皮瓣设计 一例伴有指间关节背侧 2～3 cm 皮肤缺损的典型患者,可在手背靠近缺损处取一皮瓣,皮瓣末端为缺损的近缘。切口沿着手指外侧缘向近端延长,长度应为缺损面积的 2 或 3 倍。于掌骨头末端近侧做一横切口,保留这一区域未受损的皮肤,且切口应尽可能抵达手指相对缘,以掀起需要获取的长方形皮瓣。

推进皮瓣采用小型逆行切口(逆切),切口长度为蒂部宽度的 1/3,这种皮瓣能够闭合大部分组织缺损。

更大的组织缺损可联合应用推进皮瓣及末端逆行皮瓣。

3. 技术 切口应延伸至伸肌结构的腱旁组织,但又不会干扰伸肌结构。应保留纵向静脉,但切口可向近端延长 1～2 cm 以保证皮瓣推进。在适当的位置缝合皮

瓣。组织缺损既可同期修复也可采用 STSG 覆盖。但关闭缺损时应在低张力下缝合,可能会遗留较小的皮肤缺损,其后期可自行愈合。

4. 其他类型 手背或指背的任何位置都可以获取这类皮瓣,这类皮瓣应包括完整的末梢皮瓣解剖单元,可能会比皮肤缺损面积还大。很明显,这类皮瓣不需要过多地推进,但美容效果却很好。

5. 注意事项 这种皮瓣适用于拇指背侧。需要注意的是,不仅要保留静脉网,同时也要保留末梢神经。

二、区域

(一)随意横式局部皮瓣

1. 邻指皮瓣

(1)解剖:指背动脉和掌指动脉的小分支在近节指骨水平交织成网,供应每一根手指背侧面的血供。因此,掀起皮瓣末梢并将其向外侧旋转多不影响其血供,皮瓣可为长方形,且含有完整的血供[7](图 5-33-4)。

(2)基本皮瓣设计:采用功能性皮肤覆盖掌部的缺损时,可于邻指靠近皮肤缺损的位置取一外侧铰链矩形皮瓣,但应注意外侧纵向切口应位于末梢皮肤与掌侧皮肤之间,以减少瘢痕挛缩的可能。

(3)技术:皮瓣应达伸肌结构深处,注意保留腱旁组织。将皮瓣覆盖于邻指缺损处并缝合三边,供区以 STSG 覆盖。

(4)其他类型:由于这种皮瓣多取自供指指背处,故不能修复末梢缺损。有文献介绍了去皮翻转皮瓣[24,25]。首先去除位于邻指背侧供区的上皮,随后掀起皮瓣并缝于缺损处,即翻转皮瓣。供区及皮瓣均用 STSG 覆盖。

(5)注意事项:供指的选择应尤其慎重。术者应考虑相关创伤功能缺损和术后固定等问题。腱旁组织的保留对于切取皮瓣来说很重要。

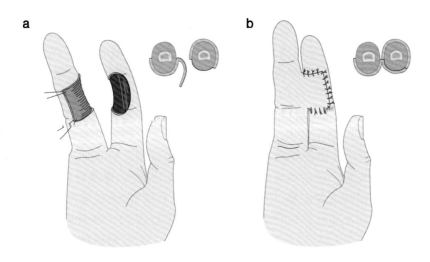

图 5-33-4　邻指皮瓣

a. 从长指的中央节段背侧取一皮瓣,旋转 180°后覆盖邻指的前侧缺损部位;b. 原位缝合皮瓣

2. 大鱼际皮瓣

(1)解剖:最初在应用这些皮瓣时并未考虑血供情况。但一些作者已经证实,只要这些皮瓣设计合理,其末梢均可包含一条纵向动脉或其他动脉。这些血管起自拇指的动脉,并且穿过鱼际肌筋膜末缘(图 5-33-5)。

尽管如此,这些通常长宽比为 3∶1 的小皮瓣有着其极其良好的血供。

(2)基本皮瓣设计:对于示指和中指的创伤,可选用远端皮瓣。皮瓣应位于拇指横纹沟内侧,且两侧缘相互平行,其面积应稍大于皮肤缺损面积。皮瓣末梢可达大鱼际肌,皮瓣近端较尖,可以用 V-Y 型皮瓣闭合供区缺损。这样可使皮瓣与伤指指腹远端部分紧密结合。

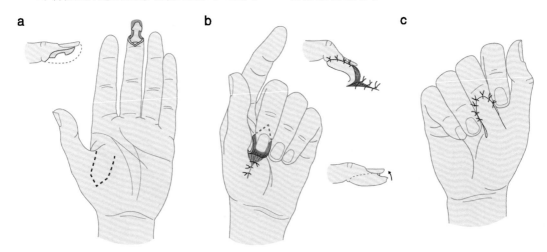

图 5-33-5　大鱼际皮瓣

a. 远端鱼际瓣修复中指指腹缺损,皮瓣的远端止于鱼际肌肉的最远端,其横向切口恰好位于拇指的指横纹沟内侧,根据缺损部位的大小决定皮瓣的宽度;b. 缝合皮瓣,关闭供体部位,该皮瓣可导致拇指的外展功能暂时丧失;c. 远端的大鱼际皮瓣可用于修复近节指骨背部缺损

（3）技术：典型缺损通常为椭圆形，其近端可达指间横纹。皮瓣面积通常较大，长度为宽度的 2 倍。切口往往深及肌肉层，操作时需仔细保护神经。通常初期即可闭合缺损，因为皮瓣宽度一般小于 15 mm。很重要的一点是，需将皮瓣末端缝于缺损的近缘。14 天后行断蒂术，供区以 V-Y 技术闭合。

（4）其他类型：如指腹侧存在斜形组织缺损时，近端为蒂的皮瓣一般很难奏效。但合并甲床破坏时，可采用这种皮瓣。当存在小指指腹缺损时，可在小鱼际部位切取相似的皮瓣。

（5）注意事项：如果断蒂时间延后 2～3 周，容易引起关节僵硬，尤其是老年患者更易出现。

3. 指外侧皮瓣

（1）解剖：这类皮瓣大多没有特定的动脉血供，通常由皮肤动脉网构成血液循环（随意皮瓣）。因此，应牢记其长度不能超过宽度的 3 倍。但这类皮瓣的成活能力很强（图 5-33-6，图 5-33-7）。

（2）基本皮瓣设计：当近节指骨前侧存在皮肤缺损时，可取顶点位于中节指骨中点的指侧皮瓣覆盖。皮瓣应稍长于缺损皮肤直径，并且应足够宽，因为皮瓣在旋转时会丧失一小部分长度。因此，背侧切口的末梢

尖端（A）到皮瓣顶点（B）的长度应长于 A 到缺损最远部分的距离。

皮瓣的基底部应位于近端，垂直切口应在缺损边缘的稍前方。皮瓣的宽度为 12～15 mm。

这种皮瓣可用于覆盖网状空间缺损。重建手指指蹼时常犯的错误是低估了皮肤覆盖的范围。应在伸展掌指关节时评估皮瓣的最终宽度，攥拳时评估皮瓣的长度。

（3）技术：通过掌部切口辨认血管神经束并予以保护。在背侧，切取皮瓣直至伸肌结构。向近端稍移动皮瓣基部以旋转皮瓣，缝合后，可用 STSG 或 FTSG 闭合术中缺损。

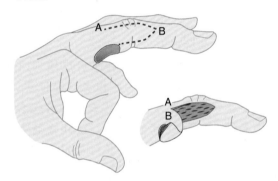

图 5-33-6　指外侧皮瓣可用于修复近节指骨的指腹侧缺损，皮瓣应稍宽于缺损的最大宽度，供区可植皮覆盖

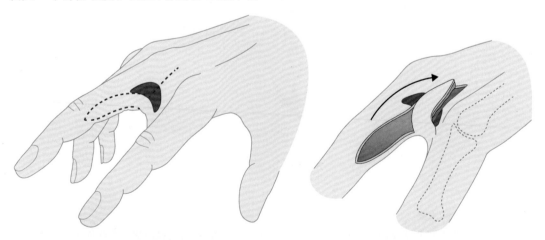

图 5-33-7　指蹼间缺损可采用指外侧皮瓣

（4）其他类型：该类皮瓣可取自近节指骨侧缘，以覆盖指蹼缺损或掌指横纹缺损。如果存在指间横、纵皮肤缺损时，也可采用中节指骨侧面皮瓣。

更大的皮瓣可覆盖指侧全部区域。这些皮瓣必须包括掌指动脉，并应保留完整的指神经。

（二）轴型局部皮瓣

1. 轴位旗形皮瓣

（1）解剖：旗形皮瓣通常取自近节指骨背面。其血供系统呈轴位。一般情况下，指背动脉起自指蹼间隙，掌背动脉与指固有动脉吻合处止于近侧指间关节。此处静脉回流充分[17,26]（图 5-33-8）。

（2）基本皮瓣设计：旗形皮瓣通常用于修复近节指骨背面组织缺损，并且取自邻指近节指骨背面。

远端较大的皮瓣多为矩形，其可囊括近节指骨背侧乃至近侧指间关节在内的所有皮肤。皮瓣近侧较窄部分取自近皮肤缺损一侧。

在背侧与近侧指间关节外侧中点做一垂直切口，背侧正中做一切口延伸至近节指骨的近端部分，形成皮瓣蒂部。皮瓣由蒂部逐渐扩展为包含近节指骨背侧皮肤在内的皮瓣基底部。

（3）技术：旗形皮瓣的切取方式同上，通常应延伸至伸肌结构的筋膜层。仔细分离组织，并保留背侧主要指静脉。供区以 STSG 覆盖。

旗形皮瓣的一个优点是可通过旋转皮瓣末端较大部分来获得额外的长度。游离皮瓣蒂部而末端部分原位缝合。初期手术后 2～3 周行断蒂术，此时供区应先期植皮。

（4）其他类型：这种皮瓣种类繁多，也是其优势。对于跨近节指骨掌面的皮肤缺损，这种皮瓣极其有效。将取自邻近手指的皮瓣旋转 180°，会产生良好的功能效果。切开指蹼以便插入皮瓣蒂部（一期手术），也可在指蹼较短或回缩时扩大指蹼。通过上述步骤可以完全闭合缺损，特别是用于覆盖植入物或屈肌腱修复时。

2. 第一掌背动脉皮瓣（first dorsal metacarpal artery，FDMA；风筝皮瓣）

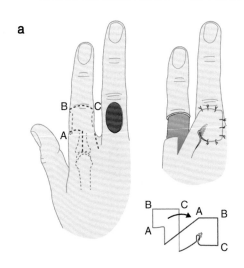
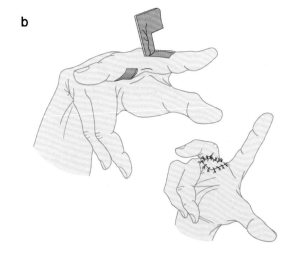

图 5-33-8　旗形皮瓣

a. 从近端指骨掀起旗形皮瓣覆盖邻近指腹的背侧，旋转 90°后，将其置于缺陷之上，皮瓣的蒂部使得长度增加，便于皮瓣移动，切取皮瓣后将蒂部覆于供指；b. 掀起旗形皮瓣覆盖于邻指的掌侧缺损处，切开指蹼，使皮瓣的蒂部填充在这一区域，如果皮瓣的蒂部恰好位于缺损部位则不必将其分开

（1）解剖：这种血管神经岛状皮瓣取自示指近节背侧，且基底为第一指蹼间掌背动脉。大多数情况下，该动脉沿着第二掌骨轴走行，并于第一背侧骨间肌筋膜浅面或深部下行。在皮下，有2条回流静脉及1条桡神经感觉支分支神经与该动脉伴行[27-28]。

（2）基本皮瓣设计：这种皮瓣常用于拇指掌或背侧边>2.5 cm的组织缺损，也可用于第2～5指近端部分的组织缺损。

（3）技术：测量缺损及蒂部长度。皮瓣岛状中心将示指近节指骨桡背侧部分设计为岛状中心。从岛状基皮瓣底部沿着第二掌骨桡侧边做一个至第一掌背动脉起始端的Lazy S形切口（位于第一、二掌骨面）。末梢以第二掌指关节桡背侧为中心。

从第一掌骨尺侧缘分离骨间肌筋膜至第二掌骨桡侧缘，切取包含筋膜的筋膜蒂皮瓣，动脉周围注意保留约1 cm长的脂肪组织，同时保留第二掌指关节伸肌腱帽上方的腱旁组织。松解止血带，检查皮瓣灌注情况。牵引血管穿过皮下隧道或开放通道。无张力下移植皮瓣至受区。以FTSG或STSG覆盖供区。

（4）注意事项：有13%的患者不能采用FDMA。该手术应首先寻找动脉，动脉一般偏桡侧走行，故应据此设计皮瓣，但不要太偏桡侧以避免皮瓣内包含指动脉。术中避免皮瓣旋转弧及隧道过窄。

（5）其他类型：相似皮瓣可取自第二、三、四掌侧动脉处。但皮瓣的成活能力自桡侧到尺侧逐渐下降。

3. 逆行同指岛状皮瓣

（1）解剖：指动脉间通常存在很多交通支，且汇合于掌指关节水平，特别是在指腹远端隆起处。在近节指骨位置，指动脉发出一系列背侧分支，构成外侧血管网。指动脉前方有指神经伴行。大部分静脉通过背侧静脉丛回流，通常这部分动脉没有静脉伴行。每根手指的2条主要动脉容量很少相同，越靠近手的中轴线，通过中指的动脉容量更大[24,29-34]（图5-33-9）。

（2）基本皮瓣设计：该皮瓣包括近节指骨外侧的皮肤部分，同时跨越指骨手掌和背部皮肤的交界处。皮瓣最长可达3 cm，宽2 cm。

（3）技术：切断相关血管后，建立和维持手指充足的血供。可使用微血管动脉夹暂时阻断血流或进行Allen试验进行检测。如果仍有活性，可继续手术。

切口问题上文已经描述。应结扎并游离动脉，但指神经原位保留。仔细剖析动脉周围的脂肪组织，并尽可能多地保留静脉丛。继续解剖至近侧指间关节处，通常应仔细结扎掌板水平处一小的动脉分支。

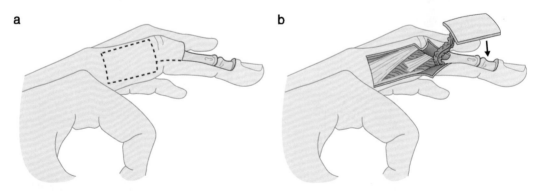

图 5-33-9　基于远端的指岛状皮瓣

a. 从近端指骨掀起皮瓣，覆盖缺损，该缺损可延伸至甲床；b. 掀起皮瓣，结扎指动脉并向近端分离，但保留神经，解剖动脉时应在周围保留一层脂肪，通常中节指骨水平无须解剖，因旋转后的皮瓣可填充远端缺损将带血管蒂的岛状皮瓣掀起并逆行旋转。此时皮瓣可用于覆盖中节和末节指骨背侧缺损，覆盖范围至少可达甲床基底部缺损。如果供区无法一期闭合，可用 STSG 进行覆盖。

（4）其他类型，部分医生使用的皮瓣包含一段指神经在内，并将神经缝于相反方向。笔者不能确定这一修整是否有临床价值，其可能会引起手拇指基底神经瘤，也可能会降低指背部的敏感性。

4. 神经血管岛状皮瓣（异指岛状皮瓣）

（1）解剖：长指岛状皮瓣的重要组成部分为神经血管束，一旦证实手指对侧动脉存在血管弓后应立即切取该岛状皮瓣。该皮瓣需包含动脉及神经，切取过程中应特别注意保留血管周围脂肪组织中的极小静脉。为最大程度保证手指的敏感性，应尽可能保留指神经背侧支[3, 35-37]（图 5-33-10～图 5-33-12）。

（2）基本皮瓣设计：这种皮瓣通常用于覆盖末节指骨斜形截指后形成的缺损，常伴有骨质外露。最好采用有感觉的皮肤和组织充分覆盖这一压力区。截指后的创面为

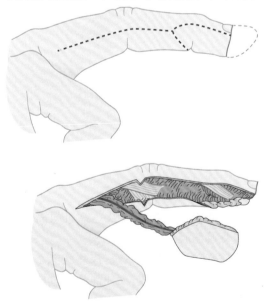

图 5-33-10 岛状皮瓣修复指腹缺损和远节指骨远端缺损，可采用内侧或 Brunner 纵向切口，皮瓣应取自皮肤最丰富处，且尽量避免指腹部位

一斜面时，此时应于皮肤最丰富处掀开切取皮瓣。但这样也同时限制了皮瓣需能达到的推进程度。于手掌侧前正中线做一垂直长切口，在距甲壁 2～3 mm 处做一外侧伴行切口，2 个切口均需延至能够完全覆盖伤口的程度。

对于位于手指末端的截指面，可将皮瓣近缘缝于末节指横纹，但对于那些截指部位更靠近近端的伤口而言，可越过中节指骨或近节指间横纹做一切口。

（3）技术：切开皮瓣边缘后，在手指外侧面、掌侧和背侧皮肤间避开指间横纹做一伴行长切口。沿手指将蒂部整体掀起以保留静脉回流。仅分离指神经背侧分支以保留指背部的感觉功能。结扎背侧小血管，但这一操作一般不重要。

掀起皮瓣后，由于指长屈肌受到牵拉，手指可在不产生明显张力的情况下轻微弯曲，这使皮瓣的推进变得容易，之后可自动获取最佳位置。

将皮瓣细致地缝于原位，良好的对位可避免增生性瘢痕组织、肿胀及疼痛产生。闭合纵向切口的近端部分，远端部分可二期修复。该术式较使用 STSG 覆盖可获得更好的美容效果，并且瘢痕组织形成最少，尽管指腹会稍小于正常大小，但其敏感性接近于正常皮肤。

（4）其他类型：示指和中指末节的横向离断伤最好在手指尺侧行岛状皮瓣覆盖，通常不影响正常活动，且不会影响拇指。此外，指桡侧皮肤可用于环小指缺损。

另一种方法为用 Brunner 前切口替代外侧切口。用于拇指重建的单蒂异指岛状皮瓣也适用于拇指指腹重建或拇指感觉功能的恢复。中指的尺侧半指腹是常用部位，一般通过侧方切取蒂部。手指的切口沿直角越过掌面向近端延续，后向右侧延伸至鱼际隆起基部掌横纹处，于手指基部分离环指桡侧指动脉，这有助于移动血管神经蒂到达指总神经分支区域。必须暴露并保留指神

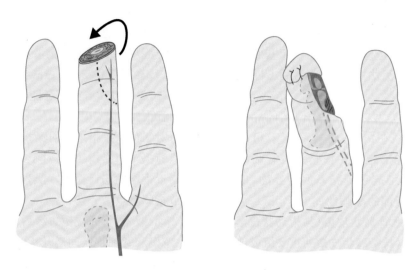

图 5-33-11　单蒂岛状转移皮瓣向近端分离蒂部直至手指基底部,其内侧可允许足够的前移

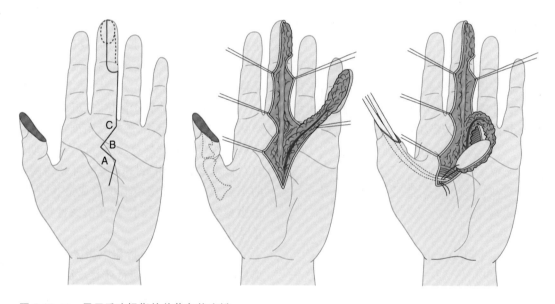

图 5-33-12　用于重建拇指的单蒂岛状皮瓣

经的背侧支起点。在显微镜下无创分离这2根神经,然后将皮瓣沿鱼际肌筋膜通道转移至受区。

5. 前臂桡侧皮瓣

(1)解剖:桡动脉通常起自距肘部三指宽以远的肱动脉分叉处,它在前臂肱桡肌和桡侧腕屈肌间下行;在前臂下 1/4,桡动脉较为表浅,在肱桡肌和桡深屈肌间潜行;在

止于皮肤之前发出肌支及一些肌间隔穿支供应骨及筋膜[11](图 5-33-13)。

前臂有 2 套静脉系统:深静脉由 2 条动脉伴行卫星静脉组成,而浅静脉网包括头静脉和贵要静脉及其他变异血管。这 2 套静脉系统存在诸多交通支,且都具有静脉瓣,每一套静脉系统都可为皮瓣提供充足的血液回流。

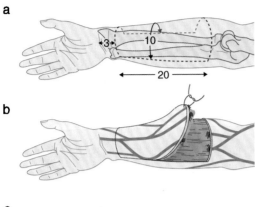

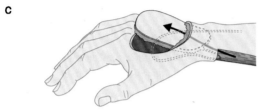

图 5-33-13　前臂桡侧皮瓣

a. 切取前臂桡侧皮瓣,其大小可为 10 cm×20 cm,但后内侧边界的皮肤必须保留;b. 掀起远端皮瓣,将动脉远端的断端缝至皮瓣的皮下组织,避免牵拉穿支血管分支;c. 皮瓣经皮下通道穿至手背部,如果条件允许,可以将皮瓣向深处穿过鼻烟窝部位的肌腱,远端可获得更长的长度

　　前臂皮肤的感觉由前臂的内外侧皮神经及桡神经浅支支配,其范围同桡动脉灌注范围一致。切取该血管神经皮瓣时,可将这一神经连同桡动脉甚至掌长肌腱和桡骨的一部分一同切取。该部分的血供范围从肘部皮肤褶皱数厘米处延伸至腕部,但不包括前臂尺背侧的一小块皮肤。皮瓣的最大尺寸为 8 cm×20 cm。

　　(2)基本皮瓣设计:该皮瓣内血流为逆向走行。因此,应采用 Allen 试验以确保尺动脉血供充足。目前临床上很少使用多普勒检查或动脉脉搏描记器进行检测。沿桡动脉走行切取皮瓣,很容易在前臂末端触及桡动脉。如果皮瓣内含有静脉网,最好采用静脉止血带来确定相应的解剖部位。

　　(3)技术:该皮瓣的血管轴由桡动脉及

其伴行静脉组成。首先从末梢分离血管轴,该操作通常并不困难,随后分离动脉分支,保留桡神经浅支。该支走行于肱桡肌和桡侧腕屈肌之间,可在近端距桡骨颈四指处显露。同时需游离 1～2 条皮下静脉,于筋膜水平掀起皮瓣,继续分离直至更深位置的皮瓣蒂部,采用缝合的方式保护分布于皮瓣肌间隔支的动脉。

　　如果确定采用皮瓣覆盖手背及指背,应向远端移动旋转点,这样才能保证皮瓣穿过拇长展肌、拇长伸肌和拇短伸肌深部。供区以 STSG 覆盖。

　　(4)其他类型:术中应尽可能切取近桡侧皮瓣,该皮瓣血供充足。浅静脉提供了充足的静脉回流,但如果浅静脉已被破坏或患者曾行化疗,则建议使用深静脉。术中从近端解剖至肘横纹处,尽可能保留 2 个静脉网,此处的静脉交通支丰富。

　　其他类型的皮瓣包括皮肤筋膜皮瓣、筋膜皮瓣、骨筋膜皮瓣、皮肤骨筋膜皮瓣、骨皮瓣、皮肤筋膜腱皮瓣及血管神经皮瓣。

　　可在动脉穿入旋前圆肌和肱桡肌之间切取一长段桡骨。该段桡骨长约 10 cm,切取范围不宜超过骨周径的一半。

　　游离皮瓣时注意保护桡动脉的潜在骨膜血管。解剖拇长屈肌外侧时也应注意该操作。

　　(5)注意事项:术前应常规行 Allen 试验。注意不要损伤桡神经浅支,其可引起痛性神经瘤。

　　6. 骨间后皮瓣

　　(1)解剖:骨间后动脉起自桡动脉,是骨间总动脉的分支。其穿过近侧骨间隔后到达骨间韧带。深部穿过旋后肌及其末缘,随后与桡神经后运动支伴行。在前臂继续走行于尺侧腕伸肌和小指伸肌之间,因此,存在于两肌的肌间隔之间。由于这种分布关系,该动脉为皮肤和皮下脂肪提供了许多分支小血管,也正是这些血管为骨间后皮瓣提供了血供[38](图 5-33-14,图 5-33-15)。

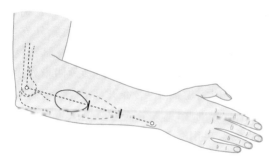

图 5-33-14　骨间后皮瓣切口，随着皮瓣所需面积的增加，供区可稳定向远侧扩展

随着向末梢远端走行，该血管趋于表浅并进入深筋膜与肌间隔连结处，最终止于腕背侧，在此处与骨间前动脉和腕背侧动脉弓吻合。该血管具有伴行静脉。

（2）基本皮瓣设计：通常于外上髁与尺骨茎突间线末梢第 2 个 1/4 处切取皮瓣（此处血供最丰富）。切口应较长，以便皮瓣移动至旋转点。

如果皮瓣宽度不超过 5～6 cm，可一期闭合供区。

（3）技术：沿皮瓣边缘切开，切口延长至尺骨茎突末端。第 1 个切口不能包括肌筋膜。在末端的直切口处，切口 2 个边缘与筋膜应距 2～3 cm 宽。这得以暴露尺侧腕伸肌和小指伸肌。切口深入覆盖肌腱上方的

筋膜，此时剥离的筋膜内已含有骨间后血管，形成了皮瓣的蒂部。

在这一阶段，血管明显可见。向下分离深筋膜至伸肌，如果小指伸肌向桡侧回缩，可同时观察到骨间隔膜和骨间后动脉间隔支，还可看到该动脉本身，且伴行有桡神经分支。有时，尺侧腕伸肌的神经分支会影响骨间后动脉近端的结扎。这个问题可通过 2 种方法解决：可于稍远处结扎动脉，从而保留神经；也可先切断神经，后续再接回即可。

一旦分离动脉后，皮瓣、筋膜及血管蒂均可由近向远切取，动脉小分支通常不用刻意止血，仔细分离后，便可快速切取皮瓣。血管蒂位于筋膜内，可根据需要向尺侧延伸。

皮瓣为转移皮瓣，供区采用一期 STSG 覆盖。

（4）其他类型：该类皮瓣较大，可取 12～15 cm 长，10 cm 宽，甚至可以囊括一部分尺骨。但该段骨质的血供往往不好，不建议将其作为带血管蒂的皮瓣进行移植。

（5）注意事项：注意不要损伤尺侧腕伸肌的运动神经。切取时应靠近骨膜，以避免损伤蒂部。该皮瓣难以掀起，即使是经验丰富的医生也会有相当大的失败概率。

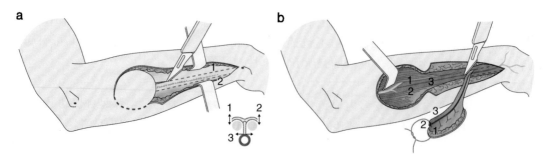

图 5-33-15　骨间后皮瓣
a. 蒂部解剖技巧，沿小指（1）伸肌做一切口，然后沿尺侧腕伸肌腱（2）继续切除，切口深及前臂筋膜深部，分离位于这 2 个结构间的血管蒂，做一小切口（3）移动血管；b. 皮瓣已经切取完成，充分结扎骨间动脉，可见尺侧腕伸肌的桡神经分支

7. 腹股沟皮瓣

(1)解剖:旋髂动脉起自股动脉,或在腹股沟韧带远端 1～3 cm 处和腹壁浅动脉共同起自股动脉,也可起自股深动脉或旋髂深动脉。该动脉穿行于皮下脂肪内,并斜向外走行至髂前上棘。在转为旋髂浅动脉之前,旋髂动脉始终沿髂前上棘下外侧走行[4](图 5-33-16 至图 5-33-18)。

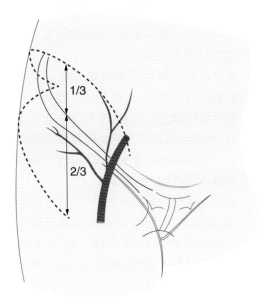

图 5-33-16 带血管蒂的腹股沟皮瓣的设计。通常应跨越髂嵴,1/3 位于近端,2/3 位于远端。旋髂浅动脉为主要血管

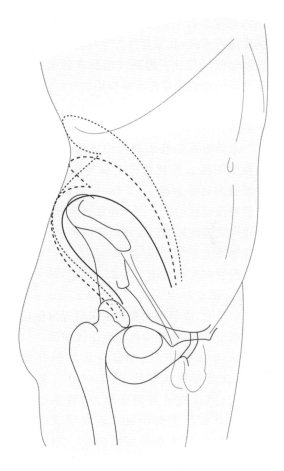

图 5-33-17 较大的腹股沟皮瓣。可在这一范围内进一步延伸,以包含腹壁浅动脉

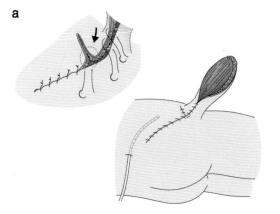

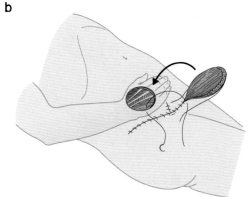

图 5-33-18 切取腹股沟皮瓣
a. 将皮瓣卷成筒状,皮瓣的一部分可用于关闭切口;b. 从皮瓣开口远端开始放置

腹壁浅动脉同样起自股动脉,在皮下组织内垂直走行至脐部。它在腹股沟皮瓣中的作用有多种,其重要性与之相吻合的浅表旋髂动脉呈反比。腹壁浅动脉在较大腹股沟皮瓣的血供中发挥重要作用。

(2)基本皮瓣设计:患者仰卧位,臀部垫子垫高。

术前应在皮肤表面标记皮瓣范围。其中重要的标志包括髂前上棘和耻骨结节。在腹股沟韧带远端1～3 cm处标记股动脉及旋股浅动脉的发出点。连接该点和髂嵴,连线构成瓣的轴线。皮瓣沿髂嵴向外延伸,横跨髂嵴上1/3、下2/3。

腹股沟皮瓣可达20～25 cm长,10～12 cm宽。更有甚者可达35 cm×15 cm。其上部切取时,应尽可能靠近中间位置以保证充足的血供,该皮瓣应包含腹壁浅动脉。

(3)手术操作:该皮瓣应从外侧开始切取,深及腹壁浅静脉,切取时应注意钝性分离,同样应从外侧开始,尽管从中间和内侧分离层次更明显。切取浅表筋膜结构及静脉时注意保留肌肉层。靠近髂嵴时应仔细分离,最好采用较为精细的镊子。注意在横筋膜内寻找血管蒂,其可分布在缝匠肌筋膜下。在这种情况下,如果腹股沟皮瓣需较长的蒂部,则不得不切开该筋膜。术中应避免大腿外侧皮神经张力过大。

如果缺损面积直径<15 cm,可关闭供区切口。腹部皮肤及其皮下组织由外向内钝性分离,操作较为简单,但应仔细止血。通常分离时不应横向进行,因深部的皮下组织同肌肉层紧密连接。

术中应在患者的膝关节附近垫一个垫子以放松腹股沟部位,有利于切口的关闭。

随后将皮瓣卷成筒状,注意保持基底部无张力,将患者伤指置于创面同腹股沟皮瓣开口处,由近端向远端开口逐渐吻合,轻轻展开皮瓣,以保持皮瓣美观。

术后3周可行断蒂术。

(4)注意事项:带蒂皮瓣不适用于老年患者,可造成患者肩部僵硬。这类皮瓣常需要调整及纠正外观(图5-33-19～图5-33-22)。

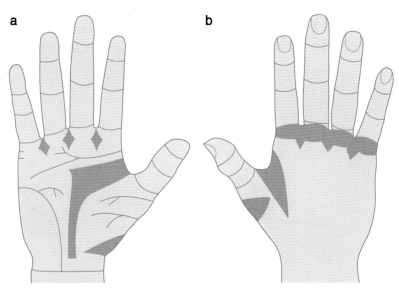

图 5-33-19　手和腕部皮肤的"功能单位"
a. 掌侧面;b. 背侧面

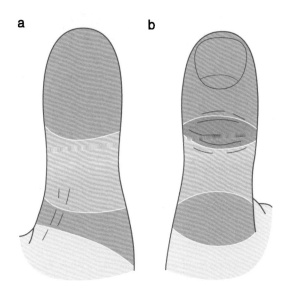

图 5-33-20　拇指缺损分类

［Wilhelm 等提出（Niranjan 和 Armstrong，1994）］；
a. 掌侧面；b. 背侧面

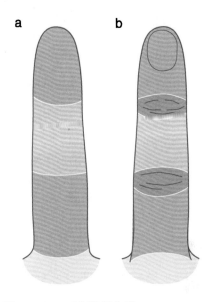

图 5-33-21　手指缺损分类

［Wilhelm 等 提 出（Niranjan 和 Armstrong，
1994）］；a. 掌侧面；b. 背侧面

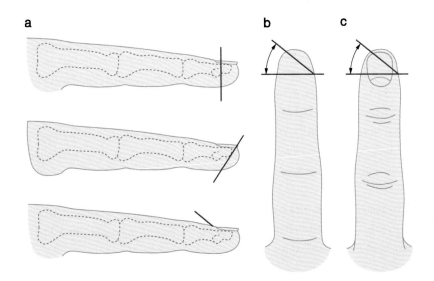

图 5-33-22　指骨远端缺损分类

a. 横形掌背部缺损（对称缺损，不对称或斜形缺损）；b. 掌部斜形缺损（对称缺
损，不对称或倾斜缺损）；c. 背部斜形缺损

参考文献

[1] Rockwell WB, Lister GD. Soft tissue reconstruction. Coverage of hand injuries. Orthop Clin North Am, 1993, 24(3):411-424.

[2] Allen MJ. Conservative management of finger tip injuries in adults. Hand, 1980, 12(3):257-265.

[3] Stice RC, Wood MB. Neurovascular island skin flaps in the hand: functional and sensibility evaluations. Microsurgery, 1987, 8(3):162-167.

[4] McGregor IA, Jackson IT. The groin flap. Br J Plast Surg, 1972, 25(1):3-16.

[5] Morrison WA, O'Brien BM, MacLeod AM. Thumb reconstruction with a free neurovascular wrap-around flap from the big toe. J Hand Surg, 1980, 5(6):575-583.

[6] Wei FC, Chen HC, Chuang CC, et al. Microsurgical thumb reconstruction with toe transfer: selection of various techniques. Plast Reconstr Surg, 1994, 93(2):345-351.

[7] Cronin TD. The cross finger flap: a new method of repair. Am Surg, 1951, 17(5):419-425.

[8] Godina M. Early microsurgical reconstruction of complex trauma of the extremities. Plast Reconstr Surg, 1986, 78(3):285-292.

[9] Lister G, Scheker L. Emergency free flaps to the upper extremity. J Hand Surg, 1988, 13(1):22-28.

[10] Katsaros J. Indications for free soft-tissue flap transfer to the upper limb and the role of alternative procedures. Hand Clin, 1992, 8(3):479-507.

[11] Braun RM, Rechnic M, Neill-Cage DJ, et al. The retrograde radial fascial forearm flap: surgical rationale, technique, and clinical application. J Hand Surg, 1995, 20(6):915-922.

[12] Urbaniak JR, Koman LA, Goldner RD, et al. The vascularized cutaneous scapular flap. Plastic Reconstr Surg, 1982, 69(5):772-778.

[13] Abul-Hassan HS, von Drasek AG, Acland RD. Surgical anatomy and blood supply of the fascial layers of the temporal region. Plastic Reconstr Surg, 1986, 77(1):17-28.

[14] Calderon W, Chang N, Mathes SJ. Comparison of the effect of bacterial inoculation in musculocutaneous and fasciocutaneous flaps. Plastic Reconstr Surg, 1986, 77(5):785-794.

[15] Upton J, Rogers C, Durham-Smith G, et al. Clinical applications of free temporoparietal flaps in hand reconstruction. J Hand Surg, 1986, 11(4):475-483.

[16] Takayanagi S, Ohtsuka M, Tsukie T. Use of the latissimus dorsi and the serratus anterior muscles as a combined flap. Ann Plast Surg, 1988, 20(4):333-339.

[17] Rose EH. Small flap coverage of hand and digit defects. Clin Plast Surg, 1989, 16(3):427-442.

[18] Baudet J, Guimberteau JC, Nascimento E. Successful clinical transfer of two free thoracodorsal axillary flaps. Plast Reconstr Surg, 1976, 58(6):680-688.

[19] Lee WP, May Jr JW. Neurosensory free flaps to the hand. Indications and donor selection. Hand Clin, 1992, 8(3):465-477.

[20] Atasoy E, Ioakimidis E, Kasdan ML, et al. Reconstruction of the amputated finger tip with a triangular volar flap. A new surgical procedure. J Bone Joint Surg, 1970, 52(5):921-926.

[21] Moiemen N, Elliot D. Palmar V-Y reconstruction of proximal defects of the volar aspect of the digits. Br J Plast Surg, 1994, 47(1):35-41.

[22] Moberg E. Aspects of sensation in reconstructive surgery of the upper extremity. J Bone Joint Surg, 1964, 46:817-825.

[23] Venkataswami R, Subramanian N. Oblique triangular flap: a new method of repair for oblique amputations of the fingertip and thumb. Plast Reconstr Surg, 1980, 66(2):296-300.

[24] Pakiam AI. The reversed dermis flap. Br J Plast Surg,1978,31(2):131-135.

[25] Atasoy E. Reversed cross-finger subcutaneous flap. J Hand Surg,1982,7(5):481-483.

[26] Germann G, Levin LS. Intrinsic flaps in the hand: new concepts in skin coverage. Tech Hand Up Extrem Surg,1997,1(1):48-61.

[27] Foucher G, Braun JB. A new island flap transfer from the dorsum of the index to the thumb. Plast Reconstr Surg,1979,63(3): 344-349.

[28] Williams RL, Nanchahal J, Sykes PJ,et al. The provision of innervated skin cover for the injured thumb using dorsal metacarpal artery island flaps. J Hand Surg, 1995, 20 (2): 231-236.

[29] Kojima T, Tsuchida Y, Hirase Y,et al. Reverse vascular pedicle digital island flap. Br J Plast Surg,1990,43(3):290-295.

[30] Bene MD, Petrolati M, Raimondi P,et al. Reverse dorsal digital island flap. Plast Reconstr Surg,1994,93(3):552-557.

[31] Bertelli JA, Pagliei A. Direct and reversed flow proximal phalangeal island flaps. J Hand Surg,1994,19 (4):671-680.

[32] Chang LY, Yang JY, Wei FC. Reverse dorsometacarpal flap in digits and web-space reconstruction. Ann Plast Surg,1994,33(3): 281-289.

[33] Niranjan NS, Armstrong JR. A homodigital reverse pedicle island flap in soft tissue reconstruction of the finger and the thumb. J Hand Surg,1994,19(2):135-141.

[34] Shibu MM, Tarabe MA, Graham K,et al. Fingertip reconstruction with a dorsal island homodigital flap. Br J Plast Surg, 1997, 50 (2):121-124.

[35] O'Brien B. Neurovascular island pedicle flaps for terminal amputations and digital scars. Br J Plast Surg,1968,21(3):258-261.

[36] Germann G, Rutschle S, Kania N,et al. The reverse pedicle heterodigital cross-finger island flap. J Hand Surg,1997,22(1):25-29.

[37] Kumta SM, Yip KM, Pannozzo A,et al. Resurfacing of thumb-pulp loss with a heterodigital neurovascular island flap using a nerve disconnection/reconnection technique. J Reconstr Microsurg. 1997,13(2):117-122.

[38] Zancolli EA, Angrigiani C. Posterior interosseous island forearm flap. J Hand Surg, 1988,13(2):130-135.

第 34 章　手部高压灌注伤

第 34 章
手部高压灌注伤

Frank Burke

摘要 高压灌注伤并不是一种常见的手部创伤。急诊医生诊断病情时常被表皮的小伤口和局部疼痛误导。如果急诊医生能够早期诊断并将患者转诊至手外科,且手外科医生能及时对手部乃至前臂下段的伤口进行清创,往往可以取得最佳的预后。很多病例显示,延误诊断导致预后很差。在极少数情况下中,患者需要做手部截肢手术。

关键词 诊断·手部·高压灌注伤·清创技巧·预后和并发症·病理生理学·喷枪·液压系统·润滑油·高压液体·兽用疫苗

第 1 节　历史回顾

Rees[15]率先报道了柴油机导致的柴油灌注伤,尽管手指未与机器直接接触,距离喷射口约 2 cm,但柴油还是在高压作用下冲破皮肤,进入手部组织。由于手术减张处理不及时,最后患者手指发生坏疽,自掌中部截肢,伤口 8 周后才愈合。Rees 还提到 1名日本渔民在出海时出现过类似情况,1 名船员切开了伤口,最终愈合良好,无截肢及功能丧失。这篇文献强调了高压灌注伤的2 个重要特点:高压液体能够在接近但不直接接触的情况下侵袭完好的皮肤;早期减张和清创对预后有利。

直到 20 世纪 50 年代,随着喷枪压力的上升,超过高压灌注伤的压力阈值,高压灌注伤才变得常见。伤者主要是手工工人[8]。Kaufman[10] 通过尸体试验,揭秘了手部高压灌注伤的流体动力学特征,并通过评估组织吸收的液体能量来鉴定受损范围。Schoo[16] 在其研究中强调了高压灌注伤的临床意义,并指出该损伤造成的截肢率高达48%。Gelberman[7] 研究治疗效果后得出结论,早期探查和清创能最大限度地保留手的功能。

第 2 节　病理生理学

高压灌注伤引起的组织损伤种类繁多。这些损伤可导致受伤部位完全坏死。

第 3 节　局部挤压伤

高达 100 磅(lb,1lb≈0.453 592kg)每平方英寸(in²,1 in²≈0.000 645m²)的液压能导致高压灌注伤。液压马达和许多工业喷枪能使液压高达 12 000lb/in²。如此巨大

F. Burke
The Pulvertaft Hand Centre, Derbyshire Royal Hospital,
Derby, UK
e-mail: frank.burke@virgin.net

G. Bentley (ed.), *European Surgical Orthopaedics and Traumatology*,
DOI 10.1007/978-3-642-34746-7_93,© EFORT 2014

的压力,可使异物爆炸似地钻入软组织。血管和神经有时会被异物阻滞。Kaufman[11]认为,这种伤的冲击力等同于一个 1 lb 重的物体从 124 英尺(ft,1ft＝30.48 cm)的高度砸在手上。异物通常沿着阻力最低的软组织前行。在了指的灌注伤中,常在屈肌腱鞘的浅表面找到异物。但异物偶尔也能穿过较薄的十字滑车,沿着肌腱分布。

第 4 节　灌注物的密度

烈性酒、水、液压机液体密度低,使灌注物容易在组织内扩散。高密度的液体较难扩散,故在手指这种空间有限的部位,可能产生局部高压。瞬间且持续升压阻碍了受伤部位的静脉回流,偶尔可妨碍动脉供血,这种情况常见于一些罕见的病例,如注入少量熔融的塑料。一些由润滑油导致高压灌注伤的病例也出现过类似结果。

第 5 节　灌注物的容积

在高压系统和喷枪导致的高压灌注伤中,被注入的灌注物的容积通常无法确定。兽医在给动物接种疫苗时可发生意外,通常单次剂量是 0.1 ml 或 0.2 ml(大型动物＞0.2 ml)。如果大量灌注物进入手的特定区域如手指,其对血管的破坏性与少量高密度灌注物类似。相对较少的剂量或液体快速侵入手指,若吸收很慢则会压迫局部血管。低黏度的液体常扩散较远。总结案例得出结论,手指灌注伤需探查的概率高达 45%,超过腕管的灌注伤[13]。

第 6 节　灌注物的毒性

部分灌注物对组织无害,最典型的是航行中飞机内的空气。空气扩散迅速,不会产生压迫症状[17]。空气也没有毒副作用,还可以在随后的几小时内被吸收。高压水也是无害的,只要不出现局部压迫症状,无须主动干预。水溶性油漆具有微毒性,如果油漆里面含有铅,就能够在 X 线片下显影,能够评估其扩散范围(图 5-34-1)。胶液后期能产生化学烧伤,如果清创不彻底,就会造成组织纤维化[1]。液压驱动系统(常见病因)的灌注物毒性比水溶性油漆大,可造成脂肪液化、血管栓塞。含有高浓度酒精的油漆毒性更大,其造成的灌注伤预后通常较差,最终往往需要截肢。润滑油对组织的刺激性不大,但若不及时清除也会造成组织纤维化,破坏血管和神经的功能。Schoo[16]曾发表关于灌注物毒性评估的回顾性论文,指出稀薄油漆造成的灌注伤截肢率为 80%,柴油灌注伤为 67%,其他各类型油漆的灌注伤截肢率为 58%,润滑剂灌注伤为 23%,液压驱动系统灌注伤为 14%。全部灌注伤的平均截肢率为 48%。近期,Hogan 和 Ruland[9]发表了一篇回顾性论文,显示 435 例灌注伤的平均截肢率为 30%,其中有机溶剂灌注伤造成的截肢率最高。手指灌注伤的截肢率高于近端灌注伤。

诊断

发达国家的工业安全标准使毒性高压灌注伤的发病率偏低。合理的机器维护和

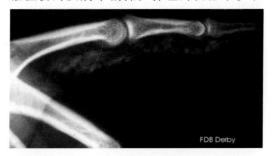

图 5-34-1　X 线片显示,含铅油漆灌注伤患者的扩散范围

技能培训能降低其发生率。熟知这种伤情的工人，一旦受伤，常拿着记录灌注物相应特点的宣传单到医院急诊室，这样能减少急诊医生的误诊概率，但急诊医生仍需将患者转诊至能够检查手部灌注伤组织的外科医生那里。正确的工作操作和完善的健康安全法能降低灌注伤的发生风险。

第 7 节　诊断和治疗的延误对预后的影响

清创延迟是否对灌注伤有影响存在争议。Failla 和 Linden[6] 对 2 种油漆的灌注伤进行组织学研究后，认为急诊时进行清创非常重要。灌注伤早期即可出现组织坏死和坏死炎症反应。Stark 等[18] 通过研究 14 个病例，认为延误减压不利于预后。Valentino 等[19] 纳入的 12 例延迟治疗的患者中有 10 例预后差。Gelberman[7] 也建议对灌注伤进行早期清创，但未发现延误与截肢相关。Lewis 等[12] 发现，部分患者即使进行早期减压后仍需要截肢，这可能与灌注物的毒性有关。笔者[4] 回顾了 15 例高压灌注伤的功能预后情况，其中截肢患者的受伤时间至清创时间平均为 14.5 小时，未截肢患者为 9.8 小时。在这些患者中，有 1 例为含高浓度酒精的油漆导致的灌注伤，但因及时进行了探查和清创（伤后 6 小时），最终没有截肢。在 Hogan 和 Ruland 的研究中，伤后 6 小时内清创患者的截肢率为 40%，超过 6 小时的为 57%。近期，Wong 等[21] 报道了预后更好的手术方案，采用显微血管手术和局部转移皮瓣，截肢率比 Schoo 统计的还低。

诊断

高压灌注伤看起来很普通，特别是油漆喷枪造成的创伤，外观常常只是指尖上的一个小伤口。通常累及的是非优势手的示指，因为操作者经常用该手指清理堵塞的喷枪口。Hogan 和 Ruland 统计的 435 个病例中有 172 例涉及示指。如果致伤物为泄漏的液压马达，伤口可能位于手指的近端或手掌。患者一般感觉到剧烈疼痛。仔细检查能发现皮肤伤口和液体渗出。使用高压设备的工人对这种工伤的了解越来越深，能帮助急诊医生诊断病因。若急诊医生对伤情没有清醒的认识，仅将其视为一个局部伤口，给予简单的清理和包扎后就将患者转交给家庭医生，那么患者的预后会很差。患者将会逐渐感觉手或手指的疼痛程度加剧，大多数患者会在 24～36 小时内因更多明显的症状而重返医院。

第 8 节　手术方法

对于手外科医生，灌注伤通常行急诊手术探查，其操作的优先级等同于再植和急性暴发性败血症。患者手部伤口清洁后用夹板固定并将手臂悬吊起来。术前给予患者适量强镇痛药。这类患者很少出现二次感染的情况，但仍可给予其抗生素进行治疗。手术可在全身麻醉或臂丛麻醉下进行。手术时，在患者上臂预备未充气的止血带，手和前臂上抬坚持 2～3 分钟，就可以给止血带充气。一般不建议采用由远及近的绷带驱血法，因为这样可能造成灌注物扩散。

切口自伤口起，逐渐延伸至近端。在此推荐 Bruner zigzag 式手术切口，皮瓣顶端不要超越侧中线（Bruner zigzag 式切口不需要考虑皮瓣顶端超越侧中线的问题）。Bruner zigzag 式切口切开皮肤至手掌完好的组织。笔者统计本地的灌注伤患者后，发现 45% 需要切开至腕管附近。至掌浅（深）弓和正中神经分叉处附近时应额外小心。在大多数病例中，灌注物都分布在屈肌肌腱的表面，只有少数病例可侵入指间皱襞内，其至能通过菲薄的十字滑车扩散进入肌腱内。所有病例均需要探查至肌腱,如果怀疑该区域扩散,可灌注盐水探查,必要时还可切开探查。清创应切除污染的脂肪组织,注意保留未受损伤的血管神经。但应认识到由于灌注物的扩散,清创多不可能彻底(图5-34-2)。可以使用生理盐水擦拭进一步去除遗留的灌注物。稀疏缝合皮瓣顶端,使渗液能在术后的最初几天渗出。石膏外固定手(掌指关节屈曲,指间关节伸直)。术毕,患者返回病房,抬高患肢。

上述手术流程主要用于应对常见的高压灌注伤。但含有高浓度酒精的油漆造成的高压灌注伤能使手指立即失去活性。在这种情况下,应从掌骨位置进行截肢。皮肤伤口不可一期缝合。对于一些不严重的灌注伤,若仅有皮肤损伤,早期一般不采取显微血管外科手术。Chan 等[3]描述了足趾游离转位皮瓣在高压灌注伤中的应用。Beckler 等[2]的 14 例患者中有 6 例运用了显微血管技术和游离皮瓣技术。

第 9 节　术后管理

术后医生应每日观察伤口情况,更换敷料。可用温盐水浸湿纱布后轻柔换药。患者若出现持续的疼痛,可应用短期固醇类药物。如果炎症和肿胀并不严重,可以

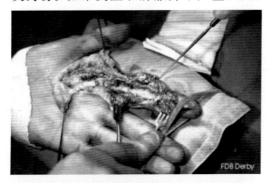

图 5-34-2　油漆高压灌注伤,灌注物在手指和手掌弥散

加强理疗。预防性使用抗生素的意义不大,除非合并其他污染或后期出现感染。手部灌注伤的常见并发症为手和手指僵硬,所以理疗主要为主被动关节活动。指神经受损导致指尖感觉受损也很常见,少数患者需要再截肢。伤口持续肿胀和炎症使得伤口不愈合。受伤手指可能出现僵硬,僵硬且无感觉的手指将会影响毗邻手指,此时应进行截肢。

第 10 节　长期预后

Christodoulou 等[4]调查了 15 例高压灌注伤患者手部功能的恢复情况。但受伤员工变动较大,难以统计。46 例患者曾被治疗过,但只有 15 例获得了随访。所有患者均行首次探查。第 1 次复查时间平均为73 个月(6～144 个月)。15 例患者中 2 例在掌骨位置截肢,1 例做了三指截肢(拇指、示指、中指),余下 12 例不需要截肢。15 例中,7 例为液压驱动的液体伤,润滑油、油漆、水、兽用疫苗各 2 例。12 例未截肢的患者中有 11 例感觉缺失,其中 7 例触摸感迟钝,3 例保护反应减弱,1 例保护性感觉丧失。患者的持续握持力降低了 27%,最大握持力降低 19%,捏持力降低 23%。15 例患者中有 4 例需要更换工作(其中 3 例为截肢患者)。油漆灌注伤的患者均在掌骨位置截肢。Weider 等[20]通过类似方法回顾了23 个病例并得出结论,全部患者仅 43%重返原先的工作岗位,握力减少了 12%。

第 11 节　并发症

最常见的并发症是关节僵硬和握持力下降,特别是截肢的患者。神经断端神经瘤为持久并发症。部分患者感觉异常,如常见的冷敏感异常。

第12节　兽用疫苗灌注伤

有且只有这种类型的灌注伤可以明确灌注物的容量。Gelberman认为，容量越多，预后越差。鱼疫苗的剂量（0.1 ml）最小[14]。小动物为0.2 ml，猪为2.0 ml。疫苗多为油脂化，以便于缓慢吸收，其可产生抗体反应，也能扩散到毗邻组织。之前认为，疫苗注射意外和工业高压灌注伤一样需要扩创治疗。但像鱼或其他小动物的疫苗，因剂量较小，引起的灌注伤可使用微量自由基疗法。早期局部切除或应用类固醇治疗，术后3～4天可出现炎症反应（渗出）。这样处理后，医生需密切监护患者。若患者出现进一步肿胀和炎症就需要扩创探查。猪疫苗（2.0 ml）灌注伤的处理方法与工业的高压灌注伤相似，即早期扩创和理疗。笔者仅处理过1例猪疫苗灌注伤患者，尽管尽了最大努力保留拇指，但数次扩创后患者最终仍需截肢，治疗以失败告终[5]。

第13节　总　结

高压灌注伤虽然很少见，但伤情往往十分严重，目前在手外科学和矫形外科学的书籍上都很少被提及。从法医鉴定的角度出发，误诊、误治均会增加不必要的致残率。

参考文献

[1] Barr ST，Witterborn W，Nguyen D，et al. High pressure cement injection injuries of the hand：a case report. J Hand Surg，2002，27A：347-349.

[2] Beckler H，Gokce A，Beyzadeoglu T，et al. The surgical treatment and outcomes of high pressure injection injuries of the hand. J Hand Surg，2007，32E：394-399.

[3] Chan BK，Tham SKY，Leung M. Free toe pulp transfer for digital reconstruction after high pressure injection injury. J Hand Surg，1999，24B(5)：534-538.

[4] Christodoulou L，Melikyan EY，Woodbridge S，et al. Functional Outcome of High Pressure Injection Injuries. J Trauma，2001，50：717-720.

[5] Couzens G，Burke FD. Veterinary high pressure injection injuries with inoculations for larger animals. J Hand Surg，1995，20B(4)：497-499.

[6] Failla JM，Linden MD. The acute pathological changes of paint injection injury and correlation to surgical treatment；a report of two cases. J Hand Surg，1997，22A：156-159.

[7] Gelberman RH，Posch JL，Jurist JM. High pressure injection injuries of the hand. J Bone Joint Surg，1975，57A：935-937.

[8] Hart RG，Smith GD，Haq A. Prevention of high pressure injection injuries of the hand. Am J Emerg Med，2006，24：73-76.

[9] Hogan CJ，Ruland RT. High pressure injection injuries to the upper extremity. A review of the literature. J Orthop Trauma，2006，20(7)：503-511.

[10] Kaufman HD. The clinico-pathological correlation of high pressure injection injuries. Br J Surg，1968，55：214-218.

[11] Kaufman HD. The anatomy of experimentally produced high pressure injection injuries of the hand. Br J Surg，1968，55：340-344.

[12] Lewis HG，Clarke P，Kneafvey B，et al. A ten year review of high pressure injection injuries in the hand. J Hand Surg，1998，23：479-481.

[13] Neal NC，Burke FD. High pressure injection injuries. Injury，1991，22(6)：467-470.

[14] O'Neill AC，Ismael TS，McCann J，et al. Fish vaccine injection injuries of the hand. Br J Plast Surg，2005，58：547-549.

[15] Rees CE. Penetration of tissue by fuel oil under high pressure from a diesel engine.

JAMA,1937,109:866-867.

[16] Schoo MJ, Scott FA, Boswick JA. High pressure injection injuries of the hand. J Trauma,1980,20(3):229-238.

[17] Sena T, Brewer BW. Natural gas inflation injury of the upper extremity: a case report. J Hand Surg,1999,24A:860-852.

[18] Stark HH, Ashworth CR, Boyes JH. Paint gun injuries of the hand. J Bone Joint Surg, 1967,49A: 637-647.

[19] Valentino M, Rapisarda V, Fenga C. Hand injuries due to high pressure injection devices for painting in shipyards. Circumstances, management and outcome in 12 cases. Am J Ind Med,2003,43: 539-542.

[20] Weider A, Lapid O, Plakht Y, et al. Long term follow-up of high pressure injection injuries of the hand. Plast Reconstr Surg, 2006,117:186-189.

[21] Wong TC, Ip FK, Wu WC. High pressure injection injuries of the hand in a Chinese population. J Hand Surg, 2005, 30B(6): 588-592.

第 35 章　手部感染

Zoe H. Dailiana，Nikolaos Rigopoulos

摘要

1. 概述　掌握手的解剖结构、手部封闭间隙的病理生理学改变、微生物的最新进展是进行早期诊断和选择最佳手部感染治疗方法的先决条件。

2. 病因和分类　手部感染根据其发病时间分为急、慢性感染；根据感染的部位分为软组织感染和骨感染。手部感染常由创伤引起，其中软组织感染一般由小的创伤引起，是因未引起重视、未得到及时治疗导致的；骨髓炎多因直接创伤后细菌入侵造成，很少发生术后感染。手部严重感染，导致病程迁延的因素包括糖尿病、使用免疫抑制药和长期静脉内用药等。

手部急性感染常由革兰阳性菌特别是金黄色葡萄球菌和溶血性链球菌引起，慢性感染常由多种非典型分枝杆菌和真菌引起。在潜在恶性肿瘤、免疫抑制性疾病、糖尿病患者中，以及静脉内用药、人咬伤、挤压伤、高污染伤口等情况下，应怀疑多种细菌混合感染，包括革兰阴性菌和(或)厌氧菌。

3. 解剖和病理学　手部解剖结构复杂，囊括有多个管道、间隙和间隔，包括指腹、滑膜鞘、肌间隙、鱼际、掌中、小鱼际间隙、网状结构、蚓状肌间隙，以及手背部皮下及腱膜下间隙。手部间隙发生感染时，脓液积聚，压力增高，血供受到压迫，造成手部肿胀。对于骨髓炎患者，直接感染和血源性扩散可导致骨内血管微血栓形成，进一步造成骨坏死。

4. 诊断　手部感染通常表现为疼痛和感染手指活动受限。但手掌深部间隙感染常缺乏典型的感染症状，对于免疫功能低下的患者，即使感染症状轻微也应特别注意。诊断方法包括完整的实验室检查[全血细胞计数，红细胞沉降率(erythrocyte sedimentation rate，ESR)，C 反应蛋白(C-reactive protein，CRP)]和影像学检查(包括 X 线片和超声)。先进的影像学检查(MRI、CT 和三相骨扫描)有助于骨髓炎的诊断。细菌培养为诊断的金标准，抗生素使用前应进行多种细菌培养(普通细菌、分枝杆菌及真菌)。

5. 治疗　手部感染未能及时治疗的主要原因在于误诊和未使用针对靶组织的抗生素。

手的深部感染除了使用抗生素和制动外，成功治疗的关键在于切开可能感染的所有间隙并进行充分引流。外科清创术也是彻底消除骨感染的必要步骤。

在手部感染中，抗生素应选择对革兰阳性菌敏感的广谱抗生素。对于污染重的伤口、免疫功能低下者、糖尿病患者及长期静脉使用广谱抗生素的伤口，可能感染分枝杆菌

Z. H. Dailiana (✉) · N. Rigopoulos
Department of Orthopaedic Surgery, Faculty of Medicine,
School of Health Sciences, University of Thessalia,
Biopolis, Larissa, Greece
e-mail: dailiana@med.uth.gr

G. Bentley (ed.), *European Surgical Orthopaedics and Traumatology*,
DOI 10.1007/978-3-642-34746-7_98,© EFORT 2014

和革兰阴性菌,结合伤口的细菌培养结果,应使用对应的敏感抗生素或调整抗生素种类。对于手部急性软组织感染患者,除非并发症情况加重,一般常规使用抗生素 7～10 天。对于骨髓炎患者,理想的治疗周期应根据其严重程度和对治疗的反应情况而定,但至少为 4 周,当内固定无法取出时应采用慢性控制性治疗方案。

封闭空间的感染,随着脓肿的形成,最终可能演变为隔室综合征。因此,需要医生切开所有潜在的蔓延空间或腕隔室进行引流,术中及术后均应行充足的灌洗。如果穿透性创伤或被污染的开放性损伤发生骨感染,需要彻底清创并分期手术重建。尽管如此,仍有很多患者截肢。

6. 个体化　在具体的诊断和治疗中,应考虑的因素、适应证及个体化操作技术将在本章第 2 节中进行介绍。

关键词　手·感染·病因·解剖·分类·手术治疗·抗生素

第 1 节　手部感染总论

一、概述

尽管诊疗技术不断提升、手术方法不断改进及新抗生素问世,手部感染仍是临床面临的一大难题[1]。部分学者提出,目前手部感染/受伤比明显下降,一旦感染,应及时就诊并由经验丰富的医生给予治疗[2]。医生在诊治过程中应牢记感染的基本治疗原则,及时诊断,并为这种潜在疾病创造进一步的有效治疗条件。

当前的治疗手段主要基于感染的部位(软组织或骨感染,感染点及可能的潜在感染部位)、病原菌及宿主类型。

医生熟知手部的解剖结构[3-4]、封闭腔隙的病理生理学及最新的微生物学进展,是实现早期诊断和制定最佳治疗方案的基础。

二、病因和分型

(一)分型

大部分手部感染可根据发病的缓急分为急性感染和慢性感染,根据感染部位可分为软组织感染和骨感染。

急性软组织感染是手部感染最常见的类型,可分为浅表部感染或深部感染(图 5-35-1,图 5-35-2a)。手的深部感染常见于各腔隙感染或蔓延至深部的感染。尽管这类感染很常见,但依然容易出现误诊、延迟诊断及管理不当,最终导致手部功能丢失。手部创伤及感染最常见于示指和中指,这 2 根手指也是参与精细活动最多的手指[5]。

慢性软组织感染较少见,因其临床症状较轻且无临床特异性,诊断较为困难。这类罕见感染常见于各种非典型分枝杆菌感染和真菌感染[6]。中年人和免疫功能低下者为高发人群,皮肤接触是最常见的感染方式。通常患者数周前有穿刺伤病史。

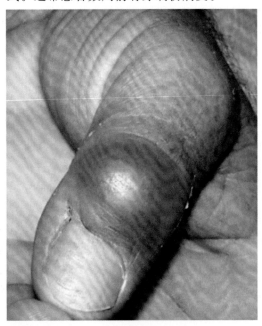

图 5-35-1　拇指皮下脓肿

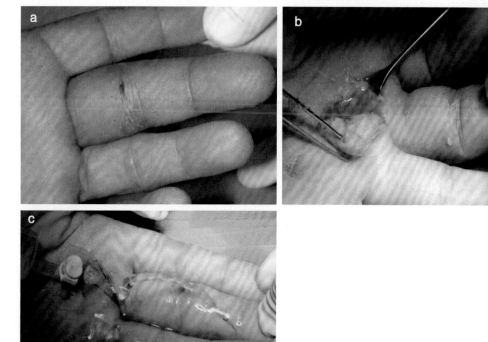

图 5-35-2　a. 中指化脓性屈肌腱鞘炎,手指周围肿胀,近侧指间关节水平处可见轻微的初始损伤;b. 经 A1 滑车水平近端做一切口,引流脓液;c. 术中可通过 2 个小切口冲洗屈肌腱鞘

骨感染包含骨骼(骨髓)感染或手部关节(化脓性关节炎)的感染,常为急性,由创伤或术后病原菌入侵所致。掌骨(图 5-35-3 a～c)和指骨的骨髓炎仅占手部感染的 6%,而手部慢性骨感染更罕见[7-8]。

(二)病因学

手部多见创伤性软组织感染。通常手指及掌部的原发性损伤很小,很容易被患者和家庭医生忽略,最终导致就诊不及时,病情延误。

大部分的手部、腕部骨髓炎和化脓性关节炎与直接接种有关,包括穿透性创伤和术后感染。创伤后,骨更易发生感染。Reilly 等发现,手部骨髓炎由创伤引起占 57%,术后占 15%,血源感染占 13%,9% 的病例为连续感染,6% 原因不明[8]。

除损伤类型(穿透、人或动物咬伤、注射损伤)和致病微生物外,以下几个因素可能不利于手部感染的临床结局。

1. 糖尿病可导致严重感染,通常为多种致病菌致病(包括革兰阳性菌、革兰阴性菌及厌氧菌),且需要外科清创。

2. 免疫功能低下者可诱发机会性感染。

3. 静脉注射毒品也易导致严重多重感染。

4. 接触热带鱼和水蚤可感染分枝杆菌。

5. 特殊职业群体(如农民、常接触肉类者及家禽宰杀者)容易感染链球菌或葡萄球菌。

6. 性传播疾病(如淋病奈瑟菌)可导致手的深部感染。

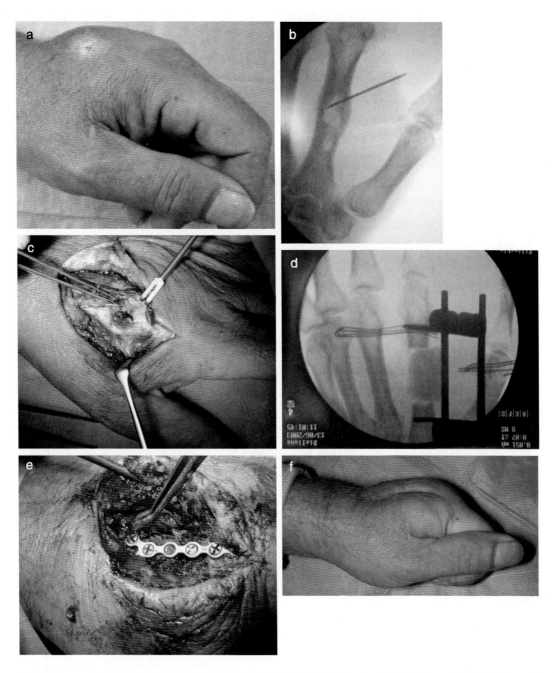

图 5-35-3　a. 第二掌骨骨髓炎,外固定术后,出现局部肿胀和红斑;b. X 线大体像;c. 外科清创术;d. 分阶段行重建术,包括切除死骨、临时微型钢板外固定、间隔内填充抗生素骨水泥物;e. 髂嵴骨移植弥补骨缺损、微型钢板固定和螺钉固定、带血管的骨膜覆盖;f. 术后 1 年的临床结果

7. 延误治疗和管理不当可影响预后并增加并发症的发生率。

(三)致病菌

急性手部感染的致病菌通常为革兰阳性球菌,特别是金黄色葡萄球菌和 β-溶血性链球菌 A 组(化脓性)。这是皮肤菌群失衡的结果[9]。一些学者报道,阳性培养物中金黄色葡萄球菌占 30%～80%[1-2,10-16]。但在手部感染中,金黄色葡萄球菌的占比不断下降,而革兰阳性和革兰阴性混合菌的占比不断升高[17-18]。化脓性链球菌通过竞争产生透明质酸酶和链激酶,引起链球菌快速和暴发性增长[11,16,19],而金黄色葡萄球菌则"占据位置",不断形成脓肿。一般而言,革兰阳性需氧菌为最常见的致病菌,其次是革兰厌氧菌、革兰阴性肠溶菌、革兰阳性厌氧菌和革兰阴性需氧菌[17]。其他非典型感染需要特殊培养(真菌、分枝杆菌、病毒及淋病奈瑟氏球菌),常见于免疫功能低下的患者[11]。

必须强调的是,患者常出现多种微生物感染及需氧菌和厌氧菌混合感染,这一感染形式并非特例。超过 50% 的急性感染由 2 种或 2 种以上的细菌引起。据报道,近 30% 的患者为厌氧菌感染或厌氧菌和需氧菌混合感染[20]。

慢性感染主要由多种非典型分枝杆菌和真菌引起。海洋性结核菌为最常见的致病菌,通常与水上活动(专业或娱乐)有关,发病率为 0.2~0.5 / 100 000[6]。这些感染的临床表现不具备特异性,很难明确诊断。目前认为慢性感染在免疫功能低下的患者中更常见,但是 M. Marinum 的研究认为发病率与患者类型无关[21]。

如果伤口为穿透伤或污染的开放性损伤,发生骨髓炎和化脓性关节炎多为多重致病菌导致。人或动物咬伤后应考虑相应致病菌群。污染的土壤可能含有革兰阴性菌,偶尔也有低毒力真菌和非典型分枝杆菌。污水中可能含有水生细菌。血行感染和术后感染多由单一致病菌引起。术后感染通常由皮肤菌群引起。如果患者植入钢板,则低毒性致病菌可引起惰性感染[8,22]。抗生素的引入在手部感染的早期治疗中是一大进步,降低了破坏性并发症的产生[9,23-26]。行细菌培养时应至少订购 3 套培养基,每组应包括细菌、分枝杆菌及真菌培养基。革兰染色始终是细菌培养的一项重要技术,但培养结果往往为阴性[12]。阴性结果一部分是

由于患者在入院前曾行经验性抗生素治疗,导致培养标本的取样、处理或获取特定的培养物失败。在这些情况下,可行微生物分子分型技术。在等待培养结果或在培养阴性的情况下,应经验性地给予抗生素治疗[1-2,13,20]。临床医生应认真考虑其所在医疗机构的微生物菌群,并与传染病专家进行讨论,旨在确定社区获得性耐甲氧西林金黄色葡萄球菌(community-acquired methicillin-resistant S. aureus,CA-MRSA)的局部感染率[27]。

(四)患者类型和感染

发生潜在恶性肿瘤、免疫抑制性疾病(白血病、狼疮、再生障碍性贫血、淋巴瘤、癌、骨髓瘤)、糖尿病、静脉用药、人咬伤和挤压伤,以及伤口环境高度污染(如土壤、潮湿条件、处理肉类、儿童吮吸手指)时,应怀疑多种致病菌混合感染,包括革兰阴性菌(如铜绿假单胞菌、大肠埃希菌、克雷伯菌、奇异变形杆菌)和(或)厌氧菌(如腐蚀性埃克奈菌、肽链球菌、黑色素类细菌、巴斯德菌、嗜二氧化碳噬细胞菌)。因此,必须采用有效的抗革兰阴性菌和(或)厌氧菌的抗生素[1,10,13-14,20,28-29]。

临床中无论是厌氧菌还是腐蚀性埃克奈菌感染,其预后均较差[13]。通常软组织感染患者的病程较缓和,但如果不及时治疗,可导致患者死亡。

三、应用解剖和病理学

(一)同感染相关的手部解剖结构

手部的解剖结构既复杂又特殊,由 8 块腕骨、5 块掌骨、14 块指骨及多个关节构成,各骨骼之间紧密连接,表面覆盖有伸、屈肌腱及肌肉、神经、血管等组织,其直径通常＜1 cm(如手指)。各部分共同组成了致密的组织结构,还有一些带状或鞘状纤维组织将手腕部分为密闭的腔隙,称为隔室。尽管目前已经清楚各结构之间的解剖关系,但仍不排除一些异常结构[19,28]。

掌侧从远端至近端的解剖结构如下。

1. 指腹包含致密的结缔组织(隔膜),将皮肤同指骨远端骨膜连接在一起,有助于手指的抓握。柱状脂肪内的汗腺为病原体的侵袭入口。

2. 指伸肌腱周围包裹着滑膜鞘,拇指和小指的滑膜鞘分别同桡侧囊和尺侧囊相连[10]。但拇指和小指屈肌腱同滑囊连接的理论一直存在争议[30-31]。尺侧囊通常位于指伸肌腱背侧,或在尺侧缘包裹各伸肌腱。腕关节近端的 2 个滑囊位于旋前肌上方且相互连通,可抵达手部 75% 以上的部位,易形成"马蹄"样脓肿[3,28,32-33]。

3. 肌隔室。鱼际和小鱼际位于表面,而拇内收肌间隔位于掌中央深部[33]。

4. 几个封闭的隔室(隧道或空腔)周围包裹纤维鞘,并被垂直隔膜隔开,将真皮组织同下方的手掌筋膜、肌肉和骨骼固定在一起,是感染水平扩散的屏障。手掌有数个封闭隔室,感染通常很难扩散至鱼际和掌中间隙[3,11]。

(1)鱼际间隙位于鱼际肌肉室和拇内收肌之间。

(2)掌中间隙位于手掌腱膜深处,以及长指、环指和小指屈肌腱和第 3～5 掌骨表面。在桡侧,强健的隔膜将其同鱼际间隙分隔开来,其近侧缘较薄弱,尺侧间隙与尺侧囊重叠。

(3)小鱼际间隙位于同名肌间隔内,故与其他隔室并不相连。一些学者认为它并不是真正的间隙,而是由掌筋膜发出的数个内在肌纤维分隔而成[34-35]。

(4)网状间隙为一半封闭的空间,由背部筋膜、皮肤、伸肌结构和掌指关节囊共同组成,近端为掌腱膜的垂直腱膜,最终向远端延伸至手指的皮下组织。

(5)蚓状肌间隙为围绕蚓状肌的筋膜间隙。

在手背上有 2 个封闭的空间[3]:皮下间隙,有广泛疏松结缔组织,没有明确的界限,

使得脓液可扩散至整个手和手指背部;腱膜下间隙,位于伸肌腱致密腱膜和掌骨之间。总之,手指伸肌腱周围的滑膜鞘位于背侧支持带水平。

背侧和掌侧之间的解剖学差异(手掌皮肤较厚,与皮下方组织相连,无毛囊或皮脂腺,但有较多汗腺;手掌筋膜较为坚韧,可作为厚的阻挡纤维组织层)可解释不同的感染蔓延途径,以及手掌面和背侧面感染的不同临床症状。皮肤和筋膜均阻碍脓液向水平方向扩散,并可阻止其向掌侧深层组织蔓延,但脓液多蔓延至手掌深层结构,而水肿则容易蔓延至手背部[11]。

(二)脓液的扩散路径

随着阻力逐渐减小,脓液逐步扩散,可从各组织的解剖学连通方面进行探讨[3,4,32,34]。

1. 从示指屈肌腱鞘的近端外缘至鱼际间隙。

2. 从中指和环指屈肌鞘的近端外缘至掌中间隙。

3. 从蚓状肌间隙至手掌近端的深筋膜间隙,以及远端相邻手指腱鞘。

4. 从拇长屈肌腱腱鞘的近端外缘到桡侧囊。

5. 从小指屈肌腱鞘的近端边缘到尺侧囊或相邻的蚓状肌间隙,然后扩散至掌中间隙。

6. 从尺侧囊到掌中间隙,鱼际间隙多不常见。

7. 在桡侧囊内压力增加的情况下,从桡侧囊蔓延至尺侧囊和到鱼际间隙。

8. 从桡侧囊和尺侧囊至腕部的 Parona 间隙。

9. 从掌中部至腕部,穿过尺侧囊,因尺侧囊与腕弓部连接紧密,在掌中部感染晚期阶段,周围组织液化,化脓性坏死物质可直接扩散至腕部。

10. 从背侧皮下和腱膜下间隙蔓延至手指。

其他途径包括脓液通过淋巴管扩散。

总之,在感染后期,周围组织液化坏死,脓性物质可扩散至任何方向。

(三)病理生理学

软组织感染可通过直接获得(上皮细胞分解),也可通过淋巴管或相邻坏死组织进行扩散。手部感染时,脓性物质在封闭空间内不断累积,其内压力增加,阻碍血流并导致局部缺氧,组织低灌注压伴随免疫应答降低,抗生素无法聚集在感染组织中。因此,出现了2个问题。

1. 封闭空间内的"恶性循环",即感染会影响软组织灌注,缺血随后会抑制局部免疫应答。

2. 间室/封闭空间内组织压力升高,导致缺血区范围增大,感染蔓延,进一步可引起"灾难性后果"[19,36-37]。

骨感染可由创伤或外科手术引起(图5-35-3 a~c)。血源性扩散和邻近感染扩散可导致骨内的血管形成微血栓,并可能导致骨坏死,临床上称之为死骨。

四、诊断

本部分将介绍诊断的一般原则。个体化特殊诊断和治疗将在本章的第2节详述。

骨感染急性期表现为局部肿胀和红斑,还可伴有疼痛及相应关节和手指运动受限(图5-35-3 a)。如果患者需植入内固定物,低毒性的病原体即可引起惰性感染。血源性感染患者也会出现一般症状和体征。

如果软组织发生感染,除浅表感染外,还可能在封闭空间的深层位置积聚,通常没有典型的感染征象,而手部水肿也可掩盖脓肿。患者的一般临床表现为阵发性疼痛、肿胀及手指活动受限。手部封闭管道或隔室内感染可能引起特定的临床症状[例如,Kanavel征的脓毒性腱鞘炎表现,包括腱鞘压痛、手指肿胀(图5-35-2 a)、半屈曲位及疼痛蔓延][3]。偶尔可出现淋巴管炎(图5-35-4),但通常不存在全身性感染征象。

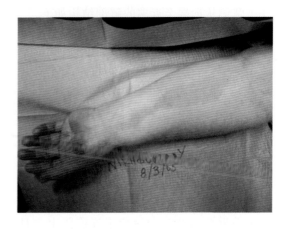

图 5-35-4 鱼际感染并发淋巴管炎

需要特别注意某些特殊的感染患者。如果治疗延迟,感染会迅速加重,甚至会导致患者死亡。最初的临床表现通常是局部肿胀和发红。这些患者的晚期症状包括变色、波动、流脓,甚至严重的低血压。如果患者出现温度升高、局部压痛和红斑,应住院和积极治疗。

诊断方法包括完整的实验室检查(全血细胞计数、ESR、CRP)和影像学检查。影像学检查应排除受累骨质(图5-35-3 a~b和图5-35-5 a~b)或异物,超声有助于探测深部空间和肌腱尺寸的变化[38](图5-35-6)。需要注意的是,虽然骨骼受累,但在感染的10~14天内,影像学不会发生变化。与X线片相比较,高级影像学检查(MRI、CT和三相骨扫描)更容易诊断骨髓炎,但敏感性和特异性均较差。在骨感染中,ESR和CRP仅用于监测治疗中患者的反应。

细菌培养仍然是诊断的金标准。医生在用药前必须进行多部位取样或关节液取样等,然后行细菌培养(常见细菌、分枝杆菌及真菌),并且应送至微生物实验室行革兰染色、抗生素抗性表型检查、mec A 基因检测及分离株的分子分型。

鉴别诊断包括有感染征象的非感染性疾病[28,39-40]:①异物反应;②结晶沉积疾病(痛风、假痛风)(图5-35-7a~b);③化脓性

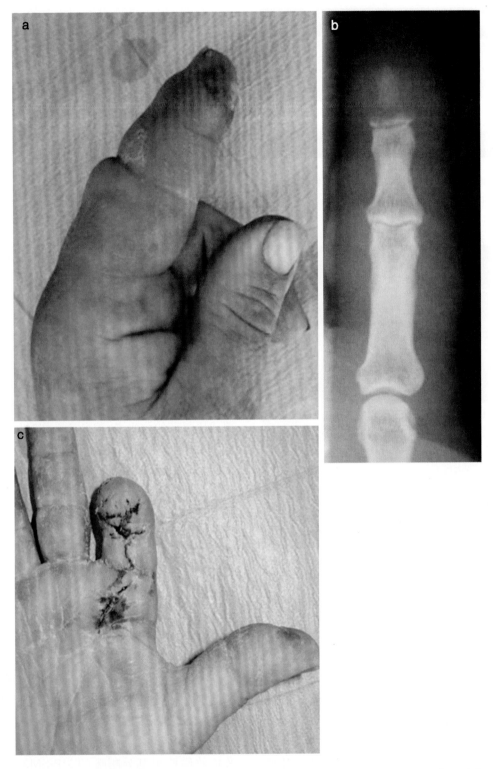

图 5-35-5　a. 示指指腹感染,并向近端延伸,化脓性屈肌腱鞘炎和远端指骨骨髓炎均未及时诊断;b. X 线片;c. 远端指骨截肢

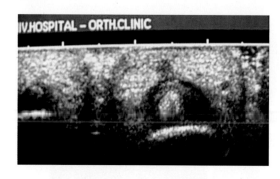

图 5-35-6　超声显示脓毒性腱鞘炎患者存在液体集聚和肌腱肿胀

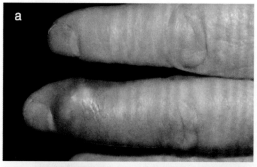

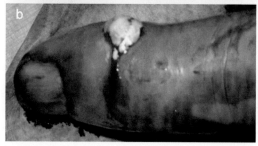

图 5-35-7　a. 临床表现类似远侧指间关节感染；b. 术中诊断为结晶沉积疾病

肉芽肿；④急性钙沉积；⑤急性非特异性屈肌腱鞘炎；⑥注射伤；⑦钙化性肌腱炎；⑧人为疾病；⑨肿瘤。

五、治疗

本部分将介绍治疗的一般原则。诊断和治疗应考虑的因素、手术适应证及个体化手术方法将在本章的第 2 节进行描述。

有 2 个主要问题影响手部感染的治疗：一是误诊（由于深部感染和治疗医生未注意）；二是抗生素药物不能聚集在靶组织中（血管形成不足、手部的解剖结构允许脓肿的形成和扩散）。

早期诊断软组织感染后，最初可行非手术治疗，如休息、手部抬高和应用广谱抗生素，同时还应考虑感染途径、损伤发生时周围环境的污染程度及宿主的一般健康状况。在手的深部感染中，除应用抗生素和手部抬高固定外，应尽可能切开所有潜在的蔓延空间和手部间室并行引流，这是成功治疗的关键（图 5-35-2 b～c）。

骨感染患者应常规行外科清创（图 5-35-3 c）。骨髓炎和脓毒性关节炎的治疗应联合应用手术和药物，以实现最佳结果。手腕部骨感染的并发症非常严重，有报道称截肢率高达 39%[8]，故需要多学科综合治疗。

（一）抗生素

所选择的药物必须对大部分革兰阳性球菌有效，而挤压伤应常规应用抗革兰阴性菌或厌氧菌的抗生素，若患者受伤时周围环境污染严重，则有厌氧菌感染的风险（土壤、人咬伤），免疫功能低下的患者或合并糖尿病者或静脉注射吸毒者也有此类风险[1,10,13-14,20,28-29]。必须强调的是，抗生素选择不当是手部感染治疗失败的原因之一。如果不能彻底消灭所有致病菌，可能导致复发，组织进一步破坏，最终引起永久性残疾[20]。

在手术室中获得 3 种及其以上培养样本（普通细菌、分枝杆菌及真菌）后，必须立即经验性静脉注射广谱抗生素进行治疗。治疗初期可采用耐青霉素酶的青霉素或头孢菌素。对疑似社区获得性耐甲氧西林金黄色葡萄球菌感染有效的经验性口服抗生素包括环丙沙星、克林霉素、利福平、四环素及增效磺胺甲基异噁唑（TMP-SMX）。对于更严重的感染，建议静脉注射万古霉素。静脉替代治疗包括达托霉素、庆大霉素及利奈唑胺[17,41]。医生应根据伤口的细菌培养结果更改抗生素的治疗方案。

手部急性软组织感染通常需要应用7～10天的抗生素，除非患者的情况非常复杂[13]。Dellinger等认为培养的分离菌株越多，抗生素的使用天数越长[13]。对于需要住院治疗缓解感染急性症状的患者，均应采用静脉注射，后续可口服药物治疗[42]。

骨感染初期的经验性治疗应包括使用抑制革兰阳性菌和革兰阴性菌活性的抗生素。当无法去除内固定物时，可在早期应用抗生素后行慢性抑制治疗。通常杀菌、肠外抗菌药物可优先用于治疗这些感染。一旦明确病原体，应从经验性治疗改为病原体特异性治疗。对于门诊需肠外给药的患者，可降低给药频率，有时候可改为口服生物利用度较高的抗菌药物，但应谨慎使用，并为患者提供咨询建议。治疗时间取决于骨感染的严重程度和患者对治疗的反应，但最少为4周[22]。

(二)手术

1. 手术适应证　闭合空间内的感染可形成脓肿，后续可发展为隔室综合征，需要有经验的手外科医生切开感染的手隔室或腕隔室进行引流，术中应大量冲洗，术后充足灌洗。根据病原体的特征，术中应检查相邻隔室是否有感染征象并给予抗生素治疗，可获得满意的效果。如果手部为多重感染，但医生的认识不足，且手术清创亦不足，术后结果通常不良[20]。对于糖尿病患者或免疫功能低下的患者，延迟手术可能对患手造成严重后果，甚至危及生命。

2. 操作　手术引流必须在手术室内麻醉下进行操作，不可在只能进行简单操作的急诊室内切开[20]。可行有限切开引流或宽锯齿状切开引流，以便于术中识别和保护神经血管束，并行彻底的手术探查，确保感染部位均得到引流，全部坏死组织均清除(图5-35-2 b)。应除去所有无活力的坏死、糜烂组织和脓液，继续刮除直至露出灌注良好的组织，正常的组织应具有正

常的体液和细胞免疫应答，并可充分吸收抗生素[20]。术中应多部位采样，通常手术室内获取的培养物容易得到较多的阳性结果[13]。

医生术中应对所有的深部感染部位进行灌注，术后行连续鞘管冲洗，这是化脓性腱鞘炎和其他封闭空间感染的必要操作[29,43-44](图5-35-2 b～c)。术后每6小时冲洗一次，由经验丰富的护理人员持续观察。

贯通伤或开放性污染损伤合并骨感染时必须外科清创(图5-35-3 c)。感染性死骨片和(或)菌膜形成也是外科处理的指征。紧邻骨组织的感染性材料应按照骨髓炎进行处理。化脓性关节炎可采用抽吸、关节镜或开放性关节切开术引流。骨髓炎的治疗通常先清除坏死组织和骨组织，后期一般为分期重建手术(图5-35-3 c～e)，但截指也很常见。最后，须移除感染的内固定物，在重新植入固定物前均应临时外固定。

六、术后护理与康复

术后覆盖柔软辅料，患肢用夹板固定于休息位并抬高，以防止水肿。

应常规检查持续冲洗导管系统，并于术后24～48小时拆除。在拆除冲洗导管及缓解局部感染体征后，嘱患者早期积极活动手指和腕部，有利于软组织感染的恢复[36,43]。

骨感染术后的护理及康复治疗应遵循个体化原则。根据腕部骨骼的解剖结构(如关节固定术、掌侧板关节成形术、骨缺损植骨搭桥)和所选的骨固定材料(如K线、钢板或外固定架)量身设计。

康复治疗和手部理疗应在医务人员的监督下进行，可获得更好的结局。但对于特定人群，出院后就很难获得康复指导，故应由门诊治疗团队进行定期评估，以达到最佳的治疗效果。

七、并发症

手是人类生存和获取良好生活质量的必然要素，同时也同自尊密切相关，是人格的重要组成部分。因此，瘢痕、关节僵硬及截指都会严重影响患者的预后。

手部和腕部感染的患者可出现感觉缺失、粘连、骨周围软组织挛缩、关节固定和（或）截指，从而引起明显的功能退化。对于特殊患者（如免疫功能低下的患者），严重手部感染与死亡率增高相关。

第2节　特殊解剖部位感染

在急性手部软组织感染中，蜂窝织炎、甲周感染、化脓性指头炎及毛囊周围感染占90％以上[14]。

如果患者出现肿胀和坏死，需手术处理。如果患者临床和影像学结果（若有条件的话）未显示有脓液积聚，可采取非手术治疗，包括制动、抬高患手及使用抗生素等。

一、软组织感染

（一）浅表感染

1. 蜂窝织炎　蜂窝织炎是指一种延伸至皮下组织的非化脓性感染，临床多不能正确诊断。通常在感染的前24小时内病变区红、肿、热、痛，有时还可并发淋巴管炎或皮下脓肿。β-溶血性链球菌A组（化脓性）和金黄色葡萄球菌为常见病原体。蜂窝织炎伴脓肿形成通常是由金黄色葡萄球菌感染所致，迅速进展并蔓延的蜂窝织炎伴发淋巴管炎多提示为溶血性链球菌感染[3,10]。丹毒为一种局限于皮肤的浅表感染，而蜂窝织炎则会扩散至皮下组织。两者均可伴发淋巴管炎或导致表皮/皮下脓肿。通常单纯蜂窝织炎可行非手术治疗。

2. 表皮脓肿　通常在上皮下积聚脓性浆液，但不向皮下组织蔓延且局限于手指（图5-35-1）。通常在临床进行诊断。治疗包括去除顶起的被覆上皮并应用抗生素。

注意事项：免疫功能低下的患者需密切观察。

3. 皮下脓肿　这种局限的脓液积聚可蔓延至手掌侧面或背侧面的皮下脂肪中。在手背侧可蔓延至整个皮下间隙。在掌侧面，皮肤垂直的纤维隔可防止脓液向水平方向蔓延，但容易向深部蔓延。影像学检查可帮助临床诊断。治疗方法包括在脓肿上方做一切口行外科引流和冲洗，切口二期愈合或二期缝合关闭。所有病例均应使用抗生素。对于免疫功能低下的患者，需仔细考虑其用药并密切观察。

4. 痈　疖是一种毛囊感染性疾病，当合并有中央性坏死和皮下脂肪延伸时称为痈。

痈通常发生于手背部，为毛囊和皮脂腺受葡萄球菌感染所致。皮脂腺和汗腺为葡萄球菌的侵入点，随着疾病进展，皮下脂肪内形成脓肿，并可导致覆盖的软组织发生缺血性坏死。

该病通过临床表现即可确诊。在抗生素还未开始使用前，Kanavel和其他学者提倡外科治疗。现今，痈仅在非手术治疗失败和毛囊周围形成脓肿后才实施手术治疗。切口延长至脓性组织边缘，并向皮下延伸以充分引流腔隙感染。最初，对于所有病例，医生均可经验性应用抗生素。但对于免疫功能低下的患者，则需特殊考虑并密切观察。

注意事项：①切开不充分或皮下部分切开会形成短皮瓣及感染引流不充分；②必要时可咨询皮肤科医生。

5. 急性甲周感染（甲沟炎、甲上皮）　该病占手部脓毒性损伤的30％[16]（图5-35-8）。通常实验室可培养出金黄色葡萄球菌和化脓性链球菌，但儿童口腔菌群中逐渐增多的厌氧菌不在此列[45]。感染通常位于指甲一侧，一般为手指倒刺引起的单纯感染,甲襞下组织内形成小脓肿。引流后多可迅速康复,但若诊断不及时,脓肿可沿甲缘扩散至基底(甲上皮),随后形成一种典型的"回返"脓肿,甚至甲下脓肿(图 5-35-8 a)[10]。

该病可根据临床表现和感染局部体征做出诊断,患者的全身症状多不明显,未化脓病例可采用温水浸泡和抗生素等非手术治疗[11,28]。如果已化脓,应沿甲外侧缘向基底部做一纵切口,远达甲沟位置,可根据肿胀程度再切开一侧或双侧(图 5-35-8 a~b)。对于甲下脓肿的患者,引流和冲洗时可能需要部分切开指甲以避免二次手术[10,11,14]。二期闭合切口,所有病例均应使用抗生素。"回返"严重或甲下脓肿及免疫功能低下的患者需密切观察。

注意事项:①缓慢但持续进展的感染(滴脓数日且常为无痛性甲床炎症)若不及时诊断会诱发基质增生,肉芽组织样霉菌生长,最终导致甲缺失。对于这些病例,必要时应咨询皮肤科医生。②注意手术过程中不要伤及甲床,以免形成甲裂。

6. 疱疹性甲沟炎 这种感染常见于口腔护理人员。被感染的指尖并不像化脓性指头炎那样坚硬,且疼痛程度与临床不符,通常存在刺痛、痒、灼热等前驱症状(24 小时),部分患者可出现水疱,有时已破裂。对于这种由单纯疱疹病毒引起的复发性感染,早期表现多较严重。该病可根据临床表现做出诊断,Tzanck 涂片、病毒培养或 DNA 扩增也支持其临床诊断[28]。通常采用非手术治疗,以避免发生病毒血症或细菌双重感染。

注意事项:必要时应咨询皮肤科医生。

(二)闭合间隙感染

1. 化脓性指头炎 化脓性指头炎是一种末节指骨指腹感染(图 5-35-5,图 5-35-9)。该病通常是原发性的,超过 50% 由未注意的损伤引起[16]。许多学者将继发性感染归因于严重或被忽略的甲周感染扩散[15,16,28,46],但淋巴管解剖走行并不支持这一观点[3]。目前较为认可的观点是,晚期甲周感染产生的坏死组织使得炎症向周围组织和指腹扩散变得更加容易。大多数病例可培养出金黄色葡萄球菌和化脓性链球菌。

该病患者存在急性炎症的典型症状。最初末节指骨的尖锐痛变为剧烈跳痛,而指腹由最初的叩击痛逐渐转变为硬结组织,随后转变为一波动性脓肿团块。由于手部隔室的存在,脓液或水肿多无法排出,可阻塞血供并引起隔室综合征,导致指腹和骨坏死。该阶段的坏死多不累及骨骺和远侧指

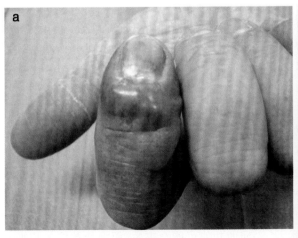
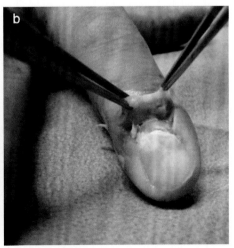

图 5-35-8 a. 甲沟炎伴有"复发"脓肿;b. 沿指甲外缘做 2 个纵向切口引流

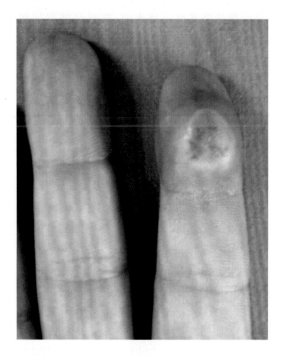

图 5-35-9　示指部分指腹坏死

间关节[3,10,11,14,28,46]。在被忽略的病例中，坏死结缔组织可自发脱落。在这一阶段指腹发蓝，无感觉，指甲侧有一窦性开口。通常不存在感染的一般体征[28]。

该病根据临床表现即可诊断，但影像学检查有助于排除相关的骨和关节病变。

疼痛、末节指骨叩击痛，以及严重水肿和（或）局限于指骨的硬性结节均应行外科引流治疗[3,46]。首选侧方切口，因脂肪和结缔组织为柱状辐射排列，使引流更为充分，伤口可二期愈合。做近侧延长切口时应注意避免暴露末端指间关节或屈肌腱鞘[10,11]。如果患者同时合并末节指骨骨髓炎，应根据其受累骨量选择治疗方案，包括骨切除，甚至截指（图 5-35-5 a～c）。所有病例均需密切观察并使用抗生素（早期经验性使用），对于免疫功能低下的患者应特殊考虑。

注意事项：①过早行指腹外科引流术，特别是在化脓性指头炎早期易弥散的阶段[14,16]，对蜂窝织炎[28]或淋巴管炎患者来

说是不必要的，甚至是有害的选择，通常会引起疼痛扩散和全手指叩击痛[3,46]。影像学检查（如超声）可通过探测积液量进行鉴别诊断。②有时疼痛缓解标志着化脓性指头炎恶化，多为组织坏死破坏了隔室，使得疼痛暂时得到缓解。

2. 腱鞘炎（黏液囊炎）　原发性感染由病原菌直接侵袭腱鞘或黏液囊引起（图 5-35-2）。在挤压伤病例中，腱鞘感染频繁发生，但在其他病例中，初次创伤很容易被忽略[19,47]。继发性感染由淋巴管或来自邻近筋膜间隙的流动脓液引起。Sokolow[12]指出，原发性感染发展更迅速且破坏性更大。大多数病例的细菌培养结果为金黄色葡萄球菌和化脓性链球菌。随后 Kanavel 和其他学者支持这一观点，他们认为链球菌性腱鞘炎可沿腱鞘或黏液囊迅速扩散，其临床表现更具暴发性，但通常不产生大量脓液[3,19]。

对于手指化脓性腱鞘炎（图 5-35-2 a），Kanavel[3]提出的主要症状和体征为：①沿鞘管走行方向的叩击痛，局限于鞘管（最常见）[19]；②整个手指对称性扩大；③伸指时疼痛加重，末端最为显著；④表现为特征性手指半屈曲位。

临床表现为邻近手指和手部肿胀，而一般感染症状并不明显。

通常根据临床表现即可做出诊断，影像学检查（超声、MRI）可作为腱鞘内积液或肌腱增粗的辅助诊断工具[38]（图 5-35-6）。Kanavel 写到，"术中判断哪根腱鞘最先受累极为困难，但又必须解决。我知道没有什么能比这更需要冷静的判断，因为不同患者的症状和体征各不相同，但大量的经验告诉我，通过一个不必要的切口，而不是在患处进行操作，效果通常会更好。如果涉及手指腱鞘，应立刻进行早期治疗，否则该手指的屈曲功能可能会丧失，而掌指关节的屈曲功能通常能被保留"[3]。

在早期感染的病例中行经验性抗生素

治疗,固定、抬高患肢,密切观察患者 12～24 小时。结果表明,在明确诊断之前,需要在手部血供较少的部位行大面积或有限的切开引流(图 5-35-2 b)。较大的切口应位于外侧或手掌(锯齿形),而有限的切开引流应包含感染腱鞘两侧缘(A1 和 A5 滑车)的 2 个小切口。外科医生推荐使用有限的切开引流,可获得更好的操作空间[10,11,19,20,29,43,47-48]。部分医生认为,应在患肢病情较轻的情况下采用有限的切开引流[12,46]。但目前还没有一级研究证据比较不同切口类型与预后的关系。术中灌洗应作为常规操作(图 5-35-2 c),其通常有帮助的,至少是没有危害的[10-12,14,19,20,37,43-44,47]。此外,许多学者提倡术后行腱鞘灌洗,直到急性炎症消失为止[10-11,14,29,37,43-44,47]。灌洗液为不含抗生素的生理盐水[29,47-48]。

尺侧滑囊炎由于其位置较深常难以诊断,其特点为手部水肿,且手背侧更为突出。手掌的充盈度一般,但手掌凹陷并不会早期消失。在形成大量的渗出物之前,囊壁通常已坏死,使得积聚物扩散至周围的密闭空间。受累部位异常敏感且手腕僵硬,在触诊小指或环指时,触痛和被动拉伸痛明显。高达 85% 的病例可出现桡侧囊向尺侧囊蔓延[3,32]。

鱼际处隆起、桡侧囊触痛、肿胀为桡动脉滑囊炎的临床表现。

尽管影像学检查可以明确有液体积聚,但尺侧和桡侧滑囊炎可根据临床表现做出诊断。有脓液积聚的病例可行手术引流,在掌侧感染部位做一切口清除脓肿,然后给予生理盐水行术中灌洗。术中应注意避免损伤正中神经分支(支配鱼际肌),其穿过桡侧囊,距离腕横韧带远端约一指宽。

腱鞘炎和滑囊炎患者的手术切口可二次手术闭合,如果术后行连续灌洗则不必二期手术闭合[42]。任何患者都需密切观察、固定或抬高患处及应用抗生素(最初是经验性给予)。免疫功能低下的患者需要特别考虑抗生素的使用。急性炎症开始缓解和术后灌洗去除后(24～48 小时后),可在辅助下被动或主动进行康复训练[11,19]。但 Nemoto[44]建议,即使患者仍处于术后灌洗阶段,也应固定手部,故他将术后灌洗时间延长了 1 周。

注意事项:①外科医生应能够鉴别弥散性手指深部感染[蜂窝织炎和(或)深部淋巴管炎]和化脓性腱鞘炎,以避免不必要的手术。②即使所有手指疼痛,也应仔细评估,根据是否存在显著的疼痛、强直,判断感染的手指。③预测炎症的蔓延,通常情况下可蔓延至黏液囊(桡侧、尺侧),也可达鱼际和掌中间隙。术中探查相邻结构和脓液蔓延的途径有利于消除感染。④如果叩击痛已减轻大半,外科医生也不要过分自信,认为炎症得到了绝对改善,这一临床结果很可能是感染鞘管近缘破裂后的暂时缓解,脓液很可能会向近端结构进一步扩散。⑤鉴别诊断包括抗凝治疗的患者出现急性腱鞘内出血[16],约 2/3 的淋球菌感染患者出现腱鞘炎[11]。

3. 手的深部间隙感染　深部间隙感染涉及掌中间隙、鱼际间隙及其隔室、小鱼际间隙及其隔室和手背腱膜下间隙(图 5-35-10)。这些部位可由细菌直接接触引起原发性感染,也可由邻近肌腱或黏液囊或筋膜引起继发性感染。细菌培养结果通常为金黄色葡萄球菌和化脓性链球菌。

根据临床表现医生可做出初步诊断,影像学检查可进一步明确诊断。在未明确诊断时,可经验性使用抗生素、固定或抬高患手、进行密切观察。邻近鞘管、神经、肌肉和关节有频繁发生严重并发症的风险,故临床提倡进行积极治疗。但所有患者均应密切观察并使用抗生素。引流、清创和术中灌洗为手术的必要步骤,术后是否持续灌洗取决于术中所见,随后可关闭切口,如果术后不持续灌洗可留至二期关闭切口[10,49]。急性炎症缓解后,患者可行辅助下被动或主动康

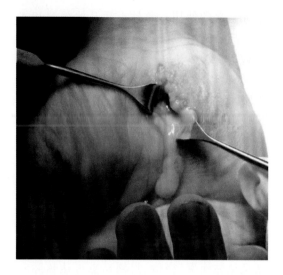

图 5-35-10　小鱼际感染,引流脓液,注意避免损伤血管神经束

复训练恢复患手的正常活动。

掌中感染时,患者的掌中凹陷通常会消失。感染区上方可呈苍白或发红,触痛明显。数日后,因水肿使得神经受压,疼痛及叩击痛减轻。手指呈严重屈曲状态,从小指到示指逐渐僵硬。但掌中感染患者手指的僵硬程度相较化脓性腱鞘炎患者轻。通常掌中(跨鱼际处)和手背侧的其他部位表现为凹陷性水肿[10,14]。如果脓液沿蚓状肌管蔓延,可观察到指蹼肿胀。

可在掌中间隙做横向切口、纵向切口或沿蚓状肌管做切口进行引流清创,注意避免损伤血管神经束及污染周围组织,特别是尺侧滑囊[3,25,46]。

鱼际隔室和鱼际间隙感染患者出现鱼际隆起处大范围张力性肿胀,触痛明显。掌中凹陷消失且手背部软组织水肿。第一掌骨外展及末节指骨屈曲时更为显著。

患者几乎均需要手术治疗,如果延迟手术,其风险要高于掌中间隙感染[25]。感染蔓延时,切口均需延伸至掌侧和背侧[10,14,25,46,49]。

小鱼际隔室感染和间隙感染的脓肿症状和体征较为局限。通常较少存在掌部感染,但小鱼际隆起处肿胀、触痛较为常见。

切口局限于小鱼际上方,可避免损伤血管神经束[14](图 5-35-10)。

腱膜下间隙感染患者的手背侧水肿较柔软,缺血性皮肤坏死相较皮下积脓患者轻[3,25]。患者伸指时可发生疼痛,使活动受限。腱膜下间隙引流时应选择纵向背侧切口,该切口越过第二掌骨,位于第四、五掌骨之间[10]。

注意事项:①应早期诊断并引流以防发生组织坏死。②由于掌中间隙和鱼际间隙联系紧密,对于大多数病例来说,任何感染超过 48 小时均会向邻近间隙蔓延。当 2 个间隙均受累时,可在屈肌腱下方形成一大的脓肿。

4. 指蹼感染　该病可为由直接接触引起的原发性感染或邻近解剖结构弥散而来的继发性感染(图 5-35-11)。该病通过临床表现即可做出诊断,通常手掌末缘形成脓肿,相邻手指呈分离表现。掌腱膜同皮肤的结构关系导致脓液流向背侧皮下间隙,呈现典型的"衣领样"脓肿[14,49]。

外科治疗可通过掌侧或背侧切口行多腔脓肿引流。应注意切口不可越过指蹼边缘,以防功能失调性瘢痕的形成。所有病例均需密切观察及经验性应用抗生素。免疫功能低下的患者应特殊考虑应用抗生素。

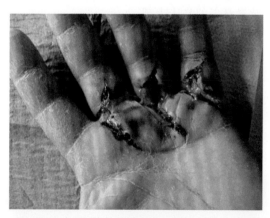

图 5-35-11　多处切口用于感染网腔引流。切口不应越过网的边缘,以避免形成导致功能障碍的瘢痕

注意事项：指蹼是手部感染的分水岭。事实上，感染可向任何邻近鞘管或手指筋膜间隙，甚至手掌及背侧扩散。

(三)特殊感染

1. 坏死性筋膜炎 这种严重感染不仅局限于手部[16]。据报道，上肢坏死性筋膜炎的死亡率达 9%[11]。坏死性筋膜炎可能为原发性，也可能为继发性，溶血性链球菌为最常见的病原体，其他球菌甚至革兰阴性菌和(或)厌氧菌也可致病[16]。疾病早期，皮肤状况相对良好，但其被覆下的筋膜持续发生坏死性感染，很快患者的临床表现恶化，出现严重感染的各种体征，以及紧张性疼痛、过度水肿、皮肤发灰等。系统性并发症如感染性休克和弥散性血管内溶血迅速发展，如果不积极治疗、细致清除所有坏死组织，会导致患者死亡。手术中发现"洗碗水"样脓液即可明确诊断。该病通常不累及肌肉[10]。患者通常需应用广谱抗生素，并应特别注意革兰阳性球菌的覆盖范围。外科清创后会残留大片皮肤缺损，炎症缓解后必须行重建手术。

2. 气性坏疽 这种肌肉坏死性感染是一种棘手的医学急症，发病率和死亡率都很高，但幸运的是手部并不常见。除产气荚膜梭菌外，其他梭菌类、革兰阳性球菌(尤其是化脓性链球菌)、革兰阴性球菌及厌氧菌也可致病。受病原体污染的深部伤口产生毒素，表现为局部速发坏死性肌肉感染，如因气体的产生出现捻发音、疼痛、水肿及皮肤苍白等体征。毒素作用于心脏和其他重要器官可引起全身严重并发症。

本病通过临床表现即可确诊，影像学检查(X 线片)有时可用于证实软组织内气体生成。

青霉素为首选用药，怀疑为混合菌群感染时，可联合其他广谱抗生素。为保留患者上肢甚至生命应积极行清创术，抗生素仅为术后辅助治疗手段。

3. 动物咬伤 狗咬伤约占动物咬伤总数的 85%，且因其可产生高达 200 psi 的压力，被视为毁损伤。除革兰阳性球菌外，可培养得到各种各样的致病菌，也可发现伴发有严重并发症的犬咬二氧化碳噬纤维菌(革兰阴性杆菌)[11]。

猫咬伤约占动物咬伤的 15% 且被视为穿刺伤。多杀巴斯德菌(革兰阴性菌，兼性厌痒菌)和革兰阳性球菌为常见病原体[11,26]。

常规治疗手段包括伤口护理、灌洗及密切观察。仅在创口面积较大时才需外科清创。应敞开创口，固定于功能位并抬高。虽使用广谱抗生素，但最佳用药时间尚无明确定论[11]。

4. 人咬伤(握拳伤) 人类口腔内的共生菌群为混合型菌群(革兰阳性菌、革兰阴性菌、厌氧菌)且可引起手部严重感染。培养基可平均培养出 5 种病原体，且通常情况下 3 种为厌氧菌[11,28,50]。人咬伤被认为是最严重的咬伤，可导致严重感染，特别是握拳时受伤，牙齿可穿透皮下和腱膜下间隙直达伸直屈肌腱、掌指关节甚至骨结构。初期伤口并不明显，往往容易被忽略。常规治疗包括外科灌洗、深达骨或关节的全层组织清创及应用抗革兰阳性菌、革兰阴性菌和厌氧菌的抗生素。对于依从性不高或免疫功能低下的患者，发生创口延误 24 小时以上未处理和关节或骨受累的情况均需住院治疗[10,13,28-29]。

二、骨感染

(一)骨髓炎

因皮肤和骨间软组织层较薄，手和腕部骨髓炎相较其他部位骨感染更常见(图 5-35-3)。病因及感染的病原体种类与患者类型及初次污染环境有关，前文已详细介绍。

由于手部骨感染与皮肤紧密接触，疼痛、触诊时叩击痛、发红、水肿等临床症状和体征通常较明显，骨髓炎可能也较大。实验室检查[全血细胞计数、CRP、ESR]和影像学检查可用于该病的诊断。例如,X线片表现为骨膜掀起且存在骨坏死时(图 5-35-3 b)均提示该病,但该表现通常在感染后 1~2 周较明显。超声可发现骨膜下积脓及其向周围软组织扩散。MRI 对该病更敏感,但并不是骨科医生的常用工具。组织培养为确诊的金标准。

应综合运用非手术治疗和手术治疗。抗生素的使用应考虑污染机制、污染环境、患者类型及社区流行性致病菌等因素。

一旦明确感染,应引流脓液、清除坏死骨、去除异物(图 5-35-3 c)。待患者病情稳定后,移除置入物或使用外固定架固定(图 5-35-3 d)。对于大片坏死和严重感染的患者,应分期手术并给予抗生素治疗(图 5-35-3 d)。无效腔的处理包括自体移植物支撑和生物搭桥(如果条件允许)(图 5-35-3 e)。如果感染仍无法控制,可行上肢短缩、关节固定术及截肢术[7,8,22]。

治疗的目标是根除骨髓炎且获得良好的手部功能(图 5-35-3 f)。因此,患者应早期活动手和腕部,术后康复训练有利于获得良好结局。

注意事项:①因皮肤与骨间软组织层较薄,手和腕部骨髓炎相对常见,且临床表现应更明显。②实验室检查结果通常正常。③糖尿病患者可因外周神经病变和复杂的区域性疼痛综合征引起骨质减少,应与骨髓炎鉴别,避免不必要甚至有害的手术。④由于手腕部关节较多,化脓性关节炎为常见并发症。⑤手部稳定是消除感染的先决条件。⑥术后早期进行康复训练有利于术后功能恢复。

(二)化脓性关节炎

因为感染的关节紧邻皮肤,故化脓性关节炎的临床症状和体征(疼痛、触诊触痛、发红和水肿)较明显。实验室检查(全血细胞计数、CRP、ESR)和影像学检查均可协助诊断。超声可显示关节液的积聚情况和感染是否扩散至周围的软组织。关节抽吸术可明确积液是否为脓液或血清脓性液体。全血细胞计数、葡萄糖和蛋白质的联合流体实验也有助于诊断,但关节液培养是明确诊断的金标准。

化脓性关节炎的治疗应综合运用非手术治疗和手术治疗。在仔细考虑污染机制、污染环境、患者类型及社区流行致病菌的情况后给予抗生素治疗。如果条件允许,应连续抽吸或切开关节囊引流脓液。固定手部有利于治疗,可采用支具或外固定器等进行固定。如果感染仍无法控制,可行关节融合术和截肢术。该病常合并有相邻骨的骨髓炎,一旦发现,应进行相应治疗。

早期行手腕部功能训练对于术后康复有非常重要和积极的作用。

注意事项:①因皮肤与骨间软组织层较薄,容易出现骨感染和相应的临床症状。②实验室结果通常正常。③关节抽吸液的细胞学培养是一种快速有效的诊断工具,一旦怀疑,医生应行该项检查。④常伴发骨髓炎。⑤稳定是消除感染的先决条件。⑥术后早期活动对良好的预后至关重要。

第3节　总　结

尽管现代诊疗技术和手术方法不断进步,以及抗生素的问世,手部感染仍是临床治疗的挑战。本章旨在根据手部的感染部位、感染病原体类型及宿主类型,介绍其特殊的临床特点和目前的治疗方法。此外,必须了解手部的解剖知识,因为感染会沿着解剖路径向抵抗力下降的区域扩散。手部感染通常由革兰阳性菌导致。医生在最终选择合适抗生素之前,应始终考虑初始感染环境和宿主类型,因为许多感染是多种细菌合并感染,常涉及革兰阴性菌和厌氧菌。手部感染的处理为手术与其他医疗手段相结合,以达到最佳效果。由于感染可导致病情加重,需要多学科协作和及时干预。

参考文献

[1] Simmen HP, Giovanoli P, Battaglia H, et al. Soft tissue infections of the upper extremities with special consideration of abscesses in parenteral drug abusers. A prospective study. J Hand Surg,1995,20(6):797-800.

[2] Stevenson J, Anderson IW. Hand infections: an audit of 160 infections treated in an accident and emergency department. J Hand Surg,1993,18(1):115-118.

[3] Kanavel AB. Infections of the hand. 4th ed. Philadelphia: Lea & Febiger,1921.

[4] Best RR. An anatomical and clinical study of infections of the hand. Ann Surg,1929,89(3):359-378.

[5] Dailiana ZH, Rigopoulos N, Varitimidis S, et al. Purulent flexor tenosynovitis: factors influencing the functional outcome. J Hand Surg Eur,2008,33(3):280-285.

[6] O'Brien RJ. The epidemiology of nontuberculous mycobacterial disease. Int J Dermatol,1993,32:504-507.

[7] Amine B, Benbouazza K, Harzy T, et al. Chronic osteomyelitis of the metacarpals. Report of a case. Joint Bone Spine,2005,72(4):322-325.

[8] Reilly KE, Linz JC, Stern PJ, et al. Osteomyelitis of the tubular bones of the hand. J Hand Surg Am,1997,22(4):644-649.

[9] Petinaki E, Malizos KN. The bacterial ecosystem of the upper extremity. In: Malizos KN, Soucacos PN, editors. Infections of the hand & upper extremity. Athens: FESSH 2007 & P. M. P. Paschalidis Medical Publications,2007:19-23.

[10] Abrams RA, Botte MJ. Hand infections: treatment recommendations for specific types. J Am Acad Orthop Surg,1996,4:219-230.

[11] Spann M, Talmor M, Nolan W. Hand infections: basic principlesandmanagement. SurgInfect,2004,5(2):210-220.

[12] Sokolow C, Dabos N, Lemerle JP, et al. Bacterial flexor tenosynovitis in the hand. A series of 68 cases. Ann Chir Main,1987,6(3):181-188.

[13] Dellinger EP, Wertz MJ, Miller SD, et al. Hand infections. Bacteriology and treatment: a prospective study. Arch Surg,1988,123:745-749.

[14] Brown MB, Young LV. Hand infections. South Med J,1993,86(1):56-66.

[15] Chong AKS, Puchaindran ME, Lim AYT, et al. Common bacterial infections of the hand. Singapore Med J,2006,47(4):340-345.

[16] Gaar E. Occupational hand infections. Clin Occup Environ Med,2006,5(2):369-380.

[17] Weinzweig N, Gonzalez M. Surgical infections of the hand and upper extremity: a county hospital experience. Ann Plast Surg,2002,49(6):621-627.

[18] Stomberg BV. Retreatment of previously trated hand infections. J Trauma,1985,25(2):163-164.

[19] Monstrey SJ, van der Werken C, Kauer JM, et al. Tendon sheath infections of the hand. Neth J Surg,1985,37(6):174-178.

[20] Spiegel JD, Szabo RM. A protocol for the treatment of severe infections of the hand. J Hand Surg,1988,13A:254-259.

[21] Edelstein H. Mycobacterium marinum skin infections. Arch Intern Med,1994,154:1359-1364.

[22] Honda H, McDonald JR. Current recommendations in the management of osteomyelitis of the hand and wrist. J Hand Surg Am,2009,34(6):1135-1136.

[23] Pilcher RS. Treatment of common hand infections of the fingers and hand. Br Med J,1951,16:1378-1380.

[24] Ellis M. Infections of the hand. Br Med J,1965,4:1353-1354.

[25] Shamblin WR. The diagnosis and treatment of acute infections of the hand. South Med J, 1969,62:209-212.

[26] Phipps AR, Blanshard J. A review of in-patient hand infections. Arch Emerg Med, 1992,9:299-305.

[27] Dailiana ZH, Rigopoulos N, Varitimidis S, et al. Clinical and epidemiological features of upper-extremity infections caused by Staphylococcus aureus carrying the PVL gene: a fouryear study in Greece. Med Sci Monit, 2008,14(10): CR511-CR514.

[28] Clark DC. Common acute hand infections. Am Fam Physician, 2003, 68 (11): 2167-2176.

[29] Gosain AK, Markison RE. Catheter irrigation for treatment of pyogenic closed space infections of the hand. Br J Plastic Surg, 1991,44:270-273.

[30] Phillips CS, Falender R, Mass D. Ulnar flexor tendon synovial sheath anatomy: a macroscopic study. J Hand Surg,1995,20A: 636-641.

[31] Cunningham BJ, Phillips CS, Mass DP. Anatomy of the flexor pollicis longus tendon sheath and the radial bursa of the hand. Orthop Trans,1995-1996,19(3):754.

[32] Beye HL. Deep palmar hand infections. Ann Surg,1917,66(1):24-42.

[33] Di Felice A, Seiler JG, Whitesides TE. The compartments of the hand: an anatomic study. J Hand Surg,1998,23A(4):682-686.

[34] Hoon LW, Ross GJ. Infections of the hand: a review of 90 cases. Ann Surg,1913,57(4): 561-568.

[35] Jamieson JG. The fascial spaces of the palm with special reference to their significance in infections of the hand. Br J Surg,1950,28: 193-199.

[36] Schnall SB, Vu-Rose T, Holtom P, et al. Tissue pressures in pyogenic flexor tenosynovitis of the finger. J Bone Joint Surg Br, 1996,78B:793-795.

[37] Rigopoulos N, Dailiana ZH, Varitimidis S, et al. Compartmental infections of the hand. Scand J Plast Reconstr Surg Hand Surg, 2008,42(1):38-42.

[38] Schecter WP, Markison RE, Brooke JR, et al. Laing F: Use of sonography in the early detection of suppurative fexor tenosynovitis. J Hand Surg,1989,14A:307-310.

[39] Stevanovic M, Sharpe F. Mimics of infection in the hand & upper extremity. In: Malizos KN. & Soucacos PN (eds) Infections of the hand & upper extremity. FESSH 2007 & P. M. P. Paschalidis Medical Publications: Athens,2007:101-109.

[40] Burke FD. Factitious disorders of the upper limb. J Hand Surg,2008,33(2):103-109.

[41] Marcotte AL, Trzeciak MA. Community-acquired methicillin-resistant Staphylococcus aureus: an emerging pathogen in orthopaedics. J Am Acad Orthop Surg,2008,16(2): 98-106.

[42] Aranha GV, Prinz RA, Harford FJ, et al. Soft tissue infections in the compromised host. Am Surg,1988,54(7):463-465.

[43] Gutowski KA, Ochoa O, Adams W. Closed-catheter irrigation is as effective as open drainage for treatment of pyogenic flexor tenosynovitis. Ann Plast Surg, 2002, 49: 350-354.

[44] Nemoto K, Yanagida M, Nemoto T. Closed continuus irrigation as a treatment for infection of the hand. J Hand Surg, 1993, 18B: 783-789.

[45] Brook I. Paronychia: a mixed infection. J Hand Surg,1993,18B:358-359.

[46] Robins RHC. Infections of the hand. J Bone Joint Surg Br,1952,34B(4):567-580.

[47] Boles DS, Schmidt CC. Pyogenic flexor tenosynovitis. Hand Clin, 1998, 14 (4): 567-578.

[48] Nevasier RJ. Acute infections. In: Green DP, Hotchkiss RN, Pederson WC, editors. Green's operative hand surgery. 4th ed. New York: Churchhill Livingstone,1999:1042.

[49] Jebson PJL. Deep subfascial space infections.

Hand Clin,1998,14(4):557-566.

[50] Talan DA，Abrahamian FM，Moran GJ，et al. Clinical presentation and bacteriologic analysis of infected human bites in patients presenting to emergency departments. Clin Infect Dis,2003,37(11):1481-1489.

第 36 章　脑瘫上肢畸形的处理

第 36 章

脑瘫上肢畸形的处理

Michael Alan Tonkin

摘要 脑瘫引起的典型的上肢畸形表现为肩部内旋内收、肘部屈曲、前臂旋前、腕部屈曲和尺偏、手指屈曲和拇指屈曲内收。此次手术的理想候选人为一较合作的 6 岁患儿，其家人一直支持手术。该患儿上肢挛缩畸形显著，但手部感觉满意，为偏瘫或单瘫，但未伴有明显的一般神经缺陷。尽管细致的术前评估有助于提高患肢功能及外观，但所有的预期均应切合实际。

关键词 病因·评估·脑瘫·手部·康复·非手术治疗·手术治疗·肩部·肘部·腕部·手指·前臂·拇指

下肢缺如是一个巨大的缺陷，但经验表明，丧失手臂和手更痛苦；但他通过普及相关的补救措施，为患儿带来了福音，这一贡献值得赞赏和奖励[1]。

——WJ Little(1843)

第 1 节 概 述

脑瘫引起的上肢畸形的典型表现有肩部内旋内收、肘部屈曲、前臂旋前、腕部屈曲和尺偏、手指屈曲和拇指屈曲内收。

在上肢的任一关节中，畸形均为肌肉麻痹和痉挛作用于不稳定关节产生的不平衡表现。肩部、肘部及腕部畸形使得手不能处于最佳功能位，且腕部和手指畸形影响了手的功能。

William Little 重点关注脑瘫患儿上肢畸形术后的恢复情况。关于手术的效果仍存在争议。很少有手外科和上肢外科医生将注意力放在评估细节及患儿和术式的选择上。

第 2 节 病 因

脑瘫可定义为一种中枢神经系统紊乱综合征，于出生时或幼年发病，患儿运动功能异常引发异常活动或姿势，且通常与其他神经疾病关联，这些神经疾病包括认知障碍、癫痫，以及听力、视力、语言障碍[2-6]。尽管随着患儿年龄的增长，痉挛状态可加重畸形，尤其是挛缩控制不理想时，但该病的病程并不是进行性的。

目前，围生期检查水平不断改进，产科干预措施愈趋复杂，但瑞典[7]、芬兰[8]、爱尔兰[9]、英国[10-11]和澳大利亚[12]等的研究均显示，在过去的 20 年里，脑瘫患儿的发生率与之前持平或轻微升高。最近的研究报道，每 1000 个平安出生的婴儿中就有 2.0 ～

M. A. Tonkin
Royal North Shore Hospital, University of Sydney,
Sydney, Australia
e-mail: mtonkin@med.usyd.edu.au

G. Bentley (ed.), *European Surgical Orthopaedics and Traumatology*,
DOI 10.1007/978-3-642-34746-7_104,© EFORT 2014

2.5 个在 5 岁前被诊断患有脑瘫。与此相比,美国脑瘫患儿的发生率为 5‰[13]。

鉴于此,William Little 推测,新生儿室息为儿童患脑瘫的不利因素。最近更多的证据表明,许多脑瘫患儿的脑发育受到过干扰,这一言论 Freud 曾在 1897 年提出[11]。

大多数脑瘫病例病因不明,这一观点现已被接受。可能的原因包括缺陷性神经元迁移、宫内血管病变、致畸和突变暴露,以及基因综合征。其余可能为新生儿室息或出生儿体重极低引起的并发症[12]。

脑瘫的危险因素可被分为妊娠前、产前、产中和新生儿后期危险因素。

母亲的一些状况(妊娠前危险因素)增加了脑瘫患儿的发生风险。这些状况包括癫痫、母亲智力障碍、神经和神经肌肉疾病、不孕症治疗及母亲罹患甲状腺疾病[12,15-31]。

产前危险因素包括先兆子痫和妊娠中出血。胎儿缺氧可能是作用机制之一[32-34]。系统性感染如弓形虫、风疹、巨噬细胞病毒、李氏杆菌感染及泌尿生殖系统感染,都增加了患脑瘫的风险[35-36]。随着妊娠年龄增加,早产儿和低体重儿患脑瘫的风险也显著升高[13,37]。早产儿对系统性低血压的应答能力较低。此外,妊娠后期胎儿从室息中恢复的能力也相应降低[38]。生长迟缓是最有利的证据之一。任何会对生长产生不利影响的损害都可能与大脑发育异常有关[39-43]。多胎妊娠增加了胎儿患脑瘫的风险[44-46]。胎盘过小、连同其他出生缺陷和基因因素都是脑瘫的危险因素[47-50]。最近的研究显示,血栓形成与脑瘫之间的某种联系可能使胎儿的凝血功能异常,最终导致产前或围生期大脑损害[51-52]。

分娩过程中的影响因素主要为缺氧事件的发生,但通常只有 10% 的脑瘫病例出现[12]。对于胎儿能够适应长时间缺氧和许多产程中拟诊断为缺氧的病例来说,可能存在诱发危险因素[53-54]。对于那些胎心监护已断定高风险的胎儿,即便实施剖腹产也不太会改变脑瘫的发生[55]。胎位不正可能与之有关[55-56]。分娩期发热会增加脑瘫的发生风险[36]。

新生儿后期因素包括脑膜炎和脑感染、意外和非意外性头部外伤及脑血管意外[13]。

第 3 节　评　估

在选取手术患儿前,必须全面评估患儿的整体神经状况,特别是一般情况,主要神经肌肉疾病的类型,疾病是影响单侧肢体、两侧肢体、三侧肢体还是四肢,患儿年龄,手的敏感性,关节的具体位置,以及关节的稳定程度,其中特别重要的是关节周围肌肉的自发控制是否良好,发作为周期性的还是非周期性的[57]。

神经肌肉疾病的类型可分为痉挛为主的、徐动或张力障碍为主的和混合型的。挛缩所占比例越大,手术效果越好。单纯手足徐动者忌行单纯软组织手术。对于从一个极位转向反方向的持续变化性畸形病例来说,不可行肌腱松解或转移术,这样的病例可能更适合行关节融合术。

专业的治疗评估将许多任务测试、患儿抓松能力、是否同时使用双手及感觉是否完整,特别是触摸识别物体的实体感觉纳入考虑范围内。

目前,临床中已有许多复杂的评估量表。简单来说,功能评估能发现被忽略且未被使用的肢体,患儿无抓紧和放松动作时肢体只是个摆设,或上肢有抓紧和放松动作,控制较好或无法控制。还有重要的一点是确定肌群收缩和放松是周期性的、非周期性的还是持续性的。

在做任何手术决定前,都需要医生在临床及患儿日常中详细检查并反复测试患儿。2~3 个及更多的独立手术评估对于患儿最终采用手术还是非手术治疗是非常有必要的。可通过更为精确的实验室运动分析和肌电图检查来补充、确定功能障碍的参数和肌肉收缩/舒张的特点[58-59]。这些进一步的评估方法更精确，但实际上，重复进行常规的检查就足以为医生提供手术是否有效及哪种术式更加恰当所需的必要信息。

第 4 节　非手术治疗

脑瘫患儿上肢畸形的治疗可选择多种非手术疗法。本节的意图不是详细描述这些治疗方法，而是强调治疗对于家庭、护理人员、健康宣传教育者、医生及医疗辅助团人员的要求，并维持整体健康和最佳功能状态所需方法的复杂性。治疗师是这一过程的重要环节。他们教导患儿父母家庭治疗技术，评估及提供功能援助，并且给予治疗建议和治疗保证。

物理治疗和夹板固定在防止挛缩发生、治疗已挛缩患儿及恰当辅助功能恢复等方面很有必要。

在某种程度上，所有的夹板都比较笨重，并且定制的夹板必须达到所需的功能要求。如果一个夹板为功能性夹板，则不能影响其功能，应避免填满手掌之间的间隙、降低灵活性或覆盖抓握动作极为重要的触觉区域。整体支具有利于肌肉、肌腱的拉伸和矫正畸形。一般夹板和支具固定起抑制作用，且不会激起反射性强直反应。弹力袜可提供均匀压力，并且可改变感觉反馈和肌肉牵张反射。加强支撑作用可提供稳定性。

全身药物治疗旨在减轻肌肉痉挛和肌张力障碍导致的肌肉过度活动。可通过口服或经饲管或鞘内注射给药。解痉药（如巴氯芬、地西泮、硝苯呋海因钠、替扎尼定）和主要的抗肌张力障碍药物（如左旋多巴和苯海索）均有效，但患儿的反应多不同且无法预测[60]。

肌内注射肉毒菌素 A 在减轻肌肉痉挛方面似乎安全有效，至少短期和中期疗效明显。可通过松弛张力亢进的肌肉改善姿势、

减轻疼痛，还能改善功能[61]。这使得有效的延伸和夹板固定成为可能，患儿还不伴有痉挛反应。其在预测手术反应方面也有价值。肉毒菌素效应在 4～9 个月内逐渐消失，但其他疗法更容易实现这一效应，其也许会持续存在。

还有很多其他方法可用于治疗。现有证据表明，电刺激联合夹板固定可能有效[62]。但是其他治疗方法如冷冻疗法和水疗等，其有效性还缺乏关键性的证据支持。

第 5 节　手术治疗

手术可利用脑瘫的有利因素，如痉挛，但如果该病的不利因素大于有利因素，则疗效会显著降低。如果患儿的上肢处于低张力状态，则很难改善上肢的无力症状。如果术前感觉功能较差，术后患儿可能无法有效运用双手，这种情况一般不是患儿因任务太难而放弃使用双手。

如果转移的肌肉处于痉挛、麻痹状态，手术效果通常欠佳。这种疾病是全身性的，手术只能解决局部问题。手术的目的是减轻跨关节的畸形作用力及增强瘫痪肌肉的肌力，最终获得一种平衡。关节，特别是手指及拇指的关节，通常是不稳定的。上述的作用力使得患处畸形严重，在这种情况下，软组织稳定和融合通常有效。

仅考虑单一关节是极其武断的，有必要评估是否放弃对手部进行畸形矫正及功能重建，而恢复肩部、肘部和前臂的功能，以及是否矫正腕部、手指和拇指的畸形而牺牲手的功能。当然，应根据每例患儿关节畸形的具体情况来选择手术方法。

第 6 节　肩　部

肩部手术并不常见。可通过减少内旋

和内收畸形松解胸大肌和肩胛下肌。极少数情况下，转移背阔肌和(或)大圆肌后可获得更好的肩部平衡[63-64]。肱骨外旋位截骨术可能改善肩关节的位置，特别是合并有肱盂关节不稳定等情况的患儿[63]。少数患儿可合并外旋外展畸形。当患儿在轮椅上穿过房门时，常将手臂摊向外侧。如果患儿存在肱盂关节前半脱位畸形，其前方会出现皮肤皱褶，选择性松解冈下肌、三角肌后部肌纤维能解决这一症状[63-64]。

第7节 肘 部

通常肘部的手术指征为70°以上的严重畸形。于肱二头肌肌腱做一"Z"形切口并延长，在远端肌肉处进行松解，若合并关节僵硬、挛缩，松解关节囊前方可改善肩关节位置(图5-36-1)。对于严重畸形的病例还需松解肱桡肌至屈肌腱联合处。后者可能需要同时矫正腕部和手指的严重畸形(屈肌-旋前肌松解)。术中应注意保护前臂的外侧皮神经、尺神经、正中神经及血管束[63-68]。

第8节 腕部和手指

Zancolli提出了一种脑瘫患儿腕部和手指畸形的分类方法[69]。

在畸形较小的第1组中，患儿能在屈腕仅20°或在腕部处于较好的位置、中立位甚至伸展位下进行伸指活动(图5-36-2a)。

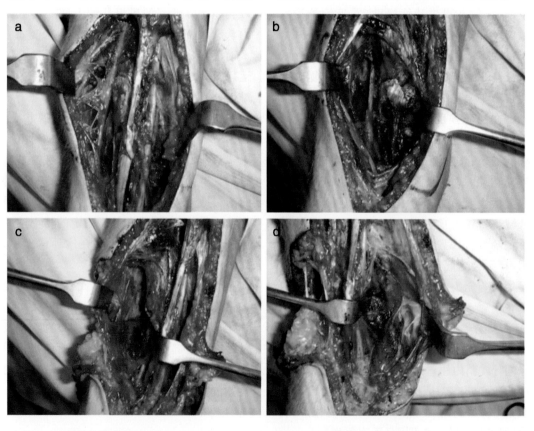

图5-36-1 松解关节囊
a. 逐层松解肱二头肌；b. 肱动脉；c. 肱桡肌；d. 屈肌总腱和前肘囊

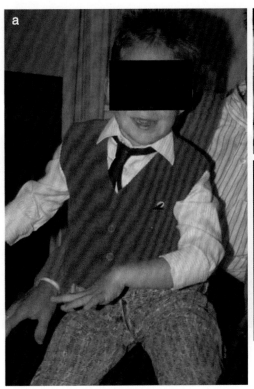
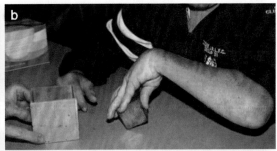
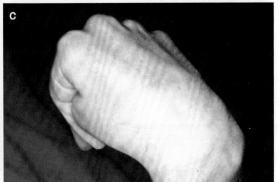

图 5-36-2 脑瘫患儿腕部和手指畸形
a. 第 1 组；b. 第 2 组；c. 第 3 组

在第 2 组中，患儿屈腕达 20° 以上时才能伸指，而第 3 组患儿即使完全屈腕也无法伸指（图 5-36-2b）。这些是受累最严重的一型。第 2 组又可分为伸腕良好、最小幅度伸腕和无法伸腕 3 个亚型（图 5-36-2c）。Zancolli 分类法的优势在于它强调腕关节和手指位置的平衡。这一概念可用于指导术前规划和预测手术结局。手术旨在通过重新平衡跨关节的力以获得较好的功能位置，特别是改善腕关节的位置，获取伸指功能。平衡是重中之重。如果患儿术后屈腕得到改善但无法伸指，该手术依然无效。

目前，可行的术式分为松解、转移和固定 3 类。尺侧腕屈肌腱切断术可以去除腕部的主要致畸力。Zancolli 对屈肌腱膜松解术进行了描述，该术式可在前臂近端或稍末端进行[69]。屈肌-旋前肌滑动可进行有效

松解，但有削弱抓持力的缺点[70]。肌腱移位重建腕部伸展时，可用的肌腱包括尺侧腕屈肌腱、桡侧腕屈肌腱、尺侧伸肌腱、指浅屈肌腱、肱桡肌腱及旋前圆肌腱[64,71-74]。但几乎所有的患儿都会出现痉挛和（或）肌力下降的表现。近侧列腕骨切除术能够改善骨骼长度与肌腱长度的比例，但任何不平衡的表现均会导致不稳定的产生。腕部融合术的效果较好，特别是对于存在张力障碍畸形或上肢无功能需将腕关节置于更佳功能位置患儿。

第 1 组患儿的腕部仍可伸展。腕屈肌腱膜会降低腕部及指屈肌的张力，并且可以联合尺侧腕屈肌腱切断术或将尺侧腕伸肌腱转移至指桡侧腕短伸肌。但最好不要同时进行这 2 项手术，以免造成桡侧偏离畸形。

于肱骨上髁远端 6 cm 处行屈肌腱膜松

解术（图 5-36-3）。沿外周分离旋前屈肌每一肌束的腱膜纤维，除去 1 cm 宽腱膜，切开所有附着于桡骨、尺骨的骨间膜和隔膜。术中注意保护血管神经束。

2A 组患儿虽可伸腕，但多需要手术修复。屈肌腱膜松解多需在稍远端进行，可导致手指和腕屈肌腱明显松弛（图 5-36-4）。尺侧腕屈肌转移术可矫正尺侧偏离畸形且能恢复腕关节的伸展功能（图 5-36-5）。若担心桡侧出现偏离畸形，可将填塞的桡侧伸腕短肌（extensor carpi radialis brevis，ECRB）转移 1/2 至第四掌骨基底部（图 5-36-6）。

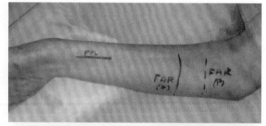

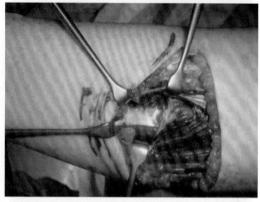

图 5-36-4　松解远端屈肌腱膜

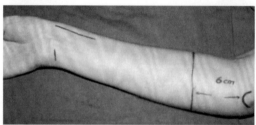

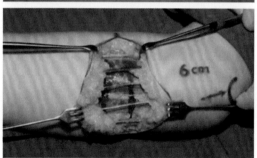

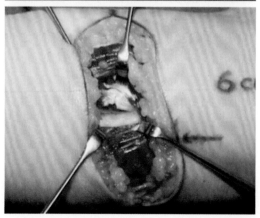

图 5-36-3　松解屈肌腱膜

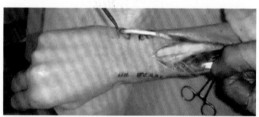

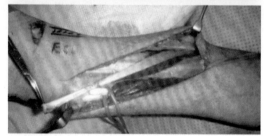

图 5-36-5　将尺侧腕伸肌（extensor carpi ulnaris，ECU）转移至 ECRB

对于 2B 组的患儿，需转移腕伸肌，但不能以牺牲指屈功能为代价（图 5-36-7）。将尺侧腕屈肌转移至桡侧腕短伸肌为常用术式，但存在一些风险。患儿需保留屈腕能力以利于手指伸展。屈肌腱膜松解术需在稍远端进行，不应过多松解指屈肌，以致丧失

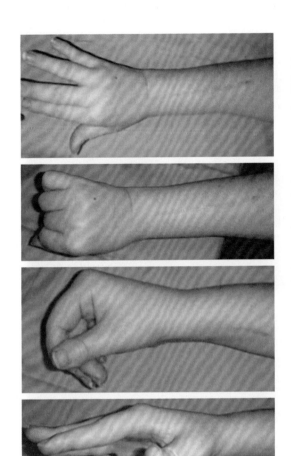

图 5-36-6　将 ECU 分别转移至 ECRB 和第四掌骨基部的术后大体像

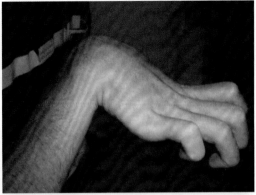

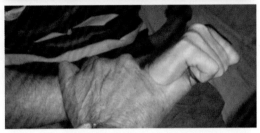

图 5-36-7　术前评估显示手腕伸展时手指伸展功能丧失

抓的动作。桡侧腕屈肌必须有功能,且最好有一定的张力,这样才能平衡转移的尺侧侧腕屈肌。

第 3 组患儿的桡侧腕屈肌通常是无功能的。手术的目的为改善功能、治疗疼痛和卫生保健。屈肌-旋前肌转移可使腕部和手指处于更好的位置,但不能提供腕伸肌功能。将指浅屈肌腱转移至指深屈肌腱位置可改善手指的内在张力,指屈肌腱得以延长,但仍处于某一姿势[65]。若计划行腕部融合术,则必须选择融合部位,且融合部位需要与手指位置相平衡,必要时需要联合近侧列腕骨切除术移除以获取这种平衡(图 5-36-8)。术者不单独行近侧列腕骨切

除术,因为术后常出现不稳定。

腕部畸形手术需要常规松解手指。术者很少在行腕部手术的同时行手指肌腱转移术,其更倾向于重建腕部平衡,适当松解手指屈肌,然后重新评估这一结果,而不是一期行手指屈肌转移术。松解失败时,若直接将尺侧腕屈肌(flexor carpi ulnaris,FCU)、桡侧腕屈肌(flexor carpi radialis,FCR)或指浅屈肌(flexor digitorum superficialis,FDS)转移至指总伸肌(extensor digitorum communis,EDC),可能会导致手指同手掌分离。出现掌指关节过伸和鹅颈畸形并发症[57,64]。

如果过伸位存在绞锁的情况,有必要矫正鹅颈畸形,其症状可通过移除鹅颈畸形非固有伸肌组件的腕部伸展术得到改善(图 5-36-9)[57]。但术前顽固性痉挛多不明显,松解外部后比较明显[57]。有一种鹅颈畸形偶有腕部伸展畸形,这种情况大多难以治疗。适当的情况下,可通过自掌骨体剥离骨间肌、切除尺神经深支或稳定过伸的近节指间

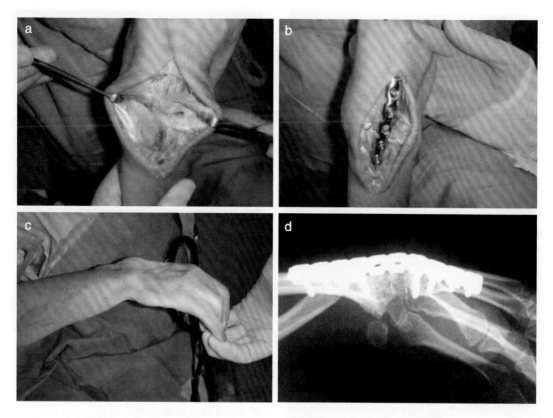

图 5-36-8　腕关节 20°屈曲位时在近端行切除术及腕关节融合术

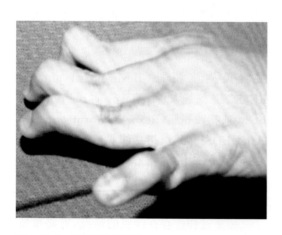

图 5-36-9　鹅颈畸形表现

关节的方法解决固有痉挛[57,64,75-77]。笔者更喜欢采用 Zancolli 描述的外侧带转移法矫正近节指间关节过伸（图 5-36-10）[57,75]。将非固有和固有伸肌过度活动转换至关节屈肌层面。少数情况下,掌指关节融合是矫正固有混合屈肌畸形的唯一方法。

第 9 节　前　臂

可将前臂旋前肌畸形分为以下 4 组。

第 1 组可主动旋后并越过中立位。

第 2 组目前可主动旋后,但仅能达到中立位。

第 3 组和第 4 组无法主动旋前,其区别在于第 3 组存在一系列的被动运动,第 4 组不存在[78]。畸形来源于旋前圆肌和旋前方肌。可在腕部和手指手术的同时松解屈肌腱膜,以部分或完全松解旋前圆肌。一般不建议完全松解旋前圆肌及旋前方肌。部分患儿存在旋后畸形取代旋前畸形的可能,这一问题非常严重。肌腱转移可能更有效,最好将旋前圆肌移位至旋后肌位置而不是旋

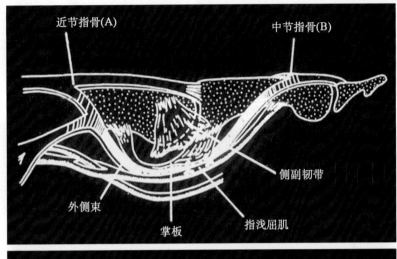

近节指骨(A)　中节指骨(B)

外侧束　掌板　指浅屈肌　侧副韧带

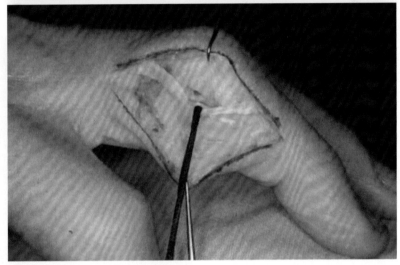

图 5-36-10　鹅颈畸形中侧带移位

前肌位置(图 5-36-11)[79-81]。同样可"Z"形延长肱桡肌并围绕桡骨重新定位以产生旋后效应。如果将尺侧腕屈肌转移至桡侧腕短伸肌位置以改善腕部伸展功能，那么前臂尺侧缘周围的通道会产生一种旋后效应。在常规转移重建旋后功能前需评估这一结果。

第 1 组患儿通常很少行手术治疗。那些行屈肌腱膜松解术改善腕部和手指畸形的患儿的旋后角度可达 20°～30°。对于第 2 组患儿，松解术可能将痉挛弧提高至 40°。第 3 组患儿可考虑行肌腱转移术。第 4 组患儿应推迟至松解术评估后，因为术中可暴露术前未预料到的旋后畸形[78]。

第 10 节　拇　指

脑瘫患儿的拇指畸形是作用于不稳定关节的固有力量和外来力量之间不平衡的表现，直接导致了拇指伸展功能丧失，进而限制了拇指的活动幅度并引起屈曲内收畸形。在这种畸形中，拇指占据了手掌的空间，阻碍了患儿持物且丧失了拇指功能。矫

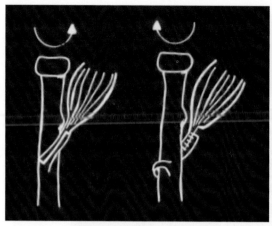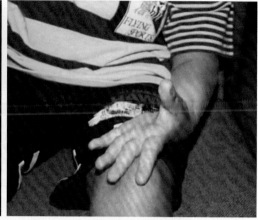

图 5-36-11　重新定位旋前圆肌以实现前臂旋后

正原则前文已有描述,包括松解致畸力量、加强肌力及稳定关节[82],旨在将拇指从手掌松解出来并恢复捏的动作。简单的畸形分类应考虑致畸力主要为固有的、外来的还是混合性的[82-83]。

　　第 1 组固有肌肉痉挛患儿存在掌骨内收、掌指关节屈曲及指间关节伸展(图 5-36-12)。痉挛的肌肉为拇收肌、第一骨间背侧肌及拇短屈肌,瘫痪的肌肉为拇长展肌和 2 块拇伸肌。

　　第 2 组存在固有肌痉挛,但不常见。拇长屈肌可屈曲掌指关节和指间关节,但掌骨内收较不明显(图 5-36-13),畸形主要由拇长屈肌和拇长伸肌肌力不平衡造成。

　　第 3 组为真正的掌内拇畸形合并固有肌和非固有肌混合痉挛(图 5-36-14)。掌骨内收且掌指关节和指间关节屈曲畸形。

　　外科松解手术可用于消除致畸力,包括松解一块或所有拇收肌、第一骨间背侧肌、拇短屈肌、拇长屈肌及虎口区的皮肤和筋膜[82-85]。如果希望保留这些肌肉的部分功能,那么松解内收肌和拇短屈肌时必须保护尺神经深支(图 5-36-15)。术中应从第三掌骨和腕骨处剥离。拇长屈肌转移必须在肌纤维内进行以维持部分拇长屈肌功能(图 5-36-16)。

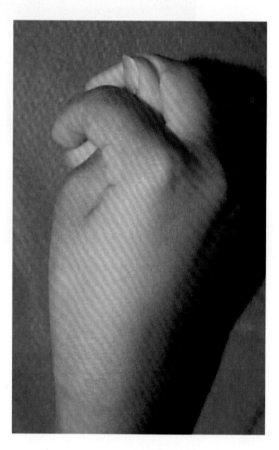

图 5-36-12　1 型拇指的内在畸形

　　肌腱移位可以增加瘫痪的拇长展肌、拇长伸肌及拇短伸肌的肌力[82-85]。可用的移植肌肉可能处于麻痹或痉挛状态。一种有

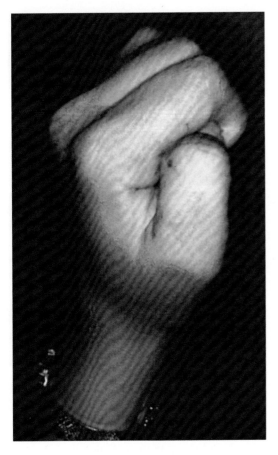

图 5-36-13　2 型拇指的内在畸形

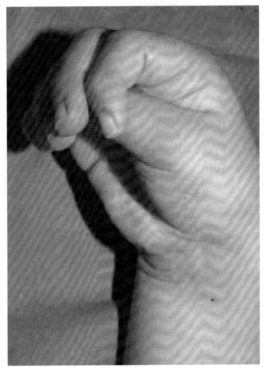

图 5-36-14　3 型"拇指掌中"畸形

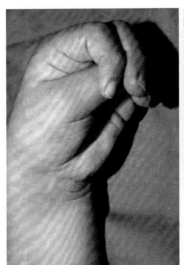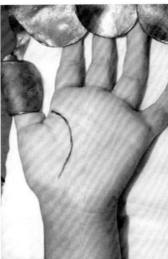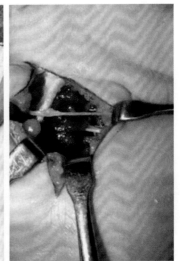

图 5-36-15　松解鱼际周围,纠正拇指畸形

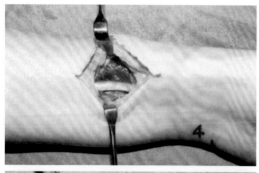

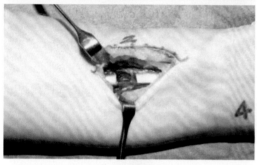

图 5-36-16 拇长屈肌肌内滑动

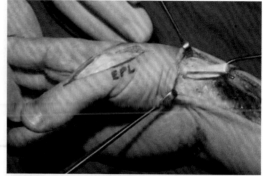

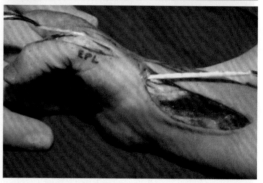

图 5-36-18 术中牵拉受体肌腱,以明确哪根肌腱可维持拇指的最佳位置

效的术式为将拇长伸肌穿过第一背侧间隔室后固定于拇短伸肌位置以增大拇指伸展和桡侧外展的幅度(图 5-36-17)[86-87]。肱桡肌、指浅屈肌、桡侧腕屈肌及掌长肌为可供选择的肌肉。术中应评估哪一种或哪几种肌腱能最大限度地重建拇指的功能,且应在术中决定采用哪根肌腱进行转移(图5-36-18)。

拇指关节不稳定常需手术解决。通常并不采用腕掌关节融合术,但部分松解软组织后仍无法改善第一掌骨内收的无功能上肢可采用该方法。对于这种患儿,应行腕掌关节融合而不是掌骨间骨阻挡术,因为前者能够保留舟骨-大多角骨-小多角骨关节的部分功能[85]。

任何横跨过伸位不稳定掌指关节的转移术都不会获得理想的结局。如果有掌指关节存在过伸现象且已经决定转移至拇长伸肌或拇短伸肌,则必须行关节囊固定术融合或稳定掌指关节。Zancolli 籽骨关节囊固定术可有效解决不稳定的关节过伸畸形[88-89]。籽骨位于掌板下,系于掌骨头-颈连接处的骨面(图 5-36-19,图 5-36-20)。这一术式保留了掌指关节的屈曲活动但阻碍了其过伸运动,联合适当的固有和外在松解转移术,可显著改善拇指的位置和功能。掌指关节融合适用于持续性过伸畸形或顽固

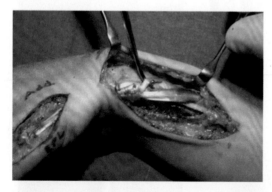

图 5-36-17 将拇长伸肌通过第一背侧间室转移至拇短伸肌

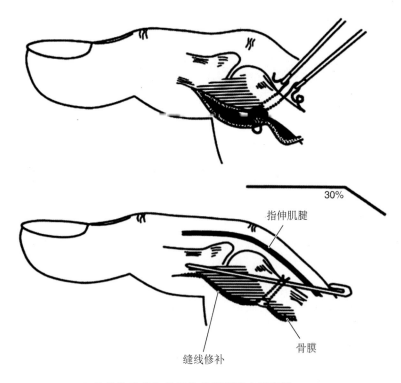

30%

指伸肌腱

骨膜

缝线修补

图 5-36-19　拇指掌指关节籽骨行关节囊固定术示意图

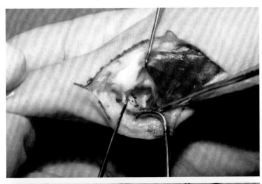

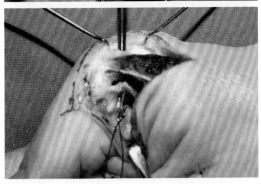

图 5-36-20　拇指掌指关节籽骨行关节囊固定术的大体像

性屈曲畸形[90]。严重屈曲畸形的患儿可能需要行指间关节融合术。

第 11 节　术后护理与康复

肘部手术后应用长臂石膏托将肘部维持于伸展位,随后可在辅助下开始屈曲训练,夜间夹板持续固定于伸展位。术后石膏或夹板固定期间将肘部从完全伸直转为屈曲超过 30°的做法是不明智的,特别是严重挛缩的患儿行松解术后。血管神经结构的紧张程度决定了夹板的固定位置。

前臂旋前和腕部手指屈曲畸形矫正手术通常同时进行。上肢固定于肘部屈曲 45°、前臂旋后、腕部伸直 40°、掌指关节屈曲 20°及指间关节伸直位。部分医生同时进行拇指和腕关节手术。但笔者认为,腕关节的位置对于是否行拇指手术来说至关重要,且是否应在腕部手术中将拇指手术改为有指征的病理松解和(或)屈肌延伸术。此外,医生很难用石膏和夹板准确固定拇指,并同时保障腕部手指和前臂的位置。

术后 5 周开始训练,每天训练 4~6 次,夹板固定。训练内容包括辅助性主动旋后和腕部及手指联合伸直练习,儿童用另一只手或在治疗师的帮助下维持位置。注意不要忽略那些可以帮助重获术前位置的练习,如屈曲腕关节和旋前运动。随后理疗师设计有趣的游戏和任务鼓励患儿以理想的方式使用上肢。

拇指术后用短臂石膏托维持拇指于桡侧完全外展位和掌侧外展 20°位 5 周。在训练期间继续使用可移除夹板固定,同时指导患儿主动外展和伸直拇指,并在早期成型发育期维持拇指在手掌外。康复过程中可指导患儿行侧拉和抛捏动作。有时可采用动力夹板固定以辅助肌腱转移。

第 12 节　总　结

理想的手术候选人为一较合作的 6 岁患儿,其家人一直支持手术治疗。该患儿上肢存在严重的挛缩畸形,但手部感觉较满意,患儿偏瘫或单瘫但不伴有明显的全身神经缺陷。

尽管细致的术前评估有助于提高患肢功能及外观,但所有的预期均应切合实际。

参考文献

[1] Little WJ. Deformities of the human frame: character of spastic rigidity of muscles and deformity in infants, young children, and adults. Lancet, 1843, 1:350-354.

[2] Bax MC. Terminology and classification of cerebral palsy. Dev Med Child Neurol, 1964, 6:295-307.

[3] Mutch L, Alberman E, Hagberg B, et al. Cerebral palsy epidemiology: where are we now and where are we going? Dev Med Child Neurol, 1992, 34(6):547-555.

[4] Ingram TTS. A historical review of the definition and classification of the cerebral palsies. In: Stanley F, Alberman E, editors. The epidemiology of the cerebral palsies. Oxford: Blackwell, 1984:1-11.

[5] MacKeith RC, Mackenzie ICK, Polani PE. Memorandum on terminology and classification of 'cerebral palsy'. Cereb Palsy Bull, 1959, 1:27-35.

[6] Badawi N, Watson L, Petterson B, et al. What constitutes cerebral palsy? Dev Med Child Neurol, 1998, 40(8):520-527.

[7] Hagberg B, Hagberg G, Olow I, et al. The changing panorama of cerebral palsy in Sweden. V. The birth year period 1979-1982. Acta Paediatr Scand, 1989, 78(2):283-290.

[8] Riikonen R, Raumavirta S, Sinivuori E, et al. Changing pattern of cerebral palsy in the southwest region of Finland. Acta Paediatr Scand, 1989, 78(4):581-587.

[9] Dowding VM, Barry C. Cerebral palsy: changing patterns of birthweight and gestational age (1976/81). Ir Med J, 1988, 81(1):25-29.

[10] Emond A, Golding J, Peckman C. Cerebral palsy in two national cohort studies. Arch Dis Child, 1989, 64(6):848-852.

[11] Pharoah PO, Cooke T, Cooke RW, et al. Birthweight specific trends in cerebral palsy. Arch Dis Child, 1990, 65(6):602-606.

[12] Stanley FJ, Blair E. Why have we failed to reduce the frequency of cerebral palsy? Med J Aust, 1991, 154(9):623-626.

[13] Eiben RM, Crocker AC. Cerebral palsy within the spectrum of developmental disabilities. In: Thompson GH, Rubin IL, Bilenker RM, editors. Comprehensive management of cerebral palsy. New York: Grune and Stratton, 1983:19-24.

[14] Freud S. Die Infantile Cerebrallahmung. Wien: A Holder; 1897. Translation: Russin

LA. Infantile cerebral paralysis. Florida: University of Miami Press,1968.

[15] Niswander KR, Gordon M. The collaborative perinatal study of the national institute of neurological diseases and stroke: the women and their pregnancies. Washington, DC: US Department of Health Education and Welfare,1972.

[16] Nelson KB, Ellenberg JH. Maternal seizure disorder, outcome of pregnancy, and neurologic abnormalities in the children. Neurology,1982,32(11):1247-1254.

[17] Nelson KB, Ellenberg JH. Antecedents of seizure disorders in early childhood. Am J Dis Child,1986,140:1053-1061.

[18] Kurinczuk JJ, Webb S, Burton PR, et al. Childhood outcomes associated with assisted conception procedures. Paediatr Perinat Epidemiol,1995,9:A9.

[19] Stromberg B, Dahlquist G, Ericson A, et al. Neurological sequelae in children born after in-vitro fertilisation: a populationbased study. Lancet,2002,359(9305):461-465.

[20] Blair E, Stanley F. Aetiological pathways to spastic cerebral palsy. Paediatr Perinat Epidemiol,1993,7(3):302-317.

[21] MacSweeney D, Timms P, Johnson A. Thyroendocrine pathology, obstetric morbidity and schizophrenia: survey of a hundred families with a schizophrenic proband. Psychol Med,1978,8:151-155.

[22] Haddow JE, Palomaki GE, Allan WC, et al. Maternal thyroid deficiency during pregnancy and subsequent neuropsychological development of the child. N Engl J Med,1999,341(8):549-555.

[23] Crowther CA, Hiller JE, Haslarn RR, et al. Australian collaborative trial of antenatal thyrotropin-releasing hormone: adverse effects at 12-month follow-up. Pediatrics,1997,99(3):311-317.

[24] Porterfield SP, Henrich CE. The role of thyroid hormones in prenatal and neonatal neurological development-current perspectives.

Endocrinol Rev,1993,14(1):94-106.

[25] Morreale de Escobar G, Obregon MJ, Calvo R,et al. Effects of iodine deficiency on thyroid hormone metabolism and the brain in fetal rats: the role of the maternal transfer of thyroxine. Am J Clin Nutr,1993,57(Suppl): S280-S285.

[26] Vulsma T, Gons MH, de VijIder JJ. Maternal-fetal transfer of thyroxine in congenital hypothyroidism due to a total organification defect or thyroid agenesis. N Engl J Med, 1989,321(1):13-16.

[27] Connolly KJ, Pharoah P. Iodine deficiency, maternal thyroxine levels in pregnancy and developmental disorders in children. In: De-Long GR, Robbins J, Condliffe PG, editors. Iodine and the brain. New York: Plenum, 1989:269-286.

[28] Adamson SJ, Alessandri LM, Badawi N,et al. Predictors of neonatal encephalopathy in full term infants. BMJ, 1995, 311 (7005): 598-602.

[29] Badawi N, Kurinczuk JJ, Keogh JM, et al. Antepartum risk factors for newborn encephalopathy: the Western Australian case-control study. BMJ, 1998, 317 (7172): 1549-1553.

[30] Badawi N, Kurinczuk JJ, Keogh JM, et al. Intrapartum risk factors for newborn encephalopathy: the western Australian case-control study. BMJ,1998,317(7172):1554-1558.

[31] Dixon G, Badawi N, Kurinczuk JJ, et al. Early developmental outcomes after newborn encephalopathy. Pediatrics, 2002, 109 (1): 26-33.

[32] Nelson KB, Ellenberg JH. Antecedents of cerebral palsy. 1. Univariate analysis of risks. Am J Dis Child, 1985, 139 (10): 1031-1038.

[33] Gaffney G, Flavell V, Johnson A,et al. Cerebral palsy and neonatal encephalopathy. Arch Dis Child Fetal Neonatal Ed, 1994, 70 (3): F195-F200.

[34] Torfs CP, van den Berg BJ, Oechsli FW, et

al. Prenatal and perinatal factors in the etiology of cerebral palsy. J Pediatr. 1990;116 (4):615-619.

[35] McDermott S, Callaghan W, Szwejbka L, et al. Urinary tract infections during pregnancy and mental retardation and developmental delay. Obstet Gynecol,2000,96(1):113-119.

[36] Grether JK, Nelson KB. Maternal infection and cerebral palsy in infants of normal birthweight. JAMA,1997,278(3):207-211.

[37] O'Shea TM. Cerebral palsy in very preterm infants: new epidemiological insights. Ment Retard Dev Disabil Res Rev, 2002, 8 (3): 135-145.

[38] Hannah ME, Hannah WJ, Hellmann J, et al. Induction of labor as compared with serial antenatal monitoring in post-term pregnancy: a randomised controlled trial. N Engl J Med, 1992,326(24):1587-1592.

[39] Ergander U, Eriksson M, Zetterstrom R. Severe neonatal asphyxia. Incidence and prediction of outcome in the Stockholm area. Acta Paediatr Scand,1983,72(3):321-325.

[40] Hull J, Dodd KL. Falling incidence of hypoxicischaemic encephalopathy in term infants. Br J Obstet Gynecol,1992,99(5):386-391.

[41] Gaffney G, Sellers S, Flavell V,et al. Case-control study of intrapartum care, cerebral palsy, and perinatal death. BMJ, 1994, 308 (6931):743-750.

[42] Dennis J. Neonatal convulsions: aetiology, late neonatal status and long-term outcome. Dev Med Child Neurol,1978,20(2):143-148.

[43] Ounsted M. Causes, continua and other concepts. II: risks are not causes. Paediatr Perinat Epidemiol,1987,1(2):130-135.

[44] Pharoah PO, Cooke T. Cerebral palsy and multiple births. Arch Dis Child Fetal Neonatal Ed,1996,75(3):F174-177.

[45] Van Heteren CF, Nijhuis JG, Semmekrot BA,et al. Risk for surviving twin after fetal death of co-twin in twin-twin transfusion syndrome. Obstet Gynecol, 1998, 92 (2):

215-219.

[46] Petterson B, Nelson KB, Watson L, et al. Twins,riplets, and cerebral palsy in births in western Australia in the 1980s. BMJ,1993, 307(6914):1239-1243.

[47] Burke CJ, Tannenberg AE. Prenatal brain damage and placental infarction-an autopsy study. Dev Med Child Neurol,1995,37(6): 555-562.

[48] Felix JF, Badawi N, Kurinczuk JJ, et al. Birth defects in children with newborn encephalopathy. Dev Med Child Neurol,2000, 42(12):803-808.

[49] Paneth N. Cerebral palsy in term infants-birth or before birth? J Pediatr, 2001, 138 (6):791-792.

[50] McHale DP, Mitchell S, Bundey S,et al. A gene for autosomal recessive symmetrical spastic cerebral palsy maps to chromosome 2q24-25. Am J Hum Genet, 1999, 64 (2): 526-532.

[51] Nelson KB, Dambrosia JM, Grether JK, et al. Neonatal cytokines and coagulation factors in children with cerebral palsy. Ann Neurol,1998,44(4):665-675.

[52] Kenet G, Sadetzki S, Murad H,et al. Factor V Leiden and antiphospholipid antibodies are significant risk factors for ischemic stroke in children. Stroke,2000,31(6):1283-1288.

[53] MacLennan A for the International Cerebral Palsy Task Force. A template for defining a causal relationship between acute intrapartum events and cerebral palsy: international consensus statement. BMJ, 1999, 319 (7216): 1054-1059.

[54] Pschirrer ER, Yeomans ER. Does asphyxia cause cerebral palsy? Semin Perinatol,2000, 24(3):215-220.

[55] Nelson KB, Dambrosia JM, Ting TY,et al. Uncertain value of electronic fetal monitoring in predicting cerebral palsy. N Engl J Med, 1996,334(10):613-618.

[56] Kuban KC, Leviton A. Cerebral palsy. N Engl J Med,1994,330(3):188-195.

[57] Zancolli EA, Zancolli Jr E. Surgical rehabilitation of the spastic upper limb in cerebral palsy. In: Lamb DW, editor. The paralysed hand. Edinburgh: Churchill Livingstone, 1987:153-168.

[58] Van Heest AE. Functional assessment aided by motion laboratory studies. Hand Clin, 2003,19(4):565-571.

[59] Hoffer MM, Perry J, Melkonian G. Postoperative electromyographic function of tendon transfers in patients with cerebral palsy. Dev Med Child Neurol,1990,32:789-791.

[60] O'Flaherty S, Waugh MC. Pharmacologic management of the spastic and dystonic upper limb in children with cerebral palsy. Hand Clin,2003,19(4):585-589.

[61] Chin TY, Graham HK. Botulinum toxin a in the management of upper limb spasticity in cerebral palsy. Hand Clin, 2003, 19(4): 591-600.

[62] Scheker LR, Ozer K. Electrical stimulation in the management of spastic deformity. Hand Clin,2003,19(4):601-606.

[63] Koman LA, Gelberman RH, Toby EB,et al. Cerebral palsy. Management of the upper extremity. Clin Orthop,1990,253:62-74.

[64] Goldner JL. Surgical reconstruction of the upper extremity in cerebral palsy. Hand Clin,1988,4(2):223-265.

[65] Szabo RM, Gelberman RH. Operative treatment of cerebral palsy. Hand Clin, 1985, 1(3):525-543.

[66] Manske PR. Cerebral palsy of the upper extremity. Hand Clin,1990,6(4):697-709.

[67] Glynn JJ, Niebauer JJ. Flexion and extension contracture of the elbow: surgical management. Clin Orthop,1976,117:289-291.

[68] Mital MA. Lengthening of the elbow flexors in cerebral palsy. J Bone Joint Surg Am, 1979,61A(4):515-522.

[69] Zancolli EA. Structural and dynamic basis of hand surgery. 2nd ed. Philadelphia: JB Lippincott,1979.

[70] Page CM. An operation for the relief of flexion-contracture in the forearm. J Bone Joint Surg,1923,5(2):233-234.

[71] Green WT. Tendon transplantation of the flexor Carpi ulnaris for pronation-flexion deformity of the wrist. Surg Gynecol Obstet, 1942,75:337-342.

[72] Green WT, Banks HH. Flexor Carpi ulnaris transplant and its use in cerebral palsy. J Bone Joint Surg,1962,44A(7):1343.

[73] Goldner JL. Reconstructive surgery of the hand in cerebral palsy and spastic paralysis resulting from injury to the spinal cord. J Bone Joint Surg,1955,37A(6):1141-1153.

[74] Tonkin M, Gschwind C. Surgery for cerebral palsy: part 2. Flexion deformity of the wrist and fingers. J Hand Surg,1992,17B(4):396-400.

[75] Tonkin MA, Hughes J, Smith KL. Lateral band trans-location for swan-neck deformity. J Hand Surg,1992,17A(2):260-267.

[76] Goldner JL. The upper extremity in cerebral palsy. In: Samilson RL, editor. Orthopaedic aspects of cerebral palsy. Philadelphia: JB Lippincott,1975:221-257.

[77] Swanson AB. Surgery of the hand in cerebral palsy and the swan-neck deformity. J Bone Joint Surg,1960,42A(6):951-964.

[78] Gschwind C, Tonkin M. Surgery for cerebral palsy: part 1. Classification and operative procedures for pronation deformity. J Hand Surg,1992,17B(4):391-395.

[79] Sakellarides HT, Midal M, Lenzi WD. The treatment of pronation contractures of the forearm in cerebral palsy. J Hand Surg, 1976,1(1):79-80.

[80] Sakellarides HT, Mital MA, Lenzi WD. Treatment of pronation contractures of the forearm in cerebral palsy by changing the insertion of the pronator radii teres. J Bone Joint Surg,1981,63A(4):645-652.

[81] Strecker WB, Emanuel JP, Dailey L, et al. Comparison of pronator tenotomy and pronator rerouting in children with spastic cerebral palsy. J Hand Surg,1988,13A(4):540-543.

[82] House JH, Gwathmey FW, Fidler MO. A dynamic approach to the thumb in palm deformity in cerebral palsy. J Bone Joint Surg, 1981,63A(2):216-225.

[83] Tonkin MA, Hatrick NC, Eckersley JRT, et al. Surgery for cerebral palsy. Part 3: classification and operative procedures for thumb deformity. J Hand Surg, 2001, 26B (5): 465-470.

[84] Matev I. Surgical treatment of spastic "thumb-in-palm" deformity. J Bone Joint Surg,1963,45B (4):703-708.

[85] Lawson RD, Tonkin MA. Surgical management of the thumb in cerebral palsy. Hand Clin,2003,19(4):667-677.

[86] Manske PR. Redirection of extensor pollicis longus in the treatment of spastic thumb-in-palm deformity. J Hand Surg,1985,10A(4): 553-560.

[87] Rayan GM, Saccone PG. Treatment of spastic thumb-in-palm deformity: a modified extensor pollicis longus tendon rerouting. J Hand Surg,1996,21A (5):834-839.

[88] Zancolli EA, Goldner LJ, Swanson AB. Surgery of the spastic hand in cerebral palsy, report of the committee on spastic hand evaluation. J Hand Surg, 1983, 8A (5 Part 2): 766-772.

[89] Tonkin MA, Beard AJ, Kemp SJ,et al. Sesamoid arthrodesis for hyperextension of the thumb metacarpal joint. J Hand Surg,1995, 20A(2):334-338.

[90] Goldner JL, Koman LA, Gelberman R,et al. Arthrodesis of the metacarpophalangeal joint of the thumb in children and adults. Adjunctive treatment of thumb in palm deformity in cerebral palsy. Clin Orthop, 1990, 253: 75-89.

第 37 章　类风湿手的外科治疗

第 37 章

类风湿手的外科治疗

Alberto Lluch

关键词 钮孔畸形·手和腕关节融合术·手和腕关节成形术·锤状指及尺侧偏移·类风湿关节炎·外科技术·鹅颈畸形·肌腱断裂·肌腱滑膜切除术·关节滑膜切除术·拇指畸形

第 1 节 概 述

　　"类风湿疾病"较"类风湿关节炎"是一个更加合适和全面的词,因为大多数患者除关节滑膜炎外还包括其他组织的改变。许多间质组织也可能罹患这一疾病,如肺、心肌、肾、血管、皮肤及眼睛。事实上,风湿导致的全身系统受累可能比关节炎本身更严重,会导致寿命缩短,甚至死亡。从整形外科的角度来看,滑膜组织是本病主要的攻击目标,也是其被称为类风湿关节炎的原因。肌腱在解剖中通常被滑膜组织覆盖,故有些患者患有肌腱滑膜炎,但无关节滑膜参与。在这种情况下,说患者患有类风湿关节炎是不准确的,因为关节并没有受到该病的影响。

第 2 节 类风湿手部畸形的病原学和生物力学研究

　　虽然有些畸形可能更常见,但是类风湿手并没有"典型"的表现。患者的每只手,甚至同一只手的不同手指可有不同畸形。手部畸形继发于关节和肌腱滑膜炎,临床表现更多地取决于疾病初始的解剖学表现、不同类型滑膜炎的强度、持续时间及不同的组织学特征。

　　类风湿手部畸形继发于肌腱和(或)关节滑膜炎,滑膜炎会削弱关节的稳定性和作用于关节的力,从而导致畸形。

一、伸肌腱滑膜炎

　　肌腱在穿过骨纤维管道时被滑膜覆盖,故伸肌腱滑膜炎通常发生在腕关节背侧由伸肌支持带和远端桡、尺骨形成的管道中。发生在掌指关节或指间关节水平的肌腱滑膜炎相对较少。

　　腕关节背侧内的伸肌腱发生滑膜炎,可在伸肌支持带的近端和远端产生一个沙漏形状的肿胀。由于手背筋膜较前臂更薄[1],所以远端肿胀通常更明显,患者屈伸掌指关节时可能感觉不适。

A. Lluch
Institut Kaplan, Barcelona, Spain
e-mail: albertolluch@institut-kaplan.com

G. Bentley (ed.), *European Surgical Orthopaedics and Traumatology*,
DOI 10.1007/978-3-642-34746-7_92,© EFORT 2014

（一）伸肌腱滑膜炎的治疗

伸肌腱滑膜切除术可于腕背侧行"Z"形皮肤切口暴露。首先于第六伸肌间隔水平纵向切开伸肌支持带，显露尺侧腕伸肌腱，然后分离插入桡骨远端的间隔，逐步显露第五伸肌间隔及小指伸肌腱，第四伸肌间隔及指总伸肌和示指固有伸肌腱，第三伸肌间隔及拇长伸肌腱，第二伸肌间隔及桡侧腕短、长伸肌腱，最后显露第一伸肌间隔及拇短肌腱和外展拇长肌腱（图 5-37-1）。肌腱滑膜切除后，伸肌支持带的桡侧瓣应缝合于 Lister 结节，将拇长伸肌腱放置于结节的尺侧。伸肌支持带尺侧游离端可放置于尺侧伸腕肌下方及周围，与自身缝合，使之呈吊索状，将前方半脱位尺侧伸腕肌腱重新固定。根据伸肌支持带的损伤程度，这项技术可以做一些改进。有些学者推荐以横向切

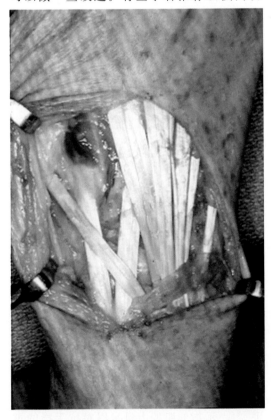

图 5-37-1　伸肌腱滑膜切除术最好使用背侧"Z"形切口，能够充分暴露所有伸肌腱而无须牵引皮肤边缘

口分离伸肌支持带，将其中的一半放置于肌腱和桡腕关节之间，将另一半放置在肌腱上方以防止张力过大。

伸肌腱滑膜切除术可与任何类型的腕关节手术结合，如滑膜切除术、关节融合术或关节成形术[2]。

（二）伸肌腱断裂

虽然大部分的肌腱断裂与骨突的摩擦有直接原因，但滑膜炎会削弱肌腱强度，是导致肌腱断裂的主要原因[3-5]。如果肌腱断裂仅由滑膜侵袭引起，其可出现在任意骨纤维间隔内，这与医生通常所见并不相符。伸肌腱断裂通常开始于小指伸肌腱，因指总肌支配手指的主动伸展而经常被误诊或漏诊。环指、示指和中指伸肌腱的断裂顺序主要与尺骨头和桡骨乙状关节形成的背侧骨赘摩擦有关（图 5-37-2）。独立的尺骨头背侧脱位不是大多数肌腱断裂的原因，因为这种情况更常见于腕关节尺侧易位。在这种情况下，手会向尺侧拉伸伸肌腱，加上滑膜炎侵蚀造成的肌腱削弱，与尺骨头摩擦可造成肌腱磨损。

桡侧腕长伸肌腱和腕短伸肌腱也可发生断裂。若患者不能进行主动伸腕活动，但可进行被动伸腕活动，可以很容易地做出诊断。当腕关节出现僵直或严重屈曲畸形时，诊断较为困难。

1. 鉴别诊断　当患者无法主动伸直掌指关节时，临床医生应该确定其是否是由于肌腱断裂、肌腱脱位或前臂的骨间后神经卡压（posterior interosseous nerve，PIN）引起肌肉麻痹。该病较少见，通常发生在旋后肌的腱弓，称为 Frohse 腱弓，导致趾长伸肌腱、拇长展肌、拇短伸肌、拇长伸肌（extensor pollicis longus，EPL）、示指固有伸肌及小指伸肌瘫痪。除了拇长伸肌腱麻痹导致拇指外展伸直困难外，其余 4 个手指的掌指关节出现不能伸直时便可轻松做出诊断。诊断也可以用手指伸肌腱固定后的效果进行确认。在这种情况下，肌腱单位是完整无

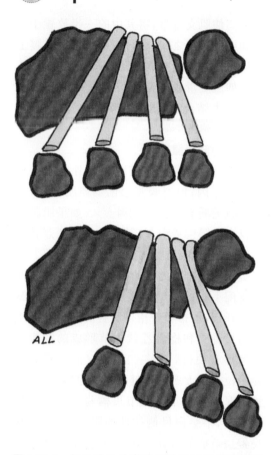

图 5-37-2　与尺骨头的摩擦是导致手指伸肌腱断裂的主要原因。尺骨头的背侧移位或腕关节尺侧移位通常存在

损的,在腕部屈曲时手指可以伸直。伸肌腱断裂通常开始于小指,可以继续朝桡侧的手指发展。如果肌腱断裂,将失去伸肌腱的固定效果,弯曲手腕时不会增加掌指关节的伸直能力。如果掌指关节不能主动伸展是由于其旋转轴线下方的伸肌腱脱位时,根据肌腱脱位的时间不同,可出现 2 种情况。在早期病例中,患者的手指被医生放置在伸直位,由于伸肌腱的牵拉,患者往往能够保持此姿势,当患者停止伸肌收缩时,手指将再次屈曲。这种情况在许多患者去看医生之前就已经出现。随着时间的流逝,尺侧矢状束将在缩短的位置上重塑,当手指被医生放置在伸直位时,患者将无法维持这个姿势,因为伸肌腱在肌肉收缩时不能在掌骨背部

移位。在这些病例中,各指伸肌腱的收缩将导致进一步的屈曲和某种程度的手指旋转。

2. 治疗　伸肌腱断裂的手术一般不能直接缝合肌腱断端。因为与远端桡尺关节的骨突摩擦,肌腱断端已经磨损,不能吻合在一起。不推荐直接进行断端修复的另一个原因是外科医生进行修复时已经距离断裂的发生有一段时间,肌纤维已经稳定在短缩的位置,很难进行直接缝合。最常见的断裂是小指 2 个伸肌腱同时断裂,最好的治疗方法是通过肌腱的端侧缝合,将远端的伸肌腱缝合于环指的伸肌腱[6]。最佳的修复将采用 Pulvertaft 缝合法,用许多小口径缝线缝合,而不是使用少量的大口径缝线,最好用 5-0 USP(1 metric)缝合材料,材料应该是无色的,避免深色线透过手背侧较薄的皮肤。同时由于美学的因素,应尽可能修理平,避免较大的瘢痕(图 5-37-3)。

接下来考虑的是修复肌腱的张力。将环指的掌指关节及指间关节屈曲,小指远端肌腱断端与之相缝合,调节直到小指掌指关节稍伸直。在缝合固定几针后,应检查一下肌腱的张力。如果远端肌腱断端不够紧,小指在腕关节完全屈曲位不会伸直。当手腕处于伸直位时,掌指关节应灵活屈曲,反之为肌腱张力过度紧张。调节至合适的张力后,再进一步缝合固定。

如果环指伸肌腱、小指伸肌腱都已经断裂,远端肌腱断端可应用相同的技术缝合于中指伸肌腱。如果中指伸肌腱也发生断裂,远端可缝合至示指伸肌腱。由于小指肌腱的长度达不到示指伸肌腱,可以将其缝合至环指肌腱,然后再将环指肌腱与中指伸肌腱缝合,最后将中指和示指伸肌腱缝合。异体肌腱移植通常疗效欠佳,这是因为长时间断裂后难以将肌腱的张力调节到适当水平[7-8]。示指伸肌的力量足以对抗手指的重力而伸直各指。所有手指伸肌腱全部断裂的治疗更加困难。有人通过骨间膜转位修复环指或示指指浅屈肌腱,但未获得令人满

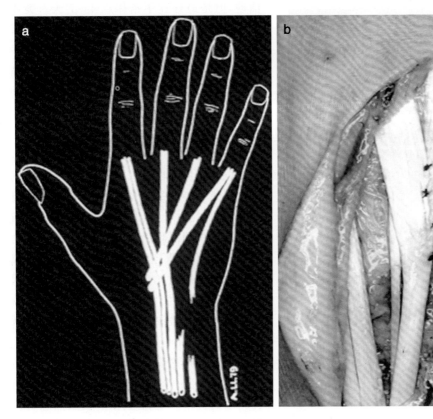

图 5-37-3　a. 采用端侧缝合将远端肌腱断端缝至一个完整的伸肌腱；b. 采用端侧缝合，将环指、小指的伸肌腱断端缝至中指伸肌腱

意的结果，也许异体肌腱是治疗该类损伤的适应证。

二、屈肌腱滑膜炎

屈肌腱滑膜炎可发生在腕管或屈肌腱鞘内。

（一）腕管内屈肌腱滑膜炎

屈肌腱增生性滑膜炎会导致正中神经受压。由于屈肌支持带滑膜炎的胶原降解作用，腕管内的内容物逐渐增多，随着时间的流逝，会逐渐出现腕管综合征的症状。

（二）屈肌腱鞘内屈肌腱滑膜炎

患有屈肌腱鞘内屈肌腱滑膜炎的患者往往由于疼痛及肌腱活动受限而难以屈曲指间关节。这种情况在经过几个小时的夜间休息后，第 2 天早晨会变得更加明显（图 5-37-4）。患者需要屈曲手指以进行日常活动，但只能利用内在肌的作用屈曲在掌指关节水平。这样患者可在没有疼痛的情况下屈曲手指，同时使屈肌腱保持在休息位。但内在肌同时会过度伸直指间关节，掌板由于屈肌腱鞘炎变薄弱，最终引起鹅颈畸形。

治疗　当患者因长时间患有屈肌腱鞘内屈肌腱滑膜炎而无法主动弯曲手指时，应接受肌腱滑膜切除术，否则将永久丧失指间关节的屈曲能力，可能逐步发展为鹅颈畸形。

在掌横纹至远侧指间关节的屈曲皱褶处行"Z"形掌侧切口（图 5-37-5），通过屈指肌腱鞘上形成的小瓣逐步分离屈肌腱，保留大部分的环形滑车，如 A1、A2 及 A4。屈肌腱滑

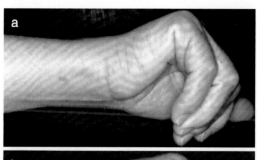

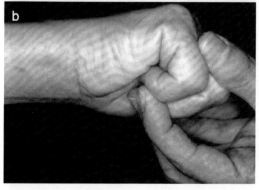

图 5-37-4 1 例屈肌腱鞘内屈肌腱滑膜炎患者
a. 指间关节屈曲受限的屈肌腱滑膜炎患者；b. 可以完全被动屈曲指间关节，证明指间关节不受影响

膜切除术是通过牵拉指深屈肌腱、指浅屈肌腱在腱鞘滑动进行的。环形滑车通常由于滑膜炎而发生肿胀，便于腱鞘切除术[9-11]。

所有受累的手指应同时进行手术治疗，任何一个手指不行腱鞘切除术都将影响术后手指的活动。

指浅屈肌腱可能被滑膜炎严重侵蚀，此时外科医生可能会切除指浅屈肌腱。在这种情况下，指深屈肌腱滑膜切除术比肌腱移位更加容易。另外，应该尽量避免发生上述情况，因为指间关节屈曲力将会减弱，术后容易发展为鹅颈畸形。

当内在肌短缩时，应将嵌入到伸肌腱帽的内在肌与之分离。伸肌腱帽可以通过相同的手指掌侧切口在近节指骨基底两侧钝性剥离。在保持掌指关节伸直的情况下，伸肌腱帽从掌侧到背侧被横向切开，直至指间关节可以被动屈曲。

虽然术后可以即刻开始进行主动屈指

活动，但是最好让手指休息 4～7 天。类风湿患者较行肌腱粘连松解术的患者术后瘢痕形成少。如果手指屈曲推迟数天，会减少手指感染的概率，也可减少主动屈曲的疼痛（图 5-37-6）。如果手腕疼痛或患者在主动弯曲手指时倾向于屈腕，应当用石膏或夹板将腕部固定于适度的伸展位，这样有利于患者更主动地弯曲手指。

（三）屈肌腱断裂

屈指肌腱断裂较少发生，也可发生在腕管或屈肌腱鞘内。与伸肌腱一样，腕管内断裂不是随机因肌腱滑膜浸润发生的，更多是因为拇长屈肌腱与舟骨远端结节摩擦造成的[12-13]。屈肌腱鞘内肌腱断裂通常也是因为腱鞘炎的侵蚀效应引起。指浅屈肌单独断裂通常不会被诊断出来，但比指深屈肌断裂更常见。

当观察到患者指间关节屈曲能力突然丧失时，可轻松诊断拇长屈肌腱断裂。但钮孔畸形的拇指固定在过伸位时，虽然患者会发现用拇指抓握强度减弱，但仍不易做出准确诊断。

三、内在肌缩短

过去公认为，内在肌不会由于痉挛或应激而短缩。当内在肌在掌骨的起始处至插入手指指背腱膜的距离被短缩达很长一段时间后，内在肌会因为肌节重塑而短缩。在鹅颈畸形中，由于掌指关节屈曲和指间关节过伸，上述情况很容易出现。另一种情况是当近节指骨出现向掌指关节前方及近端脱位时，如果伸肌腱向掌指关节尺侧移位，内在肌由于持续的掌指关节屈曲也会呈现一定的短缩。在这些情况下，患者会出现手指向尺侧偏移，最终导致尺侧内在肌比桡侧更为短缩。

用下面的方法可确定每个手指内在肌的短缩：掌指关节被动充分伸展时，嘱患者屈曲指间关节。患者在掌指关节伸直位时

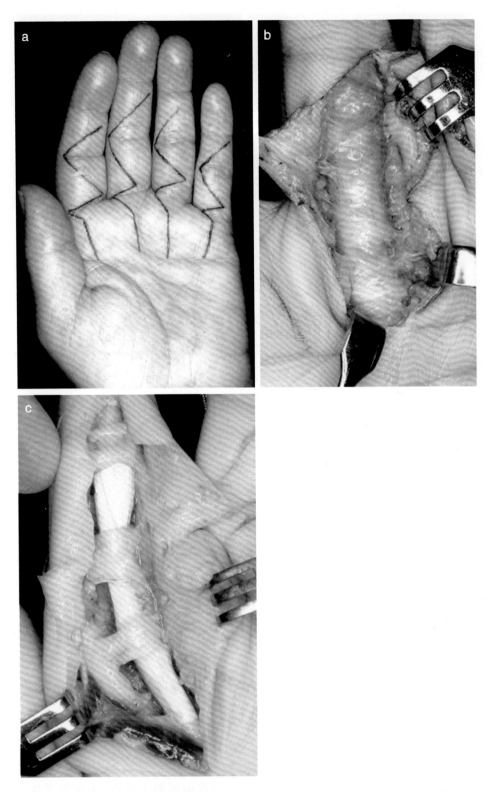

图 5-37-5　a. 屈肌腱滑膜切除术最好使用掌侧"Z"形切口；b. 示指屈肌腱肥厚性滑膜炎；c. 环形屈肌腱滑车应该尽量保存

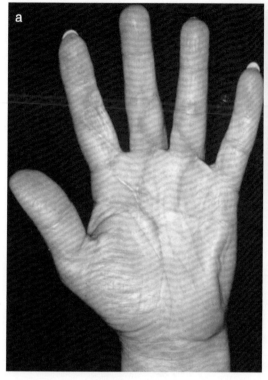
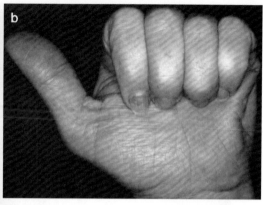

图 5-37-6　a. 屈肌腱滑膜切除术后手指完全伸直；b. 屈肌腱滑膜切除术后手指完全屈曲

不能弯曲指间关节，但在掌指关节屈曲时可以，可确定内在肌短缩。如果同一患者在伸直掌指关节向尺侧偏移时能够弯曲指间关节，这意味着只有尺侧内在肌因起始点和插入点在掌指关节的尺侧相互靠近而短缩了。在掌指关节完全伸直位时，除了让患者主动屈曲指间关节，医生可以被动地屈曲患者的近侧指间关节，可更好地了解内在肌的紧张度。

治疗　如果指间关节在掌指关节充分伸展时被动屈曲活动受限，原因为插入到手指指背腱膜的内在肌缩短。在这种情况下，可以在手指基底指蹼处做一横向切口，钝性分离，确定桡侧和尺侧伸肌腱帽，在掌指关节充分伸展位横向切开伸肌腱帽，从其最掌侧纤维开始，直到近侧指间关节可以被动屈曲。注意不要遗留任何伸肌腱帽的掌侧纤维，因为其可以阻碍近侧指间关节被动屈曲。切口一般先选择在尺侧，因为这是最常

见的受累部位，主要表现为手指不同程度地向尺侧偏移。

四、鹅颈畸形

在鹅颈畸形的形成过程中，指间关节必然存在 2 种表现，即掌板的松弛和屈伸力失衡。当指间关节松弛而被动关节过伸时，可以在手指内在肌收缩后出现鹅颈畸形，这已得到公认。

在屈肌腱滑膜炎的开始阶段，患者无法主动屈曲指间关节，但可被动屈曲。患者会使用内在肌进行功能替代，这样做可以在无痛的情况下屈曲手指至掌指关节水平。但内在肌也会产生一个过度伸直指间关节的力，从而导致鹅颈畸形。屈肌腱滑膜炎的溶胶原作用削弱了掌板，更促进了这一发展（图 5-37-7）。

随着时间的推移，由于指背腱膜和肌腱

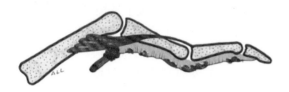

图 5-37-7 屈肌腱滑膜炎会影响关节屈曲活动，患者将使用内在肌作为功能替代，在掌指关节水平屈曲手指，持续的内在肌牵拉将导致近侧指间关节过伸畸形，鹅颈畸形逐步发展

结构的重塑，指间关节被动屈曲逐步受限，过伸畸形将逐渐被固定。若患者长期存在鹅颈畸形，掌指关节屈曲和指间关节过度伸展会使内在肌重建在短缩的位置，那么内在肌紧张度的检查结果将是阳性的[14]。由于指间关节已经休息很长一段时间，屈肌腱滑膜炎最终消失，屈肌腱将与屈肌腱鞘相粘连。

指浅屈肌腱断裂或严重的锤状指会加快鹅颈畸形的发展。

治疗 鹅颈畸形的治疗结果比钮孔畸形更好。钮孔畸形治疗的主要难点是重建伸肌装置，而鹅颈畸形则是识别和纠正不同解剖结构的所有改变。将掌指关节完全伸直甚至过伸是非常重要的，如果这一点不能被完全纠正，患者就会不自觉地通过其他方法，以防止指间关节过伸，因为患者总是尝试把手指末端置于手掌在同一平面。

纠正掌指关节的伸展可能需要以下一个或所有措施：松解插入伸肌装置的内在肌，松解插入近节指骨基底的内在肌，松解掌指关节掌侧，必要时可于手指基底做一"Z"形皮肤延长[15]。患者在进行完以上处理措施后应该能够主动伸直掌指关节。当伸肌腱滑落到掌指关节旋转轴线以下或掌指关节严重半脱位时，患者不能主动伸直掌指关节，可能会导致鹅颈畸形复发。

由于同样的原因，锤状指与鹅颈畸形呈正相关。最好的方法是将远侧指间关节固定于完全伸展位。

指背腱膜和伸肌装置是由薄而柔软的

结缔组织组成，故近侧指间关节在伸直位的僵硬通常可以通过外部屈曲训练来改善。如果已确定行手术治疗，则需要在指间关节背侧行长的纵向切口，同时暴露中央腱束和侧腱束，将中央腱束移向侧方，使近侧指间关节能够屈曲。

固定的鹅颈畸形偶尔会出现近侧指间关节严重毁坏，这依赖于影像学诊断。关节成形术是治疗该情况的唯一办法。与钮孔畸形相反，伸肌装置一般不会被关节滑膜炎破坏，可以获得良好的疗效。经背侧"Z"形皮肤切口和伸肌装置的远端皮瓣接近关节。矩形皮瓣从近节指骨的中间开始，一直延伸至中节指骨背侧边缘，介于中央腱和侧腱束之间。矩形皮瓣将允许腱纤维的侧侧缝合，以提供一个强劲力量，允许术后立即开始进行弯曲训练。不推荐使用三角形皮瓣修复的原因为该皮瓣主要对分裂的肌腱纤维进行端端缝合。

治疗部分或全部鹅颈畸形时，最重要的手术步骤是进行手指屈肌腱的松解。如果不做好这一步，患者在手术后将不能完全弯曲手指。所有鹅颈畸形患者的屈肌腱与屈肌腱鞘均有不同程度的粘连，最常见的原因是最初的屈肌腱滑膜炎，其次是由于长期不活动导致的。与创伤后的情况不同，屈肌腱松解术通常可以通过牵引屈肌腱近端进入腱鞘得到满意结果，指深屈肌腱和指浅屈肌腱之间的任何粘连也应该进行彻底松解，以获得独立的肌腱滑动。

在完成以下操作后，包括纠正掌指关节和远侧指间关节屈曲、松解内在肌、恢复近侧指间关节屈伸、松解手指屈肌腱粘连，鹅颈畸形很少会复发。目前，已有许多外科技术用于防止近侧指间关节被动过伸[16-17]。在笔者收治的患者中，最简单和最有效的操作是将指浅屈肌腱缝合于 A1 滑车。滑车被部分纵向切开，和指浅屈肌腱的一束通过一个小切口相互缝合并调整足够的张力，让近侧指间关节适度屈曲（图 5-37-8）。

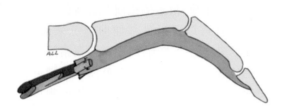

图 5-37-8　近侧指间关节过伸是可以预防的,将指浅屈肌腱缝合于 A1 滑车,类似于一个手指触发器将手指固定在屈曲位

术后应早期行积极的手指屈曲训练,大多数患者应该将手腕和掌指关节完全伸直,这将促进屈肌腱偏移,防止近侧指间关节过伸。

五、关节滑膜炎

关节滑膜炎会破坏韧带,进而作用于关节,导致畸形。不同患者间,关节畸形的类型通常是相同的,唯一的区别是畸形的程度。另一个概念是关节破坏的形式,这往往存在巨大差异。滑膜炎可以破坏关节软骨、韧带和骨质。如果仅仅是关节软骨被破坏,患者不会发展为严重的关节畸形,而是类似于退化性关节炎。最严重的畸形发生于滑膜炎引起的韧带结构的破坏。在一些病例中,关节软骨完整,但关节呈完全性脱位。较少见的是滑膜炎引起的软骨和软骨下骨质的破坏,主要导致手指短缩,畸形出现较少,也称为"opera glass finger",类似严重毁损性关节炎。一般来说,软骨、韧带和骨质破坏同时发生,但程度不同,且破坏的的强度可能会随疾病的发展而改变。

关节滑膜炎可能发生在腕关节、掌指关节或指间关节,可单独、同时或依次发病。下面将描述每个关节畸形的类型及其治疗。

(一)腕关节滑膜炎

腕关节由 14 个独立的关节组成,从功能角度来看,可以将其分为 3 个主要的关节,即桡腕关节、腕中关节及桡尺远端关节。桡尺远端关节的主要功能是使桡骨远端能够围绕尺骨头旋转,允许前臂及手部内翻、旋后。腕关节的屈曲及桡尺倾斜则依赖于桡腕关节和腕中关节。

1. 桡腕关节及腕中关节滑膜炎　因为桡骨远端关节面提供了一个大约 10° 的前倾角和一个约 23° 的尺偏角,手腕和手指屈肌所传导的力量会沿着向前及尺侧的方向取代腕骨。为了预防这一情况,桡腕韧带是从近端桡骨向远端尺骨斜向走行的。虽然导致畸形的主要力量是手腕和手指屈肌的向前拉力,但是腕骨的前方脱位并不常见。这是因为桡骨远端的凹面使桡月关节产生较有利的限制作用。只有在急性和严重的滑膜炎中,韧带严重破坏,腕骨可能会完全向前方脱位,月骨可能向近端移位几厘米到桡骨远端边缘[18-26]。

腕中关节由于在解剖上受到更多约束,故其水平上的畸形不如桡腕关节水平的重要。

治疗　桡腕关节和腕中关节滑膜切除术不能频繁进行,原因包括手术操作技术较难、治疗效果往往会被疾病复发所掩盖、可能会导致关节僵硬。但其优点还是大于缺点的。即使是不完全的滑膜切除术,且术后产生关节僵硬,也能延缓或减轻滑膜炎的破坏作用[27-31]。

当患者出现进行性发展的腕骨向前方及尺侧移位时,建议行桡舟月关节融合术或桡月关节融合术[32-34]。

桡月关节融合术较桡舟月关节融合术保留了更多腕中关节的活动度,故可以作为首选。通过腕背侧入路,分离腕关节囊与桡骨,将月骨的关节软骨及桡骨的月骨关节面切除。月骨的脱位应当予以纠正,用克氏针将关节固定(图 5-37-9)。双向空心螺钉固定可以加压,而且可以不取出,因为其向左平齐于桡皮层。螺钉或克氏针的打入应该在桡骨远端侧方皮层,在纵向暴露后直视下进行,防止无意中伤害桡神经的感觉分支和拇长展肌腱。如果桡舟关节严重损伤,其也应该被包括在关节融合术范围内。以克氏针或空心螺钉将之固定。医生还应该探查腕中关节的情况,任何肥厚性滑膜炎都应该被完整切除以防止关节退变。术后以石膏板固定 3 周即可,因为腕中关节一定的活动度在桡腕关节融合完成前有一定的保护作用。月骨通常被桡骨凹面所限制而更加稳定,故桡月关节融合甚至自发性关节强直均早于桡舟关节。另一个原因是远端腕骨向舟状骨传送更多的力量,故给予桡骨和舟骨 2 枚克氏针或空心螺钉固定更为安全。一个在冠状面上从桡骨远端侧方皮质斜向舟状骨,另一个沿着舟状骨纵轴斜向矢状面置入内固定。

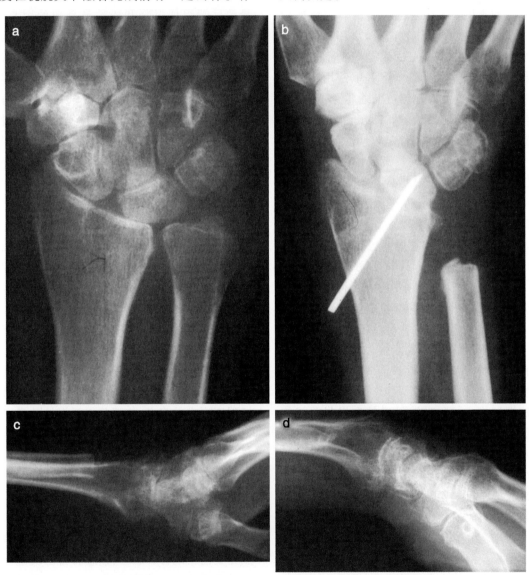

图 5-37-9　a. 腕骨尺侧移位;b. 纠正尺侧移位后进行桡月关节融合术,同时切除尺骨头;c. 桡月关节融合术数年后,手腕在腕中关节水平伸直是可能的;d. 桡月关节融合术后腕关节屈曲

在桡腕关节及腕中关节严重毁损的情况下，尤其是在患者出现严重的骨质破坏和不稳定且行关节成形术的长期疗效不满意时，应该考虑行全腕关节融合术[35-39]。

虽然一定程度的尺侧倾斜优于桡侧倾斜，腕关节通常也应该融合在中立位上。当进行双侧融合时，应将其中一只手腕稍微弯曲以利于会阴清洁。

非类风湿关节炎的患者拥有完整的骨皮质，关节融合操作较简单，小巧及稍微弯曲的背侧钢板和螺钉固定是一个不错的选择。但不推荐在类风湿患者中使用这种技术，因为该类患者背侧皮肤通常更薄、更松散，手指伸肌腱可能断裂或功能已严重减弱。

当骨质不足以进行螺钉固定或在一个阶段完成多个操作时，应尽量减少手术时间，可以采用 Steinman 固定棒进行髓内固定。近端于桡骨固定 2 个髓内棒，远端固定示指和中指掌骨。在患者已经行掌指关节成形术的情况下，上述技术可能是不可行的。在这种情况下，远端棒将不得不通过腕骨被放置在示指与中指和中指与环指掌骨之间。

2. 腕关节成形术　腕关节成形术有 2 种类型的植入物：柔性铰链硅胶和由两部分组成的坚硬物。硅胶假体作为一种衬垫，能够缓解疼痛、矫正畸形、维持和恢复关节的灵活性，功能良好[40]。但灵活的硅胶假体不能承受腕关节的力量传导，可能会破裂，沉淀进入腕骨远端，异物肉芽肿表面掉下的硅胶微粒可能会导致囊性骨破坏。临床结果可能与放射学检查不一致[41-45]。

全腕关节植入物是由聚乙烯和金属组件构成。第 1 个腕关节假体由 1 个球和凹槽组成。还有许多其他设计，旨在防止因肌肉不平衡导致手部尺骨倾斜、远端腕管内的下沉及远端茎穿过掌骨背部。这 2 个组件之间的联系是半限制性的，但是由球窝关节发展成一个髁状关节是重大的改进[46-50]。

腕关节植入物的近端部分置于桡骨远端的髓腔中，近端由皮质骨支撑，在中期和长期随访中较少出现问题。相反，远端组件虽然可能初始锚定在 1 个或 2 个掌骨上，但是起主要支撑的是远端腕骨。远端腕骨不能支持植入物太长时间，因为它有柔软松质骨，可能会被进行性发展的腕间关节及腕掌关节滑膜炎进一步损伤。这是导致远端组件沉降和松散最重要的因素，将转移所有的力量用于掌骨，造成其损伤甚至骨折。为了避免这种情况发生，植入物远端应平直地进入远端腕骨上方，这样可以得到更好的保护。与此同时，推荐行腕间关节滑膜切除术和腕骨融合术。通过腕骨间丰富的骨移植，使远端组件固定牢固。根据生物力学原理，第 1 个模型圆环面形的聚乙烯组成部分被改为椭圆形，在弯曲和伸展时达到了更好的表面接触，减少了聚乙烯在表面的磨损。

3. 腕关节融合术和腕关节成形术的适应证　当桡腕关节和腕中关节被关节炎侵蚀，只有 2 种手术可供选择——关节融合术或关节成形术。两者都能够达到纠正畸形和缓解疼痛的目的。许多外科医生推荐腕关节融合术，因为该术式疗效可靠且技术相对简单。相反，关节成形术由于历来的并发症而不被推荐。因此，对于腕关节有较高机械强度要求的患者，如那些需要拐杖的患者或步行者或需要进行体育活动的患者，不推荐其行腕关节成形术。尽管接受关节融合术的患者可能会适应腕关节灵活性的缺失，但其更倾向于选择可带来更强功能的腕关节成形术[51-53]。

外科医生应该将 2 种手术操作的优缺点完整清晰地告诉患者，让患者自己决定进行哪种手术。大多数类风湿关节炎患者更愿意维持或改善腕关节灵活性来弥补上肢其他关节功能的缺失。在一般的患者中，不首先推荐关节成形术是每一位外科医生的责任。

关节融合术没有严格的手术禁忌证。但在进行关节成形术之前,应该仔细评估患者的一般情况和腕关节的病理学特点。关节成形术在年轻患者、只有腕关节受累的患者或由于下肢的问题需要辅助行走的患者中,有更大的失败风险。另外,伸肌腱断裂也被认为是关节成形术的一个手术禁忌证。只有在肌腱新鲜断裂的特殊情况下,可以在行关节成形术的同时修复断裂的肌腱,术后固定数周,促进修复。

在考虑关节融合术之前,应进一步考察手和腕背部皮肤的条件,以及腕骨的损伤程度和不稳定程度。如果腕背部皮肤非常薄,瘢痕较多或与深层组织粘连严重,术后发生坏死或感染的风险则较大,严重影响关节融合术的效果。通常,最重要的禁忌证是远端腕骨毁损的患者,对于腕骨、腕中关节、腕掌关节韧带毁损的患者,远端植入物松动的风险较高。

(二)桡尺远侧关节滑膜炎

桡尺远侧关节滑膜炎是很常见的类风湿疾病,造成桡尺间和尺腕韧带的削弱和破坏。桡尺间韧带损伤将导致尺骨远端向背侧脱位,特别是当前臂旋后时尺骨头会向背侧脱位。尺腕韧带、尺月韧带及尺三角骨韧带的损伤将导致尺侧边的腕骨由于手指屈肌和尺侧腕屈肌腱传递的力量向前方移位(图 5-37-10)。尺侧伸腕肌腱也可能导致尺骨小头向前半脱位畸形。这将导致腕骨旋后畸形,并且当远端尺骨背侧脱位时临床表现更严重。桡尺远侧关节的频繁脱位将导致三角形纤维软骨复合体(triangular fibro-cartilaginous complex,TFCC)的尺侧支撑作用丧失,这也是类风湿手腕骨向尺侧移位较向前移位多见的原因之一[54-57]。

总之,类风湿关节炎可能产生以下的腕关节畸形,即前方移位、尺侧移位、旋后畸形。通常报道的腕关节滑膜炎常会导致掌骨向桡侧倾斜,这也会导致手指最初向尺侧移位并进一步加重。事实上,在所有的腕关

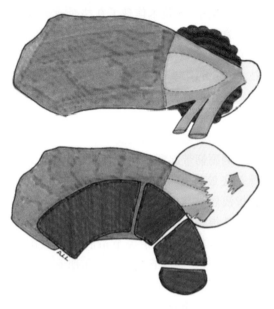

图 5-37-10 桡尺远侧关节滑膜炎会削弱桡尺间和尺腕韧带,造成尺骨头背侧脱位和腕关节旋后畸形

节炎中,包括创伤性关节炎或感染后的关节炎,掌骨将逐步向尺侧倾斜,以适应较大的囊内空间,达到更好的关节接触和力量传导。类风湿手中观察到的掌骨桡侧倾斜总会影响手指在掌指关节的尺侧倾斜。这往往是因为患者为了使手指与前臂的纵轴相一致,获得更好的手指功能及审美的原因而由主观意志引起的畸形。

治疗 桡尺远侧关节滑膜切除术较桡腕关节及腕中关节滑膜切除术更容易,可频繁进行操作。同时,行尺腕部位的滑膜清除术是非常重要的,可以防止尺腕韧带的削弱。早期滑膜切除术可以预防腕骨上脱位和尺骨头背脱位。

尺骨小头切除术容易操作,且术后能够迅速缓解症状,特别是前臂旋后[57-62]。增加腕关节尺侧移位的风险作为该术式的弊端常被提及,但主要与桡腕关节滑膜炎导致桡腕韧带被削弱有关。

伴有近端尺骨假关节的桡尺远侧关节融合术可以获得满意的治疗效果。融合后可以防止桡腕韧带及尺腕韧带的进一步削弱,增强腕关节的稳定性。在完全性尺骨脱

位的病例中,该技术体现了在桡骨远端尺侧进行骨移植的优势。该技术也可在桡骨、月骨有很少接触位置时将桡月关节固定。该技术较尺骨小头切除术提供了更好的外观。特别是在前臂旋前腕部尺侧移位时,可以看到尺骨头取出后所留下的凹陷[63-66]。

(三)掌指关节滑膜炎

侧副韧带起源于掌骨背侧,插入近节指骨基底最前方,防止近节指骨向前方脱位。由指浅屈肌腱、指深屈肌腱和内在肌组成的屈曲掌指关节的力量,远远大于伸肌腱所提供的伸展力量。掌指关节滑膜炎可以削弱侧副韧带,导致近节指骨由于屈肌和内在肌的牵拉而向掌侧移位。

伸肌腱不插入近节指骨基底部,但需要在屈曲和伸直掌指关节及桡尺侧倾斜手指时保留在掌指关节的背侧。伸肌腱在背侧的位置是由桡侧及尺侧的矢状束限制的,向前方插入掌指关节掌板的两侧(图5-37-11)。关节滑膜炎将导致矢状束逐渐被削弱,由于伸肌腱牵拉引起的向尺侧的自然不平衡力的作用,桡侧的掌板会逐渐被拉伸,允许伸肌腱向掌骨尺侧移位。在这种情况下,伸肌腱牵拉手指向尺侧倾斜,通常开始于小指,然后逐步发展至最桡侧的

手指。当桡侧的矢状束完全损伤时,伸肌腱会脱落到掌指关节的旋转轴线以下。此时,患者不能伸直手指,且伸肌腱会屈曲掌指关节[67-69]。

治疗

(1)关节滑膜切除术:当持续性掌指关节滑膜炎的患者还未出现关节软骨破坏时,可单独进行该术式。滑膜切除术也可与关节成形术同时进行。手术中进行软组织的重整平衡是非常重要的,如背侧伸肌腱的移位及必要时进行尺侧内在肌的松解。

(2)掌指关节成形术:横向的"Z"形皮肤切口可以达到更好的暴露。皮瓣切取在掌骨头上方,且与邻近皮瓣形成一个90°的夹角。这比直线切口暴露得更充分,不需要过度牵拉皮肤,并能达到更加美观的效果(图5-37-12)。通过纵向钝性分离,位于指间脂肪垫内的指背静脉和神经从伸肌腱帽两侧被游离保护。随着掌骨头两侧静脉的收缩,用弯剪逐步分离皮下疏松的结缔组织,直至掌骨远端1/3到指骨近端1/3的伸肌系统被充分暴露。手背部的皮肤较为松弛,使得医生可以充分并仔细地检查伸肌腱、腱联合、掌指关节两侧、矢状束及近节指骨周围的伸肌腱帽。

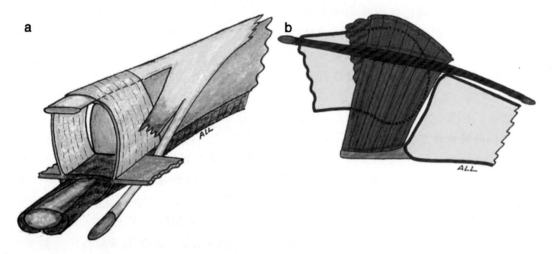

图 5-37-11　a. 背侧伸肌腱的位置由桡侧及尺侧的矢状束限制,向前插入掌指关节掌板的两侧;b. 掌指关节滑膜炎会引起桡侧矢状束的削弱,造成伸肌腱尺侧脱位

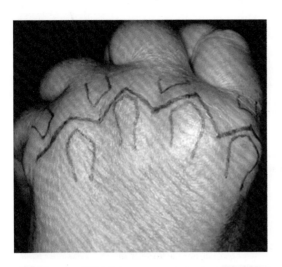

图 5-37-12　沿着掌骨头于手背行横向"Z"形切口，可以充分暴露掌指关节

　　矢状束是横向的组织连接结构，在手指屈曲和伸展及桡尺侧倾斜时能够保持手背部伸肌腱的稳定。其向前与掌指关节掌板两侧相连，向远端插入近节指骨基底前缘。临床上，可以通过纵向分离伸肌腱或纵向分离矢状束暴露掌指关节。如果肌腱仍位于掌骨头上方，最好的方法是纵向分离肌腱。分离肌腱的方法可以更对称、更充分地暴露掌骨头，提供充分的空间进行手术修复。但在大多数患者中，伸肌腱滑落至掌骨头尺侧。在这种情况下，医生纵向分离矢状束，因为其通常是重塑在短缩的位置，如果矢状束不予以松解，则很难将尺侧脱位的肌腱复位（图 5-37-13）。

　　软组织松解应该开始于小指，分开矢状束，必要时还应将伸肌腱帽的近端部分及小指外展的肌腱分开。将小指的近节指骨与相应掌骨头轴向对齐后，其背侧伸肌腱被拉向桡侧，暴露掌指关节。同样的程序应用于环指、中指及示指。如果校正开始于示指，则需进行更广泛的软组织松解才能复位手指。这是因为所有的手指都是通过背侧腱联合及掌侧掌骨间韧带连接固定的（图 5-37-14）。后者是一个误称，因为这个韧带不附着掌骨，而是插入掌板两侧固定指骨，故

应该被称为"掌板间韧带"。过度松解的伸肌腱帽和内在肌可能会引起术后手指伸展受限、握力减退及旋后畸形。

　　软组织充分松解后，将伸肌腱牵向掌骨头桡侧，先从近节指骨基底切开滑膜，这样能够清晰看到掌骨颈部直到掌骨头。头部可以用手术锯或咬骨钳横向切断，需切除的头的大小取决于手掌的严重程度和近端近节指骨的移位。虽然截骨术通常是在侧副韧带起源水平或其稍近端进行的，但侧副韧带通常被滑膜组织浸润破坏，而近节指骨掌侧的半脱位一般是不可能出现的。基于以上原因，医生通常分离所有侧副韧带起源处的组织。这有利于更彻底地进行滑膜切除，并有利于切除掌骨头。应在和掌骨相对的近节指骨基底处创造合理的空间，在关节完全伸直位时放置植入物。如果没有足够的空间，应该充分分离掌骨掌侧的软组织，避免因去除内在肌组织引起术后握力的损失。医生应该更加关注近节指骨基底的形状，因为此处畸形很难在大多数手术前的影像学检查中确定。如果近节指骨基底没有变形，医生应该只切除关节软骨和软骨下骨。如果近节指骨基底背侧呈扇形边，医生应该小心地切除其手掌一侧的部分，不能完全地分离掌板和屈肌腱鞘，以及内在肌。在近节指骨严重畸形且伴有背侧扇形边时，医生应小心不要直接将钻孔器垂直于其关节面，可以在指骨掌侧打孔。一般直接将钻孔器朝向背侧皮层，或用较直的器械如直钳检查确定髓腔的方向。然后应用电动工具或适当的手动钻孔器。手动钻孔器的优势是撞击骨而不是去除骨，且可以提供要使用的植入物大小的信息。医生应该使用适合插入骨质中的最大植入物。掌骨的髓腔，尤其是环指，通常比近节指骨更狭窄。因此，医生应首先于掌骨钻孔，这将提示进入近节指骨的最大钻孔器的大小。骨质处理准备完成后，应仔细检查关节掌侧，将骨碎片或任何残存的滑膜彻底清除，直到掌板清晰暴露。如果

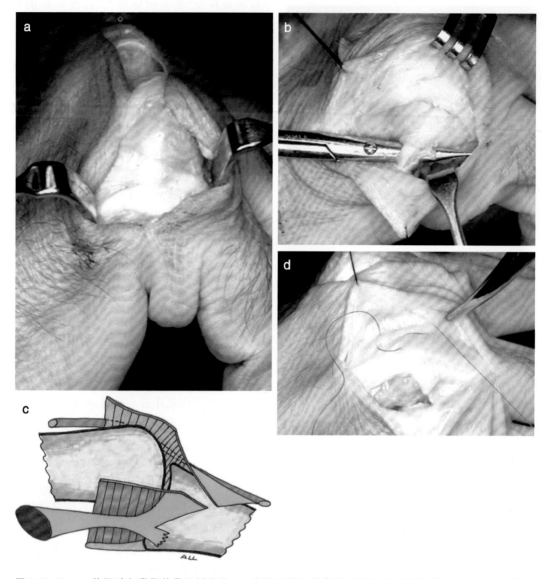

图 5-37-13　a. 伸肌腱向掌指关节尺侧移位；b. 分开尺侧矢状束后，分离小指外展肌腱；c. 对于尺侧偏移的手指，尺侧内在肌插入伸肌腱帽的部分也应被分离；d. 桡侧矢状束应折叠缝合，直到伸肌腱回到关节背侧

术前诊断为或怀疑为屈肌腱滑膜炎或肌腱粘连，应先纵向牵引手指，之后纵向分裂掌板。通过这个切口，屈肌腱可以用拉钩拉开，直到指浅屈肌腱、指深屈肌腱可自行滑动，必要时还要进行局部的肌腱滑膜清除术。

　　然后应该实验性地尝试放置植入物进行测试，并确定适当的配置和位置。植入物的稳定性可以通过关节的弯曲和伸展进行

检查。实验性植入物配置合适后移除，充分冲洗伤口。骨制备根据要使用的植入物类型会略有差异，应严格遵循制造商的说明进行。

　　桡骨矢状面应该通过几个细口径缝合处理成皱褶样，如 5-0USP 线（1 metric）、可吸收的无色材料（如 PDS）。矢状面的皱褶区处理完成后，伸肌腱应重新定位在植入物

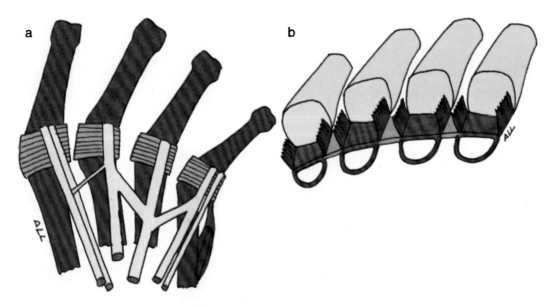

图 5-37-14 a. 所有手指在背侧通过腱联合相互固定；b. 掌板间韧带在掌侧连接固定近节指骨，考虑到这些，软组织松解应该开始于小指，然后按顺序松解其他手指

背侧，确定在掌指关节水平弯曲手指时不会向尺侧移位（图 5-37-15）。如果仍有一些肌腱半脱位，需进一步固定伸肌腱帽远端桡侧的皱褶。

（3）相关的手术：有些学者建议术中应同时进行内在肌的交叉移位以预防手指尺侧倾斜的复发。示指、环指和中指间尺侧内在肌插入伸肌腱帽的部位被分离一部分，并将其分别缝合至相邻桡侧的伸肌腱帽。此操作可减弱导致尺侧畸形的力量。但另一

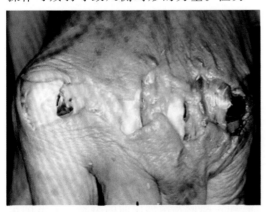

图 5-37-15 当屈曲掌指关节时，伸肌腱应保留在背侧而不脱位

方面，伸肌腱帽也会被削弱，其完整性对于掌指关节的稳定性至关重要。一般不常规进行内在肌交叉转移手术，因为这将增加手术的时间和困难。已发表的研究显示，内在肌交叉转移会降低术后手指尺侧偏移的复发率。但从学术的角度来看，这种技术并不遵循肌腱转移的原则，即术后有足够的固定，使用的肌肉具有良好的收缩性且没有被缩短。

术者一般不同时进行手腕力量的重新平衡以纠正术前掌骨的桡侧偏移，因为其已经观察到手腕桡侧偏移总是与手指尺侧偏移直接相关。

（4）植入物的设计：最早的掌指关节植入物是金属假体。主要优势是允许早期活动和最初具有较好的延展性。这些植入物因为其较高的并发症发生率如松动和断裂，已被临床淘汰。

柔性硅胶植入物由 Alfred B. Swanson 在 20 世纪 70 年代设计，相对便宜且容易植入（图 5-37-16）[76-83]。随后其他硅胶植入物也相继被设计出来[84-85]。灵活的硅胶植入物首先用较光滑的手术钳加持，横断面放

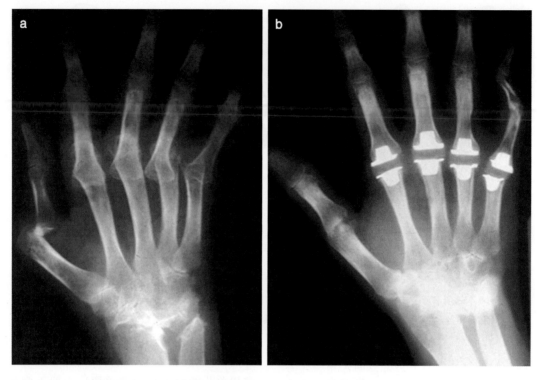

图 5-37-16 1 例严重的掌指关节前脱位患者

a. 严重的掌指关节前脱位；b. 影像学检查显示，使用伴有钛垫圈的 Swanson 硅胶植入物可获得较好的矫正结果

置在掌骨髓腔内，远端用另一把手术钳弯曲，在牵引和屈曲手指时可将其植入近节指骨。一旦远端已进入近节指骨髓腔，手指应保持在这个伸直位上，直到整个操作完成。

第三代假体由金属和高分子聚乙烯材料两部分组成。其他植入物是由陶瓷或石墨材料组成，表面覆盖着一层薄薄的高温石墨。

（5）手术后的护理：术后应将腕关节固定在中立位，或在完全纠正术前桡侧倾斜后将其固定在适度伸展位上。掌指关节应在纠正术前尺侧倾斜后将其固定在充分伸直位。指间关节在大多数情况下可自由活动。

术后第 5 日应将敷料完全去除，用动态夹板固定。在重要关节不稳定时可以进行较长时间的固定，确保手指伸直和对齐，但同时增加了掌指关节屈曲受限的风险。手指保持伸直，与掌骨对位可以使用悬臂梁和橡皮筋（图

5-37-17）。橡皮筋应该一天去除几次，以便患者在掌指关节置换水平更容易弯曲手指。鼓励患者尽可能地屈曲掌指关节。唯一需要注意的是，不应以主动伸直活动损失或手指尺侧倾斜为代价。对于大多数抓握活动，环指、小指的弯曲较伸直更加重要。为了实现这一点，环指、小指的橡皮筋去除较示指、中指应更早且持续去除时间更长。

近侧指间关节较好的患者会尝试在这一水平屈曲手指，这样容易增加掌指关节在伸直位僵硬的风险。这种情况可以通过外部在每个手指背侧用铝夹板固定来预防，或内部使用克氏针固定指间关节，后者效果更佳。

（6）结果：掌指关节成形术可以缓解疼痛、纠正畸形及增加屈曲的力量。关节的灵活性会有所不同。遵循一个合适的康复计划可以获得60°的活动范围，但运动的范围

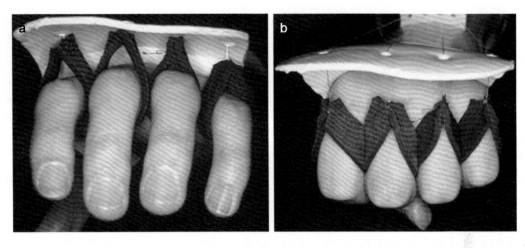

图 5-37-17　a. 应使用一个动态夹板以保持手指对位；b. 夹板应在手指屈曲时仍保持其对位良好,防止伸肌腱尺侧移位的复发

有时会随着时间的流逝有所减少。

(四)近侧指间关节滑膜炎:Boutonnière 畸形

1. 功能解剖学　伸肌装置呈三角形,基底位于掌指关节水平,顶点位于远侧指间关节背部。近端基底缠绕在掌骨头,背部提供了外侧伸肌的插入位置,内在肌则插入其掌侧的边缘。伸肌腱帽是结缔组织和腱纤维组成的交织性结构,在近节指骨水平固定伸肌腱和内在肌腱。远侧分为 3 个腱束,1 个中央束和 2 个外侧束。中央束插入中节指骨基底,外侧束插入远节指骨基底。

伸肌腱在近侧指间关节水平延伸为 1 个中央束和 2 个外侧束。外侧束和中央束被结缔组织鞘连接在一起,同时允许某一束独立滑动,可纵向或横向。横韧带和三角韧带分别控制外侧束向背侧及掌侧移位。关节屈曲时,只有外侧束转移至近侧指间关节,远侧指间关节才能屈曲(图 5-37-18)。

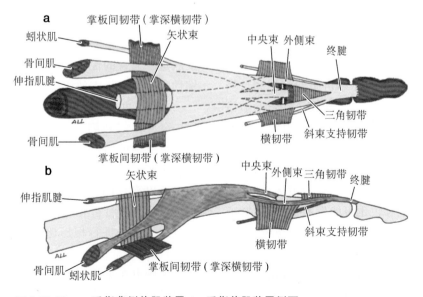

图 5-37-18　a. 手指背侧伸肌装置;b. 手指伸肌装置侧面

近侧指间关节发生滑膜炎会削弱伸肌装置的中央束,造成关节主动伸直力量减弱。最有可能发生的情况是,近侧指间关节滑膜炎首先削弱连接外侧束和中央束的松散结缔组织的力量。这就造成,即使手指处于静止状态,外侧束也会前移,使远、近侧指间关节轻度屈曲。随着时间的推移,中央束也会拉长,所有伸展近侧指间关节的力量会消失,逐步加重关节的屈曲畸形。伸肌装置近端的脱位将导致远侧指间关节过伸畸形,形成钮孔畸形。近节指骨的髁部通过外侧束突向背面,就像一个纽扣穿入纽扣眼中[86-88]。

在正常情况下,考虑到伸肌装置完好无损,近侧指间关节完全伸直时远侧指间关节也会随之伸直。当近侧指间关节逐渐屈曲,远侧指间关节也将相应地获得一样的弯曲度。因此,当弯曲近侧指间关节,远侧指间关节只是中立位而没有过伸,也应该被认为是伸肌装置失衡的标志,这是钮孔畸形的最早阶段。随着时间的流逝,手掌的荚膜结构如屈肌腱鞘甚至皮肤都被缩短出现挛缩,不能被动伸直近侧指间关节。被动伸直近侧指间关节的力量不应作用于远节指骨背侧,而是在中间指骨。如果是这种情况,意味着外侧束已移位到近侧指间关节背侧。

侧副韧带较为强壮,且近侧指间关节没有肌肉插入,在这一水平可引起桡侧和尺侧倾斜。这也解释了近侧指间关节侧方不稳及畸形较少见的原因。但由于中侧方的外部力量或内部的尺侧外侧束短缩对中节指骨的牵拉作用,也可以观察到近侧指间关节侧方不稳和畸形。关节软骨的破坏、中间指骨轻微的掌侧移位也可能发生。因此,对于确定的近侧指间关节屈曲挛缩的患者,应常规进行放射学检查。

2. 治疗 在准备手术纠正钮孔畸形之前,应该尝试被动伸直近侧指间关节。屈曲挛缩畸形可以用夹板纠正,但应通过最小的力量持续很长一段时间,否则会增加软骨的压力、加速关节的破坏或导致患者因疼痛依从性降低。

通过外科操作进行钮孔畸形的矫正比较困难。因为修复伸肌装置需要非常精确地对中央束和固定中央束及外侧束的结缔组织进行解剖学重建。术后短时间固定由于屈肌腱强大的传导力量破坏的已修复的结构。另外,长时间的固定可能引起关节伸直位僵硬,患者会不满意治疗结果。因为患者宁愿失去一定程度的伸直,也不愿失去屈曲的角度,否则将无法抓握中小型物体。

如果近侧指间关节被摧毁,不应进行钮孔畸形的手术矫正。在这种情况下,建议行近侧指间关节融合术。

在进行手术重建伸肌装置前,应完全或几乎完全被动地将近侧指间关节强制性伸直。因为伸肌装置重建修复后,需要进行长时间的制动,近侧指间关节很容易出现僵直,故手术应同时进行近侧指间关节掌侧软组织的松解。

于背侧从近节指骨近1/3到中节指骨的中间做一"Z"形切口,暴露伸肌装置。切口水平应该尽量靠近伸肌装置,以保护皮肤背侧丰富的血管。纵向背侧中线切口理论上具有保护近侧指间关节背侧较小静脉和皮肤边缘血管的优势,但需要更大的皮肤收缩性才能充分暴露伸肌装置。

1个中央束和2个外侧束识别确定后,纵向分开固定外侧束在近侧指间关节旋转轴线以下的横韧带。用小剪刀钝性剥离,将外侧束底面逐渐从近侧指间关节囊的粘连中松解出来,直到其能重新回到关节背侧。中央束可以进行折叠,或对其插入到中节指骨背部的部分进行梭形切口切除而达到短缩的目的。

外侧束在近侧指间关节背侧的维持和固定通过三角韧带在中节指骨背侧的折叠术来保证。在近侧指间关节背侧连接、固定中央束和外侧束的薄层结缔组织也应进行折叠术。因为背侧皮肤较薄,所以应用可吸收和无色的缝合材料,如 PDS,在皮下不明显。许多小口径缝线如 5-0 USP (1 metric),缝合效果更好。应该避免外侧束被过度背侧化,否则会限制近侧指间关节和远侧指间关节的屈曲[89-94]。

缝合完成后,应该被动弯曲近侧指间关节以检查修复的强度。如果弯曲后存在未缝合好的褶皱,应再多加缝合。尽管没有必要完全屈曲近侧指间关节,约 70°的被动屈曲应该是可以达到的。如果这个水平的关节屈曲度不能完成,一般是因为中央束过度短缩或外侧束被过度背侧导致的。

中央束可以通过使用局部肌腱瓣或肌腱移植进行重建,但疗效难以预测。或许会出现因为修复被破坏导致畸形复发或肌腱过度扩张导致近侧指间关节屈曲的损失。

远侧指间关节过伸的纠正更容易完成,并且更易得到患者的认可。主要原因为手指屈曲的改进和更好的美观效果。大多数患者把难看的"Z"状畸形作为治疗或手术的主要原因。通过在远侧指间关节稍近端做横向或斜向的皮肤切口,远端伸肌腱被横向分离,直到关节可以被动弯曲。在长期过伸畸形的关节中,背侧皮肤常被改建在短缩的位置,如果允许屈曲关节,一般不可能闭合切口。在这种情况下最好保持切口的打开状态。但即使做了斜向的皮肤切口,在大多数二次闭合皮肤的情况下仍会导致远侧指间关节过伸复发[95-96]。

远侧指间关节背侧的皮肤不能通过"Z"形切口延长,因为侧方至背侧没有足够滑动的皮肤允许皮瓣的转移。背侧皮肤的短缩最好通过椭圆形全层皮肤移植覆盖其缺损来完成,供区一般选择在腕关节屈曲尺侧的皱褶处。

近侧指间关节应在完全伸直位根据修复的稳定性固定 4～6 周。建议患者不应早期进行屈曲活动,否则会增加破坏已修复且较薄弱的伸肌装置的风险。在每次主动或被动地协助屈曲训练后,应主动伸直近侧指间关节,证明修复仍完好无损。

术后近侧指间关节的固定可以应用斜克氏针,也可使用背侧铝夹板,后者效果更佳。如果应用克氏针,应选择小口径且手工置入。大口径克氏针以较强的冲击置入会导致软骨破坏,特别是在术前已出现关节软骨退化的小关节上。

(五)远侧指间关节滑膜炎:锤状指

关节滑膜炎会削弱远端伸肌腱,导致关节上方伸肌力量减弱。指深屈肌腱紧缩也是导致关节屈曲畸形的重要原因,最终形成锤状指。

治疗 在开始阶段,对于轻度畸形和滑膜炎,可以用铝或聚乙烯夹板在伸直位固定远侧指间关节。伸直位固定不仅能减轻滑膜炎,还能保护伸肌腱,预防断裂。如果已经存在严重畸形,外部的夹板固定不能提供满意的、持久的效果。

严重的关节滑膜炎应该行关节滑膜切除术。这在技术上存在可能,但很少执行,因为患者很少在早期阶段寻求手术的建议。

如果可以被动纠正屈曲畸形,伸肌腱就可以修复。但需要很长一段时间进行固定,然后小心进行屈曲训练以避免畸形复发。伸肌腱修复部位断裂并不少见,因为伸肌腱已被底层的滑膜炎削弱。

当畸形严重不能被纠正或因软骨破坏、侧副韧带拉长导致关节侧方不稳时,需要考虑进行关节融合术。通常选择背侧横向切口,或做一梭形切口切除多余的皮肤。远端伸肌腱横向分开后屈曲远侧指间关节,去除关节软骨及中节指骨髁部后很容易暴露远节指骨基底。当关节稳定、侧副韧带完整时,用一枚纵向克氏针就足以固定。克氏针应该在指甲游离边缘下方皮肤插入,这样患者可以洗手,并恢复日常活动,在关节不稳定的情况下,可继发韧带或骨质破坏,建议使用附加斜克氏针固定关节。克氏针应于皮下切断，便于触诊，6～8周后去除。

关节融合术中，示指和中指应保持完全伸直位，环指和小指则在轻度屈曲位。

六、拇指畸形

拇指畸形继发于滑膜炎、肌腱断裂，或两者都有。

（一）第一腕掌关节滑膜炎（大多角骨-掌骨）

第一腕掌关节滑膜炎会引起韧带削弱，导致拇指掌骨进行性桡背侧脱位，引起拇指掌骨内收。因此，代偿性的掌指关节伸直和指间关节屈曲将逐步发展。这种畸形类似于指骨的鹅颈畸形。

治疗　第一腕掌关节破坏或错位可以通过关节融合术或关节成形术治疗。特别是在类风湿疾病患者最好进行某种类型的关节成形术，以纠正畸形和恢复拇指基底活动度，因为其中一些患者未来可能需要行掌指关节或指间关节融合术。笔者认为，大多角骨的硅胶假体置换可以提供最好的治疗效果（图 5-37-19）。通过使用最小的植入物，将其置于舟状骨远端关节面，并用克氏针固定在小多角骨，可以将植入物半脱位的风险降到最低。小多角骨对于大多角骨的关节面呈凸形，故对于另一个凸形结构的植入物不会提供稳定性。鉴于这个原因，小多角骨应制备成凹面以增加内在植入物的稳定性及提高舟状骨表面的接触面积。应该利用桡侧腕屈肌的肌腱，通过从前方至背侧包裹假体来重建关节囊，肌腱应该仔细缝合到舟状骨桡侧。患者可以在术后 10 天左右去除石膏绷带和缝线后开始使用拇指。克氏针可帮助固定植入物，拇指的活动主要发生在拇指掌骨的假体柄上，与其他铰链式硅胶假体相同。

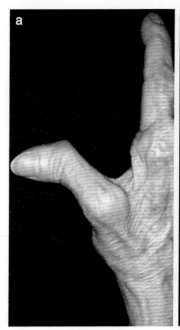
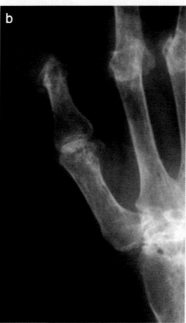
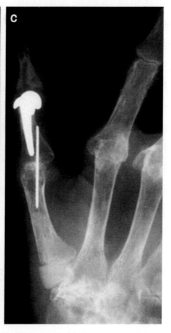

图 5-37-19　a. 拇指 3 个关节被破坏，导致畸形和不稳定；b. X 线片显示，指间关节和第一腕掌关节半脱位；c. 第一腕掌关节脱位已经用硅胶植入、关节成形术治疗，掌指关节不稳通过关节融合术治疗，指间关节不稳定通过刚性植入 2 个组件假体行关节成形术

(二)掌指关节滑膜炎

拇指掌指关节滑膜炎十分普遍,其使背侧关节囊和伸肌装置变得薄弱,导致掌指关节主动伸直功能进行性丧失。背侧固定拇长伸肌腱达掌指关节的结缔组织会因滑膜炎变得薄弱,导致拇长伸肌腱前方脱位,这也是关节屈曲畸形的原因。因此,患者不得不提高拇指掌骨外展的幅度以维持和操纵较大的物体或装置。当拇指掌骨外展时,拇指掌指关节变得更稳定,在这一水平保护关节免受滑膜炎的有害影响。基于这个原因,与同龄未患病女性相比,类风湿关节炎患者的拇指掌指关节炎发生率更低。

掌指关节屈曲和拇长伸肌半脱位将导致指间关节过伸畸形。拇指会呈现钮孔畸形(图 5-37-20)。

当侧副韧带因滑膜炎变得薄弱时,也会发生侧方不稳定。当用其他手指持物时,主要产生自外力传导处向桡侧边的不稳定[98-100]。

治疗　在早期阶段,关节滑膜切除术伴背侧关节囊紧缩、拇短伸肌前置及拇长伸肌腱重建可以获得满意的疗效。因为术后复发的风险非常高,关节应维持在完全伸直位较长时间,如 6 周或更久。屈曲功能部分丧失不应被视为一种不良结局。使用背侧铝夹板进行固定不太合适,应该选用侧方克氏针对关节进行有效固定。

如果该关节为中度破坏,或为从前到后,或为由内到外的不稳定,那么最佳术式为关节融合术。术后可获得直接且持久的疗效,因为该关节的稳定性重要于活动性。关节成形术的结局可能具有欺骗性,特别是在那些韧带损伤相比侧方不稳定更严重的病例中[101-103]。

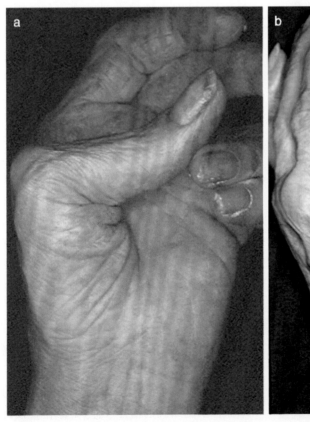
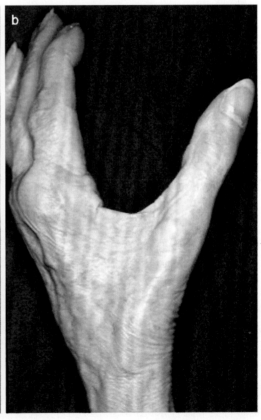

图 5-37-20　a. 掌指关节屈曲,拇指指间关节过伸造成钮孔畸形;b. 掌指关节固定术是首选的治疗方法,因为稳定性比活动性更重要

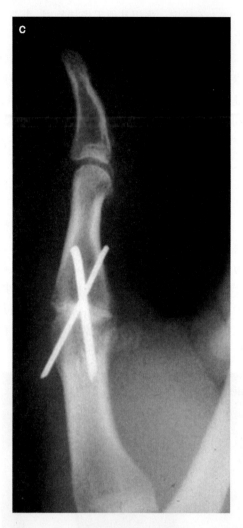

图 5-37-20(续)　c.掌指关节融合术最好用 2 枚斜克氏针完成,固定在 10°～15°的屈曲、外展和内旋位

(三)指间关节滑膜炎

指间关节滑膜炎较掌指关节滑膜炎相对少见,因为其滑膜组织量较少且活动主要是屈曲,可能会继发于掌指关节屈曲畸形引起的过伸畸形。

治疗　与拇指掌指关节相比,拇指指间关节对于抓或操纵小物体等活动非常重要。因此,只需在这一关节发生严重损毁和不稳定时行关节融合术(图 5-37-21)。对于轻度不稳定的病例,如果伸肌和屈肌腱完整,也可通过两组件关节成形术获得良好结局。

如果可能,应推荐早期行滑膜切除术,因为与手指近侧指间关节滑膜切除术相比,该手术更易实施且可获得更好的结局。

(四)拇长伸肌腱断裂

由于桡骨远端干骺端 Lister 结节处摩擦力的作用,拇长伸肌腱断裂可发生于第三背侧伸肌间隔内。严重钮孔畸形的存在可能会对拇长伸肌腱断裂的诊断造成一些困难。在让患者主动屈伸指间关节前,应矫正拇指掌指关节的屈曲位置并稳定该关节。指间关节混合过伸畸形可使拇长伸肌腱断裂的诊断变得相当困难。

治疗　最佳的治疗方法为示指固有伸肌腱转移。于背侧示指掌骨水平做小型横向切口,以保证到达示指的 2 个伸肌的血供。示指固有伸肌通常位于总腱尺侧。然后在腕背伸肌支持带第四间隔室末端做横向切口,识别示指固有伸肌腱。一般情况下,总腱尺侧与示指固有伸肌腱相连,且位于所有手指伸肌腱深部。于末端水平横断示指固有伸肌腱并从近端抽出。第 3 个皮肤切口为"V"形,并且开口于拇指掌骨中三1/3 水平跨拇长伸肌腱处。通过这一较宽切口,采用交织 Pulvertaft 缝合法,将示指固有伸肌腱缝于拇长伸肌腱上。修补的适度张力取决于肌腱固定的策略。医生应在患者屈腕后观察拇指后退和指间关节伸直的程度,否则需加大张力。当开始伸腕时,应屈曲指间关节并前伸拇指,否则肌腱转位存在过高张力。确定合适的张力后,进一步缝合并切除肌腱末端的剩余部分。

(五)拇长屈肌腱断裂

尽管患者也会主诉拇指屈曲力量丧失,但指间关节过伸畸形存在时,医生也可能漏诊拇长屈肌腱断裂。

治疗　正如类风湿手部疾病中所有的摩擦性肌腱断裂的治疗一样,不推荐直接行断端的端端肌腱修补。因为与那些应直接行端端修补的伸肌腱断裂相比,这些断裂发

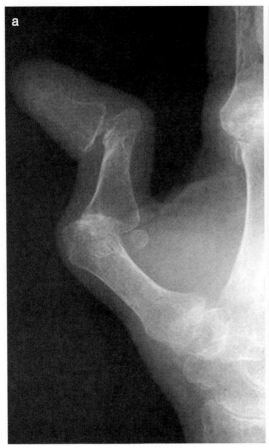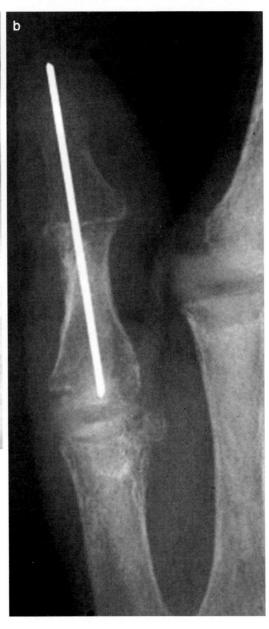

图 5-37-21　a. 拇指指间关节完全脱位；b. 拇指指间关节融合术和掌指关节硅胶植入关节成形术弥补远端活动的损失

现得更早，但也应通过游离肌腱加强修补。如果肌腱断端无法接近，则应行中指或环指指浅屈肌腱转位。

第 3 节　一般手术原则

在手术台上，患者持仰卧位，患臂伸直，置于台边手桌上。推荐行臂丛阻滞麻醉，因其能更好地被类风湿疾病患者耐受，使手术能在不固定的基础上完成。考虑到颈椎和腰椎情况，当在局部麻醉下完成手术时，医生应尽量使得患者处于最大的舒适度。在膝下垫一小枕头以缓解下背部疼痛。

腕背侧、手和手指的最佳手术入路为通过"Z"形切口进入。手术解剖平面应在皮肤筋膜下,以保护和不损伤皮瓣血管供应。在理论上,纵向切口具有不损伤近侧指间关节背侧小静脉和保护皮缘血供的优点。需尽量拉开皮肤,以充分显露伸肌装置。

需保持暴露组织湿润,并且最小程度地使用电凝以避免不必要的组织坏死和血栓形成。

以 0.7 metric(6-0 USP)间断单纤维丝如聚丙烯或聚酰胺缝线闭合切口。应松弛对合皮缘以避免皮肤压力过高,允许引流术后发生出血,但应避免形成皮下血肿。应在皮缘上方放置油砂条以免纱布和切口粘连。

如果需用敷料覆盖手指,那么应在手指间放置三角纱布,以免浸润相邻皮肤。纱布尖端从手背侧引入,开始在小指和环指间缠绕,直至覆盖所有手指。当允许术后活动近侧指间关节时,应仅覆盖从指蹼到近侧指间关节屈曲横纹范围内的手指。注意不要挤压指蹼近侧纱布,因为这样会压迫手指静脉回流。然后将纱布绕手尺侧缠绕,纱布大部分体积置于掌心处。最好用石膏绷带轻轻缠于薄层医用纱布之上。石膏绷带为唯一可适应手部平坦形状而对手部没有过大压力风险的绷带,而加压敷料可能发生压力过大的情况。外科医生仅会在手术区施加压力,通常位于手和腕背侧。石膏成型后,同时松解并拆除止血带,且使手部最大程度地抬高。应一直抬高手部,维持于腋窝上水平,特别是在刚松解止血带时。如果皮肤闭合较为宽松,应用石膏绷带并持续抬高手,无须放置引流管或担心血肿形成。

第 4 节　手术时机的选择

最初,类风湿疾病患者应行药物治疗。与过去相比,在早期阶段应用新药和采取更积极的治疗似乎能产生更高的治愈率。如果休息无缓解或药物治疗失败,应考虑手术。

如果滑膜炎持续存在,应做关节滑膜切除术,因为持续性肿胀的关节滑膜炎的有害影响很大。了解治疗严重钮孔畸形的困难性对于存在近侧指间关节滑膜炎的患者来说非常重要。但在行腕部和近侧指间关节的全关节滑膜切除术的同时又避免复发风险是相当困难的。滑膜切除术的另一缺点是可能引起一定程度的关节僵硬。但至少对于腕关节来说这可能是值得的,因为患者会因此获得关节的稳定性。

与关节滑膜切除术相比,肌腱滑膜切除术更易行,特别是对于伸肌腱来说,后者更流行。但随着时间的推移,伸肌腱滑膜炎可能因伸肌腱滑动减少而减轻,这主要发生在掌指关节滑膜炎限制这些关节活动的时候。腕管处伸肌腱滑膜炎可能引起正中神经压迫的症状,但通常会在屈肌支持带因滑膜炎而变薄弱后缓解,另外,应治疗限制指间关节主动屈曲的屈肌腱鞘内滑膜炎,以避免形成鹅颈畸形。

总体上,类风湿手部疾病的手术治疗率较低,可能有以下原因:畸形表现缓慢,患者适应畸形,手部畸形仅引起轻微疼痛,且在风湿病学专家中存在一种观点,手术无法改善手功能。与过去相比,目前手术治疗由于联合了药物治疗,可获得更好的结局,这也是进一步了解畸形病因学、改进仪器及手术材料的结果。

对于存在多处手部畸形的患者来说,医生应不断询问其轻重缓急,因为有时外科医生看来不重要的问题对于患者来说更重要,如切除皮下风湿结节。对于患者来说,改善外观也许要比改善功能重要,如矫正大部分发生在单一手指的钮孔畸形、鹅颈畸形、严重尺偏或手指屈曲畸形[104]。

一般来说,外科医生应该先进行难度低的手术,留下更复杂的、需要更长恢复时间的外科手术于后期再进行。成功的手术是指患者在短时间内获得实质性益处,如最小程度的不适及短暂无痛的康复过程。成功手术的良好示例是拇指掌指关节或手指远侧指间关节的关节融合术。伸肌和屈肌腱滑膜切除术也应被视为成功手术。严重的 Boutonnière 畸形矫正术为较难的手术。

第 5 节　分期外科手术

最好进行分期外科重建而不是一次性矫正所有畸形。这样术后疼痛会减轻,且患者可以集中进行特定畸形矫正后的功能恢复。大多数手部重建手术可在臂丛阻滞麻醉下进行而无须住院,可促进分期手术的进一步发展。

尽管普遍认为腕关节重建应早于掌指关节重建,但当存在因严重关节脱位、伸肌腱断裂或掌指关节尺侧伸肌腱脱位导致的掌指关节无法主动活动的情况时,这个观点并不正确。腕背侧手术可能因该处伸肌腱滑动少而引起伸肌腱粘连。在这些病例中,腕部手术后的掌指关节融合术的结局将令人失望。如果先行掌指关节融合术,可在进行伸肌腱修补前获得被动关节活动。

对于存在掌指关节破坏和混合鹅颈畸形的病例来说,最好先矫正掌指关节。混合鹅颈畸形固定会提高术后掌指关节的主动活动度。

另外,可同时矫正掌指关节畸形和钮孔畸形,特别是在近侧指间关节已融合或用穿关节克氏针暂时固定的情况下。

应在矫正掌指关节畸形的同时矫正拇指畸形。

参考文献

[1] Rubens DJ, Blebea JS, Totterman SM, et al. Rheumatoid arthritis: evaluation of wrist extensor tendons with clinical examination versus MR imaging-a preliminary report. Radiology, 1993, 187: 831-838.

[2] Ishikawa H, Hanyu T, Tajima T. Rheumatoid wrists treated with synovectomy of the extensor tendons and the wrist joint combined with a Darrach procedure. J Hand Surg, 1992, 17-A: 1109-1117.

[3] Vaughan-Jackson OJ. Rupture of extensor tendons by attrition at the inferior radio-ulnar joint. J Bone Joint Surg, 1948, 30-B: 528.

[4] Williamson SC, Feldon P. Extensor tendon ruptures in rheumatoid arthritis. Hand Clin, 1995, 11: 449-459.

[5] Straub LR, Wilson Jr EH. Spontaneous rupture of extensor tendons in the hand associated with rheumatoid arthritis. J Bone Joint Surg Am, 1956, 38-A: 1208-1217.

[6] Moore JR, et al. Tendon ruptures in the rheumatoid hand: analysis of treatment and functional results in 60 patients. J Hand Surg, 1987, 12-A: 9-14.

[7] Bora FW, Osterman L, Thomas VJ, et al. The treatment of ruptures of multiple extensor tendons at wrist level by a free tendon graft in the rheumatoid patient. J Hand Surg, 1987, 12-A: 1038-1040.

[8] Mountney J, Blundell CM, McArthur P, et al. Free tendon interposition grafting for the repair of ruptured extensor tendons in the rheumatoid hand. A clinical and biomechanical assessment. J Hand Surg, 1998, 23-B: 662-665.

[9] Dahl E, et al. Flexor tendon synovectomy of the hand in rheumatoid arthritis. A follow-up study of 201 operated hands. Scand J Rheumatol, 1976, 5: 103-107.

[10] Ferlic DC, Clayton ML. Flexor tenosynovectomy in the rheumatoid finger. J Hand Surg, 1978, 3-A: 364-367.

[11] Tolat AR, Stanley JK, Evans RA. Flexor tenosynovectomy and tenolysis in longstanding rheumatoid arthritis. J Hand Surg, 1996, 21-B: 538-543.

[12] Ferlic DC. Rheumatoid flexor tenosynovitis and rupture. Hand Clin, 1996, 12: 561-772.

[13] Mannerfelt L, Norman O. Attrition ruptures

of flexor tendons in rheumatoid arthritis caused by bony spurs in the carpal tunnel. A clinical and radiological study. J Bone Joint Surg,1969,51-B:270-277.

[14] Nalebuff EA. The rheumatoid swan-neck deformity. Hand Clin,1989,5:203-214.

[15] Nalebuff EA, Millender LH. Surgical treatment of the swanneck deformity in rheumatoid arthritis. Orthop Clin,1975,6:733-752.

[16] Horner G, Terrono A. Soft tissue procedures for the rheumatoid swan neck finger deformity. Techniques in Hand and Upper Extremity Surgery,2000,4:22-29.

[17] Tonkin MA, Hughes J, Smith KL. Lateral band trans-location for swanneck deformity. J Hand Surg,1992,17-A:260-267.

[18] Della Santa DR. Le poignet rhumatoïde: physiologie, evolution clinique et radiologique. La Main,1998,3:153-190.

[19] Herren DB, Simmen R. Rheumatoid arthritis of the wrist. In: Berger RA, Weiss APC, editors. Hand surgery. Philadelphia: Williams & Wilkins,2004:1213-1239.

[20] Hindley CJ, Stanley JK. The rheumatoid wrist: patterns of disease progression: a review of 50 wrists. J Hand Surg,1991,16B: 275-279.

[21] Hodgson SP, Stanley JK, Muirhead A. The Wrightington classification of rheumatoid wrist X-rays: a guide to surgical management. J Hand Surg,1989,14-B:451-455.

[22] Lluch A. Aspects actuels du poignet rhumatoïde. In: Duparc J, editor. Cahiers d'enseignement de la SOFCOT. Amsterdam: Elsevier,2000:203-221.

[23] Richter A. Types of wrist destabilization in RA. In: Simmen B, Hagena F-W, editors. The wrist in rheumatoid arthritis. Basel: Karger,1992:32-40.

[24] Simmen BR, Huber H. The rheumatoid wrist: a new classification related to the type of the natural course and its consequences for surgical therapy. In: Simmen B, Hagena F-W, editors. The wrist in rheumatoid arthri-tis. Basel: Karger,1992:13-25.

[25] Swanson AB, deGroot Swanson G. Pathogenesis and pathomechanics of rheumatoid deformities in the hand and wrist. Orthop Clin North Am,1973,4:1039-1056.

[26] Taleisnik J. Mechanism of wrist deformity in rheumatoid arthritis. In: The wrist. New York: Churchill Livingstone,1985:357-363.

[27] Alnot JY, Fauroux L. La synovectomie réaxation stabilisation du poignet rhumatïde. In: Tubiana R, editor. Traité de Chirurgie de la Main, vol. 5. Paris: Masson, 1995: 442-452.

[28] Chantelot C, Fontaine C, Flipo RM, et al. Synovectomy combined with the Sauvé-Kapandji procedure for the rheumatoid wrist. J Hand Surg,1999,24-B:405-409.

[29] Dumontier C. Synovectomies du poignet rhumatoïde. In: Allieu Y, editor. La main et le poignet rhumatoïdes. Paris: Expansion Scientifique Française,1996:21-34.

[30] Hanff G, Sollermann C. Wrist synovectomy in juvenile chronic arthritis (JCA). Scand J Rheumatol,1990,19:280-284.

[31] Park MJ, et al. Arthroscopic synovectomy of the wrist in rheumatoid arthritis. J Bone Joint Surg,2003,85-B:1011-1015.

[32] Borisch N, Haussmann P. Radiolunate arthrodesis in the rheumatoid wrist: a retrospective clinical and radiological long-term follow-up. J Hand Surg,2002,27-B:61-72.

[33] Chamay A, Della Santa D. Radiolunate arthrodesis in rheumatoid wrist (21 cases). Ann Hand Surg,1991,10:197-206.

[34] Stanley JK, Boot DA. Radio-lunate arthrodesis. J Hand Surg,1989,14-B:283-287.

[35] Alnot JY. Arthrodèses radio-carpiennes et artroplasties: indications respectives. La Main,1998,3:185-189.

[36] Barbier O, Saels P, Rombouts JJ, et al. Long term functional results of wrist arthrodesis in rheumatoid arthritis. J Hand Surg, 1999,24-B:27-31.

[37] Clayton ML. Surgical treatment at the wrist

in rheumatoid arthritis. A review of thirty-seven patients. J Hand Surg, 1965, 47-A: 741-750.

[38] Ishikawa H, Murasawa A, Nakazono K. Long-term Follow-up study of radiocarpal arthrodesis for the rheumatoid wrist. J Hand Surg, 2005, 30-A, 658-666.

[39] Mannerfelt L, Malmsten M. Arthrodesis of the wrist in rheumatoid arthritis. A technique without external fixation. Scand J Plast Reconstr Surg, 1971, 5: 124-130.

[40] Swanson AB, de Groot SG, Maupin BK. Flexible implant arthroplasty of the radiocarpal joint: surgical technique and long-term study. Clin Orthop, 1984, 187: 94.

[41] Fatti JF, et al. The long-term results of Swanson silicone rubber interpositional wrist arthroplasty. J Hand Surg, 1986, 11-A: 166-175.

[42] Lluch A, Proubasta I. Les implants radiocarpiens de Swanson. Résultats à long terme. La Main, 1998, 3: 176-183.

[43] Lluch A. Flexible hinged silicone arthroplasties of the wrist (Swanson design). In: Simmen B, Allieu Y, Lluch A, Stanley JK, editors. Hand arthroplasties. London: Martin Dunitz, 2000: 200-210.

[44] Stanley JK, Tolat AR. Long-term results of Swanson silastic arthroplasty in the rheumatoid wrist. J Hand Surg, 1993, 18-B: 381-388.

[45] Jolly SL, et al. Swanson silicone arthroplasty of the wrist in rheumatoid arthritis: a long-term follow-up. J Hand Surg, 1992, 17-A: 142-149.

[46] Alnot JY, Le Breton L. Les arthroplasties totales du poignet. In: Allieu Y, editor. La main et le poignet rhumatoïdes. Paris: Expansion Scientifique Française, 1996: 48-56.

[47] Beckenbaugh RD. Implant arthroplasty in the rheumatoid hand and wrist: current state of the art in the United States. J Hand Surg, 1983, 8: 675-678.

[48] Dibelviss BJ, Sollerman C, Adams BA. Early results of the Universal total wrist arthroplasty in rheumatoid arthritis. J Hand Surg, 2002, 27-A: 195-204.

[49] Menon J. Universal total wrist implant: experience with a carpal component fixed with three screws. J Arthroplasty, 1998, 13: 515-523.

[50] Meuli HC, Fernandez DL. Uncemented total wrist arthroplasty. J Hand Surg, 1995, 20-A: 115-122.

[51] Murphy DM, Khoury JG, Imbriglia JE, et al. Comparison of arthroplasty and arthrodesis for the rheumatoid wrist. J Hand Surg, 2003, 28-A: 570-576.

[52] Murray P. Current status of wrist arthrodesis and wrist arthroplasty. Clinics in Plastic Surgery, 1996, 23: 385-394.

[53] Weiss AC, Wiedeman Jr G, Quenzer D, et al. Upper extremity function after wrist arthrodesis. J Bone Joint Surg, 1995, 20-A: 813-817.

[54] Backdahl M. The caput ulnae syndrome in rheumatoid arthritis: a study of the morphology, abnormal anatomy and clinical picture. Acta Rheum Scand, 1963, 5: 1-75.

[55] O'Donovan TM, Ruby LK. The distal radioulnar joint in rheumatoid arthritis. Hand Clin, 1989, 5: 249-256.

[56] Weiler PJ. Kinematics of the distal radioulnar joint in rheumatoid arthritis: an in vivo study using centrode analysis. J Hand Surg, 1995, 20-A: 937-943.

[57] Jackson IT, Milward TM, Lee P, et al. Ulnar head resection in rheumatoid arthritis. The Hand, 1974, 6: 172-180.

[58] Jensen CM. Synovectomy with resection of the distal ulna in rheumatoid arthritis of the wrist. Acta Orthop Scand, 1983, 54: 754-759.

[59] Mikic ZD. The value of the Darrach procedure in the surgical treatment of rheumatoid arthritis. Clin Orthop Rel Res, 1977, 127: 175-185.

[60] Nanchahal J, Sykes PJ, Williams RL. Excision of the distal ulna in rheumatoid arthritis.

Is the price too high? J Hand Surg, 1996, 21-B: 189-196.

[61] Tulipan DJ. The Darrach procedure defended: technique redefined and long-term follow up. J Hand Surg, 1991, 16-A: 438-444.

[62] White Jr RF. Resection of the distal ulna with and without implant arthroplasty in rheumatoid arthritis. J Hand Surg, 1986, 11-A: 514-518.

[63] Fujita S, et al. Modified Sauve-Kapandji procedure for disorders of the distal radioulnar joint in patients with rheumatoid arthritis. J Bone Joint Surg Am, 2005, 87: 134-139.

[64] Lluch A, Garcia-Elias M. The Sauvé-Kapandji procedure. Technical considerations. J Orthop Surg Techniques, 1995, 9: 67-70.

[65] Lluch A, Garcia-Elias M. The Sauvé-Kapandji procedure. In: Slutsky DJ, editor. Principles and practice of wrist surgery. Philadelphia: Saunders/Elsevier, 2009: 335-344.

[66] Vincent KA, et al. The Sauve-Kapandji procedure for reconstruction of the rheumatoid distal radioulnar joint. J Hand Surg, 1993, 18-A: 978-983.

[67] Smith RJ, Kaplan E. Rheumatoid deformities at the metacarpophalangeal joints of the fingers. J Bone J Surg, 1967, 49-A: 31-47.

[68] Wilson RL, Carlblom ER. The rheumatoid metacarpophalangeal joint. Hand Clin, 1989, 5: 223-237.

[69] Wise KS. The anatomy of the metacarpophalangeal joints, with observations of the aethiology of ulnar drift. J Bone J Surg, 1975, 57-B: 485-490.

[70] Blair WF, Jebson PJL. Crossed intrinsic transfers versus metacarpophalangeal joint arthroplasty in rheumatoid arthritis. In: Saffar P, Amadio PC, Foucher G, editors. Current practice in hand surgery. London: Martin Dunitz, 1997: 203-206.

[71] Clark DI, Delaney R, Stilwell JH, et al. The value of crossed intrinsic transfer after meta-carpophalangeal silastic arthroplasty: a comparative study. J Hand Surg, 2001, 26-B: 565-567.

[72] Harrison DH, Harrison SH, Smith P. Realignment procedure for ulnar drift of the metacarpo-phalangeal joint in rheumatoid arthritis. Hand, 1979, 11: 163-168.

[73] Lluch A. The treatment of finger joint deformities in rheumatoid arthritis. In: Allieu Y, editor. The rheu-matoid hand and wrist. Paris: Expansion Scientifique Publications, 1998: 85-104.

[74] Lluch A. Duparc J. In: Duparc J, editor. Surgical techniques in orthopaedics and traumatology, vol. 55-320-C-10. Paris: Elsevier, 2000: 1-5.

[75] Wood VE, Ichtertz MD DR, Yahiku H. Soft tissue metacarpophalangeal reconstruction for treatment of rheumatoid hand deformity. J Hand Surg, 1989, 14-A: 163-174.

[76] Swanson AB. Flexible implant arthroplasty for the arthritic finger joints: rationale, technique and results of treatment. J Bone Joint Surg, 1972, 54-A: 435-455.

[77] Beckenbaugh RD, Dobyns JH, Linscheid RL, Bryan RS. MD: review and analysis of silicone-rubber metacarpophalangeal implants. J Bone Joint Surg, 1976, 58-A: 483-487.

[78] Gellman H, Stetson W, Brumfield Jr RH, et al. Silastic metacarpophalangeal joint arthroplasty in patients with rheumatoid arthritis. Clin Orthop Relat Res, 1997, 342: 16-21.

[79] Goldfarb C, Stern P. Metacarpophalangeal joint arthroplasty in rheumatoid arthritis: a long term assesment. J Bone Joint Surg, 2003, 85-A: 1869-1878.

[80] Kirschenbaum D, Schneider LH, Adams DC, Cody RP. Arthroplasty of the metacarpophalangeal joints with use of silicone-rubber implants in patients who have rheumatoid arthritis. J Bone Joint Surg, 1993, 75-A: 3-12.

[81] Nalebuff EA. Silicone arthroplasty of the

metacarpophalangeal joint. In: Blair WF, editor. Techniques in hand surgery. Baltimore: Williams and Wilkins,1996;936-946.

[82] Rothwell AG. Hand function following silastic arthroplasty of the metacarpophalangeal joins in the rheumatoid hand. J Hand Surg, 1997,22-B:90-93.

[83] Trail IA, et al. Seventeen-year survivorship analysis of silastic metacarpophalangeal joint replacement. J Bone Joint Surg,2004,86-B: 1002-1006.

[84] Arthur M. A prospective randomized comparison of Sutter and Swanson silastic spacers. J Hand Surg,1998,23-B:574-577.

[85] Schindele S, Herren D, Flury M,et al. Early results of NeuFlex silastic implant in MCP arthroplasty. Handchir Mikrochir Plast Chir, 2005,37:13-17.

[86] Ferlic DC. Boutonnière deformities in rheumatoid arthritis. Hand Clin, 1989, 5: 215-222.

[87] Milch H. Buttonhole rupture of the extensor tendon of the finger. Am J Surg,1931,13: 244-245.

[88] Stack HG. Buttonhole deformity. Hand, 1971,3:152-154.

[89] Grundberg AB. Anatomic repair of boutonniere deformity. Clin Orthop, 1980, 153: 226-229.

[90] Klasson SC, Adams BD. Biomechanical evaluation of chronic boutonnière reconstructions. J Hand Surg,1992,5:868-874.

[91] Littler JW, Eaton RG. Redistribution of forces in the correction of the boutonnière deformity. J Bone Joint Surg,1967,49-A:1267-1274.

[92] Matev I. Transposition of the lateral slips of the aponeurosis in treatment of longstanding "boutonnière deformity" of the finger. Br J Plast Surg,1964,17:281-286.

[93] Nalebuff EA, Millender LH. Surgical treatment of the boutonniere deformity in rheumatoid arthritis. Orthop Clin North Am, 1975,6:753-763.

[94] Urbaniak JR, Hayes MG. Chronic boutonniere deformity-an anatomic reconstruction. J Hand Surg,1981,6:379-383.

[95] Dolphin JA. Extensor tenotomy for chronic boutonnière deformity of the finger. Report of two cases. J Bone Joint Surg,1965,47-A: 161-164.

[96] Souter WA. The boutonnière deformity. A review of 101 patients with division of the central slip of the extensor expansion of the fingers. J Bone Joint Surg Br, 1967, 49-B: 710-721.

[97] Lluch A. Is there a role for silicone trapezial replacement in the rheumatoid hand. In: Trail I, Hayton M, editors. Surgery of the rheumatoid hand and wrist. Amsterdam: Elsevier,2006:169-177.

[98] Nalebuff EA. The rheumatoid thumb. Clin Rheum Dis,1984,10:589-607.

[99] Nalebuff EA. Diagnosis, classification and management of rheumatoid thumb deformities. Bull Hosp Joint Dis,1968,29:119-137.

[100] Stein AB, Terrono AL. The rheumatoid thumb. Hand Clin,1996,12:541-550.

[101] Inglis AE, Hamlin C, Sengelmann RP, et al. Reconstruction of the metacarpophalangeal joint of the thumb in rheumatoid arthritis. J Bone Joint Surg,1972,54-A:704-712.

[102] King JA, Tomaino MM. Surgical treatment of the rheumatoid thumb. Hand Clin,2001, 17:275-289.

[103] Manueddu CA, Bogoch ER, Hastings DE. Restoration of metacarpophalangeal extension of the thumb in inflammatory arthritis. J Hand Surg,1996,21-B: 633-639.

[104] Lluch A. Examination of the rheumatoid hand and wrist. In: Trail I, Hayton M, editors. Surgery of the rheumatoid hand and wrist. Amsterdam: Elsevier,2006:9-26.

第38章 手指和拇指的离断与再植

第 38 章

手指和拇指的离断与再植

Panayotis N. Soucacos

摘要 再植手术需要高超的显微外科技术。该手术有明确的适应证和指导原则,但面对更复杂的病例,术者应该了解其他可替代的术式。现今有许多术后监测再植手指血供的方法,也有许多早期发现血管危象的方法。但再植小组的一位医生加一位护士的 24 小时监护仍是避免出现再植手指坏死的最有效的方法,被广泛采纳。总之,当今的再植术已不仅仅是患指的成活,更应注重其功能的恢复。实践证明,只有严格遵守该手术的基本原则和适应证,才能实现手术目的。

关键词 骨骼短缩·指体完全离断·无血供的不完全离断·微血管吻合·神经吻合·肌腱修复·异位再植

第1节 概 述

1968 年,Komatsu 和 Tamai 报道了首例离断拇指再植成功的案例。之后,学者们对离断指体开展了很多血管重建和再植的研究,探讨完全离断和不完全离断的适应证、手术方法及手术结果,同时也探讨损伤严重程度、离断指体数目及再植手术的各种模式和操作。现今,前人积累的经验已经使血管吻合和再植手术成为了一种常规手术,只要术者有很好的显微外科技术,该手术在全世界很多医院都能开展。

目前已有明确的再植手术入选标准,以帮助医生判断患者是否适合行再植手术。再植的目的不仅仅是使离断部分成活,更主要的是希望其尽可能恢复正常的功能。严格的入选标准可以使医生避免去做那种能使手指成活但却没有功能或需要进行多次重建的再植手术[10, 14]。手指再植成功的关键不仅在于可靠的血管吻合、神经吻合及肌腱修复的显微外科技术,也在于对手术适应证的把握。

第2节 选择标准

在确定是否进行离断指体再植时,医生要考虑包括再植指体的成活及功能在内的诸多因素[14, 17]。如果再植指体有功能,那么其肯定要好于假体或断端。帮助术者判定手术结果的标准可以分为 2 类:①离断的类型和特征;②患者的一般情况。

手指离断伤根据血供情况可以分为 3 类:①手指的完全离断;②无血供的手指不完全离断;③有血供的手指不完全离断。

P. N. Soucacos
School of Medicine, University of Athens, Athens, Greece
e-mail: psoukakos@ath.forthnet.gr

G. Bentley (ed.), *European Surgical Orthopaedics and Traumatology*,
DOI 10.1007/978-3-642-34746-7_90,© EFORT 2014

一、手指的完全离断

手指的完全离断定义为离断部分与近端指体完全失去联系,中间不再有组织相连。

二、无血供的手指不完全离断

无血供的手指不完全离断是指双侧神经血管束和全部或绝大部分的静脉系统断裂或严重受损,而远端指体尚通过小块皮肤、肌腱或神经与近端相连。相连的部分不足以保证远端指体的血供。

三、有血供的手指不完全离断

有血供的不完全离断呈现为灰白色,只有在手术显微镜下才能辨别其是否有血供。术者必须判断一侧指动脉是否完好、扭曲或成角,是否存在静脉回流,以确保动脉供血和静脉回流足够。在这种情况下,通常有 1 条指动脉和 1~2 条指静脉完好。

第 3 节　再植手术的适应证

一、拇指

拇指要优先考虑再植。因为再植成功后的效果比任何重建术都要好[4,7,11,14](图 5-38-1)。

二、单个手指

单个手指再植主要有三大适应证。

首要的适应证是离断水平在指浅屈肌止点以远(图 5-38-2),此时如果再植成功,手指能很快恢复功能,因为完好的指浅肌屈腱能使手指中节屈曲[12,17]。

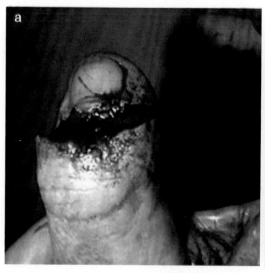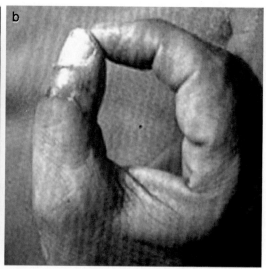

图 5-38-1　拇指通常优先考虑再植

a. 术前背面观,显示拇指为无血供的不完全离断,再植术后结果很好;b. 患者拥有正常的捏持和抓取功能

其次是离断水平在末节指骨[5]，此时，通常只需吻合一条动脉，静脉回流可以采用放血疗法或水蛭疗法[8]。

第3个适应证是单个手指的Ⅱ型或Ⅲa型环行撕脱，是指单个手指包括掌面、背面皮肤和血供（动脉供血和静脉回流）在内的联合手外伤[1]。这种损伤的指浅屈肌腱仍保持完好，由于预后良好，强烈建议行再植术。

经验显示，单个手指位于近节指骨或近侧指间关节处的离断，尤其是撕脱伤或挤压伤，是不适合再植的。这是因为再植的手指往往没有功能，即使经过了多次重建手术，效果仍不佳。但对于那些有较高职业需求的人（如音乐家），单个手指离断的再植适应证就要相对放宽一些。总之，单指再植术的指征如下：①指浅屈肌腱止点以远的离断；②远侧指间关节处或以远的离断；③Ⅱ型或Ⅲa型环行撕脱伤[6,10,14,16]

三、多个手指

多指离断也优先考虑再植（图 5-38-3，图 5-38-4）。对于这种严重损伤，首先要考虑手的整体功能。如果离断的指体损伤严重，要努力将损伤最轻的指体再植到最有用的近端残干上。如果所有的手指都无法再植，而拇指保持完好，医生可以通过再植或将手指向尺侧移位的方法来设法恢复手掌的宽度，这样手的握力会明显增强，同时保留了部分捏持功能。

四、异位再植

异位再植是指将任何手指移位并再植到能让手发挥更好功能的其他手指断端上。该技术已相当成熟，在处理多指离断，尤其是离断部分毁损严重的情况下发挥重要作用。异位手指再植有如下五大指征[9]。①包含拇指的多指离断。可能是离断的拇指太短或毁损严重，或两者皆有而无法再植，此时可将损伤最轻的手指异位再植，代替拇指。②双侧拇指离断。这种情况下，将非优势手的拇指或损伤最小的手指移位到优势手的拇指上，以保留优势手的功能[7]。③双侧、对称性手指离断。由于拇指完好，要努力将非优势手的手指移位再植到优势手上，以改善其功能。④多指离断，拇指完好。努力将手指移位至手的尺侧，以保留手

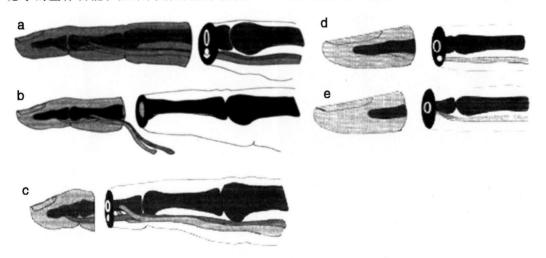

图 5-38-2　单指再植的首要指征是离断的水平。近节指骨水平（a）或近侧指间关节处（b）的离断，指深、浅屈肌腱均断裂，功能恢复最差。指浅屈肌腱止点以远（c）、远侧指间关节处（d）或屈指深肌腱止点以远（e）的离断，功能恢复较好

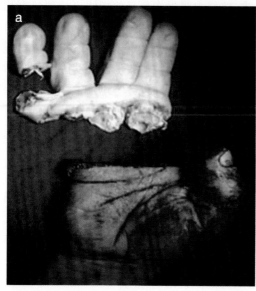
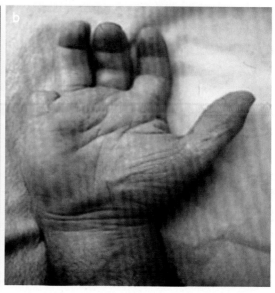

图 5-38-3　掌面观

a. 显示完全性多指离断,通过吻合所有的指总动脉恢复了血供;b. 小指在 2 个水平上离断,神经血管束受到严重挤压,没有再植

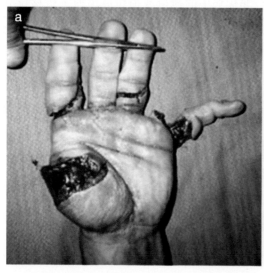
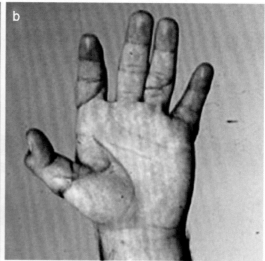

图 5-38-4　多指离断病例

a. 多指离断,包括拇指、示指、环指、小指;该病例展示了不同的离断类型,拇指为完全离断(远端部分与近端完全离断),小指为无血供的不完全离断(两侧神经血管束和指背静脉网均断裂,但远端通过残留的部分伸肌腱与近端相连),示指、环指为有血供的不完全离断(至少有一条指动脉和指背静脉网完好);b. 通过分别吻合拇指、小指的两侧动脉和 2 条指背静脉使其再植成活,示指、环指仅吻合了一条动脉,以改善其血供

掌宽度,进而增加手的握力。⑤五指离断。这类患者的治疗有 2 个方面,首先,拇指再植,建立一个有用的、有功能的拇指;其次,尽量将手指移位至尺侧,这样可保留手掌宽度,改善握力。

异位再植在处理特殊的手指离断中起关键作用,如多指离断拇指无法再植、需要保留手掌宽度和手的握力。此术式可以实现在血管内膜相对正常的基础上进行动静脉的无张力吻合,避免再行费时的微静脉桥接移植。

五、掌中部离断

掌中部离断,无论是否累及拇指,都是再植的绝对适应证。如果再植成功,伴随握、捏功能的恢复,该手会获得优于任何假肢的良好功能。掌中部离断再植的成功率与离断平面密切相关。相对于指总动脉水平的离断,掌浅弓或掌深弓水平离断后再植成功的概率更大(图 5-38-5)。

第 4 节　适应证和禁忌证

除了要考虑离断的类型、水平及损伤程度之外,再植之前还应考虑患者年龄、损伤机制、离断与再植的间隔时间(缺血时间)、患者的一般情况、预后及患者的职业。

一、年龄

对于儿童,手指或身体某部分的离断几乎都要尝试再植。如果再植成功,可以获得有用的功能。低龄幼儿的手指再植常需要吻合直径<0.5 mm 的手指血管,对显微吻合的技术要求很高,但再植后的结果却很好[1-2]。对于老年患者,神经再生能力差,关节僵硬,限制了功能的恢复。一般来说,即使再植指体功能恢复不错,老年患者也极少能获得良好的感觉、力量及协调性。

二、损伤机制

创面干净整齐的离断伤是再植的良好适应证。对于血管损伤轻的挤压和撕脱性离断,功能恢复通常也比较令人满意。严重的挤压或撕脱性指体离断,以及神经、血管和软组织的广泛损伤,预后往往很差。在多个水平的节段性损伤,通常伴有严重且广泛的血管损伤,不适合再植。

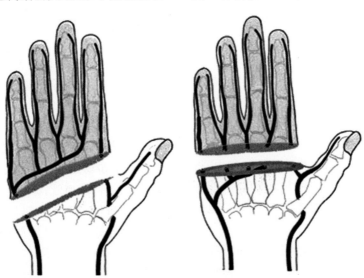

图 5-38-5　掌浅弓、掌深弓位置的再植要比指总动脉位置的再植结果好

a. 掌浅弓、掌深弓位置的离断;b. 指总动脉位置的离断

三、缺血时间

20～25℃的热缺血、缺氧会造成肌肉和软组织的不可逆坏死。因为手指没有肌肉，热缺血的耐受时间大约是 8 小时，而上、下肢是 6 小时。将离断部分 4℃保存，手指的缺血时间可延长至 30 小时。

四、患者的一般情况

如果患者在受伤的同时还罹患其他威胁生命的重大疾病或情况，手指的再植可能需要推迟，甚至取消。患有影响外周循环的某些疾病，如糖尿病、自身免疫性疾病、胶原血管病或动脉粥样硬化等，也不适宜再植。

第 5 节　患者和离断部分的术前处理

主要的伤情稳定后，可以通过加压包扎来控制断端的出血。加压包扎后可进行患者的转运，不要结扎或钳夹血管。如果出现持续出血，可以使用气囊止血带或止血袖带。

离断部分污染较重时，应该用生理盐水或其他生理溶液轻柔地冲洗，然后用生理盐水或林格液浸润的纱布包裹，放在塑料袋里，外面再放上冰块。也可以将离断部分浸泡在含有生理盐水或林格液的塑料袋中，将袋子放在冰块上。后一种方案更佳，其能避免离断部分因与冰块直接接触而冻伤，也能防止其被包裹物勒伤。

在非完全离断伤中，要小心地将远端与近端的连接处保护好，避免旋转、紧箍相连处的软组织，进一步影响血供。用生理盐水浸润的无菌纱布包裹远端、近端，冰块再包住远端。可以用夹板固定肢体。

第 6 节　手术顺序和再植操作

单纯地将完全离断的部分原位缝合无法保证其存活。再植手指的存活和功能、手术是否成功，与特殊组织的处理等诸多因素有关。再植成活与手指两侧指固有动脉的成功吻合和一动两静的配比方式密切相关。通常骨折固定之后马上行血管缝合，然后修复屈肌腱、伸肌腱和指神经，这就是整套单个手指再植的完整顺序。这种复杂而精细的手术涉及血管、骨骼、肌腱、神经及皮肤多个方面。

对于无血供手指的不完全离断，必须重新建立足够的血液循环，包括吻合 2 条指固有动脉和至少 2 条指背静脉，以保证手指成活。同样，尽管不完全离断的手指有未伤及的动静脉和足够的血供和回流（即有血供的不完全离断），也应该吻合损伤侧动脉（如果可能，再加 1 条额外的静脉），进一步改善手指的血液循环。一般认为，2 条动脉供血比 1 条动脉更有效，有助于避免可能出现的营养障碍，如冷耐受不良和（或）超敏反应。

再植的顺序可能因为离断的水平和损伤类型不同而各异。整体清创后，辨认组织，开始修复。组织结构从骨平面开始，自深向浅逐层修复。首先修复最深层的结构，避开血管吻合部位。大多数情况下，手指再植按以下步骤进行：①辨认、标记离断部分和断端的神经、血管；②组织清创；③短缩和固定骨骼；④修复伸肌腱；⑤吻合动脉；⑥吻合静脉；⑦修复屈肌腱；⑧修复神经；⑨缝合皮肤和软组织。二期手术牵涉再植部分的结构。因此，所有结构，包括神经都要争取一期修复，除非神经缺损太多需要二期神经移植。

一、离断部分和患者的术前准备

手术成员分为 2 组，一组处理离断部分，另一组处理患者和断端。

二、手术方法

离断部分用生理盐水清洗，然后悬吊在用塑料和无菌敷料包裹的冰块上，保持清爽。依据离断部分的大小，清创时选择使用手术显微镜或放大镜。清除已坏死和可能会坏死的组织、异物至关重要。

对离断部分进行仔细清创，分离显露动脉、静脉、神经、肌腱、关节囊、骨膜及软组织，这样能够为之后的再植手术节约大量时间。离断部分两侧侧中线的纵切口可以充分显露神经血管束（图 5-38-6）。切口稍偏向背侧，可使掌背侧的皮瓣翻转，更有利于显露。在放大的视野下小心分离，辨认指神经和血管。将它们游离出 1.5～2.0 cm，并用 8-0 或 9-0 尼龙线标记，以备修复。可以

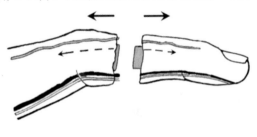

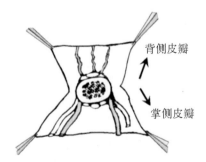

背侧皮瓣

掌侧皮瓣

图 5-38-6　离断远端、近端侧中线的纵切口有利于神经血管束的显露，这样轻轻掀起形成掌背侧皮瓣，便于仔细分离神经血管束

通过掀起整个背侧皮瓣、分离真皮下组织的办法辨认离断部分的指背静脉。但指背静脉的定位和标记有时（尤其是辨认困难，或患者的断端已经准备好再植的情况下）需要在动脉吻合后再进行。因为此时静脉回血，有利于辨认。断指的骨要进行短缩和修整，在离断指体髓内逆向穿入一枚克氏针，以备复位后固定。如果骨周围有软组织，可以用 16 号的注射针头作为 0.45 克氏针的引导器。

患者病情评估结束后，另一组成员开始患者的术前准备工作。绝大多数的再植都可在腋路臂丛麻醉下进行，通常使用布比卡因（一种长效局部麻醉药）。由于外周交感神经阻滞会使血管舒张，促进外周血液流动，故区域麻醉更被推崇。先用碘伏等消毒液和生理盐水清洗断端，然后在显微视野和应用止血带的情况下进行清创，辨别神经血管束并用 8-0 或 9-0 尼龙线标记。寻找断端的皮下静脉有时很困难，但为了避免出现静脉危象，一定要寻找尽量多的静脉以备吻合。此外，手指静脉的分离常常是烦琐无趣的，需要极其细致和轻柔的操作。然而，一旦在皮下层找到一条好的静脉，术者就可以沿着它在相同的层面寻找到其他静脉。寻找断端静脉的另一个标志是红色小血凝块。这些小血栓形成在静脉的断端，可以帮助术者找到那些静脉。

第 7 节　骨骼的短缩和固定

在固定骨折和吻合血管之前，通常要进行骨的短缩。再植之前短缩指骨是最重要的步骤之一，这样做能让正常血管在健康组织上端端吻合且无张力，也有利于神经修复。通常这一步骤包括骨断端的仔细修整，以确保血管和神经能轻易对合，最大程度地减少对外膜的牵扯。骨的短缩范围在 0.5～1.0 cm，与损伤类型和离断水平有关

（图 5-38-7）。通常倾向于去除离断远端的骨质，哪怕再植失败，也能保留断端的长度。相对于平整的切割伤，撕脱伤或挤压伤再植时需要去除更多的骨质，以便让组织缝合没有张力。儿童尽量避免去除过多的骨质，以免伤及骺板。

骨短缩后立即行骨固定，以便能吻合血管、神经，修复肌腱。骨折固定可选用带螺钉的微型钢板、单个拉力螺钉、交叉克氏针、髓内克氏针等[15]。要想快速固定还可使用骨水泥，也可以将一枚螺钉拧入骨折远端，然后去除螺帽，再拧入近端。根据笔者经验，应用一枚髓内针固定，手术将要结束时再加另一枚克氏针固定是指骨骨折最

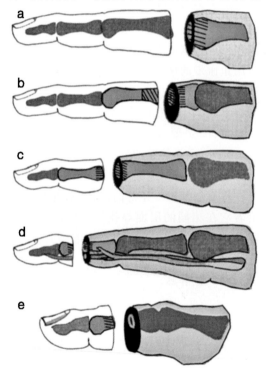

图 5-38-7 骨短缩的情况依离断水平不同而各异
a. 掌指关节处离断，去除掌骨头，保留近节指骨基底和软骨，以便关节成形；b. 指骨干两端均去除少量骨质；c. 指间关节两端都去除部分骨质，行关节融合；d. 近侧指间关节以远的离断，指浅屈肌腱完好，保留近侧指间关节，功能满意；e. 拇指离断，尽量短缩远端骨质，保留近端骨长度，以免再植失败造成损失

合适、最有效的固定方法。该方法的优点在于操作简单、快捷，骨的暴露少，并且在术中可以根据术者需要重新调整血管的位置。因为一枚髓内克氏针不稳定，不能控制旋转，故在最后可再打入一枚克氏针进行固定。多指再植面临手指排列的问题，要在屈曲和伸直位反复核实各手指的关系，以取得良好的解剖排列，防止再植部分的旋转畸形。

手术方法

骨质去除多少与离断水平有关[15]。对于拇指离断，主要应该在离断远端短缩骨质，即使再植失败，也能保留断端的骨长度。尽量优先保留关节的功能。对于掌指关节处的离断，应尽量去除掌骨头，保留近节指骨基底及其完好的关节软骨，达到关节成形的目的。对于指骨干水平的离断，通常去除两端的骨质。对于指间关节水平的离断，两端骨质均予以去除，并行关节融合。对于近侧指间关节以远的离断，如果指浅屈肌腱止点完好，应该保留近侧指间关节。

对于近节指骨干或干骺端的离断，骨断端可修整为类似横向骨折的形状。可以用小钢板（小直板及带有 2.7 mm 螺钉的"T"形板、"L"形髁板）做张力带。尽管这样非常稳固，但是由于需要显露较大范围的骨质，必然会增加缺血时间。对于伴有长螺旋形骨折的指骨离断，如果骨短缩超过 0.5 cm 后断面仍呈斜形，可以采用单个加压螺钉固定。对于近节指骨颈水平的离断，短缩 0.5 cm 后可以用张力带钢丝进行固定。因为张力带适合非常小的平面，所以单个钢丝可以用于指骨背侧。使用这个方法时要求屈肌腱完好，这样才能发挥良好的力学效应，否则可导致骨折成角。指间关节的离断可以单纯使用 2 个交叉克氏针或再结合"8"字形钢丝进行固定。这样固定非常牢固，骨对合良好，并且可以早期活动。需要注意的

是,打入克氏针时可能会直接损伤神经血管束,也可能会间接栓系血管或其周围的韧带,造成其机械性闭塞。单根髓内克氏针固定简单、快捷,暴露骨质最少,必要时还可以调整血管的对合。可以在手术将要结束时,在髓内平行打入另一枚克氏针来弥补其不能抗旋转的缺点。克氏针应该避免影响关节的活动(图 5-38-8)。

第 8 节　肌腱修复

一、伸肌腱

在骨短缩和固定后,一般采用端端缝合法修复伸肌腱。伸肌腱缝合后能加强再植

指的稳定性,一般都是一期缝合。但屈肌腱不同,尤其是在挤压伤时,常不适合修复,而在撕脱伤时也根本无法修复。此时肌腱可能有大量损毁或缺失,需要后期重建。在一些病例中,可能需要进行分期手术重建,先用硅胶棒形成一个光滑的滑膜鞘管,3～5个月后再在再植手指上通过有限的显露进行肌腱移植。

手术方法

在放大镜下,用 4-0 不可吸收缝线做 2个水平褥式缝合即可。术者应该尽量修复全部伸肌腱装置,包括伸肌腱帽和侧腱束。对于严重的撕脱伤,若没有可以修复的伸肌腱,此时可以行指间关节融合术,因为手指的伸肌装置重建极为困难。但对于儿童,一期行伸肌腱移植要优于指间关节融合术。

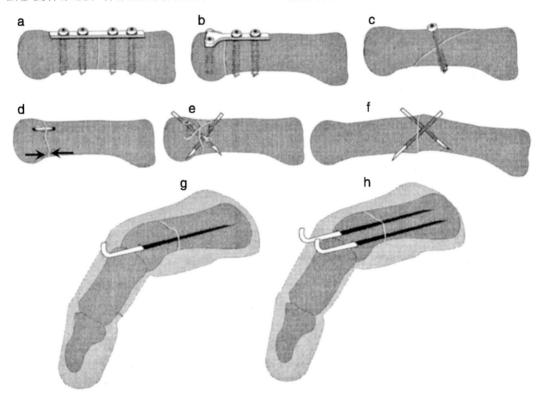

图 5-38-8　再植术中的骨折固定方法

a、b. 2.7 mm 的螺钉结合"T"形板或"L"形髁板能起到张力带的作用,可以应用于近节指骨干和干骺端离断骨折的固定;c. 离断伴有指骨螺旋形骨折时,可以应用单个加压螺钉固定;d. 单个钢丝环固定;e. 经常采用"8"字形钢丝结合交叉克氏针固定;f. 指间关节的离断常采用交叉克氏针固定;g. 单根髓内克氏针常导致旋转畸形;h. 手术结束前再平行打入另一枚髓内克氏针可弥补其不足

伸肌支持带水平的损伤常需要切除部分支持带，以便于肌腱的修复和滑动。

二、屈肌腱

在一些锐性离断中，可以通过精细的显微外科技术实现屈肌腱的一期修复。在一些挤压性和撕脱性离断中，可一期先放置硅胶棒，这样可使二期手术显露得更容易，不会损伤修复的血管。如果一期修复失败或由于损伤严重而存在较长的肌腱缺损时，可在二期手术时再应用硅胶棒。对于拇指，只有在非常整齐的锐性离断时才能一期直接修复肌腱，否则都要二期处理，或行肌腱移植，或行分次手术重建肌腱[3,13]。

手术方法

牵拉近端屈肌腱断端时一定要格外小心，以免引起近端动脉的痉挛和损伤。可以通过屈曲腕关节、按摩手掌、伸直其他手指的方法来寻找并牵拉屈肌腱的近端。如果失败，可以在屈肌腱鞘内轻柔地放入一个吸管，尝试将其吸引出来。如果再失败，可在近端做一个辅助切口。最好不要使用肌腱钳抓器，因为其可能伤及肌腱的血供。一旦肌腱的两端都分离出来，就先用两头都是弯针的 4-0 聚酯缝线在 2 个断端进行缝线预置。在之后再植的任何时间都可以将 2 个断端拉拢对合。这样就可以让手指充分伸直，方便之后的血管、神经修复。如果肌腱是在指浅屈肌腱止点以远、接近远侧指间关节的部位断裂，就用可抽出钢丝法对其进行止点重建。如果是在中节指骨处断裂，肌腱的近端可能会贴在骨面和腱鞘上。如果需要做肌腱松解，则要在再植术后 3～6 个月之后进行。二期应用硅胶棒分次重建屈肌腱的手术可在再植术后 3 个月进行。

第 9 节 指动脉修复

在再植术中，动脉吻合在骨短缩、固定及伸、屈肌腱修复后。最好吻合 2 条指动脉。严格的微血管吻合术要求：①细致的显微外科技术；②无张力的血管吻合。

手术方法

血管吻合要在上臂气囊止血带下进行。这样有利于减少出血，缩短手术时间。要在显微镜下将动脉剥离 1.5～2.0 cm。小的血管分支可用双极电凝止血或将其结扎。动脉分离范围为至少要在高倍显微镜下看到正常的血管内膜。如果 2 个血管断端不能做到无张力对合，术者就要考虑进一步短缩骨质或进行静脉移植。同样也要评估血管断端中层和外膜的损伤情况，如果有损伤，就要进一步去除该段血管。袖口式切除血管外膜和修剪血管近端后，将微型镊子轻柔插入近端血管腔内，以确保有可靠的脉冲样血流（持续血流喷射至少 10 cm，约 20 秒），以此来判断该动脉是否适合吻合。

将 2 个血管断端放入靠拢的微型血管夹内。血管夹钳夹血管的时间不宜超过 30 分钟，以免损伤血管壁。如果 2 个断端无法做到无张力吻合，就要切取前臂掌侧静脉行桥接移植。在修整血管断端、剥去血管外膜、扩大管腔并用肝素化的林格液冲洗管腔后，还要再进一步仔细检查血管内膜。

首先，用 2 根 10-0 的单丝尼龙线呈 120°缝合，并留尾线。进针边距是动脉管壁厚度的 2 倍，不要用显微镊子钳夹血管壁。然后，均匀、间断缝合血管前壁，再 180°翻转血管夹，暴露血管后壁，距原留置线 120°位置进针，缝合一针，之后加针，均匀缝合。直径 1 mm 的动脉吻合 6～9 针即可。每吻合完一条血管后，需要松开气囊止血带，开放血管,畅通血流。术后需要应用 2500～5000 U 的肝素。

血管吻合后几分钟指尖就开始变红润。需要检查毛细血管充盈度和指腹的饱满度。如果组织缺血或冷藏的时间太久,那么再灌注的时间就要延迟。在等待的时间里,术者可以继续进行后续的修复。

第 10 节　指静脉修复

为了满足每根动脉修复 2 根静脉的需要,静脉可能需要重新组合(图 5-38-9)。最常见的错误就是在张力下吻合或试图吻合直径非常小的静脉,从而浪费时间。通常只需要吻合最粗的静脉。

手术方法

静脉吻合和动脉吻合大体相似,仅有少许不同。由于静脉血流比动脉微弱,所以缝

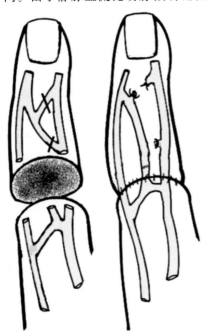

图 5-38-9　再植术中的静脉吻合常需要对静脉网进行切断、移位和重组

合针数相对较少。另外,由于静脉壁更薄、更脆,尽量少用血管夹,以免压力导致血管壁坏死。进针边距应该是静脉管壁厚度的 2～3 倍。

第 11 节　指神经修复

指神经的修复与腱鞘内屈肌腱的修复类似。对于锐性伤,建议直接行端端吻合。对于其他类型的损伤,如挤压伤或撕脱伤,需要二期神经移植。如果神经缺损<2 cm,可以使用神经导管。但此时会有一个严重的问题,即神经吻合局部常有大量的瘢痕组织,在此区域手术需要格外谨慎。

手术方法

神经断端要切除到神经束外露为止,然后在显微镜下无张力对合,用 9-0 或 10-0 单丝尼龙线或聚丙烯缝线行外膜缝合。指神经仅需缝合 2～3 针。对于挤压、撕脱性损伤,神经断端要修整到正常组织,运用显微外科技术行神经桥接移植。供体神经可取自无法再植的指体、前臂外侧皮神经或腓肠神经。

第 12 节　皮肤覆盖

修复所有组织后,必须彻底止血。然后用尼龙线间断宽松地缝合皮肤,去除潜在坏死的皮缘,尽量做到无张力缝合。侧方切口无须缝合,以免压迫血管。一定要覆盖血管的吻合口,这一点至关重要,否则血管外膜坏死会导致血栓形成。必要时可以应用局部皮瓣、分层移植物、"Z"字成形术、带蒂或游离皮瓣以确保吻合部位的覆盖,以及神经、肌腱的修复面积。如果有压迫,可行筋膜切开减张。

第 13 节　包　扎

伤口应该覆盖带有抗菌油脂或凡士林的纱布。敷料禁止环形包绕再植手指，以免对其产生潜在压迫。敷料要包得厚一些，露出指尖，便于临床观察和探测手指的温度。石膏托通常放置在手的掌侧，这样方便背侧的观察。但如果修复了屈肌腱，石膏托就要放在背侧，防止屈肌腱受到牵拉，再抬高患肢。大约需要包扎 2 周。需要隔日更换敷料，以免干的血痂或渗出等压迫再植的手指。

第 14 节　二期手术

随着显微外科技术的重大进步和经验的日积月累，各种各样的二期手术提供了新的可能性和新的视野，给一期再植失败的病例提供了新的选择。这些手术通常在后期进行，且仅应用于一些没有其他方法可用的病例。这些二期手术包括：目前被广泛讨论的异位再植，以及足趾移植再造拇指、静脉皮瓣转移、游离关节和皮肤移植。尽管这些手术常能为挽救手指和手的功能提供最后的可能性，但一定要清楚，在大多数情况下，这些重建手术要留到晚期再做。只有很少的病例可在一期使用这些术式。

第 15 节　术后护理与康复

仔细的术后护理对获得良好的结果非常关键。要不断观察患者的生命体征和患指的血供。病房需要保温，以免寒冷引起血管痉挛。此外，病房要保持安静，限制探视，避免情绪性血管痉挛。鉴于尼古丁能强烈刺激血管，引起痉挛，应严格禁止患者及陪同、探视人员吸烟。也要限制冷饮和含有咖啡因的食物。

对于开放伤，通常应用 5～10 天的广谱抗生素（头孢菌素）。给药方式和持续时间应根据患者的临床病情而定。对于开放伤修复了血管的患者，抗生素的使用被认为是治疗性的，应用时间可以稍长些。预防性抗生素通常只使用 3 天。

锐性的血管撕裂伤通常使用最低剂量的抗凝药物，而高能量的挤压伤和撕脱伤伴有广泛的血管损伤，就需要足够的抗凝药物以保证血管的通畅。一般使用肝素、阿司匹林及低分子右旋糖酐（右旋糖酐-40）[18]。通常在术中使用肝素，从血管吻合开始一直到敷料包扎结束。每吻合一根动脉，松开血管夹后都要马上给予 2500～5000 U 肝素。近些年，肝素的作用有所削弱，因为目前已经明确，血管的通畅更依赖于健康组织的无张力吻合。为了避免潜在的出血风险，术后也要避免使用肝素。

过去十年发展出了几种显微血管手术后检测的方法，但是最有价值、最重要的还是医护人员规律的临床检查。临床检查包括颜色、毛细血管充盈度、温度及饱满度。术后 3 天内要不断地进行监测。皮肤温度探测针是最简单、最可靠的监测手段，现在已经广泛应用，来监测再植手指和吻合血管游离皮瓣的温度变化。这种评估相对和绝对温度变化的方法需要 3 根探针，分别放在再血管化区域、邻近的正常部位和敷料区域。如果再血管化区域的温度低于 30℃ 或比正常部位高 3℃，那么可能存在血管危象。

第 16 节　并　发　症

一、急性并发症

急性并发症由灌注不足引起。一旦出

现血供不足的征象，必须加强术后护理，以提高成活的概率。对于再植难度非常大的病例，肝素或许有利。如果留有导管，可行局部交感神经阻滞，有助于缓解血管痉挛。术后早期出现皮温下降、红白反应消失、弹性消失或颜色异常，都说明再植手指非常危险。再植术中采用所有微血管吻合需要的措施后，经验提示，如果再血管化的部位变得苍白、没有弹性（如颜色苍白和红白反应消失），说明动脉供血不足。另外，如果该部位发绀、淤血、肿胀，说明静脉回流不足。如果不是很严重，有时可以不用再次手术就可以解决。药用水蛭可以有效减轻淤血。血循环危象的处理要明确到底是动脉还是静脉的问题。

如果仍不能恢复正常的血液循环，必须在危象出现后 4~6 小时内返回手术室处理。如果患者在术后 12~48 小时重返手术室，可以通过静脉移植、去除血栓、去除之前未辨认出的损伤血管段后做血管移植来挽救失败。

二、亚急性和慢性并发症

尽管手指再植出现感染的亚急性并发症不少，但却很少导致再植部分坏死。针道感染最常见，常发生在术后 4 周。拔除固定针并应用抗生素有效。

最常见的慢性并发症包括冷耐受不良、肌腱粘连及畸形愈合。手指再植的患者常出现冷耐受不良，可随时间逐步改善，与动脉灌注不足有关，因而手术时应尽可能多地吻合动脉。肌腱粘连也很常见，可使活动受限，严重病例可在 3 个月后行肌腱松解。

第 17 节　总　结

尽管如今的再植术开展得很普遍，但其仍然是一个精细的、对显微技术要求很高的手术。拇指、单指、多指和掌中部离断都有其再植的适应证及指导原则。面对一些非常复杂的病例，术者应该知道还有一些其他的可替代方案，如异位再植和多种二期重建手术。尽管总体来讲再植手术已被简化，但分组进行手术仍可以节约大量时间，第二小组可以切取微小的静脉移植段、固定骨折或修复肌腱，而主刀医生就专注于血管的吻合。现在有许多复杂的手指再植术后的监测手段，但都无法在血管危象迅速转为不可逆状态前做到早期发现。尽管如此，再植小组的一位医生加一位护士的 24 小时监护仍是避免出现再植手指坏死的最有用的方法。总之，当今的再植术已不再仅是患指的成活，更应该注重其功能的恢复。实践证明，只有严格遵守再植术的基本原则和适应证，才能实现上述目的。

参考文献

[1] Beris AE，Soucacos PN，Malizos KN，et al. Microsurgical treatment of ring avulsion injuries. Microsurgery，1994，15：459-463.

[2] Beris AE，Soucacos PN，Malizos KN. Microsurgery in children. Clin Orthop，1995，314：112-121.

[3] Hunter JM. Staged flexor tendon reconstruction. In：Hunter JM，Schneider LH，Mackin EJ，Callahan AO，editors. Rehabilitation of the hand. St. Louis：CV Mosby Co，1984：288-313.

[4] Komatsu S，Tamai S. Successful replantation of a completely cut-off thumb：case report. Plast Reconstr Surg，1968，42：374-377.

[5] Malizos KN，Beris AE，Kabani CT，et al. Distal phalanx microsurgical replantation. Microsurgery，1994，15：464-468.

[6] Merle M，Dap F，Bour C. Digital replantation. In：Meyer VE，editor. Black MJM：microsurgical procedures. London：Churchill Livingstone，1991：21-35.

[7] Soucacos PN，Beris AE，Malizos KN，et al.

Bilateral thumb amputation. Microsurgery, 1994,15: 454-548.

[8]   Soucacos PN, Beris AE, Malizos KN, et al. The use of medicinal leeches, Hirudo medicinalis, to restore venous circulation in trauma and reconstructive microsurgery. Intern Angiol,1994,13:319-325.

[9]   Soucacos PN, Beris AE, Malizos KN, et al. Transpositional micro-surgery in multiple digital amputations. Microsurg, 1994, 15: 469-473.

[10]   Soucacos PN. Microsurgery in orthopaedics. In Casteleyn PP, Duparc J, Fulford P, editors. European Instructional Course Lectures. Vol 2. London: Br Editorial Soc Bone Joint Surg,1995:149-156.

[11]   Soucacos PN, Beris AE, Touliatos AS, et al. Complete versus incomplete nonviable amputations of the thumb: comparison of the survival rate and functional results. Acta Orthop Scand,1995,66(Suppl 264):16-18.

[12]   Soucacos PN, Beris AE, Touliatos AS, et al. Current indications for single digit replantation. Acta Orthop Scand, 1995, 66 (Suppl 264):12-15.

[13]   Soucacos PN. Twostage flexor tendon reconstruction using silicone rods. In: Vastamaki M, editor. Current trends in hand surgery. Amsterdam: Elsevier,1995:353-357.

[14]   Soucacos PN. Indications and selection for digital amputation and replantation. J Hand Surg Br,2001,26:572-581.

[15]   Touliatos AS, Soucacos PN, Beris AE,et al. Alternative techniques for restoration of bony segments in digital replantation. Acta Orthop Scand,1995,66(Suppl 264): 19-22.

[16]   Urbaniak JR, Roth JH, Nunley JA,et al. The results of replantation after amputation of a single finger. J Bone Joint Surg,1985, 67A: 611-619.

[17]   Urbaniak JR. Digital replantation: a 12-year experience. In: Urbaniak JR, editor. Microsurgery for major limb reconstruction. St. Louis: C. V. Mosby,1987:12-21.

[18]   Zoubos AB, Soucacos PN, Seaber AV,et al. The effect of heparin after microvascular repair in traumatically damaged arteries. Int Angiol,1994,13(3):245-249.